Handbuch der Gesundheitskommunikation

Constanze Rossmann • Matthias R. Hastall
Hrsg.

Handbuch der Gesundheitskommunikation

Kommunikationswissenschaftliche Perspektiven

MÄNGELEXEMPLAR

mit 24 Abbildungen und 9 Tabellen

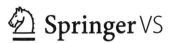

Hrsg.
Constanze Rossmann
Seminar für Medien- und
Kommunikationswissenschaft
Universität Erfurt
Erfurt, Deutschland

Matthias R. Hastall
Fakultät Rehabilitationswissenschaften
Technische Universität Dortmund
Dortmund, Deutschland

ISBN 978-3-658-10726-0   ISBN 978-3-658-10727-7 (eBook)
ISBN 978-3-658-10778-9 (Bundle)
https://doi.org/10.1007/978-3-658-10727-7

Springer VS
© Springer Fachmedien Wiesbaden GmbH, ein Teil von Springer Nature 2019
Das Werk einschließlich aller seiner Teile ist urheberrechtlich geschützt. Jede Verwertung, die nicht ausdrücklich vom Urheberrechtsgesetz zugelassen ist, bedarf der vorherigen Zustimmung des Verlags. Das gilt insbesondere für Vervielfältigungen, Bearbeitungen, Übersetzungen, Mikroverfilmungen und die Einspeicherung und Verarbeitung in elektronischen Systemen.
Die Wiedergabe von allgemein beschreibenden Bezeichnungen, Marken, Unternehmensnamen etc. in diesem Werk bedeutet nicht, dass diese frei durch jedermann benutzt werden dürfen. Die Berechtigung zur Benutzung unterliegt, auch ohne gesonderten Hinweis hierzu, den Regeln des Markenrechts. Die Rechte des jeweiligen Zeicheninhabers sind zu beachten.
Der Verlag, die Autoren und die Herausgeber gehen davon aus, dass die Angaben und Informationen in diesem Werk zum Zeitpunkt der Veröffentlichung vollständig und korrekt sind. Weder der Verlag, noch die Autoren oder die Herausgeber übernehmen, ausdrücklich oder implizit, Gewähr für den Inhalt des Werkes, etwaige Fehler oder Äußerungen. Der Verlag bleibt im Hinblick auf geografische Zuordnungen und Gebietsbezeichnungen in veröffentlichten Karten und Institutionsadressen neutral.

Springer VS ist ein Imprint der eingetragenen Gesellschaft Springer Fachmedien Wiesbaden GmbH und ist ein Teil von Springer Nature.
Die Anschrift der Gesellschaft ist: Abraham-Lincoln-Str. 46, 65189 Wiesbaden, Germany

Vorwort

Auch wenn das Forschungsfeld der Gesundheitskommunikation im deutschsprachigen Raum noch relativ jung ist, existieren bereits mehrere Überblickswerke (etwa Fromm et al. 2011; Hurrelmann und Leppin 2001; Hurrelmann und Baumann 2014; Jazbinsek 2000; Reifegerste und Baumann 2018; Reifegerste und Ort 2018). Das vorliegende Handbuch versteht sich nicht als Konkurrenzwerk zum bestehenden Kanon, sondern als Ergänzung: Erstens fehlt bislang ein Band, der das Thema Gesundheitskommunikation konsequent von einer *kommunikationswissenschaftlichen Perspektive* her betrachtet. Dies versucht dieses Handbuch sowohl durch die Auswahl und Gliederung der Themen als auch durch die Versammlung ausgewiesener Vertreterinnen und Vertreter des Faches zu leisten, die das Forschungsfeld jeweils aus kommunikationswissenschaftlicher Perspektive beleuchten. Zweitens steigt in Wissenschaft und Praxis der Bedarf nach *evidenzbasierten Empfehlungen*. Solche liegen bislang kaum vor, da sie eine spezifische Aufarbeitung des Forschungsstandes erfordern, bei denen methodische Aspekte der verfügbaren Studien, die Existenz und relative Stärke unerwünschter negativer Effekte sowie die Rolle von Drittvariablen einen besonderen Stellenwert haben (vgl. hierzu auch den Beitrag von Hastall und Lang, Kap. ▶ „Grundlagen einer evidenzbasierten Gesundheitskommunikation" in diesem Band). Die Kombination dieser beiden Perspektiven – Kommunikationswissenschaft und Evidenzbasierung – verspricht einen Zugang zur Gesundheitskommunikation, der das bestehende Angebot an Überblickswerken fruchtbar komplettiert.

Die Gliederung des Handbuchs orientiert sich an den Kommunikationsebenen und Forschungsfeldern der Kommunikationswissenschaft (vgl. hierzu auch den Beitrag von Rossmann, Kap. ▶ „Gesundheitskommunikation: Eine Einführung aus kommunikationswissenschaftlicher Perspektive" in diesem Band). So differenziert das Handbuch acht Bereiche: Nach vier Beiträgen, die der *Einführung* in das Forschungsfeld dienen (Rossmann) und Grundlagen der evidenzbasierten Gesundheitskommunikation (Hastall und Lang) sowie methodische Aspekte der Gesundheitskommunikation beleuchten (vgl. Baumann, Finne und Ort zu Methoden der Gesundheitskommunikation sowie Grimm, Lampert und Wolf zu BigData), gliedern sich die Beiträge in die Abschnitte *Akteure* (vgl. die Beiträge von Rothenfluh und Schulz zu Arzt-Patient-Kommunikation, Ruhrmann und Guenther zu Medizin- und Gesundheitsjournalismus, Serong, Lang und Wormer zu Wissenschaftskommunikation, Wiegard, Zschorlich und Koch zur Kommunikation von Gesundheitsinstitutionen, Dan zu Pharmakommunikation, Reifegerste, Schiller und Leu zu Krankenkassenkommunikation sowie Seifert zu Klinikkommunikation), *Medienkanäle und Medieninhalte* (vgl. die Beiträge von Scherer und Link zu Gesundheitsthemen in den Medien, Link zu Gesundheitsportalen und Online-Communities, Döring zu Videoplattformen, Lindacher und Loss zu sozialen Online-Netzwerken, Breuer und Schmitt zu Serious Games sowie Brew-Sam zu mHealth), *Selektion und Rezeption* (vgl. die Beiträge von Wagner und Hastall zu Selektion und Vermeidung von Gesundheitsinformationen, Link und Klimmt zur kognitiven Verarbeitung von Gesundheitsinformationen, Arendt zu impliziten Kognitionen, Bartsch und Kloß zu Emotionen, Fahr und Ort zu sozialen Vergleichsprozessen sowie Scherr und Bartsch zu parthologischer Mediennutzung), *Medienwirkungen* (vgl. die Beiträge von Rössler zu Agenda-Setting, von Sikorski und Matthes zu Framing-Effekten, Schemer und Schäfer zur sozial-kognitiven Theorie, Nitsch zu Kultivierungseffekten, Bonfadelli zur Wissenskluft-Perspektive und Digital Divide, Karnowski zur Diffusionsforschung, Arendt und Brosius zu Third-Person-Effekten sowie Meitz und Kalch zu nicht-intendierten Medienwirkungen), *Makrostrategien* (vgl. die Beiträge von Friemel und Frey zu Kampagnen, Lubjuhn und Bouman zu Entertainment-Education sowie Winter und Rösner zu Krisenkommunikation) sowie *Botschaftsstrategien und -merkmale* (vgl. die beiden Beiträge von Ort zu Furchtappellen sowie Ekel, Wut, Verlegenheit, Scham und Schuld, sowie die Beiträge von Wagner zu Gewinn- und Verlustframes, Schwarz und Reifegerste zu Humorappellen, Reinhardt und Rossmann zu Erotikappellen, Reifegerste zu sozialen Appellen, Kalch und Meitz zu Testimonials, Peter zu Fallbeispielen sowie Früh zur Kommunikation von Gesundheitsrisiken). Der letzte Abschnitt stellt *auswählte Themenfelder* vor, die vor dem Hintergrund unterschiedlicher Forschungsfelder (z. B. Medieninhalte, Medienwirkungen, Strategische Kommunikation) beleuchtet werden (vgl. die Beiträge von Stehr zu prosozialer Kommunikation, Grimm und Baumann zu Krebserkrankungen, Mummer zu Ernährung, Scherr zu psychischen Krankheiten, Schäfer zu Suiziden, Röhm, Hastall und Ritterfeld zu Stigmatisierung und Destigmatisierung, Meyer zu Organspende und schließlich Maurer und Sülflow zu Verkehrssicherheit).

Dieser umfangreiche kommunikationswissenschaftliche Blick auf das Forschungsfeld Gesundheitskommunikation war nur möglich, weil wir auf die großartige Expertise und tatkräftige Mitarbeit unserer Autorinnen und Autoren zählen konnten. Hierfür bedanken wir uns an dieser Stelle vielmals bei ihnen. Auch danken wir Barbara Emig-Roller, Sigrid Cuneus und Jennifer Ott, die das Projekt seitens des Springer-Verlags hilfreich begleitet haben, und schließlich Laura Koch, die uns als studentische Hilfskraft während des gesamten Projekts tatkräftig unterstützt hat, sowie Dominik Daube und Marie Lueg, die uns bei der Korrektur der Druckfahnen geholfen haben.

Erfurt und Dortmund   Constanze Rossmann
Januar 2019   Matthias R. Hastall

Literatur

Fromm, B., Baumann, E., & Lampert, C. (2011). *Gesundheitskommunikation und Medien. Ein Lehrbuch.* Stuttgart: Kohlhammer.
Hurrelmann, K., & Baumann, E. (Hrsg.) (2014). *Handbuch Gesundheitskommunikation.* Bern: Hans Huber.
Hurrelmann, K., & Leppin, A. (Hrsg.) (2001). *Moderne Gesundheitskommunikation. Vom Aufklärungsgespräch bis zur E-Health.* Bern: Huber.
Jazbinsek, D. (Hrsg.) (2000). *Gesundheitskommunikation.* Wiesbaden: Westdeutscher Verlag.
Reifegerste, D., & Baumann, E. (2018). *Medien und Gesundheit.* Wiesbaden: Springer.
Reifegerste, D., & Ort, A. (2018). *Gesundheitskommunikation.* Baden-Baden: Nomos.

Inhaltsverzeichnis

Teil I Einführung 1

Gesundheitskommunikation: Eine Einführung aus
kommunikationswissenschaftlicher Perspektive 3
Constanze Rossmann

Grundlagen einer evidenzbasierten Gesundheitskommunikation 15
Matthias R. Hastall und Britta Lang

Methoden der Gesundheitskommunikation 29
Eva Baumann, Emily Finne und Alexander Ort

Big Data im Gesundheitskontext 43
Michael Grimm, Claudia Lampert und Silke Wolf

Teil II Akteure 55

Arzt-Patient-Kommunikation 57
Fabia Rothenfluh und Peter J. Schulz

Medizin- und Gesundheitsjournalismus 69
Georg Ruhrmann und Lars Guenther

Wissenschaftskommunikation im Gesundheitsbereich 81
Julia Serong, Britta Lang und Holger Wormer

Gesundheitskommunikation öffentlicher Institutionen in
Deutschland 93
Beate Wiegard, Beate Zschorlich und Klaus Koch

Pharmakommunikation 109
Viorela Dan

Krankenkassenkommunikation 121
Doreen Reifegerste, Sören Schiller und Jürgen Leu

Klinikkommunikation 133
Markus Seifert

Teil III   Medienkanäle **145**

Gesundheitsthemen in den Medien 147
Helmut Scherer und Elena Link

Gesundheitskommunikation mittels Gesundheitsportalen und Online-Communitys 159
Elena Link

Die Bedeutung von Videoplattformen für die Gesundheitskommunikation 171
Nicola Döring

Die Bedeutung sozialer Online-Netzwerke für die Gesundheitskommunikation 185
Verena Lindacher und Julika Loss

Serious Games in der Gesundheitskommunikation 197
Johannes Breuer und Josephine B. Schmitt

Mobile Gesundheitskommunikation und mobiles Gesundheitsmanagement mittels Smart Devices 209
Nicola Brew-Sam

Teil IV   Selektion und Rezeption **219**

Selektion und Vermeidung von Gesundheitsbotschaften 221
Anna J. M. Wagner und Matthias R. Hastall

Kognitive Verarbeitung von Gesundheitsinformationen 233
Elena Link und Christoph Klimmt

Implizite Kognition und Gesundheitskommunikation 245
Florian Arendt

Emotionen in der Gesundheitskommunikation 257
Anne Bartsch und Andrea Kloß

Die Bedeutung sozialer Vergleichsprozesse für die Gesundheitskommunikation 269
Andreas Fahr und Alexander Ort

Pathologische Mediennutzung 281
Sebastian Scherr und Anne Bartsch

Teil V   Medienwirkungen 293

Agenda-Setting-Effekte im Gesundheitsbereich 295
Patrick Rössler

Framing-Effekte im Gesundheitsbereich 307
Christian von Sikorski und Jörg Matthes

**Die Bedeutung der sozial-kognitiven Theorie für die
Gesundheitskommunikation** 321
Christian Schemer und Svenja Schäfer

Kultivierungseffekte im Gesundheitsbereich 335
Cordula Nitsch

**Wissenskluft-Perspektive und Digital Divide in der
Gesundheitskommunikation** 347
Heinz Bonfadelli

**Die Bedeutung der Diffusionsforschung für die
Gesundheitskommunikation** 359
Veronika Karnowski

Third-Person-Effekte im Gesundheitsbereich 371
Florian Arendt und Hans-Bernd Brosius

Nicht-intendierte Medienwirkungen im Gesundheitsbereich 383
Tino Meitz und Anja Kalch

Teil VI   Strategien 1: Makrostrategien 397

**Kommunikationskampagnen zur Gesundheitsförderung und
Prävention** 399
Thomas N. Friemel und Tobias Frey

**Die Entertainment-Education-Strategie zur Gesundheitsförderung
in Forschung und Praxis** 411
Sarah Lubjuhn und Martine Bouman

Krisenkommunikation im Gesundheitsbereich 423
Stephan Winter und Leonie Rösner

Teil VII   Strategien 2: Botschaftsstrategien und -merkmale 433

Furchtappelle in der Gesundheitskommunikation 435
Alexander Ort

**Ekel, Wut sowie Verlegenheit, Scham und Schuld in der
Gesundheitskommunikation** 447
Alexander Ort

Humorappelle in der Gesundheitskommunikation 459
Uta Schwarz und Doreen Reifegerste

Testimonials in der Gesundheitskommunikation 471
Anja Kalch und Tino Meitz

Erotik in der Gesundheitskommunikation 481
Anne Reinhardt und Constanze Rossmann

Soziale Appelle in der Gesundheitskommunikation 493
Doreen Reifegerste

Fallbeispiele in der Gesundheitskommunikation 505
Christina Peter

Gewinn- und Verlustframing in der Gesundheitskommunikation 517
Anna J. M. Wagner

Kommunikation von Gesundheitsrisiken 527
Hannah Früh

Teil VIII   Ausgewählte Themenfelder **541**

**Prosoziales Handeln und Gesundheit aus Sicht der
Kommunikationswissenschaft** 543
Paula Stehr

Mediale Kommunikation im Kontext von Krebserkrankungen 555
Michael Grimm und Eva Baumann

Kommunikation über Ernährung, Essstörungen und Adipositas 567
Linda Mummer

Psychische Krankheiten in der Gesellschaft und in den Medien 579
Sebastian Scherr

Kommunikation über Suizide 591
Markus Schäfer

Kommunikation über Organspende 603
Lisa Meyer

**Stigmatisierende und destigmatisierende Prozesse in der
Gesundheitskommunikation** 615
Alexander Röhm, Matthias R. Hastall und Ute Ritterfeld

Verkehrssicherheitskommunikation 627
Marcus Maurer und Michael Sülflow

Kurzvitae der Autorinnen und Autoren 637

Verzeichnis der Autorinnen und Autoren

Florian Arendt Publizistik- und Kommunikationswissenschaft, Universität Wien, Wien, Österreich

Anne Bartsch Institut für Kommunikations- und Medienwissenschaft, Universität Leipzig, Leipzig, Deutschland

Eva Baumann Institut für Journalistik und Kommunikationsforschung, Hochschule für Musik, Theater und Medien Hannover, Hannover, Deutschland

Heinz Bonfadelli Institut für Publizistikwissenschaft und Medienforschung, Universität Zürich, Zürich, Schweiz

Martine Bouman Center for Media & Health, Gouda, Niederlande

Johannes Breuer Datenarchiv für Sozialwissenschaften, GESIS – Leibniz-Institut für Sozialwissenschaften, Köln, Deutschland

Nicola Brew-Sam Medizinische Soziologie, Universität Regensburg, Regensburg, Deutschland

Hans-Bernd Brosius Institut für Kommunikationswissenschaft und Medienforschung, Ludwig-Maximilians-Universität München, München, Deutschland

Viorela Dan Institut für Kommunikationswissenschaft und Medienforschung, Ludwig-Maximilians-Universität München, München, Deutschland

Nicola Döring Institut für Medien und Kommunikationswissenschaft, Technische Universität Ilmenau, Ilmenau, Deutschland

Andreas Fahr Wirtschafts- und Sozialwissenschaftliche Fakultät, Departement für Kommunikationswissenschaft und Medienforschung, Universität Freiburg, Freiburg, Schweiz

Emily Finne Fakultät für Gesundheitswissenschaften, Universität Bielefeld, Bielefeld, Deutschland

Tobias Frey Institut für Publizistikwissenschaft und Medienforschung, Universität Zürich, Zürich, Schweiz

Thomas N. Friemel Institut für Publizistikwissenschaft und Medienforschung, Universität Zürich, Zürich, Schweiz

Hannah Früh Wirtschafts- und Sozialwissenschaftliche Fakultät, Departement für Kommunikationswissenschaft und Medienforschung, Universität Freiburg, Freiburg, Schweiz

Michael Grimm Stiftung Gesundheitswissen, Berlin, Deutschland

Lars Guenther Journalistik und Kommunikationswissenschaft, Universität Hamburg, Hamburg, Deutschland

Matthias R. Hastall Fakultät Rehabilitationswissenschaften, Qualitative Forschungsmethoden und Strategische Kommunikation für Gesundheit, Inklusion und Teilhabe, Technische Universität Dortmund, Dortmund, Deutschland

Anja Kalch Institut für Medien, Wissen und Information – Rezeption und Wirkung, Universität Augsburg, Augsburg, Deutschland

Veronika Karnowski Institut für Kommunikationswissenschaft und Medienforschung, Ludwig-Maximilians-Universität München, München, Deutschland

Christoph Klimmt Institut für Journalistik und Kommunikationsforschung, Hochschule für Musik, Theater und Medien Hannover, Hannover, Deutschland

Andrea Kloß Institut für Kommunikations- und Medienwissenschaft, Universität Leipzig, Leipzig, Deutschland

Klaus Koch Ressort Gesundheitsinformation, Institut für Qualität und Wirtschaftlichkeit im Gesundheitswesen (IQWiG), Köln, Deutschland

Claudia Lampert Leibniz-Institut für Medienforschung, Hans-Bredow-Institut, Hamburg, Deutschland

Britta Lang Medizinische Fakultät, Albert-Ludwigs-Universität Freiburg, Freiburg, Deutschland

Jürgen Leu IMK Institut für angewandte Marketing- und Kommunikationsforschung GmbH, Erfurt, Deutschland

Verena Lindacher Referat für Gesundheit und Umwelt, Landeshauptstadt München, München, Deutschland

Elena Link Institut für Journalistik und Kommunikationsforschung, Hochschule für Musik, Theater und Medien Hannover, Hannover, Deutschland

Julika Loss Medizinische Soziologie, Universität Regensburg, Regensburg, Deutschland

Sarah Lubjuhn Center for Media & Health, Gouda, Niederlande

Jörg Matthes Advertising and Media Effects Research Group, Institut für Publizistik- und Kommunikationswissenschaft, Universität Wien, Wien, Österreich

Marcus Maurer Institut für Publizistik, Johannes Gutenberg-Universität Mainz, Mainz, Deutschland

Tino Meitz Lehrbereich Kommunikations- und Medienpsychologie, Friedrich-Schiller-Universität Jena, Jena, Deutschland

Lisa Meyer Institut für Kommunikationswissenschaft und Medienforschung, Ludwig-Maximilians-Universität München, München, Deutschland

Linda Mummer Seminar für Medien- und Kommunikationswissenschaft, Universität Erfurt, Erfurt, Deutschland

Cordula Nitsch Institut für Sozialwissenschaften, Heinrich-Heine-Universität Düsseldorf, Düsseldorf, Deutschland

Alexander Ort Wirtschafts- und Sozialwissenschaftliche Fakultät, Departement für Kommunikationswissenschaft und Medienforschung, Universität Freiburg, Freiburg, Schweiz

Christina Peter Institut für Kommunikationswissenschaft und Medienforschung, Ludwig-Maximilians-Universität München, München, Deutschland

Doreen Reifegerste Seminar für Medien- und Kommunikationswissenschaft, Universität Erfurt, Erfurt, Deutschland

Anne Reinhardt Seminar für Medien- und Kommunikationswissenschaft, Universität Erfurt, Erfurt, Deutschland

Ute Ritterfeld Fakultät Rehabilitationswissenschaften, Sprache und Kommunikation, Technische Universität Dortmund, Dortmund, Deutschland

Alexander Röhm Fakultät Rehabilitationswissenschaften, Qualitative Forschungsmethoden und strategische Kommunikation für Gesundheit, Inklusion und Teilhabe, Technische Universität Dortmund, Dortmund, Deutschland

Leonie Rösner Sozialpsychologie: Medien und Kommunikation, Universität Duisburg-Essen, Duisburg, Deutschland

Patrick Rössler Seminar für Medien- und Kommunikationswissenschaft, Universität Erfurt, Erfurt, Deutschland

Constanze Rossmann Seminar für Medien- und Kommunikationswissenschaft, Universität Erfurt, Erfurt, Deutschland

Fabia Rothenfluh Institute of Communication and Health, Università della Svizzera italiana, Lugano, Schweiz

Georg Ruhrmann Institut für Kommunikationswissenschaft, Lehrstuhl Grundlagen der medialen Kommunikation und Medienwirkung, Friedrich-Schiller-Universität Jena, Jena, Deutschland

Svenja Schäfer Institut für Publizistik, Johannes Gutenberg-Universität Mainz, Mainz, Deutschland

Markus Schäfer Institut für Publizistik, Johannes Gutenberg-Universität Mainz, Mainz, Deutschland

Christian Schemer Institut für Publizistik, Johannes Gutenberg-Universität Mainz, Mainz, Deutschland

Helmut Scherer Institut für Journalistik und Kommunikationsforschung, Hochschule für Musik Theater und Medien Hannover, Hannover, Deutschland

Sebastian Scherr School for Mass Communication Research, Universität Leuven, Leuven, Belgien

Sören Schiller IMK Institut für angewandte Marketing- und Kommunikationsforschung GmbH, Erfurt, Deutschland

Josephine B. Schmitt Institut für Kommunikationswissenschaft und Medienforschung, Ludwig-Maximilians-Universität München, München, Deutschland

Peter J. Schulz Institute of Communication and Health, Università della Svizzera italiana, Lugano, Schweiz

Uta Schwarz Fakultät Wirtschaftswissenschaften, Qualitätsmanagement/Kommunikation, Technische Universität Dresden, Dresden, Deutschland

Markus Seifert Seminar für Medien- und Kommunikationswissenschaft, Universität Erfurt, Erfurt, Deutschland

Julia Serong Lehrstuhl Wissenschaftsjournalismus, Technische Universität Dortmund, Dortmund, Deutschland

Paula Stehr Seminar für Medien- und Kommunikationswissenschaft, Universität Erfurt, Erfurt, Deutschland

Michael Sülflow Institut für Publizistik, Johannes Gutenberg-Universität Mainz, Mainz, Deutschland

Christian von Sikorski Fachbereich Psychologie, Universität Koblenz-Landau, Landau, Deutschland

Anna J. M. Wagner Institut für Medien, Wissen und Kommunikation, Universität Augsburg, Augsburg, Deutschland

Beate Wiegard Ressort Gesundheitsinformation, Institut für Qualität und Wirtschaftlichkeit im Gesundheitswesen (IQWiG), Köln, Deutschland

Stephan Winter Sozialpsychologie: Medien und Kommunikation, Universität Duisburg-Essen, Duisburg, Deutschland

Silke Wolf Universitätsklinikum Hamburg-Eppendorf, Hamburg, Deutschland

Holger Wormer Lehrstuhl Wissenschaftsjournalismus, Technische Universität Dortmund, Dortmund, Deutschland

Beate Zschorlich Ressort Gesundheitsinformation, Institut für Qualität und Wirtschaftlichkeit im Gesundheitswesen (IQWiG), Köln, Deutschland

Teil I
Einführung

Gesundheitskommunikation: Eine Einführung aus kommunikationswissenschaftlicher Perspektive

Constanze Rossmann

Zusammenfassung
Die Gesundheitskommunikation setzt sich mit den sozialen Bedingungen, Folgen und Bedeutungen von gesundheitsbezogener und gesundheitsrelevanter, intendierter und nicht-intendierter, intrapersonaler, interpersonaler, medialer und öffentlicher Kommunikation auseinander. Diese Definition resultiert aus einer Begriffsdiskussion im ersten Teil dieses Beitrags. Der Kommunikationswissenschaft kommt hier eine zentrale Rolle zu. Viele Fragestellungen lassen sich als Anwendungsfälle des Faches betrachten und anhand seiner Systematisierungen einordnen. Hierauf geht der zweite Teil ein.

Schlüsselwörter
Gesundheit · Krankheit · Kommunikation · Kommunikationswissenschaft · Forschungsfelder

1 Einführung

Die Beschäftigung mit Fragen der Gesundheitskommunikation reicht weit zurück. Bereits im beginnenden 18. Jahrhundert gab es sporadische Versuche, die öffentliche Gesundheit mit kommunikativen Maßnahmen zu verbessern (Atkin und Marshall 1996). Dabei wurde die Gesundheitskommunikation zunächst sehr viel stärker durch andere Disziplinen geprägt als durch die sogenannte „parent discipline" Kommunikationswissenschaft (Rogers 1996, S. 22). Neben Medizin und Medizinsoziologie waren es vor allem Psychologie und Soziologie, die Mitte des 20. Jahrhunderts ihre Theorien auf Gesundheitsfragen anwendeten. Als Forschungsfeld der Kommunikationswissenschaft etablierte sich die *Health Communication* im anglo-amerika-

---

C. Rossmann (✉)
Seminar für Medien- und Kommunikationswissenschaft, Universität Erfurt, Erfurt, Deutschland
E-Mail: constanze.rossmann@uni-erfurt.de

nischen Raum in den 1970er-Jahren, u. a. durch die Gründung der ICA Interest Group *Therapeutic Communication* 1972, die drei Jahre später in der Division *Health Communication* aufging (Kreps et al. 1998).

In Deutschland nahm die Entwicklung der öffentlichen Gesundheitsförderung und Gesundheitskommunikation einen anderen Verlauf. Zu Beginn des 20. Jahrhunderts gab es verheißungsvolle Ansätze für Gesundheitsförderung und Prävention, auch erste Kampagnen wurden lanciert (Proctor 2002). Durch den Nationalsozialismus, in dem das bis dahin erlangte Wissen für Propagandazwecke missbraucht wurde, kam es jedoch zu einem Bruch, der noch lange spürbar war (Hurrelmann et al. 2006). Eine Zunahme an Forschungsprojekten und Publikationen zur Gesundheitskommunikation war in Deutschland zunächst in den 1980er- und 1990er-Jahren zu verzeichnen. Ähnlich wie in den USA beschäftigten sich die Studien zu dieser Zeit fast ausschließlich mit Fragen des Medizinjournalismus (z. B. Boes 1991; Wagner und Starkulla 1984). Die beginnende Etablierung der Gesundheitskommunikation lässt sich in Deutschland etwa auf die Jahrtausendwende datieren. Zu dieser Zeit wurden mehrere Handbücher zum Thema veröffentlicht (z. B. Jazbinsek 2000; Hurrelmann und Leppin 2001b) und die Zeitschrift *Medien & Kommunikationswissenschaft* gab das Themenheft *Gesundheitskommunikation in den Medien* heraus (Bleicher und Lampert 2003). Während die deutschsprachigen Werke zunächst vermehrt von Wissenschaftlerinnen und Wissenschaftlern außerhalb der Kommunikationswissenschaft stammten, kommen inzwischen wichtige Bücher aus dem Fach selbst (z. B. Bonfadelli und Friemel 2006; Fromm et al. 2011). Nicht zuletzt hat sich im Jahr 2012 innerhalb der DGPuK die Ad-hoc-Gruppe Gesundheitskommunikation gegründet, die 2016 als Fachgruppe institutionalisiert wurde.

Vor diesem Hintergrund liegt es nahe, die Gesundheitskommunikation als Forschungsfeld der Kommunikationswissenschaft zu erörtern. Nach einer Definition der zentralen Begriffe (Abschn. 2) systematisiert Abschn. 3 die Gesundheitskommunikation als Forschungsfeld der Kommunikationswissenschaft auf der Basis von Forschungstraditionen, Ebenen und Forschungsfeldern, bevor Abschn. 4 mit einem Ausblick abschließt.

2 Begriffsdefinitionen

2.1 Gesundheit und Krankheit

Die Begriffe *Gesundheit* und *Krankheit* sind in aller Munde. In der Regel herrscht dabei ein Alltagsverständnis von Gesundheit und Krankheit vor, das sich am biomedizinischen Verständnis von Gesundheit orientiert. Dieses hat sich zu Beginn des 19. Jahrhunderts entwickelt und versteht Gesundheit als Abwesenheit von Krankheit (Franke 2006). Hurrelmann und Fanzkowiak (2011) sprechen auch vom Abgrenzungskonzept. Krankheit wurde dabei zunächst anhand anatomischer oder physiologischer Veränderungen bestimmt und auf körperliche Funktionen reduziert (Bengel et al. 2001; Fromm et al. 2011). In den 1970er-Jahren wurde der Gesundheitsbegriff um psychische und soziale Faktoren erweitert, woraufhin Gesundheit als die

Abwesenheit physischer oder psychosozialer Krankheiten verstanden wurde (Bengel et al. 2001). Die Bandbreite möglicher Krankheitsbilder lässt sich in dem von der WHO verabschiedeten ICD-Klassifikationssystem nachschlagen, das zur Verschlüsselung von Diagnosen in der ambulanten und stationären Versorgung angewendet wird (Deutsches Institut für Medizinische Dokumentation und Information 2016). Es unterteilt sämtliche Krankheiten in 22 Klassen, darunter infektiöse und parasitäre Krankheiten, Krankheiten des Kreislaufsystems, Verletzungen, Vergiftungen und andere Folgen äußerer Ursachen oder psychische und Verhaltensstörungen (Franzkowiak 2011). Gesundheit ist gegeben, wenn keine der in der ICD-Klassifikation aufgeführten Diagnosen zutreffen. Dass dies in vielen Fällen zu kurz greift, ist naheliegend. Nicht selten weicht das subjektive Wohlbefinden vom objektiven Vorhandensein spezifischer medizinischer Indikatoren ab.

Die viel zitierte Gesundheitsdefinition der WHO (1946) trägt dieser Tatsache Rechnung. Sie bezieht sich auf das subjektiv geprägte Konzept des Wohlbefindens und sieht die Erreichung dieses Zustands als fundamentales Menschenrecht: „Health is a state of complete physical, mental and social well-being and not merely the absence of disease or infirmity. The enjoyment of the highest attainable standard of health is one of the fundamental rights of every human being without distinction of race, religion, political belief, economic or social condition." (WHO 1946, S. 1) Damit lässt die WHO-Definition nicht nur das Abgrenzungskonzept hinter sich. Sie löst sich auch von der rein biomedizinischen Sichtweise und versteht Gesundheit als multidimensionales Konstrukt, das körperliche, seelisch-geistige und soziale Aspekte umfasst (Hurrelmann und Franzkowiak 2011). Doch auch diese Definition wurde vielfach kritisiert, zum einen weil das beschriebene Wohlbefinden wiederum zu subjektiv geprägt und daher nicht mit dem objektiven Gesundheitszustand gleichzusetzen ist, zum anderen weil der utopische Charakter eine vollständige Erreichbarkeit von körperlichem, geistigem und sozialem Wohlbefinden vermittelt (Franke 2006; Hurrelmann und Franzkowiak 2011).

Eine dritte Gruppe von Definitionsansätzen grenzt Gesundheit und Krankheit über *Funktionalitäten* ab, etwa Leistungs- und Arbeitsfähigkeit, Fähigkeit zur Rollenerfüllung und zur Anpassung an veränderte Umweltbedingungen. Der Gesundheitszustand wird nicht mehr dichotom, sondern als *Kontinuum zwischen den Endpunkten Gesundheit/Wohlbefinden und Krankheit/Unwohlsein* verstanden, da Menschen trotz gesundheitlicher Beschwerden am Alltagsleben teilhaben und gewisse Funktionen erfüllen können. Sie sind damit nicht völlig gesund oder krank, sondern befinden sich in einem Zustand relativer Gesundheit oder Krankheit. Bekanntester Vertreter dieses Ansatzes ist der Soziologe Antonovsky, der in den 1970er-Jahren das Modell der Salutogenese vorstellte, welches eine Brücke zwischen Abgrenzungskonzept und einem utopisch wertendem Verständnis schlägt (Antonovsky 1979; Bengel et al. 2001). Auch die gesundheitswissenschaftliche Definition von Hurrelmann und Franzkowiak (2011) lässt sich dem funktionalistischen Ansatz zuordnen:

> *„Gesundheit ist das Stadium des Gleichgewichts von Risikofaktoren und Schutzfaktoren, das eintritt, wenn einem Menschen eine Bewältigung sowohl der inneren (körperlichen und psychischen) als auch äußeren (sozialen und materiellen) Anforderungen gelingt. Gesund-*

heit ist gegeben, wenn eine Person sich psychisch und sozial im Einklang mit den Möglichkeiten und Zielvorstellungen und den jeweils gegebenen äußeren Lebensbedingungen befindet. Sie ist ein Stadium, das einem Menschen Wohlbefinden und Lebensfreude vermittelt." (Hurrelmann und Franzkowiak 2011, S. 103)

Krankheit wird im Umkehrschluss mit dem *Ungleichgewicht von Risiko- und Schutzfaktoren* beschrieben, welches dann eintritt, wenn innere und äußere Anforderungen nicht mehr bewältigt werden können. Auch nach diesem Verständnis kann sich der Gesundheits- oder Krankheitszustand zwischen unterschiedlichen Stadien relativer Gesundheit oder Krankheit bewegen (Franzkowiak 2011).

Auch wenn sich Gesundheit und Krankheit so besser fassen lassen, bleibt das Problem bestehen, dass die Begriffe lediglich Zustandsbeschreibungen darstellen. Gesundheitskommunikation umfasst Gesundheit und Krankheit in der ganzen Breite und meint damit nicht nur einen menschlichen Zustand, sondern auch die Kommunikation über Hintergründe, Ursachen und Folgen von Gesundheit und Krankheit, Determinanten von Gesundheit, Krankheit und Gesundheitsverhalten, spezifische Krankheitsbilder und -symptome, Gesundheitspolitik, Gesundheitssystem, Gesundheitsberufe, Pharmaindustrie etc. – kurz: alle Aspekte, die den Zustand des Gesundseins beeinflussen können. Fromm et al. (2011, S. 30) unterscheiden in ihrem Lehrbuch entsprechend gesundheitsbezogene und gesundheitsrelevante Medieninhalte. Dies lässt sich auch auf die Gesundheitskommunikation allgemein übertragen, womit diese *gesundheitsbezogene und gesundheitsrelevante Kommunikation* umfasst (Baumann und Hurrelmann 2014).

2.2 Kommunikation

Zahllose Wissenschaftlerinnen und Wissenschaftler haben sich darin versucht, Kommunikation zu definieren (Merten 1977). Eine der wohl meistzitierten Definitionen im Fach stammt von Maletzke (1998, S. 37), der Kommunikation als „die Bedeutungsvermittlung zwischen Lebewesen" definiert. In seinem Grundlagenwerk schreibt Maletzke (1963), Kommunikation stehe für die Tatsache, „daß Lebewesen untereinander in Beziehung stehen, daß sie sich verständigen können, daß sie imstande sind, innere Vorgänge oder Zustände auszudrücken, ihren Mitgeschöpfen Sachverhalte mitzuteilen oder auch andere zu einem bestimmten Verhalten aufzufordern." (S. 16). Nach diesem Verständnis ist Kommunikation eng mit dem Begriff der Interaktion verwoben, die der Psychologe Carl Friedrich Graumann (1972) als soziales Handeln beschreibt, bei dem mindestens zwei Lebewesen zueinander in Beziehung stehen. Kommunikation ist demnach eine spezifische Form der Interaktion, die sich auf die Verständigung bezieht.

Einige Wissenschaftlerinnen und Wissenschaftler gehen in ihrem Begriffsverständnis weiter und beziehen Kommunikation nicht nur auf den zwischenmenschlichen Austausch. So unterschied Merten (1977) vier hierarchische Ebenen von Kommunikation: subanimalische Kommunikation (z. B. zwischen Zellen), animalische, Human- und Massenkommunikation. Bei Wagner (1997) finden sich weitere Formen: Kommunikation in der unbelebten Welt (z. B. zwischen Maschinen) und intrapersonale Kommunikation (z. B. Denken, Selbstgespräch). Letztere wird auch in der Gesundheitskommunikation wieder aufgegriffen und beschreibt Wahrnehmungsprozesse und kognitive Determinanten des Gesundheitsverhaltens (Signitzer 2001).

Massenkommunikation ist nach Maletzke (1963) jene Kommunikation, die sich öffentlich, einseitig, indirekt und über technische Hilfsmittel verbreitet, an ein disperses Publikum richtet. Diese bildet den zentralen Forschungsgegenstand der Kommunikationswissenschaft. So verstand sich die Publizistik- und Kommunikationswissenschaft lange Zeit als die „wissenschaftliche Beschäftigung mit öffentlicher Kommunikation" (Pürer 2003, S. 74). Der privaten zwischenmenschlichen Kommunikation wurde wenig Beachtung geschenkt. Entsprechend definierte die Deutsche Gesellschaft für Publizistik und Kommunikationswissenschaft (DGPuK) in den ausgehenden 1990er-Jahren den Gegenstand des Faches wie folgt:

„Im Zentrum des Fachs steht die indirekte, durch Massenmedien vermittelte, öffentliche Kommunikation. (...) Der reinen interpersonalen Kommunikation wird im Fach als Basisphänomen und insoweit Beachtung geschenkt, als diese an öffentliche Kommunikationsprozesse gebunden ist." (DGPuK 1999, S. 2–3)

Dies hat sich inzwischen geändert. Laut aktuellem DGPuK-Selbstverständnis beschäftigt sich die Kommunikationswissenschaft mit den *„sozialen Bedingungen, Folgen und Bedeutungen von medialer, öffentlicher und interpersonaler Kommunikation"* (DGPuK 2008, S. 1). Der Schwerpunkt liegt immer noch auf der medialen und öffentlichen Kommunikation, zunehmend rückt jedoch auch die interpersonale Kommunikation in den Fokus, nicht zuletzt, weil der Medienwandel die Grenzen zwischen medial vermittelter öffentlicher Kommunikation und zwischenmenschlicher Kommunikation aufgelöst hat. Im Sinne Mertens (1977) beschäftigt sich die Kommunikationswissenschaft inzwischen also mit den Ebenen Human- und Massenkommunikation. Diesem Verständnis von Kommunikation folgt auch der vorliegende Beitrag.

2.3 Gesundheitskommunikation

Versuche, Gesundheitskommunikation zu definieren, sind nicht neu, und sie machen deutlich, dass es bislang keine konsensfähige Definition gibt, nicht zuletzt weil der Begriff von Vertreterinnen und Vertretern unterschiedlichster Disziplinen definiert wird, die jeweils unterschiedliche Facetten des Begriffs betonen. Ein Blick in die ersten Lehrbücher des Feldes liefert zwei Definitionen des englischen Begriffs *Health Communication*, die recht allgemein gehalten sind, sich aber vor allem auf die Gesundheitsversorgung beziehen. So beschreiben Kreps und Thornton (1984, S. 2) Gesundheitskommunikation als *„an area of study concerned with human interaction in the health care process."* In eine ähnliche Richtung geht die Definition von Northhouse und Northhouse (1992, S. 4): *„Health communication is a subset of human communication that is concerned with how individuals in a society seek to maintain health and deal with health related issues."* Es gibt eine ganze Reihe von Definitionen, die sich diesem Tenor anschließen und Gesundheitskommunikation als einen intendierten Kommunikationsprozess verstehen. So auch Schiavo (2007), der eine Vielzahl von Definitionen sichtete und systematisierte:

"Health communication is a multifaceted and multidisciplinary approach to reach different audiences and share health-related information with the goal of influencing, engaging, and supporting individuals, communities, health professionals, special groups, policymakers and the public to champion, introduce, adopt, or sustain a behavior, practice, or policy that will ultimately improve health outcomes." (Schiavo 2007, S. 7)

Der Fokus auf intendierter Kommunikation findet sich auch in ersten deutschen Definitionen wieder. So sollen unter Gesundheitskommunikation nach Krause et al. (1989, S. 13) „alle kommunikativen Aktivitäten verstanden werden, die im Rahmen der Gesundheitsförderung durchgeführt werden." Auch Hurrelmann und Leppin (2001a) schreiben der Gesundheitskommunikation ein bewusstes Interesse zu:

„Gesundheitskommunikation bezeichnet die Vermittlung und den Austausch von Wissen, Meinungen und Gefühlen zwischen Menschen, die als professionelle Dienstleister oder Patienten/Klienten in den gesundheitlichen Versorgungsprozess einbezogen sind, und/oder als Bürgerinnen und Bürger an Fragen von Gesundheit und Krankheit und öffentlicher Gesundheitspolitik interessiert sind." (Hurrelmann und Leppin 2001a, S. 11)

Anders verhält es sich bei den folgenden Definitionen. Sehr allgemein gehalten ist die Definition von Rogers (1996, S. 15): *„Health communication refers to any type of human communication whose content is concerned with health"*. Der Bezug zu jeglicher Art von Humankommunikation lässt unterschiedliche Ebenen (interpersonal, medial, öffentlich) zu. Darüber hinaus wird hier keine Aussage darüber gemacht, ob die Kommunikation intendiert oder nicht-intendiert stattfindet, sie ist lediglich dahingehend eingeschränkt, dass sie etwas mit Gesundheit zu tun hat. Auch Viswanath (2008) beschränkt seine Definition nicht auf den bewussten Austausch von Informationen über Gesundheit, spezifiziert jedoch unterschiedliche Kommunikationsarten, Kommunikationspartner und deren Wirksamkeit:

„Health communication is the study and application of the generation, creation, and dissemination of health-related information, health-related interactions among individual social actors and institutions, and their effects on different publics including individuals, community groups, and institutions." (Viswanath 2008, S. 2073)

In eine ähnliche Richtung geht die Definition Benteles (2013): Gesundheitskommunikation bezeichnet demnach

„ein trans- und interdisziplinär angelegtes, gleichwohl recht klar abgegrenztes Praxis-, Forschungs- und Lehrfeld, das mit Kommunikationsprozessen im Gesundheits- bzw. Krankheitsbereich allgemein umschrieben ist. G. kann als die Produktion, Verarbeitung, Weitergabe, Rezeption und Wirkung von gesundheitsbezogenen Informationen, Texten und Bildern durch Personen und Organisationen definiert werden. Mit dem Begriff G. sind also alle Informations- und Kommunikationsprozesse angesprochen, die einen Bezug zu Gesundheitsthemen haben." (Bentele 2013, S. 107)

Auch wenn die letztgenannten Definitionen durchaus umfassend sind und einige relevante Teilaspekte betonen, machen auch sie einen wichtigen Aspekt der Gesundheitskommunikation nicht ausreichend deutlich. So befasst sich die Gesundheitskommunikation nicht nur mit beabsichtigten Kommunikationsprozessen über Gesundheit und Krankheit, wie wir sie in der Arzt-Patient-Kommunikation, in Gesundheitskampagnen oder im Medizinjournalismus wiederfinden, sondern auch mit den nebenbei und unbewusst, häufig gerade nicht-intendiert vermittelten gesundheitsrelevanten Botschaften, etwa in Alltagsgesprächen, in der Fernsehwerbung oder in Unterhaltungssendungen. Baumann und Hurrelmann (2014) machen diesen Unterschied explizit (vgl. auch Fromm et al. 2011; Rossmann und Ziegler 2013; Rossmann et al. 2014):

„Gesundheitskommunikation bezeichnet die Vermittlung und den Austausch von Wissen, Erfahrungen, Meinungen und Gefühlen, die sich auf Gesundheit oder Krankheit, Prävention oder den gesundheitlichen Versorgungsprozess, die Gesundheitswirtschaft oder Gesundheitspolitik richten. Die Kommunikation kann auf interpersonaler, organisationaler oder gesellschaftlicher Ebene stattfinden und direkt-persönlich oder medienvermittelt erfolgen. Gesundheitsbezogene Kommunikation schließt dabei alle Kommunikationsinhalte ein, die sich auf Gesundheit, Krankheit oder deren Determinanten beziehen; gesundheitsrelevante Kommunikation umfasst alle Formen symbolvermittelter sozialer Interaktion, die – auch unabhängig von der Intention der Kommunikationspartner – das Gesundheitsverhalten direkt oder indirekt beeinflussen, oder durch dieses initiiert werden." (Baumann und Hurrelmann 2014, S. 13)

Diese Definition wird dem modernen und interdisziplinären Verständnis von Gesundheitskommunikation gerecht und macht dabei sowohl unterschiedliche Anwendungsfelder als auch Untersuchungsebenen deutlich. Etwas allgemeiner gefasst, aber durchaus demselben Verständnis folgend, schlägt der vorliegende Beitrag in Anlehnung an die dargestellten Ausführungen zu den Begriffen Gesundheit, Krankheit und Kommunikation und die Diskussion der bestehenden Definitionen von Gesundheitskommunikation diese Definition vor:

Gesundheitskommunikation ist ein Forschungs- und Anwendungsfeld, das sich mit den sozialen Bedingungen, Folgen und Bedeutungen von gesundheitsbezogener und gesundheitsrelevanter, intendierter und nicht-intendierter, intrapersonaler, interpersonaler, medialer und öffentlicher Kommunikation beschäftigt.

3 Gesundheitskommunikation als Anwendungsfeld der Kommunikationswissenschaft

Will man die Gesundheitskommunikation als Anwendungsfeld der Kommunikationswissenschaft systematisieren, so eignen sich unterschiedliche Kriterien. Im Folgenden wird der kommunikationswissenschaftliche Blick auf Gesundheitskommunikation nach Forschungstraditionen, Kommunikationsebenen und Forschungsfeldern differenziert.

3.1 Forschungstraditionen

Beck (2013, S. 163) definiert Kommunikationswissenschaft als „interdisziplinäre Geistes- und Sozialwissenschaft, die sich als Humanwissenschaft mit dem Prozess menschlicher Verständigung, seinen Voraussetzungen, Rahmenbedingungen, Mitteln, Formen, Störungen und Folgen beschäftigt." Diese Definition macht zweierlei deutlich: Zum einen ist die Kommunikationswissenschaft genauso wie das Feld der Gesundheitskommunikation durch *Interdisziplinarität* geprägt. Die Fragestellungen des Faches liegen häufig in Grenzbereichen unterschiedlicher Disziplinen, was nicht nur angesichts seiner Teildisziplinen deutlich wird (etwa Kommunikationsgeschichte und -politik, Mediensoziologie, -ökonomie, -psychologie, -pädagogik und -recht), sondern auch durch die unterschiedlichen thematischen Anwendungsfelder bedingt ist (etwa politische Kommunikation, Wissenschafts-, Umwelt-, Technik-, Risiko- und eben Gesundheitskommunikation). Zum anderen macht die Definition deutlich, dass die Kommunikationswissenschaft auf zwei *Forschungstraditionen* zurückgeht: zum einen auf eine geisteswissenschaftliche Tradition (auch die zeitungswissenschaftliche Tradition des deutschen Sprachraums), die hauptsächlich hermeneutische Methoden verwendet, zum anderen auf die originär angloamerikanische sozialwissenschaftlich empirisch-analytische Tradition. Andere Autoren identifizieren noch mehr Traditionen. So finden sich bei Craig (1999) Rhetorik, Semiotik, Phänomenologie, Kybernetik, Sozialpsychologie, Kulturwissenschaft und die kritische Tradition.

Wie systematische Forschungsüberblicke zur Gesundheitskommunikation zeigen, ist diese pluralistische Ausrichtung auch im Feld der Gesundheitskommunikation zu finden (Kreps et al. 1998; Parrott 2004). Hannawa et al. (2015), die in ihrer Inhaltsanalyse von Zeitschriftenbeiträgen im Bereich der Gesundheitskommunikation drei Denkschulen (positivistisch, interpretativ, kritisch) unterschieden, fanden jedoch eine deutliche Dominanz von Studien in positivistischer Tradition (72 %). Lediglich 25 % ließen sich der interpretativen und 3 % der kritischen Denkschule zuordnen. In engem Zusammenhang damit steht auch die methodische Herangehensweise, die in der positivistischen Tradition eher empirisch, häufig quantitativ, geprägt ist, während interpretative und kritische Denkansätze eher qualitativ oder nicht-empirisch vorgehen. Entsprechend dominieren in der Gesundheitskommunikationsforschung quantitative Studien (61 %) vor qualitativen (27 %) und Kombinationen aus beidem (12 %).

3.2 Ebenen

In Anlehnung an Chaffee und Berger (1987) unterscheidet Signitzer (2001) vier *Ebenen der Gesundheitskommunikation*, die das Feld möglicher Forschungsfragen der Gesundheitskommunikation aufspannen (auch Fromm et al. 2011): (1) intrapersonale Kommunikation, also die kommunikativen und psychischen

Prozesse innerhalb einer Person, (2) interpersonale Kommunikation, also der Austausch von Informationen zwischen Personen, (3) Organisationskommunikation, also Kommunikation von Gesundheitsinstitutionen sowie (4) massenmediale Kommunikation, welche die mediale Verbreitung von Gesundheitsinformationen beschreibt. Kreps (1988) zieht eine weitere Ebene ein, die sich zwischen interpersonaler und Organisationsebene ansiedelt und die Kommunikation innerhalb von Gruppen beschreibt (*group level*). Meist lassen sich Fragestellungen jedoch nicht nur einer Ebene zuordnen und müssen ebenenübergreifend betrachtet werden.

Häufig werden zur Unterscheidung der Kommunikationsebenen auch die Begriffe Mikro-, Meso- und Makroebene herangezogen, die in der Regel für Individuum, Gruppe/Organisation und Gesellschaft stehen (Quandt und Scheufele 2011). So kann Gesundheitskommunikation individuelle und gesellschaftliche Wirkungen zur Folge haben. Auf individueller Ebene geht es um Einflüsse auf Gesundheitsbewusstsein, Wissen, Einstellungen oder Verhalten von Individuen. Auf gesellschaftlicher Ebene kann Gesundheitskommunikation zu Homogenisierung und Integration (etwa durch Kultivierungseffekte) oder Differenzierung (z. B. Wissensklüfte) führen (Rossmann und Ziegler 2013). Darüber hinaus sind Wirkungen auf der Mesoebene denkbar, etwa wenn es um den Einsatz von Kampagnen zur Beeinflussung der Regierung geht (Rice und Atkin 2009).

3.3 Forschungsfelder

Eine weitere Heuristik zur Systematisierung des Feldes findet sich in der viel zitierten Lasswell-Formel (1948; wiederabgedruckt 1987, S. 17) „Who Says What In Which Channel To Whom With What Effect?". Genauso wie die Kommunikationswissenschaft lässt sich die Gesundheitskommunikation gut entlang der *Forschungsfelder* Kommunikatorforschung (*who*), Medieninhaltsforschung (*what*), Medienforschung (*channel*), Rezeptionsforschung (*whom*) und Wirkungsforschung (*effect*) darstellen.

Braddock (1958) erweiterte die Lasswell-Formel um die Aspekte „under WHAT CIRCUMSTANCES" (S. 88) und „for WHAT PURPOSE" (ebd.). Während die Bedingungen der Kommunikation (z. B. Zeit, soziales Setting) nicht unbedingt zur Beschreibung eines eigenen Forschungsfeldes geeignet sind, da sie in allen Forschungsfeldern mitschwingen, stellt der zweite Aspekt gerade im Kontext der Gesundheitskommunikation eine gute Ergänzung zum Lasswell'schen Kanon dar, da sich hier jene Fragestellungen der Gesundheitskommunikation einordnen lassen, die im weitesten Sinne dem Bereich der strategischen Kommunikation zuzuordnen sind (z. B. Krisenkommunikation und Gesundheitskampagnen). Diese liegen quer zu den anderen Forschungsfeldern, da Erkenntnisse zu Medieninhalten, -kanälen, -nutzung und -wirkung ebenso hineinspielen wie zur Kommunikatorforschung (siehe Abb. 1; für einen detaillierten Überblick vgl. Rossmann et al. 2014).

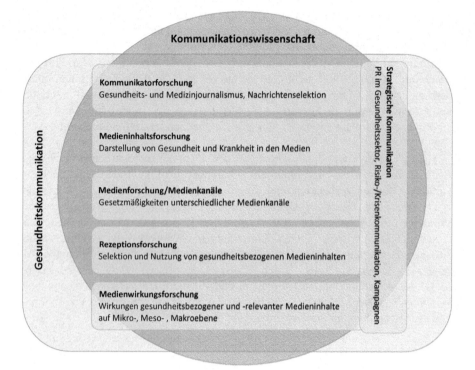

Abb. 1 Forschungsfelder der Gesundheitskommunikation (Quelle: Eigene Darstellung)

4 Ausblick

Die dargestellten Überlegungen zur Gesundheitskommunikation aus kommunikationswissenschaftlicher Perspektive – zusammen mit den in diesem Handbuch versammelten Beiträgen – verdeutlichen, dass es unzählige Fragestellungen gibt, die auf eine fundierte Antwort warten. Der Weg dahin erfordert noch einige theoretische, methodische und forschungsethische Reflexionen. Die Entwicklungen im Forschungsfeld zeigen aber auch, dass eine systematische Auseinandersetzung mit diesen Fragen zunehmend besser gelingen kann, nicht zuletzt da die Zahl der Wissenschaftlerinnen und Wissenschaftler größer wird, die sich mit ihnen auseinandersetzen. Die soziale Relevanz des Themas wird kaum noch bestritten und der mediale, soziale und demografische Wandel lassen keine Zweifel aufkommen, dass ihre Bedeutung weiter zunimmt. Diese Phase bietet hervorragende Chancen, das Forschungsfeld zu gestalten und die Sichtbarkeit der Kommunikationswissenschaft in diesem Feld zu erhöhen, ohne die Interdisziplinarität aus den Augen zu verlieren.

Literatur

Antonovsky, A. (1979). *Health, stress, and coping.* San Francisco: Josey Bass.
Atkin, C., & Marshall, A. (1996). Health communication. In M. B. Salwen & D. W. Stacks (Hrsg.), *An integrated approach to communication theory and research* (S. 479–495). Mahwah: Lawrence Erlbaum.
Baumann, E., & Hurrelmann, K. (2014). Gesundheitskommunikation: Eine Einführung. In K. Hurrelmann & E. Baumann (Hrsg.), *Handbuch Gesundheitskommunikation* (S. 8–17). Bern: Hans Huber.
Beck, K. (2013). Kommunikationswissenschaft. In G. Bentele, H.-B. Brosius & O. Jarren (Hrsg.), *Lexikon Kommunikations- und Medienwissenschaft* (2., überarb. und erw. Aufl., S. 163–164). Wiesbaden: VS Verlag.
Bengel, J., Strittmacher, R., & Willmann, H. (2001). *Was erhält Menschen gesund? Antonovskys Modell der Salutogenese – Diskussionsstand und Stellenwert.* Köln: BZgA. http://www.bug-nrw.de/cms/upload/pdf/entwicklung/Antonowski.pdf. Zugegriffen am 01.08.2016.
Bentele, G. (2013). Gesundheitskommunikation. In G. Bentele, H.-B. Brosius & O. Jarren (Hrsg.), *Lexikon Kommunikations- und Medienwissenschaft.* Wiesbaden: Springer VS.
Bleicher, J., & Lampert, C. (Hrsg.). (2003). Themenheft „Gesundheit in den Medien". *Medien & Kommunikationswissenschaft, 51,* 345–668.
Boes, U. (1991). *AIDS-Berichterstattung in der Tagespresse. Inhaltsanalytische Untersuchung von ‚Frankfurter Allgemeine Zeitung' und ‚Welt' im Zeitraum 1982–1989.* Bochum: Universitätsverlag Dr. N. Brockmeyer.
Bonfadelli, H., & Friemel, T. N. (2006). *Kommunikationskampagnen im Gesundheitsbereich. Grundlagen und Anwendungen.* Konstanz: UVK.
Braddock, R. (1958). The extension of the „Lasswell Formula". *Journal of Communication, 8,* 88–93.
Chaffee, S. H., & Berger, C. R. (1987). Levels of analysis: An introduction. In C. R. Berger & S. H. Chaffee (Hrsg.), *Handbook of communication science* (S. 143–145). Newbury Park: Sage.
Craig, R. (1999). Communication theory as a field. *Communication Theory, 2,* 119–161.
Deutsches Institut für Medizinische Dokumentation und Information. (2016). ICD-10-GM. http://www.dimdi.de/static/de/klassi/icd-10-gm/index.htm. Zugegriffen am 01.08.2016.
DGPuK. (1999). Die Mediengesellschaft und ihre Wissenschaft: Herausforderungen für die Kommunikations- und Medienwissenschaft als akademische Disziplin Selbstverständnispapier der Deutschen Gesellschaft für Publizistik und Kommunikationswissenschaft. DGPuK vom 19.04.1999.
DGPuK. (2008). *Kommunikation und Medien in der Gesellschaft: Leistungen und Perspektiven der Kommunikations- und Medienwissenschaft.* http://www.dgpuk.de/wp-content/uploads/2012/01/DGPuK_Selbstverstaendnispapier-1.pdf. Zugegriffen am 01.08.2016.
Franke, A. (2006). *Modelle von Gesundheit und Krankheit.* Bern: Huber.
Franzkowiak, P. (2011). Krankheit. In BZgA (Hrsg.), *Leitbegriffe der Gesundheitsförderung und Prävention* (S. 349–355). Köln: Verlag für Gesundheitsförderung.
Fromm, B., Baumann, E., & Lampert, C. (2011). *Gesundheitskommunikation und Medien. Ein Lehrbuch.* Stuttgart: Kohlhammer.
Graumann, C. F. (1972). Interaktion und Kommunikation. In C. F. Graumann (Hrsg.), *Handbuch der Psychologie. Band 7: Sozialpsychologie, 2. Halbband* (S. 1109–1262). Göttingen: Hogrefe.
Hannawa, A. F., García-Jiménez, L., Candrian, C., Rossmann, C., & Schulz, P. J. (2015). Identifying the field of health communication. *Journal of Health Communication, 20,* 521–530. https://doi.org/10.1080/10810730.2014.999891.
Hurrelmann, K., & Franzkowiak, P. (2011). Gesundheit. In BZgA (Hrsg.), *Leitbegriffe der Gesundheitsförderung und Prävention* (S. 100–105). Köln: Verlag für Gesundheitsförderung.
Hurrelmann, K., & Leppin, A. (2001a). Moderne Gesundheitskommunikation – eine Einführung. In K. Hurrelmann & A. Leppin (Hrsg.), *Moderne Gesundheitskommunikation. Vom Aufklärungsgespräch bis zur E-Health* (S. 9–21). Bern: Hans Huber.
Hurrelmann, K., & Leppin, A. (Hrsg.). (2001b). *Moderne Gesundheitskommunikation. Vom Aufklärungsgespräch bis zur E-Health.* Bern: Huber.

Hurrelmann, K., Laaser, U., & Razum, O. (Hrsg.). (2006). *Handbuch Gesundheitswissenschaften*. Weinheim/München: Juventa.
Jazbinsek, D. (Hrsg.). (2000). *Gesundheitskommunikation*. Wiesbaden: Westdeutscher Verlag.
Krause, R., Eisele, H., Lauer, R. J., & Schulz, K.-H. (1989). *Gesundheit verkaufen? Praxis der Gesundheitskommunikation*. Sankt Augustin: Askard-Verlag.
Kreps, G. L. (1988). The pervasive role of information in health and health care: Implications for health communication policy. In J. Anderson (Hrsg.), *Communication Yearbook 11* (S. 238–276). Newbury Park: Sage.
Kreps, G. L., & Thornton, B. C. (1984). *Health communication: Theory and practice*. New York: Longman.
Kreps, G. L., Bonaguro, E. W., & Query, J. L., Jr. (1998). The history and development of the field of health communication. In L. D. Jackson & B. K. Duffy (Hrsg.), *Health communication research: A guide to developments and directions* (S. 1–15). Westport: Greenwood Press.
Lasswell, H. D. (1948). The structure and function of communication in society. In L. Bryson (Hrsg.), *The communication of ideas. A series of addresses* (S. 32–51). New York: Harper & Bros. Wiederabgedruckt in Gottschlich, M. (Hrsg.). (1987). *Massenkommunikationsforschung. Theorieentwicklung und Problemperspektiven* (S. 17–26). Wien: Braumüller.
Maletzke, G. (1963). *Psychologie der Massenkommunikation. Theorie und Systematik*. Hamburg: Verlag Hans-Bredow-Institut.
Maletzke, G. (1998). *Kommunikationswissenschaft im Überblick. Grundlagen, Probleme, Perspektiven*. Opladen: Westdeutscher Verlag.
Merten, K. (1977). *Kommunikation. Eine Begriffs- und Prozessanalyse*. Opladen: Westdeutscher Verlag.
Northhouse, L. L., & Northhouse, P. G. (1992). *Health communication: Strategies for health professionals*. East Norwalk: Appleton & Lange.
Parrott, R. (2004). Emphasizing „communication" in health communication. *Journal of Communication, 54*, 751–787.
Proctor, R. N. (2002). *Blitzkrieg gegen den Krebs: Gesundheit und Propaganda im Dritten Reich*. Stuttgart: Klett-Cotta.
Pürer, H. (2003). *Publizistik- und Kommunikationswissenschaft. Ein Handbuch*. Konstanz: UVK.
Quandt, T., & Scheufele, B. (Hrsg.). (2011). *Ebenen der Kommunikation. Mikro-Meso-Makro-Links in der Kommunikationswissenschaft*. Wiesbaden: VS Verlag.
Rice, R. E., & Atkin, C. K. (2009). Public communication campaigns. Theoretical principles and practical applications. In J. Bryant & M. B. Oliver (Hrsg.), *Media effects. Advances in theory and research* (S. 436–468). New York: Routledge.
Rogers, E. M. (1996). The field of health communication today: An up-to-date report. *Journal of Health Communication, 1*, 15–23.
Rossmann, C., & Ziegler, L. (2013). Gesundheitskommunikation. Medienwirkungen im Gesundheitsbereich. In W. Schweiger & A. Fahr (Hrsg.), *Handbuch Medienwirkungsforschung* (S. 207–226). Wiesbaden: VS Verlag.
Rossmann, C., Hastall, M. R., & Baumann, E. (2014). Kommunikationswissenschaftliche Grundlagen der Gesundheitskommunikation. In K. Hurrelmann & E. Baumann (Hrsg.), *Handbuch Gesundheitskommunikation* (S. 81–94). Bern: Hans Huber.
Schiavo, R. (2007). *Health communication. From theory to practice*. San Francisco: Josey-Bass.
Signitzer, B. (2001). Ansätze und Forschungsfelder der Health Communication. In K. Hurrelmann & A. Leppin (Hrsg.), *Moderne Gesundheitskommunikation* (S. 22–35). Bern: Huber.
Viswanath, K. (2008). Health communication. In W. Donsbach (Hrsg.), *The international encyclopedia of communication* (Bd. V, S. 2073–2087). Oxford: Wiley-Blackwell.
Wagner, H. (1997). *Erfolgreich Kommunikationswissenschaft (Zeitungswissenschaft) studieren*. München: R. Fischer.
Wagner, H., & Starkulla, H. (Hrsg.). (1984). *Medizin & Medien. Krankt die Gesundheit am Journalismus?* München: Publicom.
WHO. (1946). *Constitution of the World Health Organization*. http://www.who.int/governance/eb/who_constitution_en.pdf. Zugegriffen am 01.08.2016.

Grundlagen einer evidenzbasierten Gesundheitskommunikation

Matthias R. Hastall und Britta Lang

Zusammenfassung

Hinter dem Konzept der Evidenzbasierung steht im Kern die Forderung, potenziell folgenreiche Aussagen oder Empfehlungen – etwa bezüglich gesundheitlicher Risiken, Präventionsmöglichkeiten oder geeigneter Kommunikationsstrategien – auf Basis der *besten verfügbaren wissenschaftlichen Evidenz* zu machen bzw. zu geben. Ein derartiger Anspruch kann aus wissenschaftlicher, professioneller, ethischer und patienten- bzw. klientenorientierter Sicht geboten erscheinen und darüber hinaus rechtlich gefordert sein. Bewegungen in Richtung einer stärkeren Evidenzbasierung, wie sie in den letzten Jahren auch außerhalb gesundheits- und pflegewissenschaftlicher Disziplinen erfolgten, waren jedoch oft auch in gewissem Ausmaß von Missverständnissen, Widerständen und Kontroversen begleitet. Ziel dieses Beitrags ist es, einige Hintergründe, Implikationen und mögliche Ausprägungen einer evidenzbasierten Gesundheitskommunikation vorzustellen. Hierfür wird zunächst der historische Ursprung des Konzepts skizziert, bevor die zentralen Grundpfeiler und mögliche Übertragungen auf den Forschungs- und Anwendungsbereich der Gesundheitskommunikation eruiert werden.

Schlüsselwörter

Evidenzbasierte Gesundheitskommunikation · Evidenzbasierung · Evidenzbasierte Praxis · Evidenzbasierte Gesundheitsinformationen · Evidenzbasierte Medizin

---

M. R. Hastall (✉)
Fakultät Rehabilitationswissenschaften, Qualitative Forschungsmethoden und Strategische Kommunikation für Gesundheit, Inklusion und Teilhabe, Technische Universität Dortmund, Dortmund, Deutschland
E-Mail: matthias.hastall@tu-dortmund.de

B. Lang
Medizinische Fakultät, Albert-Ludwigs-Universität Freiburg, Freiburg, Deutschland
E-Mail: britta.lang@uniklinik-freiburg.de

1 Einleitung

Debatten um die Sinnhaftigkeit *wissenschaftlich-fundierter Belege* für potenziell konsequenzenreiche Entscheidungen und professionelle Empfehlungen gibt und gab es in vielen Wissenschaftsdisziplinen. Derartige Diskussionen sind eng verknüpft mit Fragen nach dem Stellenwert *subjektiver Erfahrungen* oder der Rolle der *Intuition* für das eigene Handeln und Entscheiden. Sie tangieren Fragen nach dem Stellenwert bestimmter Forschungsmethoden sowie der durch sie erzielten Befunde, den Folgen der zunehmenden Akademisierung gesundheitsbezogener Berufsfelder oder wahrgenommener Einschränkungen bei der Wahl von Behandlungsmethoden, können darüber hinaus aber auch praktische Implikationen für Abrechnungs-, Finanzierungs- oder Haftungsfragen haben. Ihre politische Brisanz wurde auch deutlich, als die US-Regierung unter Präsident Donald Trump den Mitarbeiterinnen und Mitarbeitern der Gesundheitsbehörde Center for Disease Control and Prevention die öffentliche Verwendung von Begriffen wie „evidenzbasiert" oder „wissenschaftlich basiert" verbot (Sun und Eilperin 2017). Nach einer kurzen historischen Einordnung wird nachfolgend die Grundidee der Evidenzbasierung skizziert, bevor im Anschluss Möglichkeiten und Grenzen einer Übertragung auf die Gesundheitskommunikation eruiert werden.

2 Historische Einordnung

Impulse erhielten Debatten um die wissenschaftliche Absicherung von Aussagen zumeist, sobald neue wissenschaftliche Methoden oder Erkenntnisse althergebrachtes Handeln infrage stellten. Im Unterschied zur Kommunikationswissenschaft finden sich in der Medizin erste systematische Untersuchungen bereits im späten 17. Jahrhundert (Tröhler 1999). Exemplarisch angeführt sei die vergleichende Studie zur Wirkung von Zitrusfrüchten bei Skorbut durch den englischen Marine-Arzt James Lind im Jahr 1747.[1] Im 19. Jahrhundert intensivierten sich die Diskussionen durch Arbeiten von Pierre Alexandre, Charles Louis und Ignaz Semmelweis. Weitere Impulse kamen durch die Gründung großer Krankenhäuser, die zunehmende Verfügbarkeit von Gesundheitsdaten und die Entwicklung neuer statistischer Methoden. Allerdings gab es stets auch eine gut aufgestellte Gegenseite, die den Standpunkt vertrat, dass die Medizin keine Wissenschaft sei und dementsprechend nicht wissenschaftlichen Standards oder methodischen Zwängen unterliege (Böhm 1998; Tröhler 1999).

Zu Beginn des 20. Jahrhunderts erfolgte schließlich im angelsächsischen Raum eine stärkere Hinwendung zu empirischen Forschungszugängen, während in Frankreich und Deutschland weiterhin Entscheidungen basierend auf Autoritäten („emi-

---

[1] James Lind ist Namensgeber einer frei zugänglichen elektronischen Sammlung von Quellen zu den historischen Anfängen evaluierender Überprüfung von Therapien, der James Lind Library (http://www.jameslindlibrary.org).

nenzbasierte Medizin") und unsystematischen Erfahrungen präferiert wurden. In den 1970er-Jahren wurden die Rufe nach evidenzbasierten Therapieentscheidungen allerdings wieder lauter. Einflussreich waren insbesondere die Schriften von Archibald Cochrane mit Forderungen nach einem systematischeren Umgang mit Literatur und evaluierten Therapien (Cochrane 1972).[2] An Intensität gewann die Debatte durch die Erkenntnis, dass medizinisches Wissen oft schon überholt ist, bevor es in der Praxis ankommt (Antman et al. 1992) und dass es Ärztinnen und Ärzten praktisch unmöglich ist, die stetig steigende Informationsflut zu bewältigen. Schätzungen zufolge hätten epidemiologisch erfahrene Allgemeinärzte und -ärztinnen bereits vor zwei Jahrzehnten 157 Stunden Zeit pro Woche benötigt, um die im Bereich „Primary Care" publizierten Artikel kritisch zu lesen (Alper et al. 2004), verfügten aber lediglich über eine Wochenlesezeit von 45 Minuten (Sackett 2000). Diese Problemlage, der im Wesentlichen also eine Wissenstransfer- bzw. Kommunikationsschwierigkeit zugrunde liegt, führte zur Entwicklung des Konzepts der *evidenzbasierten Medizin*. Trotz anfänglicher Widerstände gilt das Prinzip der Evidenzbasierung im angloamerikanischen Raum als mittlerweile gut etabliert und weitgehend akzeptiert. Für Deutschland ist hingegen, trotz deutlicher Fortschritte, noch immer ein Rückstand bei der Umsetzung zu konstatieren (vgl. z. B. Baethge 2014; Eichler et al. 2015). Als verbesserungsbedürftig gilt insbesondere die Umsetzung der informierten, partizipativen Entscheidungsfindungen auf Basis evidenzbasierter Gesundheitsinformationen (Sachverständigenrat zur Begutachtung der Entwicklung im Gesundheitswesen 2018).

Die überwiegend als positiv eingeschätzten wissenschaftlichen, berufspraktischen und gesundheitsbezogenen Effekte der Evidenzbasierung bewirkten diverse Adaptionen des Konzepts für weitere Wissenschafts- und Anwendungsbereiche. Die evidenzbasierte Gesundheitsversorgung (Evidence-based Health Care) stellt eine Übertragung des Konzepts auf sämtliche Gesundheitsberufe und alle relevanten Aspekte der Gesundheitsversorgung dar, womit sie deutlich über die medizinisch geprägte Ursprungskonzeption für medizinische Einzelfallentscheidungen hinausgeht (Dietsche 2018). Ein Blick in Literaturdatenbanken zeigt darüber hinaus eine hohe Anzahl disziplinspezifischer Adaptionen wie beispielsweise Evidence-based Nursing, Evidence-based Behavioral Medicine, Evidence-based Public Health, Evidence-based Marketing oder auch Evidence-based Health Communication. In pflegerischen und therapeutischen Kontexten vergleichsweise verbreitet ist das leicht abgewandelte Konzept der Evidenzbasierten Praxis (Evidence-based Practice), das etwas stärker auf die Spezifika dieser Bereiche zugeschnitten ist, jedoch weitgehend vergleichbare Ziele und Methoden vorsieht (Mangold 2013). Allerdings wird das Adjektiv „evidenzbasiert" gelegentlich als Label zur Betonung einer (vermeintlich) größeren Wissenschaftlichkeit bei Publikationen oder Konzepten ergänzt, ohne dass die hierfür geforderten Kriterien (vgl. Abschn. 3) tatsächlich

---

[2] Dies führte u. a. zur Gründung der Cochrane Collaboration (http://www.cochrane.org), einem der weltweit größten unabhängigen Produzenten von Evidenzsynthesen, die in der Cochrane Library (http://www.cochranelibrary.com) publiziert werden.

vorliegen. Bezüglich der konkreten Anforderungen reduzierte Verständnisse finden sich auch unter Begriffen wie „evidenzinfomiert" (evidence-informed), „evidenzbeeinflusst" (evidence-influenced) oder „evidenzinspiriert" (evidence-inspired) in der Literatur (Nutley et al. 2007). Dass sehr unterschiedliche Vorstellungen vom Konzept und den Implikationen einer Evidenzbasierung existieren, zeigen auch die Ergebnisse einer Befragung der Teilnehmerinnen und Teilnehmer der 2. Tagung der DGPuK-Fachgruppe Gesundheitskommunikation (Heinemeier et al. 2018).

3 Evidenzbasierung als Konzept

Das primär für medizinische Einzelfallentscheidungen konzipierte Ursprungskonzept der evidenzbasierten Medizin wird oft definiert als „der gewissenhafte, ausdrückliche und vernünftige Gebrauch der gegenwärtig besten externen, wissenschaftlichen Evidenz für Entscheidungen in der medizinischen Versorgung individueller Patienten" (Siebert et al. 2008, S. 266 in Anlehnung an Sackett et al. 1996). Hauptzielgruppe dieser Ursprungskonzeption waren Ärztinnen und Ärzte, die bei anstehenden Einzelfallentscheidungen bezüglich der Behandlung individueller Patientinnen und Patienten durch abgesichertes medizinisches Wissen unterstützt werden sollten. Auch wenn die Evidenzbasierung bis heute oft auf den Aspekt der adäquaten wissenschaftlichen Fundierung reduziert wird, fordern so gut wie alle modernen Konzeptionen (vgl. z. B. Djulbegovic und Guyatt 2017; Rubin und Bellamy 2012) eine Integration von drei Perspektiven: der besten *wissenschaftlichen Evidenz* der einschlägigen Forschung, der *Expertise der jeweiligen Expertinnen und Experten* (z. B. Ärztinnen und Ärzte, Pfleger und Pflegerinnen) und der *Präferenzen der jeweiligen Zielgruppe*. Dass eine solche Integration nur gelingen kann, wenn die begleitenden Kommunikationsprozesse erfolgreich sind, ist vermutlich selbstevident; allerdings finden sich weder im Ursprungskonzept noch in den verbreiteten Adaptionen wie der evidenzbasierten Praxis nennenswerte Hinweise zur konkreten kommunikativen Ausgestaltung.

3.1 Sichtung und Aufbereitung des Forschungsstandes

Um den Praktikerinnen und Praktikern des medizinischen Bereichs einen schnellen Rückgriff auf verdichtete und vorbewerte Übersichten zum wissenschaftlichen Literaturstand zu ermöglichen, forciert das Konzept die Entwicklung von *Evidenzsynthesen*, also systematischen Zusammenfassungen des Forschungsstandes wie beispielsweise „Evidence Maps" oder systematischen Reviews. Ein bedeutsamer Nebenaspekt dieser systematischen Aufarbeitungen besteht darin, dass bestehende Forschungslücken direkt erkennbar werden (Schmucker et al. 2013).

Auf der Basis solcher Evidenzsynthesen können wissenschaftlich abgesicherte *Empfehlungen* oder *Leitlinien* für Praktikerinnen und Praktiker erstellt werden, die unterschiedlich verbindlich sein können. Für den Anwendungsbereich der Gesundheitskommunikation existiert bereits die *Leitlinie evidenzbasierte Gesundheitsinformation* (Lühnen et al. 2017a; vgl. auch den zugehörigen Leitlinienreport von Lühnen et al. 2017b), die auf der Basis einer Literatursynthese zu 21 Leitlinienfragen konkrete Empfehlungen z. B. zur Darstellung von Häufigkeiten von Risiken, Nutzen oder Schaden oder zum Einsatz von Grafiken oder Narrativen gibt. Allerdings ist anzumerken, dass der Forschungsstand der kommunikationswissenschaftlichen Gesundheitskommunikation in ihr wenig berücksichtigt ist.

Die Bewegung der Evidenzbasierung möchte Praktikerinnen und Praktiker insbesondere befähigen, eigene Sichtungen des Forschungsstands vorzunehmen, insofern zu einem konkreten Praxisproblem noch keine Evidenzsynthese existiert. Hierfür ist ein präziser Weg vorgesehen, der u. a. die konkrete Definition der zu beantwortenden Frage (mit Präzisierung von Grundgesamtheit, Interventionsstrategie, Vergleichsgruppen und Zielgrößen), eine umfassende systematische Literaturrecherche in allen relevanten Quellen und eine kritische Bewertung der Qualität der als relevant identifizierten Literatur umfasst. Für sämtliche Schritte existieren dezidierte Anleitungen sowie diverse Arbeitsmaterialien (vgl. z. B. Mangold 2013; Rubin und Bellamy 2012).

3.2 Bewertung von Studien und Hierarchie von Evidenzarten

Die für Evidenzsynthesen essenzielle kritische Bewertung von Studienergebnissen erfolgt auf der Basis einer Stufenpyramide, welche die Robustheit von Erkenntnissen gegen systematische Ergebnisverzerrung abbildet. Ein Beispiel für eine solche Evidenzpyramide ist in Abb. 1 dargestellt. An der Spitze der Forschungsdesigns stehen randomisierte kontrollierte Studien (engl.: randomized controlled trial, RCT). Ist es nicht möglich, für eine Fragestellung relevante RCTs bzw. Meta-Analysen über einschlägige RCTs zu identifizieren, gilt die nächst niedrigere Evidenzstufe als beste verfügbare Evidenz, selbstverständlich unter Berücksichtigung und transparenter Diskussion ihrer methodischen Limitationen.

Auf welchen Studienpool zurückgegriffen werden kann, hängt stark vom jeweiligen Fachgebiet ab und bedeutet häufig, dass für bestimmte Fragen noch nicht ausreichend Befunde mit dem höchsten Evidenzlevel vorliegen. Hier ist jede Fachdisziplin gefordert, ihre eigene Methodik auszubilden, wie sich beispielsweise eindrucksvoll in der Bildungsforschung an der Debatte um die 800 Meta-Analysen und ca. 50.000 Einzelstudien umfassende Synthese von John Hattie zum Lernerfolg zeigt (Hattie 2008). Überhaupt kommt angesichts der Informationsflut systematischen Übersichtsarbeiten wie den oben genannten Evidenzsynthesen immer größere Bedeutung zu, da sie den Rückgriff auf die zahllosen Einzelstudien ersparen. Bei der kritischen Bewertung der Studien können auch Publikationsleitlinien helfen, mit denen sich die Vollständigkeit und transparente Darstellung von Untersuchungen überprüfen lässt. Eine Sammlung internationaler Reporting-Standards für quantitative wie qualitative Forschungsberichte stellt beispielsweise die Informationsplattform des EQUATOR-Network (www.equator-network.org) zur Verfügung. Darüber hinaus gibt es für qualitative wie quantitative Forschungsarbeiten Risk-of-Bias-Instrumente, um eine Abschätzung zu erlauben, inwieweit Studienergebnisse aufgrund systematischer Fehler verzerrt sind (Dixon-Woods et al. 2006; Higgins et al. 2011).

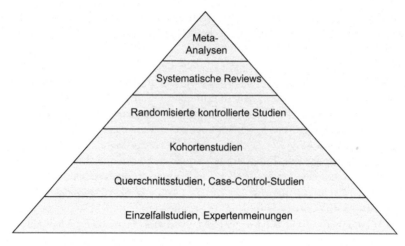

Abb. 1 Beispiel für eine Evidenzpyramide (nach Haring 2018, S. 59)

4 Möglichkeiten einer evidenzbasierten Gesundheitskommunikation

Forderungen nach einer stärker evidenzbasierten Gesundheitskommunikation haben in den letzten Jahren zugenommen (vgl. z. B. Kreps 2012; Reifegerste und Hastall 2014; Stehr et al. 2018). Einen Rahmen für einen umfassenderen Austausch der diesbezüglichen Positionen der Vertreterinnen und Vertreter der deutschsprachigen Gesundheitskommunikation bot bereits die zweite Jahrestagung der DGPuK-Fachgruppe Gesundheitskommunikation, die im November 2017 unter dem Titel „Evidenzinformierte | Evidenzbasierte Gesundheitskommunikation" in Erfurt stattfand (vgl. Stehr et al. 2018). Eine Beschäftigung mit der Thematik erscheint auch sinnvoll, um anschlussfähig an medizinisch-pflegewissenschaftliche Nachbardisziplinen zu bleiben und zu eruieren, inwieweit eine Orientierung an vergleichbaren Standards möglich und sinnvoll ist. Für die Gesundheitskommunikation bietet sich zudem die Chance, die Relevanz ihres Forschungsfeldes sichtbarer zu machen. Da die Art der Kommunikation einen starken Einfluss auf das Gesundheitsverhalten wie den Gesundheitszustand haben kann (z. B. Zolnierek und Dimatteo 2009; vgl. auch den Beitrag von Rothenfluh und Schulz, Kap. ▶ „Arzt-Patient-Kommunikation" in diesem Band) und eine Reihe negativer Effekte von Gesundheitskommunikation dokumentiert sind (vgl. hierzu z. B. den Beitrag von Meitz und Kalch, Kap. ▶ „Nicht-intendierte Medienwirkungen im Gesundheitsbereich" in diesem Band), stellt sich zudem die Frage nach Qualitätssicherungsmechanismen sowie danach, inwieweit eine Nicht-Orientierung an der besten verfügbaren Evidenz ethisch vertretbar wäre (Reifegerste und Hastall 2014).

Damit „evidenzbasiert" kein willkürliches oder substanzloses Label bleibt, sollte stets präzisiert werden, was darunter konkret verstanden wird: Wie könnte eine Gesundheitskommunikation aussehen, die das Gütesiegel „evidenzbasiert" verdient? An welche bestehenden Konzeptionen oder Forderungen könnte man sich anlehnen? Welche fachspezifischen Besonderheiten im Vergleich zu Umsetzungen in Disziplinen wie z. B. Medizin, Gesundheitswissenschaften, Pflegewissenschaften, Marketing oder Pädagogik verdienen eine Berücksichtigung? Diese Diskussion ist erst ansatzweise geführt worden, deswegen werden einige mögliche Elemente einer Evidenzbasierung nachfolgend kurz skizziert.

4.1 Evidenzsynthesen, Meta-Analysen und Reviews

Der Fokus auf systematische Zusammenfassungen des Forschungsstandes zu bestimmten Fragestellungen gilt als konstituierendes Element der Evidenzbasierung und wäre mutmaßlich auch ein zentraler Baustein einer evidenzbasierten Gesundheitskommunikation. Derartige Evidenzsynthesen helfen Wissenschaftlerinnen und Wissenschaftlern genauso wie Praktikern und Praktikerinnen, schnell einen Überblick über die Forschungslandschaft, bestehende Forschungslücken und die Konsistenz bzw. Heterogenität der Befunde zu erhalten. Für die Gesundheitskommunikation wäre zu diskutieren, inwieweit Adaptionen der existierenden Tools nötig sind, um den fachrelevanten Informationsquellen, Fragestellungen und Begrifflichkeiten besser gerecht zu werden. Darüber hinaus stellt sich die Frage nach der Informationsplattform, auf der entsprechende Aufbereitungen des Forschungsstandes dokumentiert und abrufbar sind.

4.2 Erstellung und Bereitstellung von Empfehlungen und Leitlinien

Auf der Basis aussagekräftiger Evidenzsynthesen lassen sich in einem weiteren Schritt Empfehlungen oder Leitlinien für bestimmte Formen, Anwendungsfälle oder Zielgruppenkonstellationen der Gesundheitskommunikation erstellen. Solche oftmals durch Fachgremien verabschiedeten Dokumente dienen dazu, Kommunizierenden im Gesundheitsbereich eine mehr oder weniger verbindliche Hilfestellung an die Hand zu geben, um besser (i. S. v. empirisch abgesicherter) zu kommunizieren. Der praktische Wert prägnanter Empfehlungen oder konkreter Leitlinien ist nicht zu unterschätzen, da Praktikerinnen und Praktiker den komplexen und teilweise widersprüchlichen Forschungsstand kaum überblicken können. Dass es einen Bedarf an entsprechenden Aufbereitungen sowie größere Forschungslücken gibt, zeigt die erste Fassung der Leitlinie evidenzbasierte Gesundheitsinformation (Lühnen et al. 2017a).

4.3 Explikation des Evidenzgrads von Aussagen oder Empfehlungen

Ein weiteres grundlegendes Element der Evidenzbasierung besteht darin, den Evidenzgrad von Aussagen, Empfehlungen oder Befunden transparent zu kommunizieren. Das beträfe insbesondere Aussagen bezüglich geeigneter oder ungeeigneter Kommunikationsstrategien, etwa bei der Beratung von Institutionen oder in den

Schlussfolgerungen einschlägiger Publikationen. So ist es derzeit nicht unüblich, bei wissenschaftlichen Vorträgen oder Publikationen der Befunde einer Einzelstudie am Ende eine generalisierende Aussage dazu zu treffen, inwieweit die Ergebnisse für oder gegen den Einsatz der untersuchten Strategie sprechen. Für Praktikerinnen und Praktiker ist eine solche Aussage, die allein vor dem Hintergrund des individuellen methodischen Vorgehens und der jeweils spezifischen Stärken und Limitationen erfolgt, allerdings missverständlich, da die Einordnung der Befunde in den gesamten Forschungsstand fehlt. So kann eine Einzelstudie beispielsweise durchaus für den Einsatz von Furchtappellen in einer spezifischen Konstellation sprechen; ein Blick auf den Gesamtforschungsstand (vgl. hierzu den Beitrag von Ort, Kap. ▶ „Furchtappelle in der Gesundheitskommunikation" in diesem Band) könnte hingegen ein deutlich differenzierteres Bild ergeben und verdeutlichen, dass eher unklar ist, inwieweit vergleichbare Effekte bei anderen Gesundheitsrisiken, Kommunikationsmaterialien, Zielgruppen oder erhobenen Variablen (z. B. negative Effekte) zu erwarten sind. Analog zu Forderungen an Gesundheitsjournalistinnen und -journalisten sowie Mediziner und Medizinerinnen nach einer möglichst unmissverständlichen Berichterstattung oder Kommunikation wäre für die Gesundheitskommunikation zu diskutieren, inwieweit Änderungen oder Ergänzungen bei Reporting-Standards zu Einzelstudien sinnvoll sind.

4.4 Berücksichtigung gesundheitsbezogener Evidenzlagen

Kommunikationswissenschaftlerinnen und -wissenschaftler sowie -praktikerinnen und -praktiker haben selten eine umfassende medizinische Expertise, was dazu führen kann, dass der Evidenzgrad der in eigenen Arbeiten kommunizierten medizinischen Empfehlungen kritisch hinterfragbar ist. Ein weiterer Baustein einer evidenzbasierten Gesundheitskommunikation könnte daher in einer stärkeren Berücksichtigung des evidenzbasierten medizinischen, pflegewissenschaftlichen usw. Wissens bei der Erstellung eigener Kommunikationsprodukte wie etwa Kampagnenmotive oder der Entwicklung von Stimulusmaterial für Studien liegen. Aus medizinischer Sicht kann es z. B. fragwürdig sein, undifferenziert für bestimmte Vorsorge-Checks oder Präventionsangebote zu werben; auch weichen Darstellungen von Krankheitsbildern, Prävalenzraten sowie vom Nutzen und den Risiken bestimmter Behandlungsoptionen bisweilen deutlich von den evidenzbasierten Standards hierfür (Albrecht et al. 2014; Lühnen et al. 2017a; Mühlhauser 2018) ab. Eine stärkere gegenseitige Berücksichtigung des Forschungsstandes aller mit Facetten der Kommunikation in Gesundheitskontexten beschäftigten Disziplinen erscheint daher sinnvoll.

4.5 Methodische Implikationen

Die Systematisierung und kritische Bewertung des Forschungsstandes auf der Basis der in Abb. 1 dargestellten Evidenzpyramide können eine stärkere Fokussierung auf solche Untersuchungsanlagen bewirken, die für den jeweiligen

Forschungskontext eine möglichst hohe Evidenzstufe versprechen. Das sind insbesondere randomisierte kontrollierte Studien, die idealerweise an verschiedenen Standorten repliziert wurden. Selbstverständlich steht es allen Forschenden frei, diejenigen Methoden der Datenerhebung und -auswertung einzusetzen, die sie für den jeweiligen Untersuchungsgegenstand als adäquat erachten. Ein stärkerer Fokus auf experimentelle Untersuchungsanlagen könnte jedoch negativ gesehen werden von Forscherinnen und Forschern, deren Expertise oder Präferenz bei anderen methodischen Zugängen liegt. Allerdings ist zu vermuten, dass die Kartografierung der Forschungslandschaft viele Bereiche aufzeigen wird, in denen bislang so gut wie keine belastbare Evidenz vorliegt, in denen also explorative und theoriebildende Designs ihre Stärke ausspielen können. In der Literatur finden sich diverse Vorschläge bezüglich der Frage, wie die Stärken qualitativer Forschungszugänge im Prozess einer Evidenzbasierung am besten zur Geltung kommen und für welche Forschungsfragen sich qualitative Zugänge besser eignen als quantitative (vgl. z. B. Cooke et al. 2012; Olson et al. 2016; Popay und Williams 1998). Zu diskutieren wäre darüber hinaus, inwieweit die spezifischen Anforderungen der Evidenzbasierung im Rahmen der bisherigen Methodenausbildung bereits adäquat abgedeckt sind. Das kann Kompetenzen zur Erstellung verschiedener Formen von Evidenzsynthesen (z. B. systematische Reviews, Scoping Reviews, Meta-Analysen)[3] betreffen, aber auch diverse Einzelaspekte der Erhebung, Auswertung oder Interpretation von Evidenz, Evaluationsverfahren oder Risk-of-Bias-Analysen.

4.6 Weiterentwicklung und Verbreitung der Idee der Evidenzbasierung

Ebenso naheliegend wie relevanzsteigernd könnte es für die Gesundheitskommunikation sein, auf die aus einer kommunikationswissenschaftlichen Perspektive große Lücke im Konstrukt der Evidenzbasierung hinzuweisen, die bislang kaum spezifizierten Kommunikationsprozesse. Medizinische, pflegerische und therapeutische Tätigkeiten bestehen zu einem Großteil aus Kommunikation (z. B. Kölfen 2013; vgl. auch den Beitrag von Rothenfluh und Schulz, Kap. ▶ „Arzt-Patient-Kommunikation" in diesem Band). Selbst wenn die Praktikerinnen und Praktiker auf der Basis der besten gesundheitsbezogenen Evidenz agieren, stellt sich die Frage, wie die begleitenden Kommunikationsprozesse evidenzbasiert gestaltet werden können. Das betrifft Situations- und Zielgruppenanalysen, Zieldefinitionen, die Wahl der Kommunikations- und ggf. Distributionsstrategie, die Durchführung der Kommunikationsaktivität sowie deren Evaluation.

---

[3]Evidenzsynthese ist der Überbegriff für verschiedene Formate der systematischen Aufarbeitung der Forschung. Diese Formate unterscheiden sich in der Komplexität und Umfänglichkeit der systematischen Literatursuche sowie der Darstellung der Ergebnisse (vgl. Grant und Booth 2009).

Eine Integration der disziplinspezifischen Forschungsstände fördert darüber hinaus die überfällige Auseinandersetzung mit *Widersprüchen bzw. potenziellen Zielkonflikten* zwischen den jeweiligen Zugängen (vgl. Reifegerste und Baumann 2018; Reifegerste und Hastall 2015). So kann das Gebot einer vollständigen Aufklärung über Risiken und anstehende Behandlungsschritte mit emotionalen Bedürfnissen nach Nicht-Wissen oder der Verdrängung belastender Informationen der betroffenen Personen konfligieren. Genauso problematisch ist das Spannungsfeld zwischen Information und Persuasion, also die Frage, in welchem Maße bewährte Strategien der Überzeugungskommunikation eingesetzt werden sollten, um gewünschtes Rezeptions- (z. B. Aufmerksamkeit, Minimierung von Abwehr) und Gesundheitsverhalten (z. B. Therapietreue, Präventionsverhalten, Abstinenz) zu erreichen. Das schließt die Frage ein, inwieweit es ethisch vertretbar ist, entsprechende Appelle oder Reize nicht einzusetzen, wenn der Behandlungserfolg und das Wohlbefinden der betroffenen Personen von relativ kleinen kommunikativen Änderungen substanziell profitieren könnte.

Schlussendlich eignet sich die kommunikationswissenschaftliche Expertise auch, um die Idee und Vorteile einer evidenzbasierten Kommunikation bei relevanten Akteurinnen und Akteuren einschließlich politischer Entscheidungsträgerinnen und -trägern sowie insbesondere in der Bevölkerung zu verbreiten. Auch für typische Barrieren bei der Umsetzung (vgl. z. B. Dietsche 2018), etwa die mangelnde Unterstützung durch Vorgesetzte oder veränderungsresistente Kulturen, können kommunikationswissenschaftliche Teildisziplinen wie etwa die Organisationskommunikation evidenzbasierte Lösungen anbieten.

5 Ausblick

Ohne Zweifel gilt immer noch die Feststellung von Kreps (2012), dass die meisten gesundheitsbezogenen Kommunikationsprozesse in der Praxis eher durch Intuition und Tradition geprägt sind als durch eine solide wissenschaftliche Fundierung. Jüngere Entwicklungen innerhalb und außerhalb der Kommunikationswissenschaft signalisieren ebenso wie der Blick auf den Publikationsmarkt, auf Tagungstitel oder in Ausschreibungstexte, dass die Themenbereiche Evidenzbasierung sowie Kommunikation im Gesundheitsbereich an Bedeutung gewinnen. Im Konzept einer evidenzbasierten Gesundheitskommunikation sind diese Elemente integriert, was das Konzept vielversprechend macht. Auch vor dem Hintergrund einer Anschlussfähigkeit an Nachbardisziplinen erscheint eine Fortführung der Diskussion wichtig, inwieweit die Gesundheitskommunikation evidenzbasiert sein sollte, was das konkret bedeuten würde und wie mit möglichen Widersprüchen zwischen den disziplinären Wissensständen umzugehen ist. Ziel dieses Beitrags war es, hierfür einige Grundlagen und Möglichkeiten aufzuzeigen sowie einen Austausch dazu zu initiieren, wie eine passende Adaption des Konzepts für die Gesundheitskommunikation aussehen könnte.

Literatur

Albrecht, M., Mühlhauser, I., & Steckelberg, A. (2014). Evidenzbasierte Gesundheitsinformation. In K. Hurrelmann & E. Baumann (Hrsg.), *Handbuch Gesundheitskommunikation* (S. 142–158). Bern: Huber.

Alper, B. S., Hand, J. A., Elliott, S. G., Kinkade, S., Hauan, M. J., Onion, D. K., & Sklar, B. M. (2004). How much effort is needed to keep up with the literature relevant for primary care? *Journal of the Medical Library Association, 92*(4), 429–437.

Antman, E. M., Lau, J., Kupelnick, B., Mosteller, F., & Chalmers, T. C. (1992). A comparison of results of meta-analyses of randomized control trials and recommendations of clinical experts. Treatments for myocardial infarction. *JAMA: The Journal of the American Medical Association, 268*(2), 240–248.

Baethge, C. (2014). Evidenzbasierte Medizin: In der Versorgung angekommen, aber noch nicht heimisch. *Deutsches Ärzteblatt, 111*(39), A1636–A1639.

Böhm, B. (1998). *Wissenschaft und Medizin: Über die Grundlagen der Wissenschaft*. Wien: Springer.

Cochrane, A. L. (1972). *Effectiveness and efficiency: Random reflections on health services*. Report for The Nuffield Provincial Hospitals Trust. https://www.nuffieldtrust.org.uk/files/2017-01/effectiveness-and-efficiency-web-final.pdf. Zugegriffen am 15.04.2018.

Cooke, A., Smith, D., & Booth, A. (2012). Beyond PICO: The SPIDER tool for qualitative evidence synthesis. *Qualitative Health Research, 22*(10), 1435–1443. https://doi.org/10.1177/1049732312452938.

Dietsche, S. (2018). Das Konzept der Evidence-based Health Care – Das Methodenrepertoire zur Qualitätsbestimmung aus Sicht der Gesundheitsberufe. In P. Hensen & M. Stamer (Hrsg.), *Professionsbezogene Qualitätsentwicklung im interdisziplinären Gesundheitswesen: Gestaltungsansätze, Handlungsfelder und Querschnittsbereiche* (S. 71–91). Wiesbaden: Springer.

Dixon-Woods, M., Bonas, S., Booth, A., Jones, D. R., Miller, T., Sutton, A. J., Young, B., et al. (2006). How can systematic reviews incorporate qualitative research? A critical perspective. *Qualitative Research, 6*(1), 27–44. https://doi.org/10.1177/1468794106058867.

Djulbegovic, B., & Guyatt, G. G. (2017). Progress in evidence-based medicine: A quarter century on. *The Lancet, 390*(10092), 415–423. https://doi.org/10.1016/S0140-6736(16)31592-6.

Eichler, M., Pokora, R., Schwentner, L., & Blettner, M. (2015). Evidenzbasierte Medizin: Möglichkeiten und Grenzen. *Deutsches Ärzteblatt, 112*(51–52), A2190–A2192, A4.

Grant, M. J., & Booth, A. (2009). A typology of reviews: An analysis of 14 review types and associated methodologies. *Health Information and Libraries Journal, 26*, 91–108. https://doi.org/10.1111/j.1471-1842.2009.00848.x.

Haring, R. (2018). Metaepidemiologie und Qualitätssicherung klinischer Evidenzproduktion. In R. Haring & J. Siegmüller (Hrsg.), *Evidenzbasierte Praxis in den Gesundheitsberufen: Chancen und Herausforderungen für Forschung und Anwendung* (S. 49–64). Berlin: Springer.

Hattie, J. (2008). *Visible learning: A synthesis of over 800 meta-analyses relating to achievement*. Abingdon: Routledge.

Heinemeier, D., Meißner, C., & Betsch, C. (2018). Was bedeutet Evidenzbasierung | Evidenzinformierung in der Gesundheitskommunikation? Eine Befragung während der 2. Jahrestagung der Fachgruppe Gesundheitskommunikation der DGPuK. In P. Stehr, D. Heinemeier & C. Rossmann (Hrsg.), *Evidenzbasierte | evidenzinformierte Gesundheitskommunikation* (S. 47–59). Baden-Baden: Nomos. https://www.nomos-elibrary.de/10.5771/9783845291963.pdf?download_full_pdf=1. Zugegriffen am 15.12.2018.

Higgins, J. P. T., Altman, D. G., Gøtzsche, P. C., Jüni, P., Moher, D., Oxman, A. D., Cochrane Bias Methods Group, Cochrane Statistical Methods Group, et al. (2011). The Cochrane Collaboration's tool for assessing risk of bias in randomised trials. *BMJ: British Medical Journal, 343*(7829), 1–9. https://doi.org/10.1136/bmj.d5928.

Kölfen, W. (2013). *Ärztliche Gespräche, die wirken: Erfolgreiche Kommunikation in der Kinder- und Jugendmedizin*. Berlin: Springer Medizin.

Kreps, G. L. (2012). Translating health communication research into practice: The importance of implementing and sustaining evidence-based health communication interventions. *Atlantic Journal of Communication, 20*(1), 5–15. https://doi.org/10.1080/15456870.2012.637024.

Lühnen, J., Albrecht, M., Mühlhauser, I., & Steckelberg, A. (2017a). *Leitlinie evidenzbasierte Gesundheitsinformation*. Berlin: Deutsches Netzwerk Evidenzbasierte Medizin e.V. https://www.leitlinie-gesundheitsinformation.de/wp-content/uploads/2017/07/Leitlinie-evidenzbasierte-Gesundheitsinformation.pdf. Zugegriffen am 20.04.2018.

Lühnen, J., Albrecht, M., Mühlhauser, I., & Steckelberg, A. (2017b). *Leitlinienreport zur „Leitlinie evidenzbasierte Gesundheitsinformation"*. Berlin: Deutsches Netzwerk Evidenzbasierte Medizin e.V. https://www.leitlinie-gesundheitsinformation.de/wp-content/uploads/2017/07/Leitlinienreport_LL-EBGI.pdf. Zugegriffen am 20.04.2018.

Mangold, S. (2013). *Evidenzbasiertes Arbeiten in der Physio- und Ergotherapie: Reflektiert – systematisch – wissenschaftlich fundiert* (2. Aufl.). Berlin: Springer Medizin.

Mühlhauser, I. (2018). Patienten- und Gesundheitsinformation: Die Perspektive der Evidenzbasierten Medizin – Kommentar. In P. Stehr, D. Heinemeier & C. Rossmann (Hrsg.), *Evidenzbasierte | evidenzinformierte Gesundheitskommunikation* (S. 17–29). Baden-Baden: Nomos. https://www.nomos-elibrary.de/10.5771/9783845291963.pdf?download_full_pdf=1. Zugegriffen am 15.12.2018.

Nutley, S. M., Walter, I., & Davies, H. T. O. (2007). *Using evidence: How research can inform public services*. Bristol: Bristol University Press.

Olson, K., Young, R. A., & Schultz, I. Z. (Hrsg.). (2016). *Handbook of qualitative health research for evidence-based practice*. New York: Springer.

Popay, J., & Williams, G. (1998). Qualitative research and evidence-based healthcare. *Journal of the Royal Society of Medicine, 91*(Suppl 35), 32–37.

Reifegerste, D., & Baumann, E. (2018). Vielfalt und Herausforderungen der Evidenzbasierung in der strategischen Gesundheitskommunikation. In P. Stehr, D. Heinemeier & C. Rossmann (Hrsg.), *Evidenzbasierte | evidenzinformierte Gesundheitskommunikation* (S. 73–83). Baden-Baden: Nomos. https://www.nomos-elibrary.de/10.5771/9783845291963.pdf?download_full_pdf=1. Zugegriffen am 15.12.2018.

Reifegerste, D., & Hastall, M. R. (2014). Qualitätssicherung in der Gesundheitskommunikation: Anregungen aus Debatten in Nachbarfächern. In E. Baumann, M. R. Hastall, C. Rossmann & A. Sowka (Hrsg.), *Gesundheitskommunikation als Forschungsfeld der Kommunikations- und Medienwissenschaft* (S. 37–47). Baden-Baden: Nomos.

Reifegerste, D., & Hastall, M. R. (2015). Ethische Dimensionen und Dilemmata in der Gesundheitskommunikation. In M. Schäfer, O. Quiring, C. Rossmann, M. R. Hastall & E. Baumann (Hrsg.), *Gesundheitskommunikation im gesellschaftlichen Wandel* (S. 25–35). Baden-Baden: Nomos.

Rubin, A., & Bellamy, J. (2012). *Practitioner's guide to using research for evidence-based practice* (2. Aufl.). Hoboken: Wiley.

Sachverständigenrat zur Begutachtung der Entwicklung im Gesundheitswesen. (2018). *Bedarfsgerechte Steuerung der Gesundheitsversorgung*. Gutachten. https://www.svr-gesundheit.de/fileadmin/user_upload/Gutachten/2018/SVR-Gutachten_2018_WEBSEITE.pdf. Zugegriffen am 01.03.2019.

Sackett, D. L. (2000). Surveys of self-reported reading times of consultants in Oxford, Birmingham, Milton-Keynes, Bristol, Leicester, and Glasgow. In W. M. C. Rosenberg, W. S. Richardson, R. B. Haynes & D. L. Sackett (Hrsg.), *Evidence based medicine*. London: Churchill Livingstone.

Sackett, D. L., Rosenberg, W. M. C., Gray, J. A. M., Haynes, R. B., & Richards, W. S. (1996). Evidence-based medicine: What it is and what it isn't. *British Medical Journal, 312*, 71–73.

Schmucker, C., Motschall, E., Antes, G. & Meerpohl, J. J. (2013). Methoden des Evidence Mappings: Eine systematische Übersichtsarbeit. *Bundesgesundheitsblatt – Gesundheitsforschung – Gesundheitsschutz, 56*(10), 1390–1397. https://doi.org/10.1007/s00103-013-1818-y.

Siebert, U., Mühlberger, N., & Schöffski, O. (2008). Evidenzsynthese: Meta-Analysen und Entscheidungsanalysen. In O. Schöffski & J. M. G. von der Schulenburg (Hrsg.), *Gesundheitsökonomische Evaluationen* (S. 261–310). Berlin: Springer.

Stehr, P., Heinemeier, D., & Rossmann, C. (Hrsg.). (2018). *Evidenzbasierte | evidenzinformierte Gesundheitskommunikation*. Baden-Baden: Nomos. https://www.nomos-elibrary.de/10.5771/9783845291963.pdf?download_full_pdf=1. Zugegriffen am 15.12.2018.

Sun, L. H., & Eilperin, J. (2017). CDC gets list of forbidden words: Fetus, transgender, diversity. *The Washington Post* Online. https://www.washingtonpost.com/national/health-science/cdc-gets-list-of-forbidden-words-fetus-transgender-diversity/2017/12/15/f503837a-e1cf-11e7-89e8-edec16379010_story.html. Zugegriffen am 15.04.2018.

Tröhler, U. (1999). Die wissenschaftlichen Begründungen therapeutischer Entscheide – oder „Evidence-Based Medicines" – im Laufe der Geschichte. In W. Eich, A. W. Bauer, W. Herzog, J. C. Rüegg & R. Haux (Hrsg.), *Wissenschaftlichkeit in der Medizin* (S. 101–127). Frankfurt a. M.: VAS.

Zolnierek, K. B., & Dimatteo, M. R. (2009). Physician communication and patient adherence to treatment: A meta-analysis. *Medical Care, 47*(8), 826–834. https://doi.org/10.1097/MLR.0b013e31819a5acc.

Methoden der Gesundheitskommunikation

Eva Baumann, Emily Finne und Alexander Ort

Zusammenfassung

Der Beitrag gibt einen Überblick der im Forschungsfeld Gesundheitskommunikation gängigen Methoden und skizziert die empirischen Herausforderungen, Datenquellen und Studiendesigns beispielhaft, differenziert nach folgenden Anwendungsfeldern: (1) gesundheitsbezogene Informations- und Kommunikationsinhalte, (2) gesundheitsbezogenes Informations- und Kommunikationsverhalten, (3) Gesundheitsrelevanz der Mediennutzung sowie (4) kommunikative Interventionen der Prävention und Gesundheitsförderung. Abschließend werden forschungsethische Fragen thematisiert.

Schlüsselwörter

Forschungsdesigns · Interventionsforschung · Kampagnenforschung · Evaluation · Qualitative und quantitative Methoden · Forschungsethik

---

E. Baumann (✉)
Institut für Journalistik und Kommunikationsforschung, Hochschule für Musik, Theater und Medien Hannover, Hannover, Deutschland
E-Mail: Eva.Baumann@ijk.hmtm-hannover.de

E. Finne
Fakultät für Gesundheitswissenschaften, Universität Bielefeld, Bielefeld, Deutschland
E-Mail: emily.finne@uni-bielefeld.de

A. Ort
Wirtschafts- und Sozialwissenschaftliche Fakultät, Departement für Kommunikationswissenschaft und Medienforschung, Universität Freiburg, Freiburg, Schweiz
E-Mail: alexander.ort@unifr.ch

© Springer Fachmedien Wiesbaden GmbH, ein Teil von Springer Nature 2019
C. Rossmann, M. R. Hastall (Hrsg.), *Handbuch der Gesundheitskommunikation*,
https://doi.org/10.1007/978-3-658-10727-7_3

1 Einleitung

Gesundheitskommunikation schließt, einer erweiterten Definition folgend, direktpersönliche sowie medienvermittelte, explizit gesundheitsbezogene Kommunikationsinhalte sowie gesundheitsrelevante Kommunikationsprozesse unabhängig von ihrem Inhalt und von der Intention der Kommunikationspartner ein (Baumann und Hurrelmann 2014, S. 13; vgl. auch den Beitrag von Rossmann, Kap. ▶ „Gesundheitskommunikation: Eine Einführung aus kommunikationswissenschaftlicher Perspektive" in diesem Band). Daraus resultiert eine enorme Vielfalt an Fragestellungen, die eine entsprechende Bandbreite empirischer Zugänge und Studiendesigns impliziert.

Aufgabe und Ziel empirischer Forschung zu diesen Fragen ist es, wissenschaftliche Belege zu liefern, die gesundheitsbezogene und gesundheitsrelevante Kommunikationsprozesse verstehen und erklären helfen und als Grundlage für die Entwicklung von Gesundheitsinformationen sowie von Kommunikationsstrategien zur Prävention und Gesundheitsförderung dienen können (Reifegerste und Hastall 2014).

Nach einem kurzen Überblick über die Verbreitung verschiedener Methoden in der Gesundheitskommunikationsforschung werden diese entlang verschiedener inhaltlicher Bereiche beschrieben. Dabei soll ein Überblick über typische, vom Forschungsgegenstand und von der Fragestellung abhängige methodische Herausforderungen und Zugänge, Datenquellen und Studiendesigns gegeben werden. Abschließend geht der Beitrag auf ethische Herausforderungen für empirische Studien in diesem Anwendungskontext ein.

2 Methodeneinsatz im Forschungsfeld Gesundheitskommunikation im Überblick

Als kommunikationswissenschaftliche Integrationsdisziplin, die Schnittmengen insbesondere mit den Gesundheits- und Pflegewissenschaften, der Psychologie und (Medizin-)Soziologie hat, bedienen sich Studien im Feld der Gesundheitskommunikation methodischer und methodologischer[1] Repertoires aus ebendiesen angrenzenden Fachbereichen (z. B. Kreps et al. 2007; Kreps und Maibach 2008). Das Methodenspektrum ist enorm breit und schließt explorative und deskriptive, erklärende, quer- sowie längsschnittliche Untersuchungsanlagen, quantitative und qualitative Methoden der Datenerhebung und -auswertung sowie Kombinationen unterschiedlicher Forschungslogiken und Verfahren ein.

Zur Frage, was die in internationalen Fachzeitschriften veröffentlichten Forschungsaktivitäten im Feld Gesundheitskommunikation methodisch prägt und welche Trends sich abzeichnen, liegen mehrere systematische Analysen vor (z. B. Hannawa et al. 2015; Nazione et al. 2012; Kim et al. 2010; Freimuth et al. 2006; Beck

---

[1]Während es bei Methoden um die konkreten systematischen Verfahren zur Gewinnung von Erkenntnissen einer Wissenschaftsdisziplin geht, handelt es sich bei methodologischen Fragen um solche, die sich auf einer übergeordneten, wissenschaftstheoretischen Metaebene mit der Lehre von Methoden und Forschungslogik befassen.

et al. 2004). Trotz unterschiedlicher Datengrundlagen und Analysezeiträume zeichnet sich ein relativ kohärentes Bild der Forschungsaktivitäten ab:
Die Forschung im Themenfeld ist klar empirisch ausgerichtet (Hannawa et al. 2015). Quantitative Zugänge werden als klar dominierend identifiziert (Nazione et al. 2012; Kim et al. 2010; Hannawa et al. 2015; Freimuth et al. 2006), während interpretative und kritische Ansätze nur eine sehr geringe Sichtbarkeit haben (Kim et al. 2010). Querschnittdesigns werden deutlich häufiger konzipiert als Längsschnittprojekte, und (quasi-)experimentelle Untersuchungen sind eher seltener (Hannawa et al. 2015; Nazione et al. 2012), wodurch mehrheitlich keine klaren Kausalaussagen möglich sind. Fallstudien oder ethnografische Studien werden nur vereinzelt publiziert (Hannawa et al. 2015). Als Methoden der Datenerhebung und -auswertung dominieren eindeutig standardisierte Befragungen. Im Falle qualitativer Studien werden primär Einzel-Interviews realisiert (Hannawa et al. 2015; Nazione et al. 2012; Kim et al. 2010; Freimuth et al. 2006). Inhaltsanalysen textlicher oder visueller gesundheitsbezogener Kommunikationsinhalte sind im Vergleich zu Befragungen weniger verbreitet, gewinnen jedoch an Bedeutung (Kim et al. 2010). Beobachtungen und physiologische Messverfahren haben sich – obwohl vielfach gefordert und trotz ihrer methodologischen Vorzüge, z. B. hinsichtlich geringerer Reaktivität – offenbar bislang noch nicht nachhaltig etabliert. Methodenkombinationen werden zur Datenerhebung und -auswertung nur in seltenen Fällen realisiert (Hannawa et al. 2015). Die Studienpopulationen bilden am häufigsten Studierende (Kim et al. 2010).

Für den deutschsprachigen Raum liegen – nicht zuletzt in Ermangelung einer entsprechenden Fachzeitschrift – noch keine Daten vor, die das Publikationsgeschehen beschreiben. Um einen ersten Überblick hierüber zu gewinnen, haben Baumann et al. (2017) eine Inhaltsanalyse aller für die Tagungen der Ad-hoc-Gruppe Gesundheitskommunikation[2] in der Deutschen Gesellschaft für Publizistik und Kommunikationswissenschaft angenommenen Extended Abstracts durchgeführt. Die kontinuierlich steigende Zahl der Einreichungen verweist auf eine Intensivierung der Forschungsaktivitäten. Unter methodischen Aspekten zeigten sich ähnliche Ergebnisse wie in den internationalen Analysen; lediglich Inhaltsanalysen scheinen etwas gängiger zu sein.

3 Forschungsmethoden und Forschungsdesigns in ausgewählten Anwendungsfeldern

3.1 Analyse gesundheitsbezogener Informations- und Kommunikationsinhalte

Um Evidenz über inhaltliche Merkmale, Muster und Trends in der Thematisierung von Gesundheit und Krankheit in direkt-persönlichen Interaktionen (z. B. in der Arztpraxis), mediengestützten interpersonalen (z. B. Skype-Sprechstunden) und

---

[2]Im Vorfeld ihrer Gründung als offizielle Fachgruppe Gesundheitskommunikation in der DGPuK 2016 wirkte die Ad-hoc-Gruppe von 2012 bis 2016, richtete in dieser Zeit vier Tagungen aus, aus denen jeweils eigenständige Sammelbände hervorgingen.

Gruppengesprächen (z. B. Online-Selbsthilfegruppen) oder Massenmedien (z. B. Berichterstattung über Infektionsrisiken) zu generieren, sind Inhaltsanalysen der angemessene methodische Zugang (im Überblick Scherr 2014). Je nach Fragestellung und Analysestrategie kann der Charakter der Inhaltsanalysen eher deskriptiv (z. B. Themenstrukturen), erklärend bzw. schließend (z. B. auf Kommunikatoren, Rezipienten) sowie bewertend (z. B. Verzerrungen, Qualität der Berichterstattung) sein. Auch für die Auswertung von zuvor in qualitativen Interviews, Gruppendiskussionen oder Beobachtungen erhobenen Daten ist eine inhaltsanalytische Auswertung der transkribierten Texte oder des audiovisuellen Materials erforderlich. Diese kann als qualitative oder quantitative Inhaltsanalyse oder auch in einem Mixed-Methods-Design erfolgen.

Entsprechend vielfältig sind die inhaltsanalytischen Studien im Feld der Gesundheitskommunikation und ihre Befunde. In der massenmedialen Berichterstattung werden beispielsweise Gesundheitsthemen allgemein (z. B. Fiechtner und Trebbe 2014) oder spezifische Aspekte wie Gesundheitsreformen (Grünberg 2014) analysiert. Häufig geht es um Qualitätsaspekte des Gesundheits- und Medizinjournalismus (z. B. Lilienthal et al. 2014). Auch zur Frage, wie Gesundheitsthemen in der medialen Öffentlichkeit gerahmt werden, werden Inhaltsanalysen der Medien-Frames mit unterschiedlichen methodischen Zugängen realisiert (z. B. Kim und Willis 2007; vgl. hierzu auch den Beitrag von von Sikorski und Matthes, Kap. ▶ „Framing-Effekte im Gesundheitsbereich" in diesem Band).

Darüber hinaus werden die in Kampagnen verwendeten Botschaften beschrieben (z. B. Slater 1999) oder mit Blick auf öffentliche Reaktionen z. B. in Blogs, Diskussionsforen oder sozialen Netzwerken (z. B. Zurstiege et al. 2014) untersucht. Auch gibt es Analysen, die die eingesetzten Botschaftsstrategien, wie Fallbeispiele und Furchtapelle, in Bezug auf verschiedene Informationskanäle fokussieren (z. B. Ziegler et al. 2013).

Inhaltsanalysen bilden zudem häufig einen Ausgangspunkt für Wirkungsstudien. Von der systematisch beschriebenen Medienrealität ausgehend werden Vergleiche zu Extra-Media-Daten (z. B. Prävalenzraten, Gesundheitsverhalten) gezogen, um mediale Verzerrungen zu identifizieren oder diese mit den Vorstellungen und Einstellungen des Publikums zu vergleichen (z. B. Lücke 2007).

Die steigende Zahl inhaltsanalytischer Studien bei entsprechend hoher inhaltlicher und methodischer Diversität deutet sowohl auf einen Integrationsbedarf als auch auf die Notwendigkeit punktueller Ausdifferenzierung der künftigen inhaltsanalytischen Forschung in diesem Feld hin (Scherr 2014).

3.2 Analyse des gesundheitsbezogenen Informations- und Kommunikationsverhaltens

Vor dem Hintergrund, dass Patientinnen und Patienten zunehmend gefordert sind, eine partizipative Rolle in der Interaktion mit Gesundheitsexpertinnen und -experten einzunehmen, kommt dem Informationsverhalten und damit den Einflüssen und der Art der Nutzung von Gesundheitsmedien sowie der Wahrnehmung und Verarbeitung ihrer Inhalte eine elementare Rolle zu (Johnson und Case 2013). Dabei gilt es auch, die Charakteristika und Einflussfaktoren der Kommunikationsbeziehungen von Ärztinnen und Ärzten und Patientinnen und Patienten und ihre Bedeutung für Behandlungsergebnisse zu beschreiben (Ong et al. 1995).

Zur Beschreibung und Erklärung der Arzt-Patienten-Interaktion und -Beziehungsqualität, der patientenseitigen Partizipation sowie des Informationsverhaltens werden häufig standardisierte Befragungen eingesetzt. Diese ermöglichen es, gesundheitsbezogene Vorstellungen, Selbst- und Problemwahrnehmungen, Einstellungen und Wissensbestände, daraus resultierende Informations- und Unterstützungsbedarfe sowie das Informations- und Kommunikationsverhalten und dessen Handlungsrelevanz systematisch und vergleichbar zu beschreiben und unter Berücksichtigung relevanter Determinanten und Outcomes in multivariaten Analysen zu erklären. Auch Informationsinteressen, Informations- und Kommunikationsroutinen, Einstellungen zu und Bewertungen von Informationsquellen und Inhalten können auf diese Art erfragt werden.

Um Informationsangebote immer wieder an die aktuellen Medienentwicklungen und das dynamische gesundheitsbezogene Medienutzungs-, Informations- und Kommunikationsverhalten anzupassen, ist es zudem erforderlich, diese Prozesse langfristig bzw. regelmäßig zu beobachten (Kreps 2003). In Deutschland mangelt es an einem entsprechenden wissenschaftlich fundierten, systematischen und kontinuierlichen Monitoring. Aktuelle Daten zu den für Gesundheitskompetenz relevanten Aspekten des Informationsverhaltens liegen vor (Schaeffer et al. 2016), aber andere Studien (wie der Gesundheitsmonitor, Flash Eurobarometer, MSL Gesundheitsstudie, Health Care Monitoring) werden bzw. wurden durch Stiftungen, Krankenkassen oder Marktforschungsunternehmen z. T. nur einmalig durchgeführt und basieren auf unterschiedlichen Studiendesigns, sodass die Vergleichbarkeit sehr eingeschränkt ist und weder Trendaussagen noch internationale Vergleiche möglich sind. Während bspw. in den USA regelmäßig Daten zur Nutzung und Wahrnehmung von Gesundheitsinformationen erhoben werden (z. B. der US Health Information National Trends Survey: https://hints.cancer.gov/; Nelson et al. 2004 oder Studien des Pew Research Centers: http://www.pewinternet.org/topics/health/), wurde der über 15 Jahre bis 2016 durchgeführte Gesundheitsmonitor (http://gesundheitsmonitor.de/) in Deutschland, der zumindest punktuell solche Aspekte aufgegriffen hat (z. B. Baumann und Czerwinski 2015), eingestellt.

Ergänzend zu breit angelegten, idealerweise longitudinalen Bevölkerungsbefragungen können qualitative Einzel- oder Gruppeninterviews ein vertiefendes Verständnis der Informationssuche und -aneignung liefern (z. B. Eysenbach und Köhler 2002). Um dem Problem der Reaktivität von Befragungen zu begegnen, können auch technologisch innovative, indirekte Mess- und Beobachtungsdaten, z. B. durch (Self-)Tracking-Daten mittels Apps oder Web-Analytics, eine wertvolle Ergänzung sein.

3.3 Gesundheitsrelevanz der Mediennutzung

Zum Forschungsfeld Gesundheitskommunikation gehören aber auch jene Kommunikationsprozesse, bei denen bestimmte Formen des Medienhandelns selbst, also auch unabhängig vom Medieninhalt (vgl. Abschn. 3.1 und 3.2) und unabhängig von der Intention der Kommunikatoren (vgl. Abschn. 3.4), gesundheitsrelevante Folgen entfalten können. Insbesondere zählen hierzu solche Medienwirkungsstudien, in denen z. B. negative Folgen einer exzessiven Nutzung von Bildschirmmedien (Finne und Bucksch 2014) oder ein möglicher Suchtcharakter der Internetnutzung erforscht werden (Steinbüchel et al. 2014). Ebenso kann Mediennutzung aber auch positive Wirkungen entfalten, indem z. B. eine rege mediengestützte Interaktion Gesundheit und Wohlbefinden durch emotionale und soziale Unterstützung und Integration steigert (Reinecke und Oliver 2017).

Studien, die sich solchen Aspekten der Gesundheitskommunikation widmen, stehen im Falle von Kausalitätsannahmen nicht nur vor der Herausforderung, hierfür geeignete Forschungsdesigns zu realisieren, es ist zudem eine Verknüpfung von Mediennutzungs- und Gesundheitsdaten erforderlich, die im Idealfall in einer Kooperation kommunikations- und gesundheitswissenschaftlicher Forscherinnen und Forscher realisiert wird. Möglicherweise auch, weil diese Kooperationsnetzwerke bislang noch nicht nachhaltig etabliert sind, aber auch, weil das Matchen der Daten sehr voraussetzungsreich ist, werden verschiedene Datenquellen (z. B. Gesundheitssurveys und Daten der Mediaforschung) nach Kenntnislage der Autorinnen und Autoren bislang nicht fusioniert. Breit angelegte Single-Source-Studien wie z. B. der deutsche KiGGS (www.kiggs-studie.de) oder der internationale HBSC Jugendgesundheitssurvey (http://www.hbsc.org/) können die Mediennutzung nur sehr grob integrieren und sind in den analytischen Möglichkeiten entsprechend begrenzt (z. B. Finne et al. 2013). Dasselbe Problem besteht, wenn sich Mediennutzungsstudien auf wenige und eher globale Gesundheitsindikatoren beschränken müssen (z. B. Knop et al. 2015). Darüber hinaus ist ein Problem längsschnittlicher Studien, dass sich die genutzten Medienangebote kontinuierlich verändern, so dass Erhebungsinstrumente u. U. bei einer Wiederholungsmessung bereits veraltet sind, was Vergleiche erschwert.

In diesem Forschungsfeld scheint zur vertiefenden Erkenntnis eine Fokussierung auf spezifische Medienangebote und Gesundheitsaspekte (z. B. Tromholt 2016) besonders sinnvoll. Zudem sind interdisziplinäre Ansätze, methodische Innovationen und komplexere Studiendesigns gefragt, die sowohl mehrere Datenquellen als auch verschiedene empirische Zugänge integrieren, um so auch dem Problem der Selbstauskunft bei Befragungen zu begegnen.

3.4 Evaluation kommunikativer Interventionen

Zur Evidenzbasierung strategischer Formen der Gesundheitskommunikation wie bspw. Gesundheitskampagnen oder Aufklärungs- und Präventionsmaßnahmen, in denen die angestrebten Veränderungen stets auch kommunikativ vermittelt werden müssen, sind Evaluationsstudien erforderlich. Dabei ist zu differenzieren, ob sich der Nachweis der Wirksamkeit auf die Zielgruppenerreichung und Aufmerksamkeitslenkung, Wissensvermittlung, Akzeptanzerhöhung und Einstellungsbildung, Verhaltensebene oder auf Gesundheitsindikatoren richtet. Während die Medizin und

Gesundheitswissenschaften insbesondere das Feld der Interventionsforschung etabliert haben (z. B. Sidani 2015; Campbell et al. 2000), hat sich die Kommunikationswissenschaft bislang auf den Bereich der Kampagnen konzentriert (z. B. Bonfadelli und Friemel 2010). Da diese aber auch als ‚massenmediale Interventionen' verstanden werden können (Wellings und Macdowall 2000), wird die Evaluation ‚kommunikativer Interventionen' hier gebündelt skizziert.

Eine umfassende Evaluation sollte elementarer Bestandteil jeder Intervention sein. Sie dient nicht nur der Kontrolle und Optimierung der Kommunikationsstrategie selbst, sondern auch der öffentlichen sowie auf die Träger und andere Stakeholder gerichteten Legitimation. Da sich die Ziele und Gegenstände der Evaluation in den verschiedenen Phasen des Kommunikationsprozesses verändern, empfiehlt sich eine nach Evaluationsphasen differenzierte Betrachtung (Bonfadelli und Friemel 2010; Witte et al. 2001, Kap. 8). Dabei sollten jeweils jene Methoden zum Einsatz kommen, die optimal auf das spezifische Evaluationsziel abgestimmt sind.

Formative Evaluation (Vorabanalyse und Pretest)
Im Vorfeld der Entwicklung und Gestaltung der Intervention werden die relevanten Zielgruppen(charakteristika) identifiziert und Informations- und Unterstützungsbedarfe ermittelt, auf die die Kommunikation inhaltlich und gestalterisch abgestimmt wird (Vorabanalyse). Im zweiten Schritt wird das Kommunikationsmaterial in den Zielgruppen auf Akzeptanz und die angestrebten Vermittlungsleistungen getestet und auf dieser Grundlage optimiert (Pretest). Bereits in der Phase der formativen Evaluation kann und sollte eine Vielfalt empirischer Methoden zum Einsatz kommen (Atkin und Freimuth 2013). Sofern Daten verfügbar sind, empfehlen sich v. a. zur Zielgruppenanalyse auch Sekundäranalysen. Zur Wahl geeigneter Botschaften und Ermittlung der Vermittlungsbedarfe, Materialentwicklung und -testung bieten sich insbesondere Experteninterviews sowie leitfadengestützte Einzel- und Gruppeninterviews an, in denen auch performative Methoden[3] hilfreich sein können. Zum Pretest von Informationsmaterial kommen auch Beobachtungen in Frage; diese können Verzerrungen durch Fehleinschätzung oder Effekte sozialer Erwünschtheit bei Selbstauskünften vermeiden. Für eine systematische Überprüfung kausaler Wirkungen verschiedener Botschaftsstrategien sind Experimentaldesigns erforderlich.

Prozessevaluation
Zur kontinuierlichen Steuerung und Optimierung bedarf es einer Evaluation auch während der Intervention. Dabei werden der Entstehungskontext sowie der soziale Kontext reflektiert, in dem das Material verbreitet wird. Gegebenenfalls muss die Kampagne oder das Programm auf aktuelle Entwicklungen in Politik, Gesundheitswesen, Wirtschaft oder der Zielgruppe reagieren oder diese zumindest in der Ergeb-

---

[3]Hierbei handelt es sich um didaktische Methoden, die insbesondere Assoziations- und Kreativitätstechniken nutzen, um spontane Eindrücke und Gefühle, Vorstellungen und Ideen darzustellen, zu verstehen und greifbar zu machen. Dabei wird neben verschiedenen Methoden der Verbalisierung häufig auch mit Visualisierungstechniken gearbeitet.

nisevaluation berücksichtigen. Zur begleitenden Evaluation bieten sich ein Medienmonitoring[4] und eine Beteiligungs- oder Rücklaufkontrolle, aber auch das direkte Feedback von Multiplikatoren und Zielgruppenmitgliedern in qualitativen Interviews oder Gruppendiskussionen an.

Summative Evaluation
Nach Abschluss der Intervention gilt es, diese auf ihre Wirkungen (Effekte) und ihre Wirksamkeit (Effektivität) zu prüfen (Bonfadelli und Friemel 2010). Während zu den Wirkungen auch nicht-intendierte, unvorhergesehene oder sogar dysfunktionale Effekte zählen (siehe hierzu auch den Beitrag von Meitz und Kalch, Kap. ▶ „Nichtintendierte Medienwirkungen im Gesundheitsbereich" in diesem Band), gibt die Effektivität Aufschluss darüber, inwieweit die beabsichtigten Veränderungen auch eingetreten sind. Zudem sollte auch die Effizienz überprüft werden, d. h. der Frage nachgegangen werden, wie die Effekte einer Kommunikationsmaßnahme im Verhältnis zu ihrem Aufwand bewertet werden können (Evans et al. 2009). Zur Evaluation gehört auch die Analyse, ob die gewählten Kommunikationskanäle geeignet waren. Sofern ein Ziel darin bestand, öffentliche Aufmerksamkeit zu generieren, kann mittels inhaltsanalytischen Medienmonitorings die öffentliche Resonanz der Intervention im Sinne einer PR-Erfolgskontrolle gemessen werden. Da es Differenzen zwischen der nur über eine Befragung zugänglichen Verhaltensintention und dem tatsächlichen Verhalten geben kann, bietet es sich zur Outcome-Evaluation an, neben Befragungsdaten auch Beobachtungen oder indirekte Messungen des relevanten Verhaltens z. B. durch Verbrauchs- oder Tracking-Daten zu integrieren.

Die summative Evaluation jeder Intervention zielt letztlich darauf, mit Blick auf die angestrebten Outcomes einen Kausalnachweis für die Wirksamkeit der Maßnahmen zu liefern. Die interne und externe Validität dieses Nachweises steht und fällt mit dem Studiendesign (Sidani 2015; Valente und Kwan 2013). Die zentralen Faktoren sind hierbei eine Differenzierung in Interventions- bzw. Experimentalgruppe(n) und Kontrollgruppe, eine randomisierte Zuweisung der Probandinnen und Probanden zu den experimentellen Bedingungen sowie ein Zeitvergleich, der durch Messungen der relevanten Merkmale vor und nach der Intervention gewährleistet wird. Ein reines Posttest-Design, das ohne Kontrollgruppe und Baseline-Erhebung arbeitet, ist aufwandsarm, aber auch wenig valide. Als methodologischer „Königsweg" gelten daher randomisiert-kontrollierte Studien (RCTs). Jedoch können eine Vielzahl pragmatischer Gründe, aber auch methodologische Aspekte dagegensprechen, ein solches Design zu realisieren, sodass stets Abwägungsentscheidungen

---

[4]Als Medienmonitoring wird eine längsschnittliche, zumeist stichwortbasierte und zunehmend automatisiert realisierte Beobachtung eines vorab definierten Mediensamples verstanden, die es ermöglicht, die Medienpräsenz eines bestimmten Themas oder einer Initiative, ausgewählter Personen, Produkte, Dienstleistungen, Marken oder Institutionen im Zeitverlauf zu dokumentieren und darüber die öffentliche Resonanz auf die Öffentlichkeitsarbeit zu ermitteln. Die Berichterstattung wird zumeist als ein Presseclipping gebündelt oder aber bereits systematisch inhaltsanalytisch ausgewertet, wobei neben dem Umfang auch Bewertungen und Kontexte der Berichterstattung erfasst werden.

Tab. 1 Methoden der Evaluation nach Phasen (nach Bonfadelli und Friemel 2010, S. 131, vgl. Baumann, Reifegerste und Dittrich 2017, S. 6)

Methode	Vorher Vorabanalyse	Pretest	Begleitend (Prozessevaluation)	Nachher (Summativ)
Expertengespräch	✓	(✓)	(✓)	✓
Tiefeninterview	✓	✓		✓
Fokusgruppe	✓	✓		✓
Experimentaldesign		✓		✓
Befragung	✓	(✓)	✓	✓
Sekundäranalyse	✓		✓	✓
Medienmonitoring/Inhaltsanalyse	(✓)		✓	✓
Beobachtung	✓	✓	✓	✓
Rücklauf: Info-Bestellung, Online-Abrufe/-Downloads, Hotline-Anrufe			✓	✓

✓ geeignet; (✓) als ergänzende Datenquelle geeignet

(auch hinsichtlich der Selbstselektion und Präferenzen von Probandinnen und Probanden) zu treffen und damit verbundene Einschränkungen der Aussagekraft zu bedenken sind. In diesen Fällen können quasi-experimentelle Designs vorzuziehen sein, in denen auf eine Randomisierung verzichtet wird; hierzu zählen beispielsweise Kohortenstudien und Within-Subject-Designs. Zu einer differenzierten Betrachtung der methodischen Erwägungen hinsichtlich Interventionsstudien sei auf Valente und Kwan (2013) sowie Sidani (2015) und mit Blick auf die Eignung einzelner Forschungsmethoden in Gesundheitskontexten auf Bowling (2014) verwiesen.

Umfassende Evaluationen scheinen vor dem skizzierten Hintergrund nur als Mixed-Methods-Designs angemessen realisierbar, weil diese die Kombination aus qualitativen und quantitativen Zugängen ermöglichen (Freimuth 2014). Einen Überblick für einen nach Evaluationsphasen differenzierten Methodeneinsatz, der sich insbesondere für Kampagnen eignet, liefert Tab. 1. Eine deutlich stärker ausdifferenzierte und insbesondere auf klinische Interventionen zugeschnittene Betrachtung ist bei Sidani (2015, Kap. 3) verfügbar.

4 Forschungsethik in der Gesundheitskommunikation

Mit der Relevanz ethischer Aspekte nicht öffentlicher oder öffentlicher Gesundheitskommunikation (z. B. Schildmann et al. 2014; Reifegerste und Hastall 2015) verbunden ist die Relevanz ethischer Fragen der Erforschung entsprechender Kommunikationsprozesse (Guttman 2003).

Im Kern geht es darum, unnötige Belastungen oder Schäden für Studienteilnehmende und ihr soziales Umfeld zu vermeiden. Risiken und Belastungen müssen im Verhältnis zu dem zu gewinnenden Wissen und Nutzen stehen. Dazu gehört vor allem, die Freiwilligkeit und Autonomie der Untersuchungsteilnehmenden zu respektieren, die Informationspflicht über Studieninhalte, Zweck und Methoden einzuhalten sowie den Datenschutz durch Anonymisierung zu gewährleisten. Vulnerable Personengruppen, z. B. betroffene bzw. erkrankte Personen, sollten nur dann als Probanden einbezogen werden, wenn es hierzu keine Alternative gibt und wenn spezielle Vorkehrungen zu deren Schutz getroffen werden.

Vor allem beim Einsatz reaktiver Forschungsmethoden wie Befragungen ist zu bedenken, dass hier teils sehr persönliche, sensible oder heikle Themen angesprochen werden, zu denen sich die Befragten ggf. nicht offen äußern können oder möchten. Insofern ist die Auswahl der Themen und Fragen einer sorgfältigen und zielgruppenspezifischen Abwägung zu unterziehen. Auch die Frage der Notwendigkeit einer Nicht- oder Desinformation von Probanden ist elementar. Zudem sind nicht intendierte, unerwünschte und im Vorfeld nicht antizipierte Reaktionen, wie Abwehrprozesse oder Bumerangeffekte, zu berücksichtigen. Auf individueller Ebene können z. B. unrealistische Hoffnungen, übermäßige Sorgen und Ängste oder andere ungünstige psychische Reaktionen (wie Körperunzufriedenheit, suizidale Gedanken) geschürt werden. Auf kollektiver Ebene können unerwünschte Folgen z. B. darin bestehen, dass Anti-Stigma-Kampagnen die gesellschaftlichen Stereotype und damit die Gefahr von Diskriminierung noch verstärken. Von ethischer Relevanz ist schließlich auch, ob wirtschaftliche, politische oder persönliche Interessen bzw. Interessenkonflikte hinter einer Studie stehen. Dies ist zumindest offenzulegen.

Projektvorhaben werden in der Regel durch eine Ethikkommission auf ihre ethische (Un-)Bedenklichkeit geprüft. Häufig ist ein positives Votum Voraussetzung für die Förderung und Veröffentlichung wissenschaftlicher Studien. Relevant sind v. a. ethische Richtlinien der medizinischen, psychologischen und kommunikationswissenschaftlichen Fachgesellschaften. Daneben gelten allgemeine Regeln guter wissenschaftlicher Praxis, z. B. der DFG. Während sich diese Praxis in der empirischen Forschung in medizinischen und gesundheitswissenschaftlichen Kontexten bereits etabliert hat, rücken formalisierte Prozesse ethischer Abwägungen in der kommunikationswissenschaftlichen Forschungspraxis erst in den letzten Jahren stärker in den Vordergrund (Schlütz und Möhring 2016).

5 Fazit

Ziel des Beitrags war es, die empirischen Herausforderungen und Herangehensweisen in gängigen Forschungsbereichen im Feld der Gesundheitskommunikation zu skizzieren und beispielhaft zu illustrieren. Hierzu wurden vier Forschungsschwerpunkte beschrieben, die sich auch durch unterschiedliche Schwerpunkte hinsichtlich Forschungsdesigns, Datenquellen und Methoden auszeichnen. Selbstverständlich sind aber auch andere Systematisierungen methodischer Fragen der Gesundheitskommunikationsforschung, z. B. differenziert nach Präventions- oder Erkrankungsphasen, denkbar, die auch andere methodische Aspekte in den Vordergrund rücken würden.

Bereits in der Erstausgabe von *Health Communication* verwies Smith (1989) darauf, dass die Vielfalt und Interdisziplinarität des Forschungsfeldes zur Beantwortung der verschiedenen Fragestellungen auch einen Methodenpluralismus verlangt.

Diese Forderung scheint auch heute noch aktuell und längst nicht zufriedenstellend umgesetzt. Denn nur durch verschiedene Datenquellen, methodologische Perspektiven und empirische Zugänge wird ein umfassenderes Problemverständnis der komplexen personen-, situations- und kontextabhängigen gesundheitsbezogenen und gesundheitsrelevanten Kommunikationszusammenhänge ermöglicht. Zu verweisen ist in diesem Zusammenhang auch auf den Zugang zu und die Nutzung von großen Datenmengen/Big Data (vgl. hierzu auch den Beitrag von Grimm, Lampert und Wolf, Kap. ▶ „Big Data im Gesundheitskontext" in diesem Band) sowie auf die sicher längst nicht ausgeschöpften Potenziale, die physiologische Messverfahren ermöglichen (siehe hierzu auch den Beitrag von Bartsch und Kloß, Kap. ▶ „Emotionen in der Gesundheitskommunikation" in diesem Band). Das Forschungsfeld ist dabei auch gefordert, die sich aus der Interdisziplinarität ergebenden empirischen Potenziale durch kollaborative Projekte noch besser auszuschöpfen und sich ethischen Herausforderungen zu stellen.

Literatur

Atkin, C. K., & Freimuth, V. S. (2013). Guidelines for formative evaluation research in campaign design. In R. E. Rice & C. K. Atkin (Hrsg.), *Public communication campaigns* (4. Aufl., S. 53–68). Thousand Oaks: Sage.

Baumann, E., & Czerwinski, F. (2015). Erst mal Doktor Google fragen? Nutzung Neuer Medien zur Information und zum Austausch über Gesundheitsthemen. In J. Böcken, B. Braun & R. Meierjürgen (Hrsg.), *Gesundheitsmonitor 2015. Bürgerorientierung im Gesundheitswesen* (S. 57–79). Gütersloh: Bertelsmann Stiftung.

Baumann, E., & Hurrelmann, K (Hrsg.). (2014). Gesundheitskommunikation: Eine Einführung. In *Handbuch Gesundheitskommunikation* (S. 8–17). Bern: Hans Huber.

Baumann, E., Reifegerste, D., & Dittrich, A. (2017). *Methodenpapier zum Transfer pflegerelevanten Wissens. Unveröffentlichte Expertise für das zentrum für Qualität in der Pflege*. Berlin.

Baumann, E., Rossmann, C., & Hastall, M. (2017). *Health communication in Germany: An academic field stepping out of its niche*. Posterpräsentation im Rahmen der 67. Jahrestagung der International Communication Association, 25.–29. Mai 2017, San Diego.

Beck, C. S., Benitez, J. L., Edwards, A., Olson, A., Pai, A., & Torres, M. B. (2004). Enacting „health communication": The field of health communication as constructed through publication in scholarly journals. *Health Communication, 16*(4), 475–492.

Bonfadelli, H., & Friemel, T. N. (2010). *Kommunikationskampagnen im Gesundheitsbereich: Grundlagen und Anwendungen* (2. Aufl.). Konstanz: UVK.

Bowling, A. (2014). *Research methods in health. Investigating health and health services*. Maidenhead: McGraw-Hill Education.

Campbell, M., Fitzpatrick, R., Haines, A., Kinmonth, A. L., Sandercock, P., Spiegelhalter, D., & Tyrer, P. (2000). Framework for design and evaluation of complex interventions to improve health. *British Medical Journal, 321*(7262), 694–696.

Evans, W. D., Uhrig, J., Davis, K., & McCormack, L. (2009). Efficacy methods to evaluate health communication and marketing campaigns. *Journal of Health Communication, 14*(4), 315–330.

Eysenbach, G., & Köhler, C. (2002). How do consumers search for and appraise health information on the world wide web? Qualitative study using focus groups, usability tests, and in-depth interviews. *BMJ, 324*(7337), 573.

Fiechtner, S., & Trebbe, J. (2014). Gesundheitsberichterstattung im Schweizer Fernsehen. In V. Lilienthal, D. Reineck & T. Schnedler (Hrsg.), *Qualität im Gesundheitsjournalismus: Perspektiven aus Wissenschaft und Praxis* (S. 97–115). Wiesbaden: Springer.

Finne, E., & Bucksch, J. (2014). Gesundheitliche Effekte der Mediennutzung. In K. Hurrelmann & E. Baumann (Hrsg.), *Handbuch Gesundheitskommunikation* (S. 214–238). Bern: Hans Huber.
Finne, E., Bucksch, J., Lampert, T., & Kolip, P. (2013). Physical activity and screen-based media use: cross-sectional associations with health-related quality of life and the role of body satisfaction in a representative sample of German adolescents. *Health Psychology and Behavioral Medicine, 1*(1), 15–30.
Freimuth, V. S. (2014). Evaluation: Mixed methods. In T. L. Thompson (Hrsg.), *Encyclopedia of health communication* (S. 449–452). Thousand Oaks: Sage.
Freimuth, V. S., Massett, H. A., & Meltzer, W. (2006). A descriptive analysis of 10 years of research published in the Journal of Health Communication. *Journal of Health Communication, 11*(1), 11–20.
Grünberg, P. (2014). Gesundheitsreformen in der Berichterstattung von 1998 bis 2010. Eine Inhaltsanalyse unter besonderer Berücksichtigung vertrauensrelevanter Aspekte. In V. Lilienthal, D. Reineck & T. Schnedler (Hrsg.), *Qualität im Gesundheitsjournalismus: Perspektiven aus Wissenschaft und Praxis* (S. 173–191). Wiesbaden: Springer.
Guttman, N. (2003). Ethics in health communication interventions. In T. L. Thompson, A. M. Dorsey, K. I. Miller & R. Parrott (Hrsg.), *Handbook of health communication* (S. 651–679). Mahwah: Lawrence Erlbaum.
Hannawa, A. F., García-Jiménez, L., Candrian, C., Rossmann, C., & Schulz, P. J. (2015). Identifying the field of health communication. *Journal of Health Communication, 20*(5), 521–530.
Johnson, J. D., & Case, D. O. (2013). *Health information seeking*. New York: Peter Lang.
Kim, S.-H., & Willis, A. L. (2007). Talking about obesity: News framing of who is responsible for causing and fixing the problem. *Journal of Health Communication, 12*(4), 359–376.
Kim, J.-N., Park, S.-C., Yoo, S.-W., & Shen, H. (2010). Mapping health communication scholarship: Breadth, depth, and agenda of published research in health communication. *Health Communication, 25*(6–7), 487–503.
Knop, K., Hefner, D., & Schmitt, S. (2015). *Mediatisierung mobil. Handy- und mobile Internetnutzung von Kindern und Jugendlichen*. Leipzig: Vistas.
Kreps, G. L. (2003). Trends and directions in health communication research. *Medien & Kommunikationswissenschaft, 51*(3–4), 353–365.
Kreps, G. L., & Maibach, E. W. (2008). Transdisciplinary science: The nexus between communication and public health. *Journal of Communication, 58*(4), 732–748.
Kreps, G. L., Query, J. L., & Bonaguro, E. W. (2007). The interdisciplinary study of health-communication and its relationship to communication science. In L. C. Lederman (Hrsg.), *Beyond these walls. Readings in health communication* (S. 2–13). Los Angeles: Roxbury.
Kreps, G. L., Yu, G., Zhao, X., Chou, S. W.-Y., & Hesse, B. (2017). Expanding the NCI Health Information National Trends Survey from the United States to China and beyond. Examining the influences of consumer health information needs and practices on local and global health. *Journalism and Mass Communication Quarterly, 94*(2), 515–525.
Lilienthal, V., Reineck, D., & Schnedler, T. (Hrsg.). (2014). *Qualität im Gesundheitsjournalismus. Perspektiven aus Wissenschaft und Praxis*. Wiesbaden: Springer.
Lücke, S. (2007). *Ernährung im Fernsehen. Eine Kultivierungsstudie zur Darstellung und Wirkung*. Wiesbaden: Springer.
Matthes, J., & Kohring, M. (2004). Die empirische Erfassung von Medien-Frames. *Medien & Kommunikationswissenschaft, 52*(1), 56–75.
Nazione, S., Pace, K., Russell, J., & Silk, K. (2012). A 10-year content analysis of original research articles published in Health Communication and Journal of Health Communication (2000–2009). *Journal of Health Communication, 18*(2), 223–240.
Nelson, D., Kreps, G., Hesse, B., Croyle, R., Willis, G., Arora, N., et al. (2004). The Health Information National Trends Survey (HINTS): Development, design, and dissemination. *Journal of Health Communication, 9*(5), 443–460.
Ong, L., de Haes, J., Hoos, A. M., & Lammes, F. B. (1995). Doctor-patient communication: A review of the literature. *Social Science & Medicine, 40*(7), 903–918.
Reifegerste, D., & Hastall, M. R. (2014). Qualitätssicherung in der Gesundheitskommunikation: Anregungen aus Debatten in Nachbarfächern. In E. Baumann, M. R. Hastall, C. Rossmann &

A. Sowka (Hrsg.), *Gesundheitskommunikation als Forschungsfeld der Kommunikations- und Medienwissenschaft* (S. 37–47). Baden-Baden: Nomos.

Reifegerste, D., & Hastall, M. R. (2015). Ethische Dimensionen und Dilemmata in der Gesundheitskommunikation. In M. Schäfer, O. Quiring, C. Rossmann, M. Hastall & E. Baumann (Hrsg.), *Gesundheitskommunikation im Spannungsfeld medialer und gesellschaftlicher Wandlungsprozesse* (S. 25–38). Baden-Baden: Nomos.

Reinecke, L., & Oliver, M. B. (Hrsg.). (2017). *The Routledge handbook of media use and well-being. International perspectives on theory and research on positive media effects*. New York: Routledge.

Schaeffer, D., Vogt, D., Berens, E.-M., & Hurrelmann, K. (2016). Gesundheitskompetenz der Bevölkerung in Deutschland – Ergebnisbericht, Universität Bielefeld. http://www.uni-bielefeld.de/gesundhw/ag6/downloads/Ergebnisbericht_HLS-GER.pdf. Zugegriffen am 15.08.2017.

Scherr, S. (2014). Gesundheit in den Medien und die Bedeutung von Medieninhalten für die Gesundheit. In K. Hurrelmann & E. Baumann (Hrsg.), *Handbuch Gesundheitskommunikation* (S. 239–252). Bern: Hans Huber.

Schildmann, J., Hirschberg, I., & Vollmann, J. (2014). Ethische Aspekte der Gesundheitskommunikation. In K. Hurrelmann & E. Baumann (Hrsg.), *Handbuch Gesundheitskommunikation* (S. 493–502). Bern: Hans Huber.

Schlütz, D., & Möhring, W. (2016). Kommunikationswissenschaftliche Forschungsethik – Sonntagsworte, Selbstzweck, Notwendigkeit? *Medien & Kommunikationswissenschaft, 64*(4), 483–496.

Sidani, S. (2015). *Health intervention research. Understanding research design & methods*. Los Angeles: Sage.

Slater, M. D. (1999). Drinking and driving PSAs: A content analysis of behavioral influence strategies. *Journal of Alcohol and Drug Education, 44*(3), 68–81.

Smith, D. H. (1989). Studying health communication: An agenda for the future. *Health Communication, 1*(1), 17–27.

Steinbüchel, T., Dieris-Hirche, J., Herpertz, S., & te Wildt, B. T. (2014). Diagnostik und Therapie der Internetabhängigkeit. In K. Hurrelmann & E. Baumann (Hrsg.), *Handbuch Gesundheitskommunikation* (S. 321–331). Bern: Hans Huber.

Tromholt, M. (2016). The Facebook experiment: Quitting Facebook leads to higher levels of well-being. *Cyberpsychology, Behavior and Social Networking, 19*(11), 661–666.

Valente, T. W., & Kwan, P. P. (2013). Evaluating communication campaigns. In R. E. Rice & C. K. Atkin (Hrsg.), *Public communication campaigns* (4. Aufl., S. 83–97). Thousand Oaks: Sage.

Wellings, K., & Macdowall, W. (2000). Evaluating mass media approaches to health promotion: A review of methods. *Health Education, 100*(1), 23–32.

Witte, K., Meyer, G., & Martell, D. P. (2001). *Effective health risk messages. A step-by-step guide*. Thousand Oaks: Sage.

Ziegler, L., Pfister, T., & Rossmann, C. (2013). Fallbeispiele und Furchtappelle in der Gesundheitskommunikation: Eine Inhaltsanalyse von Zeitschriften, Flyern und Internetportalen. In M. Hastall & C. Rossmann (Hrsg.), *Medien und Gesundheitskommunikation: Befunde, Entwicklungen, Herausforderungen* (S. 65–81). Baden-Baden: Nomos.

Zurstiege, G., Meitz, T., & Ort, A. (2014). „So ashamed" – Die kommunikative Re-Kontextualisierung einer provokanten Kampagne gegen Adipositas bei Kindern. In C. Schwender, D. Schlütz & G. Zurstiege (Hrsg.), *Werbung im sozialen Wandel* (S. 206–223). Köln: von Halem.

Big Data im Gesundheitskontext

Michael Grimm, Claudia Lampert und Silke Wolf

Zusammenfassung

Mit dem Begriff „Big Data" wird im Gesundheitskontext auf ein breites Spektrum soziotechnischer Phänomene des Umgangs mit digitalen gesundheitsbezogenen Daten verwiesen. Auf Grundlage des Forschungsstands bietet dieser Beitrag einen strukturierenden Überblick über das Themenfeld. Dafür werden verschiedene Generierungs- und Verwertungskontexte sowie unterschiedliche Datenarten und kommunikationstechnologische Anwendungen dargestellt, anhand derer sich prototypische soziale Praktiken beschreiben lassen, sowie Rahmenbedingungen und Konsequenzen skizziert. Darauf aufbauend werden abschließend Ansatzpunkte für die Gesundheitskommunikationsforschung aufgezeigt.

Schlüsselwörter

Big Data · Gesundheitskommunikation · Digitale gesundheitsbezogene Daten · Digitalisierung · Strukturierungsheuristik

---

M. Grimm (✉)
Stiftung Gesundheitswissen, Berlin, Deutschland
E-Mail: michael.grimm@stiftung-gesundheitswissen.de

C. Lampert
Leipniz-Institut für Medienforschung, Hans-Bredow-Institut, Hamburg, Deutschland
E-Mail: c.lampert@hans-bredow-institut.de

S. Wolf
Universitätsklinikum Hamburg-Eppendorf, Hamburg, Deutschland
E-Mail: si.wolf@uke.de

© Springer Fachmedien Wiesbaden GmbH, ein Teil von Springer Nature 2019
C. Rossmann, M. R. Hastall (Hrsg.), *Handbuch der Gesundheitskommunikation*,
https://doi.org/10.1007/978-3-658-10727-7_4

1 Einleitung

In der medialen und gesellschaftlichen Debatte wird unter dem Schlagwort „Big Data" ein breites Spektrum von Phänomenen der Generierung und Verwertung digitaler gesundheitsbezogener Daten verhandelt. Viele dieser Phänomene sind nicht neu, erhalten aber durch den technologischen Wandel im Rahmen der Digitalisierung eine neue Qualität (Crawford et al. 2014; Neff 2013). Als gemeinsame Merkmale werden technische Aspekte wie die Größe („Volume") und Heterogenität („Variety") der Datenmengen sowie die Geschwindigkeit („Velocity") ihrer Generierung und Verwertung hervorgehoben (DeIuliis 2014). Dies zeigt, dass die Auseinandersetzung stark auf Daten und technische Entwicklungen fokussiert ist. Darüber hinaus kommt dem sozialen Umgang mit digitalen gesundheitsbezogenen Daten eine entscheidende Rolle zu. „Big Data" kann folglich als *soziotechnisches Phänomen* begriffen werden, konkret als „cultural, technological, and scholarly phenomenon that rests at the interplay of technology, analysis, and mythology that provokes extensive utopian and dystopian rhetoric" (Boyd und Crawford 2012, S. 662).

Dem praktischen Umgang mit digitalen gesundheitsbezogenen Daten, in dem bereits viele technische Möglichkeiten genutzt werden, steht eine erst einsetzende theoretische Reflexion gegenüber. Dies zeigen begriffliche Unklarheiten, die bei der Betrachtung des Themenfelds ersichtlich werden (Crawford et al. 2014). Dieser Beitrag leitet daher aus vorliegenden Arbeiten zentrale Aspekte ab, anhand derer sich der Umgang mit digitalen gesundheitsbezogenen Daten beschreiben lässt, und bietet damit einen strukturierenden Überblick (Abb. 1; für eine systematische Literaturschau zum Forschungsstand siehe Grimm et al. 2016): „Big Data" wird dafür als Bündel soziotechnischer Phänomene verstanden, die aus sozialen Praktiken des Umgangs mit Daten und damit zusammenhängenden Technologien bestehen. Dabei werden digitale gesundheitsbezogene Daten mit kommunikationstechnologischen Anwendungen in unterschiedlichen Generierungskontexten erzeugt und dann wiederum mit Anwendungen in unterschiedlichen Verwertungskontexten genutzt. Diese Praktiken finden unter verschiedenen Rahmenbedingungen statt und können Konsequenzen auf unterschiedlichen

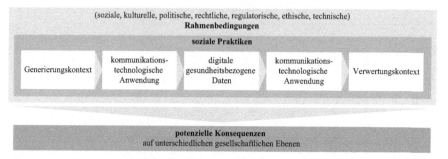

Abb. 1 Strukturierungsheuristik für zentrale Aspekte soziotechnischer Phänomene des Umgangs mit digitalen gesundheitsbezogenen Daten (Eigene Darstellung)

gesellschaftlichen Ebenen haben. Die einzelnen Aspekte werden im Folgenden beschrieben, um darauf aufbauend Ansatzpunkte für die Gesundheitskommunikationsforschung aufzuzeigen.

2 Digitale gesundheitsbezogene Daten

Was unter *digitalen gesundheitsbezogenen Daten* verstanden wird, hängt von der jeweiligen Perspektive auf das Themenfeld ab. Daten sind damit nie neutral (Neff 2013). Entsprechend verschieden sind vorliegende Systematisierungsversuche und Unterscheidungsdimensionen. Zunächst lassen sich *Datenarten* danach einteilen, auf welche Sorte von Messwerten sie sich beziehen (Tab. 1). Häufig sind bei Phänomenen mehrere Datenarten relevant, die miteinander in Verbindung gesetzt werden (Hansen et al. 2014; Swan 2012).

Weiterhin lassen sich gesundheitsbezogene Daten nach ihrer *Menge* differenzieren (hinsichtlich Samplegröße, Merkmalsanzahl und zeitlicher Abdeckung, Shah 2015). „Big Data" verweist auf große Datenmengen einer (Gesamt-) Population, die meist aus mehreren Datenquellen stammen und heterogene Datenarten umfassen. Demgegenüber bezieht sich „Small Data" auf individuelle Daten unterschiedlicher Art zu einer Person, die etwa im Kontext von Tracking-Prozessen entstehen (Neff 2013).

Schließlich können Daten nach ihrer *Strukturiertheit* in strukturierte (z. B. Daten in vorgegebenen Feldern elektronischer Gesundheitsakten) und unstrukturierte Daten (z. B. Tweets) unterschieden werden (Hansen et al. 2014; Neff 2013).

Tab. 1 Übersicht über gesundheitsbezogene Datenarten

Datenart	Sorte von Messwerten
Physiologische und biologische Daten	Physiologische und biochemische Vorgänge im menschlichen Körper
Biometrische Daten	Biometrische Merkmale von Personen (z. B. Fingerabdrücke, Mimik)
„Omics"	Biologisch-molekulare Datensammlungen (z. B. „genomics" zur Identifizierung von Hochrisikogruppen)
Pharmazeutische Daten	Ergebnisse aus Forschung und Entwicklung (z. B. Daten aus experimentellen Untersuchungen)
Klinische Daten	Ergebnisse medizinischer Leistungserbringer (z. B. elektronische Gesundheitsakten, Outputs von bildgebenden Techniken)
Gesundheitssystemdaten	Gesundheitssystemrelevante Werte (z. B. Versicherungsdaten)
Geodaten	Geografischer Standort von Personen
Physikalische Daten	Physikalische Eigenschaften (z. B. Umgebungstemperatur)
Digitale Verhaltensdaten	Digitale Spuren des individuellen Verhaltens (z. B. Log-Dateien, Suchanfragen)
Selbstberichte und Selbsteinschätzungen	Individuelle Dokumentationen gesundheitsbezogener Informationen oder Erfahrungen (z. B. in sozialen Onlinenetzwerken)
Finanzielle Daten	Rechnungs- und Zahlungsdaten (z. B. zu Behandlungskosten)

Hinweis. Eigene Systematisierung auf Grundlage von Gaitanou et al. (2014); Hansen et al. (2014); Shah (2015)

3 Kommunikationstechnologische Anwendungen

Kommunikationstechnologische Anwendungen sind Dienste, bei deren Nutzung digitale gesundheitsbezogene Daten generiert oder verwertet werden. Jeder Dienst stellt ein technisches Funktionsspektrum bereit, das von Anwendenden in verschiedenen Situationen unterschiedlich genutzt werden kann (Swan 2009).

Anwendungen, mit denen gesundheitsbezogene Daten generiert werden, verfügen häufig über Sensoren, mit denen individuelle Daten (z. B. der Blutdruck) automatisch erfasst werden können. Dazu zählen neben Wearables auch Anwendungen aus dem Bereich des „Internet of Things", wie z. B. tragbare Sensorsysteme. Über ein Interface können Nutzende auch aktiv Daten eingeben. Dies trifft etwa bei sozialen Onlineplattformen zu, in denen über Gesundheitsthemen kommuniziert wird und in denen Erfahrungen ausgetauscht werden (Swan 2009; vgl. hierzu auch die Beiträge von Lindacher und Loss, Kap. ▶ „Die Bedeutung sozialer Online-Netzwerke für die Gesundheitskommunikation", sowie Link, Kap. ▶ „Gesundheitskommunikation mittels Gesundheitsportalen und Online-Communitys" in diesem Band). Außerdem können Daten durch Dritte generiert werden, etwa durch Surveys, mit bildgebenden Apparaten oder durch Einträge in elektronische Patientenakten.

Häufig können dieselben Anwendungen, mit denen Daten generiert werden, diese auch auswerten, wie z. B. Gesundheits-Apps (vgl. hierzu auch den Beitrag von Brew-Sam, Kap. ▶ „Mobile Gesundheitskommunikation und mobiles Gesundheitsmanagement mittels Smart Devices" in diesem Band) und Wearables. Allerdings werden bei der Verwertung von Daten auch separate Anwendungen eingesetzt, die überindividuelle Analysen ermöglichen (z. B. Klinikverwaltungs- und Data-Mining-Software).

Gesundheitsbezogene Daten werden von den Anwendungen zum Teil lokal auf dem jeweiligen Endgerät gespeichert. Häufiger jedoch werden Möglichkeiten des Cloud Computing genutzt, um Daten zu speichern und zu analysieren (Chen et al. 2014), was datenschutzrechtliche Diskussionen nach sich zieht.

4 Generierung digitaler gesundheitsbezogener Daten

Die *Generierung* digitaler gesundheitsbezogener Daten findet in unterschiedlichen Zusammenhängen statt. Zunächst lassen sich unterschiedliche *Entstehungskontexte* identifizieren (Hansen et al. 2014): Im Gesundheitssystem werden medizinische Daten etwa in elektronischen Patientenakten zusammengetragen. In der medizinischen Forschung entstehen biologisch-molekulare Datensammlungen. Bei der individuellen Mediennutzung schließlich werden neben Tracking-Daten auch Selbstauskunfts- und Verhaltensdaten generiert.

Je nach Kontext kommen dabei unterschiedliche *Zielsetzungen* zum Tragen, mit denen Daten erzeugt werden. Diese umfassen einerseits individuelle Ziele einzelner Anwendenden, wie die Steigerung der Selbstwirksamkeit (Kwak et al. 2015) und die Möglichkeit sozialer Vergleiche (Kramer et al. 2014). Für Patientinnen und Patienten spielen weiterhin soziale Zielsetzungen eine Rolle (u. a. Vergleich von Gesundheitsdaten mit anderen Erkrankten, Austausch über Umgang mit der Erkrankung und deren Behandlung, Frost und Massagli 2008). Außerdem sind die Sinnerzeugung, das Selbstmanagement und die Datenbereitstellung für die behandelnde Ärztin oder den behandelnden Arzt wichtig (Ancker et al. 2015; Eggleston und Weitzman 2014). Andererseits sind auch gesellschaftliche Ziele relevant. Dazu zählen die Förderung der Entwicklung besserer Behandlungen und der medizinischen Forschung (Lupton 2014a), die Verbesserung des Krankheits- und Gesundheitsmanagements (Raghupathi und Raghupathi 2014) oder die Schaffung von Präventionsmöglichkeiten und die Reduzierung sozialer Ungleichheiten in der Versorgung (Eggleston und Weitzman 2014). Möglich ist auch, dass die Generierung der Daten nicht intentional erfolgt, sondern z. B. ein (unbewusstes) Nebenprodukt der Internetnutzung ist.

Die *Motivation*, Anwendungen zu nutzen und digitale Daten zu erzeugen, ist bei Nutzenden unterschiedlich stark ausgeprägt und nimmt z. B. bei Gesundheits-Apps schnell wieder ab (Neff 2013). Chronisch Erkrankte können die Datenerhebung zudem als Arbeit und die persönlichen medizinischen Daten als stark mit Emotionen und Werturteilen aufgeladen wahrnehmen (Ancker et al. 2015). Insbesondere im Bereich von Wearables lässt sich eine „Gamification" (vgl. hierzu auch den Beitrag von Breuer und Schmitt, Kap. ▶ „Serious Games in der Gesundheitskommunikation" in diesem Band) von Gesundheitsanwendungen beobachten (Lahmann 2015), um die Nutzungsmotivation zu steigern.

Die *generierten Daten* setzen sich häufig aus unterschiedlichen Datenarten zusammen, die durch die genutzten Anwendungen zeitgleich erzeugt werden. Die Güte der Daten hängt dabei neben der technischen Funktionalität wesentlich vom Grad der individuellen Einflussnahme der Anwendenden (z. B. hinsichtlich der korrekten Eingabe von Daten) ab.

5   Verwertung digitaler gesundheitsbezogener Daten

Auch die *Verwertung* digitaler gesundheitsbezogener Daten lässt sich anhand verschiedener Dimensionen beschreiben. Dabei können zunächst wieder verschiedene *Verwertungskontexte* differenziert werden. Neben der individuellen Auswertung der Daten durch die einzelnen Nutzenden (Ancker et al. 2015) gehören dazu etwa die Verwendung im Bereich der Gesundheitsversorgung (v. a. bei Pharmako-Surveillance, Unterstützung klinischer Entscheidungsprozesse, Diagnose-Tools und Gesundheits-Monitoring, Gaitanou et al. 2014; bzw. im Rahmen der „Public Health Surveillance", Fung et al. 2015) sowie die Nutzung in gesundheitsökonomischen Bereichen (z. B. bei Krankenversicherungen, Lünendonk 2013).

Auch hier spielen je nach Kontext verschiedene *Zielsetzungen* der Verwertung eine Rolle, die maßgeblich von den jeweils beteiligten Akteuren bestimmt werden. Auf der individuellen Ebene steht z. B. häufig die Verbesserung der eigenen Gesundheit im Vordergrund (Hansen et al. 2014). Auf der gesellschaftlichen Ebene können ein verbessertes Verständnis von Krankheiten und Risikofaktoren, die Krankheitsprävention und Interventionen zur Veränderung des Gesundheitsverhaltens zentrale Zielsetzungen sein. Daneben spielen die Verbesserung der Effizienz des Gesundheitssystems sowie die Individualisierung medizinischer Behandlungen, die Verbesserung der medizinischen Praxis und die Förderung der biomedizinischen Wissenschaft eine Rolle (Shah 2015). Die Zielsetzungen der Verwertung der Daten können sich mit denjenigen ihrer Generierung decken. In vielen Fällen stimmen sie allerdings nicht überein („function creep", Lupton 2014b), wodurch sich ethische Fragen (z. B. in Bezug auf den Datenschutz) ergeben.

Die *Motivation*, gesundheitsbezogene Daten zu nutzen, hängt stark von den jeweiligen Akteuren und Datenarten ab. So nehmen Patientinnen und Patienten etwa wahr, dass Ärztinnen und Ärzte Laborberichten stärker vertrauen als den von den Betroffenen selbst erhobenen Daten (Ancker et al. 2015).

Die *verwerteten Daten* werden mit Blick auf Reliabilität und Validität oft kritisch gesehen, da ihre Qualität und der Kontextbezug bei der Analyse häufig unklar sind („data association problem", Chowdhury et al. 2012), woraus falsche Interpretationen und Behandlungsfehler resultieren können.

Die Datenverwertung ist stark von *technischen und informatischen Aspekten* bestimmt. Darunter fallen etwa Herausforderungen beim Datenmanagement (Chen et al. 2012) und der technisch-informatischen Integration und Analyse der großen und heterogenen Datenmengen aus unterschiedlichen Quellen (Redmond et al. 2014), die häufig in unstrukturierter Form vorliegen (Martin-Sanchez und Verspoor 2014).

Daneben spielt auch die *soziale Integration* digitaler Daten und der Möglichkeiten ihrer Analyse in (u. a. klinische, rechtliche, gesellschaftliche, politische und ökonomische) Strukturen und Prozesse eine wesentliche Rolle („social interoperability", Neff 2013).

Die *Aussagekraft* der Analysen wird unterschiedlich eingeschätzt. Die Reichweite der Aussagen sowie die Tiefe der Analyse hängen vom Entstehungskontext sowie den eingesetzten Datenanalysemöglichkeiten ab. Positiv wird angemerkt, dass der Zugriff auf Daten von großen Teilen einer Population möglich ist und eine belastbare Datenbasis schafft. Kritisch gesehen wird hingegen, dass untersuchte Daten häufig mit anderen Zielsetzungen erzeugt wurden und daher die Aussagen den Limitationen von Beobachtungsstudien unterliegen (Fung et al. 2015). Generell wird oft eine unzureichende Trennung von Korrelation und Kausalität bei der Auswertung und Dateninterpretation kritisiert (ebd.).

Schließlich ist die Verwertung von Daten durch *finanzielle Aspekte* gekennzeichnet. Einerseits kommt der Monetarisierung gesundheitsbezogener Daten, die oft zuvor nicht zugänglich waren, ein immer größerer Stellenwert als „digital biocapital" zu (Lupton 2014b). Andererseits sind Erkenntnisse, die durch die Auswertung vorliegender Daten erlangt werden, im Vergleich zur Durchführung randomisierter kontrollierter Studien kostengünstiger (Hansen et al. 2014).

6 Prototypische soziale Praktiken

Anhand prototypischer Beispiele lassen sich die Breite des Spektrums und die schwierige Abgrenzung datenbezogener Phänomene aufzeigen. Diese werden als soziale Praktiken des Umgangs mit kommunikationstechnologischen Anwendungen bei der Generierung und Verwertung digitaler gesundheitsbezogener Daten verstanden.

Praktiken des *„Self-Tracking"* (Ancker et al. 2015) beziehen sich z. B. auf das Aufzeichnen und Auswerten individueller gesundheitsbezogener Daten mit Smartphone-Apps und Wearables zur Selbstoptimierung (Swan 2009). Häufig werden bei der Analyse verschiedene Datenarten kombiniert (Swan 2012). Entsprechende Praktiken kommen v. a. im Gesundheits- und Fitnessbereich zum Einsatz, aber auch beim Management chronischer Erkrankungen (Paton et al. 2012). Nachweise zur Wirksamkeit liegen bislang nur eingeschränkt vor (ebd.). Die Zielsetzungen bei der Generierung der Daten beziehen sich v. a. auf das Ausprobieren, das soziale Teilen von Daten und die Erstellung patientenkontrollierter elektronischer Gesundheitsakten (ebd.). Die Ziele bei der Verwertung decken sich zunächst meist mit diesen. Allerdings werden die Daten darüber hinaus häufig noch unter monetären Gesichtspunkten weiterverwertet (Lupton 2014b).

Praktiken der „*Infodemiology*" bzw. „*Infoveillance*" (Eysenbach 2009) beziehen sich auf das Analysieren (vorliegender) Daten im Kontext der „Public Health Surveillance" (Eggleston und Weitzman 2014; Velasco et al. 2014), um öffentliches Gesundheitswesen und Politik zu informieren (Eysenbach 2009). Dabei lassen sich angebotsorientierte (Fokus: veröffentlichte Informationen) und nachfrageorientierte Perspektive (Fokus: Such- und Navigationsverhalten) sowie aktive und passive Infoveillance-Methoden unterscheiden (ebd.).

Praktiken des *sozialen Austauschs gesundheitsbezogener Daten* finden etwa in sozialen Onlinenetzwerken für Patientinnen und Patienten (Frost und Massagli 2008; Swan 2009) oder über Microblogging-Dienste wie *Twitter* (Gaitanou et al. 2014) statt. Diese ermöglichen es, eigene Daten einzustellen, diese mit Daten anderer zu vergleichen, sich über persönliches Wissen zum Umgang mit einer Erkrankung und deren Behandlung auszutauschen sowie soziale Beziehungen zu anderen Betroffenen aufzubauen (Frost und Massagli 2008). Gleichzeitig werden die Daten jedoch im Rahmen von Praktiken des *Data Mining* (Obenshain 2004) auch unter anderen, häufig ökonomisch orientierten, Zielsetzungen genutzt.

7 Rahmenbedingungen

Die unterschiedlichen Phänomene des Umgangs mit digitalen gesundheitsbezogenen Daten sind eingebettet in verschiedene *Rahmenbedingungen*. Diese beeinflussen, wie sich die konkreten Praktiken ausgestalten, und können von diesen wiederum selbst verändert werden.

Dazu zählen *soziale und kulturelle Rahmen*, die sich auf Umgangsnormen hinsichtlich gesundheitsbezogener Daten sowie Ansprüche und Akzeptanz der relevanten Akteure beziehen (Kim et al. 2014; Zheng et al. 2011).

Außerdem sind *politische, rechtliche und regulatorische Rahmen* relevant (Redmond et al. 2014; Thorpe und Gray 2015), etwa bezogen auf die Haftung für datengestützte Behandlungsentscheidungen (Yang und Silverman 2014), die Speicherung von Daten in medizinischen Wissenssystemen (Knapp 2013) und den Zugang zu solchen Datenbanken (Frizzo-Barker et al. 2016). Dabei stehen die rechtlichen Rahmen den technologischen Entwicklungen häufig nach und bilden bislang eher ein „patchwork of policies" (Yang und Silverman 2014). In Deutschland wurde 2015 das

„Gesetz für sichere digitale Kommunikation und Anwendungen im Gesundheitswesen" („E-Health-Gesetz") verabschiedet. Dieses sieht u. a. die Einrichtung eines elektronischen Patientenfachs vor, in dem Patientinnen und Patienten selbst erhobene Daten speichern und ihrem behandelnden Arzt oder ihrer behandelnden Ärztin zur Verfügung stellen können (Bundesministerium für Gesundheit 2015).

Da die komplexe wechselseitige Beziehung von Datengenerierung und -verwertung und deren (langfristige) Folgen für Nutzende nur teilweise nachvollziehbar sind, rücken zudem *ethische Aspekte* des Umgangs mit digitalen gesundheitsbezogenen Daten (z. B. hinsichtlich Forschungsregulierung, Datenschutz und -autonomie sowie Einverständniserklärungen) in den Fokus (Rothstein 2015).

Schließlich gibt es *technische Rahmenbedingungen*, die sich mit anderen Rahmen gegenseitig beeinflussen können, etwa die Infrastruktur für Datenübertragung und -analyse, für die Sicherheitsstandards entwickelt und umgesetzt werden müssen (Shin 2012).

8 Potenzielle Konsequenzen

Die unterschiedlichen Phänomene können *Konsequenzen* auf verschiedenen gesellschaftlichen Ebenen haben. Auf der *Mikro-Ebene* werden mögliche Auswirkungen für individuelle Anwendende thematisiert. Hierbei werden gesundheitsfördernde Wirkungen bezogen auf Einstellungen und Verhaltensweisen beschrieben, die sich durch die Ermittlung und Darstellung gesundheitsbezogener Daten ergeben können (Swan 2012), sowie Limitationen und Randbedingungen für die Wirksamkeit kritisch diskutiert (Tamang et al. 2006).

Auf der *Meso-Ebene* werden potenzielle Konsequenzen für das medizinische Versorgungssystem thematisiert. Dazu zählen die Veränderungen der Arzt-Patienten-Kommunikation und -Kooperation (Neff 2013; vgl. hierzu auch den Beitrag von Rothenfluh und Schulz, Kap. ▶ „Arzt-Patient-Kommunikation" in diesem Band). So unterstützen die Entwicklungen eine autonomere Patientenrolle, u. a. durch die Bereitstellung individualisierter Informationen (Hansen et al. 2014; Murdoch und Detsky 2013). Allerdings ist das Verständnis gesundheitsbezogener Daten und die Ableitung verhaltensbezogener Konsequenzen auch voraussetzungsvoll (Hansen et al. 2014). Daneben können die Entwicklungen zu Veränderungen in klinischen Entscheidungs-, Behandlungs- und Kommunikationsprozessen führen. So kann die Aufbereitung von Daten informierte Entscheidungsprozesse unterstützen (Sheydin und Vella 2013), zu einem verstärkten Einsatz von personalisierter Medizin beitragen (Murdoch und Detsky 2013) und Abläufe und Kommunikation in Kliniken patientenorientiert optimieren (Golberg et al. 2015). Zudem lässt sich ein steigender Einfluss digitaler gesundheitsbezogener Daten auf die Arbeitsprozesse von Krankenkassen und -versicherungen ausmachen (Lünendonk 2013).

Auf der *Makro-Ebene* schließlich werden potenzielle Konsequenzen aus einer gesamtgesellschaftlichen Perspektive betrachtet. Dazu zählen zunächst *soziologische Konsequenzen*: Hierunter fallen die Verbreitung technozentrierter Utopien und die Veränderung gesellschaftlicher Körperbilder unter dem Eindruck von Digitalisierung, Quantifizierung und Optimierung (Frizzo-Barker et al. 2016; Lupton 2013). Diese können zur Entstehung eines „gesellschaftlichen Imperativs" und einer höheren individuellen Verantwortung für gesundheitsförderliches Verhalten führen (Lahmann 2015). Dies kann sich durch die Anpassung sozialer Normen (z. B. zum individuellen Aufzeichnen von Gesundheitsdaten), aber auch durch die Entwicklung wirtschaftlicher Zwänge (z. B. in Form einer Bemessung von Versicherungsbeiträgen anhand gesundheitsbezogener Daten) zeigen. Außerdem kann die Entwicklung zu einer Verstärkung der digitalen Spaltung beitragen, wenn Personen aufgrund technischer Voraussetzungen, Kompetenzen und/oder finanzieller Mittel von der Nutzung von Technologien ausgeschlossen werden (Ancker et al. 2015). Auch der Monetarisierung gesundheitsbezogener Daten wird durch die Entwicklungen im Rahmen einer „digital patient experience economy" (Lupton 2014a) Vorschub geleistet. Schließlich können die Entwicklungen auch zu Machtverschiebungen in unterschiedliche Richtungen führen (u. a. zwischen Versicherten, Gesundheitsdienstleistern und Versicherungen), die sich z. B. auf den Datenbesitz und -zugang beziehen (Neff 2013).

Daneben werden *rechtlich-regulatorische Konsequenzen* deutlich: Hierbei sind insbesondere Anpassungen im Bereich des Datenschutzes erforderlich, um Fragen zu Privatsphäre, informationeller Selbstbestimmung und Ethik zu begegnen (Crawford et al. 2014; Eggleston und Weitzman 2014). So können beispielsweise durch die kombinierte Auswertung großer Datensätze anonymisierte Daten wieder entanonymisiert werden und diese damit Rückschlüsse auf Einzelpersonen ermöglichen („re-identification risk", Chen et al. 2012; Neff 2013). Entsprechend werden ergänzend zu technischen Lösungen (Chen et al. 2012) auch politische und rechtliche Konsequenzen notwendig (Frizzo-Barker et al. 2016; Neff 2013), wie sie etwa mit Forderungen nach einem „Digitalen Kodex" gestellt werden (Lahmann 2015). Dabei ergeben sich auch Fragen zum Dateneigentum, die gesundheitspolitisch und -rechtlich beantwortet werden müssen, um die Verwertung gesundheitsbezogener Daten zu regulieren (Shah 2015).

Schließlich werden auch *forschungsbezogene Konsequenzen* diskutiert: So kann die Auswertung großer Datenmengen zum medizinischen Erkenntnisgewinn beitragen. Das Sammeln und Auswerten gesundheitsbezogener Daten einer großen Population ermöglicht es, explorativ Muster zu erkennen und darauf prognostische Aussagen zu stützen (Murdoch und Detsky 2013; Swan 2012). Gleichzeitig wird die damit einhergehende Veränderung der Forschungslogik kritisch gesehen, die sich eher an einer datengetriebenen Exploration von Zusammenhängen statt an einer hypothesen- und theoriegeleiteten Auseinandersetzung orientiert (Boyd und Crawford 2012; Hansen et al. 2014).

9 Ansatzpunkte für die Gesundheitskommunikationsforschung

Die vorgeschlagene Strukturierungsheuristik fasst zentrale Aspekte des Umgangs mit digitalen gesundheitsbezogenen Daten zusammen und kann zur systematischen Auseinandersetzung mit dem Themenfeld dienen. Für die Gesundheitskommunikationsforschung lassen sich folgende Ansatzpunkte erkennen:

Erstens kann Gesundheitskommunikationsforschung durch ihren Schnittstellencharakter zu einer *Reflexion der Entwicklungen* in dem dynamischen Forschungsfeld beitragen, das von einer Vielzahl von Akteuren geprägt wird (Grimm et al. 2016). Durch eine Analyse der Zielsetzungen der beteiligten Akteure und der (kommunikativen) Konstellationen zwischen diesen können langfristige Veränderungen, die die Phänomene auf den Gesundheitsbereich haben können, nachvollzogen werden.

Zweitens kann die Gesundheitskommunikationsforschung durch die *Beteiligung an empirischen Forschungsprojekten* einen Beitrag zum besseren Verständnis relevanter Phänomene leisten. Bislang ist die Auseinandersetzung mit dem Themenfeld vorrangig durch problembezogene Reflexionen gekennzeichnet, die um interdisziplinäre empirische Studien ergänzt werden müssen (ebd.). Dabei kann die Gesundheitskommunikationsforschung einerseits eine Mittlerrolle zwischen den beteiligten Disziplinen einnehmen. Andererseits kann sie durch die eigene fachliche Expertise einen Mehrwert beisteuern, v. a. bei der Betrachtung der sozial-kommunikativen Aspekte des Umgangs mit digitalen gesundheitsbezogenen Daten. Klassische methodische Ansätze der Kommunikationsforschung wie (automatisierte) Inhaltsanalysen und Nutzerbefragungen können dazu beitragen, Fragen zu den Veränderungen der gesundheitsbezogenen Kommunikation und Mediennutzung und deren Folgen zu untersuchen. Außerdem können Analysen der medialen Auseinandersetzung mit dem Themenfeld dabei helfen, die soziokulturellen Rahmenbedingungen von Big Data im Gesundheitskontext besser zu verstehen.

Drittens kann die Gesundheitskommunikationsforschung den *Transfer von Erkenntnissen in die Gesundheitspraxis und -politik* unterstützen, indem sie dabei hilft, die Erkenntnisse aus der interdisziplinären Forschung zum Themenfeld Big Data für unterschiedliche Stakeholder und Zielgruppen aufzubereiten.

Durch eine theoretisch-konzeptuell differenzierte und gleichzeitig anwendungsorientierte Auseinandersetzung kann die Gesundheitskommunikationsforschung damit zu einer problemzentrierten, integrativen Weiterentwicklung des Themenfelds beitragen.

Literatur

Ancker, J. S., Witteman, H. O., Hafeez, B., Provencher, T., van de Graaf, M., & Wei, E. (2015). „You get reminded you're a sick person": Personal data tracking and patients with multiple chronic conditions. *Journal of Medical Internet Research, 17*(8), e202. https://doi.org/10.2196/jmir.4209.

Boyd, D., & Crawford, K. (2012). Critical questions for big data: Provocations for a cultural, technological, and scholarly phenomenon. *Information, Communication & Society, 15*(5), 662–679. https://doi.org/10.1080/1369118X.2012.678878.

Bundesministerium für Gesundheit. (2015). Das E-Health-Gesetz. http://www.bmg.bund.de/themen/krankenversicherung/e-health-gesetz/e-health.html. Zugegriffen am 06.11.2017.

Chen, Y.-L., Cheng, B.-C., Chen, H.-L., Lin, C.-I., Liao, G.-T., Hou, B.-Y., & Hsu, S.-C. (2012). A privacy-preserved analytical method for eHealth database with minimized information loss. *Journal of Biomedicine and Biotechnology, 2012*, 1–9. https://doi.org/10.1155/2012/521267.

Chen, M., Mao, S., & Liu, Y. (2014). Big data: A survey. *Mobile Networks and Applications, 19*(2), 171–209. https://doi.org/10.1007/s11036-013-0489-0.

Chowdhury, M. A., McIver, W., Jr., & Light, J. (2012). Data association in remote health monitoring systems. *IEEE Communications Magazine, 50*(6), 144–149. https://doi.org/10.1109/MCOM.2012.6211499.

Crawford, K., Miltner, K., & Gray, M. L. (2014). Critiquing big data: Politics, ethics, epistemology. *International Journal of Communication, 8*, 1663–1672.

DeIuliis, D. (2014). Big data. In T. L. Thompson (Hrsg.), *Encyclopedia of health communication* (S. 103–104). Thousand Oaks: Sage. https://doi.org/10.4135/9781483346427.n39.

Eggleston, E. M., & Weitzman, E. R. (2014). Innovative uses of electronic health records and social media for public health surveillance. *Current Diabetes Reports, 14*(3), 468. https://doi.org/10.1007/s11892-013-0468-7.

Eysenbach, G. (2009). Infodemiology and infoveillance: Framework for an emerging set of public health informatics methods to analyze search, communication and publication behavior on the internet. *Journal of Medical Internet Research, 11*(1), e11. https://doi.org/10.2196/jmir.1157.

Frizzo-Barker, J., Chow-White, P. A., Charters, A., & Ha, D. (2016). Genomic big data and privacy: Challenges and opportunities for precision medicine. *Computer Supported Cooperative Work, 25*(2–3), 115–136. https://doi.org/10.1007/s10606-016-9248-7.

Frost, J. H., & Massagli, M. (2008). Social uses of personal health information within PatientsLikeMe, an online patient community: What can happen when patients have access to one another's data. *Journal of Medical Internet Research, 10*(3), e15. https://doi.org/10.2196/jmir.1053.

Fung, I. C.-H., Tse, Z. T. H., & Fu, K.-W. (2015). The use of social media in public health surveillance. *Western Pacific Surveillance and Response, 6*(2), 3–6. https://doi.org/10.5365/wpsar.2015.6.1.019.

Gaitanou, P., Garoufallou, E., & Balatsoukas, P. (2014). The effectiveness of big data in health care: A systematic review. In S. Closs, R. Studer, E. Garoufallou & M.-A. Sicilia (Hrsg.), *Metadata and semantics research* (S. 141–153). Cham: Springer. https://doi.org/10.1007/978-3-319-13674-5_14.

Golberg, D., Leonard, R., McEnroe, S., & McDonald, J. (2015). Connecting the dots: Using „big data" to build an efficient, integrated service line. *Healthcare Financial Management: Journal of the Healthcare Financial Management Association, 69*(8), 72–76.

Grimm, M., Wolf, S., & Lampert, C. (2016). Big, Small, Or Many Data? Eine systematische Literaturschau zu digitalen Daten in der Gesundheitskommunikation. In A.-L. Camerini, R. Ludolph & F. Rothenfluh (Hrsg.), *Gesundheitskommunikation im Spannungsfeld zwischen Theorie und Praxis* (S. 323–339). Baden-Baden: Nomos. https://doi.org/10.5771/9783845274256-322.

Hansen, M. M., Miron-Shatz, T., Lau, A. Y. S., & Paton, C. (2014). Big data in science and healthcare: A review of recent literature and perspectives. *Yearbook of Medical Informatics, 9*(1), 21–26. https://doi.org/10.15265/IY-2014-0004.

Kim, H. K., Niederdeppe, J., Guillory, J., Graham, M., Olson, C., & Gay, G. (2014). Determinants of pregnant women's online self-regulatory activities for appropriate gestational weight gain. *Health Communication, 30*(9), 922–932. https://doi.org/10.1080/10410236.2014.905900.

Knapp, M. M. (2013). Big data. *Journal of Electronic Resources in Medical Libraries, 10*(4), 215–222. https://doi.org/10.1080/15424065.2013.847713.

Kramer, A. D. I., Guillory, J. E., & Hancock, J. T. (2014). Experimental evidence of massive-scale emotional contagion through social networks. *Proceedings of the National Academy of Sciences of the United States of America, 111*(24), 8788–8790. https://doi.org/10.1073/pnas.1320040111.

Kwak, J., Amrhein, M., Barkhoff, H., & Heiby, E. M. (2015). Daily self-monitoring of physical leisure activities and health practices, self-concept, and quality-of-life. *The Sport Journal*. http://thesportjournal.org/article/daily-self-monitoring-of-physical-leisure-activities-and-health-practices-self-concept-and-quality-of-life/. Zugegriffen am 06.11.2017.

Lahmann, H. (2015). Gesellschaftliche Konfliktlinien im Kontext von Big Data am Beispiel von Smart Health und Smart Mobility. https://www.divsi.de/wp-content/uploads/2015/09/Themenpapier_Konfliktlinien-Big_Data.pdf. Zugegriffen am 06.11.2017.

Lünendonk. (2013). Big Data bei Krankenkassen: Bewältigung der Datenmengen in einem veränderten Gesundheitswesen. http://luenendonk-shop.de/out/pictures/0/lue_trendpapier_krankenversicherungen_f060213_fl.pdf. Zugegriffen am 06.11.2017.

Lupton, D. (2013). Quantifying the body: Monitoring and measuring health in the age of mHealth technologies. *Critical Public Health, 23*(4), 393–403. https://doi.org/10.1080/09581596.2013.794931.

Lupton, D. (2014a). The commodification of patient opinion: The digital patient experience economy in the age of big data. *Sociology of Health & Illness, 36*(6), 856–869. https://doi.org/10.1111/1467-9566.12109.

Lupton, D. (2014b). Self-tracking modes: Reflexive self-monitoring and data practices. Paper für den Workshop „Imminent citizenships: Personhood and identity politics in the informatic age". https://doi.org/10.2139/ssrn.2483549.

Martin-Sanchez, F., & Verspoor, K. (2014). Big data in medicine is driving big changes. *Yearbook of Medical Informatics, 9*(1), 14–20. https://doi.org/10.15265/IY-2014-0020.

Murdoch, T. B., & Detsky, A. S. (2013). The inevitable application of big data to health care. *Journal of the American Medical Association, 309*(13), 1351–1352. https://doi.org/10.1001/jama.2013.393.

Neff, G. (2013). Why big data won't cure us. *Big Data, 1*(3), 117–123. https://doi.org/10.1089/big.2013.0029.

Obenshain, M. K. (2004). Application of data mining techniques to healthcare data. *Infection Control and Hospital Epidemiology, 25*(8), 690–695. https://doi.org/10.1086/502460.

Paton, C., Hansen, M. M., Fernandez-Luque, L., & Lau, A. Y. S. (2012). Self-tracking, social media and personal health records for patient empowered self-care. *Yearbook of Medical Informatics, 7*(1), 16–24.

Raghupathi, W., & Raghupathi, V. (2014). Big data analytics in healthcare: Promise and potential. *Health Information Science and Systems, 2*, 3. https://doi.org/10.1186%2F2047-2501-2-3.

Redmond, S. J., Lovell, N. H., Yang, G. Z., Horsch, A., Lukowicz, P., Murrugarra, L., & Marschollek, M. (2014). What does big data mean for wearable sensor systems? *Yearbook of Medical Informatics, 9*(1), 135–142. https://doi.org/10.15265/IY-2014-0019.

Rothstein, M. A. (2015). Ethical issues in big data health research: Currents in contemporary bioethics. *Journal of Law, Medicine and Ethics, 43*(2), 425–429. https://doi.org/10.1111/jlme.12258.

Shah, N. H. (2015). Using big data. In P. R. O. Payne & P. J. Embi (Hrsg.), *Translational informatics: Realizing the promise of knowledge-driven healthcare* (S. 119–128). London: Springer.

Sheydin, A., & Vella, G. (2013). Bridging the semantic gap: An approach based on observations in medical research and evidence-based clinical practice. *Information Design Journal, 20*(1), 79–95. https://doi.org/10.1075/idj.20.1.08she.

Shin, M. (2012). Secure remote health monitoring with unreliable mobile devices. *Journal of Biomedicine and Biotechnology, 2012*: 546021. https://doi.org/10.1155/2012/546021.

Swan, M. (2009). Emerging patient-driven health care models: An examination of health social networks, consumer personalized medicine and quantified self-tracking. *International Journal of Environmental Research and Public Health, 6*(2), 492–525. https://doi.org/10.3390/ijerph6020492.

Swan, M. (2012). Health 2050: The realization of personalized medicine through crowdsourcing, the quantified self, and the participatory biocitizen. *Journal of Personalized Medicine, 2*(3), 93–118. https://doi.org/10.3390/jpm2030093.

Tamang, S., Kopec, D., McCofie, T., & Levy, K. (2006). Developing health surveillance networks: An adaptive approach. *The Journal on Information Technology in Healthcare, 4*(4), 210–221.

Thorpe, J. H., & Gray, E. A. (2015). Big data and ambulatory care: Breaking down legal barriers to support effective use. *Journal of Ambulatory Care Management, 38*(1), 29–38. https://doi.org/10.1097/JAC.0000000000000059.

Velasco, E., Agheneza, T., Denecke, K., Kirchner, G., & Eckmanns, T. (2014). Social media and internet-based data in global systems for public health surveillance: A systematic review. *The Milbank Quarterly, 92*(1), 7–33. https://doi.org/10.1111/1468-0009.1203.

Yang, Y. T., & Silverman, R. D. (2014). Mobile health applications: The patchwork of legal and liability issues suggests strategies to improve oversight. *Health Affairs, 33*(2), 222–227. https://doi.org/10.1377/hlthaff.2013.0958.

Zheng, W., Chib, A., Gao, P., & Wang, K. (2011). Factors influencing physicians' intentions to share electronic medical records: An empirical investigation in China. *Media Asia, 38*(1), 14–21. https://doi.org/10.1080/01296612.2011.11726887.

Teil II
Akteure

Arzt-Patient-Kommunikation

Fabia Rothenfluh und Peter J. Schulz

Zusammenfassung

Die Kommunikation zwischen Arzt und Patient gehört zu den komplexesten zwischenmenschlichen Beziehungen, mit der sich die interpersonale Kommunikationsforschung beschäftigt. Die Rollenverteilung beider Parteien, das Status- und Wissensgefälle sowie die physische und emotionale Dringlichkeit der Interaktion sind nur einige Aspekte, die diese Einzigartigkeit illustrieren. Dieses Kapitel zeigt auf, dass die interpersonale Kommunikation in der Arzt-Patient-Beziehung in den letzten Jahren an Bedeutung gewonnen hat, erläutert für wen dieses Forschungsfeld heute relevant ist und welche Rolle die Kommunikation in der Arzt-Patient-Beziehung spielt. Anschließend werden einzelne Teilgebiete der Kommunikation zwischen Arzt und Patient kurz beleuchtet und die Wirkung der Kommunikation auf den Gesundheitszustand eines Patienten diskutiert. Zum Schluss folgt ein Ausblick auf die momentanen Chancen und Herausforderungen der Kommunikation zwischen Arzt und Patient.

Schlüsselwörter

Arzt-Patient · Interpersonale Kommunikation · Paternalismus · Anamnese · Wissensaustausch · Gesundheitsentscheidungen · Argumentation · Mitteilung schlechter Nachrichten · Palliative Versorgung · Verbale und nonverbale Kommunikation

F. Rothenfluh (✉) · P. J. Schulz
Institute of Communication and Health, Università della Svizzera italiana, Lugano, Schweiz
E-Mail: fabia.rothenfluh@usi.ch; schulzp@usi.ch

1 Einleitung: Warum ist das Thema der Arzt-Patient-Kommunikation heute so wichtig und präsent?

Das Thema der Arzt-Patienten-Kommunikation (A-P-Kommunikation) ist nicht neu und hat bereits die antike Philosophie beschäftigt. Wie der Medizinhistoriker Pedro Lain-Entralgo (1955, 1969) hervorgehoben hat, bildete die Dyade von Arzt und Patient seit der Antike über viele Jahrhunderte hinweg das Leitbild der traditionellen Medizin. Schon Platon (437–347 BC) beleuchtete diese sehr komplexe zwischenmenschliche Beziehung in seinen Essays und thematisierte unter anderem das empfindliche Gleichgewicht zwischen Paternalismus seitens des Arztes und Autonomie des Patienten – bis heute Themen, die rege untersucht und debattiert werden (Levin 2012).

Traditionell fungierte bei gesundheitlichen Beschwerden im deutschsprachigen Raum bis zum 20. Jahrhundert die Hausarztpraxis als erster und wichtigster Kontaktpunkt für Patientinnen und Patienten. Da sich Arzt und Patient oftmals seit Jahren kannten und auch ganze Familien vom gleichen Dorfarzt versorgt wurden, stellte der Hausarzt eine Konstante im Leben eines Menschen dar. Oftmals war dieser so nicht nur mit der Krankenakte des Patienten, sondern auch mit der zugehörigen Familiengeschichte vertraut, die in den Behandlungsverlauf und -erfolg mit einfloss (Fogarty 2001).

Nach Ende des Zweiten Weltkrieges wurde die Medizin durch wissenschaftliche Erkenntnisse vorangetrieben, was sich auch auf den Umgang von Arzt und Patient auswirkte. Ärztinnen und Ärzte fokussierten ihr Wissen zunehmend auf Teilgebiete mit einer stark wissenschaftlichen Ausrichtung, während die zwischenmenschliche Beziehung zu den Patientinnen und Patienten vermehrt ausgeklammert wurde (AAFP 2015; Cassel und Reuben 2011; Roter und Hall 2006). So stieg die Vielfalt an Spezialisierungsgebieten in kurzer Zeit drastisch, während die Anzahl praktizierender Allgemeinmedizinerinnen und -mediziner dezimiert wurde. Man spricht daher auch von einer „Anonymisierung" (Wieland 1986) bzw. „Depersonalisierung" (Shorter 1985) der modernen Medizin. In den letzten Jahrzehnten fand jedoch eine Rückbesinnung auf die Wichtigkeit der Kommunikation zwischen Arzt und Patient sowie eine ganzheitliche Behandlung statt (AAFP 2015; Cassel und Reuben 2011; Roter und Hall 2006).

Der andere wichtige Faktor für die Zuwendung zu Themen der Arzt-Patienten-Kommunikation wird geläufig in der Abkehr vom Paternalismus in dieser Beziehung gesehen. Die Arbeiten des Soziologen Talcott Parsons in den 1950er-Jahren haben dafür einen wesentlichen Grundstein gelegt (Parsons 1951). Mit der Abwendung vom Paternalismus – gemeinhin beschrieben als die prototypische Beziehung zwischen einem passiven, hörigen Patienten sowie einem dominanten und alles bestimmenden Arzt – geht vor allem die Betonung der Autonomie des Patienten gegenüber dem Arzt und damit auch eine Betonung der Gegenseitigkeit ihrer Beziehung einher (Roter und Hall 2006).

2 Wer trägt heute zur Erforschung der Arzt-Patient-Kommunikation bei?

Die Kommunikation zwischen Arzt und Patient ist primär für Medizinerinnen und Mediziner und entsprechende Berufsgruppen relevant. Diese haben tagtäglich mit Patientinnen und Patienten zu tun, da der medizinische Beruf auf der Interaktion mit dem Patienten beruht. So ist die Kommunikation zwischen Arzt und Patient in diversen Teilgebieten wie beispielsweise bei langwierigen Krankheiten wie Krebs (Brédart et al. 2005; Jenks 2012), chronischen Erkrankungen wie Diabetes (Kinmonth et al. 1998; Pringle et al. 1993) oder bei der Anamnese (Kurtz et al. 2005) von großer Wichtigkeit.

Auch andere wissenschaftliche Bereiche tragen zur Erforschung der Kommunikation zwischen Arzt und Patient bei (Polack und Avtgis 2011). Gerade die sprachliche Komponente der A-P-Interaktion wurde von Linguisten und Soziologen wie Heritage und Maynard (2006; Maynard und Heritage 2005) aufgegriffen. Deren Forschung zeigt beispielsweise, dass die Art und Reihenfolge wie ein Patient seine Anliegen schildert den Gesprächsverlauf und somit auch die medizinische Behandlung beeinflussen können. Auch die semantischen Elemente des Konversationsverlaufs können den Ablauf und das gegenseitige Verständnis sowie das Ergebnis eines Arzt-Patienten-Gesprächs beeinflussen (Coulthard und Ashby 1976; Thompson und Pledger 1993).

Ein weiterer Bereich, der massgeblich zum Feld der Kommunikation im Gesundheitsbereich beiträgt, ist die Psychologie. Eines der klassischen Werke „Doctors Talking with Patients/Patients Talking with Doctors" von Roter und Hall (2006) mit Erstauflage in den frühen 1990er-Jahren bildet noch immer einen wichtigen Grundstein für die heutige Forschung. Neben der klassischen Arzt-Patient-Kommunikation interessiert sich die Gesundheitspsychologie für Faktoren, die den Gesundheitszustand des Arztes oder der Ärztin beeinflussen, wie dies beispielweise bei der palliativen Patientenversorgung, beim Umgang mit mehrdeutigen Krankheitsbildern oder bei institutionellen und psychologischen Faktoren der Fall sein kann (Shapiro et al. 2011). Diese Einflüsse können bei Ärztinnen und Ärzten zu Stress oder Angst (Parle et al. 1997), Überarbeitung oder kontinuierlicher Erschöpfung führen und wirken sich so auf die Kommunikationsfähigkeit mit den Patientinnen und Patienten aus (Shapiro et al. 2011).

3 Welche Rolle spielt die europäische Kommunikationswissenschaft in der Forschung zur Arzt-Patient-Kommunikation?

Die Disziplin der Gesundheitskommunikation entstand in den USA (Ong et al. 1995; Roter und Hall 1989, 2006) und hat erst in den letzten Jahrzehnten Einzug in Europa gehalten. Zu den größten Forschungsinstitutionen in Europa, die sich mit interpersonaler Gesundheitskommunikation beschäftigen, gehört die Amsterdam School of Communication Research (ASCoR) in den Niederlanden, welche einerseits zu interpersonaler Kommunikation im Kontext alternder Bevölkerungsgruppen forscht und andererseits der Rolle der Argumentation im Behandlungsgespräch nachgeht.

In Deutschland befasst sich vor allem die Fakultät für Gesundheitswissenschaften der Universität Bielefeld mit Arzt-Patient-Kommunikation. Schwerpunkte liegen hier auf Rollenbildern, die Ärztinnen und Ärzte sowie Therapeuten und Therapeutinnen von sich selbst haben, auf Eigenschaften, die die Aufnahmebereitschaft für Gesundheitsinformationen erhöhen sowie auf der Frage, wie Kommunikation sich grundsätzlich auf das Gesundheitsverhalten auswirkt. Auch in Österreich wird am Institut für Sprachwissenschaft der Universität Wien zu A-P-Kommunikation geforscht. In Großbritannien untersucht das Healthcare Communication and Quality Institute der Cardiff University unter anderem, wie Gesundheit und Wohlbefinden der Bevölkerung durch Kommunikationsinterventionen und deren Evaluation langfristig und nachhaltig verbessert werden können.

In der Schweiz trägt die Universität Lausanne mit ihrer Forschung zur nonverbalen Kommunikationskompetenz und -angemessenheit zur interpersonalen Kommunikationsforschung bei. Die Universität Luzern beschäftigt sich unter anderem mit der Rolle der Argumentation in der Arzt-Patienten-Beziehung, während das Institute of Communication and Health der Università della Svizzera italiana seine Forschung im Bereich Gesundheitskompetenz, Handlungsfähigkeit sowie Argumentation in der Arzt-Patienten-Beziehung in verschiedensten Kontexten wie beispielsweise Medikationsadhärenz, Impfung, Mammographie oder Behandlungsentscheidungen mit dem Arzt oder der Ärztin vorantreibt.

4 Welche Themen greift die Kommunikationswissenschaft in der Arzt-Patient-Kommunikation auf?

4.1 Die Beziehung zwischen Arzt und Patient

Die Kommunikationswissenschaft beleuchtet eine weite Bandbreite von Themen mit interpersonalem Fokus. Ein Schwerpunkt liegt dabei auf der Beziehung zwischen Arzt und Patient. Laut Roter und Hall (2006) ist das Gespräch die Hauptkomponente in der medizinischen Versorgung und das fundamentale Instrument, mit welchem die Arzt-Patient-Beziehung kreiert wird und durch die therapeutische Ziele erreicht werden. Es wird dabei für Arzt und Patient zwischen Kontrolle, Gesprächsteilnahme und Involvierung unterschieden, wobei all diese Faktoren wechselweise hoch oder niedrig sein können (Charles et al. 1999; Lee und Emanuel 2013; Makoul und Clayman 2006). Aus dem Zusammenspiel dieser Faktoren resultieren vier mögliche Beziehungsarten: (1) „Default" (schwache Kontrolle durch Arzt und Patient), (2) „Consumerism" (Patient kontrolliert, Arzt fügt sich), (3) „Paternalism" (genau umgekehrt) und (4) „Mutuality" (Arzt und Patient bilden eine Allianz und streben eine gemeinsame Entscheidungsfindung an) (Roter und Hall 2006). Die Beziehung zwischen Arzt und Patient im Kontext des steigenden Kostendrucks rückt dabei zunehmend in den Fokus. Der Patient wird nunmehr nicht ausschließlich als Kranker, sondern auch als Konsument einer Dienstleistung wahrgenommen (Serbin 2013).

4.2 Anamnesegespräche und kulturelle Einflüsse

Daten zeigen, dass sich patientenzentrierte Anamnesegespräche positiv auf den Heilungsprozess auswirken und auch die Exaktheit der Diagnose steigern können (Oates et. al 2000). Die Menge an Informationen, die ein Patient im Behandlungsgespräch bekommt, hängt aber nicht nur von Arzt oder Ärztin, sondern wesentlich auch vom Kommunikationsverhalten der Patientinnen und Patienten ab. Wenn diese sich aktiv ins Behandlungsgespräch einbringen, sind die vermittelten Informationen seitens der Ärztinnen und Ärzte zielgerichteter. Dies wiederum führt zu einer Angleichung und höheren Übereinstimmung zwischen Arzt und Patient bei der Behandlungsentscheidung (Cegala et al. 2007).

Kulturelle Faktoren spielen eine große Rolle bei der Anamnese sowie in der Konsultation. Vor allem Migrantinnen und Migranten sehen sich oft mit Sprachproblemen konfrontiert, was die Diagnose und Behandlung erschwert. Dies wird durch das Statusgefälle zwischen Arzt und Patient sowie die Hilflosigkeit der Patientinnen und Patienten oftmals verstärkt (Akhavan und Karlsen 2013). Ärztinnen und Ärzte nehmen auch professionelle Dolmetscherinnen und Dolmetscher kompetenter wahr als sprachmächtige Familienmitglieder, was einen Einfluss auf die Diagnose und Behandlung des Patienten hat (Rosenberg et al. 2007; Ferguson und Candib 2002).

4.3 Gesundheitsentscheidungen und Argumentation

Die Art und Weise, wie und ob Ärztinnen und Ärzte Behandlungsoptionen anführen oder den Patientinnen und Patienten präsentieren, wurde in der Literatur bis vor Kurzem vernachlässigt (Wirtz et al. 2006). Gerade das Vorbringen von Argumenten seitens des Arztes oder der Ärztin verändert die Dynamik zwischen den beiden Gesprächsparteien (Labrie und Schulz 2014; Rubinelli und Schulz 2006). Der Arzt unterstreicht durch Argumente seinen Standpunkt, kann aber auch den Blickwinkel des Patienten erweitern und damit eine rationale Entscheidungsfindung begünstigen (Rubinelli 2013). So wird gezielte und rationale Argumentation von Patientinnen und Patienten als ein aktives Eingehen auf ihre Bedürfnisse interpretiert, was zu einer erhöhten Behandlungszufriedenheit und einer besseren Einhaltung des Behandlungsregimes führt (Drew et al. 2001; Jerant et al. 2011; Segal 1994; Steihaug et al. 2012).

4.4 Mitteilung schlechter Nachrichten

Auch die kompetente Mitteilung schlechter Nachrichten ist für die interpersonale Gesundheitskommunikationsforschung von Relevanz. Ein systematischer Literaturüberblick von Ptacek und Eberhardt im Jahr 1996 zeigte, dass vor allem die Art der zwischenmenschlichen Interaktion, deren Zeitpunkt und Dauer sowie auch der Kontext und die Umgebung der Mitteilung bedeutend sind. Patientenzentrierte Kommunikation wird von Patientinnen und Patienten geschätzt (Mast et al. 2005). Vor allem in der Onkologie müssen Ärztinnen und Ärzte ihren Patientinnen und Patienten häufig schlechte Nachrichten überbringen, weshalb die Forschung in diesem Bereich ergiebig ist (Ong et al. 1995). Wenn der Patient beispielsweise das Gefühl hat, er wurde korrekt und ausreichend informiert, so kann er sich besser auf die Krankheit einstellen und Depressionen oder Angstzustände vermeiden (Maguire 2005).

4.5 Palliative Versorgung und die Kommunikation am Ende des Lebens

Die Kommunikation mit einem Patienten, der schwer erkrankt ist oder am Lebensende steht, ist schwierig und oft belastend – sowohl für Ärztinnen und Ärzte als auch das Pflegepersonal. Beispielsweise bei der präoperativen Beratung risikoreicher Operationen, bei der Mitteilung einer unerfreulichen Diagnose oder schlechten Prognose oder bei der Kommunikation über das baldige Ableben eines Patienten ist eine angemessene Kommunikation zentral (Bradley und Brasel 2008). In der Vergangenheit haben Ärztinnen und Ärzte am Lebensende eines Patienten vornehmlich über Technisches gesprochen und emotionale Belastungen des Patienten oft ausgeklammert (Aaronson et al. 2001). Gerade in solchen Situationen ist jedoch ein großes Maß an Einfühlungsvermögen und Kommunikationskompetenz besonders wertvoll (Ptacek & Eberhardt 1996). Dabei bemüht sich auch die Kommunikationswissenschaft, durch Forschungserkenntnisse einen Beitrag dazu zu leisten, die Kommunikation in der Palliativmedizin zu verbessern.

4.6 Verbale und nonverbale Kommunikation

Nicht nur verbale, sondern auch nonverbale Kommunikation spielt eine entscheidende Rolle in der A-P-Kommunikation. Laut Roter und Hall (1989) wird gerade mal 7 % der Kommunikation verbal vermittelt. Ganze 22 % basieren auf der Stimmlage, während nicht weniger als 55 % visuell durch beispielsweise Augenkontakt oder Körperhaltung vermittelt wird (Bensing 1991b). So wirken sich beispielsweise die Orientierung des Blicks, der Gesichtsausdruck, die Körperausrichtung, die Nähe oder Proxemik sowie die Paralinguistik auf den Behandlungserfolg aus (Crane und Crane 2010). Eine affektbetonte Zuwendung und kontextadaptierte nonverbale Kommunikation des Arztes gegenüber dem Patienten gehören auch zu den wichtigsten Indikatoren von Patientenzufriedenheit (Bensing 1991a; Mast 2007).

5 Wie wirkt sich Kommunikation auf den Gesundheitszustand von Patientinnen und Patienten aus?

Dass Kommunikation mit dem Gesundheitszustand eines Patienten in Zusammenhang steht, wurde schon mehrfach aufgezeigt (siehe z. B. Kinmonth et al. 1998). Das Ausmaß dieser Wirkung und die Kausalität bleiben jedoch noch weitgehend umstritten (Street et al. 2009). Kreps et al. (1994) zeigen einerseits, dass Kommunikation kognitive (z. B. durch höhere Selbstwirksamkeit, besseres Verständnis, mehr Wissen, größere Zufriedenheit und Vertrauen), konative (z. B. durch besseres Präventionsverhalten, Kommunikationskompetenz oder Einhaltung des Behandlungsregimes) oder physiologische (z. B. durch Krankheitsprävention, höhere Lebenserwartung, gesteigerte Lebensqualität oder schnellere Genesung) Auswirkungen auf den Gesundheitszustand von Patientinnen und Patienten haben kann. Stewart (1995) unterstützt diesen Standpunkt in seiner Literaturanalyse und zeigt auf, dass die emotionale Gesundheit eines Patienten, die Auflösung von Krankheitssymptomen, physiologische Werte (Blutdruck und Blutzuckerwerte) sowie die Schmerzkontrolle unter anderem durch gute Kommunikation positiv beeinflusst werden. Trotz dieser Ergebnisse ist noch immer umstritten, wie und in welchem Ausmaß Kommunikation einen Einfluss auf den Gesundheitszustand von Patientinnen und Patienten hat. Wie aber Kreps und Kollegen in ihrem Artikel von 1994 schon betonen, hat Kommunikation mit an Sicherheit grenzender Wahrscheinlichkeit die Kraft, einer Erkrankung vorausgehende Umstände positiv zu beeinflussen. Auch Street et al. (2009) führen an, dass sich die Effekte guter Kommunikation nur indirekt zeigen, wie beispielsweise im Vertrauen in den Arzt oder die Ärztin oder durch verbesserte Einhaltung der Behandlungsanweisungen seitens der Patientinnen und Patienten.

6 Fazit: Zukünftige Herausforderungen der Arzt-Patient-Kommunikation

6.1 Theoretische Herausforderungen

Ein brennendes Thema, welches sich im Bereich der Gesundheitskommunikation in den nächsten Jahren verschärfen wird, ist beispielsweise die Nutzung von Informationen aus unzertifizierten neuen Medien. Die Informationssuche im Internet, die Nutzung von Gesundheits-Apps, der Austausch in Foren, etc. können das Gesundheitsverhalten der Patientinnen und Patienten beeinflussen und unabsehbare Folgen nach sich ziehen. Informationen aus dem Internet beeinflussen beispielsweise die Interaktion zwischen Arzt und Patient während und nach dem Behandlungsgespräch (Caiata-Zufferey et al. 2010; McMullan 2006). So kann die Informationssuche den Dialog mit dem Arzt erleichtern, aber auch gefährlichen Verhaltensweisen Vorschub leisten, wie beispielsweise die Selbstüberschätzung der eigenen Selbstwirksamkeit seitens der Patientinnen und Patienten führen (Schulz und Nakamoto 2013). Gerade die Schnittstelle zwischen massenmedialer und interpersonaler Kommunikation erweist sich als wichtiger und fruchtbarer Nährboden für zukünftige Forschungsarbeit.

Eine weitere Herausforderung der kontemporären Forschung liegt in der Verallgemeinerung von wissenschaftlichen Erkenntnissen aus verschiedenen kulturellen Kontexten. Ein Großteil der Forschung in der A-P-Kommunikation stammt aus dem englischen Sprachraum, wobei vor allem die USA eine Vorreiterrolle einnimmt. Kulturelle Faktoren sind in der Kommunikation zwischen Arzt und Patient besonders kritisch, da je nach Hintergrund von Patientinnen und Patienten andere Interaktionsnormen bestehen. So lassen sich Forschungsresultate aus dem einen Kulturkreis nicht unbedingt auf einen anderen übertragen. Man weiß beispielsweise, dass italienische Ärztinnen und Ärzte Behandlungen, in welchen der Patient im Zentrum steht (aus dem Englischen: „patient-centeredness"), paternalistischer wahrnehmen als US-amerikanische Ärzte und Ärztinnen. Während für italienische Ärztinnen und Ärzte die Patientenautonomie zweitrangig ist, wird sie in den USA an oberste Stelle gesetzt (Lamiani et al. 2008). Dies deutet darauf hin, dass wissenschaftliche Erkenntnisse aus dem sehr aktiven englischen Forschungsraum nicht automatisch und direkt auf andere kulturelle Kontexte übertragen werden sollten. Somit ist die Replikation und Validierung von Studien aus dem englischen Sprachraum eine Herausforderung, der sich die deutsche Gesundheitskommunikation vermehrt zuwenden sollte.

6.2 Praktische Herausforderungen

Die praktischen Herausforderungen der A-P-Kommunikation sind sowohl ressourcen- und zeit- als auch medienbedingter Natur. Beispielsweise wird das Internet zunehmend als Zusatz oder Ersatz von Behandlungsgesprächen angepriesen, wie ein Artikel von Krüger-Brand (2015) zeigt. Patientinnen und Patienten fällt es oft leichter, ihre Symptome per Internet zu schildern, als diese ihrem Arzt oder ihrer Ärztin im direkten Gespräch mitzuteilen. Plattformen im Internet wie beispielsweise DrEd (www.dred.com) bieten schon seit 2011 Diagnosen via E-Mail oder Behandlungsgespräche via Videochat im deutschsprachig-europäischen Sprachraum an. Das in London gemeldete Unternehmen DrEd ist zum Beispiel auf Krankheiten spezialisiert, die bei Patientinnen und Patienten häufig mit Scham verbunden sind (z. B. Geschlechtskrankheiten). Bis heute ist es Ärztinnen und Ärzten in Deutschland jedoch untersagt, Behandlungen ausschließlich über Print- und Kommunikationsmedien durchzuführen (Krüger-Brand 2015). Die komplementäre Nutzung dieser Online-Medien beispielsweise für das Einholen von Zweitmeinungen oder die Durchführung von Nachbehandlungsgesprächen bewegt sich dabei rechtlich gesehen noch in einer Grauzone. Wie dieses Kapitel aufgezeigt hat, gibt es jedoch Hinweise, dass die zwischenmenschliche Interaktion zwischen Arzt und Patient beispielsweise für das Stellen der korrekten Diagnose sowie die Genesung des Patienten wichtig ist. Wie und in welcher Form elektronische Konsultationsplattformen zukünftig reguliert werden, um sowohl die Bedürfnisse der Patientinnen und Patienten sowie die Sorgen der Ärztinnen und Ärzte und Gesundheitsministerien miteinzubeziehen, wird wohl deshalb in den nächsten Jahren vermehrt debattiert werden.

Die praktischen Herausforderungen der interpersonalen A-P-Kommunikation liegen auch in der Umsetzung guter Kommunikationspraktiken im medizinischen Kontext. So schlagen (Kurtz et al. 2005) beispielsweise konkrete obligatorische interpersonale Kommunikationsmodule in der medizinischen Ausbildung vor, welche bereits positive Ergebnisse im Umgang mit Patientinnen und Patienten erzielt haben. Während Module in A-P-Kommunikation während des Medizinstudiums in den USA schon oft Pflichtfächer sind, fehlt in der europäischen Medizinausbildung solch ein Schwerpunkt größtenteils noch. Gerade in der Praxis ist beispielsweise die nonverbale Kommunikation in der A-P-Interaktion entscheidend. Diese kann aber nur sehr schwer erlernt werden. Kontextspezifisch ein angemessenes Kommunikationsverhalten nicht nur theoretisch, sondern auch praktisch zu vermitteln, bedingt viel Zeit und Ressourcen, welche in der medizinischen Ausbildung ohnehin schon knapp bemessen sind.

Eine weitere Herausforderung ist der Lohn- und Kostendruck, der sich auch auf die Behandlungsdauer und Gründlichkeit der Anamnese niederschlagen kann. Da die Kosten im Gesundheitswesen ständig steigen, werden auch die Krankenkassenprämien in den meisten europäischen Ländern kontinuierlich erhöht. Deshalb muss die Gesundheitsversorgung effizienter werden, um tragbar zu bleiben. Dies bedeutet oftmals jedoch, dass weniger Zeit für den einzelnen Patienten aufgewendet werden kann, dieser schneller durchgeschleust und so die kommunikative Komponente auf ein Minimum reduziert werden muss. Gerade deshalb ist es wichtig, dass die Kommunikationswissenschaft systematisch den Zusammenhang zwischen der Interaktion von Arzt und Patient auf den Gesundheitszustand des Behandelten erforscht, um so der Anonymisierung der Arzt-Patienten-Beziehung mit Hilfe empirischer Resultate Einhalt zu gebieten.

Literatur

AAFP. (2015). American Academy of Family Practice (AAFP). http://www.aafp.org/. Zugegriffen am 08.09.2015.

Aaronson, N. K., Muller, M. J., Wever, L. D. V., Schornagel, J. H., & Detmar, S. B. (2001). Patient-physician communication during outpatient palliative treatment visits: An observational study. *JAMA, 285*(10), 1351.

Akhavan, S., & Karlsen, S. (2013). Practitioner and client explanations for disparities in health care use between migrant and non-migrant groups in Sweden: A qualitative study. *Journal of Immigrant and Minority Health, 15*(1), 188–197.

Bensing, J. (1991a). Doctor-patient communication and the quality of care. *Social Science & Medicine, 32*(11), 1301–1310.

Bensing, J. (1991b). *Doctor-patient communication and the quality of care. An observation study into affective and instrumental behavior in general practice.* Utrecht: Nederlands Instituut voor Onderzoek van de Eerstelijnsgezondheidszorg.

Bradley, C. T., & Brasel, K. J. (2008). Core competencies in palliative care for surgeons: Interpersonal and communication skills. *American Journal of Hospice and Palliative Medicine, 24*(6), 499–507.

Brédart, A., Bouleuc, C., & Dolbeault, S. (2005). Doctor-patient communication and satisfaction with care in oncology. *Current Opinion in Oncology, 17*(4), 351–354.

Caiata-Zufferey, M., Abraham, A., Sommerhalder, K., & Schulz, P. (2010). Online health information seeking in the context of the medical consultation in Switzerland. *Qualitative Health Research, 20*(8), 1050–1061.

Cassel, C. K., & Reuben, D. B. (2011). Specialization, subspecialization, and subsubspecialization in internal medicine. *The New England Journal of Medicine, 364*(12), 1169–1173.

Cegala, D. J., Street, R. L., & Clinch, C. R. (2007). The impact of patient participation on physicians' information provision during a primary care medical interview. *Health Communication, 21*(2), 177–185.

Charles, C., Gafni, A., & Whelan, T. (1999). Decision-making in the physician – Patient encounter: Revisiting the shared treatment decision-making model. *Social Science & Medicine, 49*, 651–661.

Coulthard, M., & Ashby, M. (1976). A linguistic description of doctor-patient interviews. In *Studies in everyday medical life*. London: Martin Robertson.

Crane, J., & Crane, F. G. (2010). Optimal nonverbal communication strategies physicians should engage in to promote positive clinical outcomes. *Health Marketing Quarterly, 27*(3), 262–274.

Drew, P., Chatwin, J., & Collins, S. (2001). Conversation analysis: A method for research into interactions between patients and health-care professionals. *Health Expectations: An International Journal of Public Participation in Health Care and Health Policy, 4*(1), 58.

Entralgo, P. L. (1955). *Mind and body, psychosomatic pathology: A short history of the evolution of medical thought*. London: Harvill.

Entralgo, P. L. (1969). *Doctor and patient*. New York: McGraw Hill.

Ferguson, W. J., & Candib, L. M. (2002). Culture, language, and the doctor-patient relationship. *Family Medicine, 34*(5), 353–360.

Fogarty, C. T. (2001). Examining the influence of physicians in the lives of patients over time: Taking a history of the doctor-patient relationship. *Families, Systems & Health, 19*(2), 221–226.

Heritage, J., & Maynard, D. W. (2006). Problems and prospects in the study of physician-patient interaction: 30 years of research. *Annual Review of Sociology, 32*(1), 351–374.

Jenks, S. (2012). Patient narratives bridge gap in doctor-patient communication. *Journal of the National Cancer Institute, 104*(17), 1277–1278.

Jerant, A., Bell, R., Feng, B., & Kravitz, R. (2011). What do doctors say when prescribing medications? An examination of medical recommendations from a communication perspective. *Health Communication, 26*(3), 286–296.

Kinmonth, A. L., Woodcock, A., Griffin, S., Spiegal, N., & Campbell, M. J. (1998). Randomised controlled trial of patient centred care of diabetes in general practice: Impact on current wellbeing and future disease risk. *BMJ (Clinical Research Ed.), 317*(7167), 1202–1208.

Kreps, G. L., O'Hair, D., & Clowers, M. (1994). The influences of human communication on health outcomes. *American Behavioral Scientist, 38*(2), 248–256.

Krüger-Brand, H. E. (2015). Arztsprechstunden online: Zum Doktor per Video-Chat. http://www.aerzteblatt.de/archiv/167546. Zugegriffen am 30.11.2015.

Kurtz, S., Silverman, J., & Draper, J. (2005). *Teaching and learning communication skills in medicine* (2. Aufl.). Oxford, England: Radcliffe Publishing.

Labrie, N., & Schulz, P. J. (2014). Does argumentation matter? A systematic literature review on the role of argumentation in doctor-patient communication. *Health Communication, 29*(10), 996–1008.

Lamiani, G., Meyer, E. C., Rider, E. A, Browning, D. M., Vegni, E., Mauri, E., Truog, R. D., et al. (2008). Assumptions and blind spots in patient-centredness: Action research between American and Italian health care professionals. *Medical Education, 42*(7), 712–720.

Lee, E. O., & Emanuel, E. J. (2013). Shared decision making to improve care and reduce costs. *The New England Journal of Medicine, 368*(1), 4–6.

Levin, S. B. (2012). The doctor-patient tie in Plato's Laws: A backdrop for reflection. *Journal of Medicine and Philosophy (United Kingdom), 37*(4), 351–372.

Maguire, P. (2005). Breaking bad news: Talking about death and dying. *Medicine, 33*(2), 29–31.

Makoul, G., & Clayman, M. L. (2006). An integrative model of shared decision making in medical encounters. *Patient Education and Counseling, 60*(3), 301–312.

Mast, M. S. (2007). On the importance of nonverbal communication in the physician-patient interaction. *Patient Education and Counseling, 67*(3 SPEC. ISS), 315–318.

Mast, M. S., Kindlimann, A., & Langewitz, W. (2005). Recipients' perspective on breaking bad news: How you put it really makes a difference. *Patient Education and Counseling, 58*(3 SPEC. ISS), 244–251.

Maynard, D. W., & Heritage, J. (2005). Conversation analysis, doctor-patient interaction and medical communication. *Medical Education, 39*(4), 428–435.

McMullan, M. (2006). Patients using the Internet to obtain health information: How this affects the patient-health professional relationship. *Patient Education and Counseling, 63*(1–2), 24–28.

Oates, J., Weston, W. W., & Jordan, J. (2000). The impact of patient-centered care on outcomes. *Fam Pract*, 49, 796–804.

Ong, L. M. L., De Haes, J. C. J. M., Hoos, A. M., & Lammes, F. B. (1995). Doctor-patient communication: A review of the literature. *Social Science & Medicine, 40*(7), 903–918.

Parle, M., Maguire, P., & Heaven, C. (1997). The development of a training model to improve health professionals' skills, self-efficacy and outcome expectancies when communicating with cancer patients. *Social Science & Medicine, 44*(2), 231–240.

Parsons, T. (1951). Social structure and dynamic process: The case of modern medical practice. In T. Parsons (Hrsg.), *The social system* (S. 428–479). Glencoe: Free Press.

Polack, P. E., & Avtgis, T. A. (2011). *Medical communication: Defining the discipline.* Dubuque: Kendall/Hunt Publishing.

Pringle, M., Stewart-Evans, C., Coupland, C., Williams, I., Allison, S., & Sterland, J. (1993). Influences on control in diabetes mellitus: Patient, doctor, practice, or delivery of care? *BMJ (Clinical Research Ed.), 306*(6878), 630–634.

Ptacek, J. T., & Eberhardt, T. L. (1996). Breaking bad news: A review of the literature. *JAMA, 276*(6), 496–502.

Rosenberg, E., Leanza, Y., & Seller, R. (2007). Doctor-patient communication in primary care with an interpreter: Physician perceptions of professional and family interpreters. *Patient Education and Counseling, 67*(3 SPEC. ISS), 286–292.

Roter, D. L., & Hall, J. A. (1989). Studies of doctor-patient interaction. *Annual Review of Public Health, 10,* 163–180.

Roter, D. L., & Hall, J. A. (2006). *Doctors talking with patients/patients talking with docters: Improving communication in medical visits* (Second). Westport: Praeger Publishers.

Rubinelli, S. (2013). Argumentation as rational persuasion in doctor-patient communication. *Philosophy and Rhetoric, 46*(4), 550–569.

Rubinelli, S., & Schulz, P. J. (2006). „Let me tell you why!". When argumentation in doctor-patient interaction makes a difference. *Argumentation, 20*(3), 353–375.

Schulz, P. J., & Nakamoto, K. (2013). Patient behavior and the benefits of artificial intelligence: The perils of „dangerous" literacy and illusory patient empowerment. *Patient Education and Counseling, 92*(2), 223–228.

Segal, J. (1994). Patient compliance, the rhetoric or rhetoric, and the rhetoric of persuasion. *Rhetoric Society Quaterly, 23*(3/4), 90–102.

Serbin, K. M. (2013). Supporting the patient as a consumer. *Professional Case Management, 18*(3), 142–143.

Shapiro, J., Astin, J., Shapiro, S. L., Robitshek, D., & Shapiro, D. H. (2011). Coping with loss of control in the practice of medicine. *Families, Systems & Health, 29*(1), 15–28.

Shorter, E. (1985). *Bedside manners.* New York: Simon & Schuster.

Steihaug, S., Gulbrandsen, P., & Werner, A. (2012). Recognition can leave room for disagreement in the doctor-patient consultation. *Patient Education & Counseling, 86*(3), 316–321.

Stewart, M. (1995). Effective physician-patient communication and health outcomes: A review. *CMAJ: Canadian Medical Association Journal, 152*(9), 1423–1433.

Street, R. L., Makoul, G., Arora, N. K., & Epstein, R. M. (2009). How does communication heal? Pathways linking clinician-patient communication to health outcomes. *Patient Education and Counseling, 74*(3), 295–301.

Thompson, C. L., & Pledger, L. M. (1993). Doctor-patient communication: Is patient knowledge of medical terminology improving? *Health Affairs (Project Hope), 5*(2), 89–97.

Wieland, W. (1986). *Strukturwandel der Medizin und ärztliche Ethik. Philosophische Überlegungen zu Grundfragen einer praktischen Wissenschaft.* Heidelberg: Carl Winter Universitätsverlag.

Wirtz, V., Cribb, A., & Barber, N. (2006). Patient-doctor decision-making about treatment within the consultation – A critical analysis of models. *Social Science and Medicine, 62*(1), 116–124.

Medizin- und Gesundheitsjournalismus

Georg Ruhrmann und Lars Guenther

Zusammenfassung
Dem Medizin- und Gesundheitsjournalismus wird eine tragende Rolle für die Information der Bevölkerung über medizinische Forschungsthemen zugesprochen. In der Forschungsliteratur wird häufig keine Unterscheidung zwischen Medizin- und Gesundheitsjournalismus unternommen; vielmehr werden beide Typen des Journalismus dem Wissenschaftsjournalismus untergeordnet. Der Medizinjournalismus hat eigene professionelle Nachrichtenfaktoren und Frames ausgebildet. Dabei ist die Berichterstattung häufig am Publikum orientiert und aus wissenschaftlicher Perspektive nicht frei von Ungenauigkeiten und Fehlern.

Schlüsselwörter
Journalismus · Medizin in Massenmedien · Qualität · Evidenz · Frames

1 Einführung

Gesundheit und Gesundheitsvorsorge boomen weltweit. Das deutsche Gesundheitssystem ist seit Jahren sowohl Moment als auch Objekt einer ökonomisch hochvitalen, medizinisch innovativen und politisch regulierten Wachstumsbranche. So verwundert es kaum, dass Gesundheit, Kosten, aber auch medizinische Risiken

G. Ruhrmann (✉)
Institut für Kommunikationswissenschaft, Lehrstuhl Grundlagen der medialen Kommunikation und Medienwirkung, Friedrich-Schiller-Universität Jena, Jena, Deutschland
E-Mail: georg.ruhrmann@uni-jena.de

L. Guenther
Journalistik und Kommunikationswissenschaft, Universität Hamburg, Hamburg, Deutschland
E-Mail: lars.guenther@uni-hamburg.de

© Springer Fachmedien Wiesbaden GmbH, ein Teil von Springer Nature 2019
C. Rossmann, M. R. Hastall (Hrsg.), *Handbuch der Gesundheitskommunikation*,
https://doi.org/10.1007/978-3-658-10727-7_6

zunehmend zum öffentlichen Thema werden. Sie sind zugleich prominenter Gegenstand journalistischer Berichterstattung (Elmer et al. 2008), auch da die Bevölkerung das Thema in Presse und Rundfunk vermehrt nachfragt (Guenther et al. 2015a). Und im Netz lassen sich direkt, persönlich und schnell jegliche Details zu Medizin, Gesundheit und Krankheit kommunizieren: sie reichen von evidenzbasierten Informationen, über Ratschläge verwissenschaftlicher Schulmedizin bis hin zu esoterischen Heilversprechungen. Und damit wird deutlich: Bürgerinnen und Bürger erhalten ihre Gesundheitsinformationen häufig nicht primär von Ärztinnen und Ärzten, Familienmitgliedern oder Freunden (Hodgetts et al. 2008). Es sind Presse, Rundfunk und Internet, die Interesse anregen und verstärken (Leask et al. 2010).

Ausgehend von einer Begriffsbestimmung des Medizin- und Gesundheitsjournalismus widmet sich der vorliegende Beitrag der journalistischen Selektion und Darstellung von Medizinthemen in den Medien. Auch Fragen journalistischer Qualität werden hierbei relevant (siehe auch Wormer 2014). Ein gesonderter Abschnitt wird auf den journalistischen Umgang mit wissenschaftlichem Wissen eingehen, speziell den Umgang mit (un)gesichertem medizinischem Wissen. Dazu werden ausgewählte theoretische Überlegungen und Ergebnisse empirischer Forschungen berücksichtigt, die in den letzten zehn Jahren von den Autoren in größeren Arbeits- und Forschergruppenzusammenhängen erarbeitet wurden.[1]

2 Relevanz und Begriffsbestimmung des Medizin- und Gesundheitsjournalismus

Vorhandene Gesundheit als positiver Wert und Zustand, neueste medizinische Verfahren, zum Teil aber auch gesundheitliche Risiken haben sich in den letzten Jahren als beliebte und relevante Themen in der (Hintergrund-) Berichterstattung, vor allem in (von der Pharmaindustrie finanzierten) Beilagen großer Zeitungen, in Publikationen von Apotheken und Naturkostherstellern oder in Wissens-, Gesundheits- und Ratgebermagazinen des Fernsehens und Printbereichs etabliert (Hodgetts et al. 2008; Wormer 2014). Themen mit Bezug zu Medizin und Gesundheit werden prominent platziert, zum Beispiel auf Titelseiten von Tageszeitungen. Dies verdeutlicht die hohe Relevanz, die dem Medizin- und Gesundheitsjournalismus zugesprochen wird (siehe auch Amend und Secko 2012). Sie kommt auch deshalb zustande, weil Leserinnen und Leser sowie Zuschauer und Zuschauerinnen ihre Entscheidungen oft auf die Informationen bauen, die sie massenmedial präsentiert bekommen (Viswanath et al. 2008). Nicht selten wird sogar von Medizinjournalistinnen und

---

[1]Dazu zählen ein Projekt im BMBF-Förderprogramm zu *Ethischen, rechtlichen und sozialen Aspekten der Medizin* (2002–2008), die Beratungstätigkeiten in der *Kommission für Risikoforschung und -wahrnehmung* beim Bundesinstitut für Risikobewertung (BfR; seit 2009), die Projektarbeit *Biotechnologie Kommunikation* bei der ACATECH (2010–2012), die Expertise *Pandemien* im Auftrag des BMBF (2011) sowie drei DFG-Projekte zur *Molekularen Medizin*, *Nanomedizin* und *Biotechnologie* in allen Bewilligungsphasen des Schwerpunktprogramm 1409 *Wissenschaft und Öffentlichkeit* (2009–2015).

-journalisten erwartet, dass sie die *health literacy*, also die Gesundheitskompetenz und entsprechendes Wissen über Gesundheit in der Bevölkerung, fördern (Hinnant und Len-Ríos 2009). Schwitzer et al. (2005) sprechen deshalb auch von einer speziellen Verantwortung, die Medizin- und Gesundheitsjournalistinnen und -journalisten für die Gesellschaft tragen.

Klassifizierungsversuche, was Medizin- und was Gesundheitsjournalismus ausmache, sind zahlreich. Wir folgen in diesem Beitrag Wormer (2014), der vorschlägt, diese primär auf Erkenntnissen aus der Medizinforschung basierende Berichterstattung nicht weiter in die Berichterstattung über medizinische Wissenschaft (eher Medizinjournalismus) und die Berichterstattung über Gesundheitsthemen, Gesundheitspolitik etc. (eher Gesundheitsjournalismus) zu unterteilen.[2] Grund hierfür sind die Inkonsistenzen, die bei einigen Themen auftreten können. Deshalb werden beide Begriffe im Folgenden synonym verwendet. Wichtig ist jedoch, dass es sich in erster Linie um eine ressortspezifische *Form des Journalismus* handelt, an dem dementsprechend auch in erster Linie journalistische Kriterien angelegt werden sollten (siehe auch Kohring 2005). Auch Medizinjournalistinnen und -journalisten geben an, dass sie ihre Rolle nicht von jener anderer Journalisten unterscheiden (Schwitzer et al. 2005). Dazu zählt bspw., dass sich Medizinjournalisten, wie Journalisten anderer Ressorts auch, hauptsächlich als (neutrale) Informationsvermittler wahrnehmen (Amend und Secko 2012).

Zudem vertreten die Autoren des vorliegenden Beitrags die Auffassung, dass Medizinjournalismus als Teilbereich des Wissenschaftsjournalismus anzusehen ist. Dies liegt vor allem daran, dass Medizinthemen nicht zuletzt, weil sie häufig viele Nachrichtenfaktoren erfüllen, das Hauptberichterstattungsfeld des Wissenschaftsjournalismus sind (bspw. Elmer et al. 2008). Weitere Kriterien, die für diese Einteilung sprechen, betreffen den generell hohen Output der medizinischen Forschung aber auch die medizinische Spezialisierung einer Vielzahl von Wissenschaftsjournalistinnen und -journalisten.

3 Selektion und Darstellung von Medizinthemen durch Journalisten

Neueste medizinische Erkenntnisse sind für die Öffentlichkeit relevant und werden zunehmend von Gesundheitswirtschaft, Universitäten und medizinischen Einrichtungen über Pressematerialien kommuniziert (Wright et al. 2013). Pressematerialien erhöhen die Wahrscheinlichkeit auf Publikation durch Medizinjournalisten (Stryker 2002) und sind neben wissenschaftlichen Journals eine häufig verwendete Quelle für

---

[2]So finden sich auch in der US-amerikanischen Literatur synonyme Verwendungen der Begriffe *health journalism* und *medical journalism*, die hier ebenfalls einen stark Bezug zur Berichterstattung über medizinische Forschung aufweisen (Viswanath et al. 2008). Bei Larsson et al. (2003) wird bspw. unter *medical reporting* die Berichterstattung über Medizin, Gesundheit und das Gesundheitswesen verstanden, was ebenfalls eine Unterteilung in Medizin- und Gesundheitsjournalismus aufhebt.

diese Berufsgruppe (Viswanath et al. 2008). Einige Autorinnen und Autoren glauben, dass gerade Medizinjournalisten hochgradig von ihren Quellen abhängig seien, weil neue medizinische Forschungsergebnisse für sie schwer zu bewerten seien und oft technische Komponenten beinhalten (Amend und Secko 2012; Len-Ríos et al. 2009).

Natürlich sind Medizin- und Gesundheitsjournalisten aber von einer Vielzahl weiterer relevanter Einflussgrößen umgeben, die ihre Selektion und Darstellung beeinflussen. Folgt man der klassischen *Gatekeeping-Theorie* (Shoemaker und Vos 2009), dann fallen darunter die eigenen Einstellungen genauso wie organisationsbedingte, kulturelle und publikumsbezogene Vorstellungen (Hodgetts et al. 2008). „A journalistic story is result of a series of contingent steps where the reporter contacts news sources or is contacted by news sources, decides on the news angle, and researches, writes, and files the story that is then edited and finally published", (Viswanath et al. 2008, S. 763).

Dabei sollte auch im Medizinjournalismus nicht außer Acht gelassen werden, dass diese Journalistinnen und Journalisten häufig Restriktionen und Zwängen in Form von verfügbarer Zeit und bereitgestelltem Platz unterliegen (Larsson et al. 2003; Leask et al. 2010). Zudem gilt auch für diese Form des Journalismus, dass eine starke Ausrichtung am wahrgenommenen Publikumsbild bei der Selektion und Darstellung von Themen festzustellen ist (Amend und Secko 2012; Hinnant und Len-Ríos 2009; Len-Ríos et al. 2009). Als Hauptgrund gilt hierbei, dass Journalisten und ihre Organisationen immer auch von Verkaufszahlen oder Einschaltquoten abhängig sind.

Mit den Konzepten von *Nachrichtenfaktoren* und *-frames* lässt sich noch besser beschreiben, welchen gesundheitlich und medizinisch relevanten Ereignissen die Journalisten Neuigkeitswert und Bedeutung zuschreiben, wie sie diese als Meldung über Medizin- und Gesundheitsthemen auswählen und strukturieren (Ruhrmann und Milde 2011). Darauf soll der Fokus nachfolgend liegen.

3.1 Nachrichtenfaktoren im Medizin- und Gesundheitsjournalismus

Wesentliche Nachrichtenfaktoren des Medizin- und Gesundheitsjournalismus sind die Reichweite und die Aktualität/Neuigkeit (Hodgetts et al. 2008; Leask et al. 2010; Viswanath et al. 2008), aber auch die Personalisierung und Prominenz, die einem medizinischen und gesundheitsrelevanten Ereignis durch Journalistinnen und Journalisten zugeschrieben wird (Hinnant und Len-Ríos 2009; Ruhrmann und Milde 2011). Die Themen Medizin und Gesundheit bekommen ein massenmedial wirksames Gesicht. Hierbei sind nicht nur Fallbeispiele angesprochen, sondern es zeigt sich zusätzlich, dass Krankheiten von Celebrities, Sportlerinnen und Sportlern oder Politikern und Politikerinnen (Stryker et al. 2005) größere Nachrichtenaufmerksamkeit erregen als die Gesundheitsrisiken von bspw. Industriearbeiterinnen und -arbeitern, Hebammen oder Assistenzärzten in der Universitätsmedizin. Eine personalisierte Darstellung kann allgemein verbunden werden mit einer verzerrten

Repräsentation von Wahrscheinlichkeiten und Schäden (Ruhrmann 2012) und kann zu einer Dramatisierung bestimmter Krankheiten führen (Grimm und Wahl 2014).
So ist bspw. bekannt, dass das Thema Brustkrebs im Vergleich zu anderen Krebsarten und tatsächlichen Sterberaten medial überrepräsentiert ist (Jensen et al. 2010). Hieraus kann eine falsche Einschätzung der Häufigkeit auf Seiten der Bevölkerung resultieren.

Die Nachrichtenfaktoren Reichweite und Dauer besagen, dass die aktuelle Berichterstattung eher Gesundheitsthemen und -risiken präsentiert, wenn sie viele Menschen kurzfristig bedrohen. Längerfristig angelegte gesundheitliche Risiken, die dann auch nur wenige Menschen betreffen, weisen keinen entsprechenden Nachrichtenwert für Journalistinnen und Journalisten auf. Die Ausbreitung einer Pandemie als aktuelles Nachrichtenthema ist dafür ein plastisches Beispiel (Guenther et al. 2011). Ungewöhnlichkeit als Nachrichtenfaktor bedeutet, dass Journalisten außergewöhnliche Krankheitsaspekte und ungewöhnliche Risiken eher berichten als andere Ereignisse (Ruhrmann und Milde 2011). Je nach Medium kann aber auch der lokale Bezug eines Ereignisses ebenfalls im Medizinjournalismus bedeutsam werden (Leask et al. 2010).

Nachrichtenfaktoren wie Negativität und Sensation kommen auch bei der Berichterstattung über Gesundheitsrisiken ins Spiel, insbesondere wenn es um substanzielle Gesundheitsbedrohungen geht. Angesprochen werden in der Krebsberichterstattung bspw. Risiken, vor allem bezogen auf den individuellen Lebensstil, das Ernährungsverhalten und das Rauchen (Jensen et al. 2010). Einige Autorinnen und Autoren unterstellen Journalisten, dass sie zu sehr auf Kontroversen abzielen, zu wenig Details bereitstellen und Risiken nicht ausführlich genug erklären (Hinnant und Len-Ríos 2009). Andere wiederum argumentieren, dass Medizinthemen in den Massenmedien zu sehr auf die Chancen und Vorteile, jedoch nicht auf die Schäden und Risiken und auch zu selten auf eventuell entstehende Kosten fokussieren (Schwitzer 2010). Eine solche auf den medizinischen Fortschritt gerichtete Berichterstattung kann dann auch zu unrealistischen Erwartungen beim Publikum führen.

3.2 Frames im Medizin- und Gesundheitsjournalismus

Im vorherigen Abschnitt wurde zum Teil schon auf die Darstellung von Medizin und Gesundheit in den Medien eingegangen. Unter dem Framing-Konzept können wir noch besser beschreiben, welche verschiedenen Darstellungsweisen und Interpretationsmuster hauptsächlich von Journalistinnen und Journalisten bereitgestellt werden. Der Ansatz selbst ist weit verbreitet im Medizin- und Gesundheitsjournalismus (siehe Guenther et al. 2015a, siehe auch den Beitrag von Sikorski und Matthes, Kap. ▶ „Framing-Effekte im Gesundheitsbereich" in diesem Band).

Im Mittelpunkt der Framing-Forschung steht neben der nachrichtenrelevanten Berichterstattung über Medizin und Gesundheit vor allem die Interpretation seitens der Journalisten. Mit dem Framing-Konzept lassen sich kognitive Strukturen beschreiben, mittels derer Journalisten Nachrichten produzieren (Scheufele und Scheufele 2010). Kommunikatoren und Journalisten können dieselben Themen auf ganz unterschiedliche und spezifische Art und Weise rahmen. Sie heben dabei bestimmte Aspekte hervor, schreiben den definierten Problemen bestimmte Ursachen zu, bewerten sie moralisch und schlagen bestimmte Lösungen vor (Entman 1993).[3]

Exemplarisch sei die Studie von Kessler et al. (2014) angeführt, in der die Frames der Fernsehberichterstattung über Medizin anhand der Frame-Definition Entmans (1993) cluster-analytisch identifiziert wurden. Ein erster Frame *Neue wissenschaftliche Verfahren* behandelt vorrangig die neuen wissenschaftlichen Entdeckungen und Verfahren der Medizinforschung. Dieser Darstellungstyp hat eine sehr wissenschaftsbezogene Rahmung, stellt fast ausschließlich Wissenschaftlerinnen und Wissenschaftler dar, seltener auch Ärztinnen und Ärzte und Betroffene. Bewertungen und Prognosen sind zumeist positiv, auch deshalb weil auf den Nutzen dieser neuen Verfahren fokussiert wird. Der Frame ist zudem lösungsorientiert; er stellt demnach Ansätze vor, die bisherige medizinische Probleme lösen können.

Ein zweiter Frame, *Grundlagen-Berichterstattung*, thematisiert medizinische Grundlagen. Grundbegriffe und -annahmen, Elementarwissen und Zusammenhänge werden dargestellt, während andere thematische Aspekte in den Hintergrund treten. In einem solchen Frame kommen kaum Akteure vor, vielmehr ist es der Sprecher, der aus dem off Wissen vermittelt. Es handelt sich hierbei um klassische Lehrfilme und Erklärstücke, die sehr neutral berichten.

Ein dritter Frame schließlich widmet sich der *Kritischen Reflexion aktueller Defizite* im Medizinbereich. Der Fokus liegt hierbei auf (gesundheitlichen) Problemen, es treten ebenfalls häufig Forscherinnen und Forscher sowie Ärztinnen und Ärzte und Betroffene auf. Im Mittelpunkt stehen die Risiken und Nachteile aktueller Forschung, bspw. dass eine Therapie nicht wirkt oder noch gar nicht entwickelt wurde. Bewertungen sind für diese aktuellen Forschungsdefizite und Verfahren deshalb generell mehr negativ, Prognosen sind ebenso mehrheitlich negativ. Es werden zudem weniger Lösungen als vielmehr Forderungen an die Wissenschaft, Medizin und Politik formuliert.

Die Frame-Typologie, wie hier vorgestellt (Kessler et al. 2014), ist bisher nur für die Fernsehberichterstattung von Wissenschaftsmagazinen durchgeführt worden. Sie ist deshalb so bedeutsam, weil hier medizinische Themen sehr allgemein berücksichtigt werden. Darüber hinaus existiert eine Vielzahl an Frame-Bestimmungen zu verschiedenen medizinischen Themen in unterschiedlichen Medien. Diese hier einzeln vorzustellen, würde zu weit führen. Es sei aber erwähnt, dass sich bspw. bei der Berichterstattung über Krebs eine ähnliche auf Verfahren, Therapien und Diagnosen fokussierende Darstellung nachweisen lässt (Moriarty und Stryker 2008); die Bevölkerung wird hierbei laut den Autoren der Studie zu wenig über Risiken und Präventionsmaßnahmen aufgeklärt.

Bezugnehmend auf den Aspekt der journalistischen Qualität dieser Darstellung wird die Arbeit von Medizin- und Gesundheitsjournalisten häufig kritisiert: Sie sei

---

[3]Natürlich gibt es eine Vielzahl verschiedener Definitionen, was als Frame zu bezeichnen ist, siehe Scheufele und Scheufele (2010).

bspw. zu spekulativ, sensationsbezogen und anekdotisch (Amend und Secko 2012; Larsson et al. 2003), Journalisten fehle spezifisches Wissen und Training (Leask et al. 2010) und sie würden anderen Kriterien folgen als die Wissenschaft (Hinnant und Len-Ríos 2009). Dementsprechend widmen sich einige Studien dem Spannungsverhältnis zwischen Journalisten und ihren Quellen, und erkennen: „Journalists tend to use anecdotal or rhetorical rather than statistical evidence; rely on expert testimony rather than on publications; emphasise controversy rather than consensus; and represent issues in terms of polarities rather than complexities" (Leask et al. 2010, S. 2). Wie bereits erwähnt ist einigen Autoren der Medizinjournalismus aber auch zu unkritisch (Amend und Secko 2012; Hinnant und Len-Ríos 2009). Bei all dieser Kritik darf jedoch nicht vergessen werden, dass es dem Medizin- und Gesundheitsjournalismus zu verdanken ist, dass überhaupt über diese Themen berichtet wird (siehe auch Amend und Secko 2012).

Der Deutsche Presserat (2015) widmet dem Medizinjournalismus sogar eine eigene Ziffer. Dort steht, dass sensationelle Darstellungen zu vermeiden sind und dass „Forschungsergebnisse, die sich in einem frühen Stadium befinden, [...] nicht als abgeschlossen oder nahezu abgeschlossen dargestellt werden [sollten]" (Presserat 2015, S. 7). Hier wird unmittelbar der journalistische Umgang mit (un)gesichertem medizinischem Wissen angesprochen. Die medizinjournalistische Darstellung wissenschaftlicher Ungesichertheit medizinischer bzw. wissenschaftlicher Befunde oder anders ausgedrückt, vor allem das Fehlen einer Darstellung von Ungesichertheit, ist ein großer Kritikpunkt am Medizinjournalismus, der häufig dazu führt, ihm eine geringe journalistische Qualität zu attestieren (Hinnant und Len-Ríos 2009). Dem Medizinjournalismus wird dann vorgeworfen, nicht evidenzorientiert zu berichten.

3.3 Medizinjournalistischer Umgang mit (un)gesichertem Wissen

Eine *evidenzorientierte Berichterstattung* meint, dass Journalistinnen und Journalisten sowohl auf gesicherte wissenschaftliche und medizinische Erkenntnisse als auch auf die vorhandenen Vorläufigkeiten, Forschungslücken sowie eventuell kontroverse Meinungen eingehen (Schneider 2010) und diese in einer journalistisch qualitativ hochwertigen Berichterstattung präsentieren (Wormer 2014). Das bedeutet auch, dass Journalisten die wissenschaftliche (Un)Gesicherheit von Befunden medizinischer Studien nicht über- oder unterrepräsentieren bzw. verzerrt darstellen.

Mit *wissenschaftlicher Evidenz* werden aus dem Design und der Methode der Forschung abgeleitete Grade der Gesichertheit medizinischen Wissens bzw. der vorhandenen wissenschaftlichen Belege bezeichnet. Sie reichen, abgestuft, von einfachen Expertenaussagen und Fallbeispielen bis hin zu experimentell abgesicherten Studien, Meta-Analysen und systematischen Reviews (Bromme et al. 2014; vgl. hierzu auch den Beitrag von Hastall und Lang, Kap. ▶ „Grundlagen einer evidenzbasierten Gesundheitskommunikation" in diesem Band). Wissenschaftliche Entscheidungsgrundlagen sollen für das Gesundheitssystem und die Politik nachvollziehbar und zuverlässig über nützliche und auch mögliche unerwünschte Folgen von Gesundheitsprogrammen und medizinisch-technischer Innovationen informieren

(Cartwright und Hardie 2012).[4] Dies gilt jedoch auch für den Medizin- und Gesundheitsjournalismus, der den Großteil der Bevölkerung erreicht.

Wie Journalistinnen und Journalisten mit (un)gesichertem Wissen wissenschaftlicher Ergebnisse umgehen, ist ein sehr junges Forschungsfeld (siehe Schneider 2010), wurde in den letzten Jahren aber zunehmend bedeutsamer. Auch für die journalistische Darstellung medizinwissenschaftlicher Evidenz im Fernsehen liegt eine Framing-Studie vor, die in der Lage ist zu beschreiben, wie Medizinjournalisten mit (un)gesichertem wissenschaftlichem Wissen umgehen. So lässt sich ein erster Frame der untersuchten Berichte identifizieren, bei dem fehlende wissenschaftliche Evidenz und Risiken (Ruhrmann et al. 2015) explizit erwähnt werden. Die Kontroverse wird nicht nur wissenschaftlich, sondern auch über ethische und soziale Aspekte und Folgen medizinischer Innovationen geführt. Beteiligt sind politische Akteure, welche über Risiken und Chancen diskutieren, die positiv und vor allem auch negativ bewertet werden. Ein davon klar unterscheidbarer zweiter Frame repräsentiert hingegen wissenschaftliche gesicherte Befunde, die erwähnt, allerdings nicht umfangreich diskutiert werden. Eher chronologisch als diskursiv werden wissenschaftliche Befunde, Chancen und Ereignisse aufgezählt. Wissenschaftliche Quellen werden eher übernommen als kritisch überprüft. Auch fehlt es an Bewertungen oder Forderungen an medizinisch oder politisch verantwortliche Akteure. Ein dritter Frame beleuchtet gesundheitliche (Alltags-) Risiken medizinischer Therapien. Es geht vor allem um die Kommunikation zwischen Arzt und Patient und ihren jeweiligen Erfahrungen. Die Berichterstattung erscheint ausgewogen mit einer allerdings leichten negativen Tendenz, zudem werden kaum evidenzbezogene Aussagen getroffen (Ruhrmann et al. 2015). Schließlich existiert ein vierter Frame, der konfligierende wissenschaftliche Evidenz von medizinischen Befunden zeigt, indem vor allem Prozessdimensionen der Forschung und die Forscher selbst zu Wort kommen. Es geht um die für die Wissenschaft typische Debatte um die jeweils besten Methoden und Erhebungsverfahren, experimentelle Designs und mögliche diagnostische und therapeutische Optionen.

Bezogen auf die Diskussionen um medizinjournalistische Qualität zeigt diese exemplarische Studie, dass Journalistinnen und Journalisten dazu neigen, wissenschaftlich ungesichertes Wissen in den Kontext von Kontroversen und Risiken zu stellen. Gesichertes wissenschaftliches Wissen wird eher in den Kontext von Chancen und Nutzen gestellt (siehe für ähnliche Befunde und die Berichterstattung über Nanotechnologie ebenfalls Heidmann und Milde 2013). Aus wissenschaftlicher Perspektive ist dies zu kritisieren, weil die Bevölkerung so nicht umfassend über die Ungesichertheit medizinischen Wissens aufgeklärt wird. Journalisten würden jedoch sagen, dass ihr Verhalten durchaus rational ist.

---

[4]Sind diese selbst unbekannt, lässt sich u. U. von *Ungewissheit* sprechen, bei der es allerdings nicht mehr um die Gesichertheit oder Qualität der Forschung, sondern um (Noch)Nichtwissen oder Unwissen zu Phänomenen oder Themen (bspw. Klimafolgen) handelt, die im Umgang von Wissenschaftlern mit Journalisten häufig auftreten (siehe Bromme et al. 2014).

Unsere eigenen qualitativen und quantitativen Befragungen mit Wissenschaftsjournalisten, die auch mehrheitlich über Medizinthemen berichten, versuchten zu erklären, warum sich Darstellungsweisen wissenschaftlicher Evidenz in den Medien unterscheiden. Mehrheitlich schätzen die von uns befragten Journalisten die wissenschaftliche Evidenz von Befunden der Nanotechnologie (Guenther und Ruhrmann 2013) und von biowissenschaftlichen Zukunftstechnologien (Guenther und Ruhrmann 2016) als ungesichert ein. Vor allem im Forschungsfeld Nanotechnologie werden jedoch konkrete Anwendungen als eher wissenschaftlich gesichert und frei von Risiken bewertet und dann auch so dargestellt.

Verschiedene Journalistinnen und Journalisten artikulieren ihre individuellen Vorstellungen von wissenschaftlicher Evidenz zudem spezifisch: Diejenigen Journalisten, die die Befunde der Nanotechnologie als wissenschaftlich gesichert darstellten, wollen für öffentliche Akzeptanz der Technologie sorgen und in diesem Sinne ihr Publikum aufklären und informieren; diejenigen, die die wissenschaftliche Ergebnisse der Technologie als eher ungesichert wahrnahmen und darstellten, wollen eine kritische Sichtweise beim Publikum etablieren und die eigene journalistische Qualität sichern (Guenther et al. 2015b). Das Verhalten der von uns befragten Journalisten begründet sich demnach hauptsächlich im wahrgenommenen Publikumsbild und der Einschätzung journalistischer Qualität.

Legen wir also eher journalistische Kriterien (siehe Kohring 2005) an den Medizin- und Gesundheitsjournalismus an, dann fällt die Qualitätsdebatte differenzierter aus als wenn nur wissenschaftliche Kriterien berücksichtigt werden. Die in diesem Beitrag vorgestellten Inhalte sollen nun abschließend zusammengefasst und diskutiert werden.

4   Fazit

„The future of health journalism will be determined by which roles journalists choose for themselves: cheerleader or watchdog, fear-mongerer or evidence-based reporter, part of the solution or part of the problem" (Schwitzer 2010, S. 19e2). Dieses Zitat fasst gut die wissenschaftliche Kritik am Medizin- und Gesundheitsjournalismus, hier definiert als die Berichterstattung über Erkenntnisse aus der Medizinforschung, zusammen. Diese Kritik ist aber zumeist aus wissenschaftlicher Perspektive formuliert; es werden wissenschaftliche Standards an den Medizin- und Gesundheitsjournalismus gelegt.

Klassifizieren wir aber diese Form des Journalismus als tatsächlichen Journalismus (Kohring 2005), so greift die Kritik zu kurz. Journalistinnen und Journalisten sind handelnde Akteure mit eigenen Rationalitäten (Guenther et al. 2015b). Medien konstruieren eine spezifische journalistische Wirklichkeit, die sich von der Expertendarstellung und -meinung zu medizinischen oder wissenschaftlichen Fakten und Bewertungen deutlich unterscheidet und demnach auch unterscheiden darf. Medizinjournalisten haben eigene Nachrichtenfaktoren und Frames ausgebildet und etabliert, sie berichten für ihr Publikum (Hodgetts et al. 2008). Medizinjournalisten stehen zudem unter Konkurrenz- und Zeitdruck. Die Qualitätsdebatte kann demnach auch nicht gelöst werden, indem wissenschaftliche Standards den Journalisten vorgeschrieben werden. Vielmehr sollten sowohl Wissenschaftler und Mediziner als auch Journalisten mehr über die Routinen und professionellen Normen des jeweils anderen erfahren.

Literatur

Amend, E., & Secko, D. M. (2012). In the face of critique: A qualitative meta-synthesis of the experiences of journalists covering health and science. *Science Communication, 34*(2), 241–282.

Bromme, R., Prenzel, M., & Jäger, M. (2014). Empirische Bildungsforschung und evidenzbasierte Bildungspolitik. Eine Analyse von Anforderungen an die Darstellung, Interpretation und Rezeption empirischer Befunde. *Zeitschrift für Erziehungswissenschaft, 27*, 3–54.

Cartwright, N., & Hardie, J. (2012). *Evidence-based policy. A practical guide to doing it better.* New York: Oxford University Press.

Elmer, C., Badenschier, F., & Wormer, H. (2008). Science for everybody? How the coverage of research issues in German newspapers has increased dramatically. *Journalism & Mass Communication Quarterly, 8*, 878–893.

Entman, R. (1993). Framing: Toward clarification of a fractured paradigm. *Journal of Communication, 43*, 51–58.

Grimm, M., & Wahl, S. (2014). Transparent und evident? Qualitätskriterien in der Gesundheitsberichterstattung und die Problematik ihrer Anwendung am Beispiel von Krebs. In V. Lilienthal, D. Reineck & T. Schnedler (Hrsg.), *Qualität im Gesundheitsjournalismus. Perspektiven aus Wissenschaft und Praxis* (S. 81–82). Wiesbaden: VS.

Guenther, L., & Ruhrmann, G. (2013). Science journalists' selection criteria and depiction of nanotechnology in German media. *Journal of Science Communication, 12*, 1–17.

Guenther, L., & Ruhrmann, G. (2016). Scientific evidence and mass media: Investigating the journalistic intention to represent scientific uncertainty. *Public Understanding of Science* (online vor Druck). https://doi.org/10.1177/0963662515625479.

Guenther, L., Ruhrmann, G., & Milde, J. (2011). *Pandemie: Wahrnehmung der gesundheitlichen Risiken durch die Bevölkerung und Konsequenzen für die Risiko- und Krisenkommunikation.* Berlin: Forschungsforum Öffentliche Sicherheit.

Guenther, L., Froehlich, K., Milde, J., Heidecke, G., & Ruhrmann, G. (2015a). Effects of valenced media frames of cancer diagnoses and therapies: Quantifying the transformation and establishing of evaluative schemas. *Health Communication, 30*(11), 1055–1064.

Guenther, L., Froehlich, K., & Ruhrmann, G. (2015b). (Un)Certainty in the news: Journalists' decisions on communicating the scientific evidence of nanotechnology. *Journalism and Mass Communication Quarterly, 92*(1), 199–220.

Heidmann, I., & Milde, J. (2013). Communication about scientific uncertainty: How scientists and science journalists deal with uncertainties in nanoparticle research. *Environmental Science Europe, 25*, 1–11.

Hinnant, A., & Len-Ríos, M. E. (2009). Tacit understandings of health literacy. Interview and survey research with health journalists. *Science Communication, 31*(1), 84–115.

Hodgetts, D., Chamberlain, K., Scammel, M., Karapu, R., & Nikora, L. W. (2008). Constructing health news: Possibilities for a civic-orientated journalism. *Health, 12*, 43–66.

Jensen, J. D., Moriarty, C. M., Hurley, R. J., & Stryker, J. E. (2010). Making sense of cancer news coverage trends: A comparison of three comprehensive content analyses. *Journal of Health Communication, 15*, 136–151.

Kessler, S. H., Guenther, L., & Ruhrmann, G. (2014). Die Darstellung epistemologischer Dimensionen von evidenzbasiertem Wissen in TV-Wissenschaftsmagazinen. *Zeitschrift für Erziehungswissenschaften, 27*, 119–139.

Kohring, M. (2005). *Wissenschaftsjournalismus. Forschungsüberblick und Theorieentwurf*. Konstanz: UKV.
Larsson, A., Oxman, A. D., Carling, C., & Herrin, J. (2003). Medical messages in the media – Barriers and solutions to improving medical journalism. *Health Expectations, 6*, 323–331.
Leask, J., Hooker, C., & King, C. (2010). Media coverage of health issues and how to work more effectively with journalists: A qualitative study. *BMC Public Health, 10*, 2–7.
Len-Ríos, M. E., Hinnant, A., Park, S., Cameron, G. T., Frisby, C. M., & Lee, Y. (2009). Health news agenda bulding: Journalists' perceptions and the role of public relations. *Journalism and Mass Communication Quarterly, 86*(2), 315–331.
Moriarty, C. M., & Stryker, J. E. (2008). Prevention and screening efficacy messages in newspaper accounts of cancer. *Health Education Research, 23*, 487–498.
Presserat. (2015). Publizistische Grundsätze (Pressekodex). Richtlinien für die publizistische Arbeit nach den Empfehlungen des Deutschen Presserats. http://www.presserat.de/fileadmin/user_upload/Downloads_Dateien/Pressekodex_bo_web_2015.pdf. Zugegriffen am 09.10.2015.
Ruhrmann, G. (2012). Das öffentliche Bild der von Biotechnologie und die Kommunikation von Evidenz. In M.-D. Weitze & A. Pühler (Hrsg.), *Biotechnologie-Kommunikation. Kontroversen, Analysen, Aktivitäten* (S. 287–302). Heidelberg: Springer.
Ruhrmann, G., & Milde, J. (2011). Zum Nachrichtenwert von Molekularer Medizin – Eine Inhaltsanalyse von TV-Meldungen 1995 bis 2004. In G. Ruhrmann, J. Milde & A. F. Zillich (Hrsg.), *Molekulare Medizin und Medien. Zur Darstellung und Wirkung eines kontroversen Wissenschaftsthemas* (S. 99–120). Wiesbaden: VS.
Ruhrmann, G., Guenther, L., Kessler, S. H., & Milde, J. (2015). Frames of scientific evidence: How journalists represent (un)certainty of molecular medicine in science magazine programs. *Public Understanding of Science, 24*(6), 681–696.
Scheufele, B. T., & Scheufele, D. A. (2010). Of spreading activation, applicability, and schemas: Conceptual distinctions and their operational implications for measuring frames and framing effects. In P. D'Angelo & J. A. Kuypers (Hrsg.), *Doing news framing analysis: Empirical and theoretical perspectives* (S. 110–134). New York: Routledge.
Schneider, J. (2010). Making space for the „nuances of truth": Communication and uncertainty at an environmental journalists' workshop. *Science Communication, 32*(2), 171–201.
Schwitzer, G. (2010). The future of health journalism. *Public Health Forum, 18*(68), 19e1–19e3.
Schwitzer, G., Mudur, G., Henry, D., Wilson, A., Goozner, M., Simbra, M., Sweet, M., & Baverstock, K. A. (2005). What are the roles and responsibilities of the media in disseminating health information? *PLoS Medicine, 2*(7), 576–582.
Shoemaker, P. J., & Vos, T. P. (2009). *Gatekeeping theory*. New York: Routledge.
Stryker, J. E. (2002). Reporting medical information: Effects of press releases and newsworthiness on medical journal articles' visibility in the news media. *Preventive Medicine, 35*(5), 519–530.
Stryker, J. E., Solky, B. A., & Emmons, K. M. (2005). A content analysis of news coverage of skin cancer prevention and detection, 1979 to 2003. *Archives of Dermatology, 141*, 491–496.
Viswanath, K., Blake, K. D., Meissner, H. I., Gottlieb Saiontz, N., Mull, C., Freeman, C. S., Hesse, B., & Croyle, R. T. (2008). Occupational practices and the making of health news: A national survey of U.S. health and medical science journalists. *Journal of Health Communication, 13*(8), 759–777.
Wormer, H. (2014). Medizin und Gesundheitsjournalismus. In K. Hurrelmann & E. Baumann (Hrsg.), *Handbuch Gesundheitskommunkation* (S. 195–213). Bern: Huber.
Wright, K., Sparks, L., & O'Hair, H. D. (2013). *Health communication in the 21st century*. Malden: Wiley-Blackwell.

Wissenschaftskommunikation im Gesundheitsbereich

Vom Medienwandel zum Fachmedienwandel

Julia Serong, Britta Lang und Holger Wormer

> *„Was alle angeht, können nur alle lösen."*
> (Friedrich Dürrenmatt, aus: 21 Punkte zu den Physikern, Punkt 17)

Zusammenfassung

Die Digitalisierung hat der medizinischen Forschung neue Möglichkeiten der Direktkommunikation mit dem Publikum eröffnet. In einem Gesundheitssystem, das immer mehr auf die Souveränität der Patienten setzt, werden digital verfügbare Fachmedien auch für ein Laienpublikum relevant. Anders als journalistische Medien, die Forschungsergebnisse in den gesellschaftlichen, wirtschaftlichen und politischen Kontext einordnen und ihren Nutzwert aus Publikumsperspektive aufzeigen, sind Fachmedien für ein Laienpublikum jedoch oft schwer verständlich und liefern wenig Kontext. Der Beitrag analysiert, inwiefern entsprechende medizinjournalistische Qualitätskriterien auf medizinische Fachpublikationen angewendet werden können.

Schlüsselwörter

Medizinkommunikation · Fachmedien · Wissenstransfer · Qualität · Medien-Doktor

---

J. Serong (✉) · H. Wormer
Lehrstuhl Wissenschaftsjournalismus, Technische Universität Dortmund, Dortmund, Deutschland
E-Mail: julia.serong@tu-dortmund.de; holger.wormer@tu-dortmund.de

B. Lang
Medizinische Fakultät, Albert-Ludwigs-Universität Freiburg, Freiburg, Deutschland
E-Mail: lang@cochrane.de

© Springer Fachmedien Wiesbaden GmbH, ein Teil von Springer Nature 2019
C. Rossmann, M. R. Hastall (Hrsg.), *Handbuch der Gesundheitskommunikation*,
https://doi.org/10.1007/978-3-658-10727-7_7

1 Einleitung

Hier die Fachwelt, dort die Welt der wissenschaftlichen Laien; hier der Arzt, dort der Patient: Das alte Weltbild der Medizin kannte meist klare Grenzen zwischen Fachkommunikation und Laienkommunikation. Zwischen Medizin- und Laien-Welt dienen vor allem die Medien als Mittler und die (Medizin-)Journalisten demnach als Übersetzer. Im Zuge des gesellschaftlichen Wandels hin zu mehr Emanzipation und Partizipation hat sich jedoch das Rollenbild des Patienten verändert. Im „Jahrhundert des Patienten" (Gigerenzer und Gray 2011, S. 3) ist das patriarchalische Leitbild ersetzt worden durch ein partnerschaftliches Modell, in dem Arzt und Patient gemeinsam zu fachlichen Entscheidungen kommen sollen. Längst geht es nicht mehr nur um Informiertheit als Voraussetzung für selbstbestimmte Entscheidungen, sondern um „shared decision-making", also eine gemeinsame Entscheidungsfindung auf Augenhöhe.

Die Digitalisierung hat diesem Trend neue Triebkraft verliehen, denn durch das Internet haben sich neue Wege der Direktkommunikation zwischen den medizinischen Wissenschaften und der Öffentlichkeit aufgetan. Über Webseiten, Online-Foren und Blogs können Unternehmen, Forschungseinrichtungen und Ärzte in Kontakt mit Laien treten. Ebenso hinaus können Laien nun leichter auf medizinisches Wissen, das meist in Fachzeitschriften publiziert wird, zurückgreifen. Die (im Idealfall kritische) Selektion und Kontextualisierung durch den Medizinjournalismus wird umgangen, stattdessen kann es an vielen Stellen zu einer Vermischung von Fach- und Laienöffentlichkeit kommen (Neuberger 2015). In welchem Umfang die Absenkung der „Wissenschaftler-Laien-Schwelle" tatsächlich neue Transparenz schafft, ist jedoch fraglich, denn nach wie vor müssen Laien teilweise kaum überbrückbare Verständlichkeitsbarrieren überwinden, wenn sie wissenschaftliches Wissen erlangen und anwenden wollen (Santesso et al. 2008). Darüber hinaus stellt sich auch die Frage, welche Folgen sich durch die Vermischung von Publikumsöffentlichkeit und wissenschaftlicher Fachöffentlichkeit für (ehemals) wissenschaftsinterne Kommunikationskulturen und -standards ergeben, etwa die Gefahr einer zu starken Abkehr von wissenschaftlichen Standards – im Extremfall bis zu einer primären Ausrichtung an massenmedialen Logiken im Sinne einer ‚Medialisierung' der Wissenschaft (Weingart 2001, 2005). Den Empfehlungen der Berlin-Brandenburgischen Akademie der Wissenschaften zufolge soll „[d]ie Qualität publizierter Forschungsergebnisse [...] durch die Kriterien des jeweiligen Wissensgebiets bestimmt sein und nicht dem Einfluss anderer Faktoren – wie zum Beispiel einer besonderen Medienöffentlichkeit oder monetären Anreizen – unterliegen" (BBAW 2015, S. 23).

Dieser Beitrag erörtert, inwiefern der vielfach diskutierte Medienwandel im digitalen Zeitalter nicht nur den Journalismus betrifft, sondern auch einen „Fachmedienwandel" bedeutet, und wie angesichts dessen die publizistische Qualität der Gesundheitskommunikation in einem umfassenden Sinne, also von der Fachöffentlichkeit bis hin zum Publikum, gesichert werden kann. Im Mittelpunkt steht dabei die Frage, ob eine Zugänglichkeit von Fachmedien für eine breite Öffentlichkeit nicht auch eine Ergänzung wissenschaftlicher Publikationsstandards um weitere

Qualitätsstandards erfordert, wie sie im Wissenschafts- und Medizin*journalismus* beschrieben sind – etwa im Hinblick auf Verständlichkeit und Kontextualisierung.

Im folgenden Abschnitt werden zunächst allgemeine journalistische Qualitätsstandards sowie ein speziell für den Medizinjournalismus entwickeltes Kriterienraster dargelegt. Ausgehend davon wird diskutiert, inwiefern diese Kriterien auch in einem breiteren publizistischen Kontext anwendbar sind, nämlich im Bereich der medizinischen Fachpublizistik (Abschn. 3).

2 Medizinjournalistische Qualitätskriterien für die Medizinkommunikation

Es herrscht trotz differierender Grundannahmen mehrheitlich Einigkeit darüber, dass es sich bei Qualität im Journalismus um ein standpunktabhängiges, multidimensionales Konstrukt handelt (Neuberger 2011, S. 16; Ruß-Mohl 1992, S. 85). Journalistische Qualität lässt sich anhand verschiedener Kriterien messen, darunter vor allem Richtigkeit, Aktualität, Relevanz, Verständlichkeit/Vermittlung, Transparenz, Objektivität, Unabhängigkeit und Kontextualisierung (vgl. u. a. Rager 1994; Übersicht: Arnold 2008). Folgerichtig können an den Medizinjournalismus prinzipiell ähnliche Qualitätsanforderungen gestellt werden, wie sie für den Journalismus im Allgemeinen gelten. Es ist allerdings hilfreich, wenn nicht gar notwendig, diese allgemeinjournalistischen Kriterien für den Medizinjournalismus zu spezifizieren. Welche Informationen, z. B. zu Kosten oder Alternativen, muss ein Beitrag über medizinische Therapie- oder Diagnoseverfahren liefern? Wie transparent müssen Angaben zur Qualität und Aussagekraft medizinischer Studien sein? Zur Qualitätsbewertung medizinjournalistischer Beiträge müssen auch Qualitätsstandards aus der medizinischen Forschung berücksichtigt werden.

Der *Medien-Doktor Medizin*, das erste systematische Qualitätsmonitoring der Medizinberichterstattung in Deutschland (medien-doktor.de), hat sich bei der Entwicklung seines Kriterienrasters an ähnlichen Projekten in Australien, Kanada und den USA orientiert. Um die journalistische Perspektive und die Nutzerorientierung noch stärker zu berücksichtigen, wurden die international verwendeten zehn medizinjournalistischen Kriterien jedoch um drei allgemeinjournalistische Kriterien erweitert (vgl. Abb. 1). Der *Medien-Doktor Medizin* stützt sich auf ein integratives Qualitätskonzept, das sowohl auf der korrekten Wiedergabe der wissenschaftlichen Evidenz als auch auf der Autonomie des professionellen Journalismus beruht und sich an den Informationsbedürfnissen der Nutzer orientiert (Wormer 2011, 2014; Wormer und Anhäuser 2014).

Grundsätzlich stellen sich für die Medizin- und Gesundheitskommunikation an eine breitere Öffentlichkeit ähnliche Qualitätsfragen wie für den Medizinjournalismus. Der Einfluss der Wissenschafts-PR auf die journalistische Berichterstattung über medizinische Themen und die Patienteninformation ist bereits in den Fokus der Debatte über Qualität in der Wissenschaftskommunikation geraten (Schwartz et al. 2012; Yavchitz et al. 2012; Sumner et al. 2014). Demgegenüber wird in dieser Debatte die Bedeutung von wissenschaftlichen Studien und ihren Abstracts,

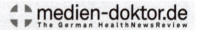

Medizinjournalistische Kriterien

1. Nutzen
Wie ist der Nutzen einer Behandlungsart, eines Tests, eines Produktes oder eines Verfahrens dargestellt?

2. Risiken und Nebenwirkungen
Wie werden Risiken und Nebenwirkungen dargestellt?

3. Belege/Evidenz
Werden wissenschaftliche Belege angeführt und wird die Qualität der Evidenz eingeordnet?

4. Experten
Gibt es eine weitere Quelle und werden im Beitrag Interessenkonflikte offengelegt?

5. Mehr als eine Pressemitteilung
Geht der Beitrag in seinem Informationsgehalt und in seiner Darstellungsweise deutlich über eine Pressemitteilung bzw. das verfügbare Pressematerial hinaus?

6. Neuheit
Macht der Beitrag klar, wie neu der Ansatz wirklich ist?

7. Alternativen
Werden alternative Optionen für die vorgestellte Behandlungsart erwähnt?

8. Verfügbarkeit
Werden Informationen zur Verfügbarkeit der vorgestellten Behandlungsart geliefert?

9. Kosten
Werden die Kosten der Therapie im Beitrag angesprochen?

10. Vermeidung von Krankheitsübertreibung (Disease Mongering)
Vermeidet der Beitrag Krankheitsübertreibungen?

Allgemeinjournalistische Kriterien

1. Themenwahl
Ist das Thema aktuell, relevant oder originell gewählt?

2. Verständlichkeit/Vermittlung
Ist die journalistische Umsetzung des Themas gelungen oder sogar vorbildlich für das gewählte Format?

3. Faktentreue
Gibt der Beitrag die wesentlichen Fakten richtig wieder?

Abb. 1 Die Kriterien des *Medien-Doktor Medizin*

obgleich sie in der digitalen Medienlandschaft ebenfalls öffentlich zugänglich sind, bislang noch unterschätzt. Die folgenden Ausführungen sind daher vor allem als Impuls zu einer interdisziplinären Debatte über die Qualitätssicherung in der Wissenschaftskommunikation zu verstehen, in die nicht nur Journalisten und PR-Fachleute, sondern auch Wissenschaftler, Fachverlage und Forschungseinrichtungen einbezogen werden müssen.

In einem vom BMBF finanzierten Verbundprojekt haben wir untersucht, inwiefern sich die medizinjournalistischen Qualitätskriterien auch auf Pressemitteilungen und Studien bzw. Abstracts übertragen lassen (Serong et al. 2015, 2016). Die folgenden Überlegungen basieren u. a. auf den Ergebnissen einer qualitativen Analyse von 28 medizinischen Studien und Abstracts, die im Rahmen des Verbundprojekts anhand der Kriterien des *Medien-Doktor Medizin* von Mitarbeitern von *Cochrane Deutschland* an der Universität Freiburg begutachtet wurden.

3 Kontextualisierung von Gesundheitsinformationen: Fachmedien aus Nutzerperspektive

Inhalt und Qualität von digital zugänglichen Fachartikeln und Abstracts können nicht nur die Anschlusskommunikation in Pressemitteilungen und journalistischen Beiträgen, sondern auch direkt die Wissens- und Meinungsbildung des Publikums beeinflussen. Hinsichtlich frei zugänglicher Studienveröffentlichungen und Abstracts gilt es daher zu diskutieren, inwiefern bei der Darstellung von Forschungsergebnissen in Fachmedien neue (Teil-)publika zu berücksichtigen sind – und z. B. über die rein wissenschaftliche Darstellung von Quellen, Methoden und Ergebnissen eine verstärkte Kontextualisierung und kritische Einordnung geleistet werden sollten. In der aktuellen „Increasing value, reducing waste"-Kampagne werden von Forschern und Förderern beispielsweise mehr Begründungen eingefordert, warum ein bestimmtes Thema erforscht bzw. gefördert wird, wobei auch die Bedürfnisse potenzieller Nutzer dieser Forschung stärker berücksichtigt werden sollen (Chalmers et al. 2014). Greenhalgh (2006, S. 12, 212) hat bereits vor einigen Jahren eine „kontext-sensitive" Checkliste zur Bewertung medizinischer Evidenz vorgeschlagen, die die Patientenperspektive beim Vorgehen nach der Evidenzbasierten Medizin stärker berücksichtigt. Auch im Hinblick auf eine bessere Nutzbarkeit (und Nutzung) medizinischer Studienergebnisse, z. B. durch niedergelassene Ärzte, könnte eine stärkere Kontextualisierung wissenschaftlicher Studienergebnisse hilfreich sein (van Lier 2005a, b).

Zum einen kann es hier um die Einordnung der Studienpublikation in den Kontext der bereits zum Thema existierenden Evidenz gehen, wie es seit 2005 mehrfach von der renommierten Fachzeitschrift *The Lancet* gefordert wurde (Young und Horton 2005). Kontextualisierung kann aber auch bedeuten, dass z. B. gerade mit engen zeitlichen Ressourcen handelnde Zielgruppen, wie niedergelassene Ärzte oder mit dem wissenschaftlichen Denken unvertraute Laienpublika, mit zusätzlichen Informationen zur Kostenübernahme oder zu alternativen Therapien versorgt werden. Etablierte Publikationsstandards, etwa die verschiedenen Guidelines des *Committee on Publication Ethics* (COPE), berücksichtigen solche Aspekte bisher allerdings kaum (COPE 2015).[1] So beziehen sich etwa Leitlinien zur „Transparenz" vor allem auf das formale Vorgehen der Fachzeitschriften und nicht auf inhaltliche Vorgaben an die Autorinnen und Autoren. Auch die umfassende Sammlung von

---

[1] Als einen ersten vorsichtigen Ansatz in dieser Richtung mag man den in Veröffentlichungen des *British Medical Journal (BMJ)* üblichen Übersichtskasten „What is already known on this topic" – „What this study adds" ansehen.

Leitlinien zur Berichterstattung von Forschungsberichten des *EQUATOR* Networks (www.equator-network.org) bezieht sich schwerpunktmäßig auf die Einhaltung formaler Kriterien und fordert kaum die Einordnung der berichteten Ergebnisse in gesellschaftliche oder gesundheitssystemrelevante (z. B. ökonomische) Kontexte. Vor dem Hintergrund der Debatten um Ressourcenverteilung und steigende Kosten im Gesundheitswesen scheint es jedoch geradezu naiv, etwa das Thema Kosten bei der Evaluierung von Therapieverfahren nicht zu berühren. Hier könnten sich die wissenschaftlichen Fachmedien gerade auch an den Qualitätskriterien des Medizinjournalismus orientieren.

Um die Informationen eines journalistischen Beitrags bezüglich des Nutzens sowie der Risiken und Nebenwirkungen qualitativ bewerten zu können, hat sich der *Medien-Doktor Medizin* an den Bewertungskriterien der *Evidenzbasierten Medizin* orientiert (Guyatt et al. 1994; Greenhalgh 2006). Die Kriterien „Nutzen", „Risiken", „Belege/Evidenz" stammen also ursprünglich aus dem medizinischen Kontext und sind daher im Kontext der Fachpublizistik weitgehend unstrittig. Vor allem für diejenigen medizinjournalistischen Kriterien des *Medien-Doktor Medizin*, die weniger auf die Studienergebnisse und mehr auf den Kontext und die Rezeption durch das Publikum abzielen, gibt es jedoch aus der Literatur nur wenige Anknüpfungspunkte für eine valide Operationalisierung. Die folgenden Überlegungen konzentrieren sich daher auf die originär medizinjournalistischen Kriterien „Experten" (Abschn. 3.1), „Neuheit", „Alternativen", „Verfügbarkeit", „Kosten" (Abschn. 3.2) und „Vermeidung von Disease Mongering/Krankheitsübertreibungen" (Abschn. 3.3) sowie die allgemeinjournalistischen Kriterien „Themenwahl", „Verständlichkeit/Vermittlung" und „Faktentreue" (Abschn. 3.4).

3.1 Die zweite Stimme: Anwendbarkeit des Kriteriums „Experten"

Im Medizinjournalismus übernehmen ‚Expertinnen' und ‚Experten' die Rolle der Informationsvermittler, Übersetzer oder Kommentatoren von Fachinformationen. Fachpublikationen zitieren in analoger Weise andere wissenschaftliche Quellen, um ihre Ergebnisse im Forschungsumfeld zu verorten. Diese Referenzen können als Äquivalent zu journalistischen ‚Expertenzitaten' gelten. Ob aber eine Studienpublikation alle für die Untersuchung relevanten Publikationen zitiert und die Leserinnen und Leser auf eine ausgewogene Auswahl des wissenschaftlichen Diskurses führt, ist selbst für erfahrene Kliniker und Klinikerinnen auf ihrem Gebiet angesichts der Informationsflut kaum mehr zu überblicken. Dies macht es für Nicht-Experten schwierig zu erkennen, ob relevante Studien unerwähnt bleiben, deren Ergebnisse im Widerspruch zu den publizierten Resultaten stehen, und ob Studien mit positiven Ergebnissen überrepräsentiert sind. Hinzu kommt die Vorgabe der Fachzeitschriften, die Anzahl der möglichen Referenzen für das Literaturverzeichnis zu begrenzen. Anhaltspunkte zur Bewertung der Fachpublikation könnten hier sein, wie systematisch die Autoren Literatur gesucht haben, ob diese Suche transparent dokumentiert wurde und ob (sofern vorhanden) relevante Übersichtsarbeiten zitiert wurden.

3.2 Nutzwert und Kontext der Forschung: Anwendbarkeit der Kriterien „Neuheit", „Alternativen", „Verfügbarkeit" und „Kosten"

Die Kriterien „Neuheit", „Alternativen", „Verfügbarkeit" und „Kosten" zielen auf Informationen ab, die – obwohl sie den Kontext zur eigentlich Forschung darstellen – selbst in journalistischen Beiträgen oft fehlen, aber gerade für Ärzte und Patienten einen hohen Mehrwert an Informationen bedeuten. Sie werden auch in medizinischen Studien bislang nicht standardmäßig gefordert und sind somit nur selten vorhanden. Gleichwohl berühren gerade diese Kriterien die Frage danach, welche zusätzlichen Informationen wichtig sind, um medizinische Forschungsergebnisse richtig und angemessen verstehen zu können. Über die notwendigen Kerninformationen zu Nutzen und Risiken medizinischer Interventionen hinaus sind weitere Angaben erforderlich, die deutlich machen, ob und inwiefern die Forschungsergebnisse einen praktischen Nutzen aufweisen: Handelt es sich tatsächlich um eine innovative Intervention? Gibt es weitere Therapiemöglichkeiten, die womöglich effektiver sind? Wann ist mit einer allgemeinen Zugänglichkeit des Therapieverfahrens zu rechnen, wann wird ein Medikament voraussichtlich auf den Markt kommen? Und wie teuer ist die Therapie für die einzelnen Patientinnen und Patienten sowie für die Solidargemeinschaft der Beitragszahler? Ansätze, diese Art der Informationsaufbereitung für Kliniker vorzunehmen, wurden in Kanada durch das McMasterPLUS System entwickelt (Haynes et al. 2006). Die Forderung, solche Informationssysteme mit nutzerorientierten Derivatprodukten wissenschaftlicher Publikationen für die evidenzbasierte Praxis bereitzustellen, wird auch von Praktikern selbst formuliert, und zwar mit Blick auf die Limitationen der Forschung (Zeit, Ressourcen, Fähigkeiten) (Guyatt et al. 2000).

Das Kriterium der „Neuheit" ist auch aus fachpublizistischer Sicht sinnvoll, denn erst die Kontextualisierung einer Studie durch den Verweis auf bereits vorhandene klinische Forschung zum gleichen Thema ermöglicht es, den Grad der Neuheit einer Intervention oder aber die Redundanz einer möglicherweise durch frühere Studien schon beantworteten klinischen Frage zu beurteilen. Von Seiten der Fachjournale wird Neuheit auch – eher im Sinne von Aktualität – als zeitnahe Publikation einer abgeschlossenen Studie ausgelegt (z. B. vom *Journal of the American Medical Association, JAMA*). Mit der tagesaktuellen Medienberichterstattung kommt die wissenschaftliche Forschung – trotz des gesteigerten Publikations- und Aktualitätsdrucks – allerdings nur selten überein.

„Alternativen", als weiteres Kriterium, werden in Fachpublikationen häufig nur knapp in der Einleitung erwähnt. Ebenso wird die „Verfügbarkeit" von Therapieverfahren nicht standardmäßig in den Studien thematisiert. Gerade dies ist aber von hoher gesellschaftlicher Relevanz, da neue Therapieansätze hohes Patienteninteresse finden und es besonders bei seltenen oder schweren Erkrankungen von großer Bedeutung ist, wo und wie eine Therapie verfügbar ist. In ähnlicher Weise werden auch die Kosten der Interventionen bislang nur selten angesprochen. Aber bereits Anfang der 1990er-Jahre forderten Adams et al. (1992), dass vor allem randomisierte, kontrollierte klinische Studien mit einem hohen Evidenzgrad die Kosteneffizienz stärker berücksichtigen sollen. Inzwischen ist die Methodologie für ökonomische

Analysen verbessert worden und immer mehr klinische Studien sammeln spezifische Daten, die eine Einschätzung der Kosten-Effektivität ermöglichen. Ramsey et al. (2015, S. 161) weisen in ihrem aktuellen Bericht der *ISPOR Good Research Practices Task Force* darauf hin, dass ökonomische Analysen als Teil klinischer Interventionsstudien an Bedeutung gewinnen, weil Entscheidungsträger in Politik und Wirtschaft, aber auch Patienten an Informationen über die gesellschaftlichen und individuellen Kosten medizinischer Interventionen interessiert sind – und zwar stets in Relation zu ihrem Nutzen. Dazu gehören auch solche Kosten, die nicht unmittelbar mit der Intervention verbunden sind, z. B. Kosten für Patiententransporte, Zeitaufwand, Pflegepersonal etc. Zwar sind nicht alle klinischen Studien geeignet, um methodisch anspruchsvolle ökonomische Analysen durchzuführen, etwa explorative Studien mit einer geringen praktischen Relevanz für den klinischen Alltag. Hinweise zu Ressourcenverbrauch und Kosten im Vergleich zum Nutzen sind jedoch v. a. in klinischen Interventionsstudien keineswegs unangebracht und werden sicherlich schon bald als unverzichtbar gelten.

3.3 Medialisierung der Wissenschaft: Anwendbarkeit des Kriteriums Disease Mongering

Im Zuge der Medialisierung der Wissenschaft droht die Gefahr, dass die Agenda der Forschungseinrichtungen durch Selektionslogiken der Massenmedien, durch Erwartungen von Mittelgebern und den Wettbewerb zwischen den Forschungsinstitutionen (Acatech et al. 2014) ebenso wie durch geschickte Publikationsstrategien der medizinischen Industrie beeinflusst wird. Um ein möglichst großes Publikum zu erreichen, werden Krankheiten bzw. Risiken nicht selten übertrieben dargestellt. Mitunter werden auch natürliche Erscheinungen und Prozesse, die medizinisch betrachtet harmlos sind, als Krankheit beschrieben, so dass ein medizinischer Handlungsbedarf suggeriert wird. Dieses „Disease Mongering" findet nicht erst in den Publikumsmedien statt, sondern kann bereits in der Forschung auftreten, indem z. B. diagnostische Grenzwerte willkürlich gesenkt oder natürliche (z. B. Alterungs-) Prozesse pathologisiert werden. Ähnlich wie bei den anderen genannten Kriterien handelt es sich bei diesem Kriterium um ein Qualitätsmerkmal, das mittlerweile auch im wissenschaftlichen Publikationswesen von unbestrittener Relevanz ist (Moynihan und Henry 2006; Gilbody et al. 2005).

3.4 Publizistische Wertschöpfung: Anwendbarkeit der Kriterien „Themenwahl", „Verständlichkeit/Vermittlung", „Faktentreue"

Auf den ersten Blick mag es abwegig erscheinen, medizinische Fachpublikationen hinsichtlich der Originalität, Relevanz oder Aktualität ihrer Themenwahl sowie ihrer Verständlichkeit mit journalistischen Beiträgen aus den Massenmedien zu vergleichen. Die Übertragung allgemeinjournalistischer Kriterien auf medizinische Fachpublikationen ist sicherlich nicht ohne eine Übersetzung bzw. Modifikation dieser Kriterien möglich. Gleichwohl muss die einst gültige Annahme, dass wissenschaftliche Publikationen und wissenschaftsjournalistische Beiträge in gänzlich unterschiedlichen Öffentlichkeiten kommuniziert werden, angesichts der Digitalisierung und Vernetzung der Wissenschaftskommunikation zumindest teilweise in Frage gestellt werden. Die Kriterien der Themenwahl und der Verständlichkeit haben nicht nur vor dem Hintergrund der allgemeinen Zugänglichkeit wissenschaftlicher Fachpublikationen im Internet Bedeutung, sondern auch in Hinblick auf die bereits erwähnte Debatte über „Increasing value, reducing waste" (Chalmers et al. 2014). Sie zielen vor allem auf eine stärkere Rückbindung wissenschaftlicher Forschung an gesellschaftliche Bedürfnisse und Interessen, gleichwohl unter Wahrung der Wissenschaftsfreiheit. Relevante Themen sind vor allem solche Erkrankungen, die eine große Anzahl von Patienten betreffen und daher meist auch mit hohen Kosten für die Gesundheitssysteme verbunden sind. Von hoher Relevanz sind aber auch solche Studien, die die Unsicherheit über Behandlungseffekte reduzieren oder grundsätzlich neue Wege und Forschungsansätze aufzeigen. Originalität der Themenwahl ist vor allem dann gegeben, wenn in richtungsweisenden Studien noch wenig erforschte oder auch seltene Krankheiten untersucht, innovative Forschungsmethoden getestet oder besonders patientenrelevante Fragen untersucht werden. Hinsichtlich ihrer Aktualität kann die medizinische Forschung zwar nicht dem Rhythmus der tages- oder wochenaktuellen Publikumsmedien folgen; dennoch gilt auch für die medizinische Forschung, dass die verwendeten Daten nicht veraltet sein sollen. Darüber hinaus ist es wünschenswert, dass die medizinische Forschung möglichst aktuelle Forschungsresultate zu solchen medizinischen Diskursen liefert, die von zeitgenössischer gesellschaftlicher Bedeutung sind.

4 Fazit und Ausblick

„Whether directly or indirectly, scientists and the institutions at which they work are having more influence than ever over what the public reads about their work." (Brumfiel 2009, S. 275). Nicht zuletzt vor dem Hintergrund dieses Fazits in der Fachzeitschrift Nature sollte auch das medizinisch-wissenschaftliche Publikationswesen als zentraler Bestandteil der öffentlichen (digitalen) Wissenschaftskommunikation und des gesellschaftlichen Diskurses zumindest auf lange Sicht verstärkt in die Pflicht zur Kontextualisierung genommen werden. Eine wissenschaftliche Kontextualisierungspflicht kann die Fremdbeobachtung und Kontextualisierung durch journalistische Medien zwar nicht ersetzen, diese aber unterstützen. Sie empfiehlt sich schon deshalb, weil insbesondere Fachmedien sich in der digitalen Informationsflut künftig gegenüber meist leichter rezipierbaren, aber eben oft weniger stichhaltigen Angeboten jenseits der Wissenschaft behaupten müssen.

Konkrete Initiativen müssen primär aus dem Qualitätsbewusstsein der wissenschaftlichen community erwachsen – ähnlich wie bei Initiativen, aus denen verschiedene Publikationsleitlinien resultierten oder aus denen das interdisziplinäre Anliegen entstand, Wissen systematisch zugänglich zu machen, wie z. B. durch das Netzwerk von *Cochrane* (www.cochrane.org). Der Erfolg solcher Initiativen hängt auch davon ab, ob die Fachverlage einen solchen Qualitätsvorstoß unterstützen. Bislang jedoch erlauben restriktive Formatvorgaben oftmals nur eine Darstellung der Kernergebnisse, sodass für Kontextinformationen wenig Raum zur Verfügung steht.

In diesem Sinne ist die Forderung nach einer Kontextualisierung wissenschaftlich-medizinischer Ergebnisse durch die Wissenschaft auch verbunden mit der Hoffnung auf ein Publikum, das sich in entsprechender Weise mit Interesse und Verantwortungsbewusstsein an der Wissenschaftskommunikation beteiligt. Neben den Patienten und Bürgern, die medizinische Informationen nutzen wollen, sind sicherlich auch die niedergelassenen Ärztinnen und Ärzte, die von den klinischen Informationssystemen weitgehend abgeschnitten sind, eine wichtige Interessengruppe. Die diesem Beitrag vorangestellte Schlussfolgerung Dürrenmatts, die er einst für die Physik und ihre Auswirkungen gezogen hat, lässt sich zusammenfassend in gewisser Weise auch für die Medizin treffen. Auch Evans et al. (2013, S. 185) stellen daher in ihrem Plädoyer für die *Evidenzbasierte Medizin* zu Recht klar: „Richtige Forschung geht uns alle an".

Danksagung Wir danken Marcus Anhäuser und den Gutachterinnen und Gutachtern des *Medien-Doktor Medizin* (siehe www.medien-doktor.de/medizin/uber-uns/wer-sind-die-gutachter/) sowie unseren Projektpartnern Gerd Antes und Ingrid Toews von *Cochrane Deutschland* für ihre Unterstützung und dem BMBF für die Finanzierung des hier in Teilen skizzierten Verbundprojekts „Veränderung der Informationsqualität in der Kommunikationskaskade von Fachpublikation bis zur Rezeption der Medizinberichterstattung durch Ärzte und Laien" (INKA).

Literatur

Acatech – Dt. Akademie der Technikwissenschaften, Union der dt. Akademien der Wissenschaften, & Dt. Akademie der Naturforscher Leopoldina (Hrsg.). (2014). Zur Gestaltung der Kommunikation zwischen Wissenschaft, Öffentlichkeit und den Medien. Empfehlungen vor dem Hintergrund aktueller Entwicklungen. www.leopoldina.org/uploads/tx_leopublication/2014_06_Stellungnahme_WOeM.pdf. Zugegriffen am 04.05.2017.

Adams, M. E., McCall, N. T., Gray, D. T., Orza, M. J., & Chalmers, T. C. (1992). Economic analysis in randomized control trials. *Medical Care, 30*(3), 231–243.

Arnold, K. (2008). Qualität im Journalismus – ein integratives Konzept. *Publizistik, 53*, 488–508.

BBAW. (2015). Empfehlungen zur Zukunft des wissenschaftlichen Publikationswesens. www.bbaw.de/publikationen/stellungnahmen-empfehlungen/wisspublikation. Zugegriffen am 04.05.2017.

Brumfiel, G. (2009). Supplanting the old media? *Nature, 458*, 274–277.

Chalmers, I., Bracken, M. B., Djulbegovic, B., Garattini, S., Grant, J., Gülmezoglu, A. M., Howells, D. W., & Ioannidis, J. P. A. (2014). Research: Increasing value, reducing waste 1. How to increase value and reduce waste when research priorities are set. *Lancet, 383*, 156–165.

COPE (Committee on Publication Ethics). (2015). Principles of transparency and best practice in scholarly publishing. Online veröffentlicht am 22. Juni 2015. http://publicationethics.org/files/Principles_of_Transparency_and_Best_Practice_in_Scholarly_Publishingv2.pdf. Zugegriffen am 04.02.2016.

Evans, I., Thornton, H., Chalmers, I., & Glasziou, P. (2013). *Wo ist der Beweis? Plädoyer für eine evidenzbasierte Medizin. Deutsche Ausgabe herausgegeben von Gerd Antes*. Bern: Verlag Hans Huber.

Gigerenzer, G., & Gray, J. A. M. (2011). Launching the century of the patient. In G. Gigerenzer & J. A. M. Gray (Hrsg.), *Better doctors, better patients, better decisions. Envisioning health care 2020* (S. 3–28). Cambridge: MIT Press.

Gilbody, S., Wilson, P., & Watt, I. (2005). Benefits and harms of direct to consumer advertising: A systematic review. *Quality & Safety Health Care, 14*(4), 246–250. https://doi.org/10.1136/qshc.2004.012781.

Greenhalgh, T. (2006). *How to read a paper. The basics of evidence-based medicine* (3. Aufl.). Malden/Oxford/Carlton: Blackwell Publishing.

Guyatt, G., Sackett, D. L., Cook, D. J., et al. (1994). Users' guide to the medical literature. II. How to use an article about therapy or prevention. B. What were the results and will they help me in caring for my patients. *Journal of the American Medical Association, 271*(1), 59–63.

Guyatt, G., Meade, M. O., Jaeschke, R. Z., et al. (2000). Practitioners of evidence based care. Not all clinicians need to appraise evidence from scratch but all need some skills. *British Medical Journal, 320*, 954–955.

Lier, M. (2005a). Das Informationsverhalten niedergelassener Ärzte in der Schweiz. Teil 1: Die Bezugsquellen. *Primary Care, 43*, 893–896.

Lier, M. (2005b). Wie informieren sich Hausärzte in der Schweiz? Teil 2: Beziehungsumfeld und Informationsbezug. *Primary Care, 44*, 910–915.

Haynes, R., Cotoi, C., Holland, J., et al. (2006). Second-order peer review of the medical literature for clinical practitioners. *Journal of the American Medical Association, 295*(15), 1801–1808. https://doi.org/10.1001/jama.295.15.1801.

Moynihan, R., & Henry, D. (2006). The fight against disease mongering: Generating knowledge for action. *PLoS Medicine, 34*, e191. https://doi.org/10.1371/journal.pmed.0030191.

Neuberger, C. (2011). *Definition und Messung publizistischer Qualität im Internet: Herausforderungen des Drei-Stufen-Tests*. Berlin: Vistas-Verlag.

Neuberger, C. (2015). Die neue Ära – Wie das Internet die Wissenschaftskommunikation verändert. Vortrag auf der Tagung „Zur Zukunft der Wissenschaftskommunikation – und die Rolle des idw" auf der 20-Jahr-Feier des idw, Humboldt-Universität Berlin, 11. März 2015. https://wissenschaftkommuniziert.wordpress.com/2015/03/24/die-neue-ara-wie-das-internet-die-wissenschaftskommunikation-verandert/. Zugegriffen am 04.05.2017.

Rager, G. (1994). Dimensionen der Qualität. Weg aus den allseitig offenen Richter-Skalen. In G. Bentele (Hrsg.), *Publizistik in der Gesellschaft. Festschrift für Manfred Rühl* (S. 189–209). Konstanz: Universitäts-Verlag.

Ramsey, S. D., Willke, R. J., Glick, H., Reed, S. D., Augustovski, F., Jonsson, B., Andrew Briggs, A., & Sullivan, S. (2015). Cost-effectiveness analysis alongside clinical trials II – An ISPOR good research practices task force report. *Value in Health, 18*(2), 161–172.

Ruß-Mohl, S. (1992). „Am eigenen Schopfe ..." : Qualitätssicherung im Journalismus – Grundfragen, Ansätze, Näherungsversuche. *Publizistik, 37*, 83–96.

Santesso, E., Glenton, C., & Lang, B. (2008). Evidence that patients can understand and use? *Zeitschrift für Evidenz, Fortbildung und Qualität im Gesundheitswesen, 102*(8), 493–496.

Schwartz, L., Woloshin, S., Andrews, A., & Stukel, T. A. (2012). Influence of medical journal press releases on the quality of associated newspaper coverage: Retrospective cohort study. *British Medical Journal, 344*, d8164.

Serong, J., Anhäuser, M., & Wormer, H. (2015). Ein methodischer Ansatz zur Bewertung der Informationsqualität medizinisch-wissenschaftlichen Wissens auf dem Transferweg zwischen Fachpublikation und Massenmedien. *Zeitschrift für Evidenz, Fortbildung und Qualität im Gesundheitswesen, 109*, 166–170.

Serong, J., Anhäuser, M., & Wormer, H. (2016). Qualitätsveränderungen der Wissenschaftskommunikation am Beispiel medizinischer Themen. In G. Ruhrmann, S. H. Kessler & L. Guenther (Hrsg.), *Wissenschaftskommunikation zwischen Risiko und (Un)Sicherheit* (S. 92–121). Köln: Halem Verlag.

Sumner, P., Vivian-Griffiths, S., Boivin, J., Williams, A., Venetis, C. A., Davies, A., Ogden, J., Whelan, L., Hughes, B., Dalton, B., Boy, F., & Chambers, C. D. (2014). The association between exaggeration in health related science news and academic press releases: Retrospective observational study. *British Medical Journal, 349*, g7015.

Weingart, P. (2001). *Die Stunde der Wahrheit? Zum Verhältnis der Wissenschaft zu Politik, Wirtschaft und Medien in der Wissensgesellschaft*. Weilerswist: Velbrück.

Weingart, P. (2005). *Die Wissenschaft der Öffentlichkeit. Essays zum Verhältnis von Wissenschaft, Medien und Öffentlichkeit*. Weilerswist: Velbrück.

Wormer, H. (2011). Improving health care journalism. In G. Gigerenzer & J. A. M. Gray (Hrsg.), *Better doctors, better patients, better decisions: Envisioning health care 2020* (Strüngmann forum report, Bd. 6, S. 317–337). Cambridge, MA: MIT Press. http://www.medien-doktor.de/wp-content/uploads/sites/3/2010/11/Wormer-11-Improving-Health-Care-Journalism.pdf. Zugegriffen am 04.05.2017.

Wormer, H. (2014). Medizin und Gesundheitsjournalismus. In K. Hurrelmann & E. Baumann (Hrsg.), *Handbuch Gesundheitskommunikation* (S. 195–213). Bern: Verlag Hans Huber.

Wormer, H., & Anhäuser, M. (2014). „Gute Besserung!" – und wie man diese erreichen könnte. Erfahrungen aus 3 Jahren Qualitätsmonitoring Medizinjournalismus auf medien-doktor.de und Konsequenzen für die journalistische Praxis, Ausbildung sowie Wissenschafts-PR. In V. Lilienthal, D. Reineck & T. Schnedler (Hrsg.), *Qualität im Gesundheitsjournalismus. Perspektiven aus Wissenschaft und Praxis* (S. 17–38). Wiesbaden: Springer VS.

Yavchitz, A., Boutron, I., Bafeta, A., Marroun, I., Charles, P., Mantz, J., & Ravaud, P. (2012). Misrepresentation of randomized controlled trials in press releases and news coverage: A cohort study. *PLoS Medicine, 9*, e1001308.

Young, C., & Horton, R. (2005). Putting clinical trials into context. *Lancet, 366*(9480), 107–108. https://doi.org/10.1016/S0140-6736(05)66846-8.

Gesundheitskommunikation öffentlicher Institutionen in Deutschland

Beate Wiegard, Beate Zschorlich und Klaus Koch

Zusammenfassung

Im Gesundheitswesen gibt es zahlreiche öffentliche Institutionen, die Gesundheitskommunikation betreiben. Ihre Strategien und Maßnahmen der Gesundheitskommunikation sind so vielfältig wie ihre Aufgaben. Öffentliche Institutionen sind zudem nicht zwangsläufig Behörden. Unter diesem Begriff fallen auch andere Einrichtungen, die dem Wohl oder Nutzen der Allgemeinheit dienen. Dieser Beitrag zeigt das Spektrum der Gesundheitskommunikation öffentlicher Institutionen auf und stellt anhand ausgewählter Beispiele Arbeitsschwerpunkte, Besonderheiten und spezifische Herausforderungen dar.

Schlüsselwörter

Öffentliche Institutionen · Behörden · Evidenzbasierung · Selbstverwaltung · Kampagnen · Arzneimittelzulassung

1 Einleitung

Sie betreiben Gesundheitspolitik, geben amtliche Klassifikationen wie die ICD-10-GM heraus oder sammeln Informationen über unerwünschte Arzneimittelwirkungen – öffentliche Institutionen haben im Gesundheitswesen ganz unterschiedliche Aufgaben. Für viele dieser Institutionen ist auch eine direkt auf Bürgerinnen und Bürger gerichtete Gesundheitskommunikation ein wesentlicher Teil ihrer Tätigkeit. Gesundheitskommunikation beschäftigt sich dabei nicht nur mit Gesundheit und

---

B. Wiegard (✉) · B. Zschorlich · K. Koch
Ressort Gesundheitsinformation, Institut für Qualität und Wirtschaftlichkeit im Gesundheitswesen (IQWiG), Köln, Deutschland
E-Mail: beate.wiegard@iqwig.de; beate.zschorlich@iqwig.de; klaus.koch@iqwig.de

© Springer Fachmedien Wiesbaden GmbH, ein Teil von Springer Nature 2019
C. Rossmann, M. R. Hastall (Hrsg.), *Handbuch der Gesundheitskommunikation*,
https://doi.org/10.1007/978-3-658-10727-7_8

Krankheit, sondern auch mit Gesundheitspolitik, Behandlungsmöglichkeiten oder etwa der Versorgungslandschaft. Da die Kommunikation in diesem Bereich zudem auf ganz unterschiedlichen Ebenen erfolgen kann, schlagen Hurrelmann und Baumann die folgende Definition vor: „Gesundheitskommunikation bezeichnet die Vermittlung und den Austausch von Wissen, Erfahrungen, Meinungen und Gefühlen, die sich auf Gesundheit und Krankheit, Prävention oder den gesundheitlichen Versorgungsprozess, die Gesundheitswirtschaft oder Gesundheitspolitik richten. Die Kommunikation kann auf interpersonaler, organisationaler oder gesellschaftlicher Ebene stattfinden und direkt-persönlich oder medienvermittelt erfolgen" (Hurrelmann und Baumann 2014, S. 1, 3). Damit sind auch die für öffentliche Institutionen zentralen Punkte benannt.

2 Behörden und öffentliche Institutionen: Was ist was?

Die Herausforderungen an die Gesundheitskommunikation öffentlicher Institutionen hängen stark von der Aufgabe und strukturellen Einbindung ab. Eine Besonderheit des deutschen Gesundheitswesens ist die Art und Weise, wie die gesetzliche Krankenversicherung (GKV) organisiert ist. Sie sichert die gesundheitliche Versorgung von 90 Prozent der Bevölkerung. Im GKV-System werden wesentliche Entscheidungen von der sogenannten Selbstverwaltung getroffen. Auf Bundesebene gestaltet das Bundesministerium für Gesundheit (BMG) zwar die Gesundheitspolitik. Es bereitet unter anderem Gesetze vor und erarbeitet Verwaltungsvorschriften, die den Rahmen für die Aktivitäten der Selbstverwaltung im Gesundheitswesen vorgeben. Detailentscheidungen fallen im Rahmen der gesetzlichen Krankenversicherung jedoch vor allem im Gemeinsamen Bundesausschuss (G-BA), dem obersten Beschlussgremium der gemeinsamen Selbstverwaltung im Gesundheitswesen. Er besteht aus Vertreterinnen und Vertretern der Ärzte, Zahnärzte und ärztlichen Psychotherapeuten, der gesetzlichen Krankenkassen, der Krankenhäuser und der Patientinnen und Patienten. Als zentrales Organ der Selbstverwaltung auf Bundesebene entscheidet der G-BA vor allem darüber, welche medizinischen Leistungen die gesetzlichen Krankenkassen bezahlen und in welcher Form sie erbracht werden.

2.1 Behörden

Eine Behörde ist jede Stelle, die Aufgaben der öffentlichen Verwaltung wahrnimmt (§ 1 Absatz 4 des Verwaltungsverfahrensgesetzes, VwVfG). Es kommt nicht darauf an, ob die Bezeichnung „Behörde" ausdrücklich geführt wird – auch Institute und Forschungsanstalten können zum Beispiel Behörden sein (Schmitz 2014, S. 244). Behörden werden aus Steuermitteln und ggf. Gebühreneinnahmen finanziert. Der häufig zitierte „allgemeinen Behördenbegriff" hebt zudem auf Selbstständigkeit und Ziele einer Behörde ab und beschreibt „die in den Organismus der Staatsverwaltung eingeordnete, organisatorische Einheit von Personen und sächlichen Mitteln, die mit einer gewissen Selbständigkeit ausgestattet und dazu berufen ist, unter öffentlicher Autorität für die Erreichung der Zwecke des Staates oder von ihm unter öffentlicher Autorität für die Erreichung der Zwecke des Staates oder von ihm geförderter Zwecke tätig zu sein" (Schmitz 2014, S. 242).

Das Bundesgesundheitsministerium (BMG) etwa gehört in Deutschland zu den obersten Bundesbehörden. Zu seinen zentralen Aufgaben gehört es, die Qualität des Gesundheitssystems weiterzuentwickeln und die Leistungsfähigkeit der gesetzlichen Krankenversicherung sowie der Pflegeversicherung zu erhalten und zu fördern – und dies zu kommunizieren. Weitere Schwerpunkte der Arbeit – zum Teil in Zusammenarbeit mit seinen nachgeordneten Behörden – sind

- der Gesundheitsschutz, die Krankheitsbekämpfung und die Biomedizin,
- die Gestaltung von Rahmenvorschriften für die Herstellung, klinische Prüfung, Zulassung, die Vertriebswege und Überwachung von Arzneimitteln und Medizinprodukten,
- die Sicherstellung der Sicherheit biologischer Arzneimittel wie Blutprodukte,
- die Unterstützung der Forschung und Förderung neuer Versorgungsstrukturen, zum Beispiel im Bereich psychische Gesundheit, Kindergesundheit und die Beratung und Betreuung von HIV-Infizierten und an AIDS-Erkrankten,
- die Gesundheitsberichterstattung,
- Information der Bürgerinnen und Bürger, zum Beispiel über Drogen- und Suchtgefahren,
- der Erlass von Berufsgesetzen für die Zulassung zu Heil- und Gesundheitsberufen (Bundesministerium für Gesundheit (BMG)).

Dabei hat das BMG die Rechts- und Fachaufsicht über die folgenden, ihm nachgeordneten Behörden:

- Robert Koch-Institut (RKI)
- Paul-Ehrlich-Institut (PEI)
- Bundeszentrale für gesundheitliche Aufklärung (BZgA)
- Bundesinstitut für Arzneimittel und Medizinprodukte (BfArM)
- Deutsches Institut für Medizinische Dokumentation und Information (DIMDI)

Das heißt, das Ministerium überwacht Rechtmäßigkeit und Zweckmäßigkeit ihrer Arbeit und kann Weisungen erteilen. Für die Gesundheitskommunikation maßgebliche Aufgaben und Arbeitsschwerpunkte dieser nachgeordneten Behörden werden in Tab. 1 beschrieben.

Zudem gibt es zahlreiche weitere nachgeordnete Behörden, die Gesundheitskommunikation betreiben, etwa das Bundesversicherungsamt (BVA), das Bundesamt für

Strahlenschutz (BfS), das Bundesinstitut für Risikobewertung (BfR) und das Bundesamt für Verbraucherschutz und Lebensmittelsicherheit (BVL). Sie gehören jedoch zum Geschäftsbereich anderer Bundesministerien und werden hier nicht dargestellt.

2.2 Öffentliche Institutionen der Selbstverwaltung des Gesundheitswesens

Öffentliche Institutionen sind im Vergleich zu Behörden weniger klar definiert. Eine Institution ist eine einem bestimmten Bereich zugeordnete öffentliche (z. B. staatliche, kirchliche) Einrichtung, die dem Wohl oder Nutzen des Einzelnen oder der Allgemeinheit dient. So gibt es im Gesundheitswesen zum Beispiel Institutionen der

Tab. 1 Die nachgeordneten Behörden des Bundesgesundheitsministeriums

Name	Charakterisierung	Die Gesundheitskommunikation bestimmende Aufgaben und Arbeitsschwerpunkte (u. a.)
Robert Koch-Institut (RKI) www.rki.de	Nationales Public-Health-Institut mit der Aufgabe, Krankheiten zu erkennen, zu verhüten und zu bekämpfen. Außerdem sind beim RKI verschiedene wissenschaftliche Kommissionen angesiedelt, zum Beispiel die Ständige Impfkommission, die Impfempfehlungen herausgibt.	• Bewertung, Analyse und Erforschung von Krankheiten, die gefährlich oder weit verbreitet sind oder eine große öffentliche oder gesundheitspolitische Bedeutung haben – etwa HIV/Aids, Krebs und Allergien • Frühzeitiges Erkennen von und Warnen vor neuen gesundheitlichen Risiken („Frühwarnsystem") • Gesundheitsberichterstattung des Bundes • Genehmigung des Imports und der Verwendung embryonaler Stammzellen • Forschung
Paul-Ehrlich-Institut (PEI) www.pei.de	Bundesinstitut für Impfstoffe und biomedizinische Arzneimittel	• Zulassung biomedizinscher Arzneimittel, etwa von Impfstoffen, Blutstammzellzubereitungen und Arzneimitteln für neuartige Therapien wie Gentherapeutika • Beratung bei der Arzneimittelentwicklung, Genehmigung klinischer Prüfungen, experimentelle Prüfung von Produkten, Übernahme der staatlichen Chargenfreigabe sowie Bewertung von Arzneimittelnebenwirkungen • Forschung

(Fortsetzung)

Tab. 1 (Fortsetzung)

Name	Charakterisierung	Die Gesundheitskommunikation bestimmende Aufgaben und Arbeitsschwerpunkte (u. a.)
Bundeszentrale für gesundheitliche Aufklärung (BZgA) www.bzga.de	Hat das Ziel, die Gesundheit der Bürgerinnen und Bürger zu fördern.	• Entwicklung und Umsetzung von Konzepten, Strategien und Maßnahmen zur Gesundheitsförderung und Prävention • Thematische Arbeitsschwerpunkte: HIV/AIDS-Prävention, Suchtprävention, Ernährung/Bewegung/Stressregulation, Gesundheit von Kindern und Jugendlichen, frühe Hilfen für von Vernachlässigung bedrohte Kinder, Gesundheitsförderung bei Menschen in sozial schwierigen Lebenslagen, Sexualaufklärung und Familienplanung, Frauengesundheit, Männergesundheit, Gesundes Alter, Infektionsschutz/Hygieneverhalten/Impfen, Organ-, Gewebe- und Blutspende
Bundesinstitut für Arzneimittel und Medizinprodukte (BfArM) www.bfarm.de	Vor allem befasst mit der Zulassung von Arzneimitteln, der Verbesserung ihrer Sicherheit, der Risikoerfassung und -bewertung von Arzneimitteln und Medizinprodukten und der Überwachung des Betäubungsmittel- und Grundstoffverkehrs.	• Zulassung von Fertigarzneimitteln und homöopathischen Arzneimitteln, Sammeln und Bewerten von Berichten zu unerwünschten Arzneimittelwirkungen, Ergreifen von Maßnahmen, die die Arzneimittelsicherheit erhöhen • Risikoerfassung und -bewertung von Medizinprodukten wie Röntgengeräten, Herzschrittmachern oder Kathetern; die Erfassung, Auswertung und Bewertung der auftretenden Risiken und Koordination erforderlicher Maßnahmen • Erteilen der Erlaubnis zum Inverkehrbringen von Betäubungsmitteln und deren Grundstoffen, Überwachung von Herstellung, Anbau, Handel sowie Im- und Export und des Betäubungsmittelverkehrs • Forschung

(*Fortsetzung*)

Tab. 1 (Fortsetzung)

Name	Charakterisierung	Die Gesundheitskommunikation bestimmende Aufgaben und Arbeitsschwerpunkte (u. a.)
Deutsches Institut für Medizinische Dokumentation und Information (DIMDI) www.dimdi.de	Betreuung medizinischer Klassifikationen und Terminologien, die für die Gesundheitstelematik von Bedeutung sind, Entwicklung und Betrieb von datenbankgestützten Informationssystemen für Arzneimittel, Medizinprodukte und Health Technology Assessment (HTA)	• Herausgabe von amtlichen Klassifikationen wie ICD-10-GM (International Classification of Diseases, 10th Revision, German Modification) für die Verschlüsselung von Diagnosen und OPS (Operationen- und Prozeduren-Schlüssel) für die Verschlüsselung von Operationen, Prozeduren etc. • Pflege von medizinischen Terminologien, Thesauri, Nomenklaturen und Katalogen für die medizinische Dokumentation und den elektronischen Datenaustausch • Einrichtung und Betrieb von Informationssystemen für Arzneimittel, Medizinprodukte und Versorgungsdaten • Informationssystem Health Technology Assessment (HTA): Einrichtung und Betrieb des datenbankgestützten Informationssystems der Deutschen Agentur für HTA des DIMDI (DAHTA) mit HTA-Berichten

Selbstverwaltung, die keine Behörden sind, aber einen gesetzlichen Auftrag erfüllen, etwa

- der Gemeinsame Bundesausschuss (G-BA),
- das Institut für Qualität und Wirtschaftlichkeit im Gesundheitswesen (IQWiG – gesprochen: „ICK-WICK") und
- das Institut für Qualitätssicherung und Transparenz im Gesundheitswesen (IQ-TIG – gesprochen: I-KU-TICK).

Der Gemeinsame Bundesausschuss unterliegt der Rechtsaufsicht des BMG. Den Inhalt von Richtlinien kann der G-BA innerhalb seiner Gestaltungsfreiheit selbst festlegen, hier hat das BMG keine Fachaufsicht. Dies stellte u. a. das Bundessozialgericht 2009 in einem Urteil zur Kostenübernahme einer Protonentherapie bei Brustkrebs klar (Bundessozialgericht 2009). Auch das IQWiG und IQTiG sind nicht weisungsgebunden und fachlich unabhängig.

Alle drei oben genannten Institutionen der Selbstverwaltung haben ihre gesetzliche Grundlage im fünften Sozialgesetzbuch (SGB V) und werden durch sogenannte Systemzuschläge finanziert. Diese setzen sich zusammen aus einem Zuschlag für jeden abzurechnenden Krankenhausfall sowie jede ambulante vertragsärztliche und vertragszahnärztliche Versorgung (gemäß § 139c Abs. 1 SGB V).

Für die Gesundheitskommunikation maßgebliche Aufgaben und Arbeitsschwerpunkte dieser drei Institutionen werden in Tab. 2 beschrieben.

Tab. 2 Institutionen der Selbstverwaltung: G-BA, IQWiG und IQTiG

Name	Charakterisierung	Die Gesundheitskommunikation bestimmende Arbeitsschwerpunkte
Gemeinsamer Bundesausschuss (G-BA) www.g-ba.de	Oberstes Beschlussgremium der gemeinsamen Selbstverwaltung von Ärzten, Zahnärzten, ärztlichen Psychotherapeuten, Krankenhäusern und Krankenkassen in Deutschland. Er entscheidet, welche Leistungen von der gesetzlichen Krankenversicherung bezahlt werden.	• Festlegung, welche Leistungen der medizinischen Versorgung innerhalb des vom Gesetzgeber vorgegebenen Rahmens von der gesetzlichen Krankenversicherung (GKV) im Einzelnen übernommen werden. • Qualitätsmanagement und Qualitätssicherung: Entwicklung und Herausgabe von Vorgaben zu Behandlungsstandards, Strukturen und Abläufen für im Fünften Sozialgesetzbuch bestimmte Leistungsbereiche; Festlegung von Prüfkriterien und Abläufen für die Qualitätssicherung.
Institut für Qualität und Wirtschaftlichkeit im Gesundheitswesen (IQWiG) www.iqwig.de	Prüft im Auftrag des G-BA oder des BMG die Vor- und Nachteile medizinischer Leistungen für Patienten und Patientinnen. Darüber hinaus stellt das IQWiG auf seiner Website gesundheitsinformation.de allgemeinverständliche Gesundheitsinformationen für Bürgerinnen und Bürger zur Verfügung.	• Erstellung fachlich unabhängiger, evidenzbasierter Gutachten beispielsweise zu Arzneimitteln, nichtmedikamentösen Behandlungsmethoden, Verfahren der Diagnose und Früherkennung und Behandlungsleitlinien und Disease-Management-Programmen (DMP).

(Fortsetzung)

Tab. 2 (Fortsetzung)

Name	Charakterisierung	Die Gesundheitskommunikation bestimmende Arbeitsschwerpunkte
		• Veröffentlichung von evidenzbasierten Gesundheitsinformationen, insbesondere zu häufigen Krankheiten, Diagnosen und Gesundheitsfragen
Institut für Qualitätssicherung und Transparenz im Gesundheitswesen (IQTiG) www.iqtig.org	Erarbeitet im Auftrag des G-BA Maßnahmen zur Qualitätssicherung und zur Darstellung der Versorgungsqualität im Gesundheitswesen und wirkt an deren Umsetzung mit.	• Entwicklung und Durchführung von Verfahren der einrichtungs- und sektorenübergreifenden Qualitätssicherung nach § 137 SGB V • Entwicklung von Kriterien zur Bewertung von Zertifikaten und Qualitätssiegeln und der Publikation der Ergebnisse in allgemein verständlicher Form.

3 Anforderungen an die Gesundheitskommunikation öffentlicher Institutionen

Kommunikation ist ein zentrales Bindeglied auf allen Ebenen des Gesundheitswesens. Die erste Ebene ist die direkte Kommunikation, etwa zwischen Ärztin, Pflegekraft oder Physiotherapeut und Patient, deren Inhalte zum Beispiel durch das Patientenrechtgesetz definiert sind. Auf einer weiteren Ebene kommunizieren öffentliche Institutionen, die sich an ganz unterschiedliche Zielgruppen wenden: Während etwa das DIMDI mit seinen Klassifikationen und Nomenklaturen und auch das Paul-Ehrlich-Institut als Bundesinstitut für Impfstoffe und biomedizinische Arzneimittel vorrangig Fachleute ansprechen, haben Einrichtungen wie das Robert Koch-Institut sowohl Fachleute als auch an Bürgerinnen und Bürger im Blick. Bei anderen Institutionen wie zum Beispiel der BZgA, ist die allgemein verständliche Information von Bürgerinnen und Bürgern sogar ein expliziter Auftrag.

3.1 Verlässlichkeit, Genauigkeit und Aktualität

Ob Impfempfehlung oder Arzneimittelbewertung – wenn eine der zuvor beschriebenen öffentlichen Institutionen Gesundheitskommunikation betreibt, so sind die Anforderungen an Verlässlichkeit und Genauigkeit besonders hoch. Denn für Bürgerinnen und Bürger ist es wichtig, dass sie sich auf Informationen verlassen können, die von öffentlichen Institutionen herausgegeben werden. Informationen, die von einer staatlichen oder öffentlichen Institution oder Organisation herausgegeben werden, gelten

oft per se als glaubwürdig (Kim et al. 2011; Powell et al. 2011). Dies stellt besonders in Krisensituationen eine große Herausforderung dar, wenn eine rasche und kontinuierliche Kommunikation erforderlich ist – zum Beispiel bei Auftreten von Infektionen wie Vogelgrippe oder EHEC (ein Bakterium, das lebensgefährliche Infekte verursachen kann; siehe hierzu auch den Beitrag von Winter und Rösner, Kap.
▶ „Krisenkommunikation im Gesundheitsbereich" in diesem Band).

Der Spagat zwischen Schnelligkeit und Zuverlässigkeit ist dann mitunter schwer zu meistern: Die Öffentlichkeit soll unverzüglich über wichtige Entwicklungen informiert werden, aber nicht jeder Verdacht kann sofort öffentlich gemacht werden. So warnte etwa das Robert Koch-Institut während der EHEC-Krise in einer eilig anberaumten Pressekonferenz gemeinsam mit dem Bundesinstitut für Risikobewertung vor dem Verzehr von Salaten, Gurken und Tomaten. Schließlich stellte sich heraus, dass Sprossen die Ursache waren. Dennoch hält die Pressesprecherin des RKI Susanne Glasmacher die Warnung für wichtig: „Dass der Erreger auch in einer Salatzutat stecken könnte ist von uns sicher mal gesagt, aber nicht betont worden." (WPK – die Wissenschaftsjournalisten 2016).

Öffentliche Institutionen müssen bei der Kommunikation zudem die Mechanismen der Medien beachten. Denn Informationen rund um Gesundheit und Krankheit, Gesundheitspolitik und medizinische Versorgung erreichen Bürgerinnen und Bürger oft nicht direkt – etwa über eine Website, die von der Institution selbst betrieben wird –, sondern in modifizierter Form über die Massenmedien. Wenn bei der journalistischen Berichterstattung über Meldungen aus öffentlichen Institutionen Informationen verkürzt oder einseitig dargestellt werden, ist dies oft schwer ersichtlich. Dies kann insbesondere bei komplexen Informationen oder einer eher unklaren Informationslage leicht geschehen. So wurde zum Beispiel bei der oben erwähnten EHEC-Pressekonferenz vor dem Verzehr von Salaten, Gurken und Tomaten *in* Norddeutschland gewarnt. Daraus wurde unter anderem eine dpa-Eilmeldung mit dem Titel „RKI warnt vor Salat, Gurken und Tomaten *aus* Norddeutschland" (WPK – die Wissenschaftsjournalisten 2016).

Verbreitete Fehlinformationen und populäre Mythen zu korrigieren, kann zudem sehr schwierig sein. Oft braucht es viele Wiederholungen, bis Fehlinformationen an Einfluss verlieren. Dies gelingt zudem eher, wenn die neuen Informationen einfacher und überzeugender sind als die zuvor verbreiteten Fehlinformationen (Lewandowsky et al. 2012, S. 123).

3.2 Informationen für alle Bürgerinnen und Bürger

Öffentliche Institutionen betreiben oft selbst Forschung, je nach Aufgabe erläutern sie Gesetzestexte oder Zulassungsverfahren und erklären, wie die Qualität im Krankenhaus gesichert wird. Da ist es wichtig, eine Vorstellung von der oder den Zielgruppen zu haben, die erreicht werden (sollen). Dies gilt sowohl für das Verfassen von Pressemeldungen, die die Güte der darauf folgenden Berichterstattung in den Medien beeinflussen (Schwartz et al. 2012), als auch für das Texten von Broschüren oder Website-Content zur direkten Ansprache von Bürgerinnen und Bürgern.

Gerade wenn die breite Öffentlichkeit erreicht werden soll (z. B. in Kampagnen der BZgA), ist eine einfache Sprache unerlässlich. „Einfach" bedeutet jedoch nicht nur, auf Fachjargon zu verzichten, sondern auch

- aktive Verbformen zu bevorzugen,
- klare, lebendige Verben zu benutzen,
- nur so viele Worte zu verwenden, wie man wirklich braucht,
- Verneinungen zu vermeiden und in positive Aussagen umzuwandeln,
- sich an gesprochener Sprache zu orientieren,
- mit kurzen Sätzen und Abschnitten zu arbeiten,
- Listen zu benutzen, um den Text aufzulockern,
- die Informationen so zu organisieren, dass der Leser die wichtigen Informationen früh erfassen und sich leicht durch den Text navigieren kann (Cutts 2013; Patientenuniversität an der Medizinischen Hochschule Hannover 2010).

Sich an alle Bürgerinnen und Bürger zu wenden, heißt darüber hinaus, sowohl Männer als auch Frauen anzusprechen, gegenüber kulturellen Unterschieden und religiösen Zugehörigkeiten sensibel zu sein und keine Klischees zu transportieren. Insbesondere bei öffentlichen Institutionen sollte es selbstverständlich sein, dass sie keine diskriminierenden Informationen verbreiten (Loss und Nagel 2009, S. 510). Das bedeutet nicht, dass mit einem Text und/oder Medium alle Menschen erreicht werden können. Aber eine einfache Sprache kann zumindest gewährleisten, dass die Kommunikation nicht am Verständnis scheitert. Ob eine Information überhaupt zur Kenntnis genommen, erinnert wird oder sogar zu einer Einstellungs- und Verhaltensänderung führt, hängt darüber hinaus von vielen weiteren Faktoren ab.

3.3 Zielgruppengerechte Ansprache

Was korrekt und leicht verständlich dargestellt ist, ist für Bürgerinnen und Bürger noch lange nicht relevant. Dies kann daran liegen, dass Informationen nicht den Informationsbedürfnissen der potenziellen Nutzerinnen und Nutzern entsprechen, etwa weil für sie wichtige Probleme nicht thematisiert werden, Informationen zu kompliziert erscheinen oder der Bezug zum eigenen Leben und Alltag nicht ersichtlich ist. Informationen auf eine bestimmte Zielgruppe zuzuschneiden gelingt eher, wenn potenzielle Nutzerinnen und Nutzer in die Entwicklung miteinbezogen werden (Nilsen et al. 2006). Denn die Einwohnerinnen und Einwohner Deutschlands unterscheiden sich in vielerlei Hinsicht: Alter, Geschlecht, Einkommen, Ausbildung, Gesundheitszustand, kultureller Hintergrund und (unzureichende) Sprachkenntnisse – all das hat Einfluss darauf, ob und wie jemand nach Informationen zu Gesundheit und Krankheit sucht und wie er oder sie Informationen aufnimmt (Johnson & Case 2012, S. 47–59).

Werbetreibende Unternehmen der Gesundheitswirtschaft wie etwa Anbieter von Nahrungsergänzungsmitteln haben meist zahlungskräftige Kunden im mittleren Lebensalter im Visier, die sich für ihre Produkte interessieren und das Geld dafür haben. Öffentliche Institutionen haben eine andere Zielsetzung. Sie wenden sich auch und gerade an Menschen in prekären Lebenslagen, die häufig Gesundheitsrisiken mit sich bringen, sodass bei diesen Personen ein besonderer Bedarf an Information besteht. Doch wer etwa eine gesundheitliche Einschränkung hat oder lange Zeit arbeitslos ist, über eine geringe Bildung verfügt, keinen festen Wohnsitz oder nur geringe Deutschkenntnisse hat, lässt sich über die Massenmedien oft nur schwer ansprechen. Hier reicht es häufig nicht aus, Informationen etwa auf einer Website oder als Broschüre anzubieten, da dies voraussetzt, dass jemand aktiv nach Informationen sucht. Vielmehr ist hier oft eine Ansprache über Multiplikatoren erforderlich, vor allem sogenannte niedrigschwellige Angebote, die Menschen in ihrem Lebensumfeld erreichen (Grande et al. 2012, S. 248–259).

Auch wenn alle Bürgerinnen und Bürger das Ziel sind, wird man sich häufig mit einem Kompromiss zufrieden geben müssen. Leitfragen dabei sind: Welcher Teil der Bevölkerung hat einen besonderen Informationsbedarf und sollte daher primär angesprochen werden? Auf welchem Weg lässt sich ein möglichst großer Teil der Zielgruppe erreichen?

3.4 Zu Verhaltensänderungen motivieren oder informieren? Zwischen Gesundheitsförderung und partizipativer Entscheidungsfindung

Je nach Institution und Inhalt können sich die Zielsetzungen der Gesundheitskommunikation auch in ihrer Stoßrichtung etwas unterscheiden. So zielen etwa viele Kampagnen der BZgA auf eine gesundheitsfördernde Verhaltensänderung ab – etwa „Kenn dein Limit" gegen übermäßigen Alkoholkonsum oder „Gib AIDS keine Chance" für den Gebrauch von Kondomen.

Ein Beispiel für eine andere Zielrichtung sind Gesundheitsinformationen, die auf die individuelle Abwägung von Vor- und Nachteilen gesundheitlicher Maßnahmen zielen. Sie zeigen Präventions- und Behandlungsmöglichkeiten auf und überlassen es Leserinnen und Lesern, selbst Schlüsse zu ziehen oder im Sinne einer partizipativen Entscheidungsfindung (Shared Decision-Making) gemeinsam mit Arzt oder Ärztin das individuell passende Vorgehen festzulegen.

Dass übermäßiger Alkoholkonsum der Gesundheit schadet und ungeschützter Geschlechtsverkehr riskant ist, ist wissenschaftlich nachgewiesen und allgemeiner Konsens. Bei dem Umgang mit gesundheitlichen Problemen wie Bluthochdruck ist es zum Teil komplizierter: Wie hoch das Risiko für Komplikationen wie Schlaganfälle oder Herzinfarkte ist, hängt von mehreren Faktoren ab. Es wird nicht nur von der Höhe des Blutdrucks beeinflusst, sondern auch von weiteren Risikofaktoren wie Übergewicht und körperlicher Aktivität. Ob man sich für eine gegen eine Behandlung entscheidet, ist zudem nicht zuletzt von den individuellen Präferenzen abhängig. Einigen Menschen ist es wichtig, das Risiko für Komplikationen so weit wie möglich zu senken. Andere haben weniger Angst vor Komplikationen der Erkrankung als vor den möglichen Nebenwirkungen der Behandlung und schrecken davor zurück, täglich Medikamente einzunehmen.

Dass die Grenze zwischen dem einem und anderen schwer zu ziehen ist, zeigt das Beispiel Krebsfrüherkennung. Während das Ziel der Kommunikationsmaßnahmen anfangs darin bestand, möglichst viele Menschen zur Teilnahme an Früherkennungsuntersuchungen zu motivieren, hat sich das Ziel inzwischen geändert. Denn die aktuellen Diskussionen etwa um das Mammografie-Screening zeigen, dass der Nutzen von Früherkennungsuntersuchungen keinesfalls so eindeutig ist, wie man zunächst dachte. Über- und Fehldiagnosen führen zu unnötigen Behandlungen, die für die betroffenen Frauen enorm belastend sein können. Dem steht der Nutzen gegenüber: Wenn 1000 Frauen zehn Jahre lang am Mammografie-Screening teilnehmen, werden etwa ein bis zwei von ihnen vor dem Tod durch Brustkrebs bewahrt. Wie eine Frau die Vor- und Nachteile dieser Krebsfrüherkennungsuntersuchung bewertet und ob sie am Mammografie-Screening teilnimmt, ist eine individuelle Entscheidung.

3.5 Evidenzbasierung von Gesundheitsinformationen

Geht es um Gesundheitsinformationen, die diagnostische Verfahren, Präventionsmaßnahmen, Behandlungen oder Untersuchungen beschreiben, so ist Gesundheitskommunikation im Idealfall in zweierlei Hinsicht evidenzbasiert (vgl. hierzu auch das Kapitel von Hastall und Lang, Kap. ▶ „Grundlagen einer evidenzbasierten Gesundheitskommunikation" in diesem Band):

- Evidenzbasierung der Kommunikation, zum Beispiel im Hinblick auf die Verständlichkeit und die Darstellung von Risiken
- Evidenzbasierung der Inhalte, zum Beispiel von Aussagen zum Nutzen und potenziellen Schaden verschiedener Behandlungen

Bei der Darstellung von gesundheitlichen Risiken kann man zum Beispiel auf evidenzbasierte Kommunikationstechniken zurückgreifen. So verbessert die Darstellung absoluter statt relativer Risiken das Verständnis und führt zu einer realistischeren Einschätzung. Es gibt auch Evidenz dafür, dass ergänzende Grafiken das Verständnis fördern und vielen Menschen helfen, sich Inhalte zu erschließen (Zipkin et al. 2014, S. 270–80).

In vielen Bereichen der Gesundheitskommunikation ist die Evidenz aber nur schwach oder sehr heterogen. So erscheinen etwa in einem Cochrane-Review zum positiven oder negativen Framing von Gesundheitsbotschaften die Unterschiede bei den Darstellungsweisen gering: „if you undergo a screening test for cancer, your survival will be prolonged" bzw. „if you don't undergo a screening test for cancer, your survival will be shortened" (Akl et al. 2011). Beide Formate hatten eine ähnliche Überzeugungskraft bzw. einen ähnlichen Einfluss auf das Verhalten. Dies schließt allerdings nicht aus, dass unter spezifischen Bedingungen stärkere Framing-Effekte möglich sind (vgl. hierzu auch den Beitrag von Sikorski und Matthes, Kap. ▶ „Framing-Effekte im Gesundheitsbereich" in diesem Band).

Evidenzbasierte Gesundheitsinformationen sind aber auch im Hinblick auf ihre Inhalte evidenzbasiert: Sie stützen sich auf die besten Forschungsergebnisse, die zum Zeitpunkt der Veröffentlichung verfügbar sind, etwa zu einem Behandlungs- oder Untersuchungsverfahren. Das IQWiG führt zum Beispiel vor der Erstellung einer Gesundheitsinformation eine umfassende Literaturrecherche nach der aktuell verfügbaren, qualitativ hochwertigsten und für das Thema relevanten Evidenz durch. Für die Beschreibung von Nutzen und Schaden medizinischer Maßnahmen werden dabei vom IQWiG in erster Linie systematische Übersichten von Studien herausgezogen (IQWiG 2015).

Auch die „Gute Praxis Gesundheitsinformation" – ein Projekt des Fachbereichs „Patienteninformation und -beteiligung" des Deutschen Netzwerks evidenzbasierte Medizin – beschreibt Anforderungen an die Qualität von Gesundheitsinformationen (Deutsches Netzwerk Evidenzbasierte Medizin e.V. 2015):

- Systematische Recherche entsprechend der für die Zielgruppe relevanten Fragestellungen
- Begründete Auswahl der für die Fragestellung geeigneten Evidenz
- Unverzerrte Darstellung der für Patientinnen und Patienten relevanten Ergebnisse, wie zum Beispiel Sterblichkeit (Mortalität), Beschwerden und Komplikationen (Morbidität) und gesundheitsbezogene Lebensqualität
- Angemessene inhaltliche und sprachliche Darstellung von Unsicherheiten
- Entweder Verzicht auf direktive Empfehlungen oder klare Trennung zwischen der Darstellung von Ergebnissen und der Ableitung von Empfehlungen
- Berücksichtigung der aktuellen Evidenz zur Kommunikation von Zahlen, Risikoangaben und Wahrscheinlichkeiten
- Transparente Darstellung der Angaben über Verfasser und Herausgeber der Gesundheitsinformation und deren Finanzierung.

Diese Anforderungen sollen Anbieter von evidenzbasierten Gesundheitsinformationen bei der Erstellung unterstützen, aber auch Gestaltungsfreiraum für die Erfordernisse unterschiedlicher Anbieter lassen.

3.6 Evaluation und Ausblick

Die Gesundheitskommunikation öffentlicher Institutionen ist sehr vielschichtig. Sie zielt beispielsweise darauf ab, Wissen zu vermitteln, zu gesundheitsförderndem Verhalten zu motivieren oder die partizipative Entscheidungsfindung zu unterstützen. Es gibt zahlreiche Institutionen, die Gesundheitskommunikation betreiben – mit ganz unterschiedlichen Methoden, Zielen und Zielgruppen.

Ob und inwiefern die Gesundheitskommunikation ihre Ziele immer erreicht, ist allerdings bisher wenig untersucht. Dies liegt auch daran, dass es noch an einem erprobten Instrumentarium zur Messung der Wirksamkeit mangelt. Auch mögliche unerwünschte Wirkungen der Gesundheitskommunikation wurden bisher kaum untersucht. So bleibt viel Raum für künftige Forschungsarbeit – auch und gerade im deutschsprachigen Raum.

Literatur

Akl, E. A., Oxman, A. D., Herrin, J., Vist, G. E., Terrenato, I., Sperati, F., Costiniuk, C., Blank, D., & Schünemann, H. (2011). Framing of health information messages. *Cochrane Database of Systematic Reviews, 7*(12), CD006777.
Bundesinstitut für Arzneimittel und Medizinprodukte (BfArM). http://www.bfarm.de. Zugegriffen am 30.09.2015.
Bundesministerium für Gesundheit (BMG). http://www.bmg.bund.de/. Zugegriffen am 30.09.2015.
Bundessozialgericht. (2009). BSG: Keine Protonentherapie bei Brustkrebs. *Medieninformation des Bundessozialgerichts, 16*.
Bundesinstitut für Arzneimittel und Medizinprodukte (BfArM). http://www.bfarm.de. Zugegriffen am 30.09.2015.
Bundeszentrale für gesundheitliche Aufklärung (BZgA). http://www.bzga.de/. Zugegriffen am 30.09.2015.
Cutts, M. (2013). *Oxford Guide to Plain English*. Oxford: Oxford University Press.
Deutsches Institut für Medizinische Dokumentation und Information (DIMDI). https://www.dimdi.de. Zugegriffen am 30.09.2015.
Deutsches Netzwerk evidenzbasierte Medizin e.V. (2015). Gute Praxis Gesundheitsinformation. http://www.ebm-netzwerk.de/gpgi. Zugegriffen am 30.09.2015.
Gemeinsamer Bundesausschuss (G-BA). https://www.g-ba.de. Zugegriffen am 30.09.2015.
Grande, G., Große, J., & Menkouo, C. (2012). Gesundheitsförderung im Stadtteil: Möglichkeiten und Herausforderungen des Zugangs zu den Bewohnerinnen und Bewohnern. In Bundeszentrale für Gesundheitliche Aufklärung (BZgA) (Hrsg.), Gesund aufwachsen in Kita, Schule, Familie und Quartier: Nutzen und Praxis verhaltens- und verhältnisbezogener Prävention – KNP-Tagung am 18. und 19. Mai 2011 in Bonn (S. 248–259). http://www.bzga.de/botmed_60641000.html. Zugegriffen am 30.09.2015.
Hurrelmann, H., & Baumann, E. (Hrsg.). (2014). *Handbuch Gesundheitskommunikation*. Bern: Hans Huber.
Institut für Qualität und Wirtschaftlichkeit im Gesundheitswesen (IQWiG). (2015). https://www.iqwig.de. Zugegriffen am 30.09.2015.
Institut für Qualitätssicherung und Transparenz im Gesundheitswesen (IQTiG). http://www.iqtig.org. Zugegriffen am 30.09.2015.
Johnson, J. D., & Case, O. C. (2012). *Health Information Seeking*. New York: Peter Lang Publishing.
Kim, H., Park, S. Y., & Bozeman, I. (2011). Online health information search and evaluation: Observations and semi-structured interviews with college students and maternal health experts. *Health Information & Libraries Journal, 28*(3), 188–199.
Lewandowsky, S., Ecker, U. K., Seifert, C. M., Schwarz, N., & Cook, J. (2012). Misinformation and its correction: Continued influence and successful debiasing. *Psychological Science in the Public Interest, 13*(3), 106–131.
Loss, J., & Nagel, E. (2009). Probleme und ethische Herausforderungen bei der bevölkerungsbezogenen Gesundheitskommunikation. *Bundesgesundheitsblatt, 52*(5), 502–511.
Nilsen, E. S., Myrhaug, H. T., Johansen, M., Oliver, S., & Oxman, A. D. (2006). Methods of consumer involvement in developing healthcare policy and research, clinical practice guidelines and patient information material. *Cochrane Database of Systematic Reviews, 19*(3), CD004563.
Patientenuniversität Medizinische Hochschule Hannover. (2010). *Nutzertestung von Gesundheitsinformationen des Instituts für Qualität und Wirtschaftlichkeit im Gesundheitswesen (IQWiG) – Abschlussbericht*. http://www.mh-hannover.de/fileadmin/institute/epidemiologie/public_health/downloads/KursbeschrMar2011/NutzertestungAbschlussberichtIQWIG_16_12.pdf. Zugegriffen am 30.09.2015.
Paul-Ehrlich-Institut (PEI). http://www.pei.de. Zugegriffen am 30.09.2015.

Powell, J., Inglis, N., Ronnie, J., & Large, S. (2011). The characteristics and motivations of online health information seekers: Crosssectional survey and qualitative interview study. *Journal of Medical Internet Research, 13*(1), e20.
Robert Koch-Institut (RKI). http://www.rki.de. Zugegriffen am 30.09.2015.
Schmitz, V. (2014). Begriff der Behörde (Abs. 4). In P. Stelkens, H. J. Bonk & M. Sachs (Hrsg.), *VwVfG – Verwaltungsverfahrensgesetz. Kommentar* (S. 241–247). München: C.H. Beck.
Schwartz, L. M., Woloshin, S., Andrews, A., & Stukel, T. A. (2012). Influence of medical journal press releases on the quality of associated newspaper coverage: Retrospective cohort study. *British Medical Journal, 344*, d8164.
WPK – die Wissenschaftsjournalisten. (2016). http://www.wpk.org/quarterly/einzelartikel/kritik-kommt-so-oder-so.html. Zugegriffen am 30.09.2016.
Zipkin, D. A., Umscheid, C. A., Keating, N. L., Allen, E., Aung, K., Beyth, R., Kaatz, S., Mann, D. M., Sussmann, J. B., Korenstein, D., Schardt, C., Nagi, A., Sloane, R., & Feldstein, D. A. (2014). Evidence-based risk communication. A systematic review. *Annals of Internal Medicine, 161*(4), 270–280.

Pharmakommunikation

Viorela Dan

Zusammenfassung
Zu den wichtigsten Adressaten der Kommunikation von Pharmaunternehmen zählen die breite Öffentlichkeit, Journalistinnen und Journalisten, Entscheidungsträger, Patientinnen und Patienten sowie Verbraucher und Verbraucherinnen. Um diese Zielgruppen zu erreichen, werden unterschiedliche Instrumente eingesetzt. Sie reichen von Kampagnen zur gesundheitlichen Aufklärung über Werbung und Produktplatzierung bis hin zu Parteispenden, Graswurzel-Lobbyismus und Medienarbeit. Für diesen Beitrag wurde der Forschungsstand zu diesen Instrumenten ausgearbeitet – insbesondere im Hinblick auf ihre Anwendung durch die Pharmaindustrie.

Schlüsselwörter
Pharmakommunikation · Pharmaunternehmen · Big Pharma · Pharmakonzern · Arzneimittelhersteller

1 Einleitung

Die Kommunikation von Pharmaunternehmen, kurz Pharmakommunikation, hat viele Gemeinsamkeiten mit der strategischen Kommunikation anderer Unternehmen und Organisationen. Auch hierbei spielen strategische Entscheidungen, d. h. „bewusste Entscheidungen zwischen Handlungsalternativen", eine wichtige Rolle (Raupp und Hoffjann 2012, S. 150, Übersetzung VD). Allerdings sind Pharmaunternehmen ethische und gesetzliche Grenzen gesetzt. Diese Grenzen ergeben sich

---

V. Dan (✉)
Institut für Kommunikationswissenschaft und Medienforschung, Ludwig-Maximilians-Universität München, München, Deutschland
E-Mail: viorela.dan@ifkw.lmu.de

© Springer Fachmedien Wiesbaden GmbH, ein Teil von Springer Nature 2019
C. Rossmann, M. R. Hastall (Hrsg.), *Handbuch der Gesundheitskommunikation*,
https://doi.org/10.1007/978-3-658-10727-7_9

aus den Besonderheiten der hergestellten Produkte: Nahrungsergänzungsmittel sowie verschreibungspflichtige und nicht verschreibungspflichtige Medikamente (Ta und Frosch 2008; Turner 2004).

In diesem Kapitel werden die wichtigsten Ziele, Adressaten und Instrumente von Pharmakommunikation thematisiert, die im Überblick in der nachfolgenden Abbildung veranschaulicht sind (siehe Abb. 1). Die Adressaten und Instrumente der Pharmakommunikation können entlang der Ziele der unmittelbaren Umsatzsteigerung, der Schaffung vorteilhafter Rahmenbedingungen und der Steigerung von Bekanntheit und Sympathie gruppiert werden. Diese Abgrenzung ist für analytische Zwecke hilfreich, wenn auch nicht ganz trennscharf. Denn die meisten Unternehmen verfolgen wohl stets das Ziel der Umsatzsteigerung. Insofern hat die Erreichung der anderen zwei Ziele eine mittelbare Auswirkung auf die Möglichkeiten eines Unternehmens zur Umsatzsteigerung. Diese dreiteilige Aufteilung der Ziele erlaubt uns dennoch, die Adressaten der Pharmakommunikation in Bezug auf das jeweilige Ziel zu diskutieren, für das sie eine maßgebliche Rolle spielen. So sind Patienten/Verbraucher die Hauptadressaten der Pharmakommunikation, wenn es um das Ziel der Umsatzsteigerung über die Massenmedien geht. Als Kommunikationsinstrumente werden hier hauptsächlich Werbung und Produktplatzierung eingesetzt. Wenn

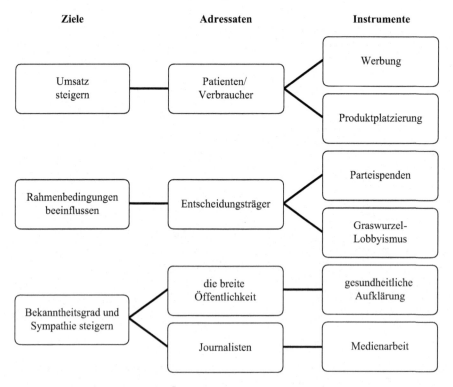

Abb. 1 Pharmakommunikation im Überblick (Quelle: Eigene Darstellung)

vorteilhafte Rahmenbedingungen durchgesetzt oder gesichert werden sollen, sind die Entscheidungsträger die Hauptadressaten der Pharmakommunikation. Ebenso wenn eine Verschlechterung der Rahmenbedingungen verhindert werden soll. Um die Bekanntheit und Sympathie zu steigern, wird versucht, die breite Öffentlichkeit durch Kampagnen zur gesundheitlichen Aufklärung sowie durch die Berichterstattung der Medien zu erreichen; dafür wird die Beziehung zu Journalistinnen, Journalisten und Redaktionen gepflegt (Medienarbeit, engl. *Media Relations*).

2 Umsatzsteigerung

2.1 Werbung

Patientengerichtete Werbung ist die kostenpflichtige massenmediale Vermittlung von Werbebotschaften über Medikamente und Nahrungsergänzungsmittel an Laien (DeLorme et al. 2011). Pharmaunternehmen geben an, durch ihre Werbung zur gesundheitlichen Aufklärung und zum Empowerment der Patienten beitragen zu wollen. Dennoch steht außer Frage, dass Pharmaunternehmen deshalb so viel Geld in Werbung investieren,[1] weil sie damit die Nachfrage nach ihren Produkten steigern wollen (Dan 2015).

In den meisten Ländern der Welt dürfen Pharmaunternehmen nur für Nahrungsergänzungsmittel und nicht verschreibungspflichtige Medikamente werben; dabei müssen sie bestimmte Vorschriften einhalten. Trotz dieser Einschränkungen gibt es Hinweise sowohl auf Schleichwerbung zu verschreibungspflichtigen Medikamenten als auch auf die Nichteinhaltung der Werberegeln für nicht verschreibungspflichtige Medikamente (Dan 2015; Martiny 2006).

2.2 Produktplatzierung

In Anlehnung an Chan (2012) und Brusse et al. (2015) definiere ich pharmazeutische Produktplatzierung als die bezahlte oder anderweitig vergütete Abbildung, Nennung oder Vorführung eines bestimmten pharmazeutischen Produkts in einer Sendung oder einem Unterhaltungsformat. Wenn ein pharmazeutisches Produkt etwa in einen Film platziert wird, dann geschieht dies in der Annahme, dass eine mögliche Abwehrreaktion oder Skepsis gegenüber der persuasiven Absicht nicht eintritt – ähnlich wie bei Entertainment-Education (Brusse et al. 2015; vgl. hierzu auch den Beitrag von Lubjuhn und Bouman, Kap. ▶ „Die Entertainment-Education-Strategie zur Gesundheitsförderung in Forschung und Praxis" in diesem Band)

---

[1]Die Pharmabranche investiert jährlich sowohl in Deutschland als auch in den USA etwa 850 Mio. EUR in Werbung für nicht verschreibungspflichtige Medikamente und Nahrungsergänzungsmittel (DeLorme et al. 2011; Nielsen 2014).

und anders als bei Werbung (Chan 2012). Die Entscheidung der Pharmaunternehmen in Produktplatzierung zu investieren[2] („DTC REPORT: Update," 2008) dürfte wie bei anderen Organisationen aus der Beobachtung entstanden sein, dass Werbepausen häufig vorgespult, stummgeschaltet oder ignoriert werden (Brusse et al. 2015; Chan 2012). Insofern kann Produktplatzierung als eine Alternative zu Werbung verstanden werden, welche genauso das Ziel der Umsatzsteigerung verfolgt und dieses häufig auch erreicht (Chan 2012; Turner 2004).

Laut Rundfunkstaatsvertrag und der EU-Richtlinie zu audiovisuellen Medien sind in Deutschland Produktplatzierungen nur unter bestimmten Bedingungen zulässig. Für Pharmaunternehmen sind insbesondere die Bestimmungen relevant, dass verschreibungspflichtige Medikamente nicht platziert werden dürfen und dass jegliche Platzierungen in Ratgeber- und Verbrauchersendungen[3] untersagt sind. Dennoch ist es möglich, dass auch deutsche Fernsehzuschauer mehr Produktplatzierungen ausgesetzt werden als diese Richtlinien vorsehen. Damit ist weniger die Missachtung des Werbeverbots gemeint als Import-Platzierungen aus den USA. Beispiele für Pharma-Platzierungen (inkl. von verschreibungspflichtigen Medikamenten) sind in der Literatur reichlich vorhanden. Sie kommen in Filmen und Serien vor,[4] aber auch in Nachrichtensendungen und Kinderbüchern (Ta und Frosch 2008; Turner 2004). So wird beispielsweise in einer Folge der Anwaltsserie *Boston Legal* eine Lehrerin angeklagt, weil ein Schüler unter ihrer Aufsicht an einem anaphylaktischen Schock stirbt. In der gesamten Folge wird EpiPen, eine Spritze zur Notfallbehandlung, auffällig angepriesen (Edwards 2007). Besonders brisant ist außerdem eine Folge der Krankenhausserie *Chicago Hope*, in der eine Idee, von der die Pharmabranche profitiert, anstelle eines konkreten Produkts platziert wurde. So stirbt ein Baby an Unterernährung, weil die Milch seiner Mutter nicht genug Nährstoffe beinhaltet. Ein Hersteller von Anfangsmilch, einer Alternative zu Muttermilch, hat die gesamte Staffel mitfinanziert (Turner 2004).

Jedoch wurden nur die wenigsten pharmazeutischen Produktplatzierungen offiziell bestätigt, so offensichtlich diese Beispiele auch erscheinen mögen. Somit werden Pharmaunternehmen lediglich verdächtigt, mit Drehbuchautoren und Produzenten entsprechende Verträge abgeschlossen zu haben, während sie die Existenz solcher Abmachungen vehement bestreiten (Edwards 2005; Jack 2006; Ta und Frosch 2008; Turner 2004).

---

[2]2014 wurden in den USA sechs Mrd. USD in Produktplatzierung investiert (PQMedia 2015). Vergleichbare Zahlen aus Deutschland existieren nicht, aber die Einführung des Product Placement Awards im Jahre 2011 dient als Indikator dafür, dass Produktplatzierung auch hierzulande stattfindet.

[3]Deutschen Ratgebersendungen und Sendungen über Gesundheit und Krankheit wird dennoch vorgeworfen, dass sie sich von der Pharmaindustrie sponsern lassen und konkrete Arzneimittel vorführen (Langbein 2003; Martiny 2006).

[4]In diesem Zusammenhang werden folgende Filme und Serien besonders häufig genannt: *Silver Linings, Love and other Drugs, Grey's Anatomy* und *Dr. House.*

3 Schaffung vorteilhafter Rahmenbedingungen

Politische Entscheidungen legen die Rahmenbedingungen fest, in denen Pharmaunternehmen agieren (Bohle und Foltin 1995; Riggulsford 2013; Springston und Lariscy 2003). Um ein konkretes Beispiel zu nennen: Hierzulande ist Werbung für verschreibungspflichtige Medikamente verboten, in den USA hingegen ist sie zulässig (Dan 2015). Dadurch erzielen Pharmaunternehmen in den USA viel höhere Gewinne als in Europa. Insofern wirken sich politische Entscheidungen wie das Werbeverbot direkt auf das operative Geschäft von Pharmaunternehmen aus. Deshalb haben Pharmaunternehmen ein Interesse daran, solche politischen Entscheidungen in ihrem Sinne zu beeinflussen (Bohle und Foltin 1995; Riggulsford 2013; Springston und Lariscy 2003).

Lobbyismus bezeichnet den Versuch von Interessenvertretern wie Pharmaunternehmen, Gesetzesvorhaben in Gang zu bringen, zu beschleunigen, inhaltlich zu beeinflussen, zu verzögern oder zu verhindern (Kleinfeld et al. 2007; Köppl 2005; Leif und Speth 2006; Lianos und Hetzel 2003; Riggulsford 2013). Lobbyismus ist eine finanzstarke[5] Kernaufgabe der strategischen Kommunikation im Gesundheitsbereich (Springston und Lariscy 2003). Lobbyismus kann direkt oder indirekt ausgeübt werden (Köppl 1999). Direkter Lobbyismus vollzieht sich persönlich, indirekter Lobbyismus öffentlichwirksam, d. h. über Dritte oder über die Medien (Köppl 1999; Wehrmann 2007).

Im Folgenden werden beispielhaft zwei Lobbyismus-Instrumente vorgestellt, die für Pharmaunternehmen von Relevanz sind und in der bisherigen Literatur kaum thematisiert werden. Aus der Fülle der Instrumente für direkten Lobbyismus wurden Parteispenden ausgewählt, anschließend wird Graswurzel-Lobbyismus beispielhaft für indirekten Lobbyismus vorgestellt.

3.1 Parteispenden

Wirtschaftliche Akteure wie Pharmaunternehmen leisten Parteispenden in der Hoffnung, dass die Politiker sich anschließend verpflichtet fühlen, sich durch wohlwollende Gesetze und Entscheidungen zu revanchieren (Chu 2008; Jorgensen 2013). In den USA belaufen sich die Parteispenden von Pharmaunternehmen auf zweistellige Millionenbeträge (Jorgensen 2013). Auch hierzulande sind großzügige Spenden von Pharmaunternehmen bekannt, wie etwa von Merck an die CDU. Jedoch liegen noch keine Zahlen vor, die es erlauben, die gesamten Parteispenden der Pharmaindustrie zu beziffern.

Wissenschaftlerinnen und Wissenschaftler sind sich im Hinblick auf die Rolle von Parteispenden im Gesetzgebungsprozess nicht einig, manche sprechen hier allerdings von Korruption[6] (Leif und Speth 2006). Fest steht, dass Parteispenden

---

[5]In Brüssel belaufen sich die jährlichen Lobbyismus-Ausgaben der Pharmabranche auf mindestens 40 Mio. EUR (*EU Transparency Register*). Laut *OpenSecrets.org* sind die Ausgaben in Washington mit 120 Mio. EUR jährlich dreimal so hoch. Vergleichbare Zahlen aus Deutschland liegen nicht vor.

[6]Damit ist nicht die Bestechung einzelner Politiker gemeint; dies soll vorkommen, aber nur selten (Kleinfeld et al. 2007; Leif und Speth 2006).

mit politischen Entscheidungen zusammenhängen, die für den Sponsor vorteilhaft sind (Jorgensen 2013). Insofern können Parteispenden zumindest als Instrument des direkten Lobbyismus gesehen werden.

Es gibt eine Reihe von politischen Entwicklungen, bei denen spekuliert wurde, dass sie ohne großzügige Parteispenden nicht eingetreten wären, beispielsweise die Verhinderung der Positivliste für Arzneimittel durch die CDU/CSU (Jantzer 2006; Langbein 2003). Ein weiteres Beispiel kommt aus Großbritannien (Riggulsford 2013): Der Vorsitzende von GlaxoSmithKline spendete der britischen Konservativen Partei 350.000 EUR, im Gegenzug nahm er an einem exklusiven Essen mit dem Premierminister David Cameron teil („cash for access"-Skandal). Anschließend wurde der Sponsor in den Wirtschaftsausschuss berufen, wo er Vorschläge zur Förderung der Wirtschaft durchsetzte, die für die Pharmaindustrie vorteilhaft sind (Riggulsford 2013).

3.2 Graswurzel-Lobbyismus

Wenn Pharmaunternehmen Graswurzel-Lobbyismus (engl. *grassroots lobbying*) betreiben, dann versuchen sie, die Öffentlichkeit dazu zu bringen, sich für Themen einzusetzen, die der Industrie wichtig sind (Silverstein und Taylor 2004). Die Kernannahme ist simpel: Wenn die Wählerschaft Politikerinnen und Politikern deutlich signalisiert, dass ihr ein Thema wichtig ist, müssen Letztere ihre Meinung bzw. Prioritäten auf den Prüfstand stellen und ggf. anpassen (Hall und Reynolds 2012).

Ein aktuelles Beispiel kommt aus Großbritannien: 2006 plante die Regierung, nicht mehr für die Kosten von teueren Markenmedikamenten aufzukommen, wenn es günstigere oder bessere Alternativen gibt[7] (Jack 2006). Pharmaunternehmen ist es – teils mithilfe von gesponserten[8] Patientenorganisationen – gelungen, Menschen dazu zu bringen, diese Entscheidung als einen Einschnitt in die Behandlungsgleichheit zu sehen. Infolgedessen nahmen unzählige Menschen an Demonstrationen teil, schrieben Briefe an ihre Politikerinnen und Politiker usw. Allerdings waren die zur Debatte stehenden Alternativen in der chemischen Zusammensetzung (nahezu) identisch mit den gestrichenen Markenmedikamenten. Deshalb schienen Pharmaunternehmen die einzigen Verlierer dieser Gesetzesänderung zu sein. Insofern handelt es sich dabei weniger um eine authentische Graswurzelbewegung als um eine unechte „Kunstrasenbewegung" (engl. *Astroturfing*) (Silverstein und Taylor 2004).

Eines der wichtigsten Instrumente, die im Graswurzel-Lobbyismus eingesetzt werden, ist Themenwerbung (engl. *Issue Advertising*; vgl. Hall und Reynolds 2012). Damit sind hauptsächlich kurze Fernsehspots gemeint, die für oder gegen

---

[7]In Deutschland ist die Einführung einer solchen Positivliste für Arzneimittel gescheitert. Dieses Gesetzesvorhaben stand seit 1992 mehrmals auf der politischen Agenda. Die Verhinderung der Positivliste gilt als der größte Erfolg der Pharma-Lobby (Jantzer 2006; Langbein 2003).

[8]Pharmazeutische Unternehmen stehen unter Verdacht, das Werbeverbot für verschreibungspflichtige Medikamente zu unterlaufen, indem sie Selbsthilfegruppen finanziell unterstützen (Dan 2015; Martiny 2006), sofern sie ein Medikament zur Behandlung der jeweiligen Krankheit herstellen.

Gesetzesvorhaben argumentieren und häufig mit dem Aufruf enden, die zuständigen Abgeordneten zu kontaktieren, um die eigene Meinung mitzuteilen. Ein prominentes Beispiel ist die Reihe *„Harry and Louise"*, die Anfang der 1990er-Jahre gegen die Gesundheitsreform von Bill Clinton geschaltet wurde. Obwohl Themenwerbung in den USA viel häufiger ausgestrahlt wird als hierzulande (Hall und Reynolds 2012; Silverstein und Taylor 2004), ist diese Praxis auch in Deutschland bekannt. Die Kassenärztliche Bundesvereinigung (KBV) versuchte 2014, das Versorgungsstärkungsgesetz zu verhindern bzw. Änderungen durchzusetzen (Motto: „Wir arbeiten für Ihr Leben gern"). Die Annahme, dass Themenwerbung den Druck auf Politikerinnen und Politiker erhöht, wurde in der Studie von Hall und Reynolds (2012) bestätigt. Vor der Reformierung von Medicare im Jahre 2003 wurde Themenwerbung gezielt in den Wahlkreisen geschaltet, aus denen Fachpolitiker der wichtigsten Gremien und Ausschüsse stammten sowie in Wahlkreisen der Politiker und Politikerinnen, deren Wiederwahl als unsicher galt.

4 Steigerung von Bekanntheit und Sympathie

Einem Pharmaunternehmen mit einem guten öffentlichen Image dürfte es leichter fallen, seine wirtschaftlichen Ziele zu erreichen als einem Unternehmen, welchem mit Skepsis begegnet wird. Öffentlichkeitsarbeit wird eingesetzt, um ein gutes Image zu erreichen. Darunter können sowohl Beschönigungen von Tatsachen fallen als auch ernsthafte Bemühungen darum, die Bedürfnisse der Öffentlichkeit mit den Unternehmenszielen in Einklang zu bringen (Aldoory und Austin 2011; Bardhan 2002; Springston und Lariscy 2003).

Nachfolgend werden zwei der wichtigsten Instrumente vorgestellt, die Pharmaunternehmen einsetzen, um ihren Bekanntheitsgrad und ihre Sympathiewerte zu steigern. Durch Medienarbeit versuchen sie Einfluss auf die Berichterstattung der Medien zu nehmen, denn die meisten Menschen erfahren Neuigkeiten über Pharmaunternehmen nicht durch persönliche Erfahrung, sondern aus den Medien. Dies ist für Pharmaunternehmen relevant, denn „earned media", d. h. gute Presse infolge von Medienarbeit, kann die Nachfrage nach Medikamenten steigern (Riggulsford 2013; Schiavo 2013; Springston und Lariscy 2003). Ein weiteres Instrument ist die gesundheitliche Aufklärung. Dabei informieren Pharmaunternehmen – oft nicht uneigennützig – über die Symptome und Therapiemöglichkeiten von Krankheiten, zu denen sie Arzneimittel herstellen.

4.1 Medienarbeit

Medienarbeit ist eine der Kernaufgaben der Öffentlichkeitsarbeit, auch im Gesundheitsbereich (Aldoory und Austin 2011; Schiavo 2013). Die Medienarbeit (engl. *Media Relations*) von Pharmaunternehmen beinhaltet den Kontaktaufbau und die Beziehungspflege zu Redaktionen sowie einzelnen Journalistinnen und Journalisten. Diese Akteure sind für Pharmaunternehmen relevant, weil sie darüber entscheiden, welche Ereignisse aus der Pharmabranche öffentliche Aufmerksamkeit erlangen. Pharmaunternehmen versuchen durch ihre Medienarbeit diese Entscheidung zu beeinflussen.

Im Gesundheitsbereich kann ein Großteil der Berichterstattung auf Pressemitteilungen zurückgeführt werden (Arroyave 2012; Schiavo 2013). Die Ansichten der Pharmabranche werden außerdem in Gastkommentaren, Interviews und Polit-Talkshows verkündet. Dies geschieht nicht zufällig, denn Pharmaunternehmen bemühen sich darum, Expertinnen und Experten für diese und ähnliche Formate zu vermitteln (Cho und Cameron 2007; Schiavo 2013; Springston und Lariscy 2003; Tanner 2004). Der Einfluss von Öffentlichkeitsarbeit auf die Berichterstattung der Medien wird in der Kommunikationswissenschaft unter dem Stichwort „Determinationsthese" kritisch diskutiert (Raupp 2008).

Noch umstrittener sind andere Methoden, nämlich Ghostwriting, Bestechung und die Erzeugung von (unausgesprochenem) Druck durch Werbekunden. Ghostwriting bezeichnet die Praxis, scheinbar objektive Zeitungsartikel von Pharmaunternehmen unter dem Namen von Journalisten zu veröffentlichen (Dan 2015). Sofern dies vergütet und nicht als Werbung gekennzeichnet wird, handelt es sich dabei um Bestechung.[9] Der Versuch einer Einflussnahme kann außerdem bei der Finanzierung von Kongressreisen für Journalistinnen und Journalisten vermutet werden; daraus kann eine wahrgenommene moralische Verpflichtung resultieren, über den Sponsor positiv zu berichten (Langbein 2003). Dies kann auch bei Werbeinserenten der Fall sein (Langbein 2003). Dabei widmen sich Journalisten und Redakteure bestimmten Themen bewusst nicht – entweder aus Angst davor, Werbekunden zu verlieren, oder weil Werbekunden drohen, ihre Werbung zu entziehen (Klaidman 1990; Martin 1996). Letzteres ist allerdings seltener der Fall. Jedoch gibt es einige Beispiele für Selbstzensur, wie es etwa in der Berichterstattung über das Rauchen zu beobachten war: Je mehr Werbeeinnahmen die Tabakindustrie einer Zeitung einbrachte, desto weniger wahrscheinlich war die Berichterstattung über die gesundheitlichen Folgen des Rauchens (Klaidman 1990; Martin 1996).

4.2 Gesundheitliche Aufklärung

Pharmaunternehmen verbreiten Informationen über die Vorbeugung, Erkennung und Behandlung von Krankheiten. In ihren Kampagnen verwenden sie Webseiten, Flyer, Broschüren, Filme und Veranstaltungen. Aktuelle Beispiele für Kampagnen von Pharmaunternehmen sind *Rauchfrei durchstarten* (Pfizer), *Herzinsuffizienz* (Novartis), *Später kommen* (Berlin-Chemie) und *Der Krankheit aufrecht begegnen* (AbbVie). Noch mehr Kampagnen werden von eingetragenen Vereinen durchgeführt, die wiederum von der Pharmabranche unterstützt werden. Aktuelle Beispiele sind die Kampagne

---

[9]Dies unterscheidet sich von Native Advertising, wo Werbeartikel unter journalistische Artikel germischt werden. Native Advertising steht zwar aus verständlichen Gründen in der Kritik (Carlson 2015), kann aber nicht als Bestechung bezeichnet werden.

zum Welt-Thrombose-Tag der Deutschen Gesellschaft für Angiologie und die Kampagne zur Früherkennung von Osteoporose des Kuratoriums Knochengesundheit.

Durch solche Kampagnen können Pharmaunternehmen zur Enttabuisierung mancher Krankheiten beitragen wie auch zur Aufklärung von Patientinnen und Patienten und dadurch zur Verbesserung der öffentlichen Gesundheit (Schiavo 2013; Springston und Lariscy 2003). Diese Aktivitäten können aber auch darauf abzielen, bereits normale Veränderungsprozesse des Körpers und geringe Unannehmlichkeiten als Krankheiten zu deklarieren und eine medikamentöse Behandlung als ideale Therapiemöglichkeit zu etablieren („Medikalisierung").

Einige der oben genannten Beispiele bewegen sich an der Grenze des Erlaubten, denn die Behandlungsempfehlung des Kampagnenauftraggebers – nämlich medikamentöse Therapie mit den Präparaten des Konzerns – ist überdeutlich. Außerdem werden so viele Informationen über das Wirkungsprinzip der empfohlenen Therapie genannt, dass Interessenten den Namen des (schleich)beworbenen Produkts mit einer einfachen Suchmaschinenanfrage herausfinden können. Dies suggeriert, dass Pharmaunternehmen gesundheitliche Aufklärung oft weder uneigennützig noch objektiv betreiben. Insofern ist eine gewisse Vorsicht bei der Einordnung der verbreiteten Informationen angebracht.

5 Fazit

In diesem Kapitel wurden die wichtigsten Ziele, Adressaten und Instrumente der Pharmakommunikation geschildert. Pharmakommunikation wird betrieben, um den Umsatz zu steigern, politische Entscheidungen zu beeinflussen sowie Bekanntheit und Sympathie zu steigern. Dafür verwenden Pharmaunternehmen Instrumente wie Werbung und Produktplatzierung, Aufklärungskampagnen, Parteispenden, Graswurzel-Lobbyismus und Medienarbeit. Diese Instrumente wurden in diesem Kapitel definiert, beschrieben und bewertet.

An dieser Stelle sollen einige Forschungslücken genannt werden, deren Bearbeitung neue Einsichten erwarten lässt. In Bezug auf die Pharmakommunikation zur Umsatzsteigerung stellt sich etwa die Frage, welche pharmazeutischen Produktplatzierungen deutsche Zuschauerinnen und Zuschauer aufgrund ihres Konsums US-amerikanischer Filme und Serien rezipieren. Um die akute Forschungslücke zu Pharma-Lobbyismus anzugehen, muss ein Umdenken bei der Rekrutierung von Studienteilnehmern stattfinden: Es empfiehlt sich, die Referenten von Fachpolitikern für die Teilnahme an Forschungsprojekten anzusprechen. Die Antwortquote wissenschaftlicher Anfragen dürfte bei ihnen höher als bei den Fachpolitikern selbst oder bei Lobbyisten ausfallen. Schließlich bestehen auch einige Forschungslücken im Zusammenhang mit Pharmakommunikation zur Steigerung von Bekanntheit und Sympathie. Benötigt wird eine vergleichende Untersuchung verschiedener Medien im Hinblick auf ihre Werbeinserenten und ihre redaktionelle Arbeit. Nachfolgende Forschung sollte außerdem untersuchen, ob die gesundheitliche Aufklärung von Pharmaunternehmen tatsächlich parteiisch ist und ob dabei das bestehende Werbeverbot für verschreibungspflichtige Medikamente umgangen wird. Als Forschungsmaterialien zur Beantwortung dieser Fragen eignen sich Kampagnenwebseiten sowie Zufallsstichproben von Flyern und Broschüren in ärztlichen Wartezimmern und in Apotheken. Letzteres ist besonders wichtig, denn viele Patientinnen und Patienten nehmen offenbar an, dass die Werbebotschaften im ausliegenden Informationsmaterial gleichzusetzen sind mit den Meinungen des medizinisches Personals (Hickman 2008).

Literatur

Aldoory, L., & Austin, L. (2011). Relationship building and situational publics. Theoretical approaches guiding today's health public relations. In T. L. Thompson, R. Parrott & J. F. Nussbaum (Hrsg.), *The Routledge handbook of health communication* (S. 132–145). New York: Routledge.

Arroyave, J. (2012). Health, news, and media information. In R. Obregon & S. Waisbord (Hrsg.), *The handbook of global health communication* (S. 194–214). Malden: Wiley-Blackwell.

Bardhan, N. (2002). Accounts from the field: A public relations perspective on global AIDS/HIV. *Journal of Health Communication, 7*(3), 221–244.

Bohle, F.-J., & Foltin, B. (1995). Relationship Management – Fairer und offener Dialog. In M. Lonsert, K.-J. Preuß & E. Kucher (Hrsg.), *Handbuch Pharma-Management* (Entscheidungs- und Marktstrukturen, Pressure Group Management, Marketing-Management, Bd. 1, S. 217–244). Wiesbaden: Springer.

Brusse, E. D. A., Fransen, M. L., & Smit, E. G. (2015). Educational storylines in entertainment television: Audience reactions toward persuasive strategies in medical dramas. *Journal of Health Communication, 20*(4), 396–405.

Carlson, M. (2015). When news sites go native: Redefining the advertising–editorial divide in response to native advertising. *Journalism, 16*(7), 849–865.

Chan, F. F. Y. (2012). Product placement and its effectiveness: A systematic review and propositions for future research. *Marketing Review, 12*(1), 39–60.

Cho, S., & Cameron, G. T. (2007). Power to the people-health PR people that is! *Public Relations Review, 33*(2), 175–183.

Chu, A. C. (2008). Special interest politics and intellectual property rights: An economic analysis of strengthening patent protection in the pharmaceutical industry. *Economics & Politics, 20*(2), 185–215.

Dan, V. (2015). Patientengerichtete Werbung für verschreibungspflichtige Medikamente (DTCA) – Überblick und Forschungslücken. In M. Schäfer, O. Quiring, C. Rossmann, M. Hastall & E. Baumann (Hrsg.), *Gesundheitskommunikation im gesellschaftlichen Wandel: Chancen und Herausforderungen* (S. 63–73). Baden-Baden: Nomos.

DeLorme, D. E., Huh, J., Reid, L. N., & An, S. (2011). Advertising in health communication. Promoting pharmaceuticals and dietary supplements to U.S. consumers. In T. L. Thompson, R. Parrott & J. F. Nussbaum (Hrsg.), *The Routledge handbook of health communication* (S. 268–290). New York: Routledge.

DTC REPORT: Update. (2008). *Medical Marketing & Media, 43*(5), 30.

Edwards, J. (2005). Drug product placements flying under FDA's radar. *Brandweek, 46*(41), 14.

Edwards, J. (2007). This is your show on drugs: Rx brands injected into action. *Brandweek, 48*(11), 14.

Hall, R. L., & Reynolds, M. E. (2012). Targeted issue advertising and legislative strategy: The inside ends of outside lobbying. *Journal of Politics, 74*(3), 888–902.

Hickman, L. (2008). Product placement in the waiting room. *BMJ [British Medical Journal], 336*(7656), 1274–1275.

Jack, A. (2006). Too close for comfort? *BMJ [British Medical Journal], 333*(7557), 13.

Jantzer, M. (2006). Pharmabranche und Funktionäre bestimmen die Gesundheitspolitik. In T. Leif & R. Speth (Hrsg.), *Die fünfte Gewalt. Lobbyismus in Deutschland* (S. 236–251). Wiesbaden: VS.

Jorgensen, P. D. (2013). Pharmaceuticals, political money, and public policy: A theoretical and empirical agenda. *Journal of Law, Medicine & Ethics, 41*(3), 561–570.

Klaidman, S. (1990). Roles and responsibilities of journalists. In C. Atkin & L. Wallack (Hrsg.), *Mass communication and public health: Complexities and conflicts* (S. 60–70). Newbury Park: Sage.

Kleinfeld, R., Willems, U., & Zimmer, A. (2007). Lobbyismus und Verbändeforschung: Eine Einleitung. In R. Kleinfeld, A. Zimmer & U. Willems (Hrsg.), *Lobbying. Strukturen, Akteure, Strategien* (S. 7–35). Wiesbaden: VS.

Köppl, P. (1999). Lobbying: Das politische Instrument der Public Relations? *PR-Forum, 5*(1), 12–14.

Köppl, P. (2005). Lobbying. In M. Althaus, M. Geffken & S. Rawe (Hrsg.), *Handlexikon public affairs* (Bd. 1, S. 191–195). Münster: LIT.

Langbein, K. (2003). Die Pharma-Lobby. Der Mut zur Überdosis Macht. In T. Leif & R. Speth (Hrsg.), *Die stille Macht: Lobbyismus in Deutschland*. Wiesbaden: Westdeutscher Verlag.

Leif, T., & Speth, R. (2006). Die fünfte Gewalt – Anatomie des Lobbyismus in Deutschland. In T. Leif & R. Speth (Hrsg.), *Die fünfte Gewalt. Lobbyismus in Deutschland* (S. 10–36). Wiesbaden: VS.

Lianos, M., & Hetzel, R. (2003). Die Quadratur der Kreise. So arbeitet die Firmen-Lobby in Berlin. *politik & kommunikation*, 14–17.

Martin, T. (1996). Essence: Advertising and editorial content. *Howard Journal of Communications, 7*(3), 221–229.

Martiny, A. (2006). Wer steuert Deutschlands Gesundheitswesen? Nur Blauäugige glauben, es seien Parlament und Gesetzgebung. In T. Leif & R. Speth (Hrsg.), *Die fünfte Gewalt. Lobbyismus in Deutschland* (S. 221–235). Wiesbaden: VS.

Nielsen. (2014). Starke Vorweihnachtszeit beschert dem Bruttowerbemarkt einen soliden Jahresabschluss [Pressemitteilung].

PQMedia. (2015). *Global branded entertainment marketing forecast 2015–19*.

Raupp, J. (2008). Determinationsthese. In G. Bentele, R. Fröhlich & P. Szyszka (Hrsg.), *Handbuch der Public Relations. Wissenschaftliche Grundlagen und berufliches Handeln. Mit Lexikon* (S. 192–208). Wiesbaden: VS.

Raupp, J., & Hoffjann, O. (2012). Understanding strategy in communication management. *Journal of Communication Management, 16*(2), 146–161.

Riggulsford, M. (2013). *Health and medical public relations*. New York: Routledge.

Schiavo, R. (2013). *Health communication. From theory to practice* (2. Aufl.). San Francisco: Jossey-Bass.

Silverstein, K., & Taylor, J. (2004). Profiting through influence: The pharmaceutical and lobbying industries. In N. Passas & N. Goodwin (Hrsg.), *It's legal but it ain't right: Harmful social consequences of legal industries* (S. 253–276). Ann Arbor: University of Michigan Press.

Springston, J. K., & Lariscy, R. A. W. (2003). Health as profit: Public relations in health communication. In T. L. Thompson, A. M. Dorsey, K. I. Miller & R. Parrott (Hrsg.), *Handbook of health communication* (S. 537–556). Mahwah: Lawrence Erlbaum.

Ta, S., & Frosch, D. L. (2008). Pharmaceutical product placement: Simply script or prescription for trouble? *Journal of Public Policy & Marketing, 27*(1), 98–106.

Tanner, A. (2004). Agenda building, source selection, and health news at local television stations. *Science Communication, 25*(4), 350–363.

Turner, C. R. (2004). Product placement of medical products: Issues and concerns. *Journal of Promotion Management, 10*(1/2), 159–170.

Wehrmann, I. (2007). Lobbying in Deutschland – Begriff und Trends. In R. Kleinfeld, A. Zimmer & U. Willems (Hrsg.), *Lobbying. Strukturen, Akteure, Strategien* (S. 36–64). Wiesbaden: VS.

Krankenkassenkommunikation

Doreen Reifegerste, Sören Schiller und Jürgen Leu

Zusammenfassung
Die Kommunikation der gesetzlichen Krankenkassen ist vielfältig, komplex und von den gesetzlichen und strukturellen Rahmenbedingungen im Gesundheitswesen geprägt. Aufgrund ihrer Funktionen als Zahlungsinstanz und Vermittler zwischen Versicherten und Leistungserbringern weisen Krankenkassen Interaktionen mit verschiedenen Akteuren des Gesundheitswesens auf. Der Kontakt mit Versicherten spiegelt Konflikte in den Zielstellungen (wie Wettbewerbsdruck, Kostenmanagement und Leistungsversorgung) wider. Dies wird anhand der Kommunikation zur Mitgliedergewinnung, Kundenbindung und Versorgung aufgezeigt.

Schlüsselwörter
Gesetzliche Krankenversicherung · Dienstleistungsmarketing · Servicekommunikation · Kundengewinnung · Versorgung · Prävention

1 Einleitung

Gesetzliche Krankenkassen sind in Folge ihres hohen Haushalts und ihrer zahlreichen Funktionen wichtige Akteure im Gesundheitswesen, die aufgrund der gesetzlichen und strukturellen Rahmenbedingungen zahlreiche Rollen und damit Schnitt-

---

D. Reifegerste (✉)
Seminar für Medien- und Kommunikationswissenschaft, Erfurt, Deutschland
E-Mail: doreen.reifegerste@uni-erfurt.de

S. Schiller (✉) · J. Leu (✉)
IMK Institut für angewandte Marketing- und Kommunikationsforschung GmbH, Erfurt, Deutschland
E-Mail: soeren.schiller@i-m-k.de; juergen.leu@i-m-k.de

© Springer Fachmedien Wiesbaden GmbH, ein Teil von Springer Nature 2019
C. Rossmann, M. R. Hastall (Hrsg.), *Handbuch der Gesundheitskommunikation*,
https://doi.org/10.1007/978-3-658-10727-7_10

stellen zu anderen Akteuren aufweisen (Fischer et al. 2012; Roski 2009). Neben der Kommunikation mit Versicherten haben sie u. a. auch regelmäßigen Kontakt mit indirekten Zielgruppen (z. B. Angehörigen, Firmenkunden oder Betreuerinnen und Betreuern), Leistungserbringern bzw. deren Institutionen oder politischen Akteuren, Verbänden und Organisationen. Aufgrund dieser vielfältigen Kommunikationspartnerinnen und -partner setzen sie unterschiedliche Kommunikationsformen mit z. T. sehr unterschiedlichen Zielstellungen ein. Der nachfolgende Beitrag zeigt die Komplexität und Konfliktpotenziale der Kommunikationsziele dieses Akteurs im Gesundheitsmarkt auf und stellt den aktuellen Forschungsstand zu drei ausgewählten Kommunikationsbereichen dar.

2 Gesetzliche und strukturelle Rahmenbedingungen

Als Körperschaften des öffentlichen Rechts unterliegen Krankenkassen umfangreichen gesetzlichen Regelungen (Fischer et al. 2012), die hier nicht im Detail besprochen werden können, aber auch für die Kommunikation der Krankenkassen wichtige Einflussfaktoren bilden. Rechtsgrundlagen sind u. a. das Sozialgesetzbuch (SGB) V, die Reichsversicherungsordnung (RVO), die Wettbewerbsgrundsätze des Bundesversicherungsamtes (BVA) und die Satzungen der jeweiligen Krankenkasse. Die gesetzlichen Anforderungen und daraus resultierenden Strukturen im Gesundheitsmarkt führen zum einen zu Rollenkonflikten der Krankenkassen, zum anderen machen auch die Reformen im deutschen Gesundheitswesen regelmäßig Veränderungen im Management der gesetzlichen Krankenversicherungen erforderlich (Behrens-Potratz und Zerres 2010).

Tendenziell ist der Gesundheitsmarkt von zunehmendem Kostendruck und daher auch einem steigenden Wettbewerb zwischen den Krankenkassen geprägt. Daraus hat sich für die gesetzlichen Krankenkassen ein Dilemma zwischen wirtschaftlichen Interessen und solidarischer Finanzierung bzw. gesetzlicher Leistungsverpflichtung entwickelt (Roski 2009; Scherenberg 2014). Eine seit dem 1. Januar 2015 bestehende neuerliche Beitragssatzautonomie verschärfte den bereits bestehenden Wettbewerb nochmals. Einerseits geht die zunehmende Wettbewerbsorientierung mit einem Fokus auf Preisstrategien (u. a. durch den Beitragssatz, Zusatzbeiträge, Bonusprogramme und Wahltarife) und einzelnen gesetzlich flexiblen Leistungen (sog. Satzungs- und Ermessensleistungen, Serviceleistungen und Produkten auf dem zweiten Gesundheitsmarkt) einher. Da die meisten Leistungen gesetzlich festgelegt und damit einheitlich sind (Scherenberg 2014), ist ihr Handlungsspielraum hierbei allerdings recht eingeschränkt (Dressler 2010). Andererseits scheinen z. T. Ziele und Zielgruppen in der Versorgung und Prävention eine geringere Bedeutung zu haben, da sie (als sog. schlechte Risiken) gegenüber potenziellen neuen, jungen und gesunden Mitgliedern häufig wirtschaftlich weniger attraktiv erscheinen (Hauss 2004). Trotz der Einführung des morbiditätsorientierten Finanzausgleichs zwischen den gesetzlichen Krankenkassen, der aufgrund seiner differenzierten Zuteilung der Leistungspauschalen auch Kranke und Ältere zu „zahlungskräftigen" Kundinnen und Kunden macht, scheinen junge, gut verdienende und gesunde Versicherte nach wie vor die wichtigste Zielgruppe für Krankenkassen zu sein. Hierbei lassen sich allerdings unterschiedliche Wettbewerbsstrategien und Schwerpunktsetzungen einzelner Kassen, u. a. aufgrund der jeweiligen Mitgliederzusammensetzung und aktueller Marktentwicklungen, erkennen (Meckel 2010). Während einige Krankenkassen Mitgliederneugewinnung durch Preisstrategien in den Fokus stellen, konzentrieren sich andere Krankenkassen verstärkt darauf, vorhandene Mitglieder an sich zu binden, indem sie ihre Rolle als Dienstleister und Berater stärken und das Kundenmanagement in den Fokus stellen (Behrens-Potratz und Zerres 2010). Zudem fokussieren sich mit der Einführung eines krankheitsbezogenen Finanzausgleichs die Managementziele auch verstärkt auf Leistungsmanagement und Prävention, so dass beispielsweise auch die Kommunikation in Disease-Management-Programmen und der betrieblichen Gesundheitsvorsorge relevanter für die Krankenkassen wird (Zok 2011). Möglicherweise wird sich dieser Trend durch das Präventionsgesetz weiter fortsetzen. Im Bereich des Leistungsmanagements ergibt sich für die Krankenkassen allerdings auch das Dilemma zwischen Kontrolle und Unterstützung, welches in der sozialen Arbeit als „doppeltes Mandat" bekannt ist (Schneewind 2010). Hier besteht für die Krankenkassen die Herausforderung einerseits als Berater und versichertenorientierter Unterstützer aufzutreten, andererseits im Sinne einer solidarischen Finanzierung aber eine wirtschaftliche Verwendung der Mittel (sowohl bezüglich der Leistungsbewilligung als auch der eigenen Mitarbeiterressourcen) sensibel zu steuern. Dieser Konflikt beeinflusst zum einen das Vertrauensverhältnis zu den Versicherten und macht zum anderen einen sehr sensiblen Umgang der Krankenkassen mit den von Leistungserbringern zur Verfügung stehenden Daten (z. B. Abrechnung der Medikamente) erforderlich. Letztlich finden sich in der Krankenkassenkommunikation auch vielfach Mischformen der beschriebenen Positionen, die versuchen die verschiedenen Strategien zu kombinieren (Scherenberg 2011). So verfolgen beispielsweise Bonusprogramme (Scherenberg und Glaeske 2009), die Settingkommunikation am Arbeitsplatz oder in Kindergärten oder verschiedene Apps zu Fitness, Ernährung und Vorsorgeterminen (AOK-Bundesverband 2013) sowohl das Ziel der Mitgliederwerbung als auch das Ziel der Prävention.

3 Formen der Kommunikation

Der veröffentlichte Forschungsstand zur Krankenkassenkommunikation ist insgesamt als niedrig einzuschätzen, da entsprechende Studien meist von Krankenkassen oder Verbänden selbst oder durch Marktforschungsinstitute durchgeführt werden und damit allenfalls als graue Literatur verfügbar sind. Zudem sind englischsprachige Veröffentlichungen aus anderen Ländern nur eingeschränkt auf Deutschland übertragbar, weil dort die Gesundheitssysteme andere strukturelle und gesetzliche Rahmenbedingungen aufweisen. Zu dieser grauen Literatur, die z. T. wissenschaftlich begleitet wird, zählt u. a. das jährlich durchgeführte M + M Versichertenbarometer, der Gesundheitsmonitor der Bertelsmann Stiftung (in Zusammenarbeit mit der BarmerGEK), Untersuchungen des wissenschaftlichen Instituts der AOK (wido) oder Studien von Marktforschungsinstituten oder Unternehmensberatungen.

Aufgrund der (in der Einleitung beschriebenen) vielfältigen Rollen und Zielstellungen einer Krankenkasse, beschäftigen sich unterschiedliche Fachrichtungen mit Fragestellungen Krankenkassenkommunikation. Stehen wirtschaftliche Aspekte im Vordergrund, geht dies eher mit Forschungsansätzen der Werbekommunikation oder des Dienstleistungsmarketings (Bogner und Loth 2004) einher. Hierbei lassen sich dann auch Vergleiche zu anderen, eher ökonomisch orientierten Unternehmen im Gesundheitsmarkt wie Kliniken, Versicherungsunternehmen oder Pharmaunternehmen ziehen. Studien, die dagegen Präventions- und Versorgungsaspekte der Kommunikation untersuchen, lassen sich eher im Bereich der Gesundheitswissenschaft, Gesundheitskommunikation oder im Kontext des sozialen Marketings verorten. Diese sind dann eher mit Studien zu Interventionen von staatlichen Institutionen (z. B. Bundeszentrale für gesundheitliche Aufklärung) und nicht-staatlichen Organisationen wie Präventionsvereinen oder Stiftungen vergleichbar.

Aus dem breiten Spektrum an Kommunikationsmöglichkeiten von Krankenkassen möchten wir im Folgenden auf drei Kommunikationsbereiche – Mitgliedergewinnung, Kundenbindung und Kommunikation mit kranken Versicherten – näher eingehen. Diese illustrieren nach unserer Einschätzung die Diversität der Krankenkassenkommunikation gut, da sie jeweils mit sehr unterschiedlichen Zielstellungen und Kommunikationsinstrumenten einhergehen und dabei für Krankenkassen spezifisch sind. Für – auch durch Krankenkassen unterstützte oder initiierte – Kampagnen sei auf das entsprechende Kapitel von Friemel und Frey, Kap. ▶ „Kommunikationskampagnen zur Gesundheitsförderung und Prävention" in diesem Band, verwiesen.

3.1 Kommunikation zur Mitgliedergewinnung

Bei der Neumitgliedergewinnung stehen die jungen Zielgruppen im Fokus der Kommunikationsaktivitäten, da sie im Vergleich zu älteren Mitgliedern kaum Leistungen benötigen. Insbesondere sind dabei jene für die Kommunikation interessant, die sich aufgrund eines Statuswechsels (z. B. durch Berufseinstieg) für eine neue Versicherung entscheiden können (Dressler 2007). Allerdings interessiert sich gerade diese Zielgruppe aufgrund ihres meist guten Gesundheitszustandes nur sehr begrenzt für das Thema Krankenversicherung, so dass die Krankenkassen besondere Anstrengungen unternehmen müssen, um diese Zielgruppe zu erreichen.

So werden von verschiedenen Krankenkassen spezielle Einsteigerinformationspakete oder Bewerberportale angeboten (Dressler 2007). Zudem werden auch zunehmend neben den Webauftritten der Krankenkassen Onlinecommunities für das Krankenkassenmarketing genutzt (Dressler 2010). Dafür werden vorrangig eigene Auftritte und Werbeanzeigen in Social Media-Portalen wie Facebook oder Youtube verwendet (PwC 2011; TCP 2013; YouGov 2013). Dabei kommen auch alternative Formen der Ansprache wie Guerilla- oder Eventmarketing zum Einsatz.

Neben den jungen Erwachsenen sind oft auch andere Zielgruppen wie z. B. junge Familien und gut verdienende Arbeitnehmerinnen und -nehmer für die Krankenkassen bedeutsam (siehe oben). Diese Zielgruppen können durch spezielle themenspezifische Kommunikation (z. B. Schwangerschaft), Apps oder Settingprogramme am Arbeitsplatz oder in Kindertageseinrichtungen erreicht werden, sind aber in ihrem Wechselverhalten wesentlich zurückhaltender als die junge Zielgruppe.

Schließlich gilt es für die Krankenkassen, auch in der allgemeinen Bevölkerung ihren Bekanntheitsgrad und ihr Image bzw. ihre Markenidentität zu verbessern, um die Bereitschaft zu erhöhen, zur jeweiligen Kasse zu wechseln. Dies geschieht zum einen durch entsprechende Öffentlichkeitsarbeit, die gerade wenn sie mit einem Präventionsziel kombiniert wird recht erfolgreich sein kann (Reifegerste et al. 2014a), die aber auch im Falle einer Krise (z. B. ausgelöst durch Leistungsablehnungen oder Datenschutzprobleme) funktionieren sollte. Zum anderen kommen hier Werbeanzeigen zum Einsatz (Reifegerste et al. 2012), wobei das Wettbewerbsrecht den Krankenkassen (Bundesversicherungsamt 2016) hierbei bestimmte Einschränkungen (z. B. das Verbot von irreführender Werbung) macht.

Der eigentliche Anlass für einen Krankenkassenwechsel ist häufig eine Veränderung der Preisstruktur zwischen den Krankenkassen (Zok 2011) oder ein bestimmtes Produkt, was von den Krankenkassen als Sonderleistung oder Zusatzzahlung (z. B. in Bonusprogrammen oder Selbstbehalttarifen) angeboten wird. Aktuell ist der Beitragssatz zwar einheitlich, aber die Krankenkassen differenzieren sich nun über einen Zusatzbeitrag, der im Durchschnitt 0,9 Prozent des Bruttolohns beträgt. Zudem ist für den Wechsel meist ein persönlicher Kontakt (z. B. durch Vertriebsmitarbeiterinnen und -mitarbeiter) oder eine Empfehlung aus dem persönlichen Umfeld (sog. Mundpropaganda) notwendig, um tatsächlich neue Mitglieder zu gewinnen (Dressler 2010).

3.2 Kommunikation zur Kundenbindung

Da ein Mitgliederzuwachs im Krankenkassenmarkt nur bedingt möglich ist, wird der Kundenbindung durch die gesetzlichen Krankenkassen eine steigende Bedeutung eingeräumt. Um den Mitgliederbestand zu halten, nutzen die Krankenkassen Mitgliederzeitschriften, Bonusprogramme und ähnliche Instrumente, vor allem fokussieren sie sich aber auf Service und Beratung. Die Ursache hierfür liegt vor allem in der Erkenntnis, dass eine Differenzierung im Wettbewerbsvergleich weniger durch das lediglich in engen Grenzen beeinflussbare Leistungsangebot möglich ist, sondern insbesondere durch eine an den Bedürfnissen der Versicherten ausgerichtete Kommunikation. Außerdem akzeptieren gut gebundene Kunden auch mögliche Preiserhöhungen (d. h. Zusatzbeiträge), schließen weitere Krankenversicherungsprodukte ab (z. B. Zusatzversicherungen) und empfehlen die Krankenkasse weiter, was wiederum wichtig für die Mitgliedergewinnung ist (Behrens-Potratz und Zerres 2010; Dressler 2010).

Zudem stehen die Krankenkassen wie viele andere Dienstleistungsunternehmen vor der Herausforderung, dass eines der wichtigsten Produkte, die Beratung, häufig zeitgleich vom Kundenberater erstellt und vom Versicherten genutzt wird (und daher nur begrenzt vorbereitet werden kann). Dies trifft vor allem für die telefonische und persönliche Beratung zu. Eine schnelle und kompetente Bearbeitung von Anliegen gehört aber zu den zentralen Anforderungen an eine Krankenkasse (Dressler 2010).

Beim Angebot der gesetzlichen Krankenversicherung handelt es sich somit um eine beratungsintensive Dienstleistung, insbesondere aufgrund der Komplexität der gesetzlichen Regelungen und der vielfältigen Leistungserbringer und Versorgungsmöglichkeiten, wodurch die Zufriedenheit und die fachliche Kompetenz der Mitarbeiter einen hohen Stellenwert erhält (Behrens-Potratz und Zerres 2010).

Es überrascht daher nicht, dass viele gesetzliche Krankenkassen ihren Mitarbeiterinnen und Mitarbeitern klare Vorgaben für die Ausgestaltung der Kundenberatungen machen, die sich in mitunter umfassenden Service- und Beratungsstandards niederschlagen. Nicht unüblich sind zudem auch Vorgaben für die interne Service- und Beratungsqualität, die zu zielführenden und damit konfliktarmen und zeiteffektiven Kommunikations- und Abstimmungsprozessen führen sollen. Zielsetzung der Servicekommunikation der Krankenkassen ist damit die Sicherstellung einer über alle Organisationseinheiten und Mitarbeiter mit externen und internen Servicekontakten homogen hohen Service- und Beratungsqualität (Behrens-Potratz und Zerres 2010).

Im Rahmen der Umsetzung dieses Ziels bedienen sich die Krankenkassen eines breiten Spektrums an Maßnahmen. Hierzu gehören (zunehmend softwarebasierte) Gesprächsleitfäden, die sicherstellen, dass durch die Beraterinnen und Berater alle wesentlichen Aspekte einer Kundenberatung berührt werden. So sind für Telefonate häufig die Begrüßungsformel und die Verabschiedung vorgeschrieben und Richtlinien zur Schnelligkeit von Kundenanfragen formuliert. So müssen beispielsweise Anfragen per E-Mail innerhalb weniger Stunden beantwortet werden (Behrens-Potratz und Zerres 2010). Des Weiteren wird ein umfassendes Set an Qualitätsinstrumenten, Beratungstrainings, Praxisbegleitungen und Coachings eingesetzt. Der Verbesserungsprozess der Service- und Beratungsqualität wird kontinuierlich über verschiedene Instrumente des Servicecontrollings begleitet. Zum einen werden die Kunden direkt zu ihren Service- und Beratungs- und damit auch Kommunikationserlebnissen mit der Krankenkasse befragt, welches einen Rückschluss darauf zulässt, wie die Ausübung der Service- und Beratungsstandards auf Versichertenseite bewertet wird. Zum anderen wird ebendiese Einhaltung der Service- und Beratungsstandards detailliert durch Testkunden überprüft, die ein bestimmtes Szenario simulieren und damit vergleichbare Ergebnisse zur Bearbeitung dieses Beratungsanlasses liefern (Drees und Schiller 2003). Die integrierte Analyse dieser Erkenntnisse liefert einen verlässlichen Status quo der Service- und Beratungsqualität und mündet in die (Re-)Definition von Service- und Beratungsstandards oder die Justierung von Personalentwicklungsmaßnahmen.

Bei den Personalentwicklungsmaßnahmen ist ein klarer Trend zu einer individuellen Entwicklung einzelner Kundenberaterinnen und -berater zu beobachten, da sich bei einem hohen Servicequalitätsniveau z. T. nur noch über eine individuelle, mitarbeiterspezifische Aktivierung Potenziale finden lassen. In diesem Zuge erfreut sich aktuell das Instrument der lernenden Feedbackschleife einer wachsenden Bedeutung, bei welcher die Kundenberater mit direktem Feedback des von ihnen beratenen Kunden konfrontiert werden und dieses in der Folge gemeinsam mit dem Kunden aufarbeiten (Demmerle et al. 2008). Diese Studie (ebd.) zeigt, dass dies den Kundenberaterinnen und -beratern zu einer direkten Reflexion ihres Verhaltens verhilft, zu Veränderungsprozessen beiträgt und dass die (in diese Feedbackschleife einbezogenen) Kunden diese Form der Aufmerksamkeit mehrheitlich als Wertschätzung empfinden.

Unterstützt wird das Kundenbindungsziel außerdem durch einen professionellen Umgang mit Beschwerden. Dies ist umso wichtiger, da ein Großteil der unzufriedenen Kunden nicht aktiv mit einer Beschwerde, sondern passiv mit Abwanderung reagiert und durch negative Mund-zu-Mundpropaganda (sog. Multiplikatoreneffekt) auch die Gewinnung weiterer Mitglieder behindert (Krafft und Götz 2011). Hierfür kommen speziell für die Beschwerdebearbeitung geschulte Mitarbeiterinnen und Mitarbeiter zum Einsatz, die versuchen, trotz der konfliktbehafteten Beschwerdesituation bei den Kunden einen positiven Eindruck zu hinterlassen, um eine Kündigung zu verhindern. Die Analyse der Beschwerden und das Monitoring von entsprechenden Einträgen in Onlineforen liefern zudem Hinweise für Verbesserungspotenziale einer Krankenkasse (Behrens-Potratz und Zerres 2010). Erschwerend kommt bei Beschwerden zu Ablehnungen im Leistungsmanagement hinzu, dass die Versicherten hier oft ihre Unzufriedenheit mit den gesetzlichen Regelungen (und weniger mit der Krankenkasse als solcher) äußern und dadurch auch ein Zielkonflikt mit dem Kostenmanagement besteht.

Neben den klassischen Beratungsformen in Filialen und über Callcenter finden sich zunehmend auch Angebote der Krankenkassen zu Beratungen in online-basierten Kommunikationskanälen, im Internet, in sozialen Medien, in Chats und Foren (PwC 2011, siehe hierzu auch die Beiträge zum Thema Medienkanäle in diesem Band, insbesondere die von Link, Kap. ▶ „Gesundheitskommunikation mittels Gesundheitsportalen und Online-Communitys", Döring, Kap. ▶ „Die Bedeutung von Videoplattformen für die Gesundheitskommunikation", Lindacher und Loss, Kap. ▶ „Die Bedeutung sozialer Online-Netzwerke für die Gesundheitskommunikation" sowie Brew-Sam, Kap. ▶ „Mobile Gesundheitskommunikation und mobiles Gesundheitsmanagement mittels Smart Devices"). Damit versuchen die Krankenkassen auch den steigenden Forderungen nach zeitlicher und räumlicher Erreichbarkeit und Flexibilität der Versicherten (Behrens-Potratz und Zerres 2010) gerecht zu werden.

3.3 Kommunikation zur Versorgung und Prävention

Kommunikation mit kranken Versicherten in Versorgungssituationen oder mit dem Ziel der Prävention bezieht sich eher auf die Kernleistungen der gesetzlichen Krankenversicherung und weniger auf werbliche Aspekte, wobei auch hier die ökonomische Komponente vor allem an einem Ziel der Kostendämpfung deutlich wird. Die Zielstellung ist hierbei allerdings nicht, gute Risiken (d. h. junge, gesunde Versicherte mit hohem Einkommen) zu gewinnen, sondern aus schlechten Risiken (d. h. Versicherten mit höheren Leistungsausgaben) gute (d. h. solche mit niedrigeren Leistungsausgaben) zu machen (Hauss 2004, S. 47). Zielgruppen für dieses Kommunikationsziel sind Patientinnen und Patienten oder deren Angehörige, die bestimmte Leistungen beantragen oder nach Informationen, einer Beratung oder Unterstützung im Krankheitsfall suchen. Im Gegensatz zu den anderen beiden Managementzielen sind die angesprochenen Versicherten hier eher alt und krank, was schichten-, milieu- und krankheitsspezifische Formen der Kommunikation notwendig macht (Hauss 2004).

Aufgrund ihres umfangreichen Datenbestandes aus Zahlungsinformationen zu Leistungen wie Arzneimitteln, Krankenhausaufenthalten oder Hilfsmitteln (Reifegerste 2015) haben Krankenkassen verschiedene Möglichkeiten der spezifischen Kommunikation im Kontext der Gesundheitsversorgung. Zum einen können Sie einzelne Versichertengruppen mit bestimmten Risikomerkmalen (z. B. Patientinnen und Patienten, die vor kurzem einen Krankenhausaufenthalt mit Hüftoperation hatten) sehr gezielt ansprechen (sog. Targeting) und ihnen personalisierte, zielgruppenspezifische Informationen liefern. Zum anderen können die anonymisierten Abrechnungs- und Versichertendaten der Krankenkassen und die Qualitätsberichte der Krankenhäuser für vergleichende Darstellungen der Leistungserbringer verwendet werden, um den Patientinnen und Patienten eine Entscheidungsgrundlage für die Krankenhaus- oder Arztwahl zu ermöglichen (Kofahl und Horak 2010). Dafür werden sie zum Teil auch mit Befragungsdaten oder Patientenbewertungen angereichert, die im Internet eingegeben werden können. Die Qualität der von Krankenkassen angebotenen Internetportale zum Vergleich von Ärzten oder Krankenhäusern wird dabei am besten gegenüber anderen Anbietern eingeschätzt (Emmert et al. 2015), obgleich die Nutzung dieser Portale noch gering ausfällt (Terlutter et al. 2014).

Da aufgrund des meist höheren Alters der Zielgruppe für Versorgungsinformationen deren Internetaffinität geringer ist, findet die Kommunikation zur Gesundheitsversorgung noch vielfach in traditionellen Medien wie Printmagazinen (z. B. speziellen Zeitschriften für Disease-Management-Programme) und mit Informationsbroschüren statt. Zudem ist für Versicherungsangelegenheiten ohnehin vielfach noch die Briefkommunikation Standard, da häufig Datenschutzaspekte eine Onlinekommunikation für den individuellen Austausch nur begrenzt möglich machen (Reifegerste 2015). Allerdings gibt es auch zunehmend Modellprojekte und Entwicklungen der Krankenkassen, die digitale Kommunikationstechnologien wie Onlineschulungen (Scherenberg 2011) oder elektronische Patientenquittungen (Reifegerste 2015) in der Versorgungskommunikation einsetzen. Für Präventionskommunikation werden, wie bereits erläutert, aufgrund der Doppelstrategie (mit der Mitgliedergewinnung) und der jüngeren Zielgruppe ohnehin bereits vielfältig neue Medien von den Krankenkassen eingesetzt, wie beispielsweise Fitness-Apps (Scherenberg und Kramer 2013).

Neben der differenzierten Medienwahl sind im Versorgungsbereich auch andere Kommunikationsinhalte notwendig. In den strukturierten und leitfadenbasierten DMP-Programmen gilt es die kranken Versicherten zu motivieren, selbst einen größeren Beitrag zu ihrem Gesundungsprozess beizutragen. Hauss (2004) schlägt vor, dass Krankenkassen dafür zunehmend Transparenz über die Krankheit und deren Präventions- und Handlungsmöglichkeiten, aber auch über Prozesse im Gesundheitswesen herstellen, Unterstützungs-, Beratungs- und Begleitstrukturen schaffen sowie deren Qualität prüfen sollten, beispielsweise mit den für die Kundenbindungsstrategien beschriebenen Testberatungen (Kurtz und Dierks 2006). Dies wird zunehmend auch von den Versicherten eingefordert, die mit den Informationen der Ärztinnen und Ärzte unzufrieden oder von diesen verunsichert sind und in der Folge entsprechende Unterstützung von ihrer Krankenkasse erwarten (Hauss 2004; Zok 2009). Beratungsangebote der Krankenkassen zu Arzneimitteln, Hilfsmittel-

oder Zahnarzttherapie oder das Behandlungsfehlermanagement, die alle vorrangig dem Kostenmanagement dienen, sind hier nur vereinzelte Schritte zum informierten Patienten (Wöllenstein 2004). Letztlich wird von den Krankenkassen in ihrer Schnittstellenfunktion auch eine fall- und krankheitsbezogene Vernetzung der Kommunikation (sog. Casemanagement) gefordert, obwohl die Verwaltungs- und Dienstleistungsstruktur der Krankenkassen bisher überwiegend abrechnungsbezogen und damit sektorengetrennt aufgestellt ist.

4 Ausblick

Im Rahmen dieses Beitrags wurden die drei Felder der Krankenkassenkommunikation beleuchtet, die sich auf die Kommunikation mit den Versicherten und die Ziele Mitgliedergewinnung, Kundenbindung und Kommunikation in der Versorgung und Prävention beschränken. Aufgrund ihrer Stellung im Gesundheitswesen bietet das Spektrum der Krankenkassenkommunikation allerdings viele weitere Forschungsgebiete. Dabei wären u. a. auch folgende Kommunikationsbereiche zu nennen:

- Kommunikation mit Aufsichtsbehörden, Lobbyarbeit mit Gesetzgebern, Berichterstattung durch die einzelnen Krankenkassen oder den GKV-Spitzenverband
- Kommunikation (u. a. Vertragsverhandlungen, Vermittlerrolle für Versicherte) zwischen Krankenkassen und Leistungserbringern (wie Krankenhäuser, Pharmaunternehmen, Hilfsmittelanbieter) bzw. deren Institutionen (Sieben und Litsch 2013)
- Kommunikation mit indirekten Zielgruppen wie Angehörigen, Firmenkunden, Betreuern (Reifegerste et al. 2014b)
- Kommunikation für Versicherte mit Migrationshintergrund (Felder 2009)
- Differenzen in der Kommunikation gesetzlicher Krankenkassen und privater Krankenversicherungen

Zudem sollten folgende Punkte in der Krankenkassenkommunikation, die bereits im Text angedeutet wurden, weiter diskutiert werden:

- Wie können Beratung und Kundenvertrauen trotz Normen- und Anreizkonflikt der gesetzlichen Krankenkassen realisiert werden (Bödeker und Moebus 2015)?
- Wie können Krankenkassen ihre umfangreiche Datenbasis für eine zielgruppenspezifische Ansprache und Präventionskommunikation nutzen, ohne den Datenschutz der Versicherten zu gefährden? (z. B. Umgang der Krankenkassen mit der elektronischer Patientenakte, Frielitz 2015)
- Wie gehen Krankenkassen mit der veränderten Rolle der Versicherten um? Werden bestehende Informationsangebote, Entscheidungsgrundlagen und zielgruppenspezifische Informationsangebote den zunehmenden Anforderungen zum Empowerment der Versicherten gerecht (Schweitzer und Bock 2009)?

- Unterstützen Angebote zum Selbstmonitoring (Quantified Self) die Eigenverantwortung der Patienten (Dobrick und Reifegerste 2015 im Druck) oder entsteht stattdessen eine „Pflicht zur Gesundheit" (Höfling 2009)?

An diesen weiterführenden Kommunikationsbereichen, die längst nicht erschöpfend sind, zeigt sich wiederum die Komplexität und Vielfältigkeit der Krankenkassenkommunikation. Sie bietet Anknüpfungspunkte für viele Fragestellungen der Kommunikationswissenschaft, die aber immer im Kontext der besonderen Rolle der Krankenkassen im Gesundheitswesen und der aktuellen gesetzlichen Rahmenbedingungen und meist auch aus interdisziplinärer Perspektive betrachtet werden müssen.

Literatur

AOK-Bundesverband. (2013). Prävention bei Männern muss digital sein: Jeder Fünfte nutzt bereits Gesundheits-Apps. http://www.presseportal.de/pm/8697/2425239. Zugegriffen am 20.09.2016.

Behrens-Potratz, A., & Zerres, M. (2010). Kundenmanagement in Krankenversicherungen. In R. Busse, J. Schreyögg & O. Tiemann (Hrsg.), *Management im Gesundheitswesen* (S. 169–184). Berlin: Springer.

Bödeker, W., & Moebus, S. (2015). Normen- und Anreizkonflikte für die gesetzlichen Krankenkassen in Gesundheitsförderung und Prävention. *Gesundheitswesen (Bundesverband der Ärzte des Öffentlichen Gesundheitsdienstes), 77*(6), 397–404.

Bogner, T., & Loth, J. (2004). *Marketing für Krankenkassen: Der Weg zur Aufsteigerkasse.* Bern: Verlag Hans Huber.

Bundesversicherungsamt. (2016). *Gemeinsame Wettbewerbsgrundsätze der Aufsichtsbehörden der gesetzlichen Krankenkassen.* http://www.bundesversicherungsamt.de/fileadmin/redaktion/Krankenversicherung/Gemeinsame_Wettbewerbsgrundsaetze_2016.pdf. Zugegriffen am 20.09.2016.

Demmerle, C., Schmidt, J. M., Hess, M., Schneider, P., & Ryschka, J. (2008). Basistechniken der Personalentwicklung. In J. Ryschka, M. Solga & A. Mattenklott (Hrsg.), *Praxishandbuch Personalentwicklung* (S. 253–301). Wiesbaden: Gabler.

Dobrick, F., & Reifegerste, D. (2015). Das Framing von Eigenverantwortung in der deutschen Gesundheitsberichterstattung. In M. Schäfer, O. Quiring, C. Rossmann, M. Hastall & E. Baumann (Hrsg.), *Gesundheitskommunikation im Spannungsfeld medialer und gesellschaftlicher Wandlungsprozesse* (S. 39–48). Baden-Baden: Nomos.

Drees, N., & Schiller, S. (2003). Mystery Shopping – Ein Instrument zur systematischen Optimierung von Kundenzufriedenheit im Dienstleistungsbereich. In U. Kamenz (Hrsg.), *Applied marketing* (S. 159–172). Berlin: Springer.

Dressler, M. (2007). *Mitgliedergewinnung im Public Health-Care: Einsteigerpaket und Bewerberportal für studentische Zielgruppen für Hochschulabsolventen.* Wiesbaden: Deutscher Universitäts-Verlage.

Dressler, M. (2010). *Krankenkassenmarketing in Online-Communities: Eine Feasibility-Studie am Beispiel von studiVZ.* Berlin: Springer.

Emmert, M., Meszmer, N., Simon, A., & Sander, U. (2015). Internetportale für die Krankenhauswahl in Deutschland: Eine leistungsbereichsspezifische Betrachtung. *Gesundheitswesen.* https://www.thieme-connect.com/products/ejournals/abstract/10.1055/s-0035-1549768. Zugegriffen am 20.09.2016.

Felder, W. (2009). Zielgruppen-Marketing der AOK Berlin – Die Gesundheitskasse. In R. Roski (Hrsg.), *Zielgruppengerechte Gesundheitskommunikation. Akteure, Audience Segmentation, Anwendungsfehler* (S. 133–151). Wiesbaden: VS Verlag für Sozialwissenschaften.

Fischer, B., Schlenker, R.-U., & Rothmaier, J. (2012). Krankenkassenmanagement unter den besonderen Wettbewerbsbedingungen der GKV. In C. Thielscher (Hrsg.), *Medizinökonomie. Band 2: Unternehmerische Praxis und Methodik* (S. 169–195). Berlin: Springer.

Frielitz, F.-S. (2015). Die elektronische Gesundheitskarte. In L. Mülheims, K. Hummel, S. Peters-Lange, E. Toepler & I. Schuhmann (Hrsg.), *Handbuch Sozialversicherungswissenschaft* (S. 1031–1043). Wiesbaden: Springer Fachmedien.

Hauss, F. (2004). Disease-Management-Programme: Ein anderer Umgang mit den Versicherten wird nötig. *Journal of Public Health, 12*(1), 43–49.

Höfling, W. (2009). Recht auf Selbstbestimmung versus Pflicht zur Gesundheit. *Zeitschrift für Evidenz, Fortbildung und Qualität im Gesundheitswesen, 103*(5), 286–292.

Kofahl, C., & Horak, I. (2010). Arztbewertungsportale. In C. Koch (Hrsg.), *Achtung: Patient online!* (S. 105–126). Wiesbaden: Springer Gabler.

Krafft, M., & Götz, O. (2011). Der Zusammenhang zwischen Kundennähe, Kundenzufriedenheit und Kundenbindung sowie deren Erfolgswirkungen. In H. Hippner, B. Hubrich & K. Wilde (Hrsg.), *Grundlagen des CRM* (S. 213–246). Berlin: Springer.

Kurtz, V., & Dierks, M. L. (2006). Qualität telefonischer Patientenberatung zu präventiven Gesundheitsthemen – Ergebnisse einer Hidden Client-Untersuchung bei Beratungsstellen der unabhängigen Verbraucher- und Patientenberatung nach § 65bSGBV, der gesetzlichen Krankenkassen und der Ärztekammern. *Das Gesundheitswesen, 68*(07), A74.

Meckel, A.-K. (2010). *Strategisches Management bei gesetzlichen Krankenkassen*. Berlin: Springer.

PwC. (2011). *Der Einsatz von Social Media in der Krankenversicherung*. http://www.pwc.de/de/gesundheitswesen-und-pharma/der-einsatz-von-social-media-in-der-krankenversicherung.jhtml. Zugegriffen am 20.09.2016.

Reifegerste, D. (2015). Challenges of implementing an electronic receipt of health insurance payments. In S. Gurtner & K. Soyez (Hrsg.), *Challenges and opportunities in health care management* (S. 347–353). Wiesbaden: Springer Gabler.

Reifegerste, D., Schwarz, U., & Niemand, T. (2012). Werbeappelle und Werbetechniken im Gesundheitsmarketing. In S. Hoffmann, R. Mai & U. Schwarz (Hrsg.), *Angewandtes Gesundheitsmarketing* (S. 259–268). Wiesbaden: Springer Gabler.

Reifegerste, D., Oelschlägel, F., & Schumacher, M.-B. (2014a). Copy Factories im Gesundheitsjournalismus? Medienresonanzanalyse einer Krankenkasse. In V. Lilienthal, D. Reineck & T. Schnedler (Hrsg.), *Qualität im Gesundheitsjournalismus* (S. 159–172). Berlin: Springer.

Reifegerste, D., Schumacher, M.-B., Hoffmann, S., Schwarz, U., & Hagen, L. M. (2014b). Framing von Gesundheitskommunikation in Settingansätzen. In E. Baumann, M. R. Hastall, C. Rossmann & A. Sowka (Hrsg.), *Gesundheitskommunikation als Forschungsfeld der Kommunikations- und Medienwissenschaft* (S. 119–134). Baden-Baden: Nomos.

Roski, R. (Hrsg.). (2009). *Zielgruppengerechte Gesundheitskommunikation: Akteure, Audience Segmentation, Anwendungsfehler*. Wiesbaden: VS Verlag für Sozialwissenschaften.

Scherenberg, V. (2011). *Nachhaltigkeit in der Gesundheitsvorsorge: Wie Krankenkassen Marketing und Prävention erfolgreich verbinden*. Wiesbaden: Gabler.

Scherenberg, V. (2014). Krankenkassenkommunikation. In K. Hurrelmann & E. Baumann (Hrsg.), *Handbuch Gesundheitskommunikation* (S. 386–398). Bern: Verlag Hans Huber.

Scherenberg, V., & Glaeske, G. (2009). Anreizkomponenten von Bonusprogrammen der gesetzlichen Krankenversicherungen-Kommunikation als unterschätzte Erfolgskomponente. *Zeitschrift für Nachwuchswissenschaftler, 1*(1), 45–61.

Scherenberg, V., & Kramer, U. (2013). Schöne neue Welt: Gesünder mit Health-Apps? Hintergründe, Handlungsbedarf und schlummernde Potenziale. In P. Strahlendorf (Hrsg.), *Jahrbuch Healthcare Marketing 2013* (S. 115–119). Hamburg: New Business Verlag.

Schneewind, K. A. (2010). *Familienpsychologie*. Stuttgart: Kohlhammer Verlag.

Schweitzer, A., & Bock, C. (2009). Marktsegmentierung und ihre Chancen für die zielgruppengerichtete Kommunikation. In R. Roski (Hrsg.), *Zielgruppengerechte Gesundheitskommunikation. Akteure, Audience Segmentation, Anwendungsfehler* (S. 89–105). Wiesbaden: VS Verlag für Sozialwissenschaften.

Sieben, G., & Litsch, M. (2013). *Krankenhausbetriebsvergleich: ein Instrument auf dem Weg zu leistungsorientierten Preisen im Krankenhausmarkt.* Berlin: Springer.

TCP. (2013). *Social media marketing GKV 2013.* http://www.terraconsult.de/index.php?id=social_media_20130. Zugegriffen am 18.08.2015.

Terlutter, R., Bidmon, S., & Röttl, J. (2014). Who uses physician-rating websites? Differences in sociodemographic variables, psychographic variables, and health status of users and nonusers of physician-rating websites. *Journal of Medical Internet Research, 16*(3), e97.

Wöllenstein, H. (2004). Der informierte Patient aus Sicht der Gesetzlichen Krankenversicherung. *Bundesgesundheitsblatt-Gesundheitsforschung-Gesundheitsschutz, 47*(10), 941–949.

YouGov. (2013). *Social-Media Strategien für Krankenkassen: Wahrnehmung und Erwartungen an das Social Media Angebot gesetzlicher Krankenversicherungen.* https://yougov.de/loesungen/reports/studien/social-media-krankenkassen/. Zugegriffen am 18.08.2015.

Zok, K. (2009). Erwartungen an die GKV nach Einführung des Gesundheitsfonds. *WIdO Monitor, 1*, 1–8.

Zok, K. (2011). Reaktionen auf Zusatzbeiträge in der GKV: Ergebnisse einer Repräsentativ-Umfrage. *WIdO Monitor, 1*, 1–8.

Klinikkommunikation

Markus Seifert

> **Zusammenfassung**
> Wie kommunizieren Kliniken mit Patientinnen und Patienten, mit niedergelassenen Ärztinnen und Ärzten und mit Angehörigen? Im Beitrag wird zunächst beschrieben, aus welchen Gründen die Kommunikationsaktivitäten in Krankenhäusern eine zunehmend wichtige Rolle spielen und welche Bedeutung hierfür der Klinikmarkt in Deutschland besitzt. Nachdem die übergreifenden Kommunikationsziele der Kliniken umrissen werden, sollen die wichtigsten Instrumente kurz vorgestellt werden. Einen besonderen Schwerpunkt bilden vor dem Hintergrund des Mediennutzungsverhaltens der Patientinnen und Patienten die für Krankenhäuser geeigneten Social-Media-Anwendungen.

> **Schlüsselwörter**
> Klinik · Krankenhausmarkt · Marketing · Öffentlichkeitsarbeit · Werbung

1 Einleitung

Für die Gesundheitswirtschaft haben Krankenhäuser[1] eine besondere Bedeutung, da die gesetzlichen Krankenkassen den größten Teil ihres Budgets für Krankenhausleistungen ausgeben (Breyer et al. 2013, S. 373). Mit dem zunehmend spürbaren

---

[1]Sie sollen in diesem Beitrag verstanden werden als „Einrichtungen, in denen durch ärztliche und pflegerische Hilfeleistung Krankheiten, Leiden oder Körperschäden festgestellt, geheilt oder gelindert werden sollen oder Geburtshilfe geleistet wird und in denen die zu versorgenden Personen untergebracht und verpflegt werden können" (Krankenhausfinanzierungsgesetz § 2 Abs. 1).

M. Seifert (✉)
Seminar für Medien- und Kommunikationswissenschaft, Universität Erfurt, Erfurt, Deutschland
E-Mail: markus.seifert@uni-erfurt.de

© Springer Fachmedien Wiesbaden GmbH, ein Teil von Springer Nature 2019
C. Rossmann, M. R. Hastall (Hrsg.), *Handbuch der Gesundheitskommunikation*,
https://doi.org/10.1007/978-3-658-10727-7_11

Wettbewerbsdruck kämpfen die Häuser um Patientinnen und Patienten und integrieren die Kommunikationsarbeit ihrer Häuser und das Erarbeiten eines Kommunikationskonzepts zunehmend in die Führungsstrukturen (Friers und Camphausen 2014; Lüthy und Buchmann 2009, S. 41).

Teil eines solchen Konzepts ist die *interne Kommunikation*, womit zum einen die Kommunikation der Belegschaft mit den Patientinnen und Patienten im Krankenhaus gemeint ist (dazu z. B. Hannawa und Rothenfluh 2014) und zum anderen die Kommunikation der Geschäftsleitung mit dem Klinikpersonal, zum Beispiel über ein Intranet-Angebot oder eine Mitarbeiterzeitung (dazu z. B. Brandstädter et al. 2016). Insbesondere im Falle von Umstrukturierungen ist diese Kommunikation mit den Mitarbeiterinnen und Mitarbeitern besonders bedeutsam (Lüthy und Buchmann 2009, S. 188).

Damit Patientinnen und Patienten mit ihrer Nachfrage über Angebot und Qualität der Gesundheitsdienstleistungen in Kliniken bestimmen können, müssen Sie sich über die in Frage kommenden Krankenhäuser informieren können (Papenhoff und Platzköster 2010, S. 28; Roski 2009, S. V). Deshalb ist vor allem die *Außenkommunikation* Bestandteil eines Kommunikationskonzepts, die auch im Mittelpunkt des vorliegenden Beitrags stehen wird. Zunächst werden die Kommunikationsaktivitäten der Krankenhäuser in der Form von Krankenhauswerbung und Öffentlichkeitsarbeit vor dem Hintergrund der Besonderheiten des Klinikmarktes in der Bundesrepublik Deutschland zusammengetragen. Verknüpft werden soll diese Betrachtung der Kommunikatoren mit Erkenntnissen zum Informations- und Kommunikationsverhalten der Patientinnen und Patienten (Dolling et al. 2014).

2 Besonderheiten des Krankenhausmarktes

Gemessen an der Einwohnerzahl der Bundesrepublik Deutschland von 81 Millionen Menschen (Statistisches Bundesamt 2016a) existiert hierzulande eine große Anzahl von Krankenhäusern. Die Landschaft der etwa 1950 Kliniken (Statistisches Bundesamt 2016b) muss nach Einschätzung des Spitzenverbandes der gesetzlichen Kranken- und Pflegekassen aber einer umfassenden Strukturbereinigung unterzogen werden (GVK-Spitzenverband 2013, S. 8). Denn besonders in den Ballungszentren gebe es zu viele Kliniken, weniger würden die ländlichen Gebiete ein Problem darstellen (Hartweg et al. 2015, S. 13 f.). Während der Verband fordert, dass Marktaustritte bestimmter Kliniken sogar gefördert werden sollten, begünstigt eine *zunehmende Ökonomisierung des Gesundheitswesens* ohnehin einen Strukturwandel (Bode 2010, S. 63). Das bedeutet, dass zunehmend ökonomische Entscheidungen in den Kliniken Einzug halten und eine Orientierung an der medizinischen und pflegerischen Behandlung der Patientinnen und Patienten dominieren (Simon 2001, S. 24). Zum einen sind Krankenhäuser seit der gesetzlichen Neuregelung der Krankenhausfinanzierung durch das Gesundheitsstrukturgesetz von 1993 zu wirtschaftlichem Handeln gezwungen und müssen dem Wettbewerbsdruck standhalten (Simon 2001, S. 7). Das meint vor allem, dass im Sinne einer Produktivitätssteigerung möglichst viele Krankheitsfälle behandelt werden sollen (Bode 2010, S. 68 ff.).

Zum anderen werden Krankenhäuser, die sich in der Hand öffentlicher Träger befinden, zunehmend von privaten Investoren übernommen. Damit verbunden sind dann ein privatwirtschaftliches Management sowie eine zunehmende Rationalisierung. Vorangetrieben werden diese Prozesse durch Veränderungen der Rahmenbedingungen wie einer Alterung der Gesellschaft (Lüthy und Buchmann 2009, S. 20), einer steigenden Morbidität sowie steigenden Kosten der medizinischen Versorgung (Roski 2009).

2.1 Die Wahlfreiheit der Patientinnen und Patienten

Bei einem Wandel des Klinikmarktes spielen *Patientinnen und Patienten* und damit die Bürgerinnen und Bürger der jeweiligen Region eine zentrale Rolle, denn sie entscheiden sich – im Falle einer Selbsteinweisung oder einer Einweisung durch niedergelassene Ärztinnen oder Ärzte – bewusst für eine und gegen eine andere Klinik (Roski 2009). Die im Sozialgesetzbuch geregelte Wahlfreiheit (§§ 39, 76 SGB V) sieht vor, dass einem Patienten oder einer Patientin mindestens zwei alternative Behandlungsorte zur Auswahl gestellt werden müssen. In der Praxis bedeutet dies, dass der behandelnde Arzt oder die behandelnde Ärztin „die beiden nächsterreichbaren, für die vorhergesehene Krankenhausbehandlung geeigneten Krankenhäuser anzugeben" (Jung 2003, S. 215) hat. Dabei müssen niedergelassene Ärztinnen oder Ärzte beachten, dass sie nach neueren Urteilen des Bundesgerichtshofs nur dann eine Empfehlung für eine Klinik aussprechen dürfen, wenn Patientinnen und Patienten ausdrücklich danach verlangen (Nemec und Fritsch 2013, S. 54).

Mittlerweile kann davon ausgegangen werden, dass der allergrößte Teil der Patientinnen und Patienten *an der Entscheidung für eine Klinik teilhaben* möchte. Im Falle spezialisierter Kliniken fällt die Wahl auch dem medizinischen Laien leicht. Spielt aber im Falle vergleichbarer Leistungsspektren mehrerer Häuser die wahrgenommene Kompetenz eine untergeordnete Rolle, werden andere, sekundäre Entscheidungsmerkmale relevant, die durch das eigene Erleben oder die Erlebnisse anderer geprägt werden. Dazu gehören (Nemec und Fritsch 2013, S. 2):

- die Wahrnehmung der medizinischen-pflegerischen Leistungen,
- die Zufriedenheit mit dem Aufenthalt,
- das Ambiente der Klinik,
- die erlebten Serviceleistungen sowie
- der Ruf der Klinik.

Einschränkend muss festgehalten werden, dass insbesondere bei älteren Menschen die Nähe des Krankenhauses zum Wohnort die Wahl der Klinik dominiert (Nemec und Fritsch 2013, S. 8). Gerade diese Patientinnen und Patienten schätzen kurze Wege zum eigenen Zuhause, sie suchen und benötigen die Sicherheit durch die Nähe zu ihren Angehörigen.

2.2 Die Rolle der Medienangebote und der Mediennutzerinnen und -nutzer

Eine intensivere Wahrnehmung der Freiheit, selbst über das stationär behandelnde Krankenhaus zu entscheiden, wird erstens von einer *Informationstransparenz in herkömmlichen und onlinebasierten Medien* flankiert. Die im World Wide Web zu findenden Informationen zu Krankheiten, Behandlungsmethoden, Ärztinnen und Ärzten sowie Krankenhäusern, die Präsenz gesundheitsbezogener Themen in der massenmedialen Berichterstattung (Berndsen 2015, S. 107) und nicht zuletzt neuere populäre Fernsehformate – z. B. „In aller Freundschaft – Die jungen Ärzte" – verändern zunehmend die Erwartungshaltung der Patientinnen und Patienten an Gesundheitsdienstleistungen (Nemec und Fritsch 2013). Zweitens kann davon ausgegangen werden, dass das sich weiter verändernde Mediennutzungsverhalten von Patientinnen und Patienten das Bewusstsein für Entscheidungen in Bezug auf die eigene Gesundheit verstärkt. Dies betrifft nicht nur die zunehmende mobile Nutzung – auch gesundheitsbezogener – Online-Angebote (Frees und Koch 2015) und Apps, sondern auch die zeitversetzte Rezeption audiovisueller Inhalte. Nach den Ergebnissen der ARD/ZDF-Online-Studie werden Bewegtbildinhalte, von kurzen Clips bis hin zu Spielfilmen, in der deutschen Bundesbevölkerung zunehmend häufiger genutzt – in der Gruppe der 14- bis 29-Jährigen sogar häufiger als das klassische Fernsehen (Kupferschmitt 2015).

3 Anforderungen an die Kommunikation von Kliniken

Dass Gesundheitsthemen in den Medien präsent sind und dass Informationen zu Gesundheitsthemen zunehmend orts- und zeitunabhängig genutzt werden können, verändert auch die Art und Weise, wie Gesundheitsdienstleister – Krankenhäuser – *mit Anspruchsgruppen kommunizieren*. Vor dem Hintergrund des von den Häusern wahrnehmbaren Wettbewerbsdrucks auf einem freien Markt ergibt sich damit für sie, dass um die Gunst der Patientinnen und Patienten geworben werden muss und dass diese an das Krankenhaus gebunden werden sollen. Bedeutsam ist das vor allem, wenn mehrere Häuser mit vergleichbarem Leistungsspektrum direkt miteinander konkurrieren. Kliniken und Klinikketten arbeiten deshalb immer stärker an ihrer *Markenbildung* (Berndsen 2015, S. 110 ff.; Hoffmann 2016, S. 21 ff.; Lüthy und Buchmann 2009, S. 25; Nemec und Fritsch 2013; Papenhoff und Platzköster 2010, S. 33). Auf diesem Weg kann es gelingen, sich gegenüber anderen Häusern abzugrenzen und bei der Entscheidung über den Ort einer ambulanten oder stationären Behandlung mitzuhelfen. Mit einem Strukturwandel der Krankenhauslandschaft sind in diesem Sinne nicht nur Risiken verbunden, sondern für einige Häuser auch die Chance, sich auf dem Markt zu etablieren (Lüthy und Buchmann 2009, S. 5).

3.1 Empfänger der Klinikkommunikation

Die für die Kliniken im Sinne eines erfolgreichen Marketings relevanten Kommunikationsaktivitäten richten sich an die Personengruppen, die bei dieser Entscheidungsfindung eine Rolle spielen. Dies sind in erster Linie die *Patientinnen und Patienten* selbst, welche oftmals nur eine vage Vorstellung von den Leistungen der Kliniken haben und denen es in der Regel an Fachwissen fehlt, die pflegerischen und medizinischen Dienstleistungen bewerten zu können (Papenhoff und Platzköster 2010, S. 28). Hinzu kommt, dass etwa die Hälfte der Patientinnen und Patienten im Vorfeld einer Krankenhausbehandlung weiterführende Informationen zu den Leistungen der in Frage kommenden Häuser einholt (Seifert 2015, S. 149). Empirische Studien zum Informations- und Kommunikationsverhalten bei der Krankenhauswahl kommen zu dem Schluss, dass hierbei vor allem interpersonale Kommunikation bedeutsam ist: Ergänzend zu den Informationen, die von den Kliniken selbst bereitgestellt werden, und den Empfehlungen des Haus- oder Facharztes, wird vor allem der Rat nahestehender Personen eingeholt (Braun-Grüneberg und Wagner 2009, S. 237; Nemec und Fritsch 2013, S. 7; Seifert 2015, S. 149). Dementsprechend richtet sich die Kommunikation der Kliniken auch an die *einweisende Ärzteschaft*, die einen Mittler zwischen Patienten und Kliniken darstellt. Als Anspruchsgruppen des Klinikmarketings kommen die *Angehörigen und auch die Besucherinnen und Besucher* der Kliniken hinzu, die bereits eigene Erfahrungen mit einem der zur Wahl stehenden Krankenhäuser gemacht haben und für welche unter Umständen auch andere Qualitätskriterien bedeutsam sind als den Patientinnen und Patienten selbst (Papenhoff und Platzköster 2010, S. 25 ff.).

3.2 Ziele der Klinikkommunikation

Unter dem Begriff Klinikkommunikation werden im Rahmen des vorliegenden Beitrags die Formen der Werbung und Maßnahmen der Öffentlichkeitsarbeit verstanden. Übergreifendes *Ziel der Klinikkommunikation* ist erstens, ein Bewusstsein für das Krankenhaus zu schaffen, also die Bekanntheit der Klinik zu erhöhen. Zweitens soll konkretes Wissen über die Leistungen der Klinik – z. B. ein Gefäß- oder Tumorzentrum – vermittelt werden. Mit Hilfe der Klinikkommunikation soll drittens Sympathie für die Gesamtleistung des Krankenhauses geweckt werden. In der Folge ist es viertens das Ziel der Kommunikationsaktivitäten, dass Patientinnen und Patienten dem Angebot der Klinik den Vorzug geben – weil Qualität und Nutzen der Leistungen besonders hervorgehoben werden. Schließlich soll es fünftens zum Entschluss kommen, d. h. zur Entscheidung für die Klinik, wobei der Weg ins Krankenhaus insbesondere mit Beratungsangeboten wie Sondersprechstunden erleichtert werden kann (Lüthy und Buchmann 2009, S. 131; Papenhoff und Platzköster 2010, S. 108).

Konkrete *Werbeaktivitäten* von Kliniken, also z. B. Anzeigen oder Plakate, kommen in der Bundesrepublik Deutschland fast gar nicht zum Einsatz (Lüthy und Buchmann 2009, S. 131), denn sie unterliegen strengen Regeln. So sind die Werbemaßnahmen der Kliniken insbesondere durch das Gesetz gegen Unlauteren Wettbewerb – UWG – beschränkt sowie durch das Heilmittelwerbegesetz – HWG – (Berndsen 2015, S. 113 f.; Kahl und Mittelstaedt 2007, S. 234 ff.; Nemec und Fritsch 2013, S. 48 ff.).

Unter *Öffentlichkeitsarbeit* werden all die Maßnahmen zusammengefasst, welche einer Optimierung der Beziehung („Public Relations") zu den oben genannten Anspruchsgruppen dienen (Nemec und Fritsch 2013, S. 3; Papenhoff und Platzköster 2010, S. 105). In erster Linie heißt dies, dass das Vertrauen zu den Patientinnen und Patienten aufgebaut werden soll (Haselhoff 2010, S. 207). Maßgeblich ist dabei neben den Kommunikationsaktivitäten auch die eigene, direkte Wahrnehmung der Qualität der pflegerischen und medizinischen Leistungen in der Klinik selbst.

4 Instrumente der Klinikkommunikation

4.1 Werbemaßnahmen der Kliniken

Auch wenn die *Werbeaktivitäten der Kliniken* in der Bundesrepublik durch gesetzliche Vorschriften eingeschränkt werden, so ist sachliche Werbung dennoch grundsätzlich zulässig. Im Gegensatz zu niedergelassenen Ärztinnen und Ärzten dürfen Kliniken und Klinikärzte nach Einschätzung des Bundesverfassungsgerichtes vor allem vor dem Hintergrund betriebswirtschaftlicher Kalkulationen werben; sachlicher und personeller Aufwand sowie die anfallenden Betriebskosten würden Klinikärztinnen und -ärzte – eingeschlossen die Belegärzte – ansonsten schlechter stellen (Nemec und Fritsch 2013, S. 51). Dabei gilt wie für alle Anbieter von Gesundheitsdienstleistungen das Sachlichkeitsgebot: Leistungen der Kliniken dürfen nicht angepriesen oder unzulässig verglichen werden. Zulässig wiederum sind Werbemaßnahmen, die das Vertrauensverhältnis zwischen Ärztinnen und Ärzten und Patientinnen und Patienten fördern (sog. Sympathiewerbung; Nemec und Fritsch 2013, S. 52).

Die gesetzlichen Beschränkungen der Klinikwerbung – insbesondere des Heilmittelwerbegesetzes – beziehen sich nicht konkret auf bestimmte *Werbeträger*. In erster Linie ist bei Werbemaßnahmen auf das Gebot der Sachlichkeit zu achten. Geeignete Instrumente können sein (Nemec und Fritsch 2013, S. 52 f.):

1. *ein Internetauftritt der Klinik (Homepage)*: Die klinikeigene Website gilt als zentrale Werbeplattform, um die Leistungen des Krankenhauses umfassend zu präsentieren (näher dazu: Papenhoff und Platzköster 2010, S. 107 f.; Riecke 2008). Zusätzlich zu den Beschränkungen des Wettbewerbsrechts und des Heilmittelwerbegesetzes sind die Vorgaben des Telemediengesetzes – TMG – maßgeblich, insbesondere die Impressumspflicht (§ 5 – Allgemeine Informationspflichten) sowie die Besonderen Informationspflichten bei kommerziellen Kommunikationen (z. B. deutliche Kennzeichnung von Werbung; § 6).

2. *ärztliche Informationswerbung*: Hiermit sind Werbebanner in Online-Medien sowie Spots in Radio und Fernsehen gemeint. Diese Werbeformen sind grundsätzlich zulässig, werden jedoch von Kliniken kaum genutzt.
3. *Anzeigen in Zeitungen*: Kliniken ist es ebenfalls erlaubt, Anzeigen in Printmedien zu schalten, wozu auch Branchenverzeichnisse o. Ä. gehören.
4. *Sponsoring*: Ebenso ist zulässig, dass Krankenhäuser bei öffentlichen Veranstaltungen als Sponsor genannt werden, wenn sie diese finanziell unterstützen.
5. *Briefe und Broschüren*: Darüber hinaus ist es Krankenhäusern gestattet, Broschüren oder Informationsmaterial postalisch zu versenden. Wichtig ist dabei vor allem, dass die Postsendung den Absender – die Klinik – eindeutig erkennen lässt, sodass der Empfänger das Einstellen solcher Werbemaßnahmen verlangen kann.

Einen besonderen Status besitzen *Publikationen und Auftritte von Ärztinnen und Ärzten in den Medien* (Nemec und Fritsch 2013, S. 52 f.): Schreiben Ärztinnen und Ärzte in wissenschaftlichen Fachzeitschriften oder veröffentlichen Monografien und richten sich damit an ein Fachpublikum, dann gilt diese Tätigkeit nicht als Werbemaßnahme. Analog gilt dies auch für öffentliche Vorträge, die sich z. B. an interessierte Bürgerinnen und Bürger richten, und auch dann, wenn Ärztinnen und Ärzte Leser- und Hörerfragen in den Medien beantworten. Dabei dürfen der eigene Name und sogar der Name der Klinik genannt werden, auch wenn dies wettbewerbliche Vorteile mit sich bringt. Grund hierfür ist das Interesse der Öffentlichkeit an gesundheitsbezogenen Fachinformationen in den Medien, dem auch Klinikärzte und -ärztinnen mit Veröffentlichungen und Vorträgen sowie in Medienbeiträgen nachkommen können.

4.2 Öffentlichkeitsarbeit der Kliniken

Neben den Instrumenten, die der Werbung zuzuordnen sind und die auf ein konkretes Handeln der Patientinnen und Patienten – die Entscheidung für eine Behandlung in der Klinik – zielen, betreiben Kliniken parallel Presse- und Öffentlichkeitsarbeit. Dass diese Kommunikationsarbeit in vielen Kliniken oft (noch) hintenangestellt wird, begründen Nemec und Fritsch (2013, S. 75) mit den geringen Budgets der Krankenhäuser und der Einstellung vieler Klinikleitungen, dem Informationsbedürfnis der Patientinnen und Patienten keinen zu großen Stellenwert einräumen zu müssen. Vor dem Hintergrund des Wettbewerbsdrucks und einer mittlerweile mehr und mehr bewussten Entscheidung der Patientinnen und Patienten für eine Klinik sind in der Literatur zum Krankenhausmarketing jedoch zahlreiche Hinweise zu einer erfolgreichen Zusammenarbeit der Häuser mit den Vertretern der Medien zu finden (ausführlich: Schäfer 2015, S. 13 ff.). Für eine erfolgreiche Öffentlichkeitsarbeit sei demzufolge ausschlaggebend, die Arbeitsbedingungen der Journalistinnen und Journalisten zu kennen: Diese erfüllen die öffentliche Aufgabe, Informationen zu verbreiten, Kritik zu üben und so am Meinungsbildungsprozess mitzuwirken. Dabei folgen Journalistinnen und Journalisten einem Selbstverständnis, das sie unter anderem zum sorgfältigen Arbeiten verpflichtet, also Nachrichten auf Inhalt, Wahrheit und Herkunft zu überprüfen. Geht es um die Inhalte, die über Pressearbeit verbreitet werden sollen, sollte Grundsätzliches wie z. B. die Unternehmensphilosophie in den Hintergrund treten. Interessanter sind dagegen Ergebnisse neuer Forschungsprojekte oder besondere Leistungen einzelner Ärztinnen und Ärzte. Als wichtigste *Instrumente der Öffentlichkeitsarbeit* sind zu nennen (Nemec und Fritsch 2013, S. 84 ff.):

1. *die Pressemitteilung*: In dieser können Neuigkeiten aus dem Krankenhaus auf den Punkt gebracht werden, wobei bei der inhaltlichen Aufbereitung zwischen Veröffentlichungen in der medizinischen Fachpresse und in der Publikumspresse unterschieden werden muss.
2. *die Pressekonferenz*: Hier bietet sich der Klinik die Möglichkeit, sich gleichzeitig mehreren Medienvertretern zu präsentieren. Eine besondere Bedeutung erlangen Pressekonferenzen in Krisensituationen, da die Reaktionen der Journalistinnen und Journalisten auf Mitteilungen des Krankenhauses unmittelbar wahrnehmbar sind (ggf. auch durch deren Rückfragen; näher dazu: Lüthy und Buchmann 2009, S. 260 ff.).
3. *der Redaktionsbesuch oder -anruf*: Besuche oder Anrufe, die von den Kliniken selbst initiiert werden, können eine Möglichkeit sein, die Zusammenarbeit mit den Medienvertretern langfristig zu verbessern.
4. *die Telefonaktion*: Als Experten in bestimmen medizinischen Fachgebieten – den Schwerpunkten der Klinik – können Krankenhausärztinnen und -ärzte auch in Leser- und Hörerreaktionen eingebunden werden.

Neben diesen Instrumenten der klassischen Pressearbeit besteht für Klinken auch die Möglichkeit, *direkt mit ihren Anspruchsgruppen zu kommunizieren*: Neben den oben genannten Homepages der Kliniken können im Rahmen des Klinikmarketings auch Beiträge auf Informationsportalen und in Patientenblogs beobachtet und – in Grenzen – kommentiert werden. Darüber hinaus sind Patientenbroschüren, mit denen über die Klinik und ihr Angebot sowie über die Details bestimmter Behandlungsmethoden informiert wird, von besonderer Bedeutung. Grund dafür ist, dass diese gedruckten Patienteninformationen in der Regel während des Krankenhausbesuchs intensiv gelesen werden und auf diese Weise die Eindrücke der Klinik geprägt werden (Papenhoff und Platzköster 2010, S. 116). Ergänzend können Veranstaltungen dazu dienen, Anspruchsgruppen an die Klinik zu binden – insbesondere, wenn es sich um langfristig geplante Aktionen und Veranstaltungsreihen handelt. Dazu zählen Patienteninformationsveranstaltungen („Tag der offenen Tür"), Fortbildungen für niedergelassene Ärztinnen und Ärzte oder wissenschaftliche Tagungen (Nemec und Fritsch 2013, S. 90; Papenhoff und Platzköster 2010, S. 113 f.).

4.3 Soziale Online-Medien in der Klinikkommunikation

Eine besondere Rolle in der Klinikkommunikation können Social-Media-Anwendungen spielen: Mittlerweile kann davon ausgegangen werden, dass etwa die Hälfte der bundesdeutschen Social-Media-Nutzerinnen und -Nutzer ab 14 Jahren diese Angebote dafür nutzt, um sich über Gesundheitsthemen zu informieren und sich mit anderen über diese auszutauschen. Frauen sind unter diesen Social-Media-Nutzern etwas überrepräsentiert, ebenso auch die Jüngeren. Neben dem Wunsch, sich zu informieren und auszutauschen, stellt auch die Möglichkeit, Zuspruch und Unterstützung zu erfahren, eine wesentliche Nutzungsmotivation dar. In Bezug auf die interessierenden Themen unterscheiden sich chronisch Kranke von denjenigen, die nur hin und wieder krank sind: Während Chroniker eher an Therapiemöglichkeiten interessiert sind, stehen für die Ab-und-zu-Kranken eher Präventionsmaßnahmen im Vordergrund (Bruckhoff 2014, S. 15 ff.). Als Instrumente können im Rahmen der Klinikkommunikation vor allem die folgenden Anwendung finden (Thielscher 2014, S. 27 ff.):

1. *Weblogs*: Im Rahmen des Marketings sind Blogs weniger dafür geeignet, Nachrichten zu verbreiten. Sie können eher zum Erörtern von Fachthemen dienen oder dem Vorstellen neuer Diagnoseverfahren oder Therapieformen.
2. *Twitter*: Als schnelles Nachrichtenmedium kann Twitter auch von Kliniken eingesetzt werden, vor allem für das Verbreiten von aktuellen Themen mit hohem Medieninteresse.
3. *YouTube*: Auf YouTube oder ähnlichen Angeboten können Krankenhäuser erklärende oder veranschaulichende Videos für Patientinnen und Patienten bereitstellen. Auf diesen Plattformen, deren Inhalte nur wenig strukturiert sind, können solche Videos jedoch unter Umständen schwer zu finden sein. Deshalb sollten sie am besten zusätzlich in die eigene Website eines Krankenhauses eingebettet werden.
4. *Wikis*: Wikis können vor allem für das Sammeln von Wissen zu krankenhausrelevanten Themen sinnvoll sein. Vor dem Hintergrund eines kollaborativen Ansatzes kann es in der Praxis aber beschwerlich sein, die für den Inhalt eines Krankenhaus-Wikis verantwortlichen Autoren zu koordinieren.
5. *Soziale Netzwerke*: Neben Podcasts zu Gesundheitsthemen, also von Patientinnen und Patienten herunterladbare Audio- und Video-Dateien, können vor allem soziale Online-Netzwerke wie Facebook eine gewinnbringende Ergänzung der Klinikkommunikation sein – vor allem wegen der Möglichkeit, Menschen emotional an das Krankenhaus zu binden. Während einige Autoren den Wert einer Klinikpräsenz im größten Netzwerk aufgrund der Vielzahl unseriöser Informationen auf Facebook kritisch bewerten, sind andere deutlich euphorischer (Mayer 2015) und deuten auf Kliniken in den Vereinigten Staaten, die es schaffen, im Zeitraum weniger Monate immense Zahlen an Abonnenten des Klinikprofils zu generieren (Kasper 2014, S. 133 f.).

Welche Formen sozialer Medien schließlich für die Klinikkommunikation relevant sein können, kann auch vor dem Hintergrund der Nutzungszahlen beurteilt werden: Bei Gesundheitsfragen werden die bekannten sozialen Online-Netzwerke von Social-Media-Nutzerinnen und -Nutzern in Deutschland ab 14 Jahren seltener genutzt als Wikis, Ratgeberseiten und Internetforen. Foren sind vor allem den jüngeren Menschen zwischen 19–29 Jahren wichtig, die 30–44-Jährigen setzen eher auf Wikis und Ratgeberplattformen. Indes lohnt sich für Krankenhäuser ein beobachtender Blick auf Plattformen, mit Hilfe derer Kliniken bewertet werden können:

Denn immerhin sind diese den Social-Media-Nutzerinnen und -Nutzern bei Gesundheitsfragen ebenso wichtig wie populäre Online-Netzwerke wie Facebook oder Google+ (Bruckhoff 2014, S. 22 f.).

5 Fazit

Eine zunehmende Ökonomisierung des Gesundheitswesens bedeutet auch Veränderungen für die Krankenhauslandschaft in Deutschland. Die Orientierung an Patientenzahlen – im Falle privatwirtschaftlich arbeitender Kliniken – führt unter anderem dazu, dass die Kommunikationsaktivitäten in Form von Werbung und Öffentlichkeitsarbeit zunehmend zur „Chefsache" erklärt werden. Im vorliegenden Beitrag konnten zunächst die übergreifenden Kommunikationsziele der Krankenhäuser zusammengefasst werden mit: einer Erhöhung der Bekanntheit der Klinik, der Vermittlung von Wissen über die Krankenhausleistungen, dem Wecken von Sympathie für die Klinik, dem Entwickeln einer Präferenz für das eigene Haus und schließlich der Entscheidung für eine Behandlung in der Klinik. Gleichzeitig konnten verschiedene Instrumente der Kommunikationsarbeit vorgestellt und systematisiert werden. Vor dem Hintergrund des Mediennutzungsverhaltens der Patientinnen und Patienten mit einer zunehmenden Orientierung an Sozialen Medien und mobilen Online-Anwendungen verdienen Wikis, Ratgeberseiten und Internetforen sowie Bewertungsportale besondere Aufmerksamkeit. Weiterhin können sich Kliniken für eine bessere Sichtbarkeit des eigenen Hauses zukünftig Online-Anwendungen zunutze machen, die mit einer Standortbestimmung der Nutzerinnen und Nutzer arbeiten (Kollak 2014). Einige Kliniken bieten darüber hinaus im Sinne einer Beziehungsarbeit in Bezug auf Patientinnen und Patienten eigene Apps an, z. B. Magazin- und Baby-Apps oder Karriere- und Weiterbildungs-Apps. Den größten Anteil der in den App-Stores von Google und Apple angebotenen Krankenhaus-Apps bildet jedoch die klassische Klinik-App, die mit Funktionen wie einem Veranstaltungskalender, Checklisten oder Notfallinformationen aufwartet. Wie für alle anderen in diesem Beitrag kurz vorgestellten Instrumente der Werbung und Öffentlichkeitsarbeit gilt aber auch hierfür, dass sich eine Investition in solche Medienangebote nur dann lohnt, wenn zum einen die sachliche Richtigkeit sowie eine kontinuierliche Pflege der vermittelten Information sichergestellt werden kann und wenn zum anderen die Angebote den Nutzerinnen und Nutzern einen deutlichen Mehrwert gegenüber alternativen Informationsangeboten von Kliniken wie deren Homepages bieten (Schleicher 2014, S. 316 ff.).

Literatur

Berndsen, B. (2015). Operation gelungen? Kommunikation von und für Kliniken. In L. Steinke (Hrsg.), *Die neue Öffentlichkeitsarbeit. Wie gute Kommunikation heute funktioniert: Strategien – Instrumente – Fallbeispiele* (S. 105–123). Heidelberg: Springer Gabler.
Bode, I. (2010). Der Zweck heil(ig)t die Mittel? Ökonomisierung und Organisationsdynamik im Krankenhaussektor. In M. Endreß & T. Marys (Hrsg.), *Die Ökonomie der Organisation – die Organisation der Ökonomie* (S. 63–92). Wiesbaden: VS.

Brandstädter, M., Grootz, S., & Ullrich, T. W. (2016). *Interne Kommunikation im Krankenhaus: Gelungene Interaktion zwischen Unternehmen und Mitarbeitern.* Berlin: Springer.

Braun-Grüneberg, S., & Wagner, K. (2009). Unterschiede im Informationsverhalten und in der Entscheidungsfindung von Patienten bei der Auswahl von Kliniken. In R. Roski (Hrsg.), *Zielgruppengerechte Gesundheitskommunikation: Akteure – Audience Segmentation – Anwendungsfelder* (S. 219–238). Wiesbaden: Springer.

Breyer, F., Zweifel, P., & Kifmann, M. (2013). *Gesundheitsökonomik.* Heidelberg: Springer Gabler.

Bruckhoff, B. (2014). Gesundheitseinrichtungen und Social Media. In A. Lüthy & C. Stoffers (Hrsg.), *Social Media und Online-Kommunikation für das Krankenhaus* (S. 15–25). Berlin: Medizinisch Wissenschaftliche Verlagsgesellschaft.

Dolling, C., Hillmann, J., Hofmann, H., Kanngießer, J., Kynast, P., & Linke, E. (2014). *Wer die Qual hat, hat die Wahl. Eine Studie zum Kommunikations- und Informationsverhalten bei der Krankenhauswahl.* Erfurt: Seminar für Medien- und Kommunikationswissenschaft, Universität Erfurt.

Frees, B., & Koch, W. (2015). Ergebnisse der ARD/ZDF-Onlinestudie 2015. Internetnutzung: Frequenz und Vielfalt nehmen in allen Altersgruppen zu. *Media Perspektiven, 9,* 366–377.

Friers, M., & Camphausen, M. (2014). Im Krankenhaus: Wo Unternehmenskommunikation Chefsache ist. http://www.pressesprecher.com/nachrichten/im-krankenhaus-wo-unternehmenskommunikation-chefsache-ist-8474. Zugegriffen am 15.01.2018.

GKV-Spitzenverband. (2013). 14 Positionen für 2014. Reform der Krankenhausversorgung aus Sicht des GKV-Spitzenverbandes. https://www.gkv-spitzenverband.de/media/dokumente/presse/publikationen/Positionspapier_1414_Reform_Krankenhausversorgung_web_barrierefrei.pdf. Zugegriffen am 15.01.2018.

Hannawa, A. F., & Rothenfluh, F. B. (2014). Arzt-Patient-Interaktion. In K. Hurrelmann & E. Baumann (Hrsg.), *Handbuch Gesundheitskommunikation* (S. 110–128). Bern: Verlag Hans Huber.

Hartweg, H.-R., Kaestner, R., Lohmann, H., Proff, M., & Wessels, M. (2015). *Verbesserung der Performance durch Open Innovation-Ansätze: Von neuartigen Verfahren zur Suche nach Differenzierungsvorteilen im Krankenhaus.* Wiesbaden: Springer Gabler.

Haselhoff, V. (2010). *Patientenvertrauen in Krankenhäuser. Eine qualitative Analyse zur Bedeutung, Bildung und unterschiedlichen Vertrauensebenen.* Wiesbaden: Springer Gabler.

Hoffmann, S. (2016). *Markenbildung im Krankenhaus.* Stuttgart: W. Kohlhammer.

Jung, K. (2003). Bekanntmachungen. Beschluss des Bundesausschusses der Ärzte und Krankenkassen. Richtlinien über die Verordnung von Krankenhausbehandlung (Krankenhausbehandlungs-Richtlinien) vom 24. März 2003. *Deutsches Ärzteblatt, 101*(4), 214–215.

Kahl, S., & Mittelstaedt, L. (2007). *Strategisches Klinikmarketing. Grundlagen – Konzepte – Instrumente.* Hamburg: Dr. Kovac.

Kasper, B. (2014). Kommunikationsstrategie zur Social Media-Anwendung. In A. Lüthy & C. Stoffers (Hrsg.), *Social Media und Online-Kommunikation für das Krankenhaus* (S. 133–138). Berlin: Medizinisch Wissenschaftliche Verlagsgesellschaft.

Kollak, S. (2014). Standortbestimmung bis zum OP-Saal. In A. Lüthy & C. Stoffers (Hrsg.), *Social Media und Online-Kommunikation für das Krankenhaus* (S. 301–304). Berlin: Medizinisch Wissenschaftliche Verlagsgesellschaft.

Kupferschmitt, T. (2015). Ergebnisse der ARD/ZDF-Onlinestudie 2015. Bewegtbildnutzung nimmt weiter zu – Habitualisierung bei 14- bis 29-Jährigen. *Media Perspektiven, 9,* 383–391.

Lüthy, A., & Buchmann, U. (2009). *Marketing als Strategie im Krankenhaus. Patienten- und Kundenorientierung erfolgreich umsetzen.* Stuttgart: W. Kohlhammer.

Mayer, S. (2015). Social Media sollte auch für deutsche Krankenhäuser zum Alltag gehören. http://socialmedia-blog.net/deutschland/social-media-deutsche-krankenhaeuser-alltag/. Zugegriffen am 15.01.2018.

Nemec, S., & Fritsch, H. J. (2013). *Die Klinik als Marke. Markenkommunikation und -führung für Krankenhäuser und Klinikketten.* Heidelberg: Springer.

Papenhoff, M., & Platzköster, C. (2010). *Marketing für Krankenhäuser und Reha-Kliniken. Marktorientierung & Strategie, Analyse & Umsetzung, Trends & Chancen.* Heidelberg: Springer.

Riecke, K. (2008). *Nutzungs- und Akzeptanzanalyse von Krankenhauswebseiten. Nutzen Patienten und Ärzte die Internetauftritte der Krankenhäuser?* Hamburg: Diplomica.

Roski, R. (Hrsg.). (2009). *Zielgruppengerechte Gesundheitskommunikation: Akteure – Audience Segmentation – Anwendungsfelder.* Wiesbaden: Springer.

Schäfer, R. (2015). *Erfolgreiche PR-Arbeit für Krankenhäuser. Patienten, Ärzte und Zuweiser gewinnen.* Heidelberg: Springer Gabler.

Schleicher, M. (2014). Mobile Health: Gesundheits-Apps für unterwegs. In A. Lüthy & C. Stoffers (Hrsg.), *Social Media und Online-Kommunikation für das Krankenhaus* (S. 315–322). Berlin: Medizinisch Wissenschaftliche Verlagsgesellschaft.

Seifert, M. (2015). Wer die Qual hat, hat die Wahl. Eine empirische Studie zum Informations- und Kommunikationsverhalten bei der Krankenhauswahl. In M. Schäfer, O. Quiring, C. Rossmann, M. R. Hastall & E. Baumann (Hrsg.), *Gesundheitskommunikation im Wandel* (S. 141–152). Baden-Baden: Nomos.

Simon, M. (2001). *Die Ökonomisierung des Krankenhauses: Der wachsende Einfluss ökonomischer Ziele auf patientenbezogene Entscheidungen.* Berlin: Wissenschaftszentrum Berlin für Sozialforschung.

Statistisches Bundesamt. (2016a). Bevölkerung auf Grundlage des Zensus 2011. https://www.destatis.de/DE/ZahlenFakten/GesellschaftStaat/Bevoelkerung/Bevoelkerungsstand/Tabellen/Zensus_Geschlecht_Staatsangehoerigkeit.html. Zugegriffen am 15.01.2018.

Statistisches Bundesamt. (2016b). Krankenhäuser. Einrichtungen, Betten und Patientenbewegung 2016. https://www.destatis.de/DE/ZahlenFakten/GesellschaftStaat/Gesundheit/Krankenhaeuser/Tabellen/GDKrankenhaeuserJahreOhne100000.html. Zugegriffen am 15.01.2018.

Thielscher, C. (2014). Anwendungsmöglichkeiten von Social Media im Krankenhausbereich. In A. Lüthy & C. Stoffers (Hrsg.), *Social Media und Online-Kommunikation für das Krankenhaus* (S. 26–35). Berlin: Medizinisch Wissenschaftliche Verlagsgesellschaft.

Teil III
Medienkanäle

Gesundheitsthemen in den Medien

Helmut Scherer und Elena Link

Zusammenfassung

Gesundheitsthemen sind ein wichtiger Bestandteil der medialen Massenkommunikation. Dabei wirft die Medienrealität Fragen nach ihren Konstruktionsbedingungen, dem resultierenden inhaltlichen Zuschnitt und der Qualität der gesundheitsbezogenen Kommunikation auf. Vor diesem Hintergrund stellt der Beitrag die kommunikationswissenschaftlichen Grundlagen der journalistischen Selektion und Qualität sowie einen Forschungsüberblick zu Gesundheitsthemen in den Medien dar.

Schlüsselwörter

Mediale Selektion · Qualität von Medieninhalten · Medien und Realität · Forschungsübersicht · Mediale Darstellung von Krankheit und Gesundheit

1 Einleitung

Befassen wir uns als Kommunikationswissenschaftlerinnen und -wissenschaftler mit der Darstellung von Gesundheitsthemen in den Medien, dann tun wir dies im Wesentlichen aus zwei Gründen. Zum einen folgen wir einem theoretischen Interesse und untersuchen die Gestaltungsprinzipien der Medienrealität anhand eines bestimmten Ausschnitts der sozialen Realität. Zum anderen analysieren wir die

H. Scherer (✉) · E. Link
Institut für Journalistik und Kommunikationsforschung, Hochschule für Musik Theater und Medien Hannover, Hannover, Deutschland
E-Mail: helmut.scherer@ijk.hmtm-hannover.de; elena.link@ijk.hmtm-hannover.de

© Springer Fachmedien Wiesbaden GmbH, ein Teil von Springer Nature 2019
C. Rossmann, M. R. Hastall (Hrsg.), *Handbuch der Gesundheitskommunikation*,
https://doi.org/10.1007/978-3-658-10727-7_12

Qualität im Sinne der inhaltlichen Richtigkeit und Vermittlungsqualität der Darstellung und verfolgen damit ein normatives Interesse. Häufig dienen diese inhaltsanalytischen Untersuchungen auch zur Vorbereitung von Wirkungsanalysen. Sollen beispielsweise Kultivierungseffekte von Krankheitsberichterstattung analysiert werden, so ist es sinnvoll, Ergebnisse nicht kasuistisch zu interpretieren, sondern sie auf theoretischer Grundlage als typische Darstellungsmuster zu identifizieren. Ähnliches gilt bei der Frage nach Lerneffekten oder -potenzialen, die auf Mediennutzung zurückzuführen sind.

Der vorliegende Beitrag soll daher in zwei Bereiche gegliedert werden. Als Erstes werden wir auf die kommunikationswissenschaftlichen Grundlagen zur medialen Selektion und zur Qualität von Medieninhalten eingehen. Auf diese Weise gewinnen wir die zentralen Grundbegriffe für unsere spätere Beschreibung des Forschungsfeldes. In einem zweiten Schritt werden wir Überblicksbeiträge zur Gesundheitskommunikation im Hinblick auf die Fragestellung analysieren, was diese zum Thema der massenmedialen gesundheitsbezogenen Darstellung beitragen können.

2 Kommunikationswissenschaftliche Grundlagen zu medialer Selektion und Qualität

2.1 Mediale Selektion

Bonfadelli (2002) kommt in einem Überblick zu dem Forschungsbereich der medialen Selektion zu einer sehr skeptischen Bewertung. Tatsächlich lässt sich für die Medieninhaltsforschung ein deutliches Theoriedefizit diagnostizieren. Diskutiert werden eher grundlegende Paradigmen zur Medienrealität sowie die verschiedenen Varianten der Nachrichtenwerttheorie.

In Bezug auf die Medienrealität unterscheidet Schulz (1989) zwei grundlegende wissenschaftliche Paradigmen, die das Verhältnis von Medien und Realität näher beschreiben. Zum einen ein *realistisches* Paradigma, in dem die Wirklichkeit prinzipiell erkennbar bleibt und Medien passive, neutrale Kanäle sind, die objektiv und wirklichkeitsgetreu berichten können. Zum anderen ein *konstruktivistisches* Paradigma, bei dem Medien und Realität nicht eindeutig getrennt werden können. Durch ihre bloße Anwesenheit verändern die Medien durch Prozesse der Rückkopplung die Realität. Die Weltsicht der Medien wird im Wesentlichen konstruiert. Deswegen macht es wenig Sinn, die Medienrealität mit Indikatoren einer sog. primären Wirklichkeit zu vergleichen. Ziel der wissenschaftlichen Analyse kann nur die Kenntnis der konstituierenden Konstruktionsprinzipien sein. Dabei schüttet Schulz (1989) das Kind ein wenig mit dem Bade aus. Auch wenn der Begriff einer primären Realität in diesem Kontext nur eine weitere Fiktion darstellt, bleibt der Vergleich zwischen unterschiedlichen Realitätsentwürfen dennoch analytisch sinnvoll, da es von Bedeutung ist, wenn die massenmediale Konstruktion des Weltbildes systematisch von anderen Konstruktionen abweicht.

Kepplinger (1990) identifiziert zwischen diesen beiden Extremen eine dritte wissenschaftliche Perspektive. Er geht von der Existenz einer objektiven Realität aus, die sowohl erkannt wie auch beschrieben werden kann. Allerdings sage ein Vergleich zwischen objektiver Realität und Medienrealität nichts über die Qualität der Berichterstattung aus, denn es sei nicht die Aufgabe der Medien, die Realität zu spiegeln. Vielmehr sei es ihre Aufgabe, Tatsachen zu interpretieren und ihnen dadurch eine Bedeutung zu geben (Kepplinger 1990, S. 52). Einig sind sich alle Positionen letztlich darin, dass die Medienrealität und die objektive Realität nicht übereinstimmen. Im Sinne einer realistischen Position wird diese Nichtübereinstimmung als Verzerrung, im Sinne des Konstruktivismus als eigenständiges Gestaltungsprinzip der Medienrealität interpretiert.

Selektion ist der zentrale Prozess, durch den die Medienrealität entsteht (Schulz 1976). Die *Gatekeeper-Forschung* als möglicher Erklärungsansatz widmet sich diesen Selektionsprozessen aus der Perspektive der Akteure wie Journalistinnen und Journalisten oder Medienorganisationen. Dabei spielen Wertvorstellungen der Journalisten, deren persönliche Ziele, die redaktionelle Linie, aber auch strukturelle Restriktionen eine Rolle. Tatsächlich zeigt sich, dass die Nachrichtenselektion nur begrenzt abhängig ist von subjektiven Erfahrungen, Einstellungen und Erwartungen der Journalistin oder des Journalisten, sondern vielmehr durch organisatorische und technische Zwänge von Redaktion und Verlag geprägt wird (Gieber 1956). Die Themenselektion orientiert sich oft an der Bezugsgruppe der Kolleginnen und Kollegen und Vorgesetzten sowie der redaktionellen Linie (Breed 1955). Zudem wird die Berichterstattung durch Agenturmaterial maßgeblich vorgeformt (White 1950).

Eine weitere Perspektive liefert die *Nachrichtenwerttheorie*, welche die Selektion mittels der Eigenschaften von Ereignissen erklärt. Diese Eigenschaften bestimmen den Nachrichtenwert, also die Wahrscheinlichkeit, zur Nachricht zu werden, und die Art der Aufmachung und Präsentation. Galtung und Ruge (1965) identifizieren acht kulturunabhängige Nachrichtenfaktoren und vier kulturabhängige Nachrichtenfaktoren. Obwohl neue Entwürfe diesen Katalog ergänzen und verändern, muss kritisch reflektiert werden, dass die Auswahl und die Ausgestaltung dieser Faktoren nur schwach theoretisch begründet sind. Die Arbeit von Shoemaker (1996) kann von dieser Kritik zu einem gewissen Grad ausgenommen werden. Diese identifiziert auf der Basis anthropologischer und kulturbezogener Überlegungen zwei grundlegende Dimensionen mit jeweils zwei Unterdimensionen: Relevanz (Reichweite, Folgenschwere) und Devianz (statistisch, wertbezogen). In ihrer Weiterentwicklung nähert sich die Nachrichtenwertforschung der Gatekeeper-Forschung an. Dies gilt etwa für das sogenannte Finalmodell der Nachrichtenwerttheorie (Staab 1990), aber auch für das Zweikomponentenmodell (Kepplinger und Bastian 2000) und den konstruktivistischen Ansatz von Schulz (1976).

Neben diesen intramedialen Prozessen werden auch externe Einflüsse auf die Nachrichtenauswahl diskutiert. Dabei steht vor allem der Einfluss von Nachrichtenagenturen, PR und anderen Medien im Fokus. Maurer und Reinemann (2006) betonen die Rolle der Nachrichtenagenturen, da diese eine Grundversorgung an Nachrichten liefern und damit die Struktur der massenmedialen Berichterstattung prägen. Generell stehen sich in Bezug auf die Bedeutung von PR für die Auswahlprozesse der Medien zwei Positionen gegenüber. Die Determinationshypothese geht davon aus, dass die Öffentlichkeitsarbeit die Themen und das Timing der Berichterstattung bestimmt (Baerns 1991), während der Intereffikationsansatz als Gegenposition von einer wechselseitigen Bedingtheit von Öffentlichkeitsarbeit und Journalismus ausgeht (Schantel 2000). Die Unterschiede zwischen beiden Ansätzen liegen allerdings überwiegend auf einer sehr abstrakten Ebene und sind eher ideologischer und normativer Natur als empirisch folgenschwer. Trotz widersprüchlicher Forschungslage ist zumindest von einem gewissen Grad an Einfluss auszugehen.

Mit dem Begriff des *Intermedia-Agenda-Setting* bezeichnet man die Ko-Orientierung der Medien untereinander: „Journalists validate their judgments about the top stories of the day by taking note of what other news organizations are doing, especially higher status organizations, ..." (McCombs und Funk 2011, S. 908). Herrmann (2012) unterscheidet dabei psychologische Motive von professionellen und ökonomischen Motiven.

Über diese Einflussfaktoren hinaus hat sich in der Medieninhaltforschung die Idee durchgesetzt, dass nicht nur Themen und Ereignisse, sondern auch Themenbzw. Ereignisaspekte selektiert werden. In Abwandlung eines bekannten Zitats von Schulz (1976) könnte man formulieren, dass Aspekte von Ereignissen dann zu Bestandteilen von Nachrichten werden, wenn sie aus der Komplexität eines Ereignisses ausgewählt werden. In der moderneren Forschungsliteratur wird dies als *Framing* bezeichnet (vgl. hierzu auch den Beitrag von von Sikorski & Matthes Kap. ▶ „Framing-Effekte im Gesundheitsbereich" in diesem Band). Nach Gamson und Modigliani (1989) sind Medien-Frames eine strukturierende Idee, die eine zusammenhanglose Abfolge von Ereignissen mit einer spezifischen Bedeutung versieht. Entman (1993) betont, dass Framing auf Selektion und Hervorhebung (*salience*) beruht. Selektion kann dabei als mehrstufiger Prozess verstanden werden. Zum einen konzentrieren sich die Medien auf bestimmte Lesarten eines Themas und ignorieren andere. Zum anderen werden bestimmte Aspekte von Themen als relevant definiert, andere werden ignoriert. Allerdings ist das Framing-Konzept weit davon entfernt, als Theorie bezeichnet werden zu können.

2.2 Medienqualität

„Qualität im Journalismus definieren zu wollen gleicht dem Versuch, einen Pudding an die Wand zu nageln" (Ruß-Mohl 1992, S. 85). Dieser Satz wird wohl im deutschsprachigen Raum am häufigsten zitiert, wenn es um die Bestimmung journalistischer Qualität geht. Allerdings verstellt die übliche Interpretation dieses Satzes, dass es sehr schwierig sei, Qualität im Journalismus zu definieren oder gar zu messen, den Blick auf die wirkliche Herausforderung. Genau besehen ist es nämlich gar nicht so kompliziert, einen Pudding an die Wand zu nageln: Man fülle ihn in eine Plastiktüte und nagle diese an die Wand. So einfach geht das. Die entscheidende Frage lautet somit, wo man eine passende Plastiktüte herbekommt. Bezogen auf das Problem journalistischer Qualität bedeutet dies, dass man einen tragfähigen argu-

mentativen Rahmen benötigt, um Qualitätsdimensionen und Indikatoren zu formulieren und zu begründen, sozusagen eine *intellektuelle Plastiktüte*.
Dazu bieten sich zwei unterschiedliche Strategien an. Zum einen kann man einen auf Theorie gründenden Zugang wählen. Auszugehen wäre etwa von den begründbaren Leistungen und Funktionen, welche die Massenmedien für unsere Gesellschaft erbringen sollten. Wir hätten also eine *funktional-theoretische* Normbegründung. Schatz und Schulz (1992) wählen einen anderen Weg und fragen danach, welche Qualitätsansprüche in den gesetzlichen Grundlagen der Medien festgeschrieben sind. Sie folgen also einer *deskriptiv-analytischen* Normbegründung. Konkret identifizieren sie fünf grundsätzliche Aspekte von Qualität: Aspekte der Programmvielfalt, Aspekte der Professionalität, Aspekte der Rechtmäßigkeit, Aspekte der Relevanz und Aspekte der Akzeptanz.

2.3 Zusammenfassende Fragestellungen

Zusammenfassend lassen sich also folgende Fragestellungen für die Darstellung von Gesundheitsthemen in den Medien identifizieren:

- Welchen Stellenwert hat die Analyse der Medienrealität in der Forschung zur Gesundheitskommunikation?
- Welchen Stellenwert hat die Darstellung von Krankheiten in der Medienrealität?
- Wie wird das Verhältnis von Realität und Medienrealität thematisiert?
- Werden Theorien der journalistischen Selektion angesprochen?
- Werden externe Einflüsse auf die Medienrealität diskutiert?
- Wird die Qualität der Berichterstattung analysiert?

3 Forschungsübersichten zu Gesundheitsthemen in den Medien

Die Analyse der Medienrealität scheint nicht in besonderer Weise im Fokus der Gesundheitskommunikationsforschung zu stehen, denn Inhaltsanalysen sind eher selten. Laut Hannawa et al. (2015) machen sie einen Anteil von 13,7 Prozent an der Forschungsliteratur aus. Nazione et al. (2013) bestätigen mit einem Anteil von 14,6 Prozent einen ähnlich geringen Wert. Differenziertere Zahlen liefern Manganello und Blake (2010), sie beschreiben eine Abhängigkeit des Anteils veröffentlichter inhaltsanalytischer Studien vom jeweiligen wissenschaftlichen Publikationsorgan. So schwankt der Anteil je nach einbezogenen Zeitschriften und dem festgelegten Zeitraum zwischen sieben und 30 Prozent. Dennoch wird auch hier der Eindruck bestätigt, dass die systematische Beschreibung von Medieninhalten einen untergeordneten Stellenwert besitzt.

Im Gegensatz dazu sind nach Wormer (2014) Gesundheitsthemen in den Medien omnipräsent. Sowohl in Zeitschriften als auch im Zeitungsbereich, im Fernsehprogramm und im Internet gehören Gesundheit und Krankheit zu den Topthemen.

Zudem stammt schätzungsweise jede zweite Wissenschaftsnachricht der Nachrichtenagentur dpa aus dem Themenbereich Gesundheit (Mundzeck 2006; Wormer 2014). Weitere Indikatoren der gestiegenen Bedeutung von Gesundheitsthemen sind die Einrichtung eigener Gesundheitsressorts und zahlreicher TV-Formate mit diesem Schwerpunkt. Während der Angebotszuwachs die Relevanz betont, muss mit Zielgruppenfokus zumindest für das deutsche Fernsehen eine Relativierung stattfinden. Basierend auf den Programmberichten der Landesmedienanstalten kommt Scherr (2014) zu dem Ergebnis, dass der Anteil von Gesundheitsthemen sowie Ratgeberformaten an der Gesamtsendezeit reichweitenstarker privater und öffentlich-rechtlicher Sender im Jahr 2009 zwischen null und zwei Prozent liegt. Besonders in der Primetime ist der Anteil noch niedriger.

Ein weiteres wichtiges Kriterium zur Beschreibung der gesundheitskommunikationswissenschaftlichen Forschung betrifft den Theoriebezug der Studien: Eine theoretische Fundierung scheint im Bereich Gesundheitskommunikation eher die Ausnahme denn die Regel zu sein. Hannawa et al. (2015) stellen allgemein ein großes Theoriedefizit fest, nur 15,6 Prozent der Publikationen besitzen einen theoretischen Bezugsrahmen. Allerdings ist die theoretische Verortung bei den kommunikationswissenschaftlichen Veröffentlichungen ausgeprägter. Andere Meta-Analysen kommen zu einem optimistischeren Ergebnis. Nach Nazione et al. (2013) basiert ca. 50 Prozent der veröffentlichten Forschung auf einer theoretischen Argumentation. Vor allem Veröffentlichungen in den beiden bedeutenden Fachzeitschriften Journal of Health Communication (JOHC) und Health Communication (HC) besitzen einen stärkeren Theoriebezug. So konnten Freimuth et al. (2006) zeigen, dass 42 Prozent der Artikel, die in JOHC erscheinen, einen theoretischen Bezug aufweisen. Kim et al. (2010) fanden bei 47,5 Prozent der Artikel in HC einen theoretischen Bezugsrahmen. Zudem konnten sie zeigen, dass der Anteil von Artikeln mit theoretischer Basis zwischen 1989 und 2010 deutlich angestiegen ist. Konkret für inhaltsanalytische Studien resümieren Manganello und Blake (2010) für Zeitschriften aus den Bereichen Kommunikation und Marketing einen Anteil von sechs bis 28 Prozent der Artikel mit theoretischem Bezug. Sie selbst finden in ihrer Meta-Analyse, dass 55 Prozent der Beiträge zumindest eine Theorie oder ein Modell erwähnten oder zitierten. Von besonderer Bedeutung scheinen dabei folgende Theorien und Ansätze zu sein: die Theorie des sozialen Lernens (15 %, n = 67), Kultivierung (10 %, n = 45), Framing (10 %, n = 42), Agenda Setting (9 %, n = 38) und Sozialisation (7 %, n = 31). Im Gegensatz dazu kommen Theorien des Gesundheitsverhaltens, wie das Transtheoretical Model (n = 3) und das Health Belief Model (n = 2) nur selten vor. 20 Prozent der Studien bezogen sich sogar auf mehr als eine Theorie: Häufig wurde dabei die Theorie des sozialen Lernens und Kultivierung sowie Agenda Setting mit Framing kombiniert. Auffällig ist dabei, dass die theoretischen Ansätze eher im Bereich der Wirkungs- oder Publikumsforschung zu sehen sind, weniger im Bereich der Medieninhaltsforschung bzw. der medialen Selektion. Die Autorinnen und Autoren interessieren sich also offensichtlich eher dafür, welche Folgen die Darstellung von Gesundheitsthemen hat, weniger dafür, wie diese Darstellung zustande kommt. Zudem kann die defizitäre theoretische Verortung in Teilen auch auf das Selbstverständnis der Gesundheitskommunikation als angewandte Wissenschaft mit praktischer Orientierung zurückgeführt werden, bei der Theorie als überflüssig oder unpraktisch angesehen wird (Shoemaker et al. 2004). Offensichtlich zieht die Gesundheitskommunikationsforschung ihre Legitimation aus den möglichen positiven oder negativen Folgen der Medienberichterstattung und richtet sich dementsprechend stärker daran aus.

Auf Basis der Meta-Studien können auch inhaltsbezogene Aussagen über die Massenkommunikation getroffen werden. Dabei fokussieren Studien in der Regel einzelne Themenbereiche wie Sucht (Drogen, Alkohol, Tabak), Krebs (Diagnose, Behandlung, Umgang mit der Krankheit), Herz-Kreislauf-Erkrankungen, Körpergewicht und Ernährung oder psychische Gesundheit (Scherr 2014). Es lässt sich zwar eine gewisse Vielfalt an Themen identifizieren, die auch die Darstellung von Gesundheitspolitik und Public Health umfasst (Scherr 2014; Wormer 2014), der Großteil der Berichterstattung widmet sich allerdings wenigen Krankheitsbildern. Kim et al. (2010) konstatieren, dass es sich bei HIV, AIDS und geschütztem Geschlechtsverkehr sowie Krebs um die häufigsten Themen der medizinischen Kommunikation handelt. Nazione et al. (2013) kommen zu einem ähnlichen Ergebnis, indem auch hier Krebs (26,5 %, im Speziellen Brustkrebs mit einem alleinigen Anteil von 25 %), Rauchen und Tabak (16,3 %) und HIV/AIDS (12,8 %) zu den häufigsten Themen gehören. Damit macht allein die Thematisierung von speziellen Krankheiten einen Anteil von 56,6 Prozent aus. Die hohe Selektivität zeigt sich dabei auch darin, dass im Gegensatz zu Krebs, Erkrankungen von Herz und Kreislauf und Schlaganfälle (als häufigste Todesursachen) vollkommen fehlen. Zudem sind auch relevante Gesundheitsthemen oder Erkrankungen in Entwicklungsländern unterrepräsentiert vertreten. Wormer (2014) sowie Krause und Wormer (2014) kommen basierend auf einer Befragung von 36 Redakteuren und Redakteurinnen aus dem Bereich Medizin- und Gesundheitsjournalismus sowie einer Inhaltsanalyse von Regionalmedien zu einer ähnlichen Einschätzung der Bedeutung von Krankheiten für die Medienberichterstattung. Aus Sicht der Redakteurinnen und Redakteure gehören Therapieoptionen (n = 24) und medizinische Grundlagenforschung (n = 22) zu den wichtigsten Themen. Thematisch geht es dabei besonders häufig um Infektionskrankheiten (61 %, n = 22), Krebs (58 %, n = 21), Herz-Kreislauf-Erkrankungen (44 %, n = 16), Ernährung (42 %, n = 15) und Pharmaforschung (39 %, n = 14). Die Inhaltsanalyse zeigt, dass sich 50 Prozent der Berichterstattung auf die Themen Krebs, Psychologie/Psychiatrie, Herz-Kreislauf-Erkrankungen, Demenz, Transfusionsmedizin, Infektionskrankheiten, Muskel-Skelett-Krankheiten, Sport und Fitness, alternative Methoden und Schmerzmedizin konzentrieren. Insgesamt zeigt sich eine hohe Präsenz speziell von Krebserkrankungen. Dabei wird deutlich, dass bestimmte Krebserkrankungen wie beispielsweise Brustkrebs im Vergleich zu anderen Krebsarten und vor allem im Vergleich zu den tatsächlichen Sterberaten medial überrepräsentiert sind. Nach Kline (2006) trifft dies nicht nur auf Krebs zu, sondern es wird insgesamt deutlich, dass die ausgewählten Krankheiten sowie die Häufigkeit ihrer Thematisierung nicht die Auftretenswahrscheinlichkeit dieser abbilden. Umfang und Fokus der abgebildeten Gesundheitsthemen verdeutlichen, dass es sich um ein verzerrtes und teilweise unzureichendes Realitätsbild handelt, das von den Medien konstruiert wird (Scherr 2014). Zudem zeigen Ruhrmann und Guenther (2014), dass die mediale Repräsentation vor allem auf neue Behandlungen (Diagnosen und Therapien) fokussiert ist, während Früherkennungsmaßnahmen und Präventionsmöglichkeiten seltener thematisiert werden. Die Risiken, an Krebs zu erkranken, werden vor allem im Fernsehen, weniger häufig in Zeitungen und besonders selten in Zeitschriften thematisiert. Wenn Risiken thematisiert werden, beziehen sich diese meist auf den individuellen Lebensstil, allen voran Ernährungsverhalten und Rauchen.

Neben der Auswahl der Krankheiten werden auch bestimmte Arten des medialen Framings diskutiert und kritisiert. Brustkrebs wird beispielsweise in Frauenzeitschriften häufig auf Basis individueller Schicksale dargestellt, während Prostatakrebs als Beziehungskrankheit beschrieben wird. Im Kontext von Krebserkrankungen werden zudem häufig Kriegs- oder auch Sportmetaphern verwendet und speziell Kinder werden als Helden dargestellt (Dixon-Woods et al. 2003). Darüber hinaus ist besonders die Berichterstattung über sexuell übertragbare Krankheiten sowie über Behinderungen und psychische Erkrankungen von Stereotypen und Stigmatisierung geprägt (Kline 2006). Beispielsweise werden Personen mit psychischen Erkrankungen häufig als unberechenbar, gefährlich und auch gewalttätig beschrieben (Kline 2006; Scherr 2014).

Eine weitere Verzerrung in der Berichterstattung besteht darin, dass Therapien in den Medien als wesentlich erfolgreicher dargestellt werden, als sie es in der Realität sind (Scherr 2014). Zudem werden die Chancen erheblich häufiger thematisiert als die Risiken von Medikamenten (Wormer und Anhäuser 2014). Gerade in Bezug auf den Chancen-und-Risiken-Diskurs findet dabei häufig eine Vereinfachung und Schuldzuweisung statt: Am Beispiel Brustkrebs kann gezeigt werden, dass individuelle Risikofaktoren und Krankheitsursachen betont werden (Kline 2006).

Erklärungen für diese Verzerrung bei der Auswahl der Erkrankungen werden sowohl auf Aspekte des Gatekeeping als auch auf Nachrichtenfaktoren zurückgeführt. Dabei überwiegen im ersten Fall organisatorische Aspekte, wie die zur Verfügung stehende Zeit für Recherchen, der verfügbare Raum für die Darstellung eines Themas und seine allgemeine Verständlichkeit (Scherr 2014). Auch Wormer (2014) geht davon aus, dass die Arbeitsroutinen der Medien die Art und Weise der Medizinkommunikation beeinflussen. Sowohl Wormer (2014) als auch Ruhrmann und Guenther (2014) identifizieren die Nachrichtenfaktoren als wichtigen Einflussfaktor und Gründe für die hohe Beliebtheit von Gesundheitsthemen. Der Einfluss des Faktors Reichweite und Dauer zeigt sich beispielsweise, indem kurzfristige Bedrohungen vieler Menschen eine höhere Berücksichtigung finden als Gesundheitsrisiken und Erkrankungen einer kleinen Gruppe von Betroffenen. Ebenfalls von Bedeutung ist die Personalisierung: Risiken und Krankheiten, denen ein Gesicht gegeben werden kann, erscheinen relevanter als abstrakte Darstellungen. Zudem ist auch die Sichtbarkeit einer Erkrankung ein wichtiger Faktor für die spezifische Auswahl und Häufigkeit, mit der über Krankheiten berichtet wird. Es lassen sich *media-friendly* (Henderson und Kitzinger 1999, S. 568) von *unsichtbaren* Krankheiten unterscheiden. Speziell chronische, aber weniger körperlich zeichnende Krankheiten sind trotz hoher Verbreitung nur selten Gegenstand der Medienberichterstattung (Kline 2006; Scherr 2014). Dies betrifft beispielsweise psychische Störungen, die schwieriger darzustellen sind als AIDS oder Krebs. Zudem zeigen Wormer und Anhäuser (2014), dass Zeitungen schwerpunktmäßig Negativmeldungen der Fachzeitschriften aufgreifen und die Faktoren kulturelle Nähe wie auch Kontinuität relevant erscheinen. Im Umgang mit Gesundheitsrisiken und Krankheiten rekonstruieren Journalistinnen und Journalisten spezifische, bereits etablierte Themenkontexte und stellen sie in etablierte Interpretationsrahmen. Passt ein Thema zu diesem Kontext, so wird dieses vermutlich eher ausgewählt (Ruhrmann und Guenther 2014).

Neben krankheitsimmanenten Faktoren werden auch externe Einflüsse auf die Medienberichterstattung thematisiert und gelten als Einflussfaktor auf die Entstehungsbedingungen der Medienberichterstattung. Sowohl Reineck (2014) als auch Wormer (2014) verweisen dabei speziell auf die Bedeutung und den Einfluss der Nachrichtenagenturen, PR und Pressemitteilungen (siehe Hype Pipeline nach Caulfield und Condit 2012). Wormer (2014) problematisiert zudem die Tendenz zum Ein-Quellen-Journalismus. Wechselseitig beeinflusst nicht nur die PR die journalistische Berichterstattung, sondern die Arbeitsroutinen der Medien beeinflussen auch die Art und Weise der Medizinkommunikation, indem journalistische Auswahl- und Vermittlungsmuster übernommen werden. Allgemein kann dabei resümiert werden, dass journalistische Aufbereitungsformen häufig im Gegensatz zu wissenschaftlichen Standards stehen und Verzerrungen bedingen.

Basierend auf diesen Verzerrungen und Einflüssen werden auch normative Anforderungen an die Medienberichterstattung über Gesundheitsthemen diskutiert. Speziell die Qualität von Journalismus ist ein wichtiger Gegenstand der Forschung, denn die Medienberichterstattung besitzt das Potenzial, Betroffenen bei der Krankheitsbewältigung und -prävention zu helfen, indem Informationen über konkrete Herausforderungen der physischen und psychischen Gesundheit bereitgestellt werden. Speziell aufgrund des Internets erhält die Frage nach der Genauigkeit und Qualität von Informationen noch mehr Relevanz, da Patienten neben der ärztlichen Beratung häufig nach ergänzenden Informationen über Symptome, Krankheiten und Behandlungen online suchen (Dutta-Bergman 2005). Im Kern lassen sich dabei zwei grundlegende Dimensionen von Qualität unterscheiden. Zum einen geht es um gegenstandsbezogene Kriterien wie die inhaltliche Richtigkeit oder Genauigkeit der Information, zum anderen um auf den Rezipienten bezogene Kriterien wie Verständlichkeit bzw. Einfachheit oder Nachvollziehbarkeit (Scherr 2014; Ruhrmann und Guenther 2014). Die zugehörigen Studien stellen dabei die Frage, wie akkurat, in welcher Qualität, wie korrekt und vollständig die Krankheiten, Informationen und Herausforderungen dargestellt werden (Kline 2006). Dabei kann resümiert werden, dass die Medienberichterstattung immer noch inakkurate, unvollständige, fehlerhafte, irreführende und missverständliche Inhalte umfasst oder bestimmte Themenfelder stereotyp und stigmatisierend darstellt (Kline 2006). Kline (2006) verdeutlicht dies beispielhaft an der Berichterstattung über Brustkrebs und Brustkrebsrisiken, die inadäquat erscheint. So werden neue wissenschaftliche Erkenntnisse nur unzureichend abgebildet, und über bestimmte Behandlungsverfahren wird unausgewogen berichtet (Kline 2006).

4 Fazit

Wenn wir uns an den oben aufgestellten Forschungsfragen orientieren, dann kommen wir zu folgendem Fazit: Die Analyse der Medienrealität hat in der Forschung zur Gesundheitskommunikation einen eher untergeordneten Stellenwert, der so gar nicht recht zur diagnostizierten Bedeutung von Gesundheitsthemen in den Medien passen will. Die Auseinandersetzung mit der relevanten Medienrealität scheint im Bereich der Gesundheitskommunikation weitgehend theoriefrei zu erfolgen. Wobei aber der Wert in den relevanten Fachzeitschriften deutlich höher ist als in der sonstigen Literatur, was auf die qualitätsfördernde Rolle der Fachzeitschriften verweist. Die verwendeten Theorien beziehen sich eher auf Medienwirkung oder Gesundheitsverhalten als auf Medienrealität, es gibt aber einige Beispiele, bei denen explizit auf die Nachrichtenwerttheorie Bezug genommen wird. Auch Einflüsse externer Akteure wie Nachrichtenagenturen und PR werden diskutiert. Viele Studien nehmen Bezug auf eine verzerrende Darstellung in den Medien, sei es, dass gewisse Krankheiten überproportional häufig behandelt werden und andere eher seltener, sei es, dass von bestimmten, vor allem psychischen Erkrankungen ein einseitiges und dramatisiertes Bild vermittelt wird, oder sei es, dass die Chancen von Therapien mehr Beachtung finden als deren Risiken. An diesem Punkt konvergieren normative Analysen und Betrachtungen zur Medienrealität, da diese *Verzerrungen* von einem normativen Standpunkt aus zu kritisieren sind. Insgesamt wird von der Forschung die mangelnde Angemessenheit der Medienberichterstattung kritisiert.

Die Erforschung von Gesundheitsthemen in den Medien hat eher einen deskriptiven und praktischen Charakter. Sie dient als Grundlage von Medienkritik und zur Vorbereitung und Begründung von Wirkungsannahmen. Damit verbunden sind gewisse Einschränkungen, die Medieninhaltsforschung als eigenständigen Problembereich im Rahmen der Erforschung der Gesundheitskommunikation zu etablieren. So haben Fragestellungen zu den Entstehungsbedingungen relevanter Medieninhalte und zur Medienlogik in der Gesundheitskommunikation bislang einen untergeordneten Stellenwert.

Literatur

Baerns, B. (1991). *Öffentlichkeitsarbeit oder Journalismus? Zum Einfluß im Mediensystem*. Köln: Wissenschaft und Politik.

Bonfadelli, H. (2002). *Medieninhaltsforschung. Grundlagen, Methoden, Anwendungen*. Konstanz: UVK Verlagsgesellschaft.

Breed, W. (1955). Newspaper „Opinion Leaders" and processes of standardization. *Journalism Quarterly, 32*, 277–284.

Caulfield, T., & Condit, C. (2012). Science and the sources of hype. *Public Health Genomics, 15*, 209–217.

Dixon-Woods, M., Seale, C., Young, B., Findlay, M., & Heney, D. (2003). Representing childhood cancer: Accounts from newspapers and parents. *Sociology of Health & Illness, 25*(2), 143–164.

Dutta-Bergman, M. J. (2005). Developing a profile of consumer intention to seek out additional information beyond a doctor. The role of communicative and motivation variables. *Health Communication, 17*, 1–16.

Entman, R. M. (1993). Framing: Toward clarification of a fractures paradigm. *Journal of Communication, 43*(4), 51–58.
Freimuth, V., Massett, H. A., & Meltzer, W. (2006). A descriptive analysis of 10 years of research published in the Journal of Health Communication. *Journal of Health Communication, 11*, 11–20.
Galtung, J., & Ruge, M. H. (1965). The structure of foreign news. The presentation of the Congo, Cuba and Cyprus crises in four Norwegian newspapers. *Journal of Peace Research, 2*, 64–91.
Gamson, W. A., & Modigliani, A. (1989). Media discourse and public opinion on nuclear power: A constructionist approach. *The American Journal of Sociology, 95*(1), 1–37.
Gieber, W. (1956). Across the desk. A study of 16 Telegraph editors. *Journalism Quarterly, 33*, 423–432.
Hannawa, A. F., Garcia-Jiménez, L., Candrian, C., Rossmann, C., & Schulz, P. J. (2015). Identifying the field of health communication. *Journal of Health Communication, 20*(5), 521–530.
Henderson, L., & Kitzinger, J. (1999). The human drama of genetics: ‚Hard' and ‚soft' media representations of inherited breast cancer. *Sociology of Health & Illness, 21*(5), 560–578.
Herrmann, S. (2012). *Kommunikation bei Krisenausbruch: Wirkung von Krisen-PR und Koorientierung auf die journalistische Wahrnehmung.* Wiesbaden: Springer VS.
Kepplinger, H. M. (1990). Realität, Realitätsdarstellung und Medienwirkung. In J. Wilke (Hrsg.), *Fortschritte der Publizistikwissenschaft* (S. 39–55). Freiburg: Verlag Karl Alber.
Kepplinger, H. M., & Bastian, R. (2000). Der prognostische Gehalt der Nachrichtenwerttheorie. *Publizistik, 45*, 462–475.
Kim, J., Park, S., Yoo, S., & Shen, H. (2010). Mapping health communication scholarship: Breadth, depth, and agenda of published research in Health Communication. *Health Communication, 25*, 487–503.
Kline, K. N. (2006). A decade of research on health content in the media: The focus on health challenges and sociocultural context and attendant informational and ideological problems. *Journal of Health Communication, 11*, 43–59.
Krause, M., & Wormer, H. (2014). Irgendwas mit Medizin? Versuch einer Klassifikation der gesundheitsjournalistischen Berichterstattung und erste empirische Überprüfung. In V. Lilienthal, D. Reineck & T. Schnedler (Hrsg.), *Qualität im Gesundheitsjournalismus. Perspektiven aus Wissenschaft und Praxis* (S. 85–97). Wiesbaden: Springer.
Manganello, J., & Blake, N. (2010). A study of quantitative content analysis of health messages in U.S. media from 1985 to 2005. *Health Communication, 25*(5), 387–396.
Maurer, M., & Reinemann, C. (2006). *Medieninhalte in Deutschland. Eine Einführung.* Wiesbaden: VS-Verlag.
McCombs, M., & Funk, M. (2011). Shaping the agenda of local daily newspapers: A methodology merging the agenda setting and community structure perspectives. *Mass Communication and Society, 14*(6), 905–919.
Mundzeck, T. (2006). Wissenschaft bei einer Nachrichtenagentur: Balanceakt zwischen rasendem Reporter und rasendem Forscher. In H. Wormer (Hrsg.), *Die Wissensmacher. Profile und Arbeitsfelder von Wissenschaftsredaktionen in Deutschland* (S. 196–209). Wiesbaden: VS Verlag.
Nazione, S., Pace, K., Russell, J., & Silk, K. (2013). A 10-year content analysis of original research articles published in Health Communication and Journal of Health Communication (2000–2009). *Journal of Health Communication, 18*(2), 223–240.
Reineck, D. (2014). Placebo oder Aufklärung mit Wirkpotenzial? Eine Diagnose der Qualität der Gesundheitsberichterstattung in überregionalen Tageszeitungen. In V. Lilienthal, D. Reineck & R. Schnedler (Hrsg.), *Qualität im Gesundheitsjournalismus: Perspektiven aus Wissenschaft und Praxis* (S. 39–60). Wiesbaden: Springer.
Ruhrmann, G., & Guenther, L. (2014). Medienberichterstattung über Gesundheitsrisiken. In L. Hurrelmann & E. Baumann (Hrsg.), *Handbuch Gesundheitskommunikation* (S. 184–194). Bern: Verlag Hans Huber.
Ruß-Mohl, S. (1992). Am eigenen Schopfe... Qualitätssicherung im Journalismus – Grundfragen, Ansätze, Näherungsversuche. *Publizistik, 37*(1), 83–96.
Schantel, A. (2000). Determination oder Intereffikation? Eine Metaanalyse der Hypothesen zur PR-Journalismus-Beziehung. *Publizistik, 45*(1), 70–88.
Schatz, H., & Schulz, W. (1992). Qualität von Fernsehprogrammen: Kriterien und Methoden zur Beurteilung von Programmqualität im dualen Fernsehsystem. *Media Perspektiven, 11*, 690–712.

Scherr, S. (2014). Gesundheit in den Medien und die Bedeutung von Medieninhalten für die Gesundheit. In L. Hurrelmann & E. Baumann (Hrsg.), *Handbuch Gesundheitskommunikation* (S. 239–240). Bern: Verlag Hans Huber.

Schulz, W. (1976). *Die Konstruktion von Realität in den Nachrichtenmedien. Analyse der aktuellen Berichterstattung*. Freiburg: Verlag Karl Alber.

Schulz, W. (1989). Massenmedien und Realität: die „ptolemäische" und die „kopernikanische" Auffassung. In M. Kaase & W. Schulz (Hrsg.), *Massenkommunikation: Theorien, Methoden, Befunde* (S. 135–149). Opladen: Westdeutscher Verlag.

Shoemaker, P. J. (1996). Hardwired for news: Using biological and cultural evolution to explain the surveillance function. *Journal of Communication, 46*(3), 32–47.

Shoemaker, P. J., Tankard, J. W., & Lasorsa, D. L. (2004). *How to build social science theories*. Thousand Oaks: Sage.

Staab, J. F. (1990). *Nachrichtenwert-Theorie: Formale Struktur und empirischer Gehalt*. Freiburg: Verlag Karl Alber.

White, D. M. (1950). The gate keeper: A case study in the selection of news. *Journalism Quarterly, 27*, 383–390.

Wormer, H. (2014). Medizin- und Gesundheitsjournalismus. In L. Hurrelmann & E. Baumann (Hrsg.), *Handbuch Gesundheitskommunikation* (S. 195–213). Bern: Verlag Hans Huber.

Wormer, H., & Anhäuser, M. (2014). „Gute Besserung!" – und wie man diese erreichen könnte. Erfahrungen aus drei Jahren Qualitätsmonitoring. Medizinjournalismus auf medien-doktor.de und Konsequenzen für die journalistische Praxis, Ausbildung sowie Wissenschafts-PR. In V. Lilienthal, D. Reineck & R. Schnedler (Hrsg.), *Qualität im Gesundheitsjournalismus: Perspektiven aus Wissenschaft und Praxis* (S. 17–38). Wiesbaden: Springer.

Gesundheitskommunikation mittels Gesundheitsportalen und Online-Communitys

Elena Link

Zusammenfassung
Bei der gesundheitsbezogenen Kommunikation im Internet zeigt sich ein breit gefächertes Angebot von Gesundheitsportalen bis hin zu Online-Communitys. Die Laien-Öffentlichkeit und Betroffene nutzen diese vermehrt, um informationsbezogene oder soziale Unterstützung zu erhalten. Der Beitrag reflektiert sowohl die Potenziale und Wirkung als auch die Grenzen und Gefahren dieser Entwicklung.

Schlüsselwörter
Gesundheitsportale · Online-Communitys · Angebot, Nutzung und Wirkung gesundheitsbezogener Informationen · Medienkanäle · Gratifikationen

1 Einleitung

Die eigenständige Information über Gesundheitsthemen wird aufgrund des gesundheitspolitischen Leitbildes eines informierten Patienten zunehmend wichtiger. Interessierten stehen vielfältige Kommunikationswege zur Verfügung. Neben Ärztinnen und Ärzten, Fachbüchern, Informationsbroschüren oder Familie und Freunden hat sich mittlerweile auch das Internet als wichtige Informationsquelle etabliert. Dies zeigt sich in der steigenden Anzahl der Nutzerinnen und Nutzer, die auf Gesundheitsportale zurückgreifen oder sich mit Anderen in Online-Communitys austauschen (Fox 2011). Die gesundheitsbezogene Kommunikation im Internet umfasst dabei „alle jene internetbasierten Anwendungsmöglichkeiten, die einen individual-

E. Link (✉)
Institut für Journalistik und Kommunikationsforschung, Hochschule für Musik, Theater und Medien Hannover, Hannover, Deutschland
E-Mail: Elena.Link@ijk.hmtm-hannover.de

kommunikativen Austausch über oder die massenkommunikative Bereitstellung von Gesundheitsinformationen ermöglichen" (Rossmann 2010, S. 341). Das Internet bietet somit durch eine Vielfalt an Kommunikationsangeboten die Möglichkeit zur problemorientierten Suche und dem individuellen Austausch. Diese neue Informationsqualität zeichnet sich dabei auch durch die Überwindung räumlicher Distanzen und zeitlicher Begrenzungen sowie durch eine hohe Aktualität, Interaktivität, Anonymität und einen einfachen Zugang aus (Rossmann und Karnowski 2014). In Anlehnung an Gitlow (2000) lassen sich die Bereiche *Health Content* und *Health Community* unterscheiden, deren Grenzen aufgrund des verstärkten Einsatzes von Interaktionsmöglichkeiten zunehmend verschwimmen. Im Folgenden soll im Kontext dieser Entwicklung Angebot, Nachfrage und Wirkung der Nutzung von Gesundheitsportalen – als Vertreter des Health Content – ebenso wie von Online-Communitys beschrieben werden.

2 Angebot, Nutzung und Wirkung von Gesundheitsportalen

Die meisten gesundheitsbezogenen Online-Angebote lassen sich dem Bereich des Health Content zuordnen. Typische Vertreter sind allgemeine oder spezialisierte Gesundheitsportale, die ein Informationsangebot meist mit redaktionellen Beiträgen zur allgemeinen Beschreibung bestimmter Krankheiten und Behandlungsmöglichkeiten sowie eines gesundheitsbewussten Lebensstils anbieten. Ebenso können konkrete Informations- und Aufklärungsbotschaften oder gesundheitsbezogene Produkte im Fokus stehen (Fromm et al. 2011). Hinsichtlich des Interaktionsgrads ist ein solches Portal überwiegend auf eine einseitige Informationsvermittlung ausgerichtet. Allerdings werden bei Gesundheitsportalen verstärkt auch interaktive Elemente integriert.

Bei den für Gesundheitsportale verantwortlichen Akteuren kann es sich um kommerziell wie nicht-kommerziell orientierte Interessensgruppen handeln. Dabei reichen die Initiatoren von staatlichen Gesundheitsorganisationen über Selbsthilfegruppen bis hin zu Pharmafirmen. Je nachdem ob die Portale für die reine Informationsvermittlung, zur Weiterbildung, Gesundheitsförderung oder zur Suche nach sozialen Kontakten genutzt werden können, gibt es unterschiedliche Adressatenkreise. Dies können somit auch Expertinnen und Experten oder politische Interessensgruppen sein. Von zunehmender Bedeutung ist jedoch die Laienöffentlichkeit, auf die in diesem Beitrag fokussiert werden soll.

2.1 Nutzung von Gesundheitsportalen

Gesundheitsthemen gehören zu den meistgesuchten Themen im Internet. In den USA nutzen 59 Prozent aller Erwachsenen beziehungsweise 72 Prozent der erwachsenen Internetnutzer das Internet zur Information über Gesundheitsthemen (Fox und Duggan 2013). In Deutschland zeigt sich eine ähnliche Entwicklung. In einer repräsentativen Umfrage aus dem Jahr 2012 geben rund drei Viertel der befragten

Internetnutzer (74 Prozent) an, dieses regelmäßig oder zumindest gelegentlich hierfür zu nutzen (MSL Germany 2012). Laut des aktuellen Gesundheitsmonitors sind es 38 Prozent der erwachsenen Gesamtbevölkerung und 53 Prozent der erwachsenen Internetnutzer, welche sich im Internet zu Gesundheitsthemen informieren (Baumann und Czerwinski 2015, S. 263). Dabei wird das Internet speziell bei allgemeinen Informationen (ohne konkreten Anlass) als Leitmedium der Gesundheitsinformation gesehen. Gesundheitsportale stellen dabei für 44 Prozent eine wichtige Quelle für generelle Gesundheitsinformationen dar (MSL Germany 2012). Sie liegen nach dem Zugang über Wikipedia, Informationsangeboten von Krankenkassen oder Experten auf dem vierten Platz. Dabei beginnen jedoch nur 13 Prozent ihre Suche auf einer bestimmten gesundheitsbezogenen Website, während 77 Prozent auf Suchmaschinen als Startpunkt zurückgreifen (Fox und Duggan 2013).

Zu den am meisten frequentierten Gesundheitsportalen in Deutschland zählen die Angebote Gesündernet sowie Netdoktor. Gesündernet ist mit 5,5 Mio. Unique Usern[1] pro Monat der Marktführer, während Netdoktor 2,4 Mio. Unique User zählt (AGOF 2015). Beide Portale bieten umfassende redaktionelle Informationen zu speziellen Krankheiten, einem gesunden Lebensstil sowie zu aktuellen Erkenntnissen aus der Forschung. Zudem besitzt Netdoktor auch eine eigene Community.

2.2 Charakteristika der Nutzerinnen und Nutzer von Gesundheitsportalen

Wie sich Interessierte oder Betroffene über Gesundheitsthemen informieren und welche Quellen sie konkret nutzen, hängt von ihren soziodemografischen und -ökonomischen Merkmalen wie auch von ihrem Gesundheitszustand und -bewusstsein ab (Baumann und Czerwinski 2015, S. 57). Der typische Nutzer bzw. die typische Nutzerin ist eher jung (18–49 Jahre alt), besser gebildet und gehört einer höheren sozialen Schicht an (Fox und Duggan 2013; Baumann und Czerwinski 2015). Laut Fox und Duggan (2013) nutzen nur 30 Prozent der Erwachsenen ab 65 Jahren gesundheitsbezogene Angebote im Internet, bei den 50 bis 64-Jährigen sind es bereits 54 Prozent, während die 19- bis 29-Jährigen mit 72 Prozent die stärkste Nutzergruppe bilden. Die vorliegenden Befunde bezüglich des Geschlechtes sind im Gegensatz dazu ambivalent. Einige Studien nehmen einen höheren Frauenanteil an (Mohr 2007; Fox und Duggan 2013), während andere Studien ein ausgeglichenes Verhältnis oder einen höheren Männeranteil nachweisen (Baumann und Czerwinski 2015; Lausen et al. 2008). Eine mögliche Erklärung hierfür ist, dass Frauen zwar mehr an Gesundheitsthemen interessiert zu sein scheinen, allerdings immer noch eine geringere Internetnutzung zeigen (van Eimeren und Frees 2014).

---

[1]Die Anzahl der Unique User drückt aus, wie viele Personen in einem bestimmten Zeitraum mindestens einen Kontakt mit einer bestimmten Website wie beispielsweise einem Gesundheitsportal hatten.

Zudem spielt auch das Gesundheitsbewusstsein eine wichtige Rolle. Ein ausgeprägtes Interesse macht die Internetnutzung wahrscheinlicher und erhöht die Vielfalt der gesuchten Themen (Dutta-Bergmann 2005; Baumann und Czerwinski 2015). Daneben ist der Gesundheitszustand von Relevanz, da die Informationssuche häufig mit einem konkreten Anlass verbunden ist (Fromm et al. 2011, S. 70). Die Art des Zusammenhangs zwischen einer Erkrankung und der Nutzung von Informationsangeboten ist jedoch nicht eindeutig belegt (Fox und Purcell 2010; Lausen et al. 2008). Grundlegend können hierbei verschiedene Typen unterschieden werden: „the well" (60 Prozent), die auf der Suche nach Themen der Prävention und Wellness sind, „newly diagnosed" (ca. 5 Prozent) mit dem Bedürfnis nach konkreten Informationen zur Bewältigung der Erkrankung sowie chronisch Kranke und ihr soziales Umfeld (ca. 35 Prozent) mit einer eher habitualisierten Suche (Cain et al. 2000). Unberücksichtigt bleiben in dieser Typologie bisher die meist jüngeren und höher gebildeten Nutzerinnen und Nutzer, die vor dem Arztbesuch nach Informationen suchen (Schulz et al. 2011). Da bereits 35 Prozent das Internet als Diagnosetool vor dem Arztbesuch einsetzen (Fox und Duggan 2013), gewinnt diese Nutzungsform an Bedeutung.

2.3 Nutzungsmotive für Gesundheitsportale

Das Internet setzt prinzipiell eine bedürfnisbezogene und aktive Zuwendung voraus. Häufig stellen die eigene Betroffenheit von Gesundheitsproblemen und die Suche nach Informationen sowie nach sozialer Unterstützung wichtige Nutzungsmotive dar. Hierbei kann es sich auch um die stellvertretende Recherche für das eigene soziale Umfeld handeln (Fox 2011). Relevant sind Fragen zu spezifischen Krankheitsbildern und Diagnosen. Zudem geht es um bestimmte Therapien sowie die Suche nach einem neuen Arzt oder einer geeigneten medizinischen Einrichtung (Pletneva et al. 2011, S. 12). Hay et al. (2005) konnten außerdem zeigen, dass viele Betroffene nach ergänzenden Informationen suchen oder offene Fragen nach dem Arztbesuch abklären möchten. Ebenso geht es um die Vorbereitung des Arztbesuchs oder die Entscheidung, ob dieser überhaupt nötig ist (Schulz et al. 2011, S. 28). Das Informationsdefizit gegenüber medizinischen Expertinnen und Experten soll ausgeglichen und die vorbereiteten Informationen in das Arztgespräch eingebracht werden (Borch und Wagner 2009). Tustin (2010) zeigt, dass mit dem Arztbesuch unzufriedene Patientinnen und Patienten häufiger das Internet nutzen.

2.4 Wirkung, Potenziale und Grenzen der Nutzung von Gesundheitsportalen

Ein bedeutendes Potenzial von Gesundheitsportalen liegt in ihrer Reichweite, mit der sowohl ein großes Publikum als auch spezifische Zielgruppen angesprochen werden können. Die Möglichkeit der anonymen Nutzung kann zudem zur Nivellierung sozialer Unterschiede führen, einer Stigmatisierung vorbeugen und zu einer erhöhten Bereitschaft zur Selbstöffnung beitragen (Döring 2014). Dadurch bieten sich auch neue Potenziale für die Gesundheitsförderung und Prävention. Diese sind jedoch dadurch begrenzt, dass ein gewisser Grad an Interesse nötig ist, damit Personen das Internet überhaupt zu gesundheitsbezogenen Themen nutzen und damit potenziell auf diesem Weg erreicht werden können. Erschwerend kommt dabei hinzu, dass für bestimmte Bevölkerungsgruppen immer noch ein limitierter Zugang besteht (Fromm et al. 2011, S. 44).

Wissenssteigerung und Empowerment der Patientinnen und Patienten stellt ein weiteres bedeutendes Potenzial dar. Dabei wird das Ziel verfolgt, dass diese dazu befähigt werden, sich in die medizinische Versorgung einzubringen, und mehr Kontrolle, Souveränität und Selbstbestimmtheit erfahren (Fromm et al. 2011, S. 80). So geben Internetnutzerinnen und -nutzer an, dass sie Gesundheitsprobleme besser verstehen und Neues lernen (Baker et al. 2003). Zudem wird der Arztbesuch durch die Vorinformation als konstruktiver erlebt (HON 2002). Der Zugewinn an Informationen und Eigenständigkeit bringt somit auch das klassische Arzt-Patienten-Verhältnis ins Wanken und wird von medizinischen Expertinnen und Experten ambivalent bewertet (Dietrich 2007). Es wird befürchtet, dass aufgrund einer schwankenden Informationsqualität im Internet fehlerhafte Informationen zu einer Gesundheitsgefährdung werden (Schmid und Wang 2003, S. 2134) und konträre Meinungen zu einem Vertrauensverlust gegenüber Ärztinnen und Ärzten führen (Schmidt-Kaehler 2005). Allerdings werden Gesundheitsportale zunehmend von professionellen Expertenteams betreut, sodass ein gewisser Qualitätsstandard verstärkt vorausgesetzt werden kann.

3 Angebot, Nachfrage und Wirkung gesundheitsbezogener Online-Communitys

Die zweite ausgewählte Angebotsform im Internet stellt die Health Community dar. Hierbei handelt es sich um virtuelle Gemeinschaften, die mittels „textbasierten, thematischen Diskussionsrunden" (Döring 2004, S. 772) einen direkten, pseudonymen und ortsunabhängigen Dialog zwischen Personen ermöglichen. In der Regel hat eine Online-Community eine spezifische inhaltliche Ausrichtung, die verschiedenste Erkrankungen oder gesundheitsbezogene Lebensstile betreffen kann. Nutzerinnen und Nutzer können sich somit über eine solche Community niederschwellig anhand selbstgenerierter Inhalte austauschen. So wird eine wechselseitige Interaktion ermöglicht, die aber einen hohen Aktivitätsgrad voraussetzt (Döring 2014, S. 286).

Prinzipiell sind auch hier unterschiedliche Anbieter wie z. B. Medienakteure, Stiftungen oder Selbsthilfe-Vereine vertreten. Online-Communitys können dabei eine eigenständige Internetseite mit Fokus auf Gesundheitsforen darstellen oder aber mit anderen Angeboten kombiniert werden (z. B. netdoktor.de). Ebenso finden auf allgemeinen Beratungsportalen gesundheitsbezogene Diskussionen statt. Der anvisierte Personenkreis besteht aus Laien, Betroffenen und Angehörigen, zwischen denen eine Peer-to-Peer-Kommunikation ermöglicht werden soll.

Je nach Anbieter und Thema können dabei auch medizinische Expertinnen und Experten (moderierend) beteiligt sein. In den meisten Fällen wird diese Kontrollfunktion jedoch von Stammmitgliedern oder Administratoren übernommen. Die Community kann dabei entweder eine geschlossene Personengruppe oder öffentlich zugänglich sein. Um einen niederschwelligen Zugang zu ermöglichen, sind die meisten Foren öffentlich (Döring 2014, S. 288), setzen jedoch für die aktive Beteiligung an der Diskussion eine Anmeldung voraus. Bei besonders sensiblen Themen (wie z. B. sexueller Missbrauch) ist der Zugang zu Inhalten oft an eine Registrierung geknüpft.

3.1 Charakteristika der Nutzerinnen und Nutzer von Online-Communitys

Online-Communitys haben die Möglichkeiten des Internets durch den interaktiven Austausch erweitert und so gerade im Bereich der Selbsthilfe an Bedeutung gewonnen (Stetina et al. 2009). Etwa 18 Prozent der Onliner in den USA suchen im Internet nach Personen, die sich in einer ähnlichen Situation befinden (Fox 2011). Das National Cancer Institute (2013) gibt an, dass 2012 fünf Prozent aller erwachsenen Amerikaner gesundheitsbezogene Online-Support-Groups besucht haben. Dabei ist jedoch zu beachten, dass eine große Diskrepanz zwischen der aktiven Beteiligung und dem passiven Mitlesen besteht. Der Anteil der passiven Leser ist somit erheblich größer als der Anteil der Nutzerinnen und Nutzer, die dazu bereit sind, sich durch das eigene Verfassen von Beiträgen aktiv in die Online-Community einzubringen.

Eine etwas höhere Nutzung im Vergleich zum Durchschnitt weisen dabei chronisch Kranke auf (23 Prozent; Fox 2011). Zudem befinden sich unter den Nutzerinnen und Nutzern gesundheitsinteressierte Bürgerinnen und Bürger ebenso wie Erkrankte, Angehörige oder Personen bestimmter Risikogruppen (Fox 2011). Weitere wichtige Determinanten sind Alter und Geschlecht: Ältere Personen suchen seltener Online-Communitys auf als jüngere (nur zehn Prozent bei den über 65-Jährigen) und Frauen zeigen eine höhere Beteiligung als Männer (Fox 2011). Zudem beeinflusst das Geschlecht auch die Nutzungsweise. Ginossar (2008) weist darauf hin, dass Frauen stärker nach einer emotionsbasierten Unterstützung suchen, während Männern mehr Wert auf eine problemorientierte Unterstützung legen.

3.2 Nutzungsmotive für gesundheitsbezogene Online-Communitys

Online-Communitys können dem Informations-, Beziehungs- und Identitätsmanagement dienen. Sie übernehmen für ihre Mitglieder Funktionen interpersonaler Kommunikation und sozialer Unterstützung auf informationeller, emotionaler und auf den Selbstwert bezogener Ebene (Tanis 2007; Lee und Hawkins 2010). Innerhalb dieser Gemeinschaften kann man spontan Wissen, Kompetenz und Unterstützung von Anderen erfahren und stärkende Beziehungen aufbauen (Oh und Lee 2011). Es handelt sich somit um ein Instrumentarium der organisierten Selbsthilfe (Dierks et al. 2006).

Die Hauptfunktion von Foren bildet der Informations- und Erfahrungsaustausch. Den Nutzerinnen und Nutzern wird mittels der Online-Community die Chance geboten über ihre eigenen Gefühle und Erlebnisse zu berichten. Dies kann dabei einen wichtigen Beitrag liefern, um das eigene Krankheitserleben zu bewältigen (Tanis 2007). Zusätzlich können sie die Art und Weise des Austauschs mitgestalten und erhalten so eigene Steuermöglichkeiten, die als eine angenehme Gegenerfahrung zur Erkrankung erlebt werden können (Scheiber und Gründel 2000, S. 176). Diese Erfahrung geht auch damit einher, dass der eigene Selbstwert gestärkt wird und durch die gegenseitige Unterstützung ein Gefühl der Zugehörigkeit entsteht (Zillien und Lenz 2008). Die Community erweitert zudem den Personenkreis, mit dem sich die Einzelnen über sensible, im privaten Umfeld oder mit dem Arzt nicht hinreichend zu besprechende Themen austauschen können. Somit stellen auch die Suche nach sozialer Unterstützung, der Kontakt zu anderen Betroffenen und die Kompensation fehlender Ansprechpartnerinnen und Ansprechpartner wichtige Funktionen dar. Die Community erleichtert dabei die Kontaktaufnahme und das Gespräch über sensitive Themen (Stetina et al. 2009, S. 178).

3.3 Wirkung, Potenziale und Grenzen der Nutzung von Online-Communitys

Die beschriebenen Gratifikationen des Austausches in einer Online-Community können den psychischen und physischen Zustand der Betroffenen beeinflussen. Zudem kann das Empowerment der Patientinnen und Patienten unterstützt werden, da durch die Community auch Ressourcen zur Selbstermächtigung bereitgestellt werden (Döring 2014). Bisher bestehen allerdings ambivalente Ergebnisse hinsichtlich der Wirkung der Interaktion in Online-Communitys. Die meisten Studien berichten von positiven Effekten im psychischen Bereich wie verringerten Depressionen und reduziertem Stresserleben (Hong et al. 2012; Liebermann und Goldstein 2005). Andere fanden keine (Eysenbach et al. 2004; Høybye et al. 2010) oder sogar negative Wirkungen (Salzer et al. 2009).

Zudem wird deutlich, dass die Effekte von bestimmten Bedingungen und Einflussfaktoren abhängen. Salzer et al. (2009) nehmen an, dass das Ausbleiben einer Verbesserung oder sogar eine zeitweise Verschlechterung des Zustandes durch eine homogene Gruppenstruktur in der Community beeinflusst werden (Salzer et al. 2009, S. 445). Eine heterogene Zusammensetzung ist von Bedeutung, damit spezifische Informationen entstehen und Personen in ähnlichen Situationen, aber mit dennoch unterschiedlichen Erfahrungen repräsentiert sind (Oh und Lee 2011, S. 5). Zudem können sich die Effekte auch entsprechend des Aktivitätsgrads und des Ausmaßes der Selbstoffenbarung unterscheiden (Batenburg und Das 2014; Setoyama et al. 2011).

Speziell der Aufbau neuer sozialer Beziehungen und das Gemeinschaftsgefühl kann darüber hinaus das Gefühl der Einsamkeit bekämpfen, Lebenssinn vermitteln sowie identitätsstiftend und selbstwertstärkend sein (Döring 2014, S. 290). Dies ist besonders dann wichtig, wenn es sich um stigmatisierte Erkrankungen handelt.

Ebenso werden Prozesse nachgewiesen, die Empowerment begünstigen oder hemmen. Fördernd wirken das Gemeinschaftsgefühl und die informationsbezogene sowie soziale Unterstützung, während die Konfrontation mit negativen Nebenwirkungen der Erkrankung und dem Leid der Anderen eher hemmend wirken kann (Rodgers und Chen 2005). Cyberhypochondrie ist ebenfalls eine weitere Gefahr, da die Abbildung negativer Krankheitsverläufe tatsächlich angstverstärkend wirken kann (Baumgartner und Hartmann 2011). Des Weiteren gibt es bestimmte Foren, die sogar selbst- oder fremdschädigendes Verhalten bewusst fördern (z. B. Pro-Anorexie-Foren, Smith und Steward 2012). Auch die Informationsqualität einer Ferndiagnose durch medizinische Laien kann problematisch sein. Foren stehen dabei unter dem Verdacht, dass die ausgetauschten Informationen häufig fehlerhaft sind. Dabei kann mangelndes Fachwissen zu einem Risiko für den Einzelnen werden. Dem können Kontrollmechanismen durch eine kritische und engagierte Gemeinschaft sowie die Förderung der Medien- und Gesundheitskompetenz entgegenwirken. Allerdings konnten bisherige Studien zur Qualität diese Annahme nicht bestätigen (Esquivel et al. 2006).

4   Fazit und Ausblick

Gesundheitsinformationen auf Online-Portalen und in Online-Communitys sind eine zunehmend relevante Quelle für die Laien-Öffentlichkeit und Betroffene. Dabei steigen sowohl das Angebot, die Themenvielfalt wie auch die Anzahl der Nutzerinnen und Nutzer stetig. Der Vorteil ist dabei, dass die online bereitgestellten Informationen für eine breite Nutzerschaft bequem, kostengünstig sowie zeit- und ortsunabhängig abrufbar sind. Hierdurch entstehen sowohl neue Potenziale für Gesundheitsförderung und Prävention wie auch für Empowerment und Selbsthilfe von Betroffenen sowie Gesundheitsinteressierten. Zudem bietet insbesondere die Möglichkeit zur Vor- und Nachbereitung von Arztbesuchen das Potenzial, ein ausgeglichenes Arzt-Patienten-Verhältnis zu schaffen. Dabei stellen diese Angebote jedoch keinen Ersatz zu einer Offlineunterstützung dar, sondern werden von den Beteiligten selbst als auch von Fachpersonal als sinnvolle Ergänzung betrachtet.

Trotz aller Informations- und Interaktionsoptionen, die Gesundheitsportale und gesundheitsbezogene Communitys bieten können, muss darauf hingewiesen werden, dass die Vielfalt und Menge der Angebote es notwendig machen, die Fähigkeit zur effektiven Informationssuche und -selektion als wichtige Schlüsselqualifikation zu verstehen. Es besteht somit zum einen der Bedarf nach mehr Qualitätskontrolle auf der Anbieterseite und zum anderen nach einer Befähigung der Nutzerinnen und Nutzer, geeignete Such- und Bewertungskriterien zu kennen und anzuwenden. Gleichzeitig muss auch das medizinische Fachpersonal auf die veränderten Umstände der Arzt-Patienten-Kommunikation vorbereitet werden und für neue Fragestellungen sensibilisiert sein. Statt *googelnde Patientinnen und Patienten* als Mehrbelastung zu sehen, können diese Angebote auch produktiv für die Informationsversorgung eingesetzt werden und eine partizipative Entscheidungsfindung über Behandlungsoptionen unterstützen.

Aus kommunikationswissenschaftlicher Sicht stellt sich die Frage, unter welchen Bedingungen sowohl Informationen auf Gesundheitsportalen als auch aus gesundheitsbezogenen Online-Communitys positive oder negative Folgen haben. Dabei müssen Auswirkungen auf die Arzt-Patienten-Beziehung, Aspekte der Behandlung oder das psychische sowie physische Wohlbefinden beachtet werden.

Literatur

AGOF. (2015). AGOF internet facts 2015-05. http://www.agof.de/service-downloads/downloadcenter/download-internet-facts/. Zugegriffen am 15.09.2015.

Baker, L., Wagner, T., Singer, S., & Bundorf, M. (2003). Use of the internet and e-mail of health care information. *Journal of American Medical Association, 289*(18), 2400–2406.

Batenburg, A., & Das, E. (2014). Emotional coping differences among breast cancer patients from an online support group: A cross-sectional study. *Journal of Medical Internet Research, 16*(2), e28.

Baumann, E., & Czerwinski, F. (2015). Erst mal Doktor Google fragen? Nutzung neuer Medien zur Information und zum Austausch über Gesundheitsthemen. In J. Böcken, B. Braun & R. Meierjürgen (Hrsg.), *Gesundheitsmonitor 2015* (S. 57–79). Gütersloh: Bertelsmann Stiftung.

Baumgartner, S., & Hartmann, T. (2011). The role of health anxiety in online health information search. *Cyberpsychology, Behavior and Social Networking, 14*(10), 613–618.

Borch, S., & Wagner, S. J. (2009). Motive und Kontext der Suche nach Gesundheitsinformationen – Theoretische Überlegungen und empirische Befunde anhand des telefonischen Gesundheitssurveys. In R. Roski (Hrsg.), *Zielgruppengerechte Gesundheitskommunikation. Akteure – Audience Segmentation – Anwendungsfelder* (S. 59–87). Wiesbaden: VS Verlag.

Cain, M. M., Sarasohn, J., & Wayne, J. C. (2000). Health e-people: The online consumer experience. http://www.chcf.org/publications/2000/08/health-epeople-the-online-consumer-experience. Zugegriffen am 15.09.2015.

Dierks, M.-L., Seidel, G., Horch, K., & Schwartz, F. W. (2006). Bürger- und Patientenorientierung im Gesundheitswesen. *Gesundheitsberichterstattung des Bundes, 32*, 1–31.

Dietrich, A. (2007). Arzt-Patienten-Beziehung im Wandel: Eigenverantwortlich, informiert, anspruchsvoll. *Deutsches Ärzteblatt, 104*(37), 2489–2491.

Döring, N. (2004). Sozio-emotionale Dimensionen des Internet. In R. Mangold, P. Vorderer & G. Bente (Hrsg.), *Lehrbuch der Medienpsychologie* (S. 673–695). Göttingen/Bern/Toronto/Seattle: Hogrefe.

Döring, N. (2014). Peer-to-Peer-Gesundheitskommunikation mittels Social Media. In K. Hurrelmann & E. Baumann (Hrsg.), *Handbuch Gesundheitskommunikation* (S. 286–305). Bern: Huber.

Dutta-Bergmann, M. J. (2005). Developing a profile of consumer intention to seek out additional information beyond a Doctor: The role of communication and motivation variables. *Health Communication, 17*(1), 1–16.

Esquivel, A., Meric-Bernstam, F., & Bernstam, E. (2006). Accuracy and self correction of information received from an Internet breast cancer list: Content analysis. *British Medical Journal, 332*, 939.

Eysenbach, G., Powell, J., Englesakis, M., Rizo, C., & Stern, A. (2004). Health related virtual communities and electronic support groups: Systematic review of the effects of online peer to peer interactions. *British Medical Journal, 328*(7449), 1166–1172.

Fox, S. (2011). Peer-to-peer healthcare. http://pewinternet.org/Reports/2011/P2PHealthcare.aspx. Zugegriffen am 15.09.2015.

Fox, S., & Duggan, M. (2013). Health online 2013. www.pewinternet.org/~/media//Files/Reports/PIP_HealthOnline.pdf. Zugegriffen am 15.09.2015.

Fox, S., & Purcell, K. (2010). Chronic disease and the Internet. http://www.pewinternet.org/files/old-media//Files/Reports/2010/PIP_Chronic_Disease_with_topline.pdf. Zugegriffen am 15.09.2015.

Fromm, B., Baumann, E., & Lampert, C. (2011). *Gesundheitskommunikation und Medien. Ein Lehrbuch. Medienpsychologie: Konzepte – Methoden – Praxis.* Stuttgart: Kohlhammer.

Ginossar, T. (2008). Online participation: A content analysis of differences in utilization of two online cancer communities by men and women, patients and family members. *Health Communication, 23*(1), 1–12.

Gitlow, S. (2000). The online community as a healthcare resource. In D. B. Nash, M. P. Manfredi, B. Bozarth & S. Howell (Hrsg.), *Connecting with the new healthcare consumer. Defining your strategy* (S. 113–133). New York: Mc-Graw-Hill.

Hay, J., Harris, J. N., Waters, E. A., Clayton, M. F., Ellington, L., Abernethy, A. D., & Prayor-Patterson, H. (2005). Health on the net foundation. Analysis of 9th survey of health and medical internet users. http://www.hon.ch/survey/-survey2005/res.html. Zugegriffen am 15.09.2015.

HON. (2002). HON-survey 2002: Excerpt of the 8th HON's survey. https://www.hon.ch/Survey/8th_HON_results.html. Zugegriffen am 15.09.2015.

Hong, Y., Pena-Purcell, N. C., & Ory, M. G. (2012). Outcomes of online support and resources for cancer survivors: A systematic literature review. *Patient Education and Counseling, 86*(3), 288–296.

Høybye, M. T., Dalton, S. O., Deltour, I., Bidstrup, P. E., Frederiksen, K., & Johansen, C. (2010). Effect of Internet peer-support groups on psychosocial adjustment to cancer: A randomised study. *British Journal of Cancer, 102*(9), 1348–1354.

Lausen, B., Potapov, S., & Prokosch, H.-U. (2008). Gesundheitsbezogene Internetnutzung in Deutschland 2007. http://www.egms.de/static/pdf/journals/mibe/2008-4/mibe000065.pdf. Zugegriffen am 15.09.2015.

Lee, S. Y., & Hawkins, R. (2010). Why do patients seek an alternative channel? The Effects of unmet needs on patients' health-related internet use. *Journal of Health Communication, 15*(2), 152–166.

Liebermann, M. A., & Goldstein, B. A. (2005). Self-help on-line: An outcome evaluation of breast cancer bulletin boards. *Journal of Health Psychology, 10*(6), 855–862.

Mohr, S. (2007). Informations- und Kommunikationstechnologien in privaten Haushalten. Ergebnisse der Erhebung 2006. *Wirtschaft und Statistik, 6,* 545–555.

MSL Germany. (2012). Wie social ist das Gesundheits-Web? Die MSL-Gesundheitsstudie 2012. https://download.skopos.de/news/skopos_gesundheit-2012-broschuere.pdf. Zugegriffen am 15.09.2015.

National Cancer Institute. (2013). Health information national trends survey. http://hints.cancer.gov. Zugegriffen am 15.09.2015.

Oh, H., & Lee, B. (2011). The effect of computer-mediated social support in online communities on patient empowerment and doctor-patient communication. *Health Communication, 27*(1), 30–41.

Pletneva, N., Vargas, A., & Boyer, C. (2011). How do general public search online health information? The health on the net foundation. http://www.hon.ch/Global/pdf/Khresmoi/KRESMOI_internet_health_search_information_HON.pdf. Zugegriffen am 10.03.2013.

Rodgers, S., & Chen, Q. (2005). Internet community group participation: Psychosocial benefits for women with breast cancer. *Journal of Computer-Mediated Communication, 10*(4), 00–00.

Rossmann, C. (2010). Gesundheitskommunikation im Internet. Erscheinungsformen, Potenziale, Grenzen. In W. Schweiger & K. Beck (Hrsg.), *Handbuch Online-Kommunikation* (S. 338–363). Wiesbaden: VS Verlag.

Rossmann, C., & Karnowski, V. (2014). eHealth und mHealth: Gesundheitskommunikation online und mobil. In K. Hurrelmann & E. Baumann (Hrsg.), *Handbuch Gesundheitskommunikation* (S. 271–285). Bern: Huber.

Salzer, M. S., Palmer, S. C., Kaplan, K., Brusilovskiy, E., Have, T., Hampshire, M., Metz, J., & Coyne, J. C. (2009). A randomized, controlled study of Internet peer-to-peer interactions among women newly diagnosed with breast cancer. *Psycho-Oncology, 19*(4), 441–446.

Scheiber, A., & Gründel, M. (2000). Virtuelle Gemeinschaft? Das Internet als Informations- und Diskussionsmedium für Krebspatienten. In D. Jazbinsek (Hrsg.), *Gesundheitskommunikation* (S. 164–182). Wiesbaden: Westdeutscher Verlag.

Schmid, M., & Wang, J. (2003). Der Patient der Zukunft: Das Arzt-Patienten-Verhältnis im Umbruch. Neue Rollen von Patienten und Leistungserbringern. *Schweizerische Ärztezeitung, 84*(41), 2133–2135.

Schmidt-Kaehler, S. (2005). Patienteninformation und -beratung im Internet. Transfer medientheoretischer Überlegungen auf ein expandierendes Praxisfeld. *M&K, 53*(4), 523–543.

Schulz, P. J., Zufferey, M., & Hartung, U. (2011). First check the internet, then see the doctor: How many patients do it, and who are they? *Studies in Communication Sciences, 11*(2), 99–130.

Setoyama, Y., Yamazaki, Y., & Namayama, K. (2011). Benefits of peer support in online Japanese breast cancer communities: Differences between lurkers and posters. *Journal of Medical Internet Research, 13*(4), e122.

Smith, A., & Steward, B. (2012). Body perceptions and health behaviors in an online bodybuilding community. *Qualitative Health Research, 22*(7), 971–985.

Stetina, B. U., Sofianopoulou, A., & Kryspin-Exner, I. (2009). AnbieterInnen, Angebote und Kennzeichen von Online-Intenventionen. In I. Kryspin-Exner & B. Stetina (Hrsg.), *Gesundheit und Neue Medien* (S. 171–204). Wien: Springer.

Tanis, M. (2007). Online social support groups. In A. Joinson, K. McKenna, T. Postmes & U.-D. Reips (Hrsg.), *The Oxford handbook of Internet psychology* (S. 139–153). New York: Oxford University Press.

Tustin, N. (2010). The role of patient satisfaction in online health information seeking. *Journal of Health Communication: International Perspectives, 15*(1), 3–17.

van Eimeren, B., & Frees, B. (2014). 79 Prozent der Deutschen online – Zuwachs bei mobiler Internetnutzung und Bewegtbild. Ergebnisse der ARD-/ZDF-Online-Studie 2014. *Media Perspektiven, 7–8*, 378–396.

Zillien, N., & Lenz, T. (2008). Gesundheitsinformationen in der Wissensgesellschaft. Empirische Befunde zur gesundheitlichen Internetnutzung. In C. Stegbauer & M. Jäckel (Hrsg.), *Social Software. Formen der Kooperation in computerbasierten Netzwerken* (S. 155–173). Wiesbaden: VS Verlag.

Die Bedeutung von Videoplattformen für die Gesundheitskommunikation

Nicola Döring

Zusammenfassung

Videoplattformen im Internet stellen neue Kanäle der Gesundheitskommunikation dar, die an Bedeutung und Reichweite gewinnen. Video-Kommunikatoren sind dabei Gesundheitsprofis, Medienprofis, vor allem aber Gesundheitslaien, die diverse Krankheiten und Beschwerden, medizinische Behandlungsmethoden sowie gesundheitsbewusste Lebensweisen und Prävention thematisieren. Derartige direkt gesundheitsbezogene sowie indirekt gesundheitsrelevante Online-Videos existieren in großer Fülle und haben teilweise sehr hohe Reichweiten, dabei ist die Inhaltsqualität ausgesprochen heterogen. Dementsprechend kann die Rezeption von Online-Gesundheitsvideos sowohl mit positiven Wirkungen (z. B. Patienten-Empowerment), als auch mit negativen Wirkungen (z. B. Verbreitung von Fehlinformationen) einhergehen. Der Beitrag beschreibt erstmals umfassend die Gesundheitskommunikation mittels Online-Videos als wichtigen neuen Untersuchungsgegenstand für die Kommunikationswissenschaft, referiert anhand der Lasswell-Formel den interdisziplinären Forschungsstand und zeigt Forschungslücken auf.

Schlüsselwörter

Online-Kommunikation · Online-Videos · Webvideos · YouTube · Peer-to-Peer-Gesundheitskommunikation · Experten-Laien-Gesundheitskommunikation

---

N. Döring (✉)
Institut für Medien und Kommunikationswissenschaft, Technische Universität Ilmenau, Ilmenau, Deutschland
E-Mail: nicola.doering@tu-ilmenau.de

1 Einleitung

Gesundheitskommunikation findet offline wie online über viele Medienkanäle statt. Im Internet nimmt dabei die audiovisuelle Gesundheitskommunikation immer größeren Raum ein. *Online-Videoplattformen* sind Websites und/oder Mobile Apps, über die Videos veröffentlicht und angeschaut sowie bewertet, kommentiert und geteilt werden können. Das Spektrum der Videoportale im Internet ist stark ausdifferenziert. Zudem werden Online-Videos auch über andere Social-Media-Portale (z. B. Twitter, Facebook) verbreitet. Im Zusammenhang mit Webvideos nimmt die Videoplattform *YouTube* (2005 gegründet, aktuell im Besitz von Google Inc.) insofern eine herausragende Stellung ein, als sie laut Alexa-Ranking (www.alexa.com/topsites) neben Google die weltweit meistbesuchte Website ist. Entlang der *Lasswell-Formel* (Lasswell 1948) werden im Folgenden die Kommunikatoren, Inhalte, Rezipienten und Wirkungen der Gesundheitskommunikation auf YouTube beleuchtet.

2 Die Kommunikatoren der Video-Gesundheitskommunikation

Wer produziert auf welche Art und Weise Online-Gesundheitsvideos? Auf diese beiden zentralen Fragestellungen der Kommunikatorforschung können aktuell nur kursorische Antworten gegeben werden, da systematische Befragungen der Kommunikatoren und Beobachtungen der Videoproduktion fehlen.

2.1 Wer sind die Produzenten von Online-Gesundheitsvideos?

An der Produktion von Online-Gesundheitsvideos beteiligen sich heute alle wichtigen Akteursgruppen der Gesundheitskommunikation (Fromm et al. 2011, S. 35):

1. *Gesundheitsprofis*: Im Gesundheitssektor tätige Organisationen (z. B. Krankenhäuser: van de Belt et al. 2012) und Dienstleistende (z. B. aus Physiotherapie, Ernährungsberatung, Personal Training: Döring 2015a) verbreiten selbstproduzierte Videos im Internet, um ihre Expertise darzustellen und Kontakt zu ihren Zielgruppen herzustellen.
2. *Medienprofis*: Medienvertreter (etwa Journalistinnen und Journalisten, Werbetreibende, PR-Fachleute, Webagenturen), die Gesundheitsinformationen für unterschiedliche Zielgruppen aufbereiten, treten immer häufiger mit Online-Videos an die Öffentlichkeit. So betreiben beispielsweise *Fitness-Magazine aus dem Print-Bereich* eigene YouTube-Kanäle (z. B. „Women's Health"; „Men's Health Deutschland").
3. *Gesundheitslaien*: Die von bestimmten gesundheitsbezogenen Anliegen und Problemen Betroffenen (Patientinnen und Patienten, deren Angehörige, Risikogruppen) sowie gesundheitsbewusste und gesundheitsinteressierte Bürgerinnen

und Bürger (z. B. Hobbysportler, Veganer: Döring 2015a) produzieren Online-Videos, um ihre Erfahrungen zu teilen, einander zu unterstützen, eine positive Identität aufzubauen, ihr Bild in der Öffentlichkeit oder gesundheitspolitische Entscheidungen zu beeinflussen.

2.2 Wie arbeiten die Produzenten von Online-Gesundheitsvideos?

Wurde YouTube ursprünglich für Laien-Produktionen gegründet, so unterliegt die Videoplattform inzwischen zunehmender Professionalisierung und Kommerzialisierung (Döring 2014b). Manche Video-Kommunikatoren im Gesundheitsbereich arbeiten allein, andere beschäftigen ganze Teams, um die anfallenden Aufgaben zu bewältigen: Dazu gehören *Themenfindung und Themenaufbereitung* inklusive entsprechender *Selbstinszenierung*, denn die Online-Video-Kommunikation ist stark personenbezogen. So müssen z. B. Fitness-YouTuber (Döring 2015a) die vermittelten Inhalte glaubwürdig selbst verkörpern (siehe Abb. 1).

Neben der professionellen *Videoproduktion* (inklusive Beleuchtung, Vertonung, Schnitt, Spezialeffekten usw.) gehört auch die *Community-Pflege* zum Aufgabenfeld der Video-Kommunikatoren: Sie stehen über Video-Kommentare, flankierende Social-Media-Plattformen (Facebook, Instagram, Twitter, Ask.fm, YouNow, Snapchat usw.) sowie Offline-Fantreffen mit ihren Zuschauerinnen und Zuschauern in regelmäßigem Austausch.

Nicht zuletzt geht es auch im Gesundheitsbereich um *Video-Vermarktung*: YouTube-Videos lassen sich monetarisieren, d. h. YouTube schaltet mit Zustimmung der Kommunikatoren vor, innerhalb oder nach Videos zielgruppenorientierte Werbeclips. Die generierten Werbeeinnahmen fließen zu einem vertraglich vereinbarten Anteil an die Video-Produzierenden zurück (siehe www.socialblade.com). Zusätzliche Erlösquellen eines YouTube-Kanals sind Affiliate-Programme, Sponso-

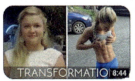
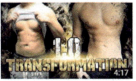

Abb. 1 Online-Videos zur körperlichen Transformation der Fitness-YouTuberin „Sophia Thiel" und des Fitness-YouTubers „inscope21" mit jeweils mehr als 200.000 Video-Views (Quelle: YouTube; zugegriffen im Mai 2015)

ring, bezahlte Produktplatzierungen, Merchandising (z. B. Sportbekleidung, Supplemente) und die Vermarktung weiterer Dienstleistungen (z. B. Online-Coaching, Offline-Trainerstunden).

3 Die Inhalte der Video-Gesundheitskommunikation

Welche Aspekte von Gesundheit werden in welcher Weise in den Online-Videos sowie in den zugehörigen Video-Kommentaren thematisiert? Die bisherige Forschung zur Gesundheitskommunikation über Online-Videos ist schwerpunktmäßig inhaltsanalytisch ausgerichtet und bietet somit auf derartige Fragestellungen erste Antworten. Gleichzeitig sind große Forschungslücken zu konstatieren: Denn die bisherige Forschung behandelt jeweils sehr selektiv Einzelthemen und operiert oft mit nicht-repräsentativen Video-Stichproben. Auch sind die methodischen Ansätze zur Bewertung der Inhaltsqualität von Online-Gesundheitsvideos kaum standardisiert (Gabarron et al. 2013).

Eine schlüssige Klassifikation wichtiger Typen von Online-Gesundheitsvideos fehlt. Der vorliegende Beitrag differenziert zwischen *direkt gesundheitsbezogenen* und *indirekt gesundheitsrelevanten* Videos (vgl. zu dieser Unterscheidung auch Fromm et al. 2011, S. 32) und fächert beide Gruppen in Unterkategorien auf.

3.1 Was zeigen direkt gesundheitsbezogene Online-Videos?

Innerhalb der Gruppe der direkt gesundheitsbezogenen Online-Videos ist zunächst zwischen *massenmedialem Content* (z. B. TV-Dokumentation über Drogenkonsum) versus *nutzergeneriertem Content* (z. B. selbstproduzierte Erfahrungsberichte zum Umgang mit Drogen) zu differenzieren (Manning 2013). Bei nutzergeneriertem Content lassen sich die Videos nach Expertise der Kommunikatoren einteilen (d. h. Videos von Gesundheitslaien, Gesundheitsprofis oder Medienprofis; siehe Abschn. 2.1). Auf inhaltlicher Ebene sind die direkt gesundheitsbezogenen Videos schließlich *drei großen Themenblöcken* zuzuordnen: 1. Gesundheitsförderung und Prävention, 2. Krankheiten und Beschwerden sowie 3. medizinische Behandlungsmethoden.

3.1.1 Online-Videos zu Gesundheitsförderung und Prävention

Zentrale Themen der Gesundheitsförderung sind *Ernährung und Bewegung*. Dementsprechend existieren zahlreiche Online-Videos zu diesen Themenkomplexen, die von Gesundheitsprofis sowie Gesundheitslaien stammen und z. B. Anleitungen zu bestimmten Trainingsmethoden oder Ernährungsstilen liefern (Döring 2015a). Angesichts der Vielfalt und Widersprüchlichkeit der Video-Informationen zu Ernährung und Training wird die Informationsqualität inzwischen in den Videos selbst und in den Video-Kommentaren vermehrt problematisiert (z. B. die Frage, ob es sich um wissenschaftlich fundierte Aussagen oder sog. „BroScience" handelt).

Die Frage nach der Informationsqualität von Online-Videos zu Gesundheitsförderung und Prävention wird auch in der bisherigen medieninhaltsanalytischen Forschung oft aufgegriffen: Eine Inhaltsanalyse von Online-Videos zur *Nikotinentwöh-*

nung zeigte, dass Anti-Rauch-Tipps, die sich Laien untereinander geben, oft gerade nicht den Empfehlungen entsprechen, die sich wissenschaftlich als besonders wirksam erwiesen haben (Richardson et al. 2011). Eine Inhaltsanalyse von Online-Videos zu der von der Weltgesundheitsorganisation eindeutig empfohlenen *HPV-Impfung* ergab, dass die Mehrzahl der Online-Videos die Impfung negativ darstellt (Briones et al. 2012). Eine Inhaltsanalyse von N = 153 Videos über *unterschiedliche Typen von Impfungen* stellte fest, dass 32 % der Videos Impfungen generell negativ bewerten, und dass impfkritische Videos mehr Views und mehr Likes bekommen (Keelan et al. 2007).

Eignet sich YouTube vielleicht besonders gut dafür, in Fragen der Gesundheitsförderung extreme Meinungen und problematische Ideologien (wie z. B. diejenige von sog. Impfgegnern) zu verbreiten? Und/oder ist YouTube ein idealer Kanal, um mit hochwertigen Gesundheitskampagnen gerade die junge Zielgruppe zu erreichen? So erzielte die Hautkrebs-Präventionskampagne „Dear 16-year-old Me" mehr als neun Millionen YouTube-Aufrufe (Myrick und Oliver 2014). Insgesamt ist nicht erforscht, welche Botschaften zur Gesundheitsprävention (z. B. auch zur Sexualaufklärung, Mundhygiene oder Einnahme von Vitaminpräparaten) auf YouTube wie verbreitet sind und ob und wie sich die Informationsqualität der Online-Videos systematisch von anderen Quellen unterscheidet.

3.1.2 Online-Videos zu Krankheiten und Beschwerden

Zu *konkreten Krankheiten und gesundheitlichen Beschwerden* existieren deutlich seltener ganze YouTube-Kanäle, hier sind *Einzelvideos* typischer. Dabei findet man zum einen nutzergenerierte Online-Videos, die sich inhaltlich mit der *Bewältigung* gesundheitlicher Probleme befassen, zum anderen Online-Videos, die das *Leiden* an gesundheitlichen Problemen darstellen.

Online-Videos zur Bewältigung gesundheitlicher Probleme Über Online-Videos teilen Betroffene öffentlich ihre Erfahrungen mit unterschiedlichen Krankheiten, wobei oft lösungsorientierte Botschaften im Vordergrund stehen. Große Popularität haben auf YouTube beispielsweise *Akne-Videos*, in denen Patientinnen und Patienten zeigen, wie man die langwierigen Hautprobleme zeitweise überschminken, emotional bewältigen sowie mit negativen Reaktionen des Umfeldes fertig werden kann (siehe Abb. 2). Videos zur Krankheitsbewältigung stammen z. B. auch von Krebs-Betroffenen (Chou et al. 2011) oder Angehörigen von Krebspatienten (Clerici et al. 2012) und thematisieren den Umgang mit Angst und Trauer sowie Sinnsuche (Sharf et al. 2011).

Große Resonanz erzielte die Techniker-Krankenkasse mit der von Medienprofis (Endemol beyond, Google, fischerAppelt) entwickelten *Kampagne #wireinander* (http://wireinander.tk.de/), für die beliebte YouTuberinnen und YouTuber – darunter „LeFloid", „Dner" und „GarNichz" (niemand davon ein Health-YouTuber) – in Einzelvideos offen darüber berichten, wie sie ihre gesundheitlichen Probleme (z. B. Unfälle, Schlafstörungen, Depressionen) bewältigen.

Neben hilfreichen Informationen können Videos zu gesundheitlichen Problemen und Krankheiten aber auch *Fehlinformationen* vermitteln: Eine Inhaltsanalyse von N = 104 *Herzinfarkt-Videos* ergab, dass nur 6 % der Videos alle relevanten Informationen ent-

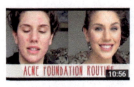
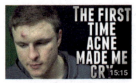
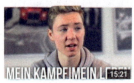

Abb. 2 Online-Videos zur Bewältigung einer schweren Akne-Erkrankung der YouTuberin „Cassandra Bankson" und der YouTuber „Brian Turner" und „Heiko Lochmann"/„Die Lochis" (Quelle: YouTube; zugegriffen im Mai 2015)

hielten (Pant et al. 2012). Eine Expertenbewertung von $N = 100$ YouTube-Videos über *epileptische Anfälle bei Kindern* kam zu dem Schluss, dass rund 60 % der Videos inhaltlich korrekt sind (Lim et al. 2011). Eine Qualitätsbeurteilung von $N = 142$ Youtube-Videos über die *Schweinegrippe* ergab einen Anteil von 61 % nützlichen gegenüber 23 % irreführenden Videos (Pandey et al. 2010). Eine Analyse von $N = 417$ *Adipositas*-Videos zeigte, dass die Krankheit nicht nur oft sachlich falsch, sondern geradezu stigmatisierend für die Betroffenen dargestellt wird (Yoo und Kim 2012).

Online-Videos zum Leiden unter gesundheitlichen Problemen In einer zweiten Gruppe von Online-Videos zu gesundheitlichen Problemen steht nicht die Bewältigung, sondern das Leiden im Vordergrund. Hierfür existieren auf YouTube charakteristische Stilmittel: So werden biografische Erzählungen traumatisierender Erlebnisse (z. B. Mobbing, Missbrauch, Vergewaltigung) und deren gesundheitlicher Folgen in YouTube-Videos oft dargestellt, indem die betroffene Person schweigend beschriftete Karten in die Kamera hält (z. B. hat die kanadische Schülerin Amanda Todd auf diese Weise u. a. ihr Leiden unter Mobbing angesprochen und ihren Suizid angekündigt). Im Zusammenhang mit selbstverletzendem Verhalten wie dem sog. „Ritzen" existieren ästhetisierte YouTube-Videos, die blutige Schnittwunden in Form von Botschaften (z. B. „Help me") und Symbolen (z. B. Herzen) zeigen, Bilder von Engeln und Tränen verwenden und mit melancholischer Musik unterlegt sind (siehe Abb. 3).

Problembeschreibende Videos werden oft per se als gefährlich eingeordnet, weil Verharmlosung, Normalisierung und Nachahmung selbstschädigender Verhaltensweisen (z. B. Ritzen, Magersucht) befürchtet werden (Duggan et al. 2012; Syed-Abdul et al. 2013). Das eigene Leiden öffentlich zu thematisieren, kann jedoch für Betroffene

Die Bedeutung von Videoplattformen für die Gesundheitskommunikation

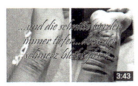
Ritzen?!-Bis zum ENDE ♥
von aisha Zombie
vor 1 Jahr · 86.703 Aufrufe

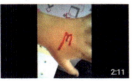
Geschichte ritzen :(
von Nadine Frank
vor 2 Jahren · 28.612 Aufrufe

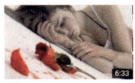
Meine Sucht; das Ritzen :/
von Nisi Mäuschen
vor 1 Jahr · 14.391 Aufrufe
Ich habe schon einige Jahre über Probleme mit dem Ritzen :/ Mal hab ich Pause von einigen Monaten & dann fange ich wieder ...

Abb. 3 Online-Videos, die das selbstverletzende Verhalten „Ritzen" zeigen und das Leiden dabei in ästhetisierter Weise in den Vordergrund stellen (Quelle: YouTube; zugegriffen im Mai 2015)

auch eine hilfreiche und entlastende Funktion haben, einen Schritt aus der Isolation darstellen und Anknüpfungspunkte für Gespräche über Lösungsansätze bieten.

3.1.3 Online-Videos zu medizinischen Behandlungsmethoden

Eine dritte Gruppe direkt gesundheitsbezogener Online-Videos widmet sich *konkreten medizinischen Behandlungsverfahren*. Wissenschaftliche Analysen der Videoinhalte thematisieren dabei wiederum einerseits Chancen des *Empowerment*, etwa wenn Multiple-Sklerose-Betroffene sich gegenseitig über eine neue, aus ihrer Sicht vielversprechende, aber medizinisch nicht allgemein anerkannte operative Behandlungsmethode informieren (Mazanderani et al. 2013). Andererseits geht es um Risiken der *Fehlinformation* und des *Disempowement*: Etwa wenn Gesundheitsprofis auf YouTube einseitig die Vorteile der von ihnen angebotenen kosmetischen Operationen beschreiben und Risiken ausblenden (Wen et al. 2015) oder wenn Laien sich zur Behandlung von Hautkrebs eine homöopathische Salbe empfehlen, deren Wirksamkeit unbelegt ist (Basch et al. 2015). Wer bei YouTube nach „Krebsheilung" sucht, stößt auf medizinisch unhaltbare Versprechungen dazu, dass und wie mit Vitamin C, Kräutern oder Rohkost Krebs angeblich in kurzer Zeit geheilt werden könne.

3.2 Was zeigen indirekt gesundheitsrelevante Online-Videos?

Sehr viele Inhalte auf Online-Videoplattformen sind als indirekt gesundheits*relevant* einzustufen, da sie zwar Gesundheit nicht vordergründig ansprechen, jedoch gesundheitsbezogene Einstellungen und Verhaltensweisen indirekt beeinflussen können.

Wenn die Medieninhaltsforschung gesundheitsrelevante Videos in den Blick nimmt, dann bislang meist solche mit potenziell *negativen Gesundheitsfolgen*

(Döring 2014a): Das sind z. B. *Musik- und Werbevideos* mit unrealistischen Schönheitsidealen, die unter bestimmten Bedingungen bei weiblichen wie männlichen Jugendlichen zur Entwicklung von Körperbild- und Essstörungen beitragen können (Mulgrew et al. 2014), Musikvideos, in denen Alkohol- und Tabakkonsum glorifiziert werden (Cranwell et al. 2015), *Fetisch-Videos*, die das Rauchen als sexy darstellen (Kim et al. 2010), *Drogen-Videos*, die Drogenkonsum als harmlosen Freizeitspaß einordnen (Manning 2013; Seidenberg et al. 2012) oder *Mutproben- und Challenge-Videos*, deren Nachahmung zu Unfällen und Verletzungen führen kann (z. B. Cinnamon-Challenge: Grant-Alfieri et al. 2013).

Eine Forschungslücke stellen Online-Videos dar, die beiläufig gesundheitsförderliche Inhalte vermitteln, die beispielsweise anstelle von etablierten Schönheitsnormen eine Vielfalt an Körperbildern sowie die selbstverständliche Partizipation von Menschen mit Behinderungen zeigen (Döring 2014a, 2015b).

4 Die Rezipienten in der Video-Gesundheitskommunikation

Von wem werden die Online-Gesundheitsvideos angeschaut und wie werden die Inhalte verarbeitet? Zu derartigen Fragen der Rezipienten- und Rezeptionsforschung können mangels empirischer Studien aktuell nur erste Annahmen formuliert werden.

4.1 Wer sind die Rezipienten von Online-Gesundheitsvideos?

Eine gezielte Suche nach gesundheitsbezogenen Online-Videos (Zugang im sog. *Pull-Verfahren*) ist vor allem dann wahrscheinlich, wenn die Rezipienten selbst oder deren Angehörige akut oder chronisch von bestimmten Beschwerden oder Krankheiten betroffen sind, wenn sie besonders gesundheits- bzw. körperbewusst leben (wollen) und/oder wenn sie besonders starke Ängste bis hin zur Hypochondrie bezüglich ihrer Gesundheit verspüren. Zudem können alle Internetnutzenden aber auch mehr oder minder ungeplant mit gesundheitsbezogenen Online-Videos konfrontiert werden (Zugang im sog. *Push-Verfahren*), etwa wenn ihnen Videos über ihre sozialen Netzwerke zugespielt werden oder wenn Videoplattformen ihnen Vorschläge unterbreiten. Die genauen Merkmale unterschiedlicher Nutzergruppen von Online-Gesundheitsvideos sind unbekannt.

4.2 Was tun die Rezipienten mit den Online-Gesundheitsvideos?

Mit welchen Motiven sich Rezipientinnen und Rezipienten im Einzelnen unterschiedlichen Arten von Gesundheitsvideos zuwenden, warum sie dabei jeweils bestimmte Inhalte auswählen, teilen, kommentieren und andere ignorieren, ist mit Modellen der Medienselektion und dem kommunikationswissenschaftlichen Uses-and-Gratifications-Ansatz zu analysieren. Dabei sind vorliegende Modelle und Befunde zu Social-Media-Gratifikationen (z. B. Haridakis und Hanson 2009) für die Gesundheitskommunikation auf Social-Media-Videoplattformen zu adaptieren. Zu berücksichtigen sind dabei unterschiedliche zeitliche, örtliche und soziale Muster der Video-Rezeption. So werden Gesundheitsvideos inzwischen oft gemeinsam oder einzeln auf dem Smartphone angeschaut (z. B. direkt vor oder während des eigenen Fitness-Trainings). Da Video-Gesundheitskommunikation einen stark personenbezogenen Aspekt aufweist, ist im Kontext der Rezeption auch die Bildung von parasozialen Beziehungen zu Health-YouTubern relevant (Chen 2014).

5 Die Wirkungen der Video-Gesundheitskommunikation

Welche positiven und/oder negativen Wirkungen haben die Online-Gesundheitsvideos? Unter welchen Umständen sind sie wirkungslos? Zu diesen Fragen der Medienwirkungsforschung können aktuell nur theoretisch begründete Annahmen formuliert werden: Auf der Basis kommunikationswissenschaftlicher Theorien sind ganz allgemein Effekte wie Agenda-Setting, Kultivierung, Framing, Lernen am Modell usw. vorauszusagen. Das gesamte Spektrum möglicher positiver und negativer Wirkungen von Online-Gesundheitsvideos ist bislang noch nicht erschöpfend beschrieben, geschweige denn kausalanalytisch geprüft worden.

Etablierte gesundheitsrelevante Gebiete der Medienwirkungsforschung, etwa der Einfluss medialer Vorbilder auf das Körperbild der Rezipierenden, werden inzwischen systematisch auf Social Media übertragen (Perloff 2014a, b) und zeigen dabei oft *ambivalente Effekte*: Einerseits können durch soziale Medien unrealistische Körperbilder weiter verbreitet werden, andererseits bieten Social-Media-Plattformen durch nutzergenerierten Content ein breiteres Spektrum an Rollenmodellen mit unterschiedlichen Körperformen als die Mainstream-Massenmedien. Insgesamt ist davon auszugehen, dass sich die Video-Gesundheitskommunikation in Abhängigkeit von Gesundheitsthema, Zielgruppe und Nutzungssituation oft eher ambivalente als einseitig positive oder negative Effekte mit sich bringt.

5.1 Welche positiven Wirkungen hat die Rezeption von Online-Gesundheitsvideos?

Positive Effekte von Online-Gesundheitsvideos sind zu erwarten, wenn die Videos gesundheitsförderliche Einstellungen und Verhaltensweisen vermitteln und/oder dabei helfen, mit Krankheiten oder gesundheitlich belastenden Lebensumständen besser umzugehen, und wenn die Nutzenden diese Videos bewusst selektiv rezipieren und sich reflektiert an ihnen orientieren.

So berichten Rezipierende von Fitness-, Ernährungs- und Lifestyle-Kanälen sowohl in den Videokommentaren als auch in Forschungsinterviews, dass die Videorezeption ihnen in dem Sinne hilft, dass sie durch die Vorbildwirkung selbst zu einem *gesundheitsbewussteren Leben* motiviert werden (z. B. Abbau von Übergewicht; Döring 2015a).

Neben der Gesundheitsförderung der allgemeinen Bevölkerung (insbesondere der jungen Webvideo-Zielgruppen) spielen Online-Videos auch eine große Rolle, wenn es um das *Empowerment von Patientinnen und Patienten* geht. Indem Betroffene unterschiedlichster Krankheiten und Behinderungen auf YouTube Mitbetroffene sehen und erleben, können sie zusätzliche Quellen sozialer Unterstützung für sich erschließen. Diejenigen Patientinnen und Patienten, die sich internetöffentlich auf YouTube artikulieren, erhalten ihrerseits Anerkennung und Unterstützung.

Empowerment-Effekte sind weiterhin für *gesellschaftliche Minoritäten* zu erwarten, deren Lebenssituation durch Diskriminierung, Stigmatisierung und Marginalisierung potenziell gesundheitsgefährdend ist. YouTube-Kanäle von und für lesbische, schwule, bisexuelle und/oder transidente Jugendliche und junge Erwachsene (z. B. „TheNosyRosie") zeigen, dass eine Vielfalt von sexuellen und Geschlechtsidentitäten normal ist und präsentieren positive Rollenmodelle (Horak 2014; McBean 2014). Sie vermitteln soziale Unterstützung, geben Tipps gegen Mobbing und können auf diese Weise helfen, Unsicherheit, Isolation oder Selbsthass zu überwinden bzw. ein Coming-Out zu wagen.

Abgesehen von den unmittelbar gesundheitsbezogenen Wirkungen berichtet das Publikum von Gesundheitsvideos auch *weitere positive Effekte* wie z. B. Zeitvertreib, Unterhaltung, Inspiration zu eigener Video-Produktion, soziale Einbindung in die Fan-Community sowie Orientierung und Ermutigung in generellen Lebensfragen (z. B. Berufswahl, Beziehungsgestaltung), die von den Health-YouTubern auf Publikumswunsch zunehmend häufiger adressiert werden (Döring 2015a).

5.2 Welche negativen Wirkungen hat die Rezeption von Online-Gesundheitsvideos?

Negative Effekte von Online-Gesundheitsvideos sind vorauszusagen, wenn die Videos unrealistische oder fehlerhafte Gesundheitsinformationen enthalten und/oder gesundheitsschädliche Einstellungen und Verhaltensweisen vermitteln, und die Nutzenden diese Videos unkritisch rezipieren und sich an ihnen orientieren.

Angesichts der unsicheren Informationsqualität bestehen – wie in der Peer-to-Peer-Gesundheitskommunikation allgemein – typische Risiken der nutzergenerierten Gesundheitsvideos vor allem darin, dass *Fehlinformationen* verbreitet werden, seien es simplifizierende Erklärungsmuster für komplexe Erkrankungen (z. B. Krebs, Fettleibigkeit), seien es Ideologien (z. B. der Impfgegner) und Heilslehren (z. B. vegane Ernährung als angeblicher Schutz vor allen erdenklichen Erkrankungen; Madathil et al. 2014). Allein die Fülle krankheitsbezogener Videodarstellungen kann bei gesundheitsbesorgten Personen möglicherweise Cyberhypochondrie begünstigen (Ryan und Horvitz 2009). Die Transparenz medizinischer Behandlungen (z. B. OP-Videos) kann auf Zuschauer abschreckend wirken und die Behandlungsbereitschaft senken (für ein Fallbeispiel: Maskell et al. 2010).

In der breiten Öffentlichkeit wie in der Fachliteratur werden negative Video-Wirkungen zudem sehr häufig im Sinne einer *Normalisierung und Nachahmung selbstschädigender Verhaltensweisen* problematisiert. Dies betrifft die Sorge, dass Videos über Suizidgedanken, Essstörungen, Rauchen oder „Ritzen", über gefährliche Mutproben, Schönheitsoperationen, Drogen oder Doping im Freizeitsport vom jugendlichen Publikum (oder zumindest von gefährdeten Teilgruppen) unkritisch nachgeahmt werden.

Eine seltener diskutierte Gefahr stellen *Disempowerment-Effekte* speziell für Menschen mit bestimmten Krankheiten und Handicaps sowie für gesellschaftliche Minoritäten dar. Der Chance, dass diese Zielgruppen sich selbstbestimmt in nutzergenerierten Videos artikuliert und dadurch ihre Handlungsmacht steigert, steht das Risiko gegenüber, dass solche Videos beleidigende und hasserfüllte Reaktionen auf sich ziehen.

Über die unmittelbar gesundheitsbezogenen Effekte hinaus können Gesundheitsvideos auch weitere negative Effekte nach sich ziehen, etwa eine zwanghafte oder suchtähnliche Video-Vielnutzung, das Animieren zu übermäßigem Konsum oder übersteigerten Konsumwünschen hinsichtlich der beworbenen Produkte, Selbstwertprobleme durch sozialen Aufwärtsvergleich mit gleichaltrigen, erfolgreichen YouTube-Stars oder negative Sozialisationseffekte durch ungestraftes Verbreiten von Online-Hass in Videokommentaren.

6 Fazit

Videoplattformen im Internet stellen neue Kanäle der Gesundheitskommunikation dar, die an Bedeutung und Reichweite gewinnen. Ihre wissenschaftliche Erforschung hat erst begonnen und ist als zukunftsträchtig einzustufen. Speziell kommunikationswissenschaftliche Befunde sind dabei in zweifacher Hinsicht praxisrelevant: Zum einen können sie dazu dienen, die Video-Rezipierenden noch besser aufzuklären und deren *gesundheitsbezogene Medienkompetenz* zu fördern (z. B. hinsichtlich Auswahl und Bewertung von für sie nützlichen Gesundheitsvideos; Madathil et al. 2014).

Zum anderen können entsprechende Forschungsergebnisse die Video-Produzierenden darin unterstützen, ihre *Video-Gesundheitskommunikation strategisch zu verbessern*: Wer heute als Medien- und/oder Gesundheitsprofi Gesundheitskampagnen entwickelt und vor allem junge Zielgruppen erreichen möchte, ist gut beraten, die Online-Videokommunikation einzubeziehen und dabei mit etablierten YouTube-Kanälen zu kollaborieren. Um zu erfahren, wo die Zielgruppe bei einem bestimmten Gesundheitsthema aktuell „abzuholen" ist, hilft die Analyse der meistgesehenen YouTube-Videos zum Thema (Manning 2013). Auch sollte man beim *Entwurf von Kampagnenbotschaften* antizipieren, dass die YouTube-Community diese nicht einfach zur Kenntnis nimmt, sondern aktiv verarbeitet, also öffentlich bewertet, kommentiert, collagiert, parodiert. Die Kommunikationsstrategie für Video-Gesundheitskampagnen muss derartige Formen der Publikumsbeteiligung einplanen.

Literatur

Basch, C. H., Basch, C. E., Hillyer, G. C., & Reeves, R. (2015). YouTube videos related to skin cancer: A missed opportunity for cancer prevention and control. *Journal of Medical Internet Research, 17*(3), e1. https://doi.org/10.2196/cancer.4204.

Briones, R., Nan, X., Madden, K., & Waks, L. (2012). When vaccines go viral: An analysis of HPV vaccine coverage on YouTube. *Health Communication, 27*, 478–485. https://doi.org/10.1080/10410236.2011.610258.

Chen, C.-P. (2014). Forming digital self and parasocial relationships on YouTube. *Journal of Consumer Culture.* https://doi.org/10.1177/1469540514521081. Online First.

Chou, W.-Y. S., Hunt, Y., Folkers, A., & Augustson, E. (2011). Cancer survivorship in the age of YouTube and social media: A narrative analysis. *Journal Medical Internet Research, 13*(1), e7. https://doi.org/10.2196/jmir.1269.

Clerici, C. A., Veneroni, L., Bisogno, G., Trapuzzano, A., & Ferrari, A. (2012). Videos on rhabdomyosarcoma on YouTube: An example of the availability of information on pediatric tumors on the web. *Journal of Pediatric Hematology/Oncology, 34*(8), e329. https://doi.org/10.1097/MPH.0b013e31825886f8.

Cranwell, J., Murray, R., Lewis, S., Leonardi-Bee, J., Dockrell, M., & Britton, J. (2015). Adolescents' exposure to tobacco and alcohol content in YouTube music videos. *Addiction, 110*(4), 703–711. https://doi.org/10.1111/add.12835.

Döring, N. (2014a). Peer-to-Peer-Gesundheitskommunikation mittels Social Media. In K. Hurrelmann & E. Baumann (Hrsg.), *Handbuch Gesundheitskommunikation* (S. 286–305). Bern: Hans Huber.

Döring, N. (2014b). Professionalisierung und Kommerzialisierung auf YouTube. *merz – medien + erziehung, zeitschrift für medienpädagogik, 4*(1), 24–31.

Döring, N. (2015a). Gesundheitskommunikation auf YouTube: Fallstudien zu 25 Lifestyle- und Fitness-Kanälen. In M. Schäfer, O. Quiring, C. Rossmann, M. Hastall & E. Baumann (Hrsg.), *Gesundheitskommunikation im gesellschaftlichen Wandel* (S. 78–91). Baden-Baden: Nomos.

Döring, N. (2015b). Die YouTube-Kultur im Gender-Check. *merz – medien + erziehung, zeitschrift für medienpädagogik, 59*(1), 17–24.

Duggan, J. M., Heath, N. L., Lewis, S. P., & Baxter, A. L. (2012). An examination of the scope and nature of non-suicidal self-injury online activities: Implications for school mental health professionals. *School Mental Health, 4*, 56–67.

Fromm, B., Baumann, E., & Lampert, C. (2011). *Gesundheitskommunikation und Medien.* Stuttgart: Kohlhammer Verlag.

Gabarron, E., Fernandez-Luque, L., Armayones, M., & Lau, A. Y. (2013). Identifying measures used for assessing quality of YouTube videos with patient health information: A review of current literature. *Interactive Journal of Medical Research, 2*(1), e6. https://doi.org/10.2196/ijmr.2465.

Grant-Alfieri, A., Schaechter, J., & Lipshultz, S. E. (2013). Ingesting and aspirating dry cinnamon by children and adolescents: The „cinnamon challenge". *Pediatrics, 131*(5), 833–835. https://doi.org/10.1542/peds.2012-3418.

Haridakis, P., & Hanson, G. (2009). Social interaction and co-viewing with YouTube: Blending mass communication reception and social connection. *Journal of Broadcasting and Electronic Media, 53*(2), 317. https://doi.org/10.1080/08838150902908270.

Horak, L. (2014). Trans on YouTube. Intimacy, visibility. Temporality. *Transgender Studies Quaterly, 1*(4), 572–585. https://doi.org/10.1215/23289252-2815255.

Keelan, J., Pavri-Garcia, V., Tomlinson, G., & Wilson, K. (2007). YouTube as a source of information on immunization: A content analysis. *The Journal of the American Medical Association, 289*(21), 2482. https://doi.org/10.1001/jama.298.21.2482.

Kim, K., Paek, H.-J., & Lynn, J. (2010). A content analysis of smoking fetish videos on YouTube: Regulatory implications for tobacco control. *Health Communication, 25*, 97–106.

Lasswell, H. (1948). The structure and function of communication in society. In L. Bryson (Hrsg.), *The communication of ideas. A series of addresses* (S. 32–51). New York: Harper.

Lim, M. J., Doja, A., Barrowman, N., & Sell, E. (2011). YouTube videos as a teaching tool and patient resource for infantile spasms. *Journal of Child Neurology, 26*(7), 804–809. https://doi.org/10.1177/0883073811402345.

Madathil, K. C., Rivera-Rodriguez, A. J., Greenstein, J. S., & Gramopadhye, A. K. (2014). Healthcare Information on YouTube: A systematic review. *Health Informatics Journal.* https://doi.org/10.1177/1460458213512220.

Manning, P. (2013). YouTube, ‚drug videos' and drugs education. *Drugs: Education, Prevention, and Policy, 20*, 120–130.

Maskell, S., Cross, G., & Gluckman, P. (2010). The Internet and informed dissent. *The Lancet, 375*, 640. https://doi.org/10.1016/S0140-6736(10)60271-1.

Mazanderani, F., O'Neill, B., & Powell, J. (2013). „People power" or „pester power"? YouTube as a forum for the generation of evidence and patient advocacy. *Patient Education and Counseling, 93*(3), 420–425. https://doi.org/10.1016/j.pec.2013.06.006.

McBean, S. (2014). Remediating affect: „Luclyn" and Lesbian intimacy on YouTube. *Journal of Lesbian Studies, 18*(3), 282–297. https://doi.org/10.1080/10894160.2014.896617.

Mulgrew, K. E., Volcevski-Kostas, D., & Rendell, P. G. (2014). The effect of music video clips on adolescent boys' body image, mood, and schema activation. *Journal of Youth and Adolescence, 43*(1), 92–103.

Myrick, J. G., & Oliver, M. B. (2014). Laughing and crying: Mixed emotions, compassion, and the effectiveness of a YouTube PSA about skin cancer. *Health Communication, 30*(8), 820–829. https://doi.org/10.1080/10410236.2013.845729.

Pandey, A., Patni, N., Singh, M., Sood, A., & Singh, G. (2010). YouTube as a source of information on the H1N1 influenza pandemic. *American Journal of Preventive Medicine, 38*(3), e1–e3. https://doi.org/10.1016/j.amepre.2009.11.007.

Pant, S., Deshmukh, A., Murugiah, K., Kumar, G., Sachdeva, R., & Mehta, J. L. (2012). Assessing the credibility of the „YouTube approach" to health information on acute myocardial infarction. *Clinical Cardiology, 35*(5), 281–285. https://doi.org/10.1002/clc.21981.

Perloff, R. M. (2014a). Social media effects on young women's body image concerns: Theoretical perspectives and an agenda for research. *Sex Roles, 71*, 363–377. https://doi.org/10.1007/s11199-014-0384-6.

Perloff, R. M. (2014b). Act 2: Extending theory on social media and body image concerns. *Sex Roles, 71*(11–12), 414–418.

Richardson, C. G., Vettese, L., Sussman, S., Small, S. P., & Selby, P. (2011). An investigation of smoking cessation video content on YouTube. *Substance Use & Misuse, 46*(7), 893–897. https://doi.org/10.3109/10826084.2011.570628.

Ryan, W., & Horvitz, E. (2009). Cyberchondria: Studies of the escalation of medical concerns in web search. *ACM Transactions on Information Systems, 27.* https://doi.org/10.1145/1629096.1629101

Seidenberg, A., Rodgers, E. J., Rees, V. W., & Connolly, G. N. (2012). Youth access, creation, and content of smokeless tobacco („Dip") videos in social media. *Journal of Adolescent Health, 50*, 334–338.

Sharf, B. F., Harter, L. M., Yamasaki, J., & Haidet, P. (2011). Narrative turns epic: Continuing development in health narrative scholarship. In T. Thompson, R. Parrott & J. Nussbaum (Hrsg.), *The Routledge handbook of health communication* (2. Aufl., S. 36–51). New York: Routledge.

Syed-Abdul, S., Fernandez-Luque, L., Jian, W.-S., Li, Y.-C., Crain, S., Hsu, M.-H., & Liou, D.-M. (2013). Misleading health-related information promoted through video-based social media: Anorexia on YouTube. *Journal of Medical Internet Research, 15*, e30. https://doi.org/10.2196/jmir.2237.

van de Belt, T. H., Berben, S. A. A., Samsom, M., Engelen, L. J. L. P. G., & Schoonhoven, L. (2012). Use of social media by Western European hospitals: Longitudinal study. *Journal of Medical Internet Research*, 14, e61. https://doi.org/10.2196/jmir.1992.

Wen, N., Chia, S. C., & Hao, X. (2015). What do social media say about makeovers? A content analysis of cosmetic surgery videos and viewers' responses on YouTube. *Health Communication, 30*(9), 933–942. https://doi.org/10.1080/10410236.2014.913220.

Yoo, J. H., & Kim, J. (2012). Obesity in the new media: A content analysis of obesity videos on YouTube. *Health Communication, 27*(1), 86–97. https://doi.org/10.1080/10410236.2011.569003.

Die Bedeutung sozialer Online-Netzwerke für die Gesundheitskommunikation

Verena Lindacher und Julika Loss

Zusammenfassung

Soziale Online-Netzwerke wie Facebook sind vor allem bei jungen Menschen zentraler Bestandteil des Alltags. Die spezifischen Eigenschaften dieser Angebote wie die Möglichkeit für jeden Einzelnen, eigene Inhalte der Öffentlichkeit zu präsentieren und mit anderen Nutzerinnen und Nutzern sowie professionellen Akteuren zu interagieren, eröffnen eine Reihe von Fragestellungen für die Gesundheitskommunikation. Inwieweit diese Zielgruppe auf den Plattformen über Gesundheit kommuniziert, aber auch andere Segmente (Patientinnen und Patienten oder Organisationen) soziale Online-Netzwerke im Gesundheitsbereich nutzen, wird im Folgenden beschrieben. Potenziale und Herausforderungen für Gesundheitskommunikation in Social Networking Sites (SNS) werden aufgegriffen.

Schlüsselwörter

Soziale Online-Netzwerke · Facebook · Setting · Interaktion · Qualität

1 Hintergrund

Insbesondere unter Teenagern und jungen Erwachsenen sind soziale Online-Netzwerke (engl. *social networking sites*, SNS) wie Facebook, MySpace oder Twitter beliebte Plattformen für tägliche soziale Interaktion. SNS sind ein Teilbereich von *Social Media*, worunter man Anwendungen versteht, die die Vernetzung mit anderen Nutzerinnen und

---

V. Lindacher (✉)
Referat für Gesundheit und Umwelt, Landeshauptstadt München, München, Deutschland
E-Mail: verena.lindacher@muenchen.de

J. Loss (✉)
Medizinische Soziologie, Universität Regensburg, Regensburg, Deutschland
E-Mail: julika.loss@klinik.uni-regensburg.de

© Springer Fachmedien Wiesbaden GmbH, ein Teil von Springer Nature 2019
C. Rossmann, M. R. Hastall (Hrsg.), *Handbuch der Gesundheitskommunikation*,
https://doi.org/10.1007/978-3-658-10727-7_15

Nutzern, interaktive Aktivitäten sowie die Erstellung und Rezeption nutzergenerierter Inhalte im Internet ermöglichen (Safko und Brake 2009, S. 6; Sterne 2010, S. xvi–xix). Damit ist es auf dem heutigen technischen Standard (Web 2.0) machbar, dass mediale Inhalte nicht mehr ausschließlich durch Expertinnen und Experten an ein breites Publikum gestreut werden können, sondern jeder mithilfe dieser Anwendungen Inhalte erstellen und verbreiten kann und dadurch mitunter einen großen Personenkreis erreicht („publizistische Egalisierung": Döring 2003, S. 18). Dass SNS zentraler Bestandteil im Leben vieler Menschen sind, beweist u. a. die ARD/ZDF-Online-Studie (Busemann 2013, S. 391–399): 46 % aller Internetnutzerinnen und -nutzer ab 14 Jahren verfügen über ein Profil in einem SNS, dabei stammen die meisten aus der jüngeren Generation (14–29 Jahre, hier besitzen mehr als 80 % ein SNS-Profil). Facebook ist aktuell das wichtigste Netzwerk. Die Nutzerinnen und Nutzer sozialer Online-Netzwerke sind in der Regel jeden Tag auf einer Plattform aktiv (Busemann 2013, S. 391–399; Raacke und Bonds-Raacke 2008, S. 169–174) und verbringen dort durchschnittlich bis zu zwei Stunden. Die Hauptaktivitäten und zentrale Nutzungsmotive von SNS-Nutzern sind laut verschiedener Studien Kontaktaufbau und -pflege, Informationssuche und -weitergabe sowie Zeitvertreib (Kneidinger 2010, S. 93–98; Raacke und Bonds-Raacke 2008, S. 169–174). Damit wird deutlich, dass SNS zum Alltag vieler Menschen gehören. Insofern können SNS auch als *Setting* verstanden werden – und sind damit Orte, die prinzipiell für präventive und Gesundheitsförderungsmaßnahmen relevant sein können. Sie werden zunehmend als „neue" oder „virtuelle" Settings bezeichnet, die für Gesundheitsförderung genutzt werden können (Centre for Health Promotion Women's and Children's Health Network 2012, S. 8; Loss et al. 2014, S. 161–170). SNS haben zwar keine geografischen Grenzen wie typische Settings, z. B. Gemeinden oder Betriebe, erfüllen aber ansonsten viele Setting-Kriterien, z. B. indem sie für viele Menschen einen integralen Bestandteil des täglichen Lebens darstellen, eine Organisationsstruktur aufweisen, in ihnen soziale Interaktion stattfindet und das Verfolgen von individuellen Aktivitäten ermöglicht wird – wenngleich diese nur aus Kommunikation bestehen (Loss et al. 2014, S. 161–170). Da es sich bei SNS um Kommunikationsmedien handelt, fallen sämtliche über SNS mögliche Präventionsmaßnahmen folglich in den Bereich der Gesundheitskommunikation.

Nachfolgend soll ein Einblick in die bisherigen Forschungsaktivitäten rund um den Bereich Gesundheitskommunikation in SNS gegeben werden. Da dies ein relativ neues Gebiet ist, ist die Forschung hierzu vor allem dadurch gekennzeichnet, dass zunächst der Medienkanal und die Nutzerinnen und Nutzer exploriert wurden; Interventionen hingegen wurden bislang deutlich weniger getestet.

2 Kommunikation zu gesundheitsbezogenen Themen in sozialen Online-Netzwerken durch Nutzerinnen und Nutzer

Bislang existieren einige Versuche, den Medienkanal bzw. das Setting SNS genauer zu untersuchen, da das Verständnis über die Funktionsweise eines bestimmten Settings Voraussetzung für die Planung effektiver Maßnahmen ist (Poland et al. 2009, S. 505–516). Im Zentrum der Interaktivität in SNS stehen die verbale Kommunikation sowie der Austausch von Bild- und Filmmaterial. Dabei lassen sich in SNS zwei Kommunikationsräume erkennen – die übliche Vernetzung mit Freundinnen und Freunden einerseits und themenspezifische Gruppen andererseits. Thackeray et al. (2013) untersuchten mittels Telefoninterviews, inwieweit Privatpersonen SNS für bestimmte gesundheitsbezogene Aktivitäten (Informationssuche, Teilnahme an gesundheitsbezogenen Gruppen, Verfolgen der Gesundheitsupdates von Freunden) nutzen. Dabei zeigte sich, dass SNS für die Suche verwendet werden – allerdings konsumieren die Rezipientinnen und Rezipienten eher, als dass sie zum Dialog beitragen. Personen, die das Gesundheitssystem regelmäßig in Anspruch nehmen, Personen mit chronischen Erkrankungen und Jüngere suchen eher nach gesundheitlichen Informationen als andere Gruppen. Hierfür werden beide Kommunikationsräume herangezogen.

2.1 Gesundheits- und Risikoverhalten in der öffentlichen Kommunikation in SNS

2.1.1 Berichtetes Risikoverhalten

Inwiefern Nutzerinnen und Nutzer zu gesundheitsbezogenen Verhaltensweisen in SNS kommunizieren, wurde in wenigen Studien untersucht. In einer groß angelegten quantitativen Inhaltsanalyse öffentlicher MySpace-Profile junger Erwachsener wurden Kommunikationsinhalte (Beiträge und Bilder) nach berichtetem gesundheitlichen Risikoverhalten untersucht. Dabei fokussierten die Autoren u. a. auf die Häufigkeit von Bezugnahmen zu Alkoholkonsum, Rauchen oder Drogenmissbrauch. Sie kamen zu dem Ergebnis, dass junge Erwachsene sehr häufig (41 % der untersuchten Profile) den Konsum verschiedener Genuss- und Suchtmittel berichten (Moreno et al. 2009a, S. 27–34, 2009b, S. 35–41). Die Studie untersuchte allerdings nur die Häufigkeiten der jeweiligen Schlagworte, nicht aber die Kontexte und Bewertungszusammenhänge, in die die Nutzerinnen und Nutzer ihre Kommunikation über Gesundheits- oder Risikoverhalten einordneten. Eine deutsche Pilotstudie analysierte, wie Studierende auf Facebook über gesundheitsrelevantes Verhalten kommunizieren (u. a. Alkoholkonsum, Ernährung, Sport). Da Inhalte privater Facebookprofile nicht ohne weiteres zugänglich sind, soll die Methodik dieser Studie etwas ausführlicher in der folgenden Infobox beschrieben werden.

> **Studie: Inhaltsanalyse gesundheitsbezogener Themen auf Facebook**
> Gegenstand der Inhaltsanalyse waren die Inhalte von originalen, nicht-öffentlichen Facebook-Profilen, die jeweils retrospektiv über einen Zeitraum von neun Monaten betrachtet wurden. Die Studienteilnehmenden druckten vor Ort in einem Studienzentrum ihre persönliche Facebook-Chronik dieses Zeitraums aus und anonymisierten anschließend die Ausdrucke (Schwärzung von Namen, Augenbalken auf Fotos). Alle noch sichtbaren Elemente auf den ausgedruckten

(Fortsetzung)

Facebook-Protokollen – Textbeiträge und Fotos – wurden anhand eines Codebuchs quantitativ ausgewertet (Lindacher et al. 2014, S. 225–237). 368 der 5.851 analysierten Posts (6,3 %) nahmen Bezug zu einer der festgelegten gesundheitsrelevanten Aktivitäten. 27 der 30 Facebookprofile enthielten mindestens eine Referenz zu riskanten Aktivitäten. Am häufigsten wurde Alkoholkauf oder -konsum berichtet. Insgesamt wurde auf den untersuchten Facebook-Profilen weitaus häufiger Bezug auf riskante Verhaltensweisen (Alkoholkonsum und ungesunde Ernährung) genommen als auf gesundheitsförderliche Verhaltensweisen (gesunde Ernährung, Sport). Interessant war dabei, dass die Darstellungen das Risikoverhalten in einen positiven, erstrebenswerten Kontext stellten und negative Konsequenzen ausklammerten. Berichte über Risikoverhalten wurden somit bewusst eingesetzt, um ein positives Selbstbild zu generieren (gesellig, lustig, grenzüberschreitend), ein Phänomen, das in der Sozialpsychologie als Impression Management bekannt ist. Es ist nicht auszuschließen, dass dadurch eine Verharmlosung und Normalisierung riskanter Lebensweisen befördert wird. Die identifizierten Deutungsrahmen, die für die jungen Studienteilnehmenden in Bezug auf Alkohol, Ernährung und Sport relevant sind, geben Hinweise darauf, welche Begleitkontexte in zukünftigen präventiven Maßnahmen aufgegriffen werden könnten. Die Untersuchung erfolgte allerdings nur an einer sehr spezifischen Stichprobe (Medizinstudierende), weshalb der Gesundheitsbezug hier möglicherweise anders ausfällt als in anderen Gruppen (Loss et al. 2013).

Zusammenfassend zeigt die derzeitige Studienlage, dass in der öffentlichen Kommunikation in SNS insbesondere über riskante Lebensstile kommuniziert wird.

2.1.2 Korrelation von kommuniziertem zu tatsächlichem Verhalten

Inwiefern die Kommunikation über bestimmte Gesundheits- oder Risikoverhaltensweisen in SNS mit tatsächlichem Verhalten im realen Leben korreliert, wurde bereits untersucht. Zwei US-amerikanische Studien konnten nachweisen, dass Facebook-Beiträge zu Stress und Alkohol in ihrer Häufigkeit repräsentativen Querschnittsdaten zur Stressprävalenz und zum Alkoholkonsum ähnlich sind (Egan und Moreno 2011a, S. 413–420, 2011b, S. 586–592). Auch die US-Längsschnittstudie mit Studierenden lieferte Hinweise darauf, dass ein positiver Zusammenhang zwischen Posts zum Thema Alkohol auf Facebook und berichtetem tatsächlichen Alkoholkonsum besteht, v. a. Berichte über Alkoholkonsum in Bildform sind mit exzessivem Alkoholkonsum assoziiert (Moreno et al. 2015, S. 646–651). Für den Bereich Stress zeigte eine Studie von Eichstaedt et al. (2015, S. 159–169), dass die sprachliche Gestaltung von Posts oder Tweets als Marker für kardiovaskuläre Mortalität auf Bevölkerungsebene fungieren kann. Die Autoren untersuchten sprachliche Muster wie die Erwähnung negativer sozialer Beziehungen oder negativer Emotionen (z. B. Wut). Sollte sich dieser Befund für andere Bereiche bestätigen, kann dies für die Gesundheitskommunikation insofern interessant sein, dass SNS als Monitoring-Instrument für aktuelle und für Nutzerinnen und Nutzer relevante Themen dienen und damit die inhaltliche Grundlage für Maßnahmen liefern könnte.

2.2 Kommunikation in krankheitsspezifischen Gruppen

Die Möglichkeit, in SNS Gruppen zu jeglichem Thema zu gründen, bietet vor allem Patientinnen und Patienten mit chronischen Erkrankungen und deren Angehörigen neuartige Räume für Vernetzung und krankheitsspezifischen Informationsaustausch. Diese Quellen für Wissen, Unterstützung und soziale Anbindung werden für diese Gruppen zunehmend wichtiger. Patientinnen und Patienten bemühen sich, mit einer Gemeinschaft aus Menschen mit ähnlichen Problemen in Kontakt zu kommen und untereinander zu interagieren – sowohl um krankheitsspezifische Informationen auszutauschen als auch soziale Unterstützung anzubieten bzw. zu erhalten. Im Gegensatz zu früheren statischen gesundheitsbezogenen Internetangeboten erhalten Patientinnen und Patienten durch SNS die Möglichkeit, ein soziales Netzwerk aufzubauen und davon zu profitieren (Hawn 2009, S. 361–368). Facebookgruppen existieren zu nahezu jeder Krankheitsentität, wobei Tumor- oder kardiovaskuläre Erkrankungen vorherrschen (Farmer et al. 2009, S. 455–459). Greene et al. (2011) untersuchten die Kommunikationsinhalte und Qualität von Beiträgen in Facebookgruppen zum Thema Diabetes. Patientinnen und Patienten sowie Angehörige kommunizieren zu persönlichen krankheitsspezifischen Informationen, geben Feedback und Orientierungshilfen. Sachlich falsche Informationen kommen selten vor (Greene et al. 2011, S. 287–292). Ein anderes Forschungsprojekt hat sich mit der Wirkung von Facebookgruppen zum Thema Mamma-Karzinom beschäftigt. Die Befragten berichten über einen breiten Wissenszuwachs rund um das Thema Brustkrebs (Pathogenese, Forschungsstand, Therapieoptionen) und eine Abnahme von Angst und Besorgnis nach dem Gruppenbeitritt (Attai et al. 2015). Zusammenfassend spielt die Kommunikation über Krankheiten in SNS-Gruppen eine wichtige Rolle. Die Studien könnten der Gesundheitskommunikation Hinweise liefern, für welche Zielgruppen und Themen besonderer Interventionsbedarf in SNS besteht.

3 Kommunikation zu gesundheitsbezogenen Themen durch Public-Health-Akteure

Neben den privaten Nutzerinnen und Nutzern von SNS stellen auch professionelle Public-Health-Akteure wie Gesundheitsbehörden oder Krankenkassen eine Nutzergruppe von SNS dar (Thackeray et al. 2013). Eine neuere Übersichtsarbeit geht der Frage nach, wie die derzeitige Nutzung für Public Health-Forschung und -Praxis beschrieben werden kann (Capurro et al. 2014): Zentrale Zielgruppen bisheriger Arbeiten sind neben Patientinnen und Patienten v. a. Jugendliche und junge Erwachsene sowie Personen mit erhöhtem Risiko für sexuell übertragbare Infektionen – also traditionell eher schwer erreichbare Gruppen. Zu bislang aufgegriffenen Gesundheitshemen gehören die Bereiche HIV-/AIDS-Prävention und andere sexuell übertragbare Erkrankungen (STI), klassische Themen der Gesundheitsförderung (Ernährung, Sport), chronische Erkrankungen und Sucht. SNS scheinen sich also insbesondere auch für „Tabuthemen" wie HIV/STI zu eignen. Speziell die Möglichkeit zur Interaktion mit der Zielgruppe kann als besonderes Merkmal von SNS gesehen werden. Untersuchungen zur Fragestellung, in welchem Ausmaß Gesundheitsbehörden SNS nutzen, vor allem auch für die Interaktion mit der Zielgruppe, sind deshalb zentral. 60 % der Behörden sind auf mindestens einem SNS-Anbieter (Facebook, Twitter) für Gesundheitskommunikationszwecke aktiv. Die gesundheitsbezogenen Tweets und Posts behandeln die Gebiete Prävention, Krankheiten, Verhalten im Notfall, sowie Gesundheitsleistungen und Veranstaltungshinweise. Häufige Themen sind z. B. Ernährung, Herzerkrankungen, Krebs, Umwelt und Gesundheit und Grippe. Der Gesundheitssektor nutzt SNS jedoch hauptsächlich zur Informationsbereitstellung, die Möglichkeit zum Dialog mit der Zielgruppe wird kaum gesucht (Thackeray et al. 2008, S. 338–343).

4 Interventionen in sozialen Online-Netzwerken

In diesem Kapitel soll kurz skizziert werden, wie die Wirksamkeit gesundheitskommunikativer Interventionen in SNS beurteilt werden kann. Maher et al. (2014) beleuchten in einem systematischen Review die aktuelle Evidenzlage zur Wirksamkeit von Social-Media-Interventionen zur Verhaltensänderung. Bislang existieren marginale Beweise dafür, dass Interventionen zur Verhaltensänderung unter Einbeziehung SNS wirksam sind. Weitere Forschung ist deshalb notwendig, um herauszufinden, wie Bindung und Engagement maximiert werden können. Die Autoren heben als großen Vorteil von SNS deren große Reichweite hervor und leiten zunächst Forschungsbedarf hinsichtlich ihrer Möglichkeiten zur breitenwirksamen Dissemination von Maßnahmen ab (Maher et al. 2014).

Im Folgenden sollen einige Beispielprojekte beschrieben werden, die aufzeigen, wie gesundheitskommunikative Interventionen in SNS gestaltet werden können. Die wenigen veröffentlichten Projekte waren ähnlich aufgebaut: Forscherinnen und Forscher entwickelten ein spezielles Profil auf einem SNS-Portal, auf diesen Seiten wurden dann Inhalte zum jeweiligen Gesundheitsthema gepostet.

a) Das Projekt „FaceSpace" hat einen ersten Beitrag zu Gesundheitsförderungsinterventionen im Social Web geliefert (Gold et al. 2012; Nguyen et al. 2013, S. 98–104). Thematisch ist FaceSpace der HIV-Prävention zuzuordnen und richtet sich an Risikogruppen. Das Projekt arbeitet dabei mit fiktionalen Charakteren, die als Rollenvorbilder dienen sollen und Inhalte rund um das Thema HIV posten. Durch die Verkörperung verschiedener Charaktere sollen sich möglichst viele Segmente der Zielgruppe in den Rollenvorbildern wieder finden (z. B. homosexuelle Männer, Teenager). Die Studie verfolgte vor allem das Ziel, Best-

Practice-Kriterien bei der Umsetzung zukünftiger Gesundheitsförderungsinterventionen in SNS zu formulieren.

b) Ein weiteres Beispiel aus dem Bereich der HIV-Prävention („Queer as F**k"), das insbesondere an homosexuelle Männer gerichtet ist, gleicht im Aufbau einer Drama-Serie aus „Webisoden" (Web-Episoden), die gepostet werden. Ziel der Evaluation war es, Reichweite, Interaktivität und Zielgruppenbindung/-aktivität durch das Projekt zu bewerten. Mit einem Mixed-Methods-Design (Nutzerstatistiken, Interviews, Fokusgruppen) konnte u. a. herausgefunden werden, dass die Teilnehmer die Mischung aus Information und Unterhaltung im Seifenoper-Format positiv bewerten (Pedrana et al. 2013). Insgesamt erreichte das Projekt nach der ersten Staffel 1320 Fans und zahlreiche *page views* sowie Kommentierungen.

c) Bull et al. (2012) schalteten im Rahmen des Forschungsprojektes „Just/Us" ebenfalls eine Intervention im Bereich sexuell übertragbarer Erkrankungen (STI), um zu testen, ob die Verbreitung von Präventionsbotschaften über eine Facebook-Seite Risikoverhaltensweisen verringern kann (Bull et al. 2012, S. 467–474). Inhalte der Facebook-Seite waren eine breite Palette an Themen: z. B. Kommunikation über die eigene sexuelle Vorgeschichte, Erwartungen an eine Paarbeziehung, Wissen und Fähigkeiten zur Kondomnutzung oder (STI)-Testverfahren. Als Hauptergebnis wurde das tatsächliche Verhalten (Nutzung von Kondomen) nach der Exposition mit dem Just/Us-Profil erfasst und mit Nutzungsdaten verbunden. Bei der Interventionsgruppe war im Vergleich zur Kontrollgruppe die Anwendung von Schutzmaßnahmen signifikant höher.

In Tab. 1 werden Best-Practice-Erkenntnisse für die Planung von gesundheitskommunikativen Präventionsangeboten aus den Beispielen abgeleitet:

Tab. 1 Ausgewählte Best-Practice-Empfehlungen der Beispielprojekte

	Kriterium	Erläuterung
„FaceSpace"	multidisziplinäres Team	z. B. Gesundheitsexperten, Social Marketing-Experten, Experten aus dem Bereich Informationstechnologie
	zeitliche Ressourcen	ausreichend Zeit für das Einholen jeglicher Genehmigungen (z. B. Ethik, Datenschutz) – da SNS immer noch Neuland darstellen, kann dies einige Zeit in Anspruch nehmen
	personelle Ressourcen	ausreichende Ressourcen für den Aufbau und die Aufrechterhaltung einer Online-Präsenz: Initiierung eines regelmäßigen interaktiven Kontakts zu Teilnehmern, engmaschiges Feedback, kontinuierliche, neue Inhalte und partizipative Vermittlung von Botschaften (Web 2.0)
„Queer as F**k"	laufende Prozessevaluation	eine begleitende (multi-methodische) Evaluation kann einen iterativen und reflexiven Ansatz darstellen das SNS-Angebot weiter anzupassen
„Just/Us"	Ergebnisevaluation	Qualitätssicherung: Kann Hinweise auf die Wirksamkeit von Maßnahmen geben

Vor allem Teenager und junge Erwachsene sind eine wichtige Zielgruppe in SNS, da sich SNS als bedeutende Informationsquelle für Gesundheitsinformationen in dieser Generation herausbilden – vor allem für heikle Themen wie Sexualgesundheit und Schwangerschaft (Ralph et al. 2011, S. 38–49; Vance et al. 2009, S. 133–136). Der aufgeführte Überblick über einige Interventionen und Studien kann Anhaltspunkte für die Gesundheitskommunikation zu existierenden Aktivitäten liefern, aber auch auf Lücken und bedeutende Zielgruppen hinweisen. Bislang liegen aber eher passive, deskriptive Ansätze innerhalb der SNS im Bereich Public Health vor, v. a. die Möglichkeit einer experimentellen Test-Umgebung für die Implementierung einer gesundheitskommunikativen Intervention wird bisher kaum genutzt.

5 Potenzial

Das Potenzial von SNS für Public-Health-Institutionen bzw. Gesundheitsförderer wird in erster Linie darin gesehen, Gesundheitsbotschaften breit zu streuen (Apatu et al. 2013, S. 88–95; Korda und Itani 2011; Thackeray et al. 2008, S. 338–343). Dazu kommt die Möglichkeit, mit der Zielgruppe zu interagieren, sowie die Interaktion zu gesundheitlichen Themen der Nutzerinnen und Nutzer untereinander, wodurch sie auch soziale Unterstützung erhalten können (Leak et al. 2014, S. 203–208; Moorhead et al. 2013). Wichtig ist deshalb die Initiierung eines regelmäßigen interaktiven Kontakts zu Teilnehmern, eine partizipative Generierung und Vermittlung von Botschaften (Web 2.0) sowie die kontinuierliche Bereitstellung neuer Inhalte und engmaschigen Feedbacks. Als weiterer Vorteil wird die Nutzung als Public-Health-Surveillance-Instrument (Überwachung) beschrieben. SNS stellen Kommunikationsinhalte in Echtzeit zur Verfügung: in SNS könnten somit Reaktionen der Öffentlichkeit auf gesundheitliche Themen beobachtet werden. Ebenso ist es möglich, Fehlinformation der Nutzerschaft aufgrund gesundheitskommunikativer Inhalte und Ansatzpunkte für Interventionen zu identifizieren. Die Möglichkeit zur Surveillance ist vorbehaltlich des Zugangs zu den Daten gegeben, die prinzipiell nicht öffentlich sind.

6 Gefahren und Herausforderungen

Neben Potenzialen bergen SNS auch Risiken:

a) Gefahren, die durch die alltägliche SNS-Kommunikation von Nutzerinnen und Nutzern untereinander ausgehen
   - Auswirkungen negativer Kommentare, Cybermobbing
   - Normalisierung von Risikoverhalten

Inwieweit SNS und die hier stattfindenden Aktivitäten einen Einfluss auf die Gesundheit der Nutzer haben, ist bislang wenig untersucht. Es ist beispielsweise beschrieben, dass sich das Wohlbefinden von Jugendlichen verschlechtert, wenn sie auf ihre Profile v. a. negative Kommentare erhalten (Valkenburg et al. 2006, S. 584–590). Zudem kann eine häufige und positive Darstellung von Risikoverhalten durch Peers die Attraktivität von potenziell gesundheitsschädigendem Verhalten steigern (Moreno et al. 2009a, S. 27–34, 2009b, S. 35–41); McCreanor et al. (2012) beschreiben in ihrem Übersichtsartikel, dass vor allem Alkohol positiv durch Nutzer in SNS „vermarktet" wird und dies wiederum eine bedeutende Rolle in der Normalisierung von Alkoholkonsum insbesondere im Leben junger Menschen spielen kann (McCreanor et al. 2012, S. 110–120).

b) Gefahren, die von über SNS verbreiteten Gesundheitsinformationen ausgehen
- durch Laien in Gruppen
- durch professionelle Public-Health-Institutionen – hier bietet der sog. HON-Code Anhaltspunkte

Durch die Aufhebung der Rollendualität zwischen Laie und Experte in der Erstellung von Kommunikationsinhalten in SNS gewinnt der Bereich Qualität von gesundheitlichen Informationen besonders an Bedeutung. Die „Health On the Net Foundation" (HON), eine nicht staatliche Organisation, formulierte beispielsweise Kriterien für Qualität und Vertrauenswürdigkeit von medizinischen und gesundheitsbezogenen Informationen im Internet und entwickelte diese für den spezifischen Bereich Web 2.0 weiter, um die Dynamik zwischen Nutzern und Entwicklern einer Seite aufzugreifen. Der HON-Code stellt Voraussetzungen für zuverlässige Informationen in SNS auf z. B. (Health On The Net Foundation 2014):

- Klarstellung, ob es sich um eine Laien- oder Expertenaussage handelt
- Verwendungszweck des Angebotes: Vorhandensein einer Aussage, die eindeutig erklärt, dass die Informationen auf der Plattform ist nicht dazu gedacht sind, den Rat einer medizinischen Fachkraft zu ersetzen
- Datenschutz: Hinweis darauf, dass die eigenen Inhalte für jeden lesbar und nutzbar sind
- Quellenangaben für Informationen, die keine eigenen Erfahrungen darstellen

Gefahren von Gesundheitsinformationen in SNS können daher von urheberspezifischen Aspekten ausgehen, beispielsweise anonyme Autorenschaft oder mangelhafte Zitierung von Quellen, sowie die Möglichkeit zur Darstellung von Meinungen als Fakten (Vance et al. 2009, S. 133–136).

Eine Herausforderung besteht darin, SNS zur bedarfs- und bedürfnisgerechten Planung gesundheitskommunikativer Maßnahmen zu nutzen, da der Zugang zu SNS-Profilen und damit zu einem reichen Datenpool an Meinungen, Einstellungen und tatsächlichem Verhalten prinzipiell nicht öffentlich zugänglich ist (Toseeb und Inkster 2015, S. 36), sodass Rekrutierungsbemühungen stattfinden müssen. Zudem erfordern die Interaktions- und Teilhabemöglichkeiten von SNS, dass Nutzer aktiv in die Aufrechterhaltung eines Diskurses und in die gemeinsame Generierung von Wissen einbezogen werden. Dies verlangt den Verantwortlichen neben personellen Ressourcen nicht nur ständige Reaktionsbereitschaft auf Nutzerinhalte ab, sondern auch „Kontrollverlust" hinsichtlich öffentlicher Inhalte: viele Organisationen fürchten Glaubwürdigkeits- und Reputationsverluste aufgrund negativer Kommentare oder spezifischen Laienmeinungen (Heldman et al. 2013, S. 1–18).

7 Fazit

Nutzerinnen und Nutzer kommunizieren auf ihren SNS-Profilen oder in spezifischen SNS-Gruppen über gesundheitsrelevantes Verhalten bzw. Erfahrungen zum Umgang mit Erkrankungen. Gesundheitsförderer und Public-Health-Institutionen haben SNS als Plattform für die Verbreitung von Gesundheitsbotschaften entdeckt. Damit ist Gesundheitskommunikation in SNS keine Randerscheinung mehr, wenn auch bislang kaum systematisch analysiert. Das Potenzial von SNS wird vor allem darin gesehen, dass die klassischen Public-Health-Kernfunktionen Forschung, Surveillance, gesundheitliche Aufklärung und Bereitstellung gesundheitlicher Ressourcen mit einem weiteren Instrument (nämlich SNS) verfolgt werden können. SNS sind für die Gesundheitskommunikation insofern interessant, dass sie neue Räume bieten, in denen große, aber auch spezifische Publikumssegmente erreicht werden können, die speziell Gesundheitsinformationen im Internet bevorzugen. Die Schlüsselelemente dieser Portale liegen in den Interaktionsmöglichkeiten mit der Zielgruppe und damit in der Chance, Feedback der Zielgruppe beobachtbar zu machen. Bemühungen der Gesundheitskommunikation können somit relevanter, bedeutsamer und nutzbarer für das Publikum gestaltet werden. Die Möglichkeit, direkt mit der Zielgruppe zu interagieren, kann helfen, die Zielgruppenbindung und Glaubwürdigkeit zu erhöhen.

Nichtsdestotrotz sollten SNS nur einen Baustein in einem multimedialen Gesundheitskommunikationskonzept darstellen, d. h. die Kombination traditioneller und neuer Medien, um unterschiedlichen Publikumspräferenzen bei Gesundheitsinformationen gerecht zu werden (Heldman et al. 2013, S. 1–18).

Vor allem im deutschsprachigen Raum fehlt bislang die Erprobung von Interventionen und deren Evaluation in SNS. Für die Public-Health-Forschung ergibt sich die Aufgabe, weitere Forschungsarbeit zu betreiben, beispielsweise zur Charakterisierung spezifischer Zielgruppen im Setting SNS, oder aber zur Frage, wie SNS als experimentelles Tool zur Umsetzung einer gesundheitsförderlichen Intervention genutzt werden können. Die besonderen Gegebenheiten, die das Setting der SNS mit sich bringt, sollten dabei unbedingt berücksichtigt werden (nutzergenerierte Inhalte, Interaktivität, Nutzung zur Selbstdarstellung etc.).

Literatur

Apatu, E. J., Alperin, M., Miner, K. R., & Wiljer, D. (2013). A drive through Web 2.0: An exploration of driving safety promotion on Facebook. *Health Promotion Practice, 14*(1), 88–95.

Attai, D. J., Cowher, M. S., Al-Hamadani, M., Schoger, J. M., Staley, A. C., & Landercasper, J. (2015). Twitter social media is an effective tool for breast cancer patient education and support: Patient-reported outcomes by survey. *Journal of Medical Internet Research, 17*(7), e188.

Bull, S. S., Levine, D. K., Black, S. R., Schmiege, S. J., & Santelli, J. (2012). Social media-delivered sexual health intervention: A cluster randomized controlled trial. *American Journal of Preventive Medicine, 43*(5), 467–474.

Busemann, K. (2013). Ergebnisse der ARD/ZDF-Onlinestudie 2013. Wer nutzt was im Social Web? *Media Perspektiven, 8*, 391–399.

Capurro, D., Cole, K., Echavarría, M. I., Joe, J., Neogi, T., & Turner, A. M. (2014). The use of social networking sites for public health practice and research: A systematic review. *Journal of Medical Internet Research, 16*(3), e79.

Centre for Health Promotion Women's and Children's Health Network. (2012). *„Where they hang out". Social media use in youth health promotion: An analysis based on a literature review and survey of the youth sector in South Australia.* Adelaide: Department of Health, Government of South Australia.

Döring, N. (2003). *Sozialpsychologie des Internet. Die Bedeutung des Internet für Kommunikationsprozesse, Identitäten, soziale Beziehungen und Gruppen.* Göttingen: Hogrefe.

Egan, K. G., & Moreno, M. A. (2011a). Alcohol references on undergraduate males' Facebook profiles. *American Journal of Mens Health, 5*(5), 413–420.

Egan, K. G., & Moreno, M. A. (2011b). Prevalence of stress references on college freshmen Facebook profiles. *Computers, Informatics, Nursing, 29*(10), 586–592.

Eichstaedt, J. C., Schwartz, H. A., Kern, M. L., Park, G., Labarthe, D. R., Merchant, R. M., et al. (2015). Psychological language on Twitter predicts county-level heart disease mortality. *Psychological Science, 26*(2), 159–169.

Farmer, A. D., Bruckner Holt, C. E., Cook, M. J., & Hearing, S. D. (2009). Social networking sites: A novel portal for communication. *Postgraduate Medical Journal, 85*(1007), 455–459.

Gold, J., Pedrana, A. E., Stoove, M. A., Chang, S., Howard, S., Asselin, J., et al. (2012). Developing health promotion interventions on social networking sites: Recommendations from The FaceSpace Project. *Journal of Medical Internet Research, 14*(1), e30.

Greene, J. A., Choudhry, N. K., Kilabuk, E., & Shrank, W. H. (2011). Online social networking by patients with diabetes: A qualitative evaluation of communication with Facebook. *Journal of General Internal Medicine, 26*(3), 287–292.

Hawn, C. (2009). Take two aspirin and tweet me in the morning: How Twitter, Facebook, and other social media are reshaping health care. *Health Affairs (Millwood), 28*(2), 361–368.

Health On The Net Foundation (HON). (2014). Certification for collaborative websites/websites with Web 2.0 elements. http://www.hon.ch/cgi-bin/HONcode/guidelines_comments_en.pl. Zugegriffen am 30.09.2015.

Heldman, A. B., Schindelar, J., & Weaver, J. B. (2013). Social media engagement and public health communication: Implications for public health organizations being truly „social". *Public Health Reviews, 35*(1), 1–18.

Kneidinger, B. (2010). *Facebook und Co. Eine soziologische Analyse von Interaktionsformen in Online Social Networks.* Wiesbaden: VS.

Korda, H., & Itani, Z. (2011). Harnessing social media for health promotion and behavior change. *Health Promot Practice.* https://doi.org/10.1177/1524839911405850.

Leak, T. M., Benavente, L., Goodell, L. S., Lassiter, A., Jones, L., & Bowen, S. (2014). EFNEP graduates' perspectives on social media to supplement nutrition education: Focus group findings from active users. *Journal of Nutrition Education and Behavior, 46*(3), 203–208.

Lindacher, V., Curbach, J., & Loss, J. (2014). Gesundheitsbezogene Themen im sozialen Netzwerk Facebook.: Eine Inhaltsanalyse der Kommunikation auf Facebook. In E. Baumann, M. Hastall, C. Rossmann, & A. Sowka (Hrsg.), *Gesundheitskommunikation als Forschungsfeld der Kommunikations- und Medienwissenschaft* (S. 225–237). Baden-Baden: Nomos.

Loss, J., Lindacher, V., & Curbach, J. (2013). Do social networking sites enhance the attractiveness of risky health behavior? Impression management in adolescents' communication on Facebook and its ethical implications. *Public Health Ethics.* https://doi.org/10.1093/phe/pht028.

Loss, J., Lindacher, V., & Curbach, J. (2014). Online social networking sites – A novel setting for health promotion? *Health & Place, 26*, 161–170.

Maher, C. A., Lewis, L. K., Ferrar, K., Marshall, S., De Bourdeaudhuij, I., & Vandelanotte, C. (2014). Are health behavior change interventions that use online social networks effective? A systematic review. *Journal of Medical Internet Research, 16*(2), e40.

McCreanor, T., Lyons, A., Griffin, C., Goodwin, I., Moewaka Barnes, H., & Hutton, F. (2012). Youth drinking cultures, social networking and alcohol marketing: Implications for public health. *Critical Public Health, 23*(1), 110–120.

Moorhead, S. A., Hazlett, D. E., Harrison, L., Carroll, J. K., Irwin, A., & Hoving, C. (2013). A new dimension of health care: Systematic review of the uses, benefits, and limitations of social media for health communication. *Journal of Medical Internet Research, 15*(4), e85.

Moreno, M. A., Parks, M. R., Zimmerman, F. J., Brito, T. E., & Christakis, D. A. (2009a). Display of health risk behaviors on MySpace by adolescents: Prevalence and associations. *Archives of Pediatrics & Adolescent Medicine, 163*(1), 27–34.

Moreno, M. A., Vanderstoep, A., Parks, M. R., Zimmerman, F. J., Kurth, A., & Christakis, D. A. (2009b). Reducing at-risk adolescents' display of risk behavior on a social networking web site: A randomized controlled pilot intervention trial. *Archives of Pediatrics & Adolescent Medicine, 163*(1), 35–41.

Moreno, M. A., Cox, E. D., Young, H. N., & Haaland, W. (2015). Underage college students' alcohol displays on Facebook and real-time alcohol behaviors. *Journal of Adolescent Health, 56*(6), 646–651.

Nguyen, P., Gold, J., Pedrana, A., Chang, S., Howard, S., Ilic, O., et al. (2013). Sexual health promotion on social networking sites: A process evaluation of The FaceSpace Project. *Journal of Adolescent Health, 53*(1), 98–104.

Pedrana, A., Hellard, M., Gold, J., Ata, N., Chang, S., Howard, S., et al. (2013). Queer as F**k: Reaching and engaging gay men in sexual health promotion through social networking sites. *Journal of Medical Internet Research, 15*(2), e25.

Poland B., Krupa G., & McCall D. (2009). Settings for health promotion: an analytic framework to guide intervention design and implementation. *Health Promotion Practice, 10*, 505–516.

Raacke, J., & Bonds-Raacke, J. (2008). MySpace and Facebook: Applying the uses and gratifications theory to exploring friend-networking sites. *CyberPsychology & Behavior, 11*(2), 169–174.

Ralph, L., Berglas, N., Schwartz, S., & Brindis, C. (2011). Finding teens in TheirSpace: Using social networking sites to connect youth to sexual health services. *Sexuality Research and Social Policy, 8*(1), 38–49.

Safko, L., & Brake, D. K. (2009). *The social media bible: Tactics, tools and strategies for business success*. Hoboken: Wiley.

Sterne, J. (2010). *Social media metrics: How to measure and optimize your marketing investment*. Hoboken: Wiley.

Thackeray, R., Neiger, B. L., Hanson, C. L., & McKenzie, J. F. (2008). Enhancing promotional strategies within social marketing programs: Use of Web 2.0 social media. *Health Promotion Practice, 9*(4), 338–343.

Thackeray, R., Crookston, B. T., & West, J. H. (2013). Correlates of health-related social media use among adults. *Journal of Medical Internet Research, 15*(1), e21.

Toseeb, U., & Inkster, B. (2015). Online social networking sites and mental health research. *Frontiers in Psychiatry, 6*, 36.

Valkenburg, P. M., Peter, J., & Schouten, A. P. (2006). Friend networking sites and their relationship to adolescents' well-being and social self-esteem. *CyberPsychology & Behavior, 9*(5), 584–590.

Vance, K., Howe, W., & Dellavalle, R. P. (2009). Social internet sites as a source of public health information. *Clinics in Dermatology, 27*(2), 133–136, vi.

Serious Games in der Gesundheitskommunikation

Johannes Breuer und Josephine B. Schmitt

Zusammenfassung

Der Einsatz von Serious Games in der Gesundheitskommunikation stößt sowohl bei Praktikerinnen und Praktikern als auch Forscherinnen und Forschern in jüngster Zeit vermehrt auf Interesse. Mittlerweile gibt es zahlreiche Spiele, die entwickelt oder eingesetzt werden, um gesundheitsbezogenes Wissen, Einstellungen und Verhalten zu beeinflussen, und mindestens ebenso viele Studien, die sich mit der Wirksamkeit dieser Angebote befassen. Anhand von drei zentralen Einsatzbereichen von Serious Games in der Gesundheitskommunikation (Prävention, Begleitung von Heilungsprozessen, Aus- und Weiterbildung von medizinischem Fachpersonal) werden die Potenziale der Spiele sowie der (bisherige) Forschungsstand diskutiert.

Schlüsselwörter

Serious Games · Games for Health · Computerspiele · Lernen · Persuasion

1 Einleitung

Ähnlich wie in anderen Bereichen ist mit dem Einsatz von Serious Games in der Gesundheitskommunikation die Hoffnung verbunden, dass diese aufgrund ihres unterhaltenden und interaktiven Charakters die Veränderung von gesundheitsbezo-

---

J. Breuer (✉)
Datenarchiv für Sozialwissenschaften, GESIS – Leibniz-Institut für Sozialwissenschaften, Köln, Deutschland
E-Mail: johannes.breuer@gesis.org

J. B. Schmitt
Institut für Kommunikationswissenschaft und Medienforschung, Ludwig-Maximilians-Universität München, München, Deutschland
E-Mail: josephine.schmitt@ifkw.lmu.de

genem Wissen, Einstellungen und Verhalten erleichtern können. Insbesondere für die Vermittlung von gesundheitsbezogenen Inhalten an Kinder und Jugendliche scheinen sie aufgrund ihres motivationalen Potenzials vielversprechend. Generell gelten sie aufgrund ihrer Interaktivität und ihres motivierenden und aufmerksamkeitsbindenden Charakters als wirksame Instrumente für die Simulation und das Training von relevanten Verhaltensweisen (für einen Überblick siehe z. B. Boendermaker et al. 2015; Granic et al. 2014). Diese Eigenschaften von Serious Games machen sie auch für den Einsatz in der Aus- und Weiterbildung von medizinischem Fachpersonal attraktiv (siehe z. B. Lynch et al. 2010).

Bevor wir im weiteren Verlauf die Bedeutung und Wirksamkeit von Serious Games in der Gesundheitskommunikation anhand dreier zentraler Anwendungsbereiche eingehender diskutieren (Abschn. 3), soll zunächst eine Definition des Begriffs Serious Games geliefert werden, um die besonderen Potenziale einschätzen und diesen von verwandten Konzepten wie Edutainment abgrenzen zu können (Abschn. 2). Im Fazit diskutieren wir die Chancen und Grenzen des Einsatzes von Serious Games in der Gesundheitskommunikation (Abschn. 4).

2 Was sind Serious Games? Definition und Abgrenzung des Begriffs

Auch wenn sich der Begriff Serious Games in der aktuellen Praxis und Forschung stets auf Computer- und Videospiele bezieht, stammt diese Bezeichnung ursprünglich aus einer Zeit, in der die Entwicklung von Computer- und Videospielen zu *ernsten* Zwecken noch nicht absehbar war. In seinem erstmalig 1970 veröffentlichten Buch mit dem Titel „Serious Games" beschrieb Clark C. Abt die Potenziale von Spielen für das Lehren und Lernen. Wenngleich es zu jener Zeit bereits Computersimulationen sowie erste rudimentäre Formen digitaler Spiele gab, die auch zu Lehr- und Lernzwecken verwendet wurden, ging es bei Abt speziell um analoge Spielformen wie z. B. Brett- oder Rollenspiele. In seiner aktuell gebräuchlichen Form wurde der Begriff Serious Games durch die Gründung der *Serious Games Initiative* im Jahr 2002 geprägt. Diese hatte die Zielsetzung, den Einsatz von Computerspielen (bzw. deren Design und Technologie) speziell für (Aus- und Weiter-)Bildungszwecke in den Bereichen Politik und Management voranzutreiben.[1]

Sowohl bei der Entwicklung der Spiele als auch in der wissenschaftlichen Auseinandersetzung gibt es eine Vielzahl an Definitionen (für einen Überblick siehe Breuer und Bente 2010). Gemeinsam ist allen Definitionen, dass sie Lernen (learning) bzw. Bildung (education) als wesentliche Ziele von Serious Games definieren. Einige Entwicklerinnen und Entwickler sowie Forscherinnen und Forscher betonen allerdings, dass die Ziele, die mit Serious Games verfolgt werden können, über Lernen und Bildung hinausgehen. Als Beispiele werden dabei häufig die Verwendung digitaler Spiele in der Kunst oder der – speziell auch für diesen Beitrag relevante – Einsatz von Computerspielen zur Ablenkung bei schmerzhaften medi-

---

[1]https://web.archive.org/web/20060909000336/http://www.seriousgames.org/about2.html.

zinischen Eingriffen bzw. Therapieformen aufgeführt. Eine breite Definition, die diesen heterogenen Einsatzfeldern gerecht wird, stammt von Klopfer et al. (2009), die Serious games als „games with a purpose beyond play" (S. 20) bezeichnen.

Natürlich entstanden die Ideen, Medien zu Lernzwecken zu verwenden oder Lernprozesse (möglichst) unterhaltsam zu gestalten, nicht erst mit dem Aufkommen von Serious Games (im heutigen Sinne). Konzepte wie *Multimedia Learning, E-Learning* oder *Edutainment* (zu Letzterem vgl. auch den Beitrag von Lubjuhn und Bouman, Kap. ▶ „Die Entertainment-Education-Strategie zur Gesundheitsförderung in Forschung und Praxis" in diesem Band) sind nicht nur historisch älter als die moderne Definition von Serious Games, sondern umfassen auch ein breiteres Repertoire unterschiedlicher Medien (Breuer und Bente 2010; Kröger und Breuer 2011). Das Besondere an Serious Games bzw. Computerspielen allgemein ist, dass sie als „Synthese aus Medium und Spielzeug" (Klimmt 2001, S. 22) ernste Zwecke (z. B. Lernen) mit multimedialen Inhalten, Unterhaltung und Spielen verbinden können. Da digitale Spiele Simulation und Narration miteinander verknüpfen können (Frasca 2003), bieten sie zudem besondere Potenziale für Trainingszwecke (Simulation) und Involvement sowie Identifikation mit den präsentierten Inhalten und Charakteren (Narration). Überdies beschränkt sich die Interaktivität nicht auf die Einflussnahme auf die Spielwelt, sondern betrifft bei den meisten Spielen auch die Kooperation und/oder den Wettbewerb zwischen den Spielenden, wodurch die Verwendung von Serious Games eine zusätzliche soziale Komponente erhalten kann.

3 Die Rolle und Bedeutung von Serious Games in der Gesundheitskommunikation

Aufgrund ihrer im vorherigen Abschnitt skizzierten Eigenschaften sind Serious Games für die Gesundheitskommunikation ein attraktives Medium. Die Zahl an Spielen, die für diesen Bereich entwickelt werden, sowie der Studien und Publikationen hierzu wächst stetig. Unter anderem gibt es seit 2010 eine eigene Konferenzreihe zu *Games for Health*[2] sowie das seit 2012 erscheinende *Games for Health Journal*.[3] Entsprechend der Anzahl von Spielen für diesen Bereich ist auch die Bandbreite der Anwendungsbereiche für Serious Games in der Gesundheitskommunikation groß. In der Literatur finden sich verschiedene Vorschläge der Systematisierung, welche die Spiele entweder anhand ihrer Funktionalität (z. B. Wattanasoontorn et al. 2013), ihren Adressatinnen und Adressaten (z. B. medizinisches Fachpersonal, Patientinnen und Patienten) oder aber auch anhand ihrer Angebotsbereiche (z. B. Prävention, Therapie, Assessment, Ausbildung) gliedern (für einen Überblick siehe Lampert und Tolks 2016; Wattanasoontorn et al. 2013).

Im vorliegenden Beitrag wollen wir die Anwendung und Bedeutung von Serious Games für drei zentrale Bereichen der Gesundheitskommunikation darstellen:

---

[2] https://gamesforhealth.org.
[3] http://www.liebertpub.com/overview/games-for-health-journal/588/.

(1) *präventive Gesundheitsförderung*, (2) *Begleitung von Heilungsprozessen* und (3) *Ausbildung von medizinischem Fachpersonal*. Da in diesen Bereichen in der Regel unterschiedliche Ziele verfolgt werden, sind dort jeweils andere Eigenschaften von Serious Games relevant. Für die kommunikationswissenschaftliche Beschäftigung mit Computer- und Videospielen differenziert Ivory (2013) vier grundlegende Perspektiven: Spiele können demnach als (1) *Botschaft*, (2) *Beschäftigung*, (3) *Simulation* und (4) *soziale Umgebung* betrachtet werden. Auch wenn sich diese Perspektiven nicht eins-zu-eins und exklusiv bestimmten Anwendungsbereichen von Serious Games in der Gesundheitskommunikation zuordnen lassen, so sind sie für diese durchaus bedeutsam. Die Untersuchung der Wirkung von (Serious) Games als *Botschaften* ist gerade im Bereich der präventiven Gesundheitsförderung ein zentraler Ansatz. (Serious) Games als *Beschäftigung* sind speziell zur Ablenkung bei unangenehmen Behandlungs- bzw. Therapieverfahren, aber auch im Hinblick auf motivationale Effekte über die drei zuvor unterschiedenen Einsatzbereiche hinweg, relevant. Der *Simulationscharakter* von Serious Games ist etwa zentral für den Einsatz zu Trainingszwecken und damit für die Aus- und Weiterbildung medizinischen Fachpersonals sowie die Förderung bestimmter Kompetenzen bei Patienten und Patientinnen. Das Verständnis von digitalen Spielen als *soziale Umgebung* ist potenziell für alle drei Anwendungsbereiche von Bedeutung.

Jede der von Ivory (2013) beschriebenen Betrachtungsweisen erfordert unterschiedliche theoretische und methodische Zugänge. Dies gilt auch für die Beschäftigung mit der Nutzung und Wirkung von Serious Games in den verschiedenen Bereichen der Gesundheitskommunikation. Wenn es um Training und Lernen bzw. (Serious) Games als Simulationen geht, spielen z. B. lerntheoretische Ansätze aus der Psychologie und Pädagogik eine wichtige Rolle. Bei der Begleitung von Heilungsprozessen stehen zusätzlich zu motivationalen Komponenten insbesondere medizinische Aspekte im Vordergrund. Das Anwendungsfeld, welches sich am ehesten für genuin kommunikationswissenschaftliche Zugänge anbietet, ist die präventive Gesundheitsförderung. Ein geeignetes und häufig verwendetes theoretisches Konzept, wenn es um Games for Health als Botschaft und Narration geht, ist der Narrative-Persuasion-Ansatz (Slater und Rouner 2002). Mit diesem wird untersucht, ob bzw. unter welchen Bedingungen sich Einstellungen und Verhaltensweisen durch Botschaften in narrativen (i. d. R. auch fiktionalen) Medieninhalten beeinflussen lassen. Für digitale Spiele mit diesem Ziel hat sich indes auch die Bezeichnung *Persuasive Games* (Bogost 2007) etabliert. Deren Entwicklung und Gebrauch (u. a. auch in der Gesundheitskommunikation) ist Gegenstand des niederländischen Forschungsprojekts „Persuasive Gaming in Context",[4] innerhalb dessen de la Hera (2016) am Beispiel von Spielen für die Krebstherapie eine Taxonomie von Games zu persuasiven Zwecken entwickelte. Sie unterscheidet zwischen Spielen als Medien, Werkzeuge und soziale Akteure bzw. Räume für die Persuasion. Die Kategorie *Spiele als Medien* bezieht sich auf deren Potenzial, Botschaften zu vermitteln und so Einstellungen zu verändern. Mit *Werkzeugen* meint de la Hera (2016) die motivationalen Aspekte des Computerspielens, die sich in letzter Konsequenz auch auf

---

[4] http://persuasivegaming.nl/.

Verhaltensänderungen auswirken können bzw. sollen. Bei *sozialen Räumen* geht es v. a. um den Kontakt und Austausch zwischen den Spielerinnen und Spielern etwa mit dem Ziel der gegenseitigen Unterstützung. Im Fall der Gesundheitskommunikation könnten dies z. B. Patientengruppen, Studien- oder Ausbildungsgänge sein.

Aufgrund ihrer großen inhaltlichen und methodischen Diversität sind interdisziplinäre Herangehensweisen nötig, um die Nutzung und Wirkung von Serious Games in der Gesundheitskommunikation zu verstehen. Die Ergebnisse bisheriger Untersuchungen sollen in den nachfolgenden Abschnitten für die zuvor von uns differenzierten drei Bereiche zusammengefasst werden: präventive Gesundheitsförderung, Begleitung von Heilungsprozessen sowie Aus- und Weiterbildung von medizinischem Fachpersonal.

3.1 Serious Games in der präventiven Gesundheitsförderung

Gesundheitliche Präventionsarbeit findet in unterschiedlichen Lebensbereichen statt. Aufklärungsarbeit über die Früherkennung von Krankheiten, Impfungen, Organspenden etc. zählt ebenso dazu wie etwa die Sensibilisierung für gesunde Ernährung und Sport in der Schule, oder auch Fortbildungen im Erwachsenenalter hinsichtlich des Umgangs mit Stress am Arbeitsplatz oder einseitiger körperlicher Belastung. Im Rahmen der Präventionsarbeit sollen Serious Games vor allem Aufmerksamkeit für gesundheitliche Themenfelder wecken; sie werden dabei im Wesentlichen für die Vermittlung von Wissensinhalten sowie zu persuasiven Zwecken mit dem Ziel von Einstellungsänderungen eingesetzt (für einen Überblick siehe z. B. Papastergiou 2009). Oft stehen Kinder und Jugendliche als Zielgruppe dieser Spiele im Fokus. Es werden spielerisch Themen behandelt wie z. B. gesunde Ernährung und Bewegung (Baños et al. 2013; Guy et al. 2011; Orji et al. 2013; Papastergiou 2009; Peng 2009), Impfungen (Ohannessian et al. 2016) oder Hautkrebsprävention (z. B. Hewitt et al. 2001).

Die Evaluationsstudien in diesem Bereich kommen größtenteils zu positiven Ergebnissen. Dies gilt für alle Alters- bzw. Zielgruppen und im Speziellen für Kurzzeiteffekte. So zeigten beispielsweise Nutzerinnen und Nutzer von Serious Games mit dem Ziel der Aufklärung über gesunde Ernährung ein höheres ernährungs- und gewichtsbezogenes Wissen (Baños et al. 2013; Orji et al 2013; Peng 2009). Sie berichten auch mehr Selbstwirksamkeit hinsichtlich gesunder Ernährung als die Kontrollgruppe (Peng 2009) und die Absicht, sich in Zukunft gesünder zu ernähren (Orji et al. 2013; Peng 2009). Im Rahmen der Wirksamkeitsüberprüfung eines Adventure Games zur Hautkrebsprävention fanden Hewitt et al. (2001) einen positiven Einfluss des Spiels auf Wissen, Einstellungen und Verhaltensintentionen von Grundschülern im Hinblick auf die Prävention von Hautkrebs.

3.2 Serious Games bei der Begleitung von Heilungsprozessen

Über den Kontext der präventiven Gesundheitsförderung hinaus spielen Serious Games vor allem bei der Begleitung von Heilungsprozessen (z. B. Suchtbehandlung, Schmerzmanagement, gesundheitsbezogenes Selbstmanagement etwa im Rahmen der Behandlung von Diabetes) eine wichtige Rolle (für einen Überblick siehe Kato 2010). Ziel dieser Spiele ist einerseits die unterhaltsame Vermittlung von Informationen über die jeweilige Krankheit und Wirksamkeitsüberzeugungen im Umgang mit dieser, andererseits die Förderung relevanter Verhaltensweisen (z. B. gewissenhafte Einnahme notwendiger Medikamente).

Eines der bekanntesten Beispiele in diesem Kontext ist das von *HopeLab* herausgegebene Spiel *Re-Mission* bzw. *Re-Mission 2* für den Einsatz in der pädiatrischen Krebsbehandlung. Ziel dieses Spiels ist die positive Beeinflussung von Wissen, Verhalten und Einstellungen von krebskranken Jugendlichen und jungen Erwachsenen im Hinblick auf ihre Erkrankung. Darüber hinaus findet durch das Spiel Kommunikation mit den Patientinnen und Patienten während der medizinischen Behandlung statt, um körperliche und seelische Entspannung zu erzeugen. Systematische Evaluationen der Wirksamkeit des Spiels implizieren sowohl positive Effekte von *Re-Mission* auf die Einhaltung der Vorschriften für die Einnahme notwendiger Medikamente als auch einen bedeutsamen Anstieg krankheitsbezogenen Wissens sowie der Überzeugung, mit der Krankheit und ihren Folgen umgehen zu können (Beale et al. 2007; Kato et al. 2008). Cole und Kollegen (2012) fanden zudem im Rahmen einer neurowissenschaftlichen Studie mittels funktioneller Magnetresonanztomographie (fMRI) heraus, dass durch den interaktiven Charakter des Spiels belohnungsbezogene neuronale Prozesse in Gang gesetzt werden.

Serious Games kommen auch bei der psychologischen und physiologischen Therapie und Rehabilitation zahlreicher anderer Krankheitsbilder – zum Beispiel bei Suchterkrankungen (Boendermaker et al. 2015), psychischen Störungen (Primack et al. 2012), Rehabilitation von Schlaganfällen (Papastergiou 2009; Wattanasoontorn et al. 2013), Asthma (Bartholomew et al. 2000; Huss et al. 2003), Diabetes (Brown et al. 1997; DeShazo et al. 2010; Fuchslocher et al. 2011) und Adipositas (Baranowski et al. 2011; Guy et al. 2011) – zum Einsatz. Während die Ergebnisse der meisten Evaluationsstudien auf Verbesserungen krankheitsbezogenen Wissens hindeuten (z. B. Baranowski et al. 2011; Bartholomew et al. 2000; Joubert et al. 2015), zeigen sich seltener Effekte auf das tatsächliche Patientenverhalten bzw. den Gesundheitszustand. Baranowski und Kollegen (2011) etwa dokumentierten für die Evaluation der Wirksamkeit eines Spiels für Kinder mit Übergewicht mehr (selbstberichtete) gesunde Ernährung, aber keine Veränderung im Hinblick auf die Aufnahme von Wasser und das Level körperlicher Aktivität. Auch die Ergebnisse einer Evaluationsstudie von Joubert und Kollegen (2015) zeigen bei Diabetes-Patientinnen und -patienten keine Veränderungen bei therapeutischen Verhaltensweisen oder relevanten metabolischen Parametern. Bartholomew und Kollegen (2000) dagegen fanden bei jugendlichen Spielerinnen und Spielern eines Adventure Games einen Anstieg von Verhaltensweisen zur Förderung der Gesundheit bei Asthmatikern sowie eine deutliche Reduktion von Krankenhausaufenthalten. In der Studie von Huss und Kollegen (2003) wiederum zeigten sich weder bedeutsame positive Effekte des Spielens auf die Veränderung der Asthma-Symptome noch auf gesundheitsbezogene Aktivitäten, Emotionen oder das Wissen über die Krankheit.

3.3 Serious Games im Rahmen der Ausbildung von medizinischem Fachpersonal

Zunehmend kommen Serious Games auch im Rahmen der Ausbildung von medizinischem Fachpersonal (z. B. Ärzte, Krankenpfleger) zur Anwendung (Graafland et al. 2012). Neben der Simulation der Benutzung von medizinischen Instrumenten bei Operationen – u. a. mit dem Ziel der Förderung visueller Aufmerksamkeit sowie der Augen-Hand-Koordination – stehen Themen wie Teamarbeit bei der Pflege von Patientinnen und Patienten, Simulationen von Verhaltensweisen bei medizinischen Notfällen bzw. Krisen (z. B. im Falle von nuklearen Katastrophen oder Epidemien), der allgemeine Umgang mit Patientinnen und Patienten sowie Kenntnisse des Aufbaus und des Managements von medizinischen Einrichtungen im Vordergrund (für einen Überblick siehe Graafland et al. 2012; Kato 2010). Im Vergleich zu Spielen, welche für die Prävention, Therapie und Rehabilitation bei medizinischen Laien eingesetzt werden, zeichnen sich Serious Games im professionellen medizinpädagogischen Kontext in der Regel durch eine höhere technische Elaboriertheit aus. So gibt es für diesen Teilbereich zahlreiche 3D-Spiele sowie Spiele, welche mit Virtual Reality bzw. Augmented Reality (d. h. einer Anreicherung realer Umgebungen durch virtuelle Informationen) arbeiten (Graafland et al. 2012). Während sich vereinzelt Verbesserungen in der Tiefenwahrnehmung (Hogle et al. 2008) und Psychomotorik bei Medizinstudierenden ohne Operationserfahrungen durch das Spielen von Serious Games zeigen (Kennedy et al. 2011), deuten Forschungsarbeiten vor allem auf Vorteile für Personen hin, welche generell erfahrener im Umgang mit Videospielen sind (Graafland et al. 2012; Hogle et al. 2008; Kennedy et al. 2011; Lynch et al. 2010; Rosenberg et al. 2005).

4 Fazit und Ausblick

Aufgrund ihrer besonderen Eigenschaften wie der Interaktivität, Narrativität, Unterhaltsamkeit oder der Möglichkeiten zur Interaktion mit anderen Spielerinnen und Spielern sind Serious Games in der Gesundheitskommunikation ein beliebtes Instrument, das in den Teilbereichen der präventiven Gesundheitsförderung, der Begleitung von Heilungsprozessen sowie der Aus- und Weiterbildung von medizinischen Fachkräften eingesetzt wird. Das Angebot an Serious Games for Health ist in den vergangenen Jahren rasant gewachsen. Wie auch bei anderen Medien, die zu Lehr- und Lernzwecken verwendet werden, gibt es allerdings nicht nur Unterschiede bei den Inhalten und Zielgruppen, sondern auch im Hinblick auf die Qualität. Dies gilt für die Spiele selbst ebenso wie für die dazugehörigen Evaluationsstudien. Auf diesen Punkt weisen auch die umfassenden Überblicksarbeiten zu Serious Games von Connolly et al. (2012) sowie Boyle et al. (2016) ausdrücklich hin. Dementsprechend sollten die vorwiegend positiven Befunde zur Wirksamkeit von Serious Games in der Gesundheitskommunikation mit Bedacht interpretiert werden. Häufig werden eher *soft facts* (wie z. B. selbstberichtete Kompetenzüberzeugungen) gemessen bzw. nur für diese Effekte gefunden. Für Variablen wie etwa tatsächliche Verhaltensänderungen oder physiologische Indikatoren des Gesundheitszustands ist die Befundlage im Allgemeinen deutlich weniger positiv. Überdies gibt es bislang nur wenige Langzeitstudien. Da sich die nachgewiesenen positiven Auswirkungen oft nur auf kurzfristige Effekte beziehen (für einen Überblick siehe z. B. DeSmet et al. 2014), kann nicht ausgeschlossen werden, dass die positiven Veränderungen von Wissen, Einstellungen oder Verhalten langfristig wieder nachlassen oder sogar ganz verschwinden.

Zudem kann generell festgehalten werden, dass die Wirksamkeit von Serious Games maßgeblich von ihrer Zielsetzung abhängt. Während Serious Games in aller Regel sehr gut dazu geeignet sind, Aufmerksamkeit für Themen zu schaffen und Interesse zu wecken, gibt es deutliche Grenzen bei der Vermittlung von Wissen und noch mehr bei der Veränderung von Einstellungen oder Verhalten (Breuer 2016). Hierzu genügt der alleinige Einsatz von Serious Games nur selten. Wichtig ist hier eine Einbettung in andere (Lern-)Aktivitäten und die Förderung von Transferleistungen (vom Spiel in die reale Welt). In den allermeisten Fällen sollten Serious Games eine Ergänzung und kein Ersatz für andere Maßnahmen sein. Sofern jedoch die Grenzen des Einsatzes von Serious Games bedacht und diese sinnvoll mit anderen Aktivitäten kombiniert werden, können sie für die Gesundheitskommunikation aufgrund ihres interaktiven und motivierenden Charakters, der Optionen für individuelles Feedback und der vielfältigen Anwendungsmöglichkeiten eine große Bereicherung darstellen. Aktuelle technische Trends und Fortschritte wie die Popularität mobiler Spiele oder die (Weiter-) Entwicklung von Virtual und Augmented Reality für Computer- und Videospiele bieten zusätzliche Potenziale für Serious Games in der Gesundheitskommunikation. Neben dem Einsatz von Virtual-Reality-Brillen und Bewegungssteuerung in Trainings- oder Therapieszenarien sind insbesondere die Verwendung der in Smartphones mittlerweile üblichen Sensorentechnik (z. B. Lage- oder Bewegungssensoren) oder zusätzlicher Geräte wie Fitness Trackern und Smartwatches vielversprechend. Durch Technologien wie GPS- und Bewegungstracking und Augmented Reality können zudem insbesondere mobile Unterhaltungsspiele für die Verwendung im Gesundheitskontext interessant werden. Die Diskussion über die potenziellen gesundheitlichen Auswirkungen des aktuell sehr populären mobilen Spiels *Pokemon Go* (Baranowski 2016) macht dies deutlich. Die (technischen) Entwicklungen digitaler Spiele werden also auch in Zukunft die Möglichkeiten für Serious Games in der Gesundheitskommunikation prägen und verändern.

Literatur

Abt, C. C. (1970). *Serious games*. New York: Viking Compass.
Baños, R. M., Cebolla, A., Oliver, E., Alcañiz, M., & Botella, C. (2013). Efficacy and acceptability of an Internet platform to improve the learning of nutritional knowledge in children: the ETIOBE Mates. *Health Education Research, 28*, 234–248. https://doi.org/10.1093/her/cys044.
Baranowski, T. (2016). Pokémon Go, go, go, gone? *Games for Health Journal, 5*, 293–294. https://doi.org/10.1089/g4h.2016.01055.tbp.

Baranowski, T., Baranowski, J., Thompson, D., Buday, R., Jago, R., Griffith, M. J., ... Watson, K. B. (2011). Video game play, child diet, and physical activity behavior change: A randomized clinical trial. *American Journal of Preventive Medicine, 40*, 33–38. https://doi.org/10.1016/j.amepre.2010.09.029.

Bartholomew, L. K., Gold, R. S., Parcel, G. S., Czyzewski, D. I., Sockrider, M. M., Fernandez, M., ... Swank, P. (2000). Watch, discover, think, and act: Evaluation of computer-assisted instruction to improve asthma self-management in inner-city children. *Patient Education and Counseling, 39*, 269–280.

Beale, I. L., Kato, P. M., Marin-Bowling, V. M., Guthrie, N., & Cole, S. W. (2007). Improvement in cancer-related knowledge following use of a psychoeducational video game for adolescents and young adults with cancer. *Journal of Adolescent Health, 41*, 263–270. https://doi.org/10.1016/j.jadohealth.2007.04.006.

Boendermaker, W. J., Prins, P. J. M., & Wiers, R. W. (2015). Cognitive bias modification for adolescents with substance use problems – Can serious games help? *Journal of Behavior Therapy and Experimental Psychiatry, 49*(Part A), 13–20. https://doi.org/10.1016/j.jbtep.2015.03.008.

Bogost, I. (2007). Persuasive games. The expressive power of videogames. Cambridge, MA: MIT Press.

Boyle, E. A., Hainey, T., Connolly, T. M., Gray, G., Earp, J., Ott, M., ... Pereira, J. (2016). An update to the systematic literature review of empirical evidence of the impacts and outcomes of computer games and serious games. *Computers and Education, 94*, 178–192. https://doi.org/10.1016/j.compedu.2015.11.003.

Breuer, J. (2016). *Der Ernst des Spielens – Serious Games und (Digital) Game- Based Learning.* Themenheft „Neue Medien als Arbeitsmethode in Jugendwerkstätten und Pro-Aktiv-Centren" der Landesarbeitsgemeinschaft der Jugendsozialarbeit in Niedersachsen, 2/2016, 3–12.

Breuer, J., & Bente, G. (2010). Why so serious? On the relation of serious games and learning. *Eludamos Journal for Computer Game Culture, 4*, 7–24.

Brown, S. J., Lieberman, D. A., Germeny, B. A., Fan, Y. C., Wilson, D. M., & Pasta, D. J. (1997). Educational video game for juvenile diabetes: Results of a controlled trial. *Medical Informatics = Medecine Et Informatique, 22*, 77–89.

Cole, S. W., Yoo, D. J., & Knutson, B. (2012). Interactivity and reward-related neural activation during a serious videogame. *PLoS ONE, 7*(3), e33909. https://doi.org/10.1371/journal.pone.0033909.

Connolly, T. M., Boyle, E. A., MacArthur, E., Hainey, T., & Boyle, J. M. (2012). A systematic literature review of empirical evidence on computer games and serious games. *Computers & Education, 59*, 661–686. https://doi.org/10.1016/j.compedu.2012.03.004.

De la Hera, T. (2016). *The Persuasive roles of digital games: The case of cancer games.* Paper presented at the 6th European Communication Conference, Prague, November 9th–12th, 2016.

DeShazo, J., Harris, L., & Pratt, W. (2010). Effective intervention or child's play? A review of video games for diabetes education. *Diabetes Technology & Therapeutics, 12*, 815–822. https://doi.org/10.1089/dia.2010.0030.

DeSmet, A., van Ryckeghem, D., Compernolle, S., Baranowski, T., Thompson, D., Crombez, G., ... de Bourdeaudhuij, I. (2014). A meta-analysis of serious digital games for healthy lifestyle promotion. *Preventive Medicine, 69*, 95–107. https://doi.org/10.1016/j.ypmed.2014.08.026.

Frasca, G. (2003). Simulation versus narrative: introduction to ludology. In M. J. P. Wolf & B. Perron (Hrsg.), *Video/game/theory* (S. 221–236). London: Routledge.

Fuchslocher, A., Niesenhaus, J., & Krämer, N. (2011). Serious games for health: An empirical study of the game „Balance" for teenagers with diabetes mellitus. *Entertainment Computing, 2*, 97–101. https://doi.org/10.1016/j.entcom.2010.12.001.

Graafland, M., Schraagen, J. M., & Schijven, M. P. (2012). Systematic review of serious games for medical education and surgical skills training. *British Journal of Surgery, 99*, 1322–1330. https://doi.org/10.1002/bjs.8819.

Granic, I., Lobel, A., & Rutger, C. M. E. (2014). The benefits of playing video games. *American Psychologist, 69*, 66–78. https://doi.org/10.1037/a0034857.

Guy, S., Ratzki-Leewing, A., & Gwadry-Sridhar, F. (2011). Moving beyond the stigma: Systematic review of video games and their potential to combat obesity. *International Journal of Hypertension, 2011*, e179124. https://doi.org/10.4061/2011/179124.

Hewitt, M., Denman, S., Hayes, L., Pearson, J., & Wallbanks, C. (2001). Evaluation of „Sunsafe": A health education resource for primary schools. *Health Education Research, 16*, 623–633.

Hogle, N. J., Widmann, W. D., Ude, A. O., Hardy, M. A., & Fowler, D. L. (2008). Does training novices to criteria and does rapid acquisition of skills on Laparoscopic simulators have predictive validity or are we just playing video games? *Journal of Surgical Education, 65*, 431–435. https://doi.org/10.1016/j.jsurg.2008.05.008.

Huss, K., Winkelstein, M., Nanda, J., Naumann, P. L., Sloand, E. D., & Huss, R. W. (2003). Computer game for inner-city children does not improve asthma outcomes. *Journal of Pediatric Health Care, 17*(2), 72–78. https://doi.org/10.1067/mph.2003.28.

Ivory, J. D. (2013). Video games as a multifaceted medium: A review of quantitative social science research on video games and a typology of video game research approaches. *Review of Communication Research, 1*, 31–68.

Joubert, M., Armand, C., Morera, J., Tokayeva, L., Guillaume, A., & Reznik, Y. (2015). Impact of a serious videogame designed for flexible Insulin therapy on the knowledge and behaviors of children with Type 1 Diabetes: The LUDIDIAB Pilot Study. *Diabetes Technology & Therapeutics, 18*(2), 52–58. https://doi.org/10.1089/dia.2015.0227.

Kato, P. M. (2010). Video games in health care: Closing the gap. *Review of General Psychology, 14*, 113–121. https://doi.org/10.1037/a0019441.

Kato, P. M., Cole, S. W., Bradlyn, A. S., & Pollock, B. H. (2008). A video game improves behavioral outcomes in adolescents and young adults with cancer: A randomized trial. *Pediatrics, 122*(2), e305–e317. https://doi.org/10.1542/peds.2007-3134.

Kennedy, A. M., Boyle, E. M., Traynor, O., Walsh, T., & Hill, A. D. K. (2011). Video gaming enhances psychomotor skills but not visuospatial and perceptual abilities in surgical trainees. *Journal of Surgical Education, 68*, 414–420. https://doi.org/10.1016/j.jsurg.2011.03.009.

Klimmt, C. (2001). Computer-Spiel: Interaktive Unterhaltungsangebote als Synthese aus Medium und Spielzeug. *Zeitschrift für Medienpsychologie, 13*(1), 22–32.

Klopfer, E., Osterweil, S., & Salen, K. (2009). Moving learning games forward. *Obstacles, Opportunities & Openness*. http://bit.ly/2be2Xs7. Zugegriffen am 17.11.2016.

Kröger, S., & Breuer, J. (2011). Exploring(digital) space – Der Einsatz von Unterhaltungsspielen in der Schule am Beispiel von Moonbase Alpha im Physikunterricht. In A. Winter (Hrsg.), *Spielen und Erleben mit digitalen Medien. Pädagogische Konzepte und praktische Anleitungen* (S. 123–146). München: Reinhardt Verlag.

Lampert, C., & Tolks, D. (2016). Grundtypologie von digitalen Spieleanwendungen im Bereich Gesundheit. In K. Dadaczynski, S. Schiemann & P. Paulus (Hrsg.), *Gesundheit spielend fördern. Potenziale und Herausforderungen von digitalen Spieleanwendungen für die Gesundheitsförderung und Prävention*. Weinheim/Basel: Beltz Juventa.

Lynch, J., Aughwane, P., & Hammond, T. M. (2010). Video games and surgical ability: A literature review. *Journal of Surgical Education, 67*, 184–189. https://doi.org/10.1016/j.jsurg.2010.02.010.

Ohannessian, R., Yaghobian, S., Verger, P., & Vanhems, P. (2016). A systematic review of serious video games used for vaccination. *Vaccine, 34*, 4478–4483. https://doi.org/10.1016/j.vaccine.2016.07.048.

Orji, R., Vassileva, J., & Mandryk, R. L. (2013). Lunch time: A slow-casual game for long-term dietary behavior change. *Personal and Ubiquitous Computing, 17*, 1211–1221. https://doi.org/10.1007/s00779-012-0590-6.

Papastergiou, M. (2009). Exploring the potential of computer and video games for health and physical education: A literature review. *Computers & Education, 53*, 603–622. https://doi.org/10.1016/j.compedu.2009.04.001.

Peng, W. (2009). Design and evaluation of a computer game to promote a healthy diet for young adults. *Health Communication, 24*, 115–127. https://doi.org/10.1080/10410230802676490.

Primack, B. A., Carroll, M. V., McNamara, M., Klem, M. L., King, B., Rich, M., . . . Nayak, S. (2012). Role of video games in improving health-related outcomes: A systematic review. *American Journal of Preventive Medicine, 42*, 630–638. https://doi.org/10.1016/j.amepre.2012.02.023.

Rosenberg, B. H., Landsittel, D., & Averch, T. D. (2005). Can video games be used to predict or improve Laparoscopic skills? *Journal of Endourology, 19*, 372–376. https://doi.org/10.1089/end.2005. 19.372.

Slater, M. D., & Rouner, D. (2002). Entertainment-education and elaboration likelihood: Understanding the processing of narrative persuasion. *Communication Theory, 12*, 173–191.

Wattanasoontorn, V., Boada, I., García, R., & Sbert, M. (2013). Serious games for health. *Entertainment Computing, 4*, 231–247. https://doi.org/10.1016/j.entcom.2013.09.002.

Mobile Gesundheitskommunikation und mobiles Gesundheitsmanagement mittels Smart Devices

Nicola Brew-Sam

Zusammenfassung

mHealth-Angebote erfahren mit der Verbreitung von Smart Devices weiter Aufschwung. Gleichzeitig stellt die Anzahl verfügbarer Gesundheits-Apps die Nutzenden vor die schwierige Aufgabe, geeignete Angebote gezielt auszuwählen. Der vorliegende Beitrag gibt einen Überblick über die aktuelle mHealth-Forschung und deren Entwicklung und zeigt Potenziale und Barrieren von mHealth im Kontext von Smart Devices auf. In diesem Zusammenhang wird auch das Potenzial von mHealth in Ländern mit unzureichender medizinischer Versorgung diskutiert.

Schlüsselwörter

Mobile Gesundheitskommunikation · Smart Devices · mHealth · Mobiltelefon · Selbstmanagement

1 Einleitung und Überblick

Mit der rasanten Verbreitung von Smart Devices erfährt mHealth in der Gesundheitskommunikation sowie im Gesundheitsmanagement einen enormen Aufschwung. 2015 nutzten beinahe 50 % aller Deutschen ein Smartphone, wohingegen die Zahlen zwei Jahre zuvor noch bei einem Drittel der Deutschen lagen (Statista 2015b). Laut einer Vorhersage des Berichts von Research2guidance (2014) werden die Erträge des mHealth-Marktes von sechs Milliarden US-Dollar im Jahr 2015 auf 26 Milliarden US-Dollar im Jahr 2017 ansteigen. Fitness- und Medical-Reference-

N. Brew-Sam (✉)
Institut für Kommunikationswissenschaft und Medienforschung, Ludwig-Maximilians-Universität München, München, Deutschland
E-Mail: nicola.brew-sam@ukr.de

© Springer Fachmedien Wiesbaden GmbH, ein Teil von Springer Nature 2019
C. Rossmann, M. R. Hastall (Hrsg.), *Handbuch der Gesundheitskommunikation*,
https://doi.org/10.1007/978-3-658-10727-7_17

Apps[1] sind nach diesem Bericht aktuell die größten mHealth-App Kategorien (Research2guidance 2014). Die Menge an downloadbaren Apps ist in führenden App-Stores überwältigend: Im Google Play Store standen im Juli 2015 etwa 1,6 Millionen Apps zum Download zur Verfügung, im Apple App-Store lag die Zahl bei 1,5 Millionen Apps (Statista 2015a). Dieser Anstieg betrifft gleichermaßen Apps in den Bereichen Gesundheits- und Krankheitsmanagement. Parallel dazu stellt dieses Marktwachstum die Mobilgerät-Nutzenden vor die schwierige Aufgabe, aus der Masse an verfügbaren Angeboten geeignete mHealth-Apps herauszufiltern.

Der aktuelle Beitrag gibt einen Überblick über die aktuelle mHealth-Forschung und -Praxis und versucht damit, zur Systematisierung des Forschungsfeldes beizutragen. Der Fokus liegt hierbei auf neueren Entwicklungen im Bereich mHealth, die vor allem mit der technologischen Entwicklung von *Smart Devices* zusammenfallen. Die grundlegende Erläuterung eines Verständnisses von mHealth wird hierbei relativ kurz gehalten, da sie bereits ausführlich anderswo nachgelesen werden kann (u. a. Nacinovich 2011; Rossmann und Karnowski 2014).

2 eHealth und mHealth

2.1 Definition von mHealth

Elektronische Gesundheitskommunikation (eHealth) differenzierte sich mit dem Aufkommen von Mobiltelefonen und mobilen Smart Devices weiter zu mHealth – mobiler Gesundheitskommunikation – aus. Nacinovich (2011) fasst unter mHealth relativ breit „the use of mobile communications for health information and services" (S. 1) und schließt damit unterschiedlichste mobile Gesundheitsangebote ein. Gemein haben diese, dass sie nicht (nur) auf dem Laptop oder dem Computer verfügbar sind, sondern (zusätzlich) auf mobilen Endgeräten wie Smartphones, Smart Watches, Tablets, usw. abgerufen werden können. Rossmann und Karnowski (2014) geben in ihrem Beitrag eine Übersicht zu mHealth und eHealth, deren begrifflicher Erläuterung und deren Abgrenzung (vgl. in kürzerer Form hierzu auch Rossmann und Krömer 2016). Aus einer etwas anderen Perspektive stellt die WHO (2011) einen Bericht zu mHealth bereit, der unter anderem folgende ausführliche Definition enthält:

> *mHealth is a component of eHealth. (...) the Global Observatory for eHealth (GOe) defined mHealth or mobile health as medical and public health practice supported by mobile devices, such as mobile phones, patient monitoring devices, personal digital assistants (PDAs), and other wireless devices. mHealth involves the use and capitalization on a mobile phone's core utility of voice and short messaging service (SMS) as well as more complex functionalities and applications including general packet radio service (GPRS), third and fourth generation mobile telecommunications (3G and 4G systems), global positioning system (GPS), and Bluetooth technology.* (WHO 2011, S. 6)

---

[1] „Medical reference apps provide information about drugs, diseases, symptoms and give advice on how to take drugs or what to do in case of experiencing pain. They also show locations of pharmacies and medical centers/doctors" (Research2guidance 2014).

2.2 Verschmelzung von mHealth und eHealth

In zunehmendem Maße ermöglicht die Technologie, dass Gesundheitsinformationen *unabhängig vom Endgerät* abrufbar sind. Neuere Ansätze im Selbstmanagement von chronischen Erkrankungen schließen neben der traditionellen Therapie bereits Onlinekanäle für das Krankheitsmanagement ein. Diabetikerinnen und Diabetiker können ihre Blutzuckerwerte beispielsweise über das Smartphone eingeben und ergänzende Inhalte über die Onlineplattform auf dem Laptop verwalten. Betreuende Ärztinnen und Ärzte empfangen die eingegebenen Informationen automatisch, passen die Therapie daran an und senden ihr Feedback elektronisch an die Patientin oder den Patienten. Dieses Feedback ergänzt die herkömmliche Therapie und kann durch die Patientin oder den Patienten direkt über verschiedene Onlinemedien abgerufen werden. Vergleichbare Vorgehensweisen stoßen in der Realität leider aktuell noch an Grenzen, da es ohne finanzielle Förderung der häufig präventiven und ergänzenden Onlineinhalte kaum einen Anreiz für Ärzte und Ärztinnen gibt, ihre sehr knappe Zeit mit zusätzlicher Patienten-Betreuung über elektronische Medien zu belasten.

Diese Ausführungen zeigen bereits, dass auf der einen Seite großes *Potenzial* in mobilen Online-Gesundheitsinhalten gesehen werden kann, das aber in der Realität häufig schwer umsetzbar ist. Das Potenzial von mHealth soll an dieser Stelle daher einigen *Barrieren* gegenüber gestellt werden, um sowohl die Vorteile als auch die Schwierigkeiten von mHealth in den Blick zu nehmen.

3 Potenzial und Barrieren von mHealth

Deutschland ist im EU-Vergleich ein relativ komplizierter Markt für mHealth (Research2guidance 2015). Auf der einen Seite lässt sich großes Marktpotenzial feststellen, durch ein vergleichsweise hohes Budget für den Gesundheitsbereich und den potentiellen Zugang zu einer hohen Anzahl an Patientinnen und Patienten, Ärztinnen und Ärzten sowie Krankenhäusern (Research2guidance 2015). Dieses Potenzial wird jedoch durch Regulierungen, der langsamen eHealth-Aneignung durch die Ärztinnen und Ärzte sowie Patientinnen und Patienten und der eingeschränkten Digitalisierung im Gesundheitssystem gebremst. Deutsche Unternehmen befürworten mHealth zwar, stehen aber gleichzeitig einer eigenen Umsetzung skeptisch gegenüber (Research2guidance 2015). Das Potenzial von mHealth darf daher grundsätzlich nicht überschätzt werden, da theoretische Möglichkeiten von mHealth oft in der Praxis nur langsam umgesetzt werden können. Strukturelle Voraussetzungen, wie die erwähnte Zeitknappheit in der Patientenbetreuung, verhindern in Deutschland vielfach eine Implementierung von mHealth.

Die Vorteile, die mHealth mit sich bringt, umfassen eine Bandbreite an Aspekten, die teilweise generell für eHeath und mHealth gelten und teilweise mHealth-spezifisch sind. Grundsätzlich ermöglicht die Kostengünstigkeit von mHealth-Angeboten eine einfache Verbreitung von Inhalten an eine große Anzahl an Zielpersonen:

There are potential economies of scale as it is technically easy to deliver interventions to large populations (for example, mobile technology applications can easily be downloaded and automated systems can deliver text messages to large numbers of people at low cost). (Free et al. 2013, S. 2)

Außerdem können aufgrund örtlicher Abgelegenheit oder aufgrund sozialer Barrieren schwer erreichbare Zielgruppen angesprochen werden, mit der einzigen Voraussetzung eines Zugangs zu einem Mobiltelefon oder Smart Device. Durch den indirekten und anonymisierten Zugang zu Informationen und zu Betreuung kann vor allem das Krankheitsmanagement unterstützt werden, das in der herkömmlichen Betreuung durch Stigmatisierung beeinträchtigt wird (z. B. bei psychischen Erkrankungen). Wenn mHealth-Angebote sinnvoll geplant und eingesetzt werden, kann mHealth daher einerseits das Selbstmanagement von Krankheiten verbessern sowie andererseits präventiv zur Verhaltensänderung beitragen (beispielsweise durch Apps zur Förderung von gesunder Ernährung). Interaktive Elemente, wie Gaming-Elemente, können zusätzlich die Ansprache von bestimmten (vor allem jungen) Zielgruppen verbessern (vgl. hierzu auch den Beitrag von Breuer und Schmitt, Kap. ▶ „Serious Games in der Gesundheitskommunikation" in diesem Band). So können etwa Smart-Watch-Spiele, wie das Android-Spiel „Max my Fitness Dog" (von Handy-Games, siehe http://www.handy-games.com/games/max-my-fitness-dog/), zukünftig eingesetzt werden, um die körperliche Aktivität von Kindern zu fördern. Durch die Interaktivität von mHealth können Patientinnen und Patienten zudem eine professionelle Unterstützung im Krankheitsmanagement immer dann gezielt und direkt anfordern, wenn sie diese benötigen (Free et al. 2013). Das Feedback der Gesundheitsexpertinnen und -experten kann in der Folge ohne Zeitverzögerung geliefert werden (z. B. im mobilen Chat). Eine Personalisierung und Anpassung der mHealth-Inhalte an individuelle Bedürfnisse wird besonders über mHealth-Apps ermöglicht, die eine Reihe an Individualisierungsmöglichkeiten bereitstellen, z. B. im Fitness-Bereich durch die App Loox Fitness Planer (www.loox.com), die individualisierte Fitnesspläne erstellen lässt. Aber auch SMS-Interventionen können auf Variablen wie Alter, Geschlecht oder ethnische Zugehörigkeit ausgerichtet werden (Free et al. 2013).

Gegenüber diesem Potenzial von mHealth stehen die Barrieren, die eine Implementierung erschweren. Trotz verbesserter direkter Erreichbarkeit von Zielgruppen über mobile Endgeräte sind bestimmte Zielgruppen immer noch, oder gerade wegen der mobilen Voraussetzung, ausgeschlossen. Zielgruppen höheren Alters sind meist über mobile Endgeräte nicht erreichbar, sowie generell Personen, die über kein Mobiltelefon oder Smartphone verfügen. Außerdem benötigen Smart Devices immer auch einen Internetzugang als notwendige Voraussetzung einer Nutzung von mHealth-Angeboten. Als Pull-Medien setzen Gesundheits-Apps ein hohes Level an Eigenmotivation der Nutzenden voraus, während SMS-Interventionen als Push-Medien vergleichsweise weniger Eigenmotivation bedürfen. Bei den meisten SMS-Angeboten handelt es sich um geplante, zeitlich begrenzte Interventionen mit einem ausgewählten Sample, das automatisch mit Kurznachrichten versorgt wird („Push"). Die Nutzerinnen und Nutzer können sich diese Angebote kaum selbst besorgen, wenn sie Bedarf haben, sondern müssen Teil einer geplanten Intervention sein. Bei Apps bedarf es dagegen einer aktiven Nutzung der App durch die User, beginnend mit dem Download einer ausgesuchten App („Pull"). Insgesamt hängt eine Nutzung von mHealth sowohl bei SMS- als auch App-Angeboten generell von der Voraussetzung eines gewissen Grades an Motivation und einer Bereitschaft zur mHealth-Nutzung ab.

4 Von SMS zu Apps: Schwerpunkte der mHealth-Forschung

4.1 SMS-Interventionen und Effektstudien

Eine Vielzahl von mHealth-Studien beschäftigte sich in den vergangenen Jahren mit klassischen *SMS*-Interventionen. Neben einer großen Anzahl an Pilotstudien zu SMS-Interventionen finden sich Usability- oder Feasability-Studien (u. a. Nutzerfreundlichkeit). Einen geringeren Anteil machen Effektstudien aus, die mit experimentellen Designs die Auswirkungen von mHealth-Interventionen auf das Gesundheitsverhalten, Einstellungen oder den Gesundheitszustand untersuchen (im Sinne von Evaluationsstudien). Auf diese Weise wird versucht, das Potenzial bzw. die Wirksamkeit von SMS-Interventionen auch empirisch zu belegen.

Neben einzelnen mHealth-Effektstudien gibt es eine Vielzahl an *Literature Reviews* zu unterschiedlichen Gesundheitsthemen, welche die Ergebnisse von SMS-Interventionen und Effektstudien zusammenfassen. Hall et al. (2015) oder Jones et al. (2014) verfassten darüber hinaus zwei Reviews, die wiederum systematische Reviews und Meta-Analysen zu Effekten von SMS-Interventionen zusammenfassen. Obwohl laut Hall et al. (2015) die Mehrheit der veröffentlichten SMS-Interventionsstudien in verschiedenen Gesundheitsbereichen (u. a. Diabetes Management, Raucherentwöhnung, Einhaltung von Medikation, Gewichtsabnahme und körperliche Aktivität) als nachweislich effektiv eingestuft werden konnten, fehlt immer noch Forschung zu Langzeit-Interventionseffekten, Interventionseigenschaften und zur Kosteneffizienz. Buhi et al. (2013) nahmen in einem Review 34 SMS- und MMS-Interventionen zu Verhaltensänderung in den Blick. Die Mehrheit der untersuchten Studien fokussiert hier auf Primär- und Sekundärprävention im Zusammenhang mit Gesundheitsverhalten bei chronischen Erkrankungen. Die Studien variieren hinsichtlich ihrer Interventionsstrategien und -dauer. In den Interventionen wurde vor allem eine Kombination aus SMS mit anderen Kanälen, wie dem Internet, eingesetzt (Buhi et al. 2013). Die Interventionslänge schwankt dabei von einem Monat bis zu einem Jahr, wobei Interventionen mit langer Dauer in der Minderheit sind (nur sechs von 34 Interventionen weisen eine Dauer von zwölf Monaten auf, Buhi et al. 2013). Laut Buhi et al. (2013) beziehen 26 von 34 Studien keine Theorien zur Fundierung der Verhaltensintervention ein. Außerdem beinhalten die meisten Studien relativ kleine Samples (weniger als 300 Teilnehmende in 30 Studien und weniger als 50 Teilnehmende in 14 Studien) und weisen daher eher den Charakter von Pilotstudien auf. Allerdings konnte in 20 Studien ein striktes Experimentaldesign (RCTs/ randomisierte kontrollierte Studie) festgestellt werden. Zu ähnlichen Ergebnissen hinsichtlich Theorie, Samplegrößen, Interventionsdauer, etc. kommen

Free et al. (2013) in ihrem systematischen Review von 75 mHealth-Studien, wovon ein Teil die Nutzung von mobilen Technologien zur Verbesserung des Krankheitsmanagements untersucht und ein anderer Teil die Nutzung von mHealth zur Veränderung von Gesundheitsverhalten. Free et al. (2013) weisen außerdem auf gemischte Ergebnisse hinsichtlich der Effekte von SMS-Interventionen hin und betonen zwar, dass in manchen Gesundheitsfeldern eine Tendenz zu positiven Effekten von mHealth-Interventionen nachgewiesen werden konnte, dass aber gleichzeitig qualitativ hochwertige Studien mit optimierten Interventionen vonnöten sind, um Effekte objektiv bewerten zu können. de Jongh et al. (2012) stellen hierzu Folgendes heraus: „Given the enthusiasm with which so-called mHealth interventions are currently being implemented, further research into these issues is needed" (S. 2).

4.2 mHealth-Studien zu Gesundheits-Apps

Anders als geplante SMS-Interventionen gestalten sich Angebote im Bereich von Gesundheits-Apps auf Smart Devices, die als Pull-Angebote in einer riesigen Anzahl auf App-Märkten vorhanden sind. Die Vielzahl an Gesundheits-Apps macht es den Nutzerinnen und Nutzern schwierig, aus der Menge an Apps die passenden und qualitativ hochwertigsten Angebote herauszufiltern. Studien zeigen, dass Nutzerinnen und Nutzer zumeist die zuerst gezeigten Angebote in einem App-Store herunterladen. Dogruel et al. (2015) führten eine Studie zur Entscheidungsfindung bei der Wahl von Smartphone-Apps durch und konnten belegen, dass vier von fünf identifizierten Entscheidungsheuristiken Varianten einer „Take the First"-Strategie waren. Demnach wählten die Studienteilnehmerinnen und -teilnehmer die Apps in den höchsten Positionen im App-Store aus.

Effektstudien zeigen auch bei der Nutzung von mHealth-Apps eine Tendenz zu positiven Resultaten. Kirwan et al. (2013) untersuchten die Effektivität einer kostenlosen Diabetes-App in Kombination mit SMS-Feedback durch einen Diabetes-Experten zur Verbesserung der Blutzuckerkontrolle (RCT). Die Kontrollgruppe erhielt traditionelle ärztliche Betreuung, während die Interventionsgruppe zusätzlich die App „Glucose Buddy" nutzte und wöchentliches Feedback per SMS von Expertinnen und Experten erhielt. In der Interventionsgruppe verbesserte sich, anders als in der Kontrollgruppe, die Blutzuckerkontrolle signifikant im Verlauf der Studie (Baseline und nach neun Monaten).

5 Praxisorientierung statt theoretische Fundierung: Aktuelle Herausforderungen der mHealth-Forschung

Insgesamt überwiegen in der mHealth-Forschung tendenziell Studien mit kleinem Sample und einfachem Studiendesign, während aufwendigere Langzeit-Effektstudien fehlen. Zusätzlich ist die mHealth-Forschung von einem starken Praxisbezug gekennzeichnet. Die Forschung ist häufig eng mit der tatsächlichen Implementierung von mHealth-Angeboten verknüpft (beispielsweise durch Evaluationsstudien). Dies führt dazu, dass die theoretische Fundierung von mHealth in der praxisorientierten Forschung und in der Umsetzung der mHealth-Angebote kaum eine Rolle spielt. Weder Apps noch SMS-Interventionen beziehen in ausreichendem Umfang theoretische Grundlagen zu Einstellungs- und Verhaltensänderung ein. mHealth-Interventionen greifen selten auf theoretisches Wissen aus der Persuasionsforschung zurück, z. B. bezüglich des Designs von mHealth-Messages. Theorie kann das Wirkpotenzial von mHealth erhöhen (Riley et al. 2011), verschiedene Literatur Reviews zeigen jedoch, dass sich nur ein geringer Prozentsatz von mHealth-Studien und Interventionen tatsächlich dieses Potenzials bedient, um effektivere Angebote zu entwickeln (Free et al. 2013, S. 23).

6 mHealth-Forschung in verschiedenen Kontexten

Die Gesundheitskommunikationsforschung beschäftigt sich mit mHealth in verschiedensten Kontexten, je nach Zielgruppe und Gesundheitsthematik variierend. mHealth ist einerseits dann interessant, wenn Patientinnen und Patienten selbst etwas an ihrer Krankheit verbessern können (durch gezieltes Selbstmanagement). Dies betrifft vor allem lebensstilabhängige Erkrankungen oder präventive Maßnahmen, wie eine bessere Ernährung oder körperliche Betätigung zur Vermeidung von Übergewicht und Herz-Kreislauf-Erkrankungen. Andererseits eignet sich mHealth gerade dann, wenn es gilt, bestimmte Zielgruppen gezielt anzusprechen, um ihr Gesundheitsverhalten zu verändern oder das Gesundheits-/Krankheitsmanagement zu verbessern. Ein beträchtlicher Teil der mHealth-Forschung konzentriert sich dabei auf Länder mit unzureichender medizinischer Versorgung. Gerade hier ist das Potenzial von mHealth zur Kommunikation medizinischer Informationen besonders hoch, da die Alternativen rar sind. Chib (2013) erläutert, wie die (Mobil-) Kommunikationsforschung einen Beitrag zur mHealth-Forschung in Entwicklungsländern leisten kann: So bedarf es theoretisch und methodisch fundierter Beweise dafür, dass mobile Technologien effektiv die medizinische Grundversorgung für schwer erreichbare und ressourcenschwache Zielgruppen in Entwicklungsländern verbessern können. Nur durch den Beleg der Effektivität kann öffentliches Investment in mHealth-Strategien angestoßen werden. Bisherige Studien belegen positive Effekte von mHealth unter anderem im Sinne von Verbesserungen im Versorgungsprozess der Gesundheitssysteme, einem verbesserten Zugang zu medizinischen Services für örtlich abgelegene Zielgruppen, Verbesserungen in Kommunikationsmechanismen und der Koordination von medizinischen Organisationen oder der Verbesserung des Trainings von Gesundheitsarbeitern (Chib 2013). Verschiedene Reviews widmen sich der Frage nach der bestmöglichen Umsetzung und der Effektivität von mHealth in ressourcenschwachen Ländern (u. a. Aranda-Jan et al. 2014; Beratarrechea et al. 2014; Bloomfield et al. 2014).

Ein weiterer Forschungsbereich widmet sich benachteiligten Zielgruppen in Ländern, die eine gute medizinische Versorgung anbieten, die jedoch bei den Zielgruppen nicht in ausreichendem Umfang ankommt (z. B. aufgrund sozialer

Barrieren). Katz et al. (2012) veranschaulichen in einer amerikanischen Studie, dass bei mHealth-Interventionen häufig Herausforderungen aufkommen, die einem mHealth-Potenzial, das Selbstmanagement von Krankheiten zu verbessern, gegenüberstehen. In einem mHealth-Programm an der George Washington University lag die Abbruchrate trotz finanzieller Anreize bei etwa der Hälfte aller Teilnehmenden (Katz et al. 2012). Gründe für die hohe Abbruchrate waren eine mangelnde Nutzung des mHealth-Programms oder die Unfähigkeit, sich günstige Services auf dem Mobiltelefon leisten zu können. Auf Basis dieser Pilotstudie versuchten Katz et al. (2012) die Faktoren zu ermitteln, die eine erfolgreiche mHealth-Strategie beeinflussen. Eines der Resultate sprach deutlich dafür, dass mHealth nicht alleine funktioniert, wenn es nicht in einen größeren Rahmen der traditionellen Behandlung eingebunden wird.

7 Fazit

Besonders beim Krankheits-Selbstmanagement (aber auch bei mobilen Programmen mit dem Ziel der Prävention und Verhaltensänderung) bedarf es einer Verknüpfung der traditionellen ärztlichen Betreuung und des Selbstmanagements mittels neuer mobiler Technologien. Es wird bereits von einer ärztlichen „Verschreibung" von Gesundheits-Apps gesprochen, da diese nur dann effektiv eingesetzt werden können, wenn Patientinnen und Patienten Feedback zur Nutzung der App im Krankheits- oder Gesundheitsmanagement erhalten. Ohne einen Anreiz zur Nutzung und einer kontinuierlichen Rückmeldung wird die Motivation zur mHealth-Nutzung in vielen Fällen schnell absinken und zu einem Abbruch der Nutzung führen. Es bedarf daher im Idealfall einer professionellen Betreuung der mHealth-Nutzung (sei es durch Ärztinnen und Ärzte oder Gesundheitsexpertinnen und -experten), um die Nutzenden genügend zu motivieren, die Nutzung über längere Zeit aufrecht zu erhalten und in das tägliche Krankheits-/Gesundheitsmanagement zu integrieren. Wird diese Voraussetzung erfüllt, kann mHealth die traditionelle ärztliche Betreuung durch das spezifische Potenzial der mobilen Kanäle fördern und einen Mehrwert im Gesundheits-/Krankheitsmanagement liefern. Inwiefern eine ausreichende Motivation zur mHealth-Nutzung durch automatisierte Möglichkeiten erzeugt werden kann, gilt es zu untersuchen. Gerade für die jüngeren Zielgruppen bieten sich zusätzlich Gaming-Elemente und maßgeschneiderte Inhalte (Tailoring/Targetting) an, um eine langfristige Nutzungsmotivation aufrecht zu erhalten.

Im Rahmen einer Nutzung von mobilen Gesundheits-Apps muss vor allem die Datensicherheit diskutiert werden, da die Patientinnen und Patienten häufig sensitive persönliche Gesundheitsdaten online zur Verfügung stellen. Es muss sichergestellt werden können, dass nur die betreuenden Gesundheitsexpertinnen und -experten auf diese Daten Zugriff haben. Aktuell stellt diese Herausforderung noch eine Barriere im Einsatz von Apps im Krankheitsmanagement dar. Mit dem eHealth-Gesetz versucht die Bundesregierung hier einen Schritt weiter in Richtung Datensicherheit zu gehen.

Literatur

Aranda-Jan, C. B., Mohutsiwa-Dibe, N., & Loukanova, S. (2014). Systematic review on what works, what does not work and why of implementation of mobile health (mHealth) projects in Africa. *BMC Public Health, 14*(1), 188. https://doi.org/10.1186/1471-2458-14-188.

Beratarrechea, A., Lee, A. G., Willner, J. M., Jahangir, E., Ciapponi, A., & Rubinstein, A. (2014). The impact of mobile health interventions on chronic disease outcomes in developing countries: A systematic review. *Telemedicine Journal and e-Health, 20*(1), 75–82. https://doi.org/10.1089/tmj.2012.0328.

Bloomfield, G. S., Vedanthan, R., Vasudevan, L., Kithei, A., Were, M., & Velazquez, E. J. (2014). Mobile health for non-communicable diseases in Sub-Saharan Africa: A systematic review of the literature and strategic framework for research. *Globalization and Health, 10*(1), 49. https://doi.org/10.1186/1744-8603-10-49.

Buhi, E. R., Trudnak, T. E., Martinasek, M. P., Oberne, A. B., Fuhrmann, H. J., & McDermott, R. J. (2013). Mobile phone-based behavioural interventions for health: A systematic review. *Health Education Journal, 72*(5), 564–583. https://doi.org/10.1177/0017896912452071.

Chib, A. (2013). The promise and peril of mHealth in developing countries. *Mobile Media & Communication, 1*(1), 69–75.

de Jongh, T., Gurol-Urganci, I., Vodopivec-Jamsek, V., Car, J., & Atun, R. (2012). Mobile phone messaging for facilitating self-management of long-term illnesses. *Cochrane Database of Systematic Reviews, 12*, CD007459. https://doi.org/10.1002/14651858.CD007459.pub2.

Dogruel, L., Joeckel, S., & Bowman, N. D. (2015). Choosing the right app: An exploratory perspective on heuristic decision processes for smartphone app selection. *Mobile Media & Communication, 3*(1), 125–144. https://doi.org/10.1177/2050157914557509.

Free, Caroline, Phillips, Gemma, Galli, Leandro, Watson, Louise, Felix, Lambert, Edwards, Phil, … Cornford, Tony. (2013). The effectiveness of mobile-health technology-based health behaviour change or disease management interventions for health care consumers: A systematic review. *PLoS Medicine, 10*(1), e1001362. https://doi.org/10.1371/journal.pmed.1001362.

Hall, A. K., Cole-Lewis, H., & Bernhardt, J. M. (2015). Mobile text messaging for health: A systematic review of reviews. *Annual Review of Public Health, 36*, 393–415. https://doi.org/10.1146/annurev-publhealth-031914-122855.

Jones, K. R., Lekhak, N., & Kaewluang, N. (2014). Using mobile phones and short message service to deliver self-management interventions for chronic conditions: A meta-review. *Worldviews on Evidence-Based Nursing, 11*(2), 81–88. https://doi.org/10.1111/wvn.12030.

Katz, R., Mesfin, T., & Barr, K. (2012). Lessons from a community-based mHealth diabetes self-management program: „It's not just about the cell phone". *Journal of Health Communication, 17*(sup1), 67–72. https://doi.org/10.1080/10810730.2012.650613.

Kirwan, M., Vandelanotte, C., Fenning, A., & Duncan, M. J. (2013). Diabetes self-management smartphone application for adults with type 1 diabetes: Randomized controlled trial. *Journal of Medical Internet Research, 15*(11), e235. https://doi.org/10.2196/jmir.2588.

Nacinovich, M. (2011). Defining mHealth. *Journal of Communication In Healthcare, 4*(1), 1–3. https://doi.org/10.1179/175380611x12950033990296.

Research2guidance. (2014). *mHealth App Developer Economics 2014. The state of the art of mHealth app publishing. Fourth annual study on mHealth app publishing*. Berlin: Research2guidance.

Research2guidance. (2015). *EU Countries' mHealth App Market Ranking 2015. A benchmarking analysis of 28 EU countries about their market readiness for mHealth business*. Berlin: Research2guidance.

Riley, William T., Rivera, Daniel E., Atienza, Audie A., Nilsen, Wendy, Allison, Susannah M., & Mermelstein, Robin. (2011). Health behavior models in the age of mobile interventions: are our theories up to the task? *Translational Behavioral Medicine, 1*(1), 53–71. https://doi.org/10.1007/s13142-011-0021-7.

Rossmann, C., & Karnowski, V. (2014). eHealth & mHealth: Gesundheitskommunikation online und mobil. In K. Hurrelmann & E. Baumann (Hrsg.), *Handbuch Gesundheitskommunikation* (S. 271–285). Bern: Huber.

Rossmann, C., & Krömer, N. (2016). mHealth in der medizinischen Versorgung, Prävention und Gesundheitsförderung. In F. Fischer & A. Krämer (Hrsg.), *eHealth in Deutschland. Anforderungen und Potenziale innovativer Versorgungsforschung* (S. 441–456). Berlin/Heidelberg: Springer.

Statista.com. (2015a). Number of apps available in leading app stores as of July 2015. http://www.statista.com/statistics/276623/number-of-apps-available-in-leading-app-stores/. Zugegriffen am 15.10.2015.

Statista.com. (2015b). Number of smartphone users in Germany from January 2009 to February 2015 (in millions). http://www.statista.com/statistics/461801/number-of-smartphone-users-in-germany/. Zugegriffen am 15.10.2015.

WHO, World Health Organization. (2011). *mHealth- New horizons for health through mobile technologies* (Global observatory for eHealth series, Bd. 3). Geneva: WHO.

Teil IV
Selektion und Rezeption

Selektion und Vermeidung von Gesundheitsbotschaften

Anna J. M. Wagner und Matthias R. Hastall

Zusammenfassung
Ob Gesundheitsbotschaften eine Wirkung auf die jeweilige Zielgruppe haben, ist maßgeblich davon abhängig, inwieweit die potenziellen Rezipientinnen und Rezipienten mit ihnen überhaupt in Kontakt kommen. Obgleich Gesundheitsinformationen sowohl gezielt gesucht als auch zufällig rezipiert oder aktiv vermieden werden, sind erst in den letzten Jahren zunehmend Forschungsaktivitäten zur selektiven Auswahl von Gesundheitsbotschaften auszumachen. In diesem Beitrag werden nach einer terminologischen Klärung und einem Exkurs zur deskriptiv orientierten Mediennutzungsforschung zwei wichtige Forschungstraditionen zur Erklärung der Selektion und Vermeidung von Gesundheitsbotschaften, das Selective-Exposure-Paradigma und die Informationssuche-Tradition, mit ihren zentralen Ansätzen und empirischen Befunden vorgestellt.

Schlüsselwörter
Selektion · Zuwendung · Vermeidung · Informationssuche · Informational Utility

---

A. J. M. Wagner (✉)
Institut für Medien, Wissen und Kommunikation, Universität Augsburg, Augsburg, Deutschland
E-Mail: anna.wagner@phil.uni-augsburg.de

M. R. Hastall
Fakultät Rehabilitationswissenschaften, Qualitative Forschungsmethoden und strategische Kommunikation für Gesundheit, Inklusion und Teilhabe, Technische Universität Dortmund, Dortmund, Deutschland
E-Mail: matthias.hastall@tu-dortmund.de

© Springer Fachmedien Wiesbaden GmbH, ein Teil von Springer Nature 2019
C. Rossmann, M. R. Hastall (Hrsg.), *Handbuch der Gesundheitskommunikation*,
https://doi.org/10.1007/978-3-658-10727-7_18

1 Einleitung

Damit Gesundheitsbotschaften ihre intendierte Wirkung entfalten können, müssen deren Inhalte zunächst in den Fokus der Rezipierenden gelangen (Pease et al. 2006). Zwar stoßen die Themenbereiche Gesundheit und Medizin auf ein vergleichsweise hohes Interesse (Blödorn et al. 2006), allerdings ist gut belegt, dass sich Menschen Gesundheitsbotschaften in vielen Fällen nicht zuwenden, obwohl diese für sie relevant wären (Stroebe 2011; Van't Riet und Ruiter 2013). Spätestens mit dem Aufkommen des Internets als zentrale Informationsquelle für Themen rund um Krankheit und Gesundheit ist die Anzahl ständig verfügbarer Botschaften, die um die Aufmerksamkeit der Nutzerinnen und Nutzer konkurrieren, exponentiell gestiegen (Cline und Haynes 2011; Johnson und Case 2012). Unzureichende Aufmerksamkeit durch die Kernzielgruppen bleibt eine der größten Hürden für den Erfolg von Gesundheitsbotschaften (Hornik 2002; Knobloch-Westerwick 2014). Das Wissen darum, welche Faktoren die Selektion und Vermeidung von Gesundheitsbotschaften beeinflussen, ist daher essenziell, um Botschaften und Rezeptionskontexte so zu gestalten, dass Informationen ihr persuasives Potenzial überhaupt entfalten können.

2 Wissenschaftliche Konzeptionen von Botschaftsselektion und -vermeidung

Als Initialzündung für die kommunikationswissenschaftliche Selektionsforschung gilt die Erie-County-Studie (Lazarsfeld et al. 1944), die zeigen konnte, dass Menschen sich bestimmten politischen Informationen systematisch aussetzen, während sie andere ignorieren. Mittlerweile gilt als gut bestätigt und weitgehend akzeptiert, dass Rezipientinnen und Rezipienten den jeweils verfügbaren Medieninhalten in der Regel keine gleichermaßen starke Aufmerksamkeit zukommen lassen, sondern dass die Aufmerksamkeitszuwendung und -abwendung stets auf eine spezifische Weise variiert. Im Kern geht es der kommunikationswissenschaftlichen Selektionsforschung darum, zu erklären, welche Faktoren den Ausschlag dafür geben, welchen Informationen sich welche Menschen (nicht) zuwenden (Knobloch-Westerwick 2014). Allgemeiner Konsens besteht darüber, dass sowohl (1.) Eigenschaften der Informationen als auch (2.) Charakteristika der Rezipierenden sowie (3.) die Rezeptionssituation einen Einfluss auf das Auswahlverhalten haben.

Als in konzeptioneller Hinsicht herausfordernd erwies sich für die Selektionsforschung, dass Zuwendungsentscheidungen automatisch die – zumindest vorübergehende – Abwahl bzw. Nicht-Nutzung paralleler Alternativen impliziert. Darüber hinaus handelt es sich beim Aufmerksamkeitsprozess um ein mehrstufiges und multidimensionales Phänomen, das bewusste (z. B. aktive Suche) wie unbewusste (z. B. Orientierungsreaktion, „Banner Blindness"-Phänomen) Aspekte umfasst und eng mit Wahrnehmung, Bewegung (z. B. Zu- bzw. Abwendung der Sinne) und Informationsverarbeitung verknüpft ist (Baumann und Hastall 2014). Für die Begriffe *Selektivität* oder *Selektion* existieren dementsprechend verschiedene Definitionsversuche (Eilders 1999; Schweiger 2007). Existierende Begriffsbestimmungen lassen sich u. a. danach unterscheiden, inwieweit Selektionsverhalten primär als bewusste Auswahl verstanden wird oder auch unbewusste Prozesse umfasst. Darüber hinaus beziehen einige Definitionen die Vermeidung von Botschaften explizit in den Selektionsbegriff mit ein (Fahr und Böcking 2005; Van den Bulck 2007), während andere Konzeptionen dies nicht tun (Wirth und Schweiger 1999) oder Nicht-Nutzung lediglich als automatisches Produkt der Zuwendung zu anderen Inhalten ansehen (Zillmann 2007). Wir verstehen nachfolgend die Begriffe Nutzung, Selektion, Zuwendung und Rezeption als synonyme Bezeichnungen für den Prozess der Aufmerksamkeitsallokation zu bestimmten medialen Botschaften, wobei jede dieser Zuwendungen naturgemäß auf Kosten parallel verfügbarer Botschaften geht, die in dem jeweiligen Zeitraum nicht rezipiert werden.

Die *Vermeidung* von Botschaften wiederum ist ein elementarer Teil des Medienverhaltens (vgl. z. B. Vermeidung von Werbung oder TV-Zapping: Fahr und Böcking 2005) und lässt sich als Versuch auffassen, „den physischen Kontakt mit einer Botschaft zu verhindern oder auf ein Minimum zu beschränken" (Hastall 2012, S. 284). Eine Vermeidung von Botschaften kann aus subjektiver Sicht für den Rezipierenden funktional sein, vor allem dann, wenn die jeweilige Botschaft Unsicherheit auslöst (Atkin 1985). Insbesondere Gesundheitsbotschaften, die eine Bedrohung für das gesundheitliche Wohlbefinden und die eigene Unversehrtheit suggerieren, ohne den Rezipierenden ein Gefühl der Kontrolle zu vermitteln, sollten somit ein Vermeidungsverhalten evozieren (Witte et al. 2001). Tatsächlich sind Botschaftsvermeidungen in der Gesundheitskommunikation gut dokumentiert und teilweise sogar in Botschaftswirkungsmodellen als Ergebnis suboptimaler Kommunikationsversuche postuliert. So sagt das bekannte *Extended Parallel Process Model* (EPPM; Witte 1992; siehe hierzu auch den Beitrag von Ort, Kap. ▶ „Furchtappelle in der Gesundheitskommunikation" in diesem Band) beispielsweise eine defensive Vermeidung von Gesundheitsinformationen voraus, wenn Botschaften als zu bedrohlich wahrgenommen werden (Witte et al. 2001). Van't Riet und Ruiter (2013) gehen demgegenüber in ihrem *Model of Sequential Defensiveness* davon aus, dass Botschaften erst dann strategisch vermieden werden, wenn es aufgrund wiederholter Konfrontation mit den entsprechenden Gesundheitsbotschaften nicht mehr praktikabel ist, die Bedrohung zu verleugnen.

Für ein adäquateres Verständnis der Botschaftszuwendung kann es sich anbieten, statt eines Rückgriffs auf oft genutzte Dichotomien (z. B. Nutzung vs. Nichtnutzung, Selektion vs. Vermeidung) auf eine umfassendere Differenzierung zurückzugreifen, welche die zugrunde liegenden Motive berücksichtigt. Atkin (1973) sieht beispielsweise zwischen den Polen (1.) *Informationssuche* und (2.) *Informationsvermeidung*, welche sich jeweils durch eine aktive Initiierung durch das Individuum (d. h. einen gewissen Ressourceneinsatz) auszeichnen, drei weitere Zustände. Eine (3.) *Informationsempfänglichkeit* läge danach vor, wenn Menschen nicht in der Phase einer aktiven Suche nach bestimmten Informationen sind, aber während des Scannens der verfügbaren Angebote darauf stoßen und offen dafür sind. Bei einer (4.) *Informationstoleranz* werden eigentlich unerwünschte Informationen lediglich aus dem Grund rezipiert, dass eine Vermeidung (z. B. durch ein Wegsehen oder Umschalten) als zu aufwendig wahrgenommen wird. Schlussendlich wäre eine (5.) *Informationsignoranz* zu konstatieren, wenn eine Information allein deswegen nicht rezipiert wird, weil die in Relation zum erwarteten Informationsgewinn aufzubringenden Kosten als zu hoch eingeschätzt werden. Obgleich Differenzierungen wie diese in theoretischer wie praktischer Hinsicht hilfreich sind, um das gesundheitsbezogene Mediennutzungsverhalten besser verstehen und vorhersagen zu können, finden sie bislang – mutmaßlich aufgrund von Schwierigkeiten bei der methodischen Erhebung – kaum Anwendung.

3 Botschaftsselektion und -vermeidung in der Gesundheitskommunikation

Die erläuterten divergierenden wissenschaftlichen Konzeptionen von Selektion und Vermeidung illustrieren bereits die Diversität der Selektionsforschung. Auch im Bereich der Gesundheitskommunikation lassen sich unterschiedliche Zugänge und Herangehensweisen bei der Erfassung von Botschaftsselektion und -vermeidung identifizieren, die im Folgenden erläutert werden sollen.

3.1 Nutzungsstudien in der Gesundheitskommunikation

Zunächst sind in diesem Zusammenhang deskriptive Nutzungsstudien zu nennen, die praxisorientiert Auskunft über das Gesundheitsinformationsverhalten in der Bevölkerung, spezifische Nutzungsmuster und -typen geben (z. B. Baumann 2006; Baumann und Czerwinski 2015). Diese klassischen Nutzungsstudien fragen u. a. nach der Häufigkeit der Nutzung von (Medien-)Kanälen im Kontext von Gesundheitskommunikation, dem Informationsverhalten spezifischer Personengruppen (z. B. Erkrankter und Nicht-Erkrankter) sowie den Determinanten (z. B. Geschlecht, Persönlichkeitsmerkmale) der Nutzung von Gesundheitsinformationen (Rossmann et al. 2018). Studien mit deskriptiver Herangehensweise erfolgen in der Regel ohne konkrete theoretische Anbindung und haben häufig zum Ziel, Aussagen darüber zu treffen, über welche Kommunikationswege spezifische Zielgruppen erreicht werden können. Sie illustrieren beispielsweise die zunehmende Wichtigkeit von Online-Medien für die Gesundheitskommunikation (Baumann und Czerwinski 2015) oder identifizieren Gesundheitsinformationstypen mit spezifischen Nutzungsmustern (Baumann 2006).

3.2 Theoretische Zugänge: Selective Exposure und Informationssuche

Neben deskriptiven Studien zur Nutzung von Gesundheitsbotschaften existieren weitere Untersuchungstraditionen in der Selektionsforschung, die stärker theoriegeleitet vorgehen und kausale Zusammenhänge im Fokus haben. Diese lassen sich zwei zentralen metatheoretischen Sichtweisen zur Erklärung der Selektion und Vermeidung von Gesundheitsbotschaften zuordnen: der Selective-Exposure-Tradition[1] und der Informationssuche-Tradition. Beide Perspektiven unterscheiden sich bezüglich der Sichtweise auf den Selektionsprozess und des im Fokus stehenden Selektionsverhaltens, der konkreten theoretischen Zugänge sowie der methodischen Implikationen für die Erfassung von Selektionsverhalten.

3.2.1 Die Selective-Exposure-Tradition

Als Ursprung der Selective-Exposure-Forschung gilt die Wahlpropagandaforschung der 1940er- und 1950er-Jahre, insbesondere die bereits erwähnte berühmte Erie-County-Studie von Lazarsfeld et al. (1944). In einer Fußnote wurde das Prinzip der Rezipientenselektivität als Erklärung dafür angeführt, dass politische Präferenzen der Wählerinnen und Wähler sich trotz intensiver Wahlkampfkommunikation kaum änderten: „Exposure is always selective; in other words, a positive relationship exists between people's opinion and what they choose to listen to or read" (S. 164, Fn. 37). Die Vielzahl der dadurch inspirierten Forschungsarbeiten lässt sich zwei übergeordneten Perspektiven zuordnen, die nachfolgend kurz skizziert werden. Im Gegensatz zu Forschungsarbeiten zum Uses-and-Gratifications-Ansatz (Blumler und Katz 1974), der von einer aktiven und bewussten Informationszuwendung ausgeht, berücksichtigen Selective-Exposure-Studien die Rolle unbewusster Aufmerksamkeitsprozesse und verwenden dementsprechend oft Forschungsdesigns, in denen tatsächliches Zuwendungsverhalten nicht-reaktiv erhoben wird (Hastall und Knobloch-Westerwick 2012a). Der ab den 1970er-Jahren als Gegenentwurf zur experimentell orientierten Publikums- und Selektionsforschung vorgeschlagene, lange Zeit sehr populäre und mehrfach weiterentwickelte Uses-and-Gratifications-Ansatz geht hingegen von „aktiven" Rezipierenden aus, die bewusst und bedürfnisgeleitet Medien und Medieninhalte auswählen. Diese und weitere Prämissen des Uses-and-Gratifications-Ansatzes wurden stark kritisiert, ebenso wie die primäre Verwendung von Befragungen als Forschungszugang für Nutzungsmotive (z. B. Biocca 1988; Swanson 1977). Bis zum heutigen Tag besteht damit eine gewisse Inkompatibilität bezüglich der theoretischen Grundannahmen und des präferierten empirischen Zugangs zwischen der Uses-and-Gratifications-Tradition und der Selective-Exposure-Tradition.

a) **Dissonanz- und Stimmungsmanagement-Ansätze**

Anfänglich besonders einflussreich innerhalb des Selective-Exposure-Paradigmas war die *Theorie der kognitiven Dissonanz* von Leon Festinger (1957). Diese postuliert, dass Menschen danach streben, ihre Werte, Gedanken und Gefühle in

---

[1]Die Bezeichnung „Selective Exposure" wird in sozialpsychologischen Forschungsarbeiten oft im deutlich engeren Sinne von Festingers (1957) Theorie der kognitiven Dissonanz auf Zuwendungs- und Vermeidungsverhalten reduziert, das auf einem wahrgenommenen Konflikt (oder einer Übereinstimmung) von Informationen mit bestehenden Einstellungen, Werten und Verhaltensweisen basiert. In kommunikationswissenschaftlichen Arbeiten wird die Bezeichnung hingegen meist in einem breiteren Verständnis verwendet, das nicht auf konsonanz- bzw. dissonanztheoretische Einflussfaktoren beschränkt ist.

Einklang („Konsonanz") zu bringen und alle Zustände, in denen ein Widerspruch zwischen diesen („Dissonanz") empfunden wird, zu vermeiden. Selektive Informationssuche und -vermeidung sind in diesem Kontext einfache Mechanismen, um Dissonanzen abzubauen oder Konsonanz zu fördern. So kann beispielsweise eine Person, die gerne raucht, aber um die Schädlichkeit dieser Angewohnheit weiß, rauchkritische Informationen meiden (z. B. durch Verwendung einer Hülle für Zigarettenschachteln, welche die Gesundheitsbotschaft überdeckt) und rauchfreundliche Botschaften (z. B. über Raucherinnen und Raucher, die sehr alt geworden sind) aktiv suchen. Meta-Analysen zeigen, dass die Theorie der kognitiven Dissonanz überwiegend bestätigt werden konnte (D'Alessio und Allen 2007; Hart et al. 2009).

Neben dem Dissonanz-Ansatz haben lange Zeit Ansätze die Forschung dominiert, welche die Rolle der aktuellen oder erwünschten Stimmung der Rezipierenden als ursächlich für die Informationsselektion ansahen (z. B. *Mood Management Theory*: Zillmann und Bryant 1985; *Mood Adjustment Approach*: Knobloch-Westerwick 2003). Grundannahme war, dass Menschen nach bestimmten – zumeist, aber nicht ausschließlich, positiven – Gefühlszuständen streben und sich dementsprechend Medieninhalten zuwenden, welche die gewünschte Stimmung herstellen oder aufrechterhalten können. Dezidierte Studien zu Gesundheitsbotschaften liegen aus diesem Bereich nicht vor. Zwar waren Gesundheitsthemen neben anderen Themen regelmäßig in experimentellen Studien im Stimulusmaterial vertreten, themenbezogene Auswertungen blieben aber die Ausnahme (Knobloch-Westerwick 2014). Die Befunde sprechen insgesamt dafür, dass die jeweils untersuchten Einflussfaktoren für Gesundheitsthemen analog wie für andere (z. B. politische, wirtschaftliche oder soziale) Themen wirken und Stimmungszustände der potenziellen Rezipientinnen und Rezipienten stets eine wichtige Rolle für Auswahlentscheidungen spielen.

b) **Informational-Utility-Ansatz**

Im Laufe der Jahre wurden die Grenzen der konsistenz- und stimmungstheoretischen Ansätze insbesondere bei informierenden Medieninhalten deutlich, da sich Rezipierende durchaus Botschaften zuwenden, die ihren Einstellungen nicht entsprechen oder deren Rezeption aus anderen Gründen unangenehme Empfindungen oder Dissonanzen hervorrufen müsste (Donsbach 2009; Knobloch-Westerwick und Kleinman 2012). Der *Informational-Utility-Ansatz*, ursprünglich vorgeschlagen von Atkin (1973) und konzeptionell weiterentwickelt von Knobloch-Westerwick et al. (2005), geht im Kern davon aus, dass die subjektiv wahrgenommene *Nützlichkeit* von Botschaften selektionsentscheidend ist. Nützlichkeit bezieht sich vor allem auf die Frage, inwieweit Botschaften in der Lage sind, Unsicherheit zu reduzieren und die Anpassung an die Umwelt zu verbessern. In der revidierten Fassung des Informational-Utility-Modells (Knobloch-Westerwick et al. 2005; Knobloch-Westerwick 2008) werden vier additiv verknüpfte Subdimensionen von Nützlichkeit postuliert. Danach bilden das Ausmaß der positiven oder negativen Konsequenzen eines Ereignisses (*magnitude*), die Wahrscheinlichkeit einer persönlichen Betroffenheit durch das Ereignis (*likelihood*), die zeitliche Unmittelbarkeit des Ereignisses (*immediacy*) sowie die wahrgenommene Selbstwirksamkeit, das Ereignis oder dessen Konsequenzen beeinflussen zu können (*efficacy*), zusammen den Grad der Nützlichkeit einer Information, wobei mit zunehmender Nützlichkeit die Rezeptionswahrscheinlichkeit steigen soll (Knobloch-Westerwick et al. 2005).

Eine Übertragung der Annahmen des Informational-Utility-Ansatzes auf Fragestellungen der Gesundheitskommunikation ist nicht zuletzt deshalb naheliegend, da sich einige der postulierten Faktoren in ähnlicher Form auch in Modellen des Gesundheitsverhaltens wiederfinden (Schulz und Rossmann 2013). Die empirische Befundlage ist nicht ganz eindeutig; ein positiver Einfluss einzelner oder mehrerer Nützlichkeitsdimensionen auf die Selektionswahrscheinlichkeit ließ sich in einigen, aber nicht in allen Studien nachweisen (Hastall und Knobloch-Westerwick 2012b; Hastall und Wagner 2017; Kim et al. 2016). Ungetestet ist noch, inwieweit sich für Gesundheitsinformationen die additive Verknüpfung der vier Utility-Dimensionen bestätigen lässt. Diese Annahme des Informational-Utility-Ansatzes steht in einem gewissen Spannungsverhältnis zum EPPM, welchem zufolge eine Vermeidung von Botschaften wahrscheinlich wird, sobald die Bedrohungskomponente stärker ausgeprägt ist als die Selbstwirksamkeitskomponente.

3.2.2 Die Informationssuche-Tradition

Ansätze der Informationssuche (engl.: *Information Seeking*) bzw. des Informationsmanagements gehen überwiegend davon aus, dass Rezipientinnen und Rezipienten sich Informationen suchen oder diese vermeiden, um Unsicherheiten zu reduzieren oder noch aufrechtzuerhalten (Brashers et al. 2004, 2000). Analog zum Uses-and-Gratifications-Ansatz stehen primär bewusst initiierte Botschaftsauswahlen im Fokus. Gesundheitsbotschaften werden demnach gezielt ausgewählt, um sich über Krankheiten, Behandlungen, Präventionsmaßnahmen usw. zu informieren (Brashers et al. 2002), können aber auch gezielt vermieden werden, wenn die Rezeption als stresserzeugend eingeschätzt wird (Brashers et al. 2000). Dies kann beispielsweise der Fall sein, wenn die Gesundheitsbotschaft ein bestehendes Risiko für die Rezipierenden suggeriert oder impliziert, dass bestimmte Symptome, die eine Person an sich selbst beobachtet oder wahrnimmt, auf eine bedrohliche Krankheit schließen lassen (Brashers et al. 2002). Bislang gibt es erst relativ wenige theoretische Ansätze der Informationssuche, die zudem vergleichsweise komplex ausfallen. Zu den bekannteren Modellen dieser Forschungstradition zählen das *Comprehensive Model of Information Seeking* (Johnson und Meischke 1993) und das *Risk Information Seeking and Processing Model* (Griffin et al. 1999); für eine Übersicht sei auf Johnson und Case (2012) sowie Baumann und Hastall (2014) verwiesen. Da Ansätze der Informationssuche nur einen relativ kleinen Teil des gesundheitsbezogenen Informationsverhaltens, nämlich die bewusste Suche nach Informationen, abdecken, bleibt – im Unterschied zur Selective-Exposure- oder Informational-Utility-Tradition – ein Großteil des gesundheitsbezogenen Medienverhaltens ausgeblendet. Ein weiterer Unterschied betrifft die methodischen Zugänge. Während in der Selective-Exposure-Tradition Zuwendungs- und Vermeidungsverhalten überwiegend in experimentellen Studien beobachtet wurde, arbeiten Informationssuche-Studien typischerweise mit Selbstaussagen aus nicht-experimentellen Settings, wodurch die Gefahr besteht, dass Mediennutzungsverhalten nachträglich rationalisiert wird und wichtige kausale Determinanten unentdeckt bleiben (Sarge 2012).

3.3 Empirische Studien zur Selektion und Vermeidung von Gesundheitsbotschaften

Sieht man von repräsentativen, rein deskriptiven Umfragen zur Nutzung von Gesundheitsinformationen ab, die naturgemäß ohne oder mit überschaubarer theoretischer Fundierung auskommen, fällt auf, dass der Großteil der wissenschaftlichen Studien zur Auswahl von Gesundheitsbotschaften im Selective-Exposure-Paradigma zu verorten ist. Empirische Forschungsarbeiten zur Selektion und Vermeidung von Gesundheitsbotschaften sind dennoch, gerade im Vergleich zu Wirkungsstudien, in der Gesamtschau eher selten. Allerdings ist in den letzten Jahren ein deutlicher Anstieg wahrnehmbar (z. B. Hastall und Knobloch-Westerwick 2012b; Hastall und Wagner 2017; Kim et al. 2016; Knobloch-Westerwick et al. 2013).

Studien des Selective-Exposure-Ansatzes, die überwiegend experimentell angelegt sind und in denen die Probandinnen und Probanden aus verschiedenen Medienbotschaften auswählen können, haben primär zum Ziel, Botschafts- und Persönlichkeitsmerkmale zu identifizieren, die die Zuwendung zu Gesundheitsbotschaften fördern oder verringern. Die mit den Medienbotschaften verbrachte Zeit, die meist nicht-reaktiv (d. h. unbemerkt von den Studienteilnehmern) technisch erfasst wird, dient häufig als Indikator für die Zuwendung. Diese Verhaltensdaten werden oft mit Befragungsdaten kombiniert, um ein ganzheitlicheres Bild vom Selektions- und Vermeidungsverhalten und den relevanten Determinanten zu bekommen (Hastall und Knobloch-Westerwick 2012b; Sarge 2012). Gegenüber den sogenannten Forced-Exposure-Studien, in denen Personen ein Medieninhalt einfach vorgelegt wird und keine Entscheidungsfreiheit besteht, bieten Selektionsstudien den Vorteil, Medienverhalten in realistischeren Settings zu simulieren, in denen eine Wahlmöglichkeit fast immer gegeben ist. Zudem wird dadurch die Gefahr reduziert, Reaktionen auf einen Medieninhalt zu messen, den die teilnehmenden Personen in der Realität nie rezipiert hätten. Diese Designs mit nichtreaktiver Messung des Zuwendungsverhaltens bedeuten jedoch einen erheblichen technischen Mehraufwand und sind daher bislang vergleichsweise selten (Hastall und Knobloch-Westerwick 2012a).

Die bisherigen Befunde zeigen, dass formale Merkmale wie eine prominente Platzierung der Botschaften, eine moderate Anzahl verwendeter negativer Wörter, die Verwendung kleiner Bilder im Teaser (engl.: Thumbnails) mit negativem Inhalt (Kim et al. 2016) oder die Glaubwürdigkeit der Quelle (Knobloch-Westerwick et al. 2013) die Zuwendung zu Gesundheitsbotschaften fördern. Botschaften, die die Selbstwirksamkeit der Rezipierenden betonen (Kim et al. 2016), scheinen ebenso bevorzugt ausgewählt zu werden wie Botschaften, die eine erhöhte Vulnerabilität suggerieren (Hastall und Wagner 2017) oder eine spezifische Schweregrad-Wirksamkeits-Kombination aufweisen sowie Fallbeispiele (siehe hierzu den Beitrag von Peter, Kap. ▶ „Fallbeispiele in der Gesundheitskommunikation" in diesem Band) enthalten (Hastall und Knobloch-Westerwick 2012b). Einflüsse verschiedener psychologischer Persönlichkeitsmerkmale (z. B. Repression-Sensitization, Sensitivität des behavioralen Aktivierungs- und Inhibitionssystems) und weiterer Rezipientenmerkmale (z. B. kultureller Hintergrund) wurden ebenso nachgewiesen (z. B. Hastall und Knobloch-Westerwick 2012b; Hastall und Wagner 2017; Knobloch-Westerwick et al. 2013). Angesichts der geringen Anzahl existierender Studien ist die Zahl bislang getesteter Botschafts- und Persönlichkeitsmerkmale noch limitiert. Dennoch zeigen bereits die bisherigen Untersuchungen die Wichtigkeit der Erforschung von Auswahlverhalten auf und bieten insbesondere dann ein vollständigeres Bild vom alltäglichen Medienverhalten, wenn sie neben dem Aspekt der Selektion/Vermeidung auch die persuasive Wirkung der jeweils selektierten Botschaften in den Blick nehmen. Denn nicht zuletzt vor dem Hintergrund defensiver Abwehrreaktionen ist nicht auszuschließen, dass sich Personen verstärkt solchen Botschaften zuwenden, die mit geringer Wahrscheinlichkeit eine Veränderung gesundheitsbezogener Einstellungen und Verhaltensweisen einfordern. Umgekehrt ist aber auch denkbar, dass vermeintlich geringe Effekte von Botschaftsfaktoren aus Wirkungsstudien entweder verschwinden oder an Stärke gewinnen, sobald die realweltliche Zuwendungswahrscheinlichkeit zu den entsprechenden Botschaften berücksichtigt wird.

4   Fazit

Da die Auswahl von Gesundheitsbotschaften zur Rezeption und eine zumindest rudimentäre Aufmerksamkeit für den Inhalt elementare Grundvoraussetzungen für deren potenzielle Wirkungen sind, ist es wichtig, die zentralen Determinanten für deren Selektion und Vermeidung zu kennen. Obwohl die Selektionsforschung zu den klassischen kommunikationswissenschaftlichen Strängen zählt, wurden die Zugänge erst jüngst auf Fragestellungen der Gesundheitskommunikation übertragen. Der Beitrag stellte zwei zentrale metatheoretische Zugänge, die Selective-Exposure- und die Informationssuche-Perspektive, samt ihren zentralen theoretischen Modellen und methodischen Zugängen sowie zentralen Befunden für die Gesundheitskommunikation vor. Angesichts der intensiven Nutzung von Gesundheitsinformationen durch die Bevölkerung sowie der umfangreichen Evidenz, dass Vermeidungsprozesse hierbei eine wichtige Rolle spielen, muss der Forschungsstand als unzureichend charakterisiert werden. Die insbesondere im Vergleich zu (Forced-Exposure-)Wirkungsstudien deutlich geringere Anzahl an Untersuchungen dürfte größtenteils methodischen Herausforderungen bei der Erfassung von Selektionsverhalten geschuldet sein, für die neuere Zugänge Abhilfe versprechen. Unumstritten ist, dass sowohl Merkmale der Gesundheitsbotschaften als auch der Persönlichkeit der Rezipierenden sowie der Rezeptionssituation eine wichtige Rolle spielen. Zukünftige Studien sollten darauf fokussieren, bisherige Befunde zu replizieren und weitere Determinanten für die Selektion und Vermeidung zu identifizieren, um Hinweise für das praktische Design von Gesundheitsbotschaften zu liefern, die nicht erst auf der Ebene der persuasiven Wirkung von Botschaften ansetzen, sondern bereits auf der vorgelagerten Ebene der Auswahl/Vermeidung.

Literatur

Atkin, C. K. (1973). Instrumental utilities and information seeking. In P. Clark (Hrsg.), *New models of communication research* (S. 205–242). Newbury Park: Sage.

Atkin, C. K. (1985). Informational utility and selective exposure to entertainment media. In D. Zillman & J. Bryant (Hrsg.), *Selective exposure in communication* (S. 63–91). Hillsdale: Lawrence Erlbaum Associates.

Baumann, E. (2006). Auf der Suche nach der Zielgruppe – Das Informationsverhalten hinsichtlich Gesundheit und Krankheit als Grundlage erfolgreicher Gesundheitskommunikation. In J. Böcken, B. Braun, R. Amhof & M. Schnee (Hrsg.), *Gesundheitsmonitor 2006. Gesundheitsversorgung und Gestaltungsoptionen aus der Perspektive von Bevölkerung und Ärzten* (S. 117–153). Gütersloh: Verlag Bertelsmann Stiftung.

Baumann, E., & Czerwinski, F. (2015). Erst mal Doktor Google fragen? Nutzung neuer Medien zur Information und zum Austausch über Gesundheitsthemen. In J. Böcken, B. Braun & R. Meierjürgen (Hrsg.), *Gesundheitsmonitor 2015. Bürgerorientierung im Gesundheitswesen* (S. 57–79). Gütersloh: Verlag Bertelsmann Stiftung.

Baumann, E., & Hastall, M. R. (2014). Nutzung von Gesundheitsinformationen. In K. Hurrelmann & E. Baumann (Hrsg.), *Handbuch Gesundheitskommunikation* (S. 451–466). Bern: Huber.

Biocca, F. A. (1988). Opposing conceptions of the audience: The active and passive hemispheres of mass communication. In J. A. Anderson (Hrsg.), *Communication Yearbook 11* (S. 51–80). Beverly Hills: Sage.

Blödorn, S., Gerhards, M., & Klingler, W. (2006). Informationsnutzung und Medienauswahl 2006. Ergebnisse einer Repräsentativbefragung zum Informationsverhalten der Deutschen. *Media Perspektiven, 12*, 630–638.

Blumler, J. G., & Katz, E. (Hrsg.). (1974). *The uses of mass communications: Current perspectives on gratifications research*. London: Sage.

Brashers, D. E., Neidig, J. L., Haas, S., Dobbs, L., Cardillo, L., & Russell, J. (2000). Communication in the management of uncertainty: The case of persons living with HIV or AIDS. *Communication Monographs, 67*, 63–84. https://doi.org/10.1080/03637750009376495.

Brashers, D. E., Goldsmith, D. J., & Hsieh, E. (2002). Information seeking and avoiding in health contexts. *Human Communication Research, 28*, 258–271. https://doi.org/10.1111/j.1468-2958.2002.tb00807.x.

Brashers, D. E., Neidig, J. L., & Goldsmith, D. J. (2004). Social support and the management of uncertainty for people living with HIV or AIDS. *Health Communication, 16*, 305–331. https://doi.org/10.1207/S15327027HC1603_3.

Cline, R. J. W., & Haynes, K. M. (2011). Consumer health information seeking on the internet: The state of art. *Health Education Research, 16*, 671–692. https://doi.org/10.1093/her/16.6.671.

D'Alessio, D., & Allen, M. (2007). The selective exposure hypothesis and media choice processes. In R. W. Preiss, B. M. Gayle, N. Burrell, M. Allen & J. Bryant (Hrsg.), *Mass media effects research: Advances through meta-analysis* (S. 103–118). Mahwah: Erlbaum.

Donsbach, W. (2009). Cognitive dissonance theory – Roller coaster career. How communication research adapted the theory of cognitive dissonance. In T. Hartmann (Hrsg.), *Media choice: A theoretical and empirical overview* (S. 128–149). London: Routledge.

Eilders, C. (1999). Zum Konzept der Selektivität: Auswahlprozesse bei Medien und Publikum. In W. Wirth & W. Schweiger (Hrsg.), *Selektion im Internet. Empirische Analysen zu einem Schlüsselkonzept* (S. 13–41). Opladen/Wiesbaden: Westdeutscher Verlag.

Fahr, A., & Böcking, T. (2005). Nichts wie weg?: Ursachen der Programmflucht. *Medien und Kommunikationswissenschaft, 53*, 5–25. https://doi.org/10.5771/1615-634x-2005-1-5.

Festinger, L. (1957). *A theory of cognitive dissonance*. Stanford: Stanford University Press.

Griffin, R. J., Dunwoody, S., & Neuwirth, K. (1999). Proposed model of the relationship of risk information seeking and processing to the development of preventive behaviors. *Environmental Research, 80*, 230–245. https://doi.org/10.1006/enrs.1998.3940.

Hart, W., Albarracín, D., Eagly, A. H., Brechan, I., Lindberg, M. J., & Merrill, L. (2009). Feeling validated versus being correct: A meta-analysis of selective exposure to information. *Psychological Bulletin, 4*, 555–588. https://doi.org/10.1037/a0015701.
Hastall, M. R. (2012). Abwehrreaktionen auf Gesundheitsappelle: Forschungsstand und Praxisempfehlungen. In S. Hoffmann, U. Schwarz & R. Mai (Hrsg.), *Angewandtes Gesundheitsmarketing* (S. 281–296). Wiesbaden: Springer Gabler.
Hastall, M. R., & Knobloch-Westerwick, S. (2012a). Verknüpfung von Verhaltensdaten und Befragungsdaten in experimentellen Selektionsstudien. In W. Loosen & A. Scholl (Hrsg.), *Methodenkombinationen in der Kommunikationswissenschaft: Methodologische Herausforderungen und empirische Praxis* (S. 229–245). Köln: von Halem.
Hastall, M. R., & Knobloch-Westerwick, S. (2012b). Severity, efficacy, and evidence type as determinants of health message exposure. *Health Communication, 28*, 378–388. https://doi.org/10.1080/10410236.2012.690175.
Hastall, M. R., & Wagner, A. J. M. (2017). Enhancing selective exposure to health messages and health intentions: Effects of susceptibility cues and gain-loss framing. *Journal of Media Psychology*. Advanced Online Publication. https://doi.org/10.1027/1864-1105/a000197.
Hornik, R. C. (Hrsg.). (2002). Public health communication: Making sense of contradictory evidence. In *Public health communication: Evidence for behavior change* (S. 1–19). Mahwah: Lawrence Erlbaum Associates.
Johnson, D. J., & Case, D. O. (2012). *Health information seeking*. New York: Peter Lang.
Johnson, J. D., & Meischke, H. (1993). A comprehensive model of cancer-related information seeking applied to magazines. *Human Communication Research, 19*, 343–367. https://doi.org/10.1111/j.1468-2958.1993.tb00305.x.
Kim, H. S., Forquer, H., Rusko, J., Hornik, R. C., & Cappella, J. N. (2016). Selective exposure to health information: The role of headline features in the choice of health newsletter articles. *Media Psychology, 19*, 614–637. https://doi.org/10.1080/15213269.2015.1090907.
Knobloch-Westerwick, S. (2003). Mood adjustment via mass communication. *Journal of Communication, 53*, 233–250. https://doi.org/10.1111/j.1460-2466.2003.tb02588.x.
Knobloch-Westerwick, S. (2008). Informational utility. In W. Donsbach (Hrsg.), *International encyclopedia of communication* (S. 2273–2276). Oxford, UK: Basil Blackwell.
Knobloch-Westerwick, S. (2014). *Choice and preference in media use: Advances in selective exposure theory and research*. New York: Routledge.
Knobloch-Westerwick, S., & Kleinman, S. B. (2012). Preelection selective exposure: Confirmation bias versus informational utility. *Communication Research, 39*, 170–193. https://doi.org/10.1177/0093650211400597.
Knobloch-Westerwick, S., Hastall, M. R., Grimmer, D., & Brück, J. (2005). „Informational Utility": Der Einfluss der Selbstwirksamkeit auf die selektive Zuwendung zu Nachrichten. *Publizistik, 50*, 462–474. https://doi.org/10.1007/s11616-005-0144-2.
Knobloch-Westerwick, S., Johnson, B. K., & Westerwick, A. (2013). To your health: Self-regulation of health behavior through selective exposure to online health messages. *Journal of Communication, 63*, 807–829.
Lazarsfeld, P. F., Berelson, B., & Gaudet, H. (1944). *The people's choice: How the voter makes up his mind in a presidential campaign*. New York: Columbia University Press.
Pease, M. E., Brannon, L. A., & Pilling, V. K. (2006). Increasing selective exposure to health messages by targeting person versus behavior schemas. *Health Communication, 19*, 231–240. https://doi.org/10.1207/s15327027hc1903_5.
Rossmann, C., Lampert, C., Stehr, P., & Grimm, M. (2018). *Nutzung und Verbreitung von Gesundheitsinformationen: Ein Literaturüberblick zu theoretischen Ansätzen und empirischen Befunden*. Gütersloh: Bertelsmann Stiftung. https://www.bertelsmann-stiftung.de/fileadmin/files/BSt/Publikationen/GrauePublikationen/VV_Studie_Gesundheitsinfosuche-Literaturueberblick.pdf.
Sarge, M. A. (2012). *Are your eyes really bigger than your stomach? An investigation of the importance of selective exposure to weight management articles featuring exemplification and*

conveying efficacy for potential weight management belief and behavior change (Dissertation). https://etd.ohiolink.edu/ Zugegriffen am 05.12.2018.

Schulz, I., & Rossmann, C. (2013). Gesundheitsbotschaften im Spannungsfeld zwischen Selektion und Wirkung. In M. Hastall & C. Rossmann (Hrsg.), *Medien und Gesundheitskommunikation: Befunde, Entwicklungen, Herausforderungen* (S. 219–234). Baden-Baden: Nomos.

Schweiger, W. (2007). *Theorien der Mediennutzung: Eine Einführung*. Wiesbaden: VS Verlag für Sozialwissenschaften.

Stroebe, W. (2011). *Social psychology and health*. Buckingham: Open University Press.

Swanson, D. L. (1977). The uses and misuses of uses and gratifications. *Human Communication Research, 3*, 214–221. https://doi.org/10.1111/j.1468-2958.1977.tb00519.x.

Van den Bulck, J. (2007). Selectivity. In J. J. Arnett (Hrsg.), *Encyclopedia of children, adolescents, and the media* (S. 746–748). Thousand Oaks: Sage.

Van't Riet, J., & Ruiter, R. A. C. (2013). Defensive reactions to health-promoting information: An overview and implications for future research. *Health Psychology Review, 7*, S104–S136. https://doi.org/10.1080/17437199.2011.606782.

Wirth, W., & Schweiger, W. (Hrsg.), (1999). Selektion neu betrachtet: Auswahlentscheidungen im Internet. *Selektion im Internet. Empirische Analysen zu einem Schlüsselkonzept* (S. 13–41). Opladen/Wiesbaden: Westdeutscher Verlag.

Witte, K. (1992). Putting the fear back into fear appeals: The extended parallel process model. *Communication Monographs, 59*, 329–349. https://doi.org/10.1080/03637759209376276.

Witte, K., Meyer, G., & Martell, D. (2001). *Effective health risk messages: A step-by-step guide*. Thousand Oaks: Sage.

Zillmann, D. (2007). Selective exposure. In J. J. Arnett (Hrsg.), *Encyclopedia of children, adolescents, and the media* (S. 744–746). Thousand Oaks: Sage.

Zillmann, D., & Bryant, J. (Hrsg.). (1985). Affect, Mood and emotion as determinants of selective exposure. In *Selective exposure to communication* (S. 157–190). Hillsdale: Lawrence Erlbaum Associates, Inc.

Kognitive Verarbeitung von Gesundheitsinformationen

Elena Link und Christoph Klimmt

Zusammenfassung

Information und Kommunikation stellen wichtige Mittel dar, um Krankheiten zu bewältigen oder gesundheitsbezogene Einstellungen auszubilden. Dabei ist nicht nur die Informationssuche, sondern auch die kognitive Informationsverarbeitung für das Erreichen der jeweiligen Zielsetzung entscheidend. Die Verarbeitung ist geprägt durch die Notwendigkeit zur Ressourcenallokation und Selektion, die dazu führt, dass aufgrund von bestimmten Kriterien (wie der Konsistenz, Unsicherheit oder Ursachen der Elaborationsstärke) spezifische Informationen bevorzugt werden.

Schlüsselwörter

Kognitive Verarbeitung · Kognitive Dissonanz · Uncertainty Management · Sense Making Approach · Elaboration-Likelihood-Modell · Einstellungsbildung

1 Einleitung

Das Leitbild eines mündigen und informierten Patienten und die Möglichkeit zur ständigen Überwachung des eigenen Gesundheitszustandes (vgl. hierzu auch den Beitrag von Brew-Sam, Kap. ▶ „Mobile Gesundheitskommunikation und mobiles Gesundheitsmanagement mittels Smart Devices" in diesem Band) haben die Relevanz von Gesundheitsinformationen erhöht. (Chronisch) Kranke oder besorgte Gesunde können sich jederzeit aktiv mit ihnen auseinandersetzen, um gesundheitsbezogene Probleme zu bewältigen. Gleichzeitig müssen die Informationen aber auch selbst bewältigt werden. Hierfür ist das individuelle Informationsmanagement von zentraler

E. Link (✉) · C. Klimmt
Institut für Journalistik und Kommunikationsforschung, Hochschule für Musik, Theater und Medien Hannover, Hannover, Deutschland
E-Mail: elena.link@ijk.hmtm-hannover.de; christoph.klimmt@ijk.hmtm-hannover.de

© Springer Fachmedien Wiesbaden GmbH, ein Teil von Springer Nature 2019
C. Rossmann, M. R. Hastall (Hrsg.), *Handbuch der Gesundheitskommunikation*,
https://doi.org/10.1007/978-3-658-10727-7_19

Bedeutung. Die Massenmedien und das Internet spielen dabei für die meisten Menschen eine zentrale Rolle (MSL Germany 2012) und halten mittlerweile ein Überangebot mehr oder weniger nützlicher, verlässlicher und korrekter Gesundheitsinformationen bereit. Daher stehen Patientinnen und Patienten ebenso wie Rezipientinnen und Rezipienten permanent vor Herausforderungen des Suchens, Vermeidens, Bereitstellens, Abschätzens, Bewertens und Interpretierens solcher Informationen (Brashers et al. 2000). Informationen können dazu dienen, bestimmte Ziele wie die Bewältigung von Unsicherheiten zu erreichen oder eine Einstellung zu bilden. Somit wird deutlich, dass die Rezipienten und Rezipientinnen bei der Verarbeitung von Gesundheitsbotschaften in der Regel eine aktive Rolle einnehmen. Sie sind gefordert, wichtige von unwichtigen Informationen zu unterscheiden und ausgewählte Informationen in bestehendes Wissen zu integrieren. Die kognitive Verarbeitung von Informationen verläuft dabei hochselektiv, da die Ressourcen zur Informationsaufnahme und -verarbeitung generell limitiert sind (Brashers et al. 2000; Lang 2000, 2006). Selektion meint dabei die (un-)bewusste Auswahl oder das Vermeiden von Informationsangeboten ebenso wie von einzelnen Informationen (vgl. hierzu auch den Beitrag von Wagner und Hastall, Kap. ▶ „Selektion und Vermeidung von Gesundheitsbotschaften" in diesem Band). Aufgrund der Ressourcenknappheit kann nur ein Teil der zugänglichen Informationen verarbeitet werden. Neben der kognitiven Auslastung ist dies auch in hohem Maße von der motivationalen Basis, dem Vorwissen, Stimmungen und Emotionen abhängig: Unter akutem Stress, wie ihn Patientinnen und Patienten häufig erleiden, ist die Verarbeitungskapazität vieler Rezipienten beispielsweise eingeschränkt (Kessels 2003). Wenn institutionell bereitgestellte Gesundheitsinformationen also den Zweck der Unterstützung von (künftigen) Patienten erfüllen sollen, gilt es, die typischen Muster der Verarbeitung solcher Informationen beim Publikum kommunikationswissenschaftlich zu rekonstruieren. Daher expliziert der Beitrag zwei zentrale Muster der gesundheitsbezogenen Informationsverarbeitung: die Informationsverarbeitung zur Bewältigung von Unsicherheit sowie die Informationsverarbeitung im Zuge persuasiver Kommunikation bzw. zur gesundheits- oder behandlungsbezogenen Einstellungsbildung.

2 Informationsverarbeitung zur Bewältigung gesundheitsbezogener Unsicherheiten

In Bezug auf Gesundheitsinformationen kann die empfundene Unsicherheit die motivationale Basis der Informationsverarbeitung prägen. In unserem Alltag sowie speziell in Hinblick auf gesundheitliche Beschwerden sind wir ständig mit Unsicherheiten konfrontiert. Das Empfinden von Unsicherheiten ist durch die folgenden Merkmale gekennzeichnet: „[...] the inability to make sense of, assign value to, or predict the outcomes of events or situations because of a lack of sufficient cues" (Mishel 1990, S. 256). Diese subjektive Wahrnehmung ist dabei unabhängig von dem tatsächlichen, objektiv vorherrschenden Wissensstand, da seine Einschätzung auf einer Selbstbewertung beruht (Brashers 2001; Bradac 2001).

Im Gesundheitskontext können je nach Bezugsobjekt verschiedene Arten von Unsicherheit unterschieden werden. Ein Beispiel stellt die medizinische Unsicherheit dar, die sich auf physische Symptome, die Diagnose und Therapien beziehen kann (Brashers et al. 1999; Veveau und Miller 2010, S. 277). Ein anderes Bezugsobjekt von Unsicherheit ist das eigene soziale Umfeld und dessen Fähigkeit, angemessen mit Gesundheitsproblemen umzugehen, etwa in der Pflege. So kann Unsicherheit vielschichtig sein, unterschiedliche Bezugsdimensionen aufweisen, sich dynamisch entwickeln und sowohl temporär als auch langfristig existieren. Daraus resultiert, dass zu einem gegebenen Zeitpunkt eine Person mehreren Unsicherheiten ausgesetzt sein kann, die sich wechselseitig beeinflussen und sich möglicherweise konfliktär oder komplementär verhalten (Brashers 2001).

2.1 Strategien des Unsicherheitsmanagements

Die Bewältigung von oder Reaktion auf Unsicherheiten basiert ausgehend von der Appraisal-Theorie auf der wahrgenommenen Relevanz des unklaren Sachverhalts für das eigene Leben (Lazarus und Folkman 1984; Mishel 1988, 1990). Diese Relevanzzuschreibung ist dabei mit einer affektiven Reaktion verknüpft. Wird die Unsicherheit als Gefahr oder Bedrohung wahrgenommen, geht dies meist auch mit einer negativen emotionalen Reaktion einher und kann sich in Form von Unruhe, Angst, Furcht oder Panik zeigen. Positive emotionale Reaktionen treten auf, wenn das Empfinden von Unsicherheit als nützlich wahrgenommen wird. Die Nützlichkeit bezieht sich darauf, dass Unsicherheiten dazu dienen können, Hoffnungen und Optimismus aufrechtzuhalten. Die Bewertung und emotionale Reaktion sind maßgeblich für die Kommunikation und Information im Zuge des Unsicherheitsmanagements. Kommunikation dient somit als primäres Werkzeug für die *Verwaltung* der erlebten Unsicherheit. Die Suche oder Vermeidung von Informationen kann dazu genutzt werden, um die Unsicherheit zu erhöhen, zu reduzieren oder aufrechtzuerhalten (Brashers et al. 2000). Hierbei spielen Selektionshandlungen eine wichtige Rolle. Für die Reduktion von Unsicherheit sind beispielsweise Informationen relevant, die dazu beitragen, in einem Ereignis Sinn zu finden und einen subjektiven Eindruck von Kohärenz zu erhalten (Brashers et al. 2000). Um im Gegensatz dazu Unsicherheit zu steigern, werden Informationen gezielt aufgesucht, die den eigenen aktuellen Überzeugungen widersprechen oder diesen Überzeugungen neue, überlegenswerte Alternativen hinzufügen (Frey et al. 1996). Dies macht deutlich, dass für die Verarbeitung von Gesundheitsinformationen sowohl konsistenztheoretische Ansätze als auch der Ansatz des Sense Making von besonderer Relevanz sind.

Konsistenztheoretische Ansätze in der Unsicherheitsbewältigung Die Grundannahme des konsistenztheoretischen Ansatzes geht davon aus, dass sich Personen mehr für Informationen interessieren, die konsistent zur ihrem kognitiven System sind, während Informationen, die inkonsistent sind, eher vermieden werden. Grundlegend ist somit, dass Gedanken, Einstellungen und Verhaltensweisen in Abhängigkeit von der subjektiven Einschätzung entweder in einem konsistenten oder inkonsistenten Verhältnis zueinander stehen und man stets bestrebt ist, ein permanentes Gleichgewicht zwischen den vorliegenden Kognitionen, Einstellungen, Affekten oder Verhaltensweisen einerseits und der Umwelt andererseits herbeizuführen oder zu erhalten. Somit wird entsprechend der Theorie der kognitiven Dissonanz (Festinger 1957) die Zielsetzung verfolgt, dass die Kognitionen jeweils konsistent und widerspruchsfrei zueinander sind. Der Zustand von gleichzeitig vorliegenden psychologisch inkonsistenten Kognitionen bzw. deren Dissonanz wird als unangenehm und belastend empfunden. Für die deshalb angestrebte Dissonanzreduktion ist selektives Informationsverhalten ein typisches Mittel.

Die selektive Auswahl von nützlichen Informationen, um Dissonanzen sowie Unsicherheiten zu reduzieren oder in einem erweiterten Verständnis Dissonanzen und Unsicherheiten bewusst aufrechtzuerhalten, lässt sich auf zwei Ebenen der Informationszuwendung verorten. Zuerst beschreibt der Ansatz des Selective Exposure (Knobloch-Westerwick 2015; Knobloch-Westerwick und Meng 2009) die Auswahl von Inhalten. Personen suchen allgemein nach Inhalten, die ihren Überzeugungen und Einstellungen entsprechen und vermeiden gegensätzliche Darstellungen. Die zweite Ebene der selektiven Auswahl bezieht sich nach der Zuwendung auf deren selektive Wahrnehmung. Das Konzept des Confirmation Bias (Fischer et al. 2005) beschreibt das Phänomen, dass Inhalte wie zum Beispiel Gesundheitsbotschaften in die Richtung der eigenen Voreinstellung verzerrt interpretiert werden. Damit geht auch einher, dass Menschen dazu neigen, inkonsistente Informationen besonders kritisch zu prüfen sowie deren Qualität stärker zu reflektieren als das bei konsistenten Informationen der Fall ist.

Übertragen auf das Unsicherheitsmanagement bedeutet dies, dass mit der Zielsetzung der Unsicherheitsreduktion bei der Informationszuwendung neue konsistente Informationen ausgewählt werden und inkonsistente Informationen nicht nur vermieden, sondern auch bewusst verdrängt, vergessen oder ignoriert werden können. Zudem kann es auch zu einer neuen Interpretation und Umstrukturierung von inkonsistenten Informationen kommen. Dies geschieht mit der Zielsetzung, eine relative Gleichgewichtsveränderung zwischen inkonsistenten und konsistenten kognitiven Elementen herbeizuführen (Bolstering-Effekt: Festinger 1957). Informationssuche und -vermeidung sind somit ein Balanceakt, der jeweils an einer konkreten Zielsetzung eines angestrebten Zustandes ausgerichtet wird (Brashers et al. 2002, S. 261). So tendieren Personen, die krank oder durch ein erhöhtes Risiko gefährdet sind, dazu, Informationen zu vermeiden, wenn diese beunruhigend sind oder im Konflikt zu bisherigen Einstellungen oder Verhaltensweisen stehen, auch wenn sie für sie besonders relevant wären. Im Gegensatz dazu kann bei der Zielsetzung, Unsicherheit aufrechtzuerhalten oder sogar zu verstärken, davon ausgegangen werden, dass das Konsistenzstreben auch außer Kraft gesetzt werden kann.

Der „Sense Making"-Ansatz im Zuge der Unsicherheitsbewältigung Der Sense Making-Approach beschreibt die Mediennutzung als situative Problemlösung und Suche nach Sinnhaftigkeit. Der Ansatz fokussiert damit die Konstruktion von Sinn durch die Suche nach Informationen und den konstruktiven Deutungsprozess, durch den Nutzen aus den Informationen gezogen wird. Informationen erhalten ihren Wert damit erst durch eine subjektive Sinnzuschreibung, da von der Grundannahme ausgegangen wird, dass in unserer Welt kein absoluter Sinn besteht, sondern der Einzelne Sinn erst konstruieren muss (Dervin 2003). Für die Alltagsbewältigung ebenso wie für die Unsicherheitsbewältigung werden dabei zunächst Sinnzuschreibungen genutzt, die auf der Basis von Erfahrungen konstruiert werden. Diese können allerdings unzureichend erscheinen – gerade in frühen Phasen einer Erkrankung – sodass die Umwelt chaotisch, widersprüchlich und lückenhaft erscheint. Diesem Umstand wird durch die Prämisse der Diskontinuität Rechnung getragen (Dervin 1989), die in nicht habitualisierten Kontexten zu einem Informationsbedürfnis führt. Informationen werden somit benötigt, um die durch Inkonsistenzen der Realitätswahrnehmung entstehenden Diskrepanzen und Unsicherheiten zu überwinden. Es handelt sich somit um ein von der jeweiligen Situation und dem Kontext abhängiges Bedürfnis und die Suche nach subjektiv sinnvollen Informationen mit der Zielsetzung, ein kohärentes Weltbild zu generieren und Unsicherheiten zu managen (Dervin 2003; Bonfadelli 2004). Die Informationssuche und -verarbeitung wird als situationsgebundene mehrdimensionale Aktivität verstanden, die bei fehlenden eigenen Erfahrungen Anwendung findet, um Sinn zu konstruieren (Baumann 2009, S. 167). Nützliche Informationen sind dadurch gekennzeichnet, dass sie in der jeweiligen Situation konkrete und umsetzbare Hilfestellungen leisten. Hierzu dienen neue Informationen, Ideen und Erkenntnisse ebenso wie Einstellungen und Werte (Dervin und Frenette 2001, S. 239). Die Mediennutzung wird damit zu einem Aneignungsprozess, in dem Gesundheitsinformationen in einem individuellen und sozialen Interpretationsprozess verarbeitet, mit einem subjektiven Sinn versehen und auf ihre Brauchbarkeit in der konkreten Situation hin geprüft werden (Baumann 2009, S. 168). Dadurch soll gewährleistet sein, dass in einer bestimmten Situation eine adäquate Handlung und Bewältigung von Unsicherheiten stattfinden können. Aus diesem Ansatz folgt demnach auch, dass unterschiedliche Patienten aus den gleichen Gesundheitsinformationen subjektiv höchst unterschiedlichen Sinn konstruieren können – mit potenziell weitreichenden Folgen für Behandlungs- und Genesungsverläufe.

3 Informationsverarbeitung zur gesundheitsbezogenen Einstellungsbildung

Der zweite Schwerpunkt dieses Beitrags soll der Frage nachgehen, wie sich Personen durch die Rezeption von Gesundheitsinformationen eine Einstellung zu bestimmten Themen bilden. Dies ist sowohl für gesundheitsbezogene Entscheidungen als auch in Bezug auf Präventions- und Aufklärungskampagnen relevant. Dabei soll durch die Einstellungsbeeinflussung eine Verhaltensänderung entsprechend einer persuasiven Absicht stattfinden. Einstellungen haben somit eine Schlüsselfunktion und stellen selbst allgemeine Bewertungen dar, die Menschen von sich selbst, anderen Menschen, Gegenständen und Themen vornehmen (Petty und Cacioppo 1986, S. 127; Klimmt 2011). Dabei streben Menschen stets nach zutreffenden Einstellungen, die sich in der Wirklichkeit bewähren und zu vorteilhaften Entscheidungen beitragen (Petty und Cacioppo 1986, S. 127). Einstellungen können dabei eine unterschiedliche Valenz und Stabilität aufweisen. Während stabile Einstellungen nur über lange Zeit entstehen und eingeprägte und robuste Denkstrukturen darstellen, sind Einstellungen zu Objekten mit geringer Relevanz und fehlenden eigenen Erfahrungswerten kurzfristig wandel- und beeinflussbar. Für die Charakterisierung von Einstellungen, vor allem im Kontext der Gesundheitskommunikation und -prävention, ist zudem die Handlungsrelevanz eine bedeutende Dimension. Allgemein zeigt sich zudem, dass die Einstellungsbeeinflussung durch (Gesundheits-) Informationen stark personen- und situationsabhängig ist. Daher ist es von Bedeutung, die unterschiedlichen Einflussfaktoren und Einflussstärken näher zu erörtern. Als Basis für ein Verständnis dieser Persuasions- und Informationsverarbeitungsprozesse wird nachfolgend das Elaboration-Likelihood-Modell (ELM) herangezogen. Dieses bietet einen systematischen Überblick derjenigen Faktoren und Prozesse, die für das Zustandekommen, die Beibehaltung, Verstärkung oder auch Änderung menschlicher Einstellungen wichtig sind (Klimmt 2011) und dient auch in der strategischen Gesundheitskommunikation als wichtige Grundlage (Kreuter und Wray 2003).

3.1 Routen der Informationsverarbeitung

Das ELM unterscheidet zwei Pfade der Informationsverarbeitung und Einstellungsbeeinflussung durch persuasive Botschaften. Petty und Cacioppo (1986) argumentieren, dass die Beeinflussung von Einstellungen sowie die Einstellungsbildung auf verschiedene Art und Weise erfolgen können, die durch bestimmte Einflussfaktoren bedingt werden. Bei der durch das ELM eingeführten zentralen und peripheren Route der Einstellungsbildung handelt es sich um ein Kontinuum der so genannten Elaborationsstärke, der Intensität der gedanklichen Befassung des Rezipienten mit der (persuasiven) Botschaft.

Das ELM lässt sich als Ablaufmodell beschreiben, an dessen Beginn ein Persuasionsversuch, beispielsweise in Form einer gesundheitsbezogenen Präventionskampagne, steht. Mit Hilfe des ELM können dabei die Merkmale von Botschaften, Personen und Situationen beschrieben werden, die für die Beeinflussung von Einstellungen von Bedeutung sind, und Gründe dargestellt werden, warum es abhängig von der Person und Situation zu unterschiedlichen Ergebnissen von Persuasionsversuchen kommt.

3.2 Einflussfaktoren der zentralen und peripheren Route

Von zentraler Bedeutung für die beiden Prozesse der Einstellungsbeeinflussung ist die vorherrschende Elaborationsstärke: Der Unterschied zwischen den beiden Routen liegt in dem Ausmaß begründet, in dem sich eine Person mit einer Gesundheitsinformation gedanklich auseinandersetzt und über die in einer Botschaft enthaltenen Argumente nachdenkt. Nach Petty und Cacioppo (1986, S. 128) stellt die Elaborationsstärke die kritische Größe dar, die über den Verlauf der Einstellungsbeeinflussung entscheidet. Diese Unterscheidung trägt damit auch der Ressourcenknappheit der Informationsverarbeitung Rechnung. Denn der idealtypische Fall der schwachen Elaboration wird dabei als *periphere* Route der Informationsverarbeitung bezeichnet (der beschritten wird, wenn nur relativ wenige kognitive Ressourcen verfügbar sind), während es sich bei der starken Elaboration um die *zentrale* Route handelt – diese erfordert die Verfügbarkeit und Mobilisierung umfangreicher kognitiver Ressourcen für die gründliche Reflexion der rezipierten Botschaft.

Prinzipiell unterscheidet das ELM drei Wege, wie persuasive Botschaften Einstellungsänderungen bewirken können.

1. Verarbeiten Rezipienten eine Botschaft zentral, also mit hohem Elaborationsaufwand, so prüfen sie den Persuasionsversuch kritisch auf die Güte ihrer Argumente und die Nützlichkeit ihrer Vorschläge, beispielsweise zu gesundheitsförderlichen Verhaltensweisen oder zu Behandlungsoptionen. In diesem Fall ist es wahrscheinlich, dass *starke Argumente* in der Botschaft einen Unterschied für die Urteilsbildung machen.
2. Verarbeiten Rezipienten eine Botschaft peripher, also nur mit geringem Elaborationsaufwand, beschränkt sich ihre Urteilsbildung auf leicht erfassbare Aspekte der Botschaft, beispielsweise die Attraktivität und unterstellte Vertrauenswürdigkeit des Absenders oder die angenehme Stimmung, die eine humorvolle Botschaft erzeugt (vgl. hierzu auch den Beitrag von Schwarz & Reifegerste in diesem Band, Kap. ▶ „Humorappelle in der Gesundheitskommunikation"). Eine *professionelle Aufmachung* oder auch der Verweis auf die Expertise einer Ärztin oder eines Arztes als Quelle machen dann wahrscheinlich einen relevanten Unterschied für die Urteilsbildung (Petty et al. 1981; Petty und Cacioppo 1984).
3. Botschaften könnten versuchen, die Elaborationsleistung der Rezipienten selbst zu beeinflussen, also gezielt Rezipienten zum *verstärkten Nachdenken* zu motivieren oder aber an einer gründlichen Reflexion eines Gegenstands zu hindern. Ersteres wird zum Beispiel häufig in Präventionskampagnen versucht, um die gedankliche Befassung des Publikums mit einem derzeit noch nicht akuten Gesundheitsthema zu fördern. So sollen beispielsweise Furchtappelle in Kampagnen dazu dienen, die Zielgruppe zur Reflexion vormals *verdrängter*, also (bewusst oder unbewusst) wenig beachteter Gesundheitsrisiken anzuregen: Schockbilder zielen beispielsweise darauf ab spontane Aufmerksamkeit zu erzeugen, die dann in die gründlichere Verarbeitung der mitgesendeten Präventionsbotschaft münden soll (Witte 1992).

Die Elaborationsstärke fungiert im ELM als zentrale Größe bei der Informationsverarbeitung von Rezipientinnen und Rezipienten. Doch wovon hängt es ab, dass diese mehr oder weniger Denkleistung in die Verarbeitung einer (Gesundheits-)Botschaft investieren? Das ELM benennt hier zunächst die Aufmerksamkeit oder Ablenkung des Rezipienten. Wenn innere Umstände (wie Stress oder Angst) oder äußere Einflüsse (z. B. Lärm, Zeitdruck) eine Person daran hindern, ihre volle Konzentration auf eine Botschaft zu richten, gelingt meist nur eine schwache Elaborationsleistung. Positiv wirkt sich hingegen die Wiederholung der Botschaft und spezifischer Argumente aus (Petty und Cacioppo 1986). Allerdings sollte eine mittlere Anzahl von Wiederholungen nicht überschritten werden, damit nicht die Gefahr von Sättigungseffekten entsteht. In der Folge wäre eine Person eher gelangweilt und genervt, was die Elaborationsstärke wieder absinken ließe.

Während die Aspekte der Aufmerksamkeit und Wiederholung die Fähigkeiten einer Person zur Elaboration betreffen, werden im ELM drei weitere Faktoren genannt, die sich auf die Motivation und Bereitschaft zur gedanklichen Auseinandersetzung auswirken. Der erste Faktor ist das Involvement oder die persönliche Relevanz einer Information oder Thematik. Dabei sind für Personen unterschiedliche Themen und Sachverhalte von besonderer Wichtigkeit. Ein hohes Involvement bei einem bestimmten Sachverhalt führt langfristig zu einem hohen Vorwissen, spezifischen Interessen sowie gefestigten Einstellungen. Bei einem geringen Involvement zeigt sich ein gegenteiliges Bild. Das ELM geht hierbei davon aus, dass aufgrund von hohem Involvement die Motivation steigt, die Inhalte elaboriert zu verarbeiten. Der Grund hierfür ist, dass diese Themen eine höhere persönliche Relevanz besitzen und sich durch schwerwiegendere Konsequenzen auszeichnen können. Daher sehen Hochinvolvierte eine größere Notwendigkeit, sich mit Argumenten zu diesen Themen systematisch auseinanderzusetzen. Viele Patientinnen und Patienten, die schon lange an einer Erkrankung leiden und sich intensiv damit beschäftigt haben, bringen ein solches hohes Involvement mit, wenn sie mit thematischen (Gesundheits-)Botschaften konfrontiert werden. Umgekehrt wirkt ein geringes Involvement eher als Elaborationsbremse (Petty und Cacioppo 1979). Des Weiteren zeigt sich auch die persönliche Verantwortung als bedeutender Einflussfaktor auf die Elaborationsstärke. Hierbei ist das Ausmaß entscheidend, zu dem eine Person die alleinige Verantwortung für das Gelingen einer Aufgabe oder die Bewältigung eines Ereignisses innehat. So fördert ein höheres Maß an Verantwortung die Motivation, sich gedanklich mit relevanten Botschaften und Informationen auseinanderzusetzen (Petty et al. 1980). Patienten und Patientinnen, die keine oder wenig Mitverantwortung für ihre Genesung übernehmen wollen oder können, werden demnach kaum zu starken Elaborationsleistungen neigen. Der dritte Faktor stellt das Denkbedürfnis (engl.: Need for Cognition) einer Person dar. Hier handelt es sich nach Cacioppo und Petty (1982) um eine Personeneigenschaft, die angibt, wie stark eine Person das Bedürfnis verspürt, nachzudenken, komplexe Probleme zu strukturieren und anspruchsvolle Aufgaben zu bewältigen. Dieses stabile Persönlichkeitsmerkmal ist demnach wenig anfällig für aktuelle Gesundheitszustände; gleichwohl spielt es eine wichtige Rolle, um die Elaborationsleistung zu erklären, die Empfänger von Gesundheitsbotschaften aufzubringen vermögen.

Die Frage der Elaborationsstärke bei der Informationsverarbeitung ist auch zentral für die Nachhaltigkeit von Einstellungseffekten, die die Gesundheitskommunikation erzielen kann. Speziell in Bezug auf die Zielsetzung der Prävention muss davon ausgegangen werden, dass nur stabile Einstellungen eine nennenswerte Wahrscheinlichkeit besitzen, die entsprechenden Verhaltensweisen zu beeinflussen. So zeigt sich, dass Einstellungsänderungen, die vornehmlich aus der Verarbeitung thematisch relevanter Argumente erwachsen (zentrale Route), eine größere zeitliche Persistenz, Widerstandsfähigkeit und einen stärkeren Einfluss auf Verhalten besitzen (Petty und Cacioppo 1986, S. 175; Petty et al. 1985). Ändern Rezipientinnen und Rezipienten ihre Einstellung nach peripherer Verarbeitung, sind diese Einstellungseffekte weniger zeitlich stabil, weniger verhaltenswirksam und leichter umkehrbar durch gegensätzliche Botschaften. Dann kann allenfalls eine häufige Wiederholung zu einem nachhaltigen Einstellungseffekt führen, ähnlich der Vorgehensweise in der Konsumentenwerbung, die ebenfalls wenig relevante Botschaften mit großer Frequenz aussendet, um gewünschte Einstellungen trotz schwacher Elaboration zu verankern.

Auch wenn das ELM – wie jedes andere sozialwissenschaftliche Modell – keine universelle Gültigkeit beanspruchen kann, stellt es aufgrund seiner theoretischen Integration zahlreicher Einzelansätze der Persuasionsforschung und vielfacher empirischer Bewährung einen eminent wichtigen Ansatz zum Verständnis der Informationsverarbeitung von Rezipientinnen und Rezipienten dar (Carpenter 2015). Aus dem ELM lässt sich ein konkretes Verständnis von der Informationsverarbeitung des Publikums von Gesundheitsbotschaften entwickeln. Die bisherige Zwei-Prozess-Perspektive muss dabei aber noch um den Aspekt der Voreingenommenheit erweitert werden. Denn in vielen Fällen werden die Rezipienten und Rezipientinnen bereits eine Voreinstellung besitzen, wenn sie eine Gesundheitsbotschaft verarbeiten. Dadurch kommt es zu einer verzerrten Elaboration, da bestimmte Argumente, die konsistent mit der eigenen Einstellung sind, bevorzugter verarbeitet werden als inkonsistente Argumente (Petty und Cacioppo 1986). Zudem findet eine besonders kritische Rezeption und Überprüfung der Argumente statt. Dieser Umstand kann es für Akteure der Gesundheitskommunikation erheblich erschweren, Einfluss auf Einstellungen und Verhaltensweisen zu nehmen, etwa im Bereich der Förderung gesundheitsdienlicher Ernährungs- oder Bewegungsweisen.

4 Fazit und Ausblick

Die Perspektive der Informationsverarbeitung hilft der Forschung und Praxis der Gesundheitskommunikation, Fragen der Erreichbarkeit von Zielgruppen und der wirkungsbedingenden Mechanismen genauer zu verstehen. Denn Gesundheitsinformationen werden nicht nur individuell aufgrund von Bedürfnissen ausgewählt, sondern ebenso selektiv verarbeitet. Dabei erreichen nicht alle Gesundheitsinformationen die entsprechenden Nutzerinnen und Nutzer oder werden im Zuge der Unsicherheitsbewältigung, Entscheidungsfindung oder Einstellungsbildung herangezogen. Wichtige Rahmenbedingungen der kognitiven Informationsverarbeitung sind dabei die Ressourcenknappheit und Notwendigkeit zur Selektion. Aufgrund der Vielzahl von verfügbaren Informationen werden diese entweder entsprechend ihrer Relevanz, des instrumentellen Nutzens für eine bestimmte Problemstellung und Herausforderung oder aufgrund von vorherrschenden Einstellungen, Vorwissen und Emotionen ausgewählt. Selektionsentscheidungen entsprechend konsistenztheoretischer Annahmen oder die unterschiedliche Elaborationsstärke des ELM stellen dabei jeweils Entlastungsstrategien des Einzelnen dar und verhindern eine ständig drohende Überlastung durch Informationen. Die hohe Bedeutung und Einflussnahme der motivationalen Basis für eine selektive Verarbeitung wird auch im Zuge der Unsicherheitsbewältigung deutlich. Dabei handelt es sich um einen Balanceakt zwischen Informationssuche und -vermeidung und einer bevorzugten Verarbeitung der Zielsetzung dienlicher Botschaften. Es wird vor allem deutlich, weshalb bestimmte Risikobotschaften in der jeweiligen Zielgruppe unerhört bleiben. Das ELM setzt hier ebenfalls an und zeigt, wie wichtig unter anderem die Motivation und entsprechende Fähigkeiten für eine elaborierte Verarbeitung sind. Vor allem durch die intensive Auseinandersetzung mit Gesundheitsbotschaften können robuste Einstellungen gebildet oder beeinflusst werden. Dies ist von grundlegender Bedeutung, um durch persuasive Botschaften beispielsweise zur Aufklärung oder Prävention von Krankheiten erfolgreich und langfristig Einstellungs- und Verhaltensänderungen zu erzielen.

Literatur

Baumann, E. (2009). *Die Symptomatik des Medienhandelns: Zur Rolle der Medien im Kontext der Entstehung, des Verlaufs und der Bewältigung eines gestörten Essverhaltens*. Köln: Herbert von Halem Verlag.
Bonfadelli, H. (2004). *Medienwirkungsforschung I. Grundlagen und theoretische Perspektiven*. Konstanz: UVK Verlagsgesellschaft.
Bradac, J. J. (2001). Theory comparison: Uncertainty reduction, problematic integration, uncertainty management, and other curious constructs. *Journal of Communication, 51*(3), 456–476.
Brashers, D. E. (2001). Communication and uncertainty management. *Journal of Communication, 51*(3), 477–497.
Brashers, D. E., Neidig, J. L., Cardillo, L. W., Dobbs, L. K., Russell, J. A., & Haas, S. M. (1999). In an important way I did die: Uncertainty and revival in persons living with HIV or AIDS. *AIDS Care, 11*(2), 201–219.
Brashers, D. E., Neidig, J. L., Haas, S. M., Dobbs, L. K., Cardillo, L. W., & Russell, J. A. (2000). Communication in the management of uncertainty: The case of persons living with HIV or AIDS. *Communication Monographs, 67*(1), 63–84.
Brashers, D. E., Goldsmith, D. J., & Hsieh, E. (2002). Information seeking and avoiding in health contexts. *Human Communication Research, 28*(2), 258–271.
Cacioppo, J. T., & Petty, R. E. (1982). The need for cognition. *Journal of Personality and Social Psychology, 42*(1), 116–131.
Carpenter, C. J. (2015). A meta-analysis of the ELM's argument quality × processing type predictions. *Human Communication Research, 41*(4), 501–534.
Dervin, B. (1989). Audience as listener and learner, teacher and confidante: The sense-making approach. In R. Rice & C. Atkin (Hrsg.), *Public communication campaigns* (2. Aufl., S. 67–86). Newbury Park: Sage.
Dervin, B. (2003). Mass communicating: Changing conceptions of the audience. In B. Dervin, L. Foreman-Wernet & E. Lauterbach (Hrsg.), *Sense-making methodology reader: Selected writings of Brenda Dervin* (S. 197–213). Cresskill: Hampton Press.
Dervin, B., & Frenette, M. (2001). Sense-making methodology: Communicating communicatively with campaign audience. In R. E. Rice & C. K. Atkin (Hrsg.), *Public communication campaigns* (3. Aufl., S. 69–87). Thousan Oaks: Sage.
Festinger, L. (1957). *A theory of cognitive dissonance*. Stanford: Stanford University Press.
Fischer, P., Jonas, E., Frey, D., & Schulz-Hardt, S. (2005). Selective exposure to information: The impact of information limits. *European Journal of Social Psychology, 35*(4), 469–492.
Frey, D., Schulz-Hardt, S., & Stahlberg, D. (1996). Information seeking among individuals and groups and possible consequences for decision making in business and politics. In E. H. Witte & J. H. Davis (Hrsg.), *Understanding group behavior* (S. 211–225). Mahwah: Lawrence Erlbaum.
Kessels, R. P. (2003). Patients' memory for medical information. *Journal of the Royal Society of Medicine, 96*(5), 219–222.

Klimmt, C. (2011). *Das elaboration-likelihood-modell* (Lehrbuch-Reihe „Konzepte"). Baden-Baden: Nomos.
Knobloch-Westerwick, S. (2015). *Choice and preference in media use: Advances in selective exposure-research.* New York: Routledge/Taylor & Francis.
Knobloch-Westerwick, S., & Meng, J. (2009). Looking the other way: Selective exposure to attitude-consistent and counter-attitudinal political information. *Communication Research, 36*(3), 426–448.
Kreuter, M. W., & Wray, R. J. (2003). Tailored and targeted health communication: Strategies for enhancing information relevance. *American Journal of Health Behavior, 27*(Suppl 3), 227–232.
Lang, A. (2000). The limited capacity model of mediated message processing. *Journal of Communication, 50*(1), 46–70.
Lang, A. (2006). Motivated cognition (LC4MP): The influence of appetitive and aversive activation on the processing of video games. In P. Messarsis & L. Humphrier (Hrsg.), *Digital media: Transformation in human communication* (S. 237–256). New York: Peter Lang.
Lazarus, R. S., & Folkman, S. (1984). *Stress, appraisal, and coping.* New York: Springer.
Mishel, M. H. (1988). Uncertainty in illness. *Image: Journal of Nursing Scholarship, 20*, 225–232.
Mishel, M. H. (1990). Reconceptualization of the uncertainty in illness theory. *Journal of Nursing Scholarship, 22*(4), 256–262.
MSL Germany. (2012). *Wie social ist das Gesundheits-Web? Die MSL-Gesundheitsstudie 2012.* skopos.de/news/skopos_ge sundheit-2012-broschuere.pdf. Zugegriffen am 15.09.2015.
Petty, R. E., & Cacioppo, J. T. (1979). Issue-involvement and increase or decrease persuasion by enhancing message-relevant cognitive responses. *Journal of Personality and Social Psychology, 37*(10), 1915–1926.
Petty, R. E., & Cacioppo, J. T. (1984). The effects of involvement on responses to argument quantity and quality: Central and peripheral routes to persuasion. *Journal of Personality and Social Psychology, 46*, 69–81.
Petty, R. E., & Cacioppo, J. T. (1986). The eloboration likelihood model of persuasion. In L. Berkowitz (Hrsg.), *Advances in experimental social psychology* (Bd. 19, S. 123–205). New York: Academic.
Petty, R. E., Harkins, S. G., & Williams, K. (1980). The effects of group diffusion of cognitive effort on attitudes: An information-processing view. *Journal of Personality and Social Psychology, 38*(1), 81–92.
Petty, R. E., Cacioppo, J. T., & Goldman, R. (1981). Personal involvement as determinant of argument-based persuasion. *Journal of Personality and Social Psychology, 41*, 847–855.
Petty, R. E., Cacioppo, J. T., & Heesacker, M. (1985). *Persistence of persuasion: A test of the Elaboration Likelihood Model.* Nicht-veröffentlichtes Manuskript, Universität Missouri.
Veveau, N. N., & Miller, A. M. (2010). Patient narratives: Exploring the fit of uncertainty management models of health care. *The Review of Communication, 10*(4), 276–289.
Witte, K. (1992). Putting the fear back into fear appeals: The extended parallel process model. *Communications Monographs, 59*(4), 329–349.

Implizite Kognition und Gesundheitskommunikation

Florian Arendt

Zusammenfassung
Gesundheitsbezogenes Verhalten kann wohlüberlegt oder impulsiv erfolgen. Manchmal verspüren wir einen inneren Impuls (*implizite Kognition*), gesundheitsrelevante Reize wie fette oder süße Nahrungsmittel aufzusuchen, obwohl es verbalisierbare Gedanken (*explizite Kognition*) „besser wissen" und uns davon abhalten; zumindest dann, wenn wir die Motivation und die Fähigkeit haben, unseren Impulsen zu widerstehen. Bisherige Forschung konzentrierte sich bezüglich Medienwirkungen auf explizite Kognition. Das ist ungünstig, weil es Theorie und Methodik der impliziten Kognition ermöglichen, Wirkungen aufzudecken, die bei der bloßen Verwendung expliziter Kognition unentdeckt bleiben.

Schlüsselwörter
Einstellungen · Selbstkonzept · Impuls · Informationsverarbeitung · Verhalten · Gesundheitskampagnen

1 Einleitung

Dominierende Theorien zu gesundheitsbezogenem Verhalten wie etwa die *Theory of Planned Behavior* (Ajzen 1991), das *Stages of Change Model* (Prochaska und DiClemente 1983), die *Protection Motivation Theory* (Rogers 1983) oder das *Health Belief Model* (Rosenstock 1974) konzentrieren sich vor allem auf deliberative mentale Prozesse bei der Vorhersage von gesundheitsbezogenem Verhalten. Gemein ist diesen Modellen die Annahme, dass eine Änderung in offen geäußerten Ansich-

---

F. Arendt (✉)
Publizistik- und Kommunikationswissenschaft, Universität Wien, Wien, Österreich
E-Mail: florian.arendt@univie.ac.at

© Springer Fachmedien Wiesbaden GmbH, ein Teil von Springer Nature 2019
C. Rossmann, M. R. Hastall (Hrsg.), *Handbuch der Gesundheitskommunikation*,
https://doi.org/10.1007/978-3-658-10727-7_51

ten, Einstellungen und Verhaltensintentionen mit einer Änderung im gesundheitsbezogenem Verhalten einhergeht. Meta-analytische Befunde zeigen jedoch, dass eine Änderung in den verbalisierten Verhaltensintentionen nur zu einem schwachen Wandel im Verhalten führt (Webb und Sheeran 2006). Das ist unbefriedigend, da die existierende empirische Evidenz darauf hindeutet, dass ein Wandel in offen geäußerten Ansichten, Einstellungen und Verhaltensintentionen keinen Wandel im gesundheitsbezogenen Verhalten garantiert (Sheeran et al. 2013).

Zwei-Prozess-Modelle wurden entwickelt, um mit dieser Problematik besser umgehen zu können (Hofmann et al. 2008). Diese Modelle unterscheiden zwischen expliziter und impliziter Kognition (z. B. Gawronski und Bodenhausen 2006; Strack und Deutsch 2004): Während implizite Kognition impulsiv evozierte, innere mentale Vorstellungen beschreibt, so geht es bei expliziter Kognition um offen geäußerte Ansichten, Einstellungen und Verhaltensintentionen. Vergleichbar mit der allgemeinen Forschung zu gesundheitsbezogenem Verhalten hat auch die Gesundheitskommunikation bis vor kurzem fast ausschließlich auf der Dimension der expliziten Kognition geforscht.

Im vorliegenden Beitrag wird der Standpunkt eingenommen, dass die zusätzliche Berücksichtigung der impliziten Kognition einen Beitrag zur Erforschung gesundheitsbezogener Fragestellungen liefern kann. Uhlmann und Kollegen (2012) nennen zumindest vier Bereiche, in welchen die ergänzende Berücksichtigung von impliziter Kognition angebracht ist: Wenn (1) Prozesse teilweise oder größtenteils auf einer automatischen Ebene der Informationsverarbeitung arbeiten (z. B. ein schneller, impulsiver Griff ins Supermarktregal direkt vor der Kasse um „noch schnell" einen ungesunden Schokoriegel zu nehmen), wenn (2) introspektiver Zugang nicht oder nur eingeschränkt möglich ist (z. B. stellt sich manchmal die Frage, wie häufig man während des Fernsehens in die Chips-Packung greift, ohne dies danach verbalisieren zu können), wenn (3) ein Antwort-Bias wie sozial erwünschtes Urteilen angenommen wird (z. B. ist es möglich, dass in „kalten" Situationen die Vorzüge von Kondomen bezüglich geschütztem Geschlechtsverkehr rational hervorgehoben werden, jedoch in „heißen" Situationen impulsiv darauf verzichtet wird) und wenn (4) ein Phänomen möglichst exakt vorhergesagt werden soll (z. B. ist es wichtig, möglichst alle wichtigen Prädiktoren von suizidalem Verhalten zu kennen, damit von Seiten der Suizidprävention angemessen reagiert werden kann). Nahezu jeder Forschungsbereich der Gesundheitskommunikation sollte hinterfragen, ob die ergänzende Berücksichtigung von impliziter Kognition Erkenntnisgewinn bringen kann. Es wird argumentiert, dass vermutlich mindestens eine der vier Bedingungen auf den Großteil der Forschungsbemühungen der Rezeptions- und Wirkungsforschung im Gesundheitsbereich zutrifft.

Bis vor kurzem war die Messung von impliziter Kognition, welche größtenteils mittels Reaktionszeiten im Millisekunden-Bereich erfolgt, sehr aufwendig. Dies ist vermutlich ein (Mit-)Grund für die verzögerte Diffusion impliziter Theorie und Methodik. Die Messung wurde durch die rasante Entwicklung von Computern jedoch wesentlich vereinfacht. Heute ist es möglich, implizite Kognition in Bezug auf zeitliche, monetäre, personelle und technische Ressourcen sowohl effektiv als auch effizient zu messen.

Obwohl jüngste Forschungsbemühungen im Bereich der Gesundheitskommunikation (vgl. weiter unten) die Relevanz der impliziten Dimension bereits erkannt haben, fristen implizite Konzepte noch immer ein Schattendasein. Es ist wichtig hervorzuheben, dass die ergänzende Verwendung von impliziter Kognition Phänomene aufdecken kann, die bei einer bloßen Messung expliziter Kognition unentdeckt geblieben wären. Die Relevanz der impliziten Kognitionsforschung für die Gesundheitskommunikation zeigt sich zudem in der Tatsache, dass implizite Kognition Verhalten erklären kann und insbesondere bei impulsivem Verhalten starke Vorhersagekraft hat (Greenwald et al. 2002; Strack und Deutsch 2004). Vor allem unter Zeitdruck – wenn wir eine geringe Fähigkeit haben, das eigene Tun zu reflektieren – sind spontan aktivierte Assoziationen und Evaluationen erklärungsmächtig (vgl. Strack und Deutsch 2004). Das akkumulierte Wissen um spontane Entscheidungsprozesse kann neben dem theoretischen Mehrwert auch etwa für die Gestaltung von Gesundheitskampagnen genutzt werden (Niemand und Fleischhauer 2012).

Implizite und explizite Kognition werden in Rezeptions- und Wirkungsstudien meistens als abhängige Variable konzipiert. Die Studien folgen meistens folgender Forschungslogik: Medieninhalte beeinflussen implizite und explizite Kognition, welche wiederum tatsächliches gesundheitsbezogenes Verhalten beeinflussen. In anderen Worten: Schaffen es Medieninhalte (z. B. Gesundheitskampagnen) implizite und explizite Kognition vorteilhaft zu beeinflussen, dann sollte dies in der Folge auch Wirkungen auf das spätere Verhalten evozieren.

Nachfolgend werden grundlegende theoretische Annahmen vorgestellt. Danach werden exemplarische Forschungsergebnisse aus dem Bereich der Gesundheitskommunikation präsentiert. Da die Messung impliziter Kognition nicht auf traditionelle Methoden (Selbstauskünfte) zurückgreifen kann, wird im Anschluss exemplarisch ein Messverfahren vorgestellt.

2 Implizite und explizite Kognition

Es gibt eine Reihe an aktuellen Theorien zur impliziten Kognition aus dem Bereich der sozialen Kognitionsforschung (Gawronski und Bodenhausen 2006; Greenwald et al. 2002; Olson und Fazio 2009; Strack und Deutsch 2004). Das folgende Modell beschreibt das Wechselspiel zwischen Medien und impliziter und expliziter Kognition. Die Ausführungen folgen an dieser Stelle denen von Arendt (2013), in welchen Annahmen aus der sozialen Kognitionsforschung in die Kommunikationswissenschaft importiert und an den Medienkontext angepasst wurden. Das in diesem Beitrag präsentierte Wissen ist relativ gut gesichert. Für daran anschließendes Detailwissen sei auf die jeweilig angegebenen Quellen verwiesen. Abb. 1 visualisiert eine vereinfachte Darstellung des Modells (vgl. Arendt et al. 2014).

Die der *impliziten Kognition* zu Grunde liegenden Prozesse reflektieren ein Lernsystem, welches schrittweise statistische Regularitäten akkumuliert, die in der natürlichen Umwelt und innerhalb der Medienwelten auftreten (Morewedge und Kahneman 2010). Wird etwa „Gemüse" regelmäßig als „gesund" erfahren – durch eigene Erfahrung, in Gesprächen mit anderen oder vermittelt durch Medien –, dann erfolgt eine schrittweise Stärkung der mentalen Assoziation zwischen beiden Konzepten im Gedächtnis. Das Lernen von statistischen Regularitäten geht relativ langsam vonstatten. Das bedeutet, dass Konzept-Paarungen wiederholt encodiert werden, um die mentale Assoziation zu stärken. Der Abruf (d. h. die Re-Aktivierung) von im Gedächtnis befindlichen assoziativen Verbindungen erfolgt jedoch sehr schnell. Zusätzlich ist anzumerken, dass der Abruf sehr wenig kognitive Ressourcen benötigt. Dies wird allgemein dadurch erklärt, dass dieses Lernsystem phylogenetisch älter ist als das Lernsystem, das der expliziten Kognition zu Grunde liegt (vgl. Mahajan et al. 2011).

Wenn Medien rezipiert werden, werden die auftauchenden Konzepte (Bilder, Wörter) zunächst encodiert (vgl. auch Lang 2000). Dies mündet in der *Aktivierung* korrespondierender Konzepte im Gedächtnis. Wird etwa ein Medieninhalt über „Gemüse" und dessen Vorzüge für die Gesundheit von einer Person rezipiert (vgl. Abb. 1), werden die im Inhalt auftauchenden Konzepte im assoziativen Speicher aktiviert (z. B. „Gemüse" und „gesund"). Eine zentrale Annahme ist, dass sich die mentale Assoziation von simultan aktivierten Konzepten erhöht. Diese Annahme ist empirisch belegt (Greenwald et al. 2002). Werden im Beispiel etwa die Konzepte „Gemüse" und „gesund" simultan aktiviert, erhöht sich die Stärke deren mentaler Assoziation.

Die Stärkung deren mentaler Assoziation im Gedächtnis hat weitreichende Konsequenzen für die humane Informationsverarbeitung in Folgesituationen. Sieht diese Person in einer Situation nach der Medienrezeption beispielsweise im Supermarkt Gemüse vor sich liegen, dann kommt ihr mit einer erhöhten Wahrscheinlichkeit auch das Attribut „gesund" (und assoziative verbundene Attribute) spontan in den Sinn.

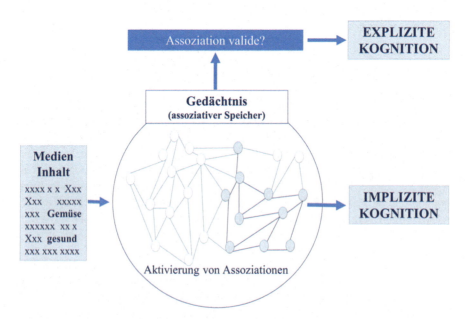

Abb. 1 Medienwirkungen auf implizite und explizite Kognition (Quelle: Arendt et al. 2014)

Der Abruf dieses assoziierten Konzepts erfolgt relativ automatisch, also auch dann, wenn die Person diese Assoziation als nicht adäquat einstuft. Die automatische Aktivierung von Konzepten im Gedächtnis ist somit *relativ unabhängig* von der eingeschätzten Validität der Assoziation.

Medien können im präsentierten theoretischen Modell assoziative Strukturen sowohl langfristig als auch kurzfristig beeinflussen. Die Annahme ist, dass durch die regelmäßige Rezeption statistische Regularitäten inzidentell gelernt werden, was die assoziative Struktur des Gedächtnisses substanziell beeinflussen kann (vgl. „implizite Kultivierung", Arendt 2010). Medieninhalte können jedoch auch kurzfristig bestehende assoziative Verbindungen stärken und somit ihre Zugänglichkeit erhöhen (vgl. „implizites Medien-Priming", Arendt 2013).

Die *explizite Kognition* ist das Produkt eines der reinen Assoziations-Aktivierung übergeordneten mentalen Prozesses (Gawronski und Bodenhausen 2006): Menschen können sich entscheiden, die automatisch aktivierten und daher spontan in den Sinn kommenden Konzepte und Konzept-Assoziationen offen zu äußern oder diese zu verschweigen. Sie können über deren Validität nachdenken und überprüfen, ob diese handlungsrelevant sind. Der der reinen Assoziations-Aktivierung übergeordnete mentale Prozess hinterfragt nun die *Validität* der spontan in den Sinn kommenden Assoziationen. Ist die Assoziation inkonsistent mit anderen Vorstellungen, so wird sie als invalide beurteilt und gegebenenfalls nicht offen geäußert. Kommen etwa (1) positive Assoziationen bei der Perzeption von Fast Food spontan in den Sinn und hat die Person jedoch gleichzeitig (2) das motivationale Ziel, sich gesund zu ernähren (inklusive bestehender Gedächtnisstrukturen, welche ursächlich für eine starke Verknüpfung von „Fast Food" und „ungesund" verantwortlich sind), dann wird das positive Bauchgefühl gegenüber Fast Food unter gewissen Umständen nicht in eine korrespondierende Handlung umgesetzt.

Hier taucht ein Problem auf, welches die Forschung im Gesundheitsbereich beschäftigt: Gesundheitsbezogenes Verhalten kann, vereinfacht gesprochen, wohlüberlegt oder impulsiv erfolgen. Manchmal stehen sich jedoch Impuls und Deliberation diametral gegenüber. Positive Assoziationen (= implizite Kognition), die bei der Betrachtung eines Burgers mit Pommes Frites aktiviert werden, werden wohl bei einem Fast Food-Liebhaber eine Annäherungstendenz auslösen. Hat diese Person jedoch das motivationale Ziel, sich gesund zu ernähren, werden es mit hoher Wahrscheinlichkeit (mehr oder weniger) wohlüberlegte, offen äußerbare Gedanken (d. h. explizite Kognition) „besser wissen" und die Personen vom Genuss dieses Burgers abhalten. Eine solche Impulskontrolle sollte zumindest dann beobachtbar sein, wenn die Person die Motivation als auch die Fähigkeit hat, ihre impulsiven Tendenzen zu kontrollieren (Olson und Fazio 2009; Strack und Deutsch 2004). Individuelle Unterschiede sorgen hier für ein unterschiedliches Ausmaß an Impulskontrolle, was etwa auch für Gesundheitskampagnen wichtig ist (Niemand und Fleischhauer 2012).

Implizite Kognition kann Verhalten erklären und hat vermutlich insbesondere bei impulsivem (versus reflektiertem) Verhalten starke Vorhersagekraft (Greenwald et al. 2002; Olson und Fazio 2009; Strack und Deutsch 2004). Typischerweise zeigen implizite und explizite Kognition inkrementelle Validität, wie Meta-Analysen zeigen (Greenwald et al. 2009; Reich et al. 2010; Rooke et al. 2008): Jedes der beiden Konzepte erklärt eigenständig einen Varianzanteil von Verhalten. Abb. 2 visualisiert diesen Befund mit Hilfe eines Venn-Diagramms. Der am Verhalten erklärte Varianzanteil ist mit drei römischen Ziffern beschriftet. Varianzanteil I beschreibt den Varianzanteil, der eigenständig durch implizite Kognition erklärt wird, und Varianzanteil II deutet den Anteil an, der durch explizite Kognition eigenständig vorhergesagt wird. Typischerweise korrelieren implizite und explizite Kognition miteinander, was dazu führen kann, dass ein Varianzanteil des Verhaltens durch beide gemeinsam erklärt wird (Varianzanteil III).

Vor allem unter Zeitdruck – wenn wir eine geringe Fähigkeit haben, das eigene Tun zu reflektieren – oder wenn wenig kognitive Kapazität zur Verfügung steht, sind spontan aktivierte Assoziationen einflussreich (vgl. Gibson 2008; Strack und Deutsch 2004). Folglich sollte unter diesen Bedingungen Varianzanteil I größer sein. Ursprünglich ging man von einer simplen Dichotomie aus: Implizite Kognition sagt spontanes Verhalten besser voraus und explizite Kognition sagt kontrolliertes Verhalten besser voraus (vgl. Friese et al. 2008; Olson und Fazio 2009). In Abb. 2 würde die stärkere Erklärungskraft expliziter Kognition (bei wohlüberlegtem Verhalten) durch einen größeren Varianzanteil II visualisiert werden. Jüngste Forschungsergebnisse legen jedoch nahe, dass die Vorhersagekraft impliziter Kognition auch bei Verhaltensweisen eine Rolle spielt, die traditionell eher mit deliberativem Nachdenken assoziiert sind. So bekräftigten etwa Glaser und Finn (2013), dass sogar eine derart als „rational" angenommene Verhaltensweise wie die Wahlentscheidung durch subtile Einflüsse impliziter Kognition (mit)beeinflusst wird.

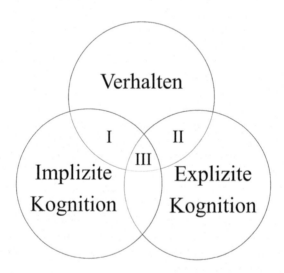

Abb. 2 Venn-Diagramm der Annahme der inkrementellen Validität von impliziter und expliziter Kognition in der Vorhersage gesundheitsbezogenen Verhaltens. In der Abbildung sind zwischen den Kreisen drei überlappende Bereiche mit römischen Ziffern beschriftet. Diese deuten auf den Anteil überschneidender Varianz hin (I = Varianzanteil, der alleine durch implizite Konzepte erklärt wird; II = Varianzanteil, der alleine durch explizite Konzepte erklärt wird; III = Varianzanteil, der durch beide Konzepte gemeinsam erklärt wird)

Die bestimmenden Theorien zu gesundheitsbezogenem Verhalten (z. B. Ajzen 1991; Prochaska und DiClemente 1983; Rogers 1983; Rosenstock 1974) haben sich auf (mehr oder weniger) wohlüberlegtes Verhalten konzentriert (z. B. „reasoned action" oder „planned behavior"). Gemein ist diesen theoretischen Ansätzen die Annahme, dass eine Änderung in den offen geäußerten Ansichten, Einstellungen und Verhaltensintentionen mit einer Änderung im gesundheitsbezogenen Verhalten korrespondiert. Wie bereits erwähnt verdeutlichen meta-analytische Befunde aber, dass eine Änderung in den (expliziten) Verhaltensintentionen nur zu einem schwachen Wandel im Verhalten führt (Webb und Sheeran 2006). Das ist unbefriedigend, da die existierende empirische Evidenz darauf hindeutet, dass ein Wandel in offen geäußerten Ansichten, Einstellungen und Verhaltensintentionen keinen Wandel im gesundheitsbezogenen Verhalten garantiert (Sheeran et al. 2013). Zwei-Prozess-Modelle gesundheitsbezogenen Verhaltens können zur Klärung dieses Dilemmas beitragen (Hofmann et al. 2008; Strack und Deutsch 2004), indem gesundheitsbezogenes Verhalten als gemeinsame Funktion eines kontrolliert arbeitenden, reflektiven und eines automatisch arbeitenden, impulsiven mentalen Verarbeitungssystems beschrieben wird.

Verschiedene Konstrukte Es gibt verschiedene Konstrukte, die von der impliziten Kognitionsforschung untersucht werden (vgl. Greenwald et al. 2002). Die bisherige Forschung im Gesundheitsbereich konzentrierte sich auf zwei Konstrukte: Einstellungen und Selbstkonzept. Im Folgenden werden die konzeptuellen Definitionen diskutiert und exemplarisch Studien vorgestellt, die für den Gesundheitsbereich relevant sind.

Implizite Einstellungen werden als Produkt der automatisch aktivierten Assoziation zwischen einem Konzept (z. B. Gemüse, Sport, Alternativmedizin) und einem evaluativen Attribut (z. B. positiv, gut) konzipiert. Implizite Einstellungen beschreiben somit automatisch evozierte, affektive Reaktionen gegenüber einem Konzept (Gawronski und Bodenhausen 2006). Ein großer Teil der für die Gesundheitskommunikation relevanten Forschung hat sich mit impliziten Einstellungen beschäftigt.

So zeigen etwa Horcajo und Kollegen (2010), dass ein positiver Text über Gemüse die positive implizite Einstellung gegenüber Gemüse erhöhen kann. Dieser Befund ist im Kontext der Debatte über gesunde Ernährung relevant: Essensentscheidungen werden häufig spontan getroffen. Gerade die implizite Kognition hat in diesem Zusammenhang einen erhöhten Erklärungswert. In einer Studie über die Effekte von Warnhinweisen auf Zigarettenpackungen konnte gezeigt werden, dass spezifische Botschaften (z. B. „Rauchen ist unpopulär") die impliziten Einstellungen gegenüber Rauchen verschlechtern kann (Glock et al. 2012). Einen ähnlichen Befund legen Goodall und Slater (2010) vor. In dieser Studie wurde dokumentiert, dass audiovisuelle Werbespots über alkoholische Getränke die impliziten Einstellungen gegenüber Alkohol verbesserten. Die veränderten impliziten Einstellungen erhöhten wiederum die Bereitschaft, betrunken Auto zu fahren.

Zusätzlich relevant in der kommunikationswissenschaftlichen Forschung zu impliziter Kognition sind Konstrukte, die das eigene Selbst berücksichtigen: Welche Attribute kommen uns spontan in den Sinn, wenn wir an uns selbst denken? Das *implizite Selbstkonzept* wird als mentale Assoziation zwischen dem Selbst und einem non-evaluativen Attribut definiert (z. B. „Ich" + „dick").

Dal Cin und Kollegen (2007) testeten die Effekte des Rauchens in Blockbuster-Filmen. Probanden sahen den Film „Stirb Langsam" mit einem Protagonisten, der in manipulierten Filmausschnitten entweder rauchte oder nicht rauchte. Es zeigte sich, dass die Identifikation mit dem Protagonisten die Stärke der automatischen Assoziation zwischen „Ich" und „rauchen" beeinflusste. Das veränderte Selbstkonzept erwies sich als folgenreich für Verhalten. Die Stärke der mentalen Assoziation erwies sich unter rauchenden Probanden als Prädiktor der Intention zu Rauchen. Gurari und Kollegen (2006) führten eine Studie durch, die im Zusammenhang mit der Debatte um potenziell negative Konsequenzen von idealisierten Körperdarstellungen relevant ist. Die Rezeption von idealisierten Körperdarstellungen in Anzeigenwerbung mit weiblichen Models verringerte die mentale Assoziation zwischen „Ich" und „attraktiv". Dies kann etwa Auswirkungen auf das psychische Wohlbefinden einer Person haben.

Obwohl die Studie von Uhlmann und Swanson (2004) nicht direkt im Gesundheitsbereich angesiedelt ist, sind deren Ergebnisse potenziell als relevant einzuschätzen. In der Studie wurde die Wirkung von gewalthaltigen Computerspielen untersucht. Es zeigte sich, dass das Spielen eines First-Person-Shooters die mentale Assoziation zwischen „Ich" und „aggressiv" erhöhte. Dies könnte Auswirkungen auf soziale Interaktionen in Folgesituationen haben und die psychische und physische Gesundheit anderer beeinflussen (z. B. durch aggressives Verhalten des Spielers). Im Rahmen der Suizidprävention untersuchten Arendt et al. (2016) die Rolle von Medienberichterstattung über Suizid auf die mentale Assoziation zwischen der eigenen Person und „Leben" (versus „Tod"). Die medizinische Grundlagenforschung konnte nachweisen, dass dieses implizite Konzept tatsächliches suizidales Verhalten auch nach der Kontrolle von Drittvariablen wie Depressivität, vergangenen Suizidversuchen, offen geäußerten Suizidgedanken, klinisches Assessment und Patienten-Vorhersage voraussagt (Nock et al. 2010). Arendt und Kollegen zeigten, dass eine spezifische Berichterstattung über die positive Bewältigung einer suizidalen Krise durch einen (damals) suizidalen Protagonisten die mentale „Ich + Leben" Assoziation bei den Probanden stärkte. Es wurde spekuliert, dass Medieninhalte durch ihren Effekt auf die implizite Suizid-Kognition somit einen positiven Beitrag zur Suizidprävention liefern könnten.[1]

---

[1]Ein weiteres Konstrukt sind *implizite Stereotype*. Diese werden als mentale Assoziation zwischen einem Konzept und einem non-evaluativen Attribut (z. B. „Ärzte" + „allwissend") konzipiert. Implizite Stereotype operieren somit auf einer kognitiven Ebene. Natürlich schließt dies nicht aus, dass die Attribute eine ausgeprägte Valenz haben können. Per definitionem sind implizite Stereotype allerdings auf einer kognitiven Ebene definiert (Amodio und Devine 2006). Ein weiteres Konstrukt ist der *implizite Selbstwert*, welcher die Assoziation zwischen dem Selbst und einem evaluativen Attribut beschreibt (z. B. „Ich" + „positiv"). Dieses Konstrukt beschreibt somit die „Einstellung zu sich selbst" (vgl. Greenwald et al. 2002). In Bezug auf beide Ebenen besteht im Gesundheitsbereich Forschungsbedarf.

3 Messung der impliziten Kognition

Die Messung expliziter Kognition muss hier nicht gesondert erläutert werden. Diese erfolgt mit traditionellen Befragungstechniken via Selbstauskünfte wie etwa einer Likert-Skala oder einem Semantischen Differenzial. Die Messung der impliziten Kognition stellt jedoch einen höheren Anspruch an die Messmethodik. Da implizite Kognition untrennbar mit den dafür entwickelten Messverfahren verbunden ist, soll hier ein kurzer Einblick über die Art der Messung gewährt werden. Implizite Kognition zielt auf das mentale Innere ab. Dies erfordert alternative Messmethoden. Es kommen typischerweise moderne, computergestützte Erhebungsverfahren zum Einsatz. Gemein ist diesen Messverfahren, impulsiv aktivierte mentale Vorstellungen zu messen, ohne Personen offen danach zu fragen. Dies legt nahe, dass Personen weder die Motivation (z. B. soziale Erwünschtheit) noch die Fähigkeit (z. B. Zeit, introspektiver Zugang) haben müssen, damit akkurate Messwerte erhoben werden können.

Der Begriff „implizit" wird im Kontext von Messverfahren teilweise unterschiedlich verwendet. Uhlmann und Kollegen (2012) folgend kann von drei Arten von impliziten Messverfahren ausgegangen werden: (1) Assoziationsbasierte Verfahren messen, ob zwei oder mehr Konzepte kognitiv miteinander verbunden sind. (2) Zugänglichkeitsbasierte Verfahren messen die Zugänglichkeit eines Konzeptes (z. B. mittels Antwortlatenz; etwa die Zugänglichkeit von aggressionsbezogenen Begriffen nach der Rezeption von gewalthaltigen Medieninhalten). (3) Interpretationsbasierte Verfahren erheben die Reaktion auf und Interpretation von mehrdeutigen Stimuli. Individuen „projizieren" ihre inneren Vorstellungen auf diese mehrdeutigen Reize (z. B. die Deutung von Tintenklecksmustern im Rorschach Test).

Implizite Kognition, wie sie im vorliegenden Beitrag definiert wurde, wird durch assoziationsbasierte Verfahren erhoben. So ist beispielsweise der Implizite Assoziationstest (vgl. Greenwald et al. 1998) eine vielfach eingesetzte und gut untersuchte Messmethode. Sie soll hier exemplarisch vorgestellt werden, um einen Eindruck über die Logik impliziter Messverfahren zu vermitteln. Diese Methode misst die Geschwindigkeit, mit der Individuen verschiedene Konzepte assoziieren. Je stärker die mentale Assoziation zwischen Konzepten (z. B. „Gemüse" und „gesund") ist, desto schneller können Personen gewisse Sortieraufgaben bewältigen. Personen mit einer starken kognitiven Assoziation zwischen „Gemüse" und „gesund" fällt es typischerweise leichter, Wörter oder Bilder zu den Kategorien „Gemüse + gesund" zu sortieren (im Vergleich zu „Gemüse + ungesund"). Je leichter es Personen fällt, Stimuli zu den Kategorien zuzuordnen, desto schneller sind sie (d. h. geringere Reaktionszeiten). Aus der ermittelten Reaktionszeit in Millisekunden (z. B. Vergleich der Mittelwerte der Durchgänge „Gemüse + gesund" versus „Gemüse + ungesund") schließt man mittels eines validierten Scoring-Algorithmus auf die Stärke der zu Grunde liegenden mentalen Assoziation. Gawronski (2009) stellt weitere Verfahren vor und diskutiert die Reichweiten und Grenzen impliziter Messverfahren (vgl. auch Goodall 2011).

4 Fazit

Zur Zeit dominierende Theorien zu gesundheitsbezogenem Verhalten konzentrieren sich auf deliberative mentale Prozesse. Es besteht die zumindest mitschwingende Annahme, dass eine Änderung in offen geäußerten Ansichten, Einstellungen und Verhaltensintentionen mit einer Änderung im gesundheitsbezogenen Verhalten einhergeht. Das ist unvorteilhaft, da die Meta-Analysen darauf hindeuten, dass ein Wandel in auf Selbstauskunft beruhenden Daten keinen Wandel im gesundheitsbezogenen Verhalten garantiert. Zwei-Prozess-Modelle, die zwischen impliziter und expliziter Kognition unterscheiden, wurden entwickelt, um auf diese Schwierigkeit reagieren zu können. Während implizite Kognition impulsiv evozierte Gedanken, Gefühle und Verhaltenstendenzen beschreibt, geht es bei expliziter Kognition um offen geäußerte Ansichten, Einstellungen und Absichten. Die Gesundheitskommunikation hat bis vor kurzem fast ausschließlich auf der Dimension der expliziten Kognition gearbeitet. Dies ist, wie in diesem Beitrag dargelegt wurde, unvorteilhaft, da es Theorie und Methodik der impliziten Kognitionsforschung ermöglichen, Medienwirkungen im Gesundheitsbereich aufzudecken, die bei der bloßen Verwendung expliziter Selbstauskünfte unentdeckt bleiben.

Literatur

Ajzen, I. (1991). The theory of planned behavior. *Organizational Behavior and Human Decision Processes, 50*, 179–211.
Amodio, D., & Devine, P. (2006). Stereotyping and evaluation in implicit race bias: Evidence for independent constructs and unique effects on behavior. *Journal of Personality and Social Psychology, 91*, 652–661.
Arendt, F. (2010). Cultivation effects of a newspaper on reality estimates and explicit and implicit attitudes. *Journal of Media Psychology, 22*, 147–159.
Arendt, F. (2013). Dose-dependent media priming effects of stereotypic newspaper articles on implicit and explicit stereotypes. *Journal of Communication, 63*, 830–851.
Arendt, F., Marquart, F., & Matthes, J. (2014). Implizite Kognition und Medien. Zur Notwendigkeit impliziter Messmethoden für die Kommunikationswissenschaft. *Medien Journal, 38*(2), 32–42.
Arendt, F., Till, B., & Niederkrotenthaler, T. (2016). Effects of suicide awareness material on implicit suicide cognition: A laboratory experiment. *Health Communication, 31*, 718–726.
Dal Cin, S., Gibson, B., Zanna, M., Shumate, R., & Fong, G. (2007). Smoking in movies, implicit associations of smoking with the self, and intentions to smoke. *Psychological Science, 18*, 559–563.
Friese, M., Hofmann, W., & Wänke, M. (2008). When impulses take over: Moderated predictive validity of explicit and implicit attitude measures in predicting food choice and consumption behaviour. *British Journal of Social Psychology, 47*, 397–419. https://doi.org/10.1348/014466607X241540
Gawronski, B., & Bodenhausen, G. V. (2006). Associative and propositional processes in evaluation: An integrative review of implicit and explicit attitude change. *Psychological Bulletin, 132*, 692.
Gibson, B. (2008). Can evaluative conditioning change attitudes toward mature brands? New evidence from the implicit association test. *Journal of Consumer Research, 35*, 178–188.
Glaser, J., & Finn, C. (2013). How and why implicit attitudes should affect voting. *PS: Political Science & Politics, 46*, 537–544.

Glock, S., Unz, D., & Kovacs, C. (2012). Beyond fear appeals: Contradicting positive smoking outcome expectancies to influence smokers' implicit attitudes, perception, and behavior. *Addictive Behaviors, 37*, 548–551.

Goodall, C., & Slater, M. (2010). Automatically activated attitudes as mechanisms for message effects: The case of alcohol advertisements. *Communication Research, 37*, 620–643.

Goodall, C. (2011). An Overview of Implicit Measures of Attitudes: Methods, Mechanisms, Strengths, and Limitations. *Communication Methods and Measures, 5*, 203–222. https://doi.org/10.1080/19312458.2011.596992

Greenwald, A. G., McGhee, D. E., & Schwartz, J. L. K. (1998). Measuring individual differences in implicit cognition: The implicit association test. *Journal of Personality and Social Psychology, 74*, 1464–1480.

Greenwald, A. G., Banaji, M. R., Rudman, L., Farnham, S., Nosek, B., & Mellot, D. (2002). A unified theory of implicit attitudes, stereotypes, self-esteem, and self-concept. *Psychological Review, 109*, 3–25.

Greenwald, A. G., Poehlman, T. A., Uhlmann, E. L., & Banaji, M. R. (2009). Understanding and using the implicit association test: III. Metaanalysis of predictive validity. *Journal of Personality and Social Psychology, 97*, 17–41.

Gurari, I., Hetts, J., & Strube, M. (2006). Beauty in the „I" of the beholder: Effects of idealized media portrayals on implicit self-image. *Basic and Applied Social Psychology, 28*, 273–282.

Hofmann, W., Friese, M., & Wiers, R. W. (2008). Impulsive versus reflective influences on health behavior: A theoretical framework and empirical review. *Health Psychology Review, 2*, 111–137.

Horcajo, J., Briñol, P., & Petty, R. (2010). Consumer persuasion: Indirect change and implicit balance. *Psychology & Marketing, 27*, 938–963.

Lang, A. (2000). The limited capacity model of mediated message processing. *Journal of Communication, 50*, 46–70. https://doi.org/10.1111/j.1460-2466.2000.tb02833.x.

Mahajan, N., Martinez, M., Gutierrez, N., Diesendruck, G., Banaji, M., & Santos, L. (2011). The evolution of intergroup bias: Perceptions and attitudes in rhesus macaques. *Journal of Personality and Social Psychology, 100*, 387–405.

Morewedge, C., & Kahneman, D. (2010). Associative processes in intuitive judgment. *Trends in Cognitive Science, 14*, 435–440.

Niemand, T., & Fleischhauer, M. (2012). Indirekte Verfahren zur Messung gesundheitsrelevanter Einstellungen. In S. Hoffmann, U. Schwarz & R. Mai (Hrsg.), *Angewandtes Gesundheitsmarketing* (S. 106–118). Wiesbaden: Springer.

Nock, M., Park, J., Finn, C., Deliberto, T., Dour, H., & Banaji, M. (2010). Measuring the suicidal mind: Implicit cognition predicts suicidal behavior. *Psychological Science, 21*, 511–517.

Olson, M. A., & Fazio, R. H. (2009). Implicit and explicit measures of attitudes: The perspective of the MODE model. In R. E. Petty, R. H. Fazio & P. Briñol (Hrsg.), *Attitudes: Insights from the new implicit measures* (S. 19–63). New York: Psychology Press.

Prochaska, J. O., & DiClemente, C. C. (1983). Stages and processes of self-change of smoking: Toward an integrative model of change. *Journal of Consulting and Clinical Psychology, 51*, 390–395.

Reich, R. R., Below, M. C., & Goldman, M. S. (2010). Explicit and implicit measures of expectancy and related alcohol cognitions: A meta-analytic comparison. *Psychology of Addictive Behaviors, 24*, 13–25.

Rogers, R. W. (1983). Cognitive and physiological processes in fear appeals and attitude change: A revised theory of protection motivation. In J. T. Cacioppo & R. E. Petty (Hrsg.), *Social psychophysiology: A sourcebook* (S. 153–176). London: Guilford.

Rooke, S. E., Hine, D. W., & Thorsteinsson, E. B. (2008). Implicit cognition and substance use: A meta-analysis. *Addictive Behaviors, 33*, 1314–1328.

Rosenstock, I. M. (1974). Historical origins of the health belief model. *Health Education Monographs, 2*, 1–8.

Sheeran, P., Gollwitzer, P., & Bargh, J. (2013). Nonconscious processes and health. *Health Psychology, 32*, 460–473.

Strack, F., & Deutsch, R. (2004). Reflective and impulsive determinants of social behavior. *Personality and Social Psychology Review, 8*, 220–247.
Uhlmann, E., & Swanson, J. (2004). Exposure to violent video games increases automatic aggressiveness. *Journal of Adolescence, 27*, 41–52.
Uhlmann, E., Leavitt, K., Menges, J., Koopman, J., Howe, M., & Johnson, R. (2012). Getting explicit about the implicit: A taxonomy of implicit measures and guide for their use in organizational research. *Organizational Research Methods, 15*, 553–601.
Webb, T. L., & Sheeran, P. (2006). Does changing behavioral intentions engender behavior change? A meta-analysis of the experimental evidence. *Psychological Bulletin, 132*, 249–268.

Emotionen in der Gesundheitskommunikation

Anne Bartsch und Andrea Kloß

Zusammenfassung

Emotionen spielen bei der Verarbeitung von Gesundheitsbotschaften eine wichtige Rolle. Sie können Einstellungs- und Verhaltensänderungen begünstigen, aber auch kontraproduktive Wirkungen hervorrufen. Dieses Kapitel gibt einen Überblick über emotionspsychologische Grundlagen, die für das Verständnis emotionaler Prozesse in der Gesundheitskommunikation von Bedeutung sind. Im Anschluss werden Kernbefunde zu einzelnen Emotionen (z. B. Furcht, Ärger, Empathie) sowie gemischten Emotionen und aufeinanderfolgenden Emotionen vorgestellt.

Schlüsselwörter

Emotionen · Kognitive Informationsverarbeitung · Motivation · Gesundheitskommunikation · Gemischte Emotionen

1 Einleitung

Mit Gesundheit und Krankheit stehen zwei Themen im Fokus der Gesundheitskommunikation, die für Menschen von großer emotionaler Bedeutung sind. Kaum etwas ist beängstigender als der Gedanke, von einer schweren, lebensbedrohlichen Krankheit betroffen zu sein. Erkrankungen Anderer können starkes Mitgefühl auslösen, insbesondere wenn nahe Angehörige, Freunde oder Kinder betroffen sind. Positive Gesundheitsinformationen und Genesungsfortschritte können dagegen Freude und Hoffnung hervorrufen. Mitunter ärgern wir uns auch über die Selbsteinschränkun-

---

A. Bartsch (✉) · A. Kloß (✉)
Institut für Kommunikations- und Medienwissenschaft, Universität Leipzig, Leipzig, Deutschland
E-Mail: anne.bartsch@uni-leipzig.de; andrea.kloss@uni-leipzig.de

gen, die ein gesundheitsbewusstes Verhalten im Alltag mit sich bringt – vor allem wenn wir von Anderen aufgefordert werden, problematische Gewohnheiten wie Rauchen, Alkoholkonsum oder Bewegungsmangel zu ändern.

Auch im Erleben der Rezipientinnen und Rezipienten von Gesundheitsbotschaften spielen Emotionen eine wichtige Rolle (Lang und Yegiyan 2008; Nabi 2015; Witte und Allen 2000). Sie sind dabei mehr als nur ein Nebenprodukt der Informationsaufnahme und -verarbeitung. Emotionen können ihrerseits Rückwirkungen auf die Wahrnehmung und Verarbeitung von Gesundheitsbotschaften entfalten, beispielsweise indem sie die Aufmerksamkeit der Rezipienten auf die Botschaft lenken, zur gründlichen Verarbeitung der Botschaft motivieren oder Einstellungs- und Verhaltensänderungen begünstigen. Mitunter können Emotionen aber auch kontraproduktive Wirkungen entfalten – etwa wenn sich Rezipienten durch die Botschaft unter Druck gesetzt fühlen und mit Ärger und Gegenargumenten reagieren (Dillard und Shen 2005).

Dieses Kapitel gibt zunächst einen Überblick über emotionspsychologische Grundlagen, die für das Verständnis emotionaler Prozesse in der Gesundheitskommunikation von Bedeutung sind. Im Anschluss werden anhand ausgewählter Forschungsansätze konkrete Befunde zur Bedeutung von Emotionen in der Gesundheitskommunikation vorgestellt.

2   Was sind Emotionen?

„Emotion" ist ein Begriff, unter dem sich jeder etwas vorstellen kann. Die Meisten denken dabei an Angst, Wut, Freude, Trauer oder Liebe und haben eine klare Vorstellung, was es bedeutet, diese Emotionen zu erleben (Shaver et al. 1987). Dennoch wird in der Emotionsforschung häufig betont, wie schwer der Begriff Emotion zu definieren ist (Scherer 2005). Dies liegt vor allem an der Vielfalt körperlicher und psychischer Prozesse, die mit Emotionen einhergehen, den so genannten Emotionskomponenten. Kleinginna und Kleinginna (1981) haben zahlreiche Emotionsdefinitionen analysiert und auf dieser Grundlage eine Arbeitsdefinition vorgeschlagen, die folgende Emotionskomponenten umfasst: 1) die *subjektive Komponente*, die im bewussten Erleben von Gefühlszuständen besteht; 2) die *kognitive Komponente*, die die Wahrnehmung und Bewertung des emotionsauslösenden Ereignisses beinhaltet; 3) die *physiologische Komponente*, die körperliche Veränderungen wie Hormonausschüttung, Muskeltonus, Herzfrequenz, etc. umfasst und 4) die *Verhaltenskomponente*, die emotionsbedingte Motivationen, Handlungsimpulse und Ausdrucksformen beinhaltet. Solche Komponentenmodelle der Emotionen haben sich in der Emotionsforschung als Definitionsgrundlage durchgesetzt – auch wenn die unter Verhalten subsumierten Motivations- und Ausdrucksaspekte von einigen Modellen wie dem Komponentenprozessmodell von Scherer (2005) als getrennte Emotionskomponenten betrachtet werden. Emotionskomponenten werden dabei als Subsysteme aufgefasst, die durch ihr Zusammenwirken Emotionen hervorbringen. Entsprechend definiert Scherer (2005, S. 697) Emotionen als „an episode of interrelated, synchronized changes in the states of all or most of the five organismic subsystems in response to the evaluation of an external or internal stimulus event as relevant to major concerns of the organism".

Emotionen bilden somit eine spezielle Form affektiver Zustände, die sich von anderen Affektzuständen wie Stimmungen oder Einstellungen unterscheidet (Scherer 2005). *Emotionen* zeichnen sich dadurch aus, dass sie auf konkrete Ereignisse bezogen sind, die als relevant für wichtige Belange des Organismus bewertet werden und mit entsprechenden Handlungsimpulsen verbunden sind. Sie entstehen relativ abrupt, können vorgängige Denk- und Handlungsprozesse unterbrechen und sind von relativ kurzer Dauer und starker Intensität. *Stimmungen* hingegen sind diffuse Affektzustände, die durch das Vorherrschen eines subjektiven Gefühls gekennzeichnet sind, welches das Denken und Verhalten der Person beeinflusst (z. B. Gereiztheit, Heiterkeit oder Nervosität). Stimmungen sind von vergleichsweise langer Dauer und geringer Intensität und nicht auf ein konkretes Ereignis bezogen. Sie können ohne konkreten Anlass oder durch die Summe verschiedener Reize und Ereignisse entstehen. *Einstellungen* haben ebenfalls eine starke Affektkomponente, die auf ein konkretes Einstellungsobjekt bezogen ist. Im Unterschied zu Emotionen und Stimmungen handelt es sich bei Einstellungen jedoch nicht um situationsbezogene Reaktionen, sondern um dauerhafte Bewertungs-, Gefühls- und Handlungstendenzen gegenüber dem Einstellungsobjekt.

3 Wie entstehen Emotionen?

In Bezug auf die Frage, wie Emotionen entstehen, gibt es ebenfalls verschiedene Erklärungsansätze, die zum Teil kontrovers diskutiert werden (Bartsch und Hübner 2004). Emotionen weisen einerseits angeborene evolutionsbiologische Grundlagen auf, die in der Struktur des menschlichen Gehirns verankert sind (LeDoux 1996). Andererseits spielen aber auch erlernte, kulturell geprägte Wahrnehmungs- und Verhaltensmuster eine wichtige Rolle (Averill 1980). Beide Aspekte, angeborene und erlernte Reaktionsweisen, werden in Bewertungstheorien der Emotionsentstehung (Lazarus 1991; Scherer 2001) aufgegriffen. Bewertungstheorien gehen davon aus, dass Emotionen aufgrund der kognitiven Bewertung von Situationen entstehen, wobei es sich sowohl um evolutionär bedingte als auch um kulturell geprägte Bewertungen handeln kann. Hierbei spielen verschiedene Bewertungskriterien eine Rolle, insbesondere die Neuheit, Angenehmheit, Zielrelevanz, Kontrollierbarkeit, Gewissheit und normative Beurteilung der Situation. Ändert sich die Bewertung der Situation, so ändern sich auch die erlebten Emotionen. Eine bedrohliche und unkontrollierbare Situation löst beispielsweise Angst aus, solange ihr Ausgang ungewiss ist. Sobald Gewissheit über den erwünschten oder unerwünschten Ausgang besteht, wird die Angst entweder in Erleichterung oder in Traurigkeit umschlagen.

Im Medienkontext sind Bewertungsprozesse, die zur Emotionsentstehung führen, oft durch eine besondere Komplexität und Vielschichtigkeit bewertungsrelevanter Situationsmerkmale gekennzeichnet. Emotionen im Alltag beziehen sich in der Regel auf eine konkrete Situation, die mit positiven oder negativen Konsequenzen für die eigene Person verbunden ist. Bei Emotionen im Medienkontext handelt es sich dagegen oft um ein stellvertretendes Emotionserleben, bei dem die Situationsbewertung aus der Perspektive der dargestellten Personen vorgenommen wird (Scherer 1998). Gleichzeitig befindet sich das Publikum in einer Rezeptionssituation, deren kognitive Bewertung von der Bewertung des Medieninhalts verschieden ist (Mangold et al. 2001). Wirth et al. (2006) verweisen auf insgesamt sechs mögliche Referenzrahmen für emotionsauslösende Bewertungen: 1) den Medieninhalt, 2) die Rezeptionssituation, 3) die Werkästhetik, 4) Erinnerungen oder Tagträume der Rezipienten, 5) Bezüge des Medieninhalts zur eigenen Situation und 6) soziale Aspekte der Rezeptionssituation. Aufgrund der Vielschichtigkeit möglicher Bewertungsperspektiven werden Emotionen während der Medienrezeption selten in Reinform erlebt. In der Regel lösen Medieninhalte verschiedene Gefühle gleichzeitig oder nacheinander aus (Nabi 2015).

4 Einflüsse von Emotionen auf die kognitive Informationsverarbeitung

Emotionen werden nicht nur durch kognitive Bewertungen beeinflusst. Sie wirken sich ihrerseits auch auf die kognitive Informationsverarbeitung aus, so dass es im Rezeptionsverlauf zu einer Wechselwirkung zwischen emotionalen und kognitiven Prozessen kommt. Der Einfluss von Emotionen auf die kognitive Verarbeitung beginnt bereits bei der *Aufmerksamkeitslenkung*. Emotionen können sogenannte Orientierungsreaktionen auslösen oder verstärken, die die Aufmerksamkeit der Rezipientinnen und Rezipienten auf das Medienangebot lenken und damit die Voraussetzung für weitere Verarbeitungsprozesse wie Encodierung, Speicherung und Erinnerung von Informationen schaffen (Lang 2006). Auch die *Motivation zur elaborierten Verarbeitung* von Medieninhalten kann durch Emotionen beeinflusst werden (Lang und Yegiyan 2008). Des Weiteren können Emotionen im Sinne eines *emotionalen Framings* (Nabi 2003) den Rahmen anschließender Kognitionsprozesse vorstrukturieren, indem sie zentrale, mit der Emotion verbundene Bewertungskriterien hervorheben. So ist beispielsweise das Erleben von Angst mit einer Fokussierung auf sicherheitsrelevante Informationen verbunden, während bei Ärger Aspekte wie Gerechtigkeit und Bestrafung von Fehlverhalten im Vordergrund stehen (Nabi 2003).

Insgesamt trägt das emotionale Involvement dazu bei, das Publikum auch auf kognitiver Ebene zu involvieren. Emotional involvierte Rezipienten neigen zu einem *immersiven Rezeptionserleben*, bei dem sie in die Welt realer oder fiktionaler Geschichten eintauchen (Busselle und Bilandzic 2009) und sich mit den dargestellten Personen identifizieren (Igartua 2010). Nicht zuletzt können emotional bewegende Medienerlebnisse mit einem *eudaimonischen Rezeptionserleben* einhergehen (Bartsch und Schneider 2014; Oliver und Raney 2011). Dabei werden weiterführende Reflexionsprozesse angeregt, die über den konkreten Medieninhalt hinausgehen und diesen in größere Sinnzusammenhänge einordnen.

Emotionen können also in mehrfacher Hinsicht dazu beitragen, die kognitive Verarbeitung auf emotional relevante Aspekte des Medieninhalts zu fokussieren und die kognitive Verarbeitung anzuregen. Sofern die Argumente der Gesundheitsbotschaft überzeugen, kann eine solche elaborierte Verarbeitung nachhaltige Einstellungsänderungen begünstigen (Petty et al. 2002). Das bedeutet allerdings nicht, dass unter dem Einfluss von Emotionen alle Aspekte des Medieninhalts gründlicher verarbeitet werden. So können Fallbeispiele und Kultivierungseffekte aufgrund der einseitigen Fokussierung auf emotionale Inhalte dazu führen, dass Informationen über die tatsächliche Häufigkeit von Meinungen oder Ereignissen in der Realität ignoriert werden (Zillmann 2006). Des Weiteren kann emotionales Involvement die kritische Distanz des Publikums zum Medieninhalt verringern, so dass Informationen und Einstellungen unhinterfragt übernommen werden (Busselle und Bilandzic 2009; Green und Brock 2002). Im Rahmen der Gesundheitskommunikation kann eine solche unkritische Rezeptionshaltung durchaus erwünscht sein, um Widerstände gegenüber Gesundheitsbotschaften abzubauen – wie beispielsweise beim Entertainment Education Ansatz (Slater und Rouner 2002). In anderen Kontexten kann die unreflektierte Aufnahme von Medieninhalten aber auch zu unerwünschten Kultivierungseffekten führen, z. B. in Bezug auf unrealistische Körperideale und die Akzeptanz von Schönheitsoperationen (Harrison 2003).

5 Einflüsse von Emotionen auf die Motivation

Neben den genannten kognitiven Effekten haben Emotionen eine motivationale Komponente, die sich entweder als verhaltensaktivierender Einfluss (aufsuchende Motivation) oder verhaltenshemmender Einfluss (vermeidende Motivation) äußern kann (Lang 2006). Freude und Ärger werden dabei in der Regel als motivational aktivierende Emotionen aufgefasst, während Angst und Traurigkeit als Emotionen mit vermeidender Motivationstendenz gelten (Dillard und Nabi 2006). Neben diesen allgemeinen Motivationstendenzen können sich auch die an der Emotionsentstehung beteiligten Bewertungsprozesse in motivationaler Hinsicht auswirken. So kann die Bewertung von Ungewissheit als Bestandteil des Bewertungsprofils von Angst Informationssucheverhalten wie z. B. Vorsorgeuntersuchungen motivieren, um die fehlende Gewissheit über eine mögliche Bedrohung herzustellen (Rippetoe und Rogers 1987). Ein weiteres Beispiel ist die normative Bewertung des eigenen Verhaltens bei Scham- und Schuldgefühlen, die zu Verhaltensänderungen motivieren kann, um das eigene Verhalten wieder mit sozialen Normen in Einklang zu bringen – etwa bei Verhaltensweisen wie dem Fahren unter Alkoholeinfluss, welches die eigene Person und Andere schädigen können (Agrawal und Duhachek 2010). Die motivierende Wirkung von Emotionen ist in der Gesundheitskommunikation von besonderer Bedeutung, da viele Gesundheitsbotschaften neben Informationsaufnahme und Einstellungsänderungen auch auf Verhaltensänderungen abzielen. Die folgenden Abschnitte geben einen Überblick über konkrete Emotionen und Forschungskontexte, in denen diese Emotionen im Bereich der Gesundheitskommunikation untersucht wurden.

6 Forschungsbefunde zu Emotionen in der Gesundheitskommunikation

Furcht: Furcht und Angst sind Emotionen, die mit negativen Bewertungen und Empfindungen verbunden sind und daher von Rezipienten im Alltag nach Möglichkeit vermieden werden. Dennoch werden Furchtappelle in der Gesundheitskommunikation genutzt, um die Ernsthaftigkeit von Gesundheitsrisiken zu unterstreichen und Verhaltensänderungen zu motivieren (Nabi 2015; Witte und Allen 2000, vgl. auch den Beitrag von Ort, Kap. ▶ „Furchtappelle in der Gesundheitskommunikation" in diesem Handbuch). Furcht steigert die Wahrnehmung von Risiken und Bedrohungen (Witte et al. 2001) und diese Risikowahrnehmung ist wiederum ein wichtiger Prädiktor für Handlungsabsichten (Myrick und Oliver 2014; So und Nabi 2013). Die Wirksamkeit von Furcht-Appellen ist allerdings von verschiedenen Faktoren abhängig und in der Forschung nicht unumstritten (Hastall 2010). Furcht und Risikobewusstsein an sich sind wenig zielführend, sofern sie nicht mit dem Erleben von Selbstwirksamkeit verbunden sind, d. h. mit der Gewissheit einfach umzusetzender Handlungsoptionen, um der Bedrohung wirksam zu begegnen (Leshner et al. 2009). Anderenfalls können Furchtappelle die Wirksamkeit der Botschaft abschwächen oder gar zu unerwünschten negativen Reaktionen führen (Hastings et al. 2004).

Ärger: Einer der Gründe, warum Furchtappelle zu negativen Reaktionen führen können, ist der Ärger der Rezipienten über Gesundheitsbotschaften, die als bevormundend oder manipulativ empfunden werden. Das Konzept der Reaktanz (Brehm 1966; Dillard und Shen 2005) beschäftigt sich mit dem Widerstand des Publikums gegen Überzeugungsversuche, die als Einschränkung der persönlichen Freiheit wahrgenommen werden und dadurch zu Bumerang-Effekten führen können – was bedeutet, dass die Botschaft das Gegenteil der beabsichtigten Wirkung erreicht. Nach Dillard und Shen (2005) sind Ärger und negative Gedanken über die Botschaft eng miteinander verbundene Indikatoren von Reaktanz, die gleichermaßen zum Bumerang-Effekt beitragen. Befunde von Shen (2011) zu Rauchentwöhnungskampagnen verdeutlichen, dass die Wirksamkeit von Furchtappellen dadurch geschmälert wird, dass solche Botschaften nicht nur das Risikobewusstsein, sondern auch die Reaktanz der Rezipienten erhöhen. Wenn Rezipientinnen und Rezipienten Gesundheitsbotschaften als Angriff auf ihre persönliche Freiheit wahrnehmen und Reaktanz entwickeln, tendieren sie dazu, die Ursache der Bedrohung abzuwerten oder die Gefahr ganz zu verleugnen (Dillard und Shen 2005).

Empathie und Traurigkeit: Eine Möglichkeit, um Reaktanzeffekte zu umgehen, sind Empathieappelle, die Gesundheitsrisiken unter dem Aspekt des Leidens Anderer darstellen. Statt der Bedrohung für die eigene Person werden hier die bereits eingetretenen negativen Folgen bei Anderen hervorgehoben, was dem Bewertungsprofil von Traurigkeit entspricht. In der bereits erwähnten Studie von Shen (2011) zur Rauchentwöhnung zeigte sich eine höhere Effektivität von Empathieappellen gegenüber Furchtappellen, da diese mit einer verringerten Reaktanz verbunden waren. Reaktanzeffekte wie Ärger und das Gefühl, manipuliert zu werden, können auf diese Weise reduziert und eine höhere Bereitschaft zur Verarbeitung der Botschaft erreicht werden (Shen 2011).

Ein weiterer Bereich, in dem Empathieappelle von Bedeutung sind, ist die Reduktion von Vorurteilen und sozialen Stigmata gegenüber Menschen mit Krankheiten und Behinderungen. Nach dem Empathy-Attitude Modell (Batson et al. 2002) kann das Empfinden von Empathie für individuelle Mitglieder einer stigmatisierten Gruppe prosoziale Einstellungs- und Verhaltensänderungen gegenüber der Gruppe insgesamt hervorrufen. Dies zeigte sich u. a. im Kontext der Entstigmatisierung von Menschen mit psychischen Erkrankungen und geistigen Behinderungen (Oliver et al. 2013; Ritterfeld und Jin 2006). Empathieappelle in Botschaften zur Entstigmatisierung von Menschen mit Krankheiten und Behinderungen können somit dazu beitragen, die soziale Integration und Lebensqualität der Betroffenen zu verbessern (vgl. hierzu auch den Beitrag von Röhm, Hastall & Ritterfeld, Kap. ▶ „Stigmatisierende und destigmatisierende Prozesse in der Gesundheitskommunikation" in diesem Handbuch).

Freude: Positive Stimmungen und Gefühle können helfen, beängstigende, aber wichtige Informationen zu verarbeiten. Sie können negativen Emotionen wie Furcht einen positiven, aufmunternden Rahmen geben und Rezipienten helfen, sich stärker auf die eigene Selbstwirksamkeit zu konzentrieren (Raghunathan und Trope 2002). So kann das Gefühl von Freude helfen, als bedrohlich empfundene Botschaften zu verarbeiten statt abzuwehren (Agrawal et al. 2007). Auf solche Interaktionseffekte positiver und negativer Emotionen wird im Abschnitt zu gemischten Emotionen noch genauer eingegangen.

Humor: Auch Humor wird in Gesundheitsbotschaften eingesetzt, etwa bei Themen wie Krebsvorsorge, Suizidprävention oder Geschlechtskrankheiten, da humorvolle Gesundheitsanzeigen mehr und länger Aufmerksamkeit generieren (Blanca und Brigauda 2014). Auch negative Reaktionen wie Reaktanz oder defensive Verarbeitung im Zusammenhang mit Furcht können durch Humor abgeschwächt werden (Nabi 2015). Humorappelle können allerdings auch dazu führen, dass der Kern der Botschaft nicht ernst genommen wird und entsprechende Verhaltenseffekte ausbleiben (Nabi et al. 2007).

Sympathie: In einigen Gesundheitskampagnen werden beliebte Schauspieler, Sportler oder andere Prominente als Sympathieträger eingesetzt, da ihre Beliebtheit die Akzeptanz der Gesundheitsbotschaft positiv beeinflussen kann (Brown et al. 2003). Dieser positive Effekt wird auf Sympathiefaktoren zurückgeführt, die im Zusammenhang mit dem Konzept der parasozialen Beziehungen (Brown et al. 2003; Rubin und Perse 1987) untersucht wurden. Parasoziale Beziehungen sind emotionale Bindungen, die Rezipienten mit realen oder fiktiven Personen aufbauen, obwohl sie die Person nur aus den Medien kennen. Körperliche und soziale Attraktivität der Medienperson, wahrgenommene Ähnlichkeit mit der eigenen Person, aber auch eine Wunsch-Identifikation mit Eigenschaften, über die der Rezipient selbst nicht verfügt, können zu solchen Sympathieeffekten beitragen (Brown et al. 2003; vgl. auch den Beitrag von Kalch & Meitz, Kap. ▶ „Testimonials in der Gesundheitskommunikation" in diesem Handbuch).

Gemischte Emotionen: Wie bereits erwähnt, können Medienbotschaften mehrere Emotionen gleichzeitig oder nacheinander auslösen. Interessant sind dabei insbesondere Kombinationen positiver und negativer Gefühle (z. B. Traurigkeit und Freude), die als gemischte Emotionen bzw. gemischter Affekt bezeichnet werden (Myrick und Oliver 2014; Nabi 2015). Gemischte Emotionen werden häufig im Zusammenhang mit Empathie erlebt und können dementsprechend Reaktanzeffekten entgegenwirken und prosoziale Einstellungs- und Verhaltenstendenzen begünstigen (Myrick und Oliver 2014; Oliver et al. 2012). So zeigte sich in einer Studie von Myrick und Oliver (2014) zur Hautkrebsvorsorge ein positiver Einfluss gemischter Emotionen auf Empathie sowie auf die Akzeptanz von Präventionsmaßnahmen wie Sonnenschutz und die Bereitschaft, die Botschaft an Andere weiterzuleiten.

Auch eine positive Stimmung vor dem Kontakt mit Gesundheitsinformationen kann helfen, Reaktanz abzubauen und die Aufnahme potenziell selbstwertbedrohlicher Informationen begünstigen. Beispielsweise waren starke Kaffeetrinker eher bereit, Botschaften zu gesundheitsschädlichen Wirkungen von Koffein eingehend zu verarbeiten, wenn sie zuvor in eine positive Stimmung versetzt wurden (Das und Fennis 2008). Das „Mood-as-Resource"-Modell von Raghunathan und Trope (2002) erklärt dies folgendermaßen: Die Verarbeitung von negativen, für das Selbstbild bedrohlichen Informationen verursacht kurzfristig affektive Kosten. Auf längere Sicht zahlen sich diese Kosten aber aus, da solche negativen Informationen ein realistisches Selbstbild und positive Verhaltensänderungen fördern können. Befindet sich der Rezipient in einer guten Stimmung, kann ihn dies bestärken, negative Informationen zu verarbeiten, da die gute Stimmung ihm das Gefühl gibt, sich die Auseinandersetzung mit unangenehmen Wahrheiten „leisten zu können" (vgl. hierzu auch den Beitrag von Wagner und Hastall, Kap. ▶ „Selektion und Vermeidung von Gesundheitsbotschaften" in diesem Band).

Aufeinanderfolgende Emotionen: Im Zusammenhang mit gemischten Emotionen wird aktuell auch die Bedeutung der Abfolge unterschiedlicher Emotionen innerhalb einer Botschaft diskutiert. Nabi (2015) spricht in diesem Zusammenhang von „Emotional Flow". Dieses theoretische Konzept bietet für die Gesundheitskommunikation interessante Anregungen. So kann die Kombination von Furchtappellen mit Selbstwirksamkeitsinformationen aufeinanderfolgende Gefühle der Furcht und Hoffnung auslösen. Furchtgefühle, die zunächst wichtig sind, um die Ernsthaftigkeit von Gesundheitsrisiken zu vermitteln, werden durch den hoffnungsvollen Ausblick aufgehoben. Zudem ist das Gefühl der Hoffnung mit einer aktivierenden Motivationstendenz verbunden, die Präventionsverhalten bestärken kann (Nabi 2015).

7   Fazit

Ziel dieses Kapitels war ein Überblick zu Grundlagen der Emotionsforschung, welche für vielfältige Wechselwirkungen zwischen emotionalen und kognitiven Prozessen bei der Verarbeitung von Gesundheitsbotschaften sprechen. Die Bandbreite an Forschungsthemen aus dem Bereich der Gesundheitskommunikation, die im Zusammenhang mit Emotionen untersucht wurden, verdeutlicht das enge

Ineinandergreifen von Emotionen mit anderen Wirkungsfaktoren im Rezeptionsprozess. Im Zusammenhang mit negativen Emotionen wurde einerseits der Einfluss von Furcht und Traurigkeit auf die ernsthafte, tiefergehende Verarbeitung von Gesundheitsbotschaften untersucht, andererseits aber auch Bumerangeffekte, die durch Ärger und Reaktanz entstehen können. In Bezug auf positive Emotionen wie Freude, Humor und Zuneigung stehen vor allem abmildernde Effekte im Mittelpunkt des Forschungsinteresses, die den Rezipienten die Auseinandersetzung mit unangenehmen Wahrheiten erleichtern sollen, unter Umständen aber auch von einer ernsthaften Verarbeitung der Botschaft ablenken können.

Anhand des Forschungsüberblicks wird deutlich, dass Emotionen in der Gesundheitskommunikation meist nicht als Selbstzweck untersucht werden, sondern aufgrund ihres theoretischen Erklärungspotenzials in Bezug auf andere Faktoren wie beispielsweise die Zuwendungs- und Verarbeitungsmotivation des Publikums oder die Wirkung von Medieninhalten auf die Einstellungen und das Verhalten der Rezipienten. Aufgrund spezifischer Forschungsinteressen werden dabei oft nur einzelne Emotionen aus dem komplexen Prozess des emotionalen Rezeptionserlebens herausgegriffen und gezielt untersucht. Studien, die sich mit gemischten Emotionen oder der Abfolge von Emotionen im Rezeptionsverlauf beschäftigen, weisen jedoch auf die Komplexität und Vielschichtigkeit des emotionalen Rezeptionserlebens im Kontext der Gesundheitskommunikation hin. Als theoretischer Erklärungsansatz haben sich dabei vor allem Bewertungstheorien der Emotionen (z. B. Scherer 2001) bewährt. Durch die Vielschichtigkeit kognitiver Bewertungsprozesse während der Medienrezeption können auch negative und bedrohliche Gesundheitsinformationen mit positiven Valenz-Komponenten angereichert werden, die die Akzeptanz und Wirksamkeit der Botschaft erhöhen können.

Literatur

Agrawal, N., & Duhachek, A. (2010). Emotional compatibility and the effectiveness of antidrinking messages: A defensive processing perspective on shame and guilt. *Journal of Marketing Research, 47*(2), 263–273. https://doi.org/10.1509/jmkr.47.2.263.

Agrawal, N., Menon, G., & Aaker, J. L. (2007). Getting emotional about health. *Journal of Marketing Research, 44*(1), 100–113. https://doi.org/10.1509/jmkr.44.1.100.

Averill, J. R. (1980). A constructivist view of emotion. In R. Plutchik & H. Kellerman (Hrsg.), *Theories of emotion* (S. 305–340). New York: Academic.

Bartsch, A., & Hübner, S. (2004). Emotionale Kommunikation – ein integratives Modell (Dissertation zur Erlangung des Grades eines Doctor philosophiae). http://sundoc.bibliothek.uni-halle.de/diss-online/04/07H050/prom.pdf. Zugegriffen am 20.09.2015.

Bartsch, A., & Schneider, F. M. (2014). Entertainment and politics revisited: How nonescapist forms of entertainment can stimulate political interest and information seeking. *Journal of Communication, 64*(3), 369–396. https://doi.org/10.1111/jcom.12095.

Batson, C. D., Chang, J., Orr, R., & Rowland, J. (2002). Empathy, attitudes, and action: Can feeling for a member of a stigmatized group motivate one to help the group? *Personality and Social Psychology Bulletin, 28*(12), 1656–1666. https://doi.org/10.1177/014616702237647.

Blanca, N., & Brigauda, E. (2014). Humor in print health advertisements: Enhanced attention, privileged recognition, and persuasiveness of preventive messages. *Health Communication, 29*(7), 669–677. https://doi.org/10.1080/10410236.2013.769832.

Brehm, J. W. (1966). *Theory of psychological reactance*. New York: Academic.
Brown, W. J., Basil, M. D., & Bocarnea, M. C. (2003). The influence of famous athletes on health beliefs and practices: Mark McGwire, child abuse prevention, and androstenedione. *Journal of Health Communication, 8*(1), 41–57. https://doi.org/10.1080/10810730390152352.
Busselle, R., & Bilandzic, H. (2009). Measuring narrative engagement. *Media Psychology, 12*, 321–347. https://doi.org/10.1080/15213260903287259.
Das, E., & Fennis, B. (2008). In the mood to face the facts: When a positive mood promotes systematic processing of self-threatening information. *Motivation & Emotion, 32*(3), 221–230. https://doi.org/10.1007/s11031-008-9093-1.
Dillard, J. P., & Nabi, R. L. (2006). The persuasive influence of emotion in cancer prevention and detection messages. *Journal of Communication, 56*(1), 123–139. https://doi.org/10.1111/j.1460-2466.2006.00286.x.
Dillard, J. P., & Shen, L. (2005). On the nature of reactance and its role in persuasive health communication. *Communication Monographs, 72*, 144–168. https://doi.org/10.1080/03637750500111815.
Green, M. C., & Brock, T. C. (2002). In the mind's eye: Transportation-imagery model of narrative persuasion. In M. C. Green, J. J. Strange & T. C. Brock (Hrsg.), *Narrative impact: Social and cognitive foundations* (S. 315–341). Mahwah: Lawrence Erlbaum Associates.
Harrison, K. (2003). Television viewers' ideal body proportions: The case of the curvaceously thin woman. *Sex Roles, 48*(5–6), 255–264. https://doi.org/10.1023/A:1022825421647.
Hastall, M. R. (2010). Furchtappelle im Gesundheitsmarketing. In S. Hoffmann & S. Müller (Hrsg.), *Gesundheitsmarketing: Gesundheitspsychologie und Prävention* (S. 201–214). Bern: Huber.
Hastings, G., Stead, M., & Webb, J. (2004). Fear appeals in social marketing: Strategic and ethical reasons for concern. *Psychology & Marketing, 21*(11), 961–986. https://doi.org/10.1002/mar.20043.
Igartua, J.-J. (2010). Identification with characters and narrative persuasion through fictional feature films. *Communications, 35*, 347–373. https://doi.org/10.1515/comm.2010.019.
Kleinginna, P. R., & Kleinginna, A. M. (1981). A categorized list of motivation definitions, with a suggestion for a consensual definition. *Motivation & Emotion, 5*(3), 263–291. https://doi.org/10.1007/BF00993889.
Lang, A. (2006). Using the limited capacity model of motivated mediated message processing to design effective cancer communication messages. *Journal of Communication, 56*, 57–80. https://doi.org/10.1111/j.1460-2466.2006.00283.x.
Lang, A., & Yegiyan, N. S. (2008). Understanding the interactive effects of emotional appeal and claim strength in health messages. *Journal of Broadcasting & Electronic Media, 52*, 432–447. https://doi.org/10.1080/08838150802205629.
Lazarus, R. S. (1991). Cognition and motivation in emotion. *American Psychologist, 46*, 352–367.
LeDoux, J. E. (1996). *The emotional brain: The mysterious underpinnings of emotional life*. New York: Simon & Schuster.
Leshner, G., Bolls, P., & Thomas, E. (2009). Scare' em or disgust 'em: The effects of graphic health promotion messages. *Health Communication, 24*(5), 447–458. https://doi.org/10.1080/10410230903023493.
Mangold, R., Unz, D., & Winterhoff-Spurk, P. (2001). Zur Erklärung emotionaler Medienwirkungen: Leistungsfähigkeit, empirische Überprüfung und Fortentwicklung theoretischer Ansätze. In P. Rößler, U. Hasebrink & M. Jäckel (Hrsg.), *Theoretische Perspektiven der Rezeptionsforschung* (S. 163–180). München: Fischer.
Myrick, J. G., & Oliver, M. B. (2014). Laughing and crying: Mixed emotions, compassion, and the effectiveness of a YouTube PSA about skin cancer. *Health Communication, 30*(8), 820–829. https://doi.org/10.1080/10410236.2013.845759.
Nabi, R. L. (2003). Exploring the framing effects of emotion. *Communication Research, 30*, 224–247. https://doi.org/10.1177/0093650202250881.
Nabi, R. L. (2015). Emotional flow in persuasive health messages. *Health Communication, 30*(2), 114–124. https://doi.org/10.1080/10410236.2014.974129.
Nabi, R. L., Moyer-Gusé, E., & Byrne, S. (2007). All joking aside: A serious investigation into the persuasive effect of funny social messages. *Communication Monographs, 74*(1), 29–54. https://doi.org/10.1080/03637750701196896.

Oliver, M. B., & Raney, A. A. (2011). Entertainment as pleasurable and meaningful: Differentiating hedonic and eudaimonic motivations for entertainment consumption. *Journal of Communication, 61*, 984–1004. https://doi.org/10.1111/j.1460-2466.2011.01585.x.

Oliver, M. B., Dillard, J. P., Bae, K., & Tamul, D. J. (2012). The effect of narrative news format on empathy for stigmatized groups. *Journalism & Mass Communication Quarterly, 89*(2), 205–224. https://doi.org/10.1177/1077699012439020.

Oliver, M. B., Hoewe, J., Kim, K., Cooke, T., Shade, D., Bartsch, A., & Kalch, A. (2013, November). *Affective responses to media messages as a means of reducing stigmatization.* Paper presented at the annual conference of the National Communication Association, Washington, DC.

Petty, R. E., Barden, J., & Wheeler, S. C. (2002). The elaboration likelihood model of persuasion: Health promotions that yield sustained behavioral change. In R. J. DiClemente, R. A. Crosby & M. Kegler (Hrsg.), *Emerging theories in health promotion practice and research* (S. 71–99). San Francisco: Jossey-Bass.

Raghunathan, R., & Trope, Y. (2002). Walking the tightrope between feeling good and being accurate: Mood as a resource in processing persuasive messages. *Journal of Personality and Social Psychology, 83*(3), 510–525. https://doi.org/10.1037/0022-3514.83.3.510.

Rippetoe, P. A., & Rogers, R. W. (1987). Effects of components of protection-motivation theory on adaptive and maladaptive coping with a health threat. *Journal of Personality and Social Psychology, 52*(3), 596–604. https://doi.org/10.1037/0022-3514.52.3.596.

Ritterfeld, U., & Jin, S.-A. (2006). Addressing media stigma for people experiencing mental illness using an entertainment-education strategy. *Journal of Health Psychology, 11*(2), 247–267. https://doi.org/10.1177/1359105306061185.

Rubin, A. M., & Perse, E. M. (1987). Audience activity and soap opera involvement: A uses and effects investigation. *Human Communication Research, 14*, 246–292. https://doi.org/10.1111/j.1468-2958.1987.tb00129.x.

Scherer, K. R. (1998). Emotionsprozesse im Medienkontext: Forschungsillustrationen und Zukunftsperspektiven. *Zeitschrift für Medienpsychologie, 10*, 276–293.

Scherer, K. R. (2001). Appraisal considered as a process of multi-level sequential checking. In K. R. Scherer, A. Schorr & T. Johnstone (Hrsg.), *Appraisal processes in emotion: Theory, methods, research* (S. 92–120). New York/Oxford: Oxford University Press.

Scherer, K. R. (2005). What are emotions? And how can they be measured? *Social Science Information, 44*(4), 695–729. https://doi.org/10.1177/0539018405058216.

Shaver, P., Schwartz, J., Kirson, D., & O'Connor, C. (1987). Emotion knowledge: Further exploration of a prototype approach. *Journal of Personality and Social Psychology, 52*(6), 1061–1086. https://doi.org/10.1037/0022-3514.52.6.1061.

Shen, S. (2011). The effectiveness of empathy- versus fear-arousing antismoking PSAs. *Health Communication, 26*(5), 404–415. https://doi.org/10.1080/10410236.2011.552480.

Slater, M. D., & Rouner, D. (2002). Entertainment-education and elaboration likelihood: Understanding the processing of narrative persuasion. *Communication Theory, 12*(2), 173–191. https://doi.org/10.1111/j.1468-2885.2002.tb00265.x.

So, J., & Nabi, R. L. (2013). Reduction of perceived social distance as an explanation for media's influence on personal risk perceptions: A test of the risk convergence model. *Human Communication Research, 39*, 317–338. https://doi.org/10.1111/hcre.12005.

Wirth, W., Schramm, H., & Böcking, S. (2006). Emotionen bei der Rezeption von Unterhaltung. Eine Diskussion klassischer und aktueller Ansätze zur Erklärung medial vermittelter Emotionen. In B. Frizzoni & I. Tomkowiak (Hrsg.), *Unterhaltung: Konzepte – Formen – Wirkungen* (S. 221–246). Zürich: Chronos.

Witte, K., & Allen, M. (2000). A meta-analysis of fear appeals: Implications for effective public health campaigns. *Health Education & Behavior, 27*, 591–615. https://doi.org/10.1177/109019810002700506.

Witte, K., Meyer, G., & Martell, D. (2001). *Effective health risk messages: A step-by-step guide.* Thousand Oaks: Sage.

Zillmann, D. (2006). Exemplification effects in the promotion of safety and health. *Journal of Communication, 56*(s1), 221–237. https://doi.org/10.1111/j.1460-2466.2006.00291.x.

Die Bedeutung sozialer Vergleichsprozesse für die Gesundheitskommunikation

Andreas Fahr und Alexander Ort

Zusammenfassung

Soziale Vergleichsprozesse können in medienvermittelten Situationen einen Einfluss auf verschiedene gesundheitsrelevante Faktoren, wie z. B. Wissen, Einstellungen, Intentionen oder tatsächliches Verhalten, haben. Die Konfrontation mit Medienpersonen und die daraus entstehenden Bindungen können, in Abhängigkeit des dargestellten Verhaltens, sowohl positive als auch negative Folgen für das Wohlbefinden und die Gesundheit der Rezipientinnen und Rezipienten haben. Dieses Kapitel beleuchtet die Entstehung und die Folgen sozialer Vergleichsprozesse und gibt darauf aufbauend einen Überblick zu deren Relevanz für die Gesundheitskommunikation. Vor dem Hintergrund einschlägiger Studien werden sowohl gesundheitsrelevante Chancen als auch Risiken identifiziert.

Schlüsselwörter

Parasoziale Beziehung · Soziale Informationsverarbeitung · Social Perception · Identifikation · Empathie · Sozialer Vergleich

1 Einleitung

Medienangebote konfrontieren Rezipientinnen und Rezipienten ununterbrochen mit Personen, die ihnen implizit oder explizit Vergleichsangebote machen. Dieser Kontakt bleibt auch über die Rezeptionssituation hinweg nicht ohne Folgen. Denn während der mehr oder weniger bewussten Auseinandersetzung mit Medienakteuren, etwa durch Mitfiebern, Mitleiden, das Empfinden von Empathie, Freude, Ärger usw., werden Mechanismen in Gang gesetzt, die Einfluss auf die Bewertung und Verarbeitung der präsentierten Informationen nehmen. Vor allem soziale Vergleichsprozesse spielen eine wichtige Rolle, die sich auf unterschiedliche Dimensionen beziehen. Dazu zählen bspw. die soziale und finanzielle (z. B. Reality-TV Formate) oder auch wissensbezogene (z. B. Quizshows) Dimension (Peter 2016, S. 39). Für die Perspektive dieses Beitrags sind vor allem Angebote zentral, die einen Rahmen für soziale Vergleiche in Bezug auf gesundheitsrelevante Aspekte schaffen.

Um die Bedeutung sozialer Vergleichsprozesse für die Verarbeitung gesundheitsrelevanter Medienbotschaften herauszuarbeiten, werden zunächst die theoretischen Grundlagen zusammengefasst. Anschließend werden exemplarische Befunde aus der Forschung mit besonderem Fokus auf positive und negative gesundheitsrelevante Aspekte vorgestellt.

2 Soziale Informationsverarbeitung und soziale Vergleiche

Menschen konstruieren aus ihrer Umwelt regelmäßig sozial relevante Wahrnehmungen. Evolutionspsychologisch gilt es als fundamentale und human-konstitutive Eigenschaft und Fähigkeit von Menschen, Objekte ihrer Umgebung als Handelnde bzw. Akteure (Agenten oder engl. *Agents*) wahrzunehmen und als solche zu interpretieren. Diese Objekte müssen nicht zwangsläufig Menschen sein. Es bedarf nur weniger Striche – und Menschen schreiben Objekten nicht nur ein Bewusstsein zu, sondern auch Emotionen, Bedürfnisse und vor allem Intentionalität (vgl. etwa die Trickfilm-Serie *LA LINEA* von Osvaldo Cavandoli; Abb. 1). Die Wahrnehmung und Interpretation solcher Agenten ist für Menschen seit jeher lebenswichtig und prinzipiell unwillkürlich: Wir können nicht umhin, diesen Wahrnehmungen Bedeutung zu geben. Vor allem durch Perspektivenübernahme (*role-taking*) ist es möglich, dass wir uns in das Gegenüber hineinversetzen und erahnen, wie uns der Agent sieht und was dieser von uns hält (Ellis et al. 1983). Indem wir nachvollziehen, was andere von uns denken, können wir uns selbst von außen betrachten. Die Sammlung dieser Vielzahl an Wahrnehmungen und Überzeugungen wird auch als Selbst-Konzept bezeichnet (Leary und Tangney 2005; *Looking-Glass-Self*; Cooley 1902). Solche sozialen Wahrnehmungs- und Informationsverarbeitungsprozesse sind fundamental funktional – wir verstehen durch sie nicht nur andere Individuen, Situationen, Gruppen, Rollen etc., sondern schließlich auch uns selbst.

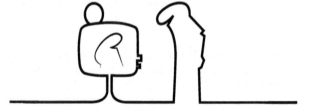

Abb. 1 Quelle: (Eigene Darstellung) in Anlehnung an die populären Karikatur-Kurzgeschichten „LA LINEA" von Osvaldo Cavandoli © (2017) CAVA / QUIPOS

Soziale Informationsverarbeitungsprozesse sind grundsätzlich relational. Dabei werden Referenznormen und Vergleichsstandards der Kommunikationspartner berücksichtigt (Mussweiler 2003). Dieser Maßstab sind entweder andere Agenten (wir vergleichen Fußballer A mit Fußballer B hinsichtlich ihrer Ballkontrolle) oder wir selbst bzw. unser Standard (wir vergleichen die Kopfballstärke von Fußballer B mit unserer). Wann immer Menschen also Informationen über sich selbst und andere verarbeiten, tun sie dies in einer vergleichenden Art und Weise – entlang eines Standards.

Neben dem grundlegenden Motiv der Selbstverortung suchen Menschen auch selektiv nach Informationen, die sie in einem möglichst positiven Licht erscheinen lassen und somit ein positives Selbstbild unterstützen. Vor diesem Hintergrund stellt sich die Frage, entlang welcher Kriterien die Vergleichsagenten gewählt werden. Hier wird vor allem der *Ähnlichkeit* zwischen Standard und Selbst eine zentrale Rolle zugesprochen, da nur der Vergleich mit einem ähnlichen Standard bzw. entsprechenden *Attributen* (z. B. Aussehen, Leistung oder sozialer Kompetenz; vgl. Wood und Wilson 2005) diagnostisch sinnvolle Information zur Selbsteinschätzung liefert (Mussweiler 2003, 2006). Stellt etwa ein Krebspatient fest, dass es einer gesunden Person deutlich besser geht, so lässt sich dieses Ergebnis eher auf Eigenschaften des Standards als auf Eigenschaften des Selbst zurückführen.

Typische Attribute als Vergleichsbasis wären etwa das (ähnliche) Alter (z. B. in Bezug auf sportliche Leistungen), die gleichen Symptome (z. B. in Bezug auf den Verlauf oder Status einer Krankheit) oder das ähnliche soziale Milieu (z. B. in Bezug auf die Auftretenswahrscheinlichkeit von Infektionen). Selbsterkenntnis lässt sich also am ehesten durch den Vergleich mit ähnlichen Standards erzielen. Selbsterhöhung ist dagegen am kostengünstigsten durch den Vergleich mit „unterlegenen" Standardagenten (*Abwärtsvergleich*) zu erreichen (Wills 1981). Der Vergleich mit „überlegenen" Standards (*Aufwärtsvergleich*) erfüllt dagegen am ehesten das Motiv nach Selbstverbesserung. So wählen Personen, die motiviert sind, ihr Gewicht in den Griff zu bekommen, eher Vergleichspersonen aus, die „es bereits geschafft haben" oder es ebenfalls versuchen (Mueller et al. 2010).

Idealerweise sollten die Vergleichsstandards gerade *ein wenig höher* liegen als das eigene Leistungsniveau oder eine andere relevante Eigenschaft. Denn nach einem Vergleich der eigenen Leistung mit einem weit überlegenen Standard fühlen sich Personen eher schlechter als nach dem Vergleich mit einem unterlegenen oder ähnlichen Standard (z. B. Richins 1991). Die sogenannte *Assimilation,* also das Angleichen bzw. die Annäherung an den Standard, resultiert eher aus Vergleichen mit Standards, die moderat über dem eigenen liegen, derselben sozialen Kategorie angehören oder bei denen das Selbstwissen keine eindeutigen Implikationen für das Urteil hat (Mussweiler 2003). Bei zu starker Diskrepanz kommt es hingegen eher zu einer Distanzierung vom Standard – dem *Kontrast*effekt.

Mussweiler (2003) hat diese beiden Informationsverarbeitungsprozesse idealtypisch begründet. Zunächst kommt es zu einer holistischen Einschätzung der Ähnlichkeit zwischen Agenten und Standard. Sind sich beide „auf den ersten Blick" ähnlich, wird der Weg des *Ähnlichkeitstests* (*similarity testing*) eingeschlagen, der tendenziell zu einem selektiven Aufruf bzw. zu leichterer Verfügbarkeit von standardkonsistenten Informationen/Wissen führt. Das Ergebnis mündet in die Assimilation. Entspricht der Agent infolge der ersten holistischen Einschätzung dagegen eher nicht dem Standard, wird der Weg des *Unähnlichkeitstests* (*dissimilarity testing*) gegangen, der standard-inkonsistente Informationen bevorzugt und schließlich zur Kontrastierung führt. In anderen Worten führt die erste unmittelbare und holistische Einschätzung des Agenten – bzw. seiner Attribute im Vergleich zum Standard – dazu, dass man entweder nach weiteren Ähnlichkeiten sucht, oder sich eher abgrenzt und Diskrepanzen hierdurch salienter werden. Die erste Einschätzung wird also durch selektive Informationsverarbeitung in die eine oder andere Richtung verstärkt. Sich selbst verstärkende selektive Informationsverarbeitung ist folglich das Ergebnis eines ersten unmittelbaren heuristischen Ähnlichkeitstests des Wahrnehmungsobjekts mit einem Standard, der in Assimilation oder Kontrastierung mündet. Diese prinzipiellen sozialen Informationsverarbeitungsprozesse sind kommunikationswissenschaftlich relevant, da sie Unterschiede in der medienvermittelten Wahrnehmung, Selektion und Verarbeitung in Bezug auf Medienakteure beschreiben und erklären können. Im Bereich der Gesundheitskommunikation sind Vergleiche mit medial vermittelten Agenten insbesondere relevant, da die Wahrnehmung der eigenen Gesundheit und der anderer ein genuin relationales Phänomen ist, in dem Standards von anderen (vorgelebte oder dargestellte) eine besondere Rolle spielen.

3 Sozialer Vergleich mit Medienakteuren

Vergleichsprozesse laufen nicht nur mit physisch anwesenden Agenten bzw. Akteuren ab, sondern auch mit Medienfiguren. Wegen der verschiedenen Besonderheiten gegenüber einer sozialen Situation physischer Kopräsenz sprechen Schramm und Hartmann (2008) folgerichtig von *parasozialer Verarbeitung*. Medienvermittelte Akteure können schlichte Symbole, Tiere, Pflanzen, nicht-belebte Objekte bis hin zu komplexeren Figuren (z. B. Dr. Grey in *Grey's Anatomy*), Typen (z. B. Ärzte) oder Darsteller (z. B. Ellen Pompeo) sein. Hauptsache ist, dass sich Mediennutzerinnen und Mediennutzer auf sie als Gegenüber einlassen und einen ersten Ähnlichkeitstest mit einem Standard vornehmen. Dabei muss der Agent nicht zwangsläufig aktiv individuell motiviert ausgewählt werden. Gerade in medienvermittelten Situationen werden Akteurinnen und Akteure den Rezipierenden regelmäßig und regelrecht „aufgedrängt" und der darauffolgende Ähnlichkeitstest quasi erzwungen.

Der Vergleich mit Medienakteuren unterscheidet sich vom Vergleich mit Personen aus dem echten sozialen Umfeld in zahlreichen Punkten. Diese Unterschiede haben signifikanten Einfluss auf die Qualität und Quantität der Vergleichsprozesse und daraus resultierende mögliche weitere Selektions-, Wahrnehmungs-, Einstellungs- oder Verhaltensänderungen. Gerade weil viele Informationen (z. B. Präventionsangebote) medienvermittelt transportiert werden, sind sie insbesondere auch im Bereich der Gesundheitskommunikation relevant. So kann etwa der Abstraktionsgrad der Rezeptionssituation massiv variieren zwischen abstrakt (z. B. der Beschreibung eines

Patienten-Fallbeispiels in einem Flyer) und konkret (z. B. einer TV-Dokumentation über eine Patientin oder einen Patienten). Der Rezeptionsmodus in Bezug auf die erlebte Distanz zwischen Rezipient oder Rezipientin und Agent kann in Stärke und vor allem Frequenz stark schwanken zwischen einem vollkommenen Übertreten in die mediale Situation (hoher Grad an *Transportation*) und einer kritisch-distanzieren Rezeption, in der den Mediennutzerinnen und Mediennutzern vollkommen „bewusst" ist, dass sie sich in einer mediatisierten Situation befinden (siehe hierzu zusammenfassend Hartmann 2010, S. 29–31). Die Beziehung zu Medienakteuren ist außerdem vielfach (nicht grundsätzlich) einseitiger, unverbindlicher, kann leichter aufgekündigt und ohne weitere Konsequenzen auch wieder aufgenommenen werden als es bei physisch-realen sozialen Kontakten der Fall ist. Medienakteure stellen zudem weniger ausgeprägte Verhaltens- oder sonstige Erwartungen an die Rezipientinnen und Rezipienten. Mediale Beziehungen tragen sich selten in Realzeit (physikalischer Zeit) zu, sondern in nonlinearer, komprimierter, oder *gefühlter* Erzählzeit (Zeit, die von der Narration abgedeckt wird). Darüber hinaus ist die Auswahl potenzieller Vergleichsobjekte aus dem Medienrepertoire vielfältiger als im sozialen Umfeld. Und schließlich kann der Vergleich mit Medienakteuren vollständig bewusst und intentional gesteuert sein oder aber unbewusst und zufällig erfolgen. Es ist außerdem anzunehmen, dass z. B. im Fernsehen dargestellte Personen aufgrund ihrer oft überzeichneten und stereotypen Darstellung eher zu extremeren Vergleichen anregen als Realkontakte (Schemer 2006). Viele der genannten Unterschiede zahlen insgesamt auf eine stärker ausgeprägte Kontrollierbarkeit medialer Situationen ein, die für Rezipientinnen und Rezipienten eine Gratifikation an sich sein dürften. In jedem Fall sind sie intervenierende Faktoren zwischen dem „reinen" Medienangebot bzw. der dargestellten Agenten, den individuellen Merkmalen und Motiven der Rezipientinnen und Rezipienten und den angenommenen Wirkungen.

Soziale Vergleichsprozesse sind die Basis vieler übergeordneter bzw. komplexerer mediatisierter sozialer Phänomene. In der Kommunikationswissenschaft werden hier vor allem *parasoziale Interaktionen (PSI)* und *Beziehungen (PSB)* (Hartmann 2010), Identifikation mit Medienakteuren (Cohen 2001) und Empathie mit Mediencharakteren (Chory-Assad und Cicchirillo 2005) untersucht. Die Abgrenzung dieser Konzepte in Untersuchungen wird in der Literatur bestenfalls nachlässig behandelt. Kurz gefasst nimmt jedoch die parasoziale Interaktion eine Perspektive ein, innerhalb der es zu physisch beobachtbaren Bezugnahmen der Rezipientinnen und Rezipienten gegenüber der Medienperson sowie der Adressierung der Zuschauerinnen und Zuschauer durch den Mediencharakter während der Rezeption kommt. Identifikation geht insoweit über PSI hinaus, als es für diesen Rezeptionsmodus erforderlich ist, dass sich die Rezipientinnen und Rezipienten nicht nur in Lage, Gedanken und Gefühle des Akteurs hineinversetzen können, sondern während der Rezeption (zeitweise) vergessen, dass es sich um eine imaginierte bzw. übernommene Identität handelt und es somit zu einer Verschmelzung von Rezipient und Medienperson kommt und während (oder auch nach) diesem Prozess Merkmale der fremden Identität in die eigene integriert werden. Empathie ist schließlich eine wichtige Determinante für Intensität und Qualität von Beziehungen zu Medienakteuren, da sie die Fähigkeit bzw. die Voraussetzung beschreibt, die Welt durch die Augen eines anderen sehen und spüren zu können (Früh und Wünsch 2009).

Quantität und Qualität sozialer Vergleichsprozesse mit Medienakteuren haben nicht nur massiven Einfluss auf unmittelbare Rezeptionsphänomene wie Aufmerksamkeit, emotionales Erleben, Selektion, Wahrnehmung, Wissensaneignung oder Verstehen. Sie tragen auch zu Lernprozessen bei, die auf die längerfristige Stabilisierung und Veränderung von Meinungen, Überzeugungen und Verhalten ausgerichtet sind. Diese Veränderungen haben dann wiederum Einfluss auf nachfolgende Medienselektion und -rezeption usw.

Es gibt zahlreiche Theorien, die insbesondere die Vergleiche mit bzw. die Beziehung zu anderen Akteuren in ihre Perspektiven integriert haben. Diese Theorien können an dieser Stelle nur exemplarisch angesprochen werden, werden aber vielfach in kommunikationswissenschaftlichen Studien implizit oder explizit zur Grundlage der Analyse und Erklärung der Phänomene herangezogen. So spielen Vergleichsprozesse und damit verbundene Aneignungsprozesse neben der *Theorie des Sozialen Vergleichs* (Festinger 1954) zusammen mit der *Theorie der kognitiven Dissonanz* (Festinger 1957) auch eine Rolle in der *sozial-kognitiven Lerntheorie* (Bandura 1979), der *Theorie des geplanten Verhaltens* (hier vor allem bezüglich der wahrgenommenen subjektiven Norm; Ajzen 1991), der *Self-Determination Theory* (Deci und Ryan 2008; hier insbesondere in Bezug auf das Konzept der *Relatedness*), der *Self-Perception Theory*[1] (Bem 1972), der *Social Identity Theory* (Tajfel und Turner 1979; hier insbesondere in Bezug auf die Bedeutung von Gruppenzugehörigkeit), der *Attributionstheorie*[2] (Weiner 1985), der *Situated Cognition Theory* (Brown et al. 1989) oder auch der *Theory of Mind* (Premack und Woodruff 1978; Wimmer und Perner 1983).

4   Soziale Vergleichsprozesse in der Gesundheitskommunikation

Soziale Vergleiche mit realen (nicht medial vermittelten) Personen und deren potenzielle Auswirkungen auf die Gesundheit werden bereits seit den 1980er-Jahren kontinuierlich beforscht. Wood und Kollegen (1985) untersuchten bspw., wie sich Patientinnen mit Brustkrebs im Vergleich zu anderen Betroffenen hinsichtlich ihres Umgangs mit der Krankheit beurteilen. Weil die Vorbildfunktion der für den sozialen Vergleich herangezogenen (Medien-)Personen auch einen negativen Einfluss auf gesundheitsrelevante Meinungen, Einstellungen und Verhaltensweisen haben kann, werden die potenziellen Wirkungen, insbesondere hinsichtlich (gesundheitsbezoge-

---

[1]Hier wird betont, dass Menschen ihre Handlungen entlang der Interpretation der Handlungen anderer interpretieren.

[2]Hier wird untersucht, wie Menschen sich erklären, warum andere etwas tun – und dazu andere (1) beachten müssen sowie (2) Beweggründe zuschreiben (attribuieren) als (3) intern oder extern verursacht.

ner) Medienangebote, immer wieder, mitunter auch kontrovers, diskutiert (siehe bspw.: Bond und Drogos 2014; Grabe et al. 2008). Infolgedessen beschäftigen sich viele Studien mit medial angestoßenen Vergleichsprozessen sowie parasozialen Interaktionen und Beziehungen mit Charakteren in (unterhaltenden) Medienangeboten. Der Schwerpunkt dieses Kapitels liegt deshalb auf Studien, die die Wirkung medienvermittelter sozialer Vergleiche untersuchen.

So vielfältig die möglichen Wirkdimensionen und Effekte medial angestoßener sozialer Vergleichsprozesse sind, so divers sind die Ansätze zur empirischen Prüfung sowie die thematischen Hintergründe, vor denen die Studien durchgeführt werden. Der Logik sozialpsychologischer Forschung folgend wäre es möglich, die Ergebnisse hinsichtlich der abhängigen Variable(n) getrennt nach Konzept bzw. Wirkung (z. B. auf Wissen, Meinungen, Einstellungen, Emotionen, Motivation, Selektion oder Verhalten) zu systematisieren. Gerade im Bereich Gesundheitskommunikation werden diese Dimensionen jedoch oft zusammen untersucht (Angst führt zu Motivation, Selbstwirksamkeit beeinflusst Verhalten usw.) – lassen sich also schwer trennen. Aus diesem Grund werden die ausgewählten Ergebnisse im Folgenden getrennt nach positiver und negativer Wirkung (Chancen vs. Risiken) auf die Gesundheit bzw. das Wohlbefinden vorgestellt.

So konnte bereits gezeigt werden, dass parasoziale Interaktionen mit Medienpersonen Einfluss auf Verhaltensänderungen nehmen, indem Rezipientinnen und Rezipienten ähnliche kognitive Vorgänge wie die dargestellten Charaktere durchleben, was sich wiederum positiv auf die wahrgenommene Selbstwirksamkeit auswirkt. Darüber hinaus können solche Interaktionen Individuen zum Gespräch über diese Charaktere mit anderen veranlassen. Die entstehende Anschlusskommunikation kann dann wiederum zu einer Verhaltensänderung führen, indem etwa bestehende Einstellungen und Verhaltensweisen der Nutzer und Nutzerinnen positiv beeinflusst und bestärkt werden. Und schließlich können sowohl parasoziale Interaktionen als auch die empfundene Sympathie gegenüber Charakteren zur Verminderung von Reaktanz und Gegenargumentation – und damit zur Vermeidung von maladaptivem Verhalten – beitragen (Moyer-Gusé 2008).

Im Rahmen einer Meta-Analyse zu den Zusammenhängen zwischen verschiedenen Arten von Involvement (unter anderem der wahrgenommenen Ähnlichkeit, Empathie gegenüber Charakteren sowie parasoziale Interaktionen und Beziehungen) und den Effekten von *Entertainment-Education Botschaften* (vgl. hierzu auch den Beitrag von Lubjuhn und Bouman, Kap. ▶ „Die Entertainment-Education-Strategie zur Gesundheitsförderung in Forschung und Praxis" in diesem Band) konnte nachgewiesen werden, dass ein gesteigertes Involvement während der Rezeption einen positiven Einfluss auf Einstellungen und Verhalten hat (Hoffner und Cohen 2012).

Darüber hinaus konzentrieren sich einige Studien auf verschiedene Persuasionsstrategien, wie sie etwa in öffentlichen Gesundheitskampagnen eingesetzt werden. In einer Studie kombinierten Hoffner und Ye (2009) die Untersuchung von sozialen Vergleichsprozessen mit der Wirkung von *Gain- und Loss-Framing* (vgl. hierzu auch den Beitrag von Wagner, Kap. ▶ „Gewinn- und Verlustframing in der Gesundheitskommunikation" in diesem Band) auf die Intentionen Jugendlicher, künftig Sonnencreme zu verwenden. Die Ergebnisse zeigen, ähnlich wie bei Hoffner und Cohen (2012), dass ein höheres Maß an Ähnlichkeit mit den dargestellten Personen sowohl zu einer höheren Risikoeinschätzung (*Loss-Frame*) als auch zu stärkeren Intentionen, künftig Sonnencreme zu verwenden (*Gain-Frame*), führten.

Für den Einsatz von *Testimonials* in der Gesundheitskommunikation (vgl. hierzu auch den Beitrag von Kalch und Meitz, Kap. ▶ „Testimonials in der Gesundheitskommunikation" in diesem Band) – bzw. die dadurch geschaffenen sozialen Vergleichsmöglichkeiten – sprechen die Befunde aus der Studie von Brown und Kollegen (2003). Diese untersuchte die Effekte von parasozialen Interaktionen und Beziehungen am Beispiel von Athleten. Es zeigte sich ein positiver Zusammenhang zwischen der empfundenen Interaktion bzw. Beziehung der Teilnehmerinnen und Teilnehmer zu einem Athleten oder einer Athletin und der Relevanz bzw. dem Wissen bezüglich der Themen, für die sich dieser oder diese engagiert (z. B. Michael Stich – HIV/AIDS, Ariane Friedrich – Organspende, Philipp Lahm – Förderung benachteiligter Kinder).

Demgegenüber können soziale Vergleiche aber auch negative Folgen haben. So kann die Darstellung gesundheitsschädlicher Verhaltensweisen, welche ohne Konsequenzen für die dargestellte Person bleiben (bspw. übermäßiger Alkoholkonsum, Rauchen, promiskuitives Verhalten), unrealistischen Optimismus (*unrealistic optimism*) in Bezug auf die dargestellten Handlungsweisen begünstigen (*illusion of invulnerability*) und sich negativ auf verhaltensrelevante Aspekte bei den Rezipienten auswirken (Weinstein und Klein 1996, 1997).

Vor dem Hintergrund der medialen Darstellung von Schönheits- und Schlankheitsidealen führten Grabe und Kollegen (2008) eine Meta-Analyse in Bezug auf medial vermittelte Körperbilder und deren Wirkung auf die Selbstwahrnehmung von Frauen durch. Die Ergebnisse zeigen, dass die mediale Darstellung von Schlankheitsidealen in den Medien zusammen mit einer Anfälligkeit für Körperwahrnehmungsstörungen einen Effekt auf entsprechende Einstellungen und Verhaltensweisen von Frauen (z. B. Internalisierung des Schlankheitsideals, Streben nach Schlankheit und das Essverhalten) haben kann. Auch für Männer finden sich entsprechende Effekte. So untersuchten Hobza und Kollegen (2007) die Wirkung von medialen Darstellungen auf das körperbezogene Selbstbewusstsein von Männern. Es zeigte sich, dass überdurchschnittlich „attraktive" Männer in der Werbung einen negativen Einfluss auf das Körperbild der Studienteilnehmer hatten. Zu einem ähnlichen Ergebnis kommen Hargreaves und Tiggemann (2009), die in ihrer Studie die Rolle von sozialen Vergleichsprozessen für die Reaktion von Männern auf TV-Werbung untersuchten, in denen entweder gut gebaute/muskulöse oder „durchschnittlich" attraktive Männer zu sehen waren. Die Darstellung von überdurchschnittlicher Attraktivität und Sportlichkeit führte bei den Teilnehmern zu einer Verringerung der Zufriedenheit mit dem eigenen Körper. Darüber hinaus sank die Wahrnehmung der eigenen Attraktivität – insbesondere bei Personen, die angaben, grundsätzlich stärker auf ihr Äußeres zu achten.

Während die überzogene mediale Darstellung von Schönheits- und Schlankheitsidealen vor diesem Hintergrund eher kritisch zu bewerten ist, deuten aktuelle Ergebnisse einer Studie zur Kampagne „Keine Models, aber straffe Kurven" von Dove (2016) darauf hin, dass selbst Bemühungen zur Förderung eines „gesunden" Körperbildes nicht unbedingt den gewünschten Effekt haben müssen. Lin und Ferran (2016) zeigen, dass Hinweisreize zur Akzeptanz realistischer (normalgewichtiger) Körperformen zu einer stärkeren Intention bzw. einem tatsächlichen Verzehr von Essen führen. Gleichzeitig reduzierten entsprechende Botschaften die Motivation der Teilnehmerinnen für einen gesünderen Lebensstil.

Die vorliegenden Ergebnisse deuten darauf hin, dass sich soziale Aufwärts- und Abwärtsvergleiche sowohl positiv als auch negativ auf die persönliche Gesundheit auswirken können. Eine generelle Tendenz lässt sich auf Grund dieser Befundlage nicht ausmachen. Vielmehr ist es wichtig zu betonen, dass neben thematischen Besonderheiten (Zielgruppen) auch individuelle und situative Merkmale zu berücksichtigen sind. Hier scheinen insbesondere die thematische Betroffenheit und Selbstwirksamkeit(-serwartung) der Rezipientinnen und Rezipienten von Bedeutung. Dies untersuchten z. B. auch Smeesters und Kollegen (2010) in einer Studie zur Wirkung von Werbung mit schlanken bis fülligen Models auf das Selbstwertgefühl der (ebenso schlanken bis fülligen) Teilnehmer und Teilnehmerinnen. Die Ergebnisse zeigen, dass nicht nur die Statur des präsentierten Models (dünn vs. füllig) essenziell für Art und Folgen des Vergleichs ist, sondern vor allem das absolute Körperbild (der Standard) der Teilnehmerinnen und Teilnehmer eine entscheidende Rolle für die Wirkung der Botschaft hat.

Ein weiteres Beispiel für die Bedeutung individueller Unterschiede beim Zustandekommen von gesundheitsförderndem sowie gesundheitsschädlichem Verhalten ist die persönliche Tendenz, sich mit anderen zu vergleichen (*Social Comparison Orientation; SCO*). Im Zusammenhang mit dem Ernährungsverhalten konnte nachgewiesen werden, dass sich Personen mit einer stärkeren *SCO* grundsätzlich gesünder ernähren (Holt und Ricciardelli 2002; Luszczynska et al. 2004). Eine weitere Studie untersuchte den Zusammenhang zwischen wahrgenommenen Trinknormen und Alkoholkonsum unter Berücksichtigung der *SCO* bei jungen Erwachsenen (Litt et al. 2012). Die Ergebnisse bestätigen den positiven moderierenden Einfluss der Tendenz zum sozialen Vergleich auf das Trinkverhalten.

5 Fazit

Zusammenfassend lässt sich festhalten, dass Rezipientinnen und Rezipienten bereits in simplen symbolischen Darstellungen von Akteuren Gefühle, Gedanken und Intentionen erkennen und sich mit den (medial) präsentierten Agenten vergleichen sowie rudimentäre und kurzfristige bis intensive und langfristige Beziehungen mit ihnen eingehen. Parasoziale Phänomene dürften in vielen Fällen den grundsätzlichen Modus der Medienrezeption darstellen (Hippel 1992), für manche Autorinnen und Autoren sind sie generell für Medienkommunikation konstitutiv (Wulff 1992). Grundlegende Richtungen des sozialen Vergleichs sind Orientierung, Aufwärts- und Abwärtsvergleich mit dem Ziel bzw. der Aufgabe, das Selbst(-konzept) zu erkennen, zu stabilisieren oder zu erweitern. Die basalen Prozesse dieser Informationsverarbeitung sind Ähnlichkeitsprüfungen mit einem Standard, die zu selektiver Verstärkung von Kontrasten oder zu Assimilation zwischen Rezipient oder Rezipientin und (Medien-)Akteur führen.

Insgesamt erstrecken sich gesundheitsrelevante positive Effekte, die aus sozialen Vergleichsprozessen hervorgehen können, auf die oben bereits vorgestellten Wirkungsdimensionen (siehe Abschn. 4). Insbesondere können durch den potenziell motivierenden Charakter von Aufwärtsvergleichen persönliche Wachstumsprozesse angestoßen werden, die sich wiederum positiv auf relevante Einflussgrößen für das Gesundheitsverhalten (z. B. Emotionen, Selbstwirksamkeit, Wissen, Meinungen oder Einstellungen) auswirken. Demgegenüber erleichtern Abwärtsvergleiche den Umgang und die Bewältigung mit der eigenen Erkrankung. Entsprechend werden diese Vergleichsangebote insbesondere von direkt Betroffenen bevorzugt und zeigen dann auch eine entsprechend größere Wirkung. Schließlich haben sowohl Aufwärts- als auch Abwärtsvergleiche das Potenzial, sich negativ auf die individuelle Gesundheit auszuwirken, indem sie gesundheitsschädliches Verhalten fördern bzw. auslösen (Buunk et al. 1997; Strack et al. 1990). Entsprechende externe Faktoren, etwa die Eigenschaften des eingesetzten Testimonials, der Zielgruppe oder der Thematik, sind insbesondere beim strategischen Einsatz sozialer Vergleichsprozesse in Kommunikationsmaßnahmen zu berücksichtigen.

Literatur

Ajzen, I. (1991). The theory of planned behavior. *Organizational Behavior and Human Decision Processes, 50*(2), 179–211.
Bandura, A. (1979). *Sozial-kognitive Lerntheorie*. Stuttgart: Klett.
Bem, D. J. (1972). Self-perception theory. *Advances in Experimental Social Psychology, 6*, 1–62.
Bond, B. J., & Drogos, K. L. (2014). Sex on the shore: Wishful identification and parasocial relationships as mediators in the relationship between Jersey Shore exposure and emerging adults' sexual attitudes and behaviors. *Media Psychology, 17*(1), 102–126.
Brown, J. S., Collins, A., & Duguid, P. (1989). Situated cognition and the culture of learning. *Educational Researcher, 18*(1), 32–42.
Brown, W. J., Basil, M. D., & Bocarnea, M. C. (2003). The influence of famous athletes on health beliefs and practices: Mark McGwire, child abuse prevention, and androstenedione. *Journal of Health Communication, 8*(1), 41–57.
Buunk, A. B., Gibbons, F. X., & Reis-Bergan, M. (1997). Social comparison in health and illness: An overview. In B. P. Buunk & F. X. Gibbons (Hrsg.), *Health, coping, and wellbeing: Perspectives from social comparison theory* (S. 1–23). Mahwah: Lawrence Erlbaum Associates.
Chory-Assad, R. M., & Cicchirillo, V. (2005). Empathy and affective orientation as predictors of identification with television characters. *Communication Research Reports, 22*(2), 151–156.
Cohen, J. (2001). Defining identification: A theoretical look at the identification of audiences with media characters. *Mass Communication & Society, 4*(3), 245–264.
Cooley, C. H. (1902). *Human Nature and the Social Order*. London, UK: Scribner's.
Deci, E. L., & Ryan, R. M. (2008). Self-determination theory: A macrotheory of human motivation, development, and health. *Canadian Psychology/Psychologie Canadienne, 49*(3), 182–185.
Dove. (2016). Dove – eine Marke für wahre Schönheit. https://www.unilever.de/marken/uebersicht-unserer-marken/deutschland/dove.html. Zugegriffen am 27.07.2016.
Ellis, G. J., Streeter, S. K., & Engelbrecht, J. D. (1983). Television characters as significant others and the process of vicarious role taking. *Journal of Family Issues, 4*(2), 367–384.
Festinger, L. (1954). A theory of social comparison processes. *Human Relations, 7*, 117–140.
Festinger, L. (1957). *A theory of cognitive dissonance*. Stanford: Stanford University Press.

Früh, W., & Wünsch, C. (2009). Empathie und Medienempathie. *Publizistik, 54*(2), 191–215.
Grabe, S., Ward, L. M., & Hyde, J. S. (2008). The role of the media in body image concerns among women: A meta-analysis of experimental and correlational studies. *Psychological Bulletin, 134*(3), 460–476.
Hargreaves, D. A., & Tiggemann, M. (2009). Muscular ideal media images and men's body image: Social comparison processing and individual vulnerability. *Psychology of Men & Masculinity, 10*(2), 109–119.
Hartmann, T. (2010). *Parasoziale Interaktion und Beziehungen*. Baden-Baden: Nomos.
Hippel, K. (1992). Parasoziale Interaktion. *Bericht und Bibliografie. montage/av, 1*(1), 135–150.
Hobza, C. L., Walker, K. E., Yakushko, O., & Peugh, J. L. (2007). What about men? Social comparison and the effects of media images on body and self-esteem. *Psychology of Men & Masculinity, 8*(3), 161–172.
Hoffner, C. A., & Cohen, E. L. (2012). Responses to obsessive compulsive disorder on monk among series fans: Parasocial relations, presumed media influence, and behavioral outcomes. *Journal of Broadcasting & Electronic Media, 56*(4), 650–668.
Hoffner, C. A., & Ye, J. (2009). Young adults' responses to news about sunscreen and skin cancer: The role of framing and social comparison. *Health Communication, 24*(3), 189–198.
Holt, K., & Ricciardelli, L. A. (2002). Social comparisons and negative affect as indicators of problem eating and muscle preoccupation among children. *Journal of Applied Developmental Psychology, 23*(3), 285–304.
Lin, L., & McFerran, B. (2016). The (Ironic) dove effect: Use of acceptance cues for larger body types increases unhealthy behaviors. *Journal of Public Policy & Marketing, 35*(1), 76–90.
Litt, D. M., Lewis, M. A., Stahlbrandt, H., Firth, P., & Neighbors, C. (2012). Social comparison as a moderator of the association between perceived norms and alcohol use and negative consequences among college students. *Journal of Studies on Alcohol and Drugs, 73*(6), 961–967.
Luszczynska, A., Gibbons, F. X., Piko, B. F., & Tekozel, M. (2004). Self-regulatory cognitions, social comparison, and perceived peers' behaviors as predictors of nutrition and physical activity: A comparison among adolescents in Hungary, Poland, Turkey, and USA. *Psychology & Health, 19*(5), 577–593.
Moyer-Gusé, E. (2008). Toward a theory of entertainment persuasion: Explaining the persuasive effects of entertainment-education messages. *Communication Theory, 18*(3), 407–425.
Mueller, A. S., Pearson, J., Muller, C., Frank, K., & Turner, A. (2010). Sizing up peers: Adolescent girls' weight control and social comparison in the school context. *Journal of Health and Social Behavior, 51*(1), 64–78.
Musswelier, T. (2003). Comparison processes in social judgment: Mechanisms and consequences. *Psychological Review, 110*(3), 472–489.
Musswelier, T. (2006). Sozialer Vergleich. In H.-W. Bierhoff & D. Frey (Hrsg.), *Handbuch der Sozialpsychologie und Kommunikationspsychologie* (Bd. III, S. 103–112). Göttingen: Hogrefe.
Peter, C. (2016). *Fernsehen als Zerrspiegel*. Wiesbaden: Springer VS.
Premack, D., & Woodruff, G. (1978). Does the chimpanzee have a theory of mind? *Behavioral and Brain Sciences, 1*(04), 515–526.
Richins, M. L. (1991). Social comparison and the idealized images of advertising. *Journal of Consumer Research, 18*(1), 71–83.
Schemer, C. (2006). Soziale Vergleiche als Nutzungsmotiv? Überlegungen zu Nutzung von Unterhaltungsangeboten auf der Grundlage der Theorie sozialer Vergleichsprozesse. In W. Wirth, H. Schramm & V. Gehrau (Hrsg.), *Unterhaltung durch Medien. Theorie und Messung* (S. 80–101). Köln: Halem.
Schramm, H., & Hartmann, T. (2008). The PSI-Process scales. A new measure to assess the intensity and breadth of parasocial processes. *Communications, 33*(4), 385–401.
Smeesters, D., Mussweiler, T., & Mandel, N. (2010). The effects of thin and heavy media images on overweight and underweight consumers: Social comparison processes and behavioral implications. *Journal of Consumer Research, 36*(6), 930–949.
Strack, F., Schwarz, N., Chassein, B., Kern, D., & Wagner, D. (1990), Salience of comparison standards and the activation of social norms: Consequences for judgements of happiness and

their communication. *British Journal of Social Psychology, 29*, 303–314. doi:10.1111/j.2044-8309.1990.tb00912.x.

Tajfel, H., & Turner, J. C. (1979). An integrative theory of intergroup conflict. In W. G. Austin & S. Worchel (Hrsg.), *The social psychology of intergroup relations* (S. 33–47). Monterey: Brooks-Cole.

Weiner, B. (1985). An attributional theory of achievement motivation and emotion. *Psychological Review, 92*(4), 548–573.

Weinstein, N. D., & Klein, W. M. (1996). Unrealistic optimism: Present and future. *Journal of Social and Clinical Psychology, 15*(1), 1–8.

Weinstein, N. D., & Klein, W. M. (1997). Social comparison and unrealistic optimism about personal risk. In B. P. Buunk, F. X. Gibbons & A. Buunk (Hrsg.). (2013). *Health, coping, and well-being: Perspectives from social comparison theory* (S. 25–62). Mahwah: Lawrence Erlbaum Associates.

Wills, T. A. (1981). Downward comparison principles in social psychology. *Psychological Bulletin, 90*, 245–271.

Wimmer, H., & Perner, J. (1983). Beliefs about beliefs: Representation and constraining function of wrong beliefs in young children's understanding of deception. *Cognition, 13*, 103–128.

Wood, J. V., & Wilson, A. E. (2005). How important is social comparison? In M. R. Leary & J. P. Tangney (Hrsg.), *Handbook of self and identity* (S. 344–366). New York: Guilford Press.

Wood, J. V., Taylor, S. E., & Lichtman, R. R. (1985). Social comparison in adjustment to breast cancer. *Journal of Personality and Social Psychology, 49*, 1169–1183.

Wulff, H. J. (1992). Fernsehkommunikation als parasoziale Interaktion: Notizen zu einer interaktionistischen Fernsehtheorie. *Semiotische Berichte, 16*(3–4), 279–295.

Pathologische Mediennutzung

Von Internetsucht bis Binge-Watching

Sebastian Scherr und Anne Bartsch

Zusammenfassung

Das Kapitel liefert einen Überblick über pathologische Formen der Mediennutzung. Neben einer Definition und der Beschreibung zentraler Eigenschaften dieses Phänomens fasst der Beitrag Kernbefunde zur pathologischen Nutzung des Internets, von Online-Computerspielen, Mobiltelefonen und Smartphones, Fernsehen, Filmen und Serien sowie Printmedien wie Zeitungen, Zeitschriften und Büchern zusammen. Forschungsbedarf besteht noch hinsichtlich einer klaren Konzeptualisierung von pathologischer Mediennutzung, deren einheitlicher Messung mittels geprüfter Skalen und belastbarer Stichproben.

Schlüsselwörter

Exzessiv-dysfunktionale Mediennutzung · Suchtverhalten · Internetsucht · Binge-Watching

1 Einleitung: Was ist pathologische Mediennutzung?

Das folgende Kapitel blickt auf extreme Formen der Mediennutzung, die als krankhaft bezeichnet werden können, ohne dass es dafür (bisher) eine entsprechende medizinische Diagnose gibt. Es geht in diesem Kapitel vor allem um exzessive Nutzungsformen verschiedener Medien, die grundsätzlich mit Suchtverhalten vergleichbar sind. Auf solche extremen Formen der Mediennutzung treffen dement-

---

S. Scherr (✉)
School for Mass Communication Research, Universität Leuven, Leuven, Belgien
E-Mail: sebastian.scherr@kuleuven.be

A. Bartsch
Institut für Kommunikations- und Medienwissenschaft, Universität Leipzig, Leipzig, Deutschland
E-Mail: anne.bartsch@uni-leipzig.de

© Springer Fachmedien Wiesbaden GmbH, ein Teil von Springer Nature 2019
C. Rossmann, M. R. Hastall (Hrsg.), *Handbuch der Gesundheitskommunikation*,
https://doi.org/10.1007/978-3-658-10727-7_22

sprechend einige der Kriterien für stoffungebundene Süchte zu – ohne dass eine pathologische Mediennutzung (heute) als solche diagnostiziert werden darf. Dafür wäre die Aufnahme in einen entsprechenden Diagnosekatalog notwendig. Bisher ist dies erst für pathologisches Spielen (Spielsucht) der Fall, das als diagnostizierbare Störung der Impulskontrolle in die gängigen Klassifikationssysteme für allgemeine und psychische Krankheiten (*Diagnostic and Statistical Manual of Mental Disorders*; DSM bzw. die *International Statistical Classification of Diseases and Related Health Problems;* ICD) aufgenommen worden ist (Petry 2006).

Die exzessive Nutzung verschiedener Medienangebote ist aufgrund zu geringer Forschungsevidenzen bislang noch nicht in den Hauptkatalog aufgenommen worden, etwa als weitere Form von Störungen der Impulskontrolle. Allerdings befindet sich seit 2013 pathologische Internetspielnutzung bzw. Internetspielsucht als Forschungsdiagnose im Anhang der fünften Auflage des Klassifikationssystems DSM-V (American Psychiatric Association 2013). Die Klassifikation ist polythetisch, d. h. eine pathologische Internetspielsucht liegt vor, wenn mindestens fünf der folgenden Kriterien im vergangenen Jahr erfüllt gewesen sind (der Katalog ist deutlich an den für Spielsucht angelehnt, nachzulesen etwa bei Sim et al. 2012 oder bei Rehbein et al. 2013, S. 570):

- Gedankliche Vereinnahmung durch vergangenes und zukünftiges Onlinespielen (cognitive salience)
- Exzessive Nutzung von Computerspielen trotz daraus resultierenden sozialen bzw. beruflichen Nachteilen (behavioral salience)
- Toleranzentwicklung, d. h. die Computerspieldauer nimmt mit der Zeit zu (tolerance)
- Entzugserscheinungen wie eine erhöhte Reizbarkeit oder Traurigkeit (withdrawal)
- Dysfunktionale Stressbewältigung, indem negative Emotionen durch Onlinespiele vermieden werden (mood modification)
- Kontrollverlust, indem Versuche die Computerspielnutzung einzuschränken scheitern (relapse and reinstatement)
- Verhaltensbezogene Vereinnahmung in Form eines Interessenverlusts an früheren Hobbies oder anderen Beschäftigungen
- Dissimulation in Form des Abstreitens der tatsächlichen Nutzungsdauer von Onlinespielen gegenüber Angehörigen oder Therapeuten (antisocial behavior that damages relationships)
- Gefährdungen und Verluste stellen sich durch das Onlinespielen ein wie etwa der Arbeitsplatzverlust oder ein Beziehungsende (conflict: damage to important areas of life)

Anhand der hier aufgeführten Kriterien wird deutlich, dass sich das Phänomen grundsätzlich auch auf die Nutzung anderer Mediengattungen übertragen lässt. Man könnte entsprechend dem Vorschlag zur Definition von Onlinespielsucht also von pathologischer Mediennutzung sprechen, wenn für die Nutzung anderer Medien auch jeweils ein bestimmter Teil dieser Kriterien erfüllt ist. Allerdings verfolgt der vorliegende Beitrag nicht das Ziel, tragfähige Diagnosekriterien für pathologische

Mediennutzung zu entwickeln, sondern möchte vielmehr aufzeigen, dass eine aus psychopathologischer Sicht fragwürdige Mediennutzung für eine ganze Bandbreite verschiedener Medien zutreffen kann. Dementsprechend gliedert sich das Kapitel nach verschiedenen Medien: Internet, Computerspiele, Mobiltelefon, Fernsehen und Printmedien, für die jeweils Studienbefunde aus verschiedenen Fachdisziplinen zusammengetragen werden.

2 Pathologische Nutzung verschiedener Medienangebote

Da die Forschung früh nach pathologischen Formen der Internetnutzung fragte (z. B. Young 1998) und hervorragende Übersichten speziell zu Onlinespielsucht bereits publiziert worden sind (Quandt et al. 2014), beginnt die folgende Darstellung mit Ausführungen zum Internet und zu Computerspielen, bevor sich die in geringerem Umfang vorhandenen Befunde zur pathologischen Nutzung anderer Medien wie Fernsehen (Stichwort: Binge-Watching), Smartphones, Radio oder Musik und Printerzeugnisse anschließen.

Internet
Problematische Internetnutzung oder Internetsucht kann als die individuelle Unfähigkeit zur Kontrolle der Internetnutzung verstanden werden, welche mit dem Gefühl von Stress und sozialen Beeinträchtigungen einhergeht (Shapira et al. 2003, S. 208). Die problematische Internetnutzung (problematic internet use, PIU) oder auch maladaptive Internetnutzung (MIU: Durkee et al. 2012) wird bereits seit Mitte der 1990er-Jahre untersucht (Aboujaoude 2010). Die Diagnosekriterien sind nicht einheitlich (Aboujaoude 2010) und lehnen sich oftmals an Kriterien von stoffgebundenen Süchten an. Dementsprechend ist die Entwicklung und Abgrenzung eines eigenständigen Konzepts von pathologischer Internetnutzung bis heute noch nicht abgeschlossen. Gemeinhin werden folgende fünf Subtypen von Internetsucht unterschieden: 1) Abhängigkeit von Internetpornografie, 2) Abhängigkeit von Online-Beziehungen, 3) Abhängigkeit von Glücksspiel-, Auktions- oder Shoppingseiten, 4) abhängiges Surfen oder Absuchen von Datenbanken und 5) die Abhängigkeit von Online-Spielen (Rehbein et al. 2013). Einen wichtigen Schritt in Richtung einer Konzeptualisierung pathologischer Internetnutzung machten Douglas et al. (2008, S. 3041), indem sie basierend auf einer Literatursynthese ein Konzeptmodell für Internetsucht vorschlagen. Dem Modell zufolge tragen innere Bedürfnisse und Motivationen zusammen mit individuellen Prädispositionen und dem individuellen Suchtprofil als sogenannte Push-Faktoren zur Internetsucht bei. Die subjektiv wahrgenommene Anziehungskraft des Mediums (Pull-Faktor) moderiert die negativen Auswirkungen der Push-Faktoren. Zu diesen zählen Douglas et al. (2008) nicht nur schulische, soziale, finanzielle, berufliche und physische Auswirkungen, sondern auch deviantes Verhalten. Realisieren Personen die negativen Auswirkungen bzw. devianten Verhaltensweisen aufgrund von Internetsucht, setzt dies individuelle Kontrollmechanismen in Gang, um das Suchtverhalten einzuschränken (vgl. Abb. 1). Da sich deviantes Verhalten nicht bei allen Personen zeigt, wird auch seine Abhängigkeit von individuellen Prädispositionen im nachstehenden Modell berücksichtigt.

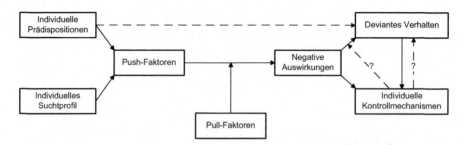

Abb. 1 Konzeptualisierung von Internetsucht nach Douglas et al. (2008) (Quelle: Eigene Darstellung basierend auf Douglas et al., 2008, S. 3041; mit „?" markierte Pfade durch Autoren ergänzt)

Offen bleibt in dem Modell dagegen etwa die Frage danach, inwiefern Kontrollmechanismen deviantes Verhalten beeinflussen, bzw. inwiefern diese den Zusammenhang von negativen Auswirkungen auf deviantes Verhalten moderieren. Hier zeigt sich also noch Forschungsbedarf.

Zahlreiche Befunde zur PIU fokussieren sich auf jüngere Personen und betonen dabei die Komorbidität mit anderen psychischen Störungen wie etwa Depressionen (Young und Rogers 1998). Die Pionierarbeit zu pathologischer Internetnutzung legte Young (1998) vor und zog dabei Parallelen zwischen der Nutzung des Internets und Glücksspiel. Griffiths (2010, S. 120) differenziert Internetsucht dabei nicht nur nach dem Zeitumfang, sondern nach den oben angesprochenen DSM-V Kriterien (salience, mood modification, tolerance, withdrawal, conflict und relapse). Nicht alleine die absolute Dauer der Internetnutzung, sondern das Ausmaß negativer Auswirkungen auf den Internetsüchtigen ist charakteristisch. Dementsprechend schwierig ist die Einschätzung der tatsächlichen Verbreitung des Phänomens. Schätzungen über die Verbreitung von Internetsucht in verschiedenen Ländern schwanken zum Teil erheblich und liegen zwischen 1 % und 38 %. Allerdings sind diese Schätzungen etwa zehn Jahre alt (2004–2006), beruhen insgesamt auf sehr heterogenen Stichproben und einer Vielzahl an Erhebungsinstrumenten, die entweder stärker auf oben genannten DSM-V Klassifikationskriterien oder aber stärker auf die Dauer der Mediennutzung oder das dabei verspürte Involvement fokussiert sind. Jüngere Schätzungen (2009–2012) sprechen mehrheitlich für einen Bereich zwischen 1 % und 10 %. Für Deutschland dürften die Zahlen ebenfalls im Bereich von 1–10 % liegen. Dies legen sowohl Schätzungen für Deutschland (Rumpf et al. 2011) als auch für mehrere EU Länder (Tsitsika et al. 2014) nahe. Dies deckt sich weitgehend mit den Befunden zur Verbreitung pathologischer Internetnutzung bei Jugendlichen. Durkee et al. (2012) fanden heraus, dass sich die Prävalenzzahlen in Deutschland im europäischen Vergleich mit knapp 5 % der Jugendlichen im Bereich des gemessenen europäischen Durchschnitts bewegen. Die Studie zeigt überdies, dass Jungen häufiger zu pathologischer Internetnutzung neigen als Mädchen.

Den Ursachen für pathologische Internetnutzung gerade bei jüngeren Altersgruppen widmeten sich Shen et al. (2013). Sie untersuchten die Ursachen für exzessive Internetnutzung bei Kindern zwischen acht und zwölf Jahren vor dem theoretischen Hintergrund der Self-Determination Theory (SDT: Deci und Ryan 2000) und stellten fest, dass die Hauptmotivation darin besteht, dass die Internetnutzung entscheidend zur Bedürfnisbefriedigung beiträgt. Der Studie zufolge ermöglicht das Internet Kindern und Jugendlichen, ihre Bedürfnisse nach Autonomie, Verbundenheit und Kompetenz zu befriedigen (vgl. Deci und Ryan 2000). Ist dagegen die Bedürfnisbefriedigung im Alltag größer, sinkt auch die online verbrachte Zeit erheblich. Eine entsprechende Stärkung dieser Aspekte im wirklichen Leben, kann also einer pathologischen Internetnutzung bei Kindern entgegenwirken. Niemz et al. (2005) zeigen, dass pathologische Internetnutzung oft mit einem niedrigeren Selbstwert einhergeht und zwar weitgehend unabhängig vom allgemeinen Gesundheitsempfinden. Quandt et al. (2014, S. 309) tragen außerdem Befunde zusammen, die dafür sprechen, dass Internetsucht mit Stimmungsveränderungen, Beziehungs-, Familien-, Arbeits-, bzw. Schulproblemen, Erschöpfung und physischen Problemen einhergehen kann. Eine hohe Komorbidität zwischen Internetsucht und anderen psychischen Störungen stellen auch Pezoa-Jares et al. (2012) heraus. Dies spricht, aufgrund fehlender Spezifität, insgesamt gegen eine eigenständige Diagnostik von Internetsucht. Dafür ist „das Internet" als Suchtauslöser zu allgemein. Stattdessen erscheint es sinnvoller, pathologische Mediennutzung über bestimmte Nutzungsformen von Internetanwendungen und deren Kombinationen genauer abzugrenzen und diese theoretisch voneinander zu unterscheiden (z. B. pathologische Nutzung sozialer Online-Netzwerke; Quandt et al. 2014, S. 309–310).

Online-Computerspiele
Die Prävalenzzahlen der Nutzung von Online-Computerspielen schwanken von Untersuchung zu Untersuchung stark, was nicht zuletzt an den verschiedenen Messinstrumenten zur Erhebung der Zahlen und der unterschiedlichen Stichprobenziehung liegt. Festl et al. (2013) tragen verschiedene Schätzungen zusammen und kommen zu dem Schluss, dass in Deutschland zwischen 3 % und 12 % der Bevölkerung süchtig nach Online-Computerspielen sind, wobei Schätzungen basierend auf bevölkerungsrepräsentativen Stichproben eher für einen Anteil in der Größenordnung von 5 % der Allgemeinbevölkerung sprechen. Die Erhebungsinstrumente bestehen in der Regel aus den oben genannten DSM-V Suchtkriterien, von denen mehr als die Hälfte erfüllt sein muss, um als online-computerspielesüchtig zu gelten. Nach Kuss und Griffiths (2012, S. 281) ist Online-Computerspielsucht mit einer Reihe von Persönlichkeitseigenschaften verbunden, wie etwa einer niedrigen Selbstwirksamkeit und Lebenszufriedenheit im realen Leben, aggressiven Verhaltenstendenzen, niedriger Sozialkompetenz und sozialen Hemmungen. Online-Computerspielsucht geht dabei oft einher mit der Nutzung von Online-Rollenspielen (MMORPGs) oder sogenannten First-Person-Shootern (Festl et al. 2013). Erste längsschnittliche Untersuchungen liefern Hinweise darauf, dass eine exzessive Nutzung solcher Online-Angebote und ein höheres Involvement beim Computerspielen (z. B. eine starke Identifikation mit Charakteren) zur Entwicklung einer Online-Computerspielsucht führen und nicht umgekehrt (Gentile et al. 2011). Da viele Studien allerdings auf nicht-etablierte Erhebungsinstrumente setzen und sich überdies häufig auf nicht-repräsentative Stichproben, vor allem jüngerer Computerspieler oder sogenannter „core gamer" beschränken, ist die Befundlage insgesamt instabil. Einen wesent-

lichen Beitrag leisten dementsprechend Festl et al. (2013), die anhand einer repräsentativen Stichprobe und eines bewährten Messinstruments (*Game Addiction Scale*; vgl. dazu Quandt et al. 2014, S. 314) den Anteil Online-Computerspielsüchtiger in der deutschen Allgemeinbevölkerung auf etwa 4 % schätzen und unter Jugendlichen auf knapp 8 %. Alle Kriterien einer Computerspielsucht werden von 0,2 % der Allgemeinbevölkerung erfüllt. Die Autoren schließen aus Ihren Befunden, dass Computerspielsucht momentan in Deutschland kein sonderlich weitverbreitetes Phänomen darstellt, räumen allerdings zugleich ein, dass die uneinheitliche Konzeptualisierung und Erfassung von Computerspielsucht eine solche Abschätzung erschweren.

Mobiltelefone und Smartphones
Der folgende Abschnitt widmet sich dem Phänomen, das von Merlo et al. (2013) als „problematic use of mobile phones" (PUMP) bezeichnet wird. Die Betrachtung von Smartphones ist dabei nicht überschneidungsfrei zu den Abschnitten über Internetsucht oder Online-Spielsucht und verschärft überdies neue soziale Herausforderungen, wie permanent online zu sein (Vorderer und Kohring 2013). Die Forschung speziell zur Mobiltelefonabhängigkeit bzw. Smartphone-Abhängigkeit ist allerdings noch nicht so weit vorangeschritten wie die Forschung zur Internetsucht oder zur Abhängigkeit von Online-Games (Merlo et al. 2013). Problematische Smartphone-Nutzung äußert sich demnach durch die Vereinnahmung durch smartphone- bzw. mobiltelefonbasierte Kommunikation, exzessive (und vorwiegend ehemals kostenintensive) Nutzung von Smartphones bzw. Mobiltelefonen, Nutzung von Smartphones bzw. Mobiltelefonen in unangebrachten oder gefährlichen Situationen (z. B. im Straßenverkehr), negative soziale Auswirkungen (z. B. Einschränkungen der Privatsphäre; Mobbing) oder Angstzustände, ohne eigenes Smartphone oder ohne Onlinezugang zu sein (Jenaro et al. 2007). Zu den am häufigsten beobachteten negativen Auswirkungen problematischer Handynutzung zählen Angst, innere Anspannung, Stress, Müdigkeit, Schlafstörungen, verminderte Leistungsfähigkeit, geringeres Wohlbefinden bis hin zu Verkehrsunfällen durch Ablenkung der Aufmerksamkeit (Beranuy et al. 2009; Lepp et al. 2014; McCartt et al. 2006). Murdock et al. (2015) weisen ferner darauf hin, dass Smartphones grundsätzlich das Potenzial zur „Co-Rumination" besitzen, d. h. dass sie zum intensiven Austausch mit anderen über eigene Probleme oder negative Gefühle genutzt werden können. Selbstverständlich bietet der problemorientierte Austausch mit anderen die Möglichkeit zur Problembewältigung (Coping); die spezifische Gefahr der sogenannten „Co-Rumination" liegt allerdings insbesondere bei prädisponierten Personen darin, dass auch eine dysfunktionale, wiederholte Darstellung bzw. Erörterung eines Problems möglich ist, bei der es nicht um dessen Lösung geht.

Etablierte Erhebungsinstrumente gibt es bislang kaum. Am weitesten verbreitet sind die *Mobile Phone Problem Use Skala* (MPPUS), der *Cell Phone Dependency Tendency Questionnaire* (CPDQ) und der *Cell Phone Use Questionnaire* (CUQ) (Lopez-Fernandez et al. 2014). Die Skalen orientieren sich ebenfalls an den oben genannten DSM-V Suchtkriterien. Erste Schätzungen geben Hinweise darauf, dass die Prävalenz von Smartphone-Sucht unter Jüngeren bei etwa 10 % liegt

(Lopez-Fernandez et al. 2014). Gerade aufgrund der großen Überschneidungen mit anderen Medienkanälen können Smartphones nur schwer von diesen losgelöst betrachtet werden. Eine gründliche Skalenentwicklung scheint daher der erste Schritt zu sein, um mit diesen Skalen und anhand heterogener und repräsentativer Stichproben dann in einem zweiten Schritt die Prävalenz von Smartphone-Sucht in der Bevölkerung abschätzen zu können und so weitere Hinweise auf deren gesellschaftliche Relevanz zu erlangen.

Fernsehen, Filme, Serien
Die exzessive Nutzung mehrerer aufeinander folgender Episoden von Serien innerhalb eines kurzen Zeitraums wird als „Binge-Watching" oder „Marathon Viewing" (Kang und Lee 2015) bezeichnet. Der Begriff dürfte aber auch für andere Medienangebote aus dem Film- und Fernsehbereich gelten, wenn diese „am Stück" konsumiert werden. Der Begriff ist eine Anlehnung an das „Binge-Eating", einer erstmals im DSM-V Katalog (2013) für psychiatrische Diagnosen anerkannten Essstörung, die sich durch die Aufnahme größerer Nahrungsmengen in kurzer Zeit auszeichnet, geprägt von einem Kontrollverlust während der Nahrungsaufnahme, gefolgt von Schuld- oder Schamgefühlen.

Binge-Watching zählt zu den neueren Phänomenen des Mediennutzungsverhaltens, das sich im Zuge des nonlinearen Fernsehens herausbildete. Jenner (2014) bringt Binge-Watching etwa mit dem US-Fernsehsender Netflix in Verbindung, der vor allem TV-Serien erstmals nicht episodenweise über einen längeren Zeitraum ausstrahlte, sondern stattdessen alle Folgen einer Staffel gleichzeitig seinem Publikum anbot. Die Möglichkeit, mehrere Serienfolgen am Stück zu konsumieren, war grundsätzlich zwar bereits durch Video- bzw. DVD-Ausgaben gegeben, wurde durch die zeitverzögerte Verfügbarkeit und die vergleichsweise höheren Kosten von DVDs jedoch nicht im gleichen Umfang genutzt. Jenner (2014) legt sich nicht fest, ab wann von Binge-Watching zu sprechen ist, erwähnt aber gleichzeitig einen Bereich zwischen zwei und vier Episoden einer Serie, die am Stück gesehen werden – ein diskussionswürdiger Schwellenwert, der zudem von Studie zu Studie variiert. Beispielsweise legten Kang und Lee (2015) eine der ersten Untersuchungen zu psychologischen Hintergründen von „Binge-Watching" vor: Dies können ausgeprägte eskapistische Tendenzen sein, aber auch der Wunsch, den Aufbau und die Entwicklung eines Narrativs besser zu verstehen, dabei tiefer in die Inhalte einzutauchen und diese mehr zu genießen („enjoyment"). Auch das klassische Mediennutzungsmotiv „mitreden zu können" gewinnt im Zuge des Binge-Watching fiktionaler Inhalte an Bedeutung. In engem Zusammenhang damit geht es auch darum, „Spoiler" zu vermeiden, d. h. unerwünschte Information über das Ende eines unterhaltenden Narrativs, durch die sich das subjektive Spannungs- bzw. Unterhaltungserleben erheblich verringern kann (Johnson und Rosenbaum 2014). Aufgrund bislang überschaubarer Forschungsbefunde zu Binge-Watching greifen Kang und Lee (2015) auf Befunde zur Internet- und Alkoholsucht sowie Essstörungen zurück und führen Einsamkeit, Depressionen und fehlende Selbstkontrolle als Erklärungen für Binge-Watching an. In ihrer Studie definieren Kang und Lee (2015) Binge-Watching als das Konsumieren von zwei bis sechs Episoden einer TV-Serie und stellen aufgrund dieses sehr niedrig definierten Schwellenwertes fest, dass somit 75 % der nichtrepräsentativen Stichprobe als Binge-Viewer zu bezeichnen wären ($n = 316$; 71 % weiblich; 43 % unter 19 Jahre alt, 57 % zwischen 20 und 29 Jahre). Diese Einteilung verdeutlicht die fehlende Standardisierung von Cut-off-Kriterien und Messinstrumenten, wodurch die Grenze zwischen intensiver und pathologischer Mediennutzung verschwimmt. In dieser Stichprobe zeigte sich Binge-Watching vor allem als eine Wochenendbeschäftigung, der man alleine nachgeht und bei der vor allem auf Internet-Streamingdienste zurückgegriffen wird. Überwiegend wurden dabei Komödien, romantische Inhalte, Sitcoms, Action- und Abenteuer-Sendungen genutzt (Kang und Lee 2015, S. 11). Die Studie deutet darauf hin, dass Binge-Watching mit erhöhter Einsamkeit, Depression und Defiziten bei der Selbstkontrolle zusammenhängen könnte. Dies bedarf allerdings noch weiterer Replikationsstudien mit etablierten Messinstrumenten und belastbaren Zufallsstichproben. Insbesondere das Persönlichkeitsmerkmal einer defizitären Selbstkontrolle erscheint dafür besonders interessant.

Printmedien: Zeitungen, Zeitschriften, Bücher
Die Diskussion um eine so genannte „Zeitungssucht" geht zurück bis in das 16. Jahrhundert, im 18. Jahrhundert kam eine Debatte über „Lesesucht" von fiktionaler Literatur hinzu. Zu den Paradebeispielen der letzteren Gruppe zählt etwa Goethes Briefroman „Die Leiden des jungen Werther", der – historische Hinweise deuten dies an – exzessiv gelesen wurde und eine Welle von Nachahmungssuiziden ausgelöst haben soll (Bartsch 2009; vgl. hierzu auch den Beitrag von Schäfer, Kap. ▶ „Kommunikation über Suizide" in diesem Band). Im Fall der „Zeitungssucht" standen vor allem die Sensationslust des Publikums und die Gefahr der Nachahmung von Gewalttaten im Zentrum der Besorgnis (vgl. Bartsch 2009). Bei Goethes „Werther" und anderen zeitgenössischen Romanen ging es vor allem um die neuartige Erzählweise, die eine bis dato nicht bekannte Nähe zu den Hauptfiguren suggerierte (Andree 2006, S. 107–108) und – so die Befürchtung – beim Publikum zu übersteigerter Empfindsamkeit, Sentimentalität und Realitätsflucht führte. Als Folgen von Lesesucht wurden Schlafstörungen und innere Unruhe angeführt. Es existiert jedoch kaum kommunikationswissenschaftliche Forschung zu exzessivem Lesen, da Lesen heute gemeinhin als wünschenswert betrachtet wird.

Dementsprechend uneinheitlich ist das Verständnis davon, was als zu viel Lesen oder gar „pathologisches" Lesen bezeichnet werden kann. In einer Studie zur körperlichen Aktivität von Kindern wurden verschiedene Freizeitbeschäftigungen betrachtet, die normalerweise überwiegend im Sitzen stattfinden, unter anderem Lesen. In der Studie wurden Kinder als exzessive Leser aufgefasst, die pro Tag mindestens 31 Minuten zum Vergnügen lasen (Sisson et al. 2011) – eine zumindest diskussionswürdige Einteilung. Die zugrunde liegende Hypothese ist in diesem Fall, dass sitzende Freizeitbeschäftigungen (leisure time sedentary behavior; LTSB), wie etwa Lesen, zu körperlichen Beschwerden oder Übergewicht beitragen können. Dies knüpft an die Diskussion über die „Couch-Potatoes" an, bei denen es vorwiegend um das Fernsehen und die Nutzung von Computerspielen als sitzende Freizeitbeschäftigungen geht, gleichsam ist die Befundlage zu den Auswirkungen exzessiven

Lesens noch längst nicht belastbar. Sicherlich lesen viele Menschen heute auch am Tablet, E-Reader oder am PC zum Vergnügen, so dass sich wiederum die Problematik einer trennscharfen Betrachtung des Lesens alleine ergibt, die losgelöst von anderen Beschäftigungen wie dem Lesen nebenbei eingehender E-Mails, Facebook-Posts oder (suchthafter) Internet-Abschweifungen (Doedens 2010) stattfindet. Inwiefern das sogenannte Binge-Reading, also das Lesen umfangreicher Textmengen in kurzer Zeit, stärker noch als bisher als eigenständiges Problem betrachtet werden sollte oder vielmehr das Ergebnis einer Mediennutzung zur Prokrastination darstellt, dazu kann an dieser Stelle noch kein abschließendes Urteil stattfinden. Es gibt noch keine verlässlichen Schätzungen dazu, in welchem Ausmaß Binge-Reading heute vorkommt. Die Inszenierung und Konfektionierung verschiedener Bucherscheinungen (z. B. Harry Potter, Herr der Ringe, Twilight, Game of Thrones, Hunger Games, Fifty Shades of Gray) und die damit einhergehenden öffentlichen Diskurse lassen jedoch darauf schließen, dass Verlage von einer gewissen Prävalenz in der Bevölkerung ausgehen.

3 Fazit

Das vorliegende Kapitel hat extreme Formen der Mediennutzung in den Blick genommen. Dabei werden vor allem drei Desiderate deutlich:

1.) *Klare Konzepte und Definitionskriterien*: Es ist wichtig, in einem ersten Schritt zu klären, aus welchen Wesenseigenschaften die pathologische Nutzung verschiedener Medien besteht. Entscheidend ist hier zunächst die Abgrenzung zwischen pathologischer Mediennutzung, die Parallelen zu anderen klinisch relevanten Suchtphänomenen aufweist, und Mediennutzung mit subklinischem Problemcharakter wie beispielsweise Eskapismus oder Prokrastination. Zum anderen gilt es, verschiedene Formen der pathologischen Mediennutzung zu differenzieren, etwa nach suchtauslösenden Inhalten oder Rezeptionserlebnissen.
2.) *Einheitliche Operationalisierungen und Skalen*: Eine einheitliche, mit den theoretischen Definitionskriterien konsistente Operationalisierung pathologischer Mediennutzungsphänome ist von entscheidender Bedeutung, um Studienergebnisse vergleichbar zu machen. Hier sind standardisierte und validierte Skaleninstrumente unerlässlich, um die Aussagekraft von Ergebnissen zu Prävalenzraten und Risikofaktoren zu erhöhen. Um die Abgrenzung der einzelnen Konzepte zu gewährleisten, sind zudem Untersuchungen zur Trennschärfe und diskriminanten Validität der Skalen erforderlich.
3.) *Belastbare Stichproben*: Aufgrund der geringen Anzahl an Studien, in denen belastbare Zufallsstichproben verwendet werden, muss davon ausgegangen werden, dass ein Großteil der oben dargestellten Befunde nicht die tatsächlichen Verbreitungszahlen in der Allgemeinbevölkerung wiedergeben. Ohne repräsentative Stichproben lässt sich die Prävalenz der pathologischen Nutzung verschiedener Medien kaum abschätzen.

Zusammengenommen fehlt es heute an einer hinreichenden theoretischen Systematisierung, standardisierten Skalen und repräsentativen Stichproben. Belastbare Ergebnisse über die Verbreitung von pathologischer Mediennutzung oder deren Komorbidität mit anderen psychischen Störungen könnten einen wichtigen Beitrag zur Diagnose und Intervention in psychischen Belastungssituationen leisten. Immerhin nutzen wir Medien routinemäßig täglich, aktiv oder passiv, rund um die Uhr. Vor diesem Hintergrund wäre es sinnvoll, die individuelle Mediennutzung noch stärker im Rahmen psychiatrischer Behandlungen zu erfassen bzw. zu berücksichtigen als dies im Moment der Fall ist (Scherr 2015).

Literatur

Aboujaoude, E. (2010). Problematic internet use: An overview. *World Psychiatry, 9*(2), 85–90.
American Psychiatric Association. (2013). *Internet gaming disorder.* www.dsm5.org/Documents/Internet%20Gaming%20Disorder%20Fact%20Sheet.pdf. Zugegriffen am 31.07.2015.
Andree, M. (2006). *Wenn Texte töten: Über Werther, Medienwirkung und Mediengewalt.* München: Fink.
Bartsch, A. (2009). Zeitungs-Sucht, Lesewut und Fernsehfieber. Zur Geschichte der kritischen Diskurse über Medien und Emotionen. In M. Buck, F. Hartling & S. Pfau (Hrsg.), *Randgänge der Mediengeschichte* (S. 109–122). Wiesbaden: VS Verlag für Sozialwissenschaften.
Beranuy, M., Oberst, U., Carbonell, X., & Chamarro, A. (2009). Problematic internet and mobile phone use and clinical symptoms in college students: The role of emotional intelligence. *Computers in Human Behavior, 25*(5), 1182–1187. https://doi.org/10.1016/j.chb.2009.03.001.
Deci, E. L., & Ryan, R. M. (2000). The „what" and „why" of goal pursuits: Human needs and the self-determination of behavior. *Psychological Inquiry, 11*(4), 227–268. https://doi.org/10.1207/s15327965pli1104_01.
Doedens, S. (2010). *Flanieren im Internet: Surfstile und Surfstrategien junger Internetnutzer.* München: Nomos.
Douglas, A. C., Mills, J. E., Niang, M., Stepchenkova, S., Byun, S., Ruffini, C., Blanton, M. (2008). Internet addiction: Meta-synthesis of qualitative research for the decade 1996–2006. *Computers in Human Behavior, 24*(6), 3027–3044. https://doi.org/10.1016/j.chb.2008.05.009.
Durkee, T., Kaess, M., Carli, V., Parzer, P., Wasserman, C., Floderus, B.,... Wasserman, D. (2012). Prevalence of pathological internet use among adolescents in europe: Demographic and social factors. *Addiction, 107*(12), 2210–2222. https://doi.org/10.1111/j.1360-0443.2012.03946.x.
Festl, R., Scharkow, M., & Quandt, T. (2013). Problematic computer game use among adolescents, younger and older adults. *Addiction, 108*(3), 592–599. https://doi.org/10.1111/add.12016.
Gentile, D. A., Choo, H., Liau, A., Sim, T., Li, D., Fung, D., & Khoo, A. (2011). Pathological video game use among youths: A two-year longitudinal study. *Pediatrics, 127*(2), e319–e329. https://doi.org/10.1542/peds.2010-1353.
Griffiths, M. D. (2010). The role of context in online gaming excess and addiction: Some case study evidence. *International Journal of Mental Health and Addiction, 8*(1), 119–125. https://doi.org/10.1007/s11469-009-9229-x.
Jenaro, C., Flores, N., Gómez-Vela, M., González-Gil, F., & Caballo, C. (2007). Problematic internet and cell-phone use: Psychological, behavioral, and health correlates. *Addiction Research & Theory, 15*(3), 309–320. https://doi.org/10.1080/16066350701350247.
Jenner, M. (2014). Is this TVIV? On netflix, TVIII and binge-watching. *New Media & Society.* https://doi.org/10.1177/1461444814541523.
Johnson, B. K., & Rosenbaum, J. E. (2014). Spoiler alert: Consequences of narrative spoilers for dimensions of enjoyment, appreciation, and transportation. *Communication Research.* https://doi.org/10.1177/0093650214564051.

Kang, E. Y., & Lee, W.-N. (2015). *A bad habit for your health? An exploration of psychological factors for binge watching behaviors.* Paper presented at the 65th ICA Annual Conference, San Juan.

Kuss, D., & Griffiths, M. (2012). Internet gaming addiction: A systematic review of empirical research. *International Journal of Mental Health and Addiction, 10*(2), 278–296. https://doi.org/10.1007/s11469-011-9318-5.

Lepp, A., Barkley, J. E., & Karpinski, A. C. (2014). The relationship between cell phone use, academic performance, anxiety, and satisfaction with life in college students. *Computers in Human Behavior, 31*, 343–350. https://doi.org/10.1016/j.chb.2013.10.049.

Lopez-Fernandez, O., Honrubia Serrano, L., Freixa-Blanxart, M., & Gibson, W. (2014). Prevalence of problematic mobile phone use in British adolescents. *Cyberpsychology, Behavior and Social Networking, 17*(2), 91–98. https://doi.org/10.1089/cyber.2012.0260.

McCartt, A. T., Hellinga, L. A., & Bratiman, K. A. (2006). Cell phones and driving: Review of research. *Traffic Injury Prevention, 7*(2), 89–106. https://doi.org/10.1080/15389580600651103.

Merlo, L. J., Stone, A. M., & Bibbey, A. (2013). Measuring problematic mobile phone use: Development and preliminary psychometric properties of the pump scale. *Journal of Addiction, 2013*, 1–7. https://doi.org/10.1155/2013/912807.

Murdock, K. K., Gorman, S., & Robbins, M. (2015). Co-rumination via cellphone moderates the association of perceived interpersonal stress and psychosocial well-being in emerging adults. *Journal of Adolescence, 38*, 27–37. https://doi.org/10.1016/j.adolescence.2014.10.010.

Niemz, K., Griffiths, M. D., & Banyard, P. (2005). Prevalence of pathological internet use among university students and correlations with self-esteem, the general health questionnaire (ghq), and disinhibition. *CyberPsychology & Behavior, 8*(6), 562–570.

Petry, N. M. (2006). Should the scope of addictive behaviors be broadened to include pathological gambling? *Addiction, 101*, 152–160. https://doi.org/10.1111/j.1360-0443.2006.01593.x.

Pezoa-Jares, R. E., Espinoza-Luna, I. L., & Vasquez-Medina, J. A. (2012). Internet addiction: A review. *Journal of Addiction Research and Therapy, 1*, 1–10.

Quandt, T., Festl, R., & Scharkow, M. (2014). Exzessive und pathologische Formen der Nutzung von Social Media und Onlinegames. In K. Hurrelmann & E. Baumann (Hrsg.), *Handbuch Gesundheitskommunikation* (S. 306–320). Bern: Huber.

Rehbein, F., Mößle, T., Arnaud, N., & Rumpf, H. J. (2013). Computerspiel- und Internetsucht. *Der Nervenarzt, 84*(5), 569–575. https://doi.org/10.1007/s00115-012-3721-4.

Rumpf, H.-J., Meyer, C., Kreuzer, A., & John, U. (2011). *Prävalenz der Internetabhängigkeit (PINTA)*. http://www.bmg.bund.de/fileadmin/dateien/Publikationen/Drogen_Sucht/Forschungsberichte/Studie_Praevalenz_der_Internetabhaengigkeit__PINTA_.pdf.

Scherr, S. (2015). Depression and the media: A change in media perception can change minds [eLetter]. *The British Journal of Psychiatry.* https://doi.org/10.1192/bjp.190.1.81a.

Shapira, N. A., Lessig, M. C., Goldsmith, T. D., Szabo, S. T., Lazoritz, M., Gold, M. S., & Stein, D. J. (2003). Problematic internet use: Proposed classification and diagnostic criteria. *Depression and Anxiety, 17*(4), 207–216. https://doi.org/10.1002/da.10094.

Shen, C.-X., Liu, R.-D., & Wang, D. (2013). Why are children attracted to the internet? The role of need satisfaction perceived online and perceived in daily real life. *Computers in Human Behavior, 29*(1), 185–192. https://doi.org/10.1016/j.chb.2012.08.004.

Sim, T., Gentile, D. A., Bricolo, F., Serpelloni, G., & Gulamoydeen, F. (2012). A conceptual review of research on the pathological use of computers, video games, and the internet. *International Journal of Mental Health and Addiction, 10*(5), 748–769. https://doi.org/10.1007/s11469-011-9369-7.

Sisson, S. B., Broyles, S. T., Baker, B. L., & Katzmarzyk, P. T. (2011). Television, reading, and computer time: Correlates of school-day leisure-time sedentary behavior and relationship with overweight in children in the U.S. *Journal of Physical Activity and Health, 8*(Suppl 2), S188–S197.

Tsitsika, A., Janikian, M., Schoenmakers, T. M., Tzavela, E. C., Olafsson, K., Wojcik, S.,... Richardson, C. (2014). Internet addictive behavior in adolescence: A cross-sectional study in seven european countries. *Cyberpsychology, Behavior, and Social Networking, 17*(8), 528–535. https://doi.org/10.1089/cyber.2013.0382.

Vorderer, P., & Kohring, M. (2013). Permanently online: A challenge for media and communication research. *International Journal of Communication, 7*. Retrieved from http://ijoc.org/index.php/ijoc/article/view/1963/848

Young, K. S. (1998). Internet addiction: The emergence of a new clinical disorder. *CyberPsychology & Behavior, 1*(3), 237–244. https://doi.org/10.1089/cpb.1998.1.237

Young, K. S., & Rogers, R. C. (1998). The relationship between depression and internet addiction. *CyberPsychology & Behavior, 1*(1), 25–28. https://doi.org/10.1089/cpb.1998.1.25

Teil V

Medienwirkungen

Agenda-Setting-Effekte im Gesundheitsbereich

Patrick Rössler

Zusammenfassung
Der Agenda-Setting-Ansatz, wonach sich Prioritäten in der Medienberichterstattung auf die Publikumswahrnehmungen übertragen, gilt als eines der fruchtbarsten Konzepte der empirischen Medienwirkungsforschung. Inzwischen durch zahlreiche Studien untermauert und mehrfach ausdifferenziert, wird der Begriff in der Gesundheitskommunikation gleichwohl als Metapher in verschiedenen Kontexten verwendet, die dieser Beitrag zunächst erläutert. Im Anschluss werden das kommunikationswissenschaftliche Verständnis von Agenda-Setting anhand einer verbreiteten, dreistufigen Ebenengliederung beschrieben und die jeweiligen Prozesse anhand eines Fallbeispiels aus dem Gesundheitskontext verdeutlicht.

Schlüsselwörter
Agenda-Setting · Medienberichterstattung · Mediale Koorientierung · Gesellschaftliche Problemwahrnehmung · Themensetzung

1 Einleitung

Herz-Kreislauferkrankungen sind eine Hauptursache für Todesfälle in unserer Gesellschaft, aber relativ selten Gegenstand der Medienberichterstattung – zumindest verglichen mit den spektakulären Ansteckungskrankheiten, deren Verbreitung freilich häufiger befürchtet wird als sie tatsächlich eintritt. Das Beispiel der Diskussion um die Gefährlichkeit des Ebola-Virus zeigt, dass eine sich zu Wellen aufschaukelnde Resonanz in Presse, Fernsehen und Internet dem Thema schnell eine hohe Brisanz und dringende Lösungsbedürftigkeit verleiht, mit den entsprechenden Fol-

P. Rössler (✉)
Seminar für Medien- und Kommunikationswissenschaft, Universität Erfurt, Erfurt, Deutschland
E-Mail: patrick.roessler@uni-erfurt.de

© Springer Fachmedien Wiesbaden GmbH, ein Teil von Springer Nature 2019
C. Rossmann, M. R. Hastall (Hrsg.), *Handbuch der Gesundheitskommunikation*,
https://doi.org/10.1007/978-3-658-10727-7_24

gen einer solchen Darstellung für die öffentliche Wahrnehmung (Reinhart 2014). Zuweilen kann eine dann (glücklicherweise!) ausbleibende Pandemie bereits zu erheblichen Investitionen im Gesundheitssektor – und damit zu einer Fehlallokation dringend benötigter, öffentlicher Ressourcen geführt haben, wie der Fall Vogelgrippe belegt (Welt online 18.3.2006).

Die kommunikationswissenschaftliche Medienwirkungsforschung diskutiert solche Thematisierungs- und Themenpriorisierungseffekte im Kontext des *Agenda-Setting*-Ansatzes. Spätestens seit den 1970er-Jahren liegen zahlreiche empirische Studien vor, wie sich die unterschiedlichsten Gegenstände der Berichterstattung auf die Problemwahrnehmung ihres Publikums niederschlagen. Immer wieder kann dabei der (wenig überraschende) Basis-Effekt nachgewiesen werden, wonach die hohe Medienresonanz eines Themas auch eine hohe Relevanzzuschreibung in der Bevölkerung bedingt. Oder in der Terminologie des Agenda-Setting-Ansatzes ausgedrückt: Ein Platz auf den oberen Rängen der Medienagenda, d. h. der Rangliste der in den Medien präsentierten Themen, hat meist auch einen prominenten Platz auf der Publikumsagenda zur Folge, wie sie sich in Umfragen zu den „wichtigsten Problemen unserer Zeit" spiegelt (z. B. Maurer 2010; Rössler 1997).

Der Begriff „Agenda" („Tagesordnung") verweist dabei auf die notwendigen Priorisierungen innerhalb der als lösungsbedürftig erachteten Sachverhalte, die unsere Gesellschaft erst handlungsfähig macht und damit entscheidend für die Problemwahrnehmung und -behandlung des politischen Systems ist. Mit dem Prozess des „Setting" wird gleichzeitig verdeutlicht, dass das weder ein zufälliger noch „natürlicher" Prozess ist, sondern das Setzen der öffentlichen Agenda im Spannungsfeld unterschiedlichster Einflüsse geschieht.

Gerade im Gesundheitssektor hat dieses Konzept eine hohe Resonanz gefunden, die von einer eher metaphorischen Verwendung des Begriffes bis hin zur Durchführung umfassender Medienwirkungsstudien anhand eines einschlägigen Themas reicht. Der vorliegende Beitrag gibt zunächst einen Überblick über diese verschiedenen Zugänge, bevor die klassische Agenda-Setting-Annahme auf verschiedenen Wirkungsebenen verortet, mit Hilfe exemplarischer Studien beleuchtet und anschließend mit Hilfe eines Fallbeispiels – der erwähnten Diskussion um die Verbreitung der Vogelgrippe – in seiner Prozesshaftigkeit auf unterschiedlichen Ebenen verdeutlicht wird.

2 Die Agenda-Setting-Metapher in der Gesundheitskommunikation

Die von den amerikanischen Kommunikationsforschern Maxwell McCombs und Donald Shaw (1972) geprägte „Agenda-Setting"-Metapher wurde im Gesundheitsbereich – wohl aufgrund ihrer begrifflichen Prägnanz und schlichten Eleganz – für verschiedene Zusammenhänge fruchtbar gemacht. Dabei können zumindest die folgenden fünf Verwendungsformen des Konzepts unterschieden werden:

(1) *Agenda-Setting als Formulierung politischer Zielvorgaben (policy agenda-setting):* In Anlehnung an die frühe Agenda-Building-Forschung bezieht sich der

zu untersuchende Mechanismus auf die Frage, wie Gesundheitsthemen auf der politischen Agenda vertreten sind. Forschungen greifen häufig auf eine Publikation von John Kingdon (1984, 2011) zurück, die den Agenda-Begriff zentral in ihrem Titel trägt und verschiedentlich aktualisiert und nachgedruckt wurde (zuletzt 2014). Ein „problem stream", ein „policy stream" und ein „politics stream" prägen hier über das „policy window" die politische Agenda; medienbezogene Faktoren werden zwar benannt, aber selten tatsächlich untersucht. Typisch wären hierfür zahlreiche Studien zur Gesundheitspolitik der EU (stellvertretend Princen 2011), die Analysen von Pillay und Skordis-Worrall (2013) zu den Einflüssen auf die südafrikanische Gesundheitsreform zwischen 2000 und 2010, oder jene zum „global health agenda-setting process" (Aluttis et al. 2014). In einer ländervergleichenden Studie über fünfzig Jahre hinweg konnten etwa Green-Pedersen und Wilkerson (2006) belegen, dass sowohl in den USA als auch in Dänemark, trotz unterschiedlicher politischer und Gesundheitssysteme die Thematisierung von gesundheitsbezogenen Sachverhalten von deren Attraktivität für die Wahlkampfkommunikation abhing. Eine prominentere Rolle spielen Medien hingegen in Zeitreihenanalysen, die Trends in der Medienberichterstattung mit der Agenda der parlamentarischen Debatten kontrastieren, wie in der klassischen Studie von Sato (2003) zur Rauchergesetzgebung in Japan zwischen 1945 und 1990.

(2) *Agenda-Setting als Einfluss auf Medien(-akteure)*: Die Bedeutung von Massenmedien als Vermittler gesundheitsbezogener Themen liegt auf der Hand, weshalb sich verschiedene Studien mit dem Einfluss von Politik, Lobbygruppen, PR usw. auf die Agenda der Journalistinnen und Journalisten in den relevanten Ressorts beschäftigt haben. Verbreitet sind Studien zur Rolle der Quellen auf die Arbeit einschlägiger Journalisten und Journalistinnen (Wallington et al. 2010), die auch die enorme Bedeutung anderer medialer Angebote („intermedia agenda-setting") für die eigene Ideenfindung und -ausformulierung bestätigen (Len-Rios et al. 2009). McCauley et al. (2013) konnten schließlich eine Reihe von Faktoren identifizieren, die die Gewichtung von Themen durch US-amerikanische Gesundheits-Redakteure erklären.

(3) *Agenda-Setting als Einfluss auf die Forschungsagenda*: Westliche Nationen investieren beträchtliche finanzielle und intellektuelle Ressourcen in die Erforschung gesundheitsbezogener Fragen, gerade im medizinischen Bereich. Die thematische Zusammensetzung und anschließende Priorisierung auf der Forschungsagenda besitzen deswegen nicht unerhebliche Auswirkungen auf den Wissenschaftsbetrieb, aber auch auf die von bestimmten Krankheiten Betroffenen (und deren Aussicht auf Heilung). Daraus leitet sich ein wissenschaftsbezogenes Agenda-Setting-Verständnis ab, das sich für das Setzen dringlicher Forschungsthemen interessiert. Für die Niederlande untersuchten so zuletzt Pittens et al. (2014) die Bedeutung von Patienteninteressen für die nationale Forschungsagenda und Elberse et al. (2012) befragten Asthmapatienten nach den Präferenzen, die in der nationalen Atemwegsforschung gesetzt werden sollten.

(4) *Agenda-Setting als Einfluss von Individuen auf die Behandlungssituation*: In der persönlichen Arzt-Patienten-Interaktion (vgl. hierzu auch den Beitrag von Rothenfluh und Schulz, Kap. ▶ „Arzt-Patient-Kommunikation" in diesem Band)

stellt sich ebenfalls die Frage nach der „Tagesordnung" der zu besprechenden Themen. Die eingängige Agenda-Setting-Metapher bezieht sich hier auf die Fragen, wer die Themen der Visiten in Krankenhäusern oder bei Konsultationen von Fachärzten bestimmt und wie der persönliche Einfluss der Betroffenen deren Zufriedenheit erhöht (Kuhle et al. 2013). „Agenda-Setting" ist diesem Verständnis zufolge Teil eines umfassenderen „AGENDA"-Modells zur Implementierung einer spezifisch zugeschnittenen („tailored") Arzt-Patienten-Kommunikation (Arnold et al. 2012). Neuerdings wird der Untersuchungsgegenstand auch auf psychologisch-psychiatrische Therapien ausgedehnt (Frankel et al. 2013).

(5) *Klassische kommunikationswissenschaftliche Agenda-Setting-Studien*, die der ursprünglichen Konzeption folgen – Einfluss von Medienagenda auf Publikumsagenda – und im Mittelpunkt dieses Beitrags stehen, sind dagegen in der Minderzahl. Zuweilen finden sich einzelne Gesundheitsthemen unter mehreren in einer umfassenderen Agenda-Setting-Studie; so etwa bei Roberts et al. (2002), die die Thematisierungs-Dynamiken im Längsschnitt an zwei einschlägigen Themen (Abtreibungsdiskussion und Gesundheitsreform) überprüften. Häufig berücksichtigen Agenda-Setting-Studien, die sich einer gesamten Themenfolge widmen, auch Gesundheitsthemen auf dieser Agenda; in der schwedischen Wahlkampfstudie von Shehata und Strömbäck (2013) beispielsweise spielte „Krankenversicherung" als zweitwichtigstes Kampagnenthema eine prominente Rolle. Die Befunde dieser Studien sagen dann allerdings mehr über die Dynamiken des Prozesses öffentlicher Kommunikation aus als über das einzelne (Gesundheits-)Thema.

3 Public Agenda-Setting von Gesundheitsthemen: Drei Wirkungsebenen

Jüngere Konzeptionen von Agenda-Setting als kommunikationswissenschaftliche Wirkungshypothese unterscheiden Effekte der Medienberichterstattung auf drei Ebenen (McCombs et al. 2014):

(1) *First-level Agenda-Setting*: Die klassische Grundannahme, wonach sich die Relevanz, die die mediale Berichterstattung bestimmten *Objekten* auf ihrer Agenda (Themen, politische Akteure usw.) zuweist, auf die Einschätzungen des Publikums auswirkt, prüften zuletzt Dixon et al. (2014) bezüglich der Prävention von Hautkrebs. Die Forscher kombinierten eine Inhaltsanalyse von 516 Artikeln, die zwischen 1994 und 2007 in den beiden größten Tageszeitungen Melbournes erschienen sind, mit den Ergebnissen von Bevölkerungsumfragen unter 6.244 australischen Erwachsenen zu ihrem Bräunungsverhalten und der Wahrnehmung ihres Krebsrisikos. Für verschiedene Teilpopulationen konnte eine Agenda-Setting-Rolle der Medienaufmerksamkeit bestätigt werden, so etwa unter jüngeren Befragten hinsichtlich der Bedeutung von Sonnenschutz in Solarien oder der Vitamin D-Aufnahme.

(2) *Second-level Agenda-Setting*: Eine erste Erweiterung des Ausgangskonzepts dehnt die Priorisierungsfunktion medialer Botschaften auf die *Attribute* aus, die den Objekten auf der Medienagenda zugeschrieben werden – beeinflusst würde demnach also nicht nur, *worüber*, sondern auch *wie* darüber berichtet wird. Den Effekt dieser Agenda von Attributen auf die öffentliche Problemwahrnehmung untersuchte beispielsweise eine Studie anlässlich der 2010 vom US-Präsidenten Barack Obama vorgeschlagenen Gesundheitsreform (Conway 2013): In multivariaten Analysen erwies sich die in der Medienberichterstattung ermittelte Valenz der Attributionen als signifikanter Prädiktor des in den Bevölkerungsumfragen geäußerten Stimmungsbildes, während sich eine umgekehrte Wirkungsrichtung nur für kurzfristige Einschätzungen ergab. Die Autorin betont in ihrer Interpretation die Bedeutung der Massenmedien (deren Bewertungen besonders die Anhänger der republikanischen Partei beeinflussten) für die Durchsetzung gesundheitspolitischer Interessen.

(3) *Third-level Agenda-Setting*: Die jüngste Ergänzung des Ausgangskonzepts nimmt gewissermaßen eine Meta-Perspektive ein und beschäftigt sich mit den Beziehungen zwischen Objekten und Attributen auf verschiedenen Medien- und Publikumsagenden. Hintergrund ist die Einsicht, dass weder Medienangebote noch Publika oder Themen in der heutigen, vernetzten Mediengesellschaft als isolierte Objekte behandelt werden können, sondern in einem permanenten Wechselverhältnis zueinander stehen (McCombs et al. 2014, S. 792–793). Anwendungen dieses Konzepts, die aufgrund dessen Neuigkeit für den Gesundheitssektor noch nicht vorliegen, erweisen sich als äußerst komplex: In einer ersten Überprüfung des „Network Agenda-Setting Models" in den USA zeigte die Analyse aggregierter Umfrage- und Inhaltsanalysedaten der Jahre 2007 bis 2011, dass die untersuchten Nachrichtenmedien thematische Objekte bündelten, also bestimmte Themenkomplexe häufiger gemeinsam auf der Medienagenda behandelt wurden als andere. Diese Themennetzwerke waren in der Folge, wie Zeitreihenanalysen zeigen, auch verstärkt auf den Agendas der Rezipienten anzutreffen. „Health" markierte dabei einen von neun untersuchten Themenbereichen, der besonders intensiv zusammen mit Themen aus der Wirtschaft, der Nationalen Sicherheit und Einwanderung, mit Sozialen Unruhen sowie Politik im Allgemeinen assoziiert war (Vu et al. 2014, darin insbes. Abb. 1 und 2).

Vorsicht scheint hingegen geboten, wenn empirische Studien vorgeben, ein spezifisches Gesundheitsthema vor dem theoretischen Hintergrund von Agenda-Setting beleuchten zu wollen – in ihrer empirischen Umsetzung allerdings deutlich wird, dass das theoretische Konzept nur als Versatzstück für eine eher beliebige Untersuchung von medialer Gesundheitsberichterstattung dient. So verspricht beispielsweise die Studie von Ogata Jones und anderen (2006) zur Brustkrebsvorsorge in ihrem Untertitel: „Advancing Agenda-Setting Theory in Health Contexts". De facto wurde jedoch keine Inhaltsanalyse zum Thema durchgeführt, sondern einer Gelegenheitsstichprobe junger Frauen u. a. eine dichotome Abfrage vorgelegt, in welchen Medien sie schon einmal einen Beitrag über Mammografie gelesen bzw. gesehen hätten. Abgesehen davon, dass sich aus einer solchen Querschnittserhebung keinesfalls solch weitreichende kausale Wirkungsannahmen für die Berichterstattung formulieren lassen, wie es das Autorenteam tut (z. B. S. 108), liegt hier eindeutig keine valide Erhebung der Medienagenda vor. Gerade angesichts der offenkundigen Omnipräsenz der Agenda-Setting-Metapher auf dem Gebiet der Gesundheitsforschung empfiehlt es sich also, Konzeption und Umsetzung empirischer Untersuchungen genauer unter die Lupe zu nehmen, bevor man sie vorschnell dem eigentlichen, kommunikationswissenschaftlichen Wirkungsansatz zuordnet.

4 Agenda-Setting-Prozesse als Medienwirkung: Das Fallbeispiel „Vogelgrippe"

Die prototypische Darstellung möglicher Agenda-Setting-Prozesse im Gesundheitsbereich soll im Folgenden an einem realen Fallbeispiel einer weitgehend abgeschlossenen Thematik illustriert werden, die vor einiger Zeit eine beträchtliche Resonanz in Medien und der Öffentlichkeit erfuhr und sich deswegen für diesen Zweck anbietet: In den Jahren 2005 und 2006 wurde ein Diskurs um die Gefährdung der (deutschen) Bevölkerung durch den bei Geflügel verbreiteten Influenza-A-Virus mit seinen verschiedenen Erreger-Typen geführt. Umgangssprachlich firmierte dies unter dem Begriff „Vogelgrippe", der hier der Vereinfachung halber beibehalten sei.[1] Ausgehend von einigen Todesfällen im Ausland, bei dem der Erreger auf den Menschen übergegriffen hatte, wurde im Herbst 2005 die Ausweitung auf Deutschland (und zuweilen gar eine regelrechte Pandemie) befürchtet. Kollektive (z. B. behördliche Kontrollen) und individuelle Maßnahmen (z. B. Impfungen) wurden breit diskutiert und umgesetzt; eine tatsächliche Verbreitung des Virus in Deutschland blieb aber aus, weshalb anschließend eine Diskussion um die Angemessenheit der öffentlichen Aufregung in Gang kam. Das auslösende Ereignis lässt sich damit zweifellos den Gebieten der Risiko- und Krisenkommunikation zuordnen (z. B. Coombs 2014), die für viele Fälle im Kontext der Gesundheitsberichterstattung einschlägig sind (vgl. hierzu auch die Beiträge von Früh, Kap. ▶ „Kommunikation von Gesundheitsrisiken" sowie Winter und Rösner, Kap. ▶ „Krisenkommunikation im Gesundheitsbereich" in diesem Band). Auch wenn an dieser Stelle keine empirische Studie im engeren Sinne präsentiert wird, eignet sich dieses Fallbeispiel hervorragend, um die Logik der Agenda-Setting-Prozesse und das Wirken einiger Einflussfaktoren anhand eines gesundheitsbezogenen Themas zu illustrieren.

4.1 Thematisierungseffekte im Fall Vogelgrippe (first-level agenda-setting)

Der Agenda-Setting-Hypothese zufolge würden Medien in Falle einer Bedrohung wie der durch den Vogelgrippe-Virus in einem ersten Schritt die Rezipientinnen und Rezipienten auf Risiken aufmerksam machen, indem sie über diese berichten („awareness"). In einem zweiten Schritt würde sich die unterschiedliche Hervorhebung

---

[1] Für die Recherchen zu diesem Fallbeispiel danke ich herzlich Sabine Dinges M.A. (Frankfurt).

von Risiken in der Wichtigkeit niederschlagen, die der Rezipient oder die Rezipientin ihnen beimisst („salience"). Schließlich sollte es drittens dazu kommen, dass sich die Prominenz, mit der die in den Medien über das Thema berichtet wird, auch in der Rangfolge der wahrgenommenen Wichtigkeit verschiedener Themen durch die Rezipienten niederschlägt („priorities"). Tatsächlich wurde in der Berichterstattung zur Vogelgrippe schon während der Zeit, in der der Krankheitserreger Deutschland noch nicht erreicht hatte, ständig auf das Näherkommen der Bedrohung verwiesen. Mit zunehmender faktischer Nähe nimmt auch die Intensität der Berichterstattung deutlich zu, wie sich am Beispiel der FAZ belegen lässt; gleichzeitig sorgten semantische Strategien („Killer-Virus" oder „die tödliche Vogelgrippe"; BILD, 14.10.2005, S. 1) dafür, dass das Thema die Titelseiten – und damit die Top-Positionen der Medienagenda – erreicht.

Die Wiederholung des Themas und die Zahl der Leitartikel, die diesem gewidmet waren, haben gemeinsam mit der zunehmenden Bebilderung eine steigende mediale Aufmerksamkeit in Sinne des First-level Agenda-Setting-Effekts ausgelöst. Spekulationen wie „... und jetzt auch noch Millionen Tote durch Vogelgrippe?" (BILD, 10.10.2005, S. 8) verdeutlichten die vermeintliche Relevanz für das potenziell betroffene Medienpublikum. Für die große Bedeutung, die die Bevölkerung dem Problem anschließend auch im Vergleich zu anderen Themen beimaß, sprechen nicht nur die üblichen Umfrageergebnisse, sondern besonders beredt die sprunghafte Zunahme der Impfaktivitäten (Tagesspiegel, 13.10.2005).

Am Beispiel der Vogelgrippe lassen sich auch einige Charakteristika des klassischen Agenda-Setting-Prozesses verdeutlichen, die das Auftreten des Medieneffekts begünstigen:

- Medien waren zunächst die wichtigste und *einzige Informationsquelle*, aus der sich die Bürger über die Risiken informieren konnten. Verstärkend kam hier die Aufmerksamkeit anderer, ergänzender Informationskanäle (Expertinnen und Experten wie Hausärzte oder Veterinäre, interpersonale Kommunikation) hinzu, die speziell bei der Verarbeitung emotionaler Unsicherheit und in Angstsituationen in den Vordergrund treten und entscheidend zur Zuschreibung von Wichtigkeit beitragen.
- *Kognitive Faktoren* wie Vorwissen und persönliche Themensensibilisierung begünstigen Thematisierungseffekte vor allem bei jenen Personen, die für das entsprechende Thema ein erhöhtes Orientierungsbedürfnis aufweisen („need for orientation", McCombs et al. 2014, S. 783–787). Die Ambivalenz dieses Faktors lässt sich freilich an der Gruppe der Landwirte und Landwirtinnen verdeutlichen, denn Vorwissen kann ebenso die Resistenz gegenüber Agenda-Setting-Effekten erhöhen. Als Betroffene, die zumeist schon seit 2003, also lange vor der Bevölkerungsmehrheit, mit den Problem konfrontiert waren, könnten sie auf die verstärkte Medienberichterstattung einerseits besonders schnell im Sinne des Agenda-Settings reagiert haben; denkbar ist aber genauso, dass sie gerade wegen ihrer besseren Kenntnisse gegenüber den Durchschnittsbürgerinnen und -bürgern weniger von den Medienberichten beeinflusst werden.
- Eng damit verknüpft ist die Beobachtung, dass Themen mit einer direkten *nahweltlichen Erfahrbarkeit* eine erhöhte Sichtbarkeit oder „Aufdringlichkeit" – im Englischen „obtrusiveness" – auf der Agenda aufweisen. „Aufdringliche Themen

sind solche, die der einzelne persönlich und direkt, also ohne die Vermittlung durch die Medien erfahren kann. Unaufdringliche Themen liegen außerhalb des persönlichen Erfahrungsbereichs. Thematisierungs- und Themenstrukturierungseffekte werden vor allem von unaufdringlichen Themen erwartet. Hier sind Individuen besonders auf die Medien, also die Informationen aus zweiter Hand angewiesen, sodass der Medieneinfluss stärker durchschlagen kann" (Schenk 2002, S. 443). Gerade Gesundheitsthemen aus dem Bereich der Risikokommunikation zeichnen sich oft durch die Unsichtbarkeit der Bedrohung (und damit eine Unaufdringlichkeit hinsichtlich des persönlichen Erfahrungsbereichs) aus, was den Medien auch im Falle der Vogelgrippe besondere Einflussmöglichkeiten verschaffte.

4.2 Relevanz von Attributen im Fall Vogelgrippe (second-level agenda-setting)

Die zweite Ebene der Agenda-Setting-Logik rekurriert auf den Transfer von Attributen und Eigenschaften jener Themen, Personen und Ereignisse der Medienberichterstattung, die prominent platziert werden, auf die Agenda der Attribute der Rezipienten. Dieser Prozess weist deutliche Schnittstellen zum Framing-Ansatz auf (Maurer 2010, S. 77–83), wo der von Journalisten oft eingesetzte „Risiko-Frame" (Dunwoody 1992) gerade bei Themen der Gesundheitskommunikation zum Einsatz kommt (vgl. hierzu auch den Beitrag von von Sikorski & Matthes, Kap. ▶ „Framing-Effekte im Gesundheitsbereich" im vorliegenden Band). Die unterschiedliche Verwendung von Attributen im Fall der Vogelgrippe lässt sich beispielsweise anhand der Berichterstattung der Tagespresse und der Boulevard-Zeitung BILD verdeutlichen.

Letztere setzte bevorzugt eine Service-Rahmung ein („Großer BILD-Ratgeber: Vogelgrippe. Was kann ich jetzt noch essen?"; BILD, 21.10.2005, S. 1 & 6), gepaart mit einer Skandalisierung von politischen Akteuren, denen eine unsolidarische und eigennützige Verhaltensweise attribuiert wurde („Vogelgrippe. Politiker werden zuerst geimpft"; BILD, 22.10.2005, S. 1; oder: „Vogelgrippe. Empörung über Extra-Wurst für Politiker"; ebd., S. 10). Die prominente Platzierung auf den Titelseiten der Boulevardpresse wies diesen Themenattributen einen hohen Platz auf der betreffenden Medienagenda zu. Die Lokalzeitungen setzten hingegen vermehrt einen Produzenten-Frame und betonten als Themenattribute die Verantwortlichkeiten, aber auch die ökonomischen Folgen für die Geflügelzüchter (z. B. „Streit um Entschädigung. Stallpflicht schon ab Montag/Geflügelzüchter wollen drei Euro für jedes getötete Tier"; Thüringer Allgemeine, 15.2.2006, S. 8).

Der Logik des Second-Level Agenda-Setting zufolge würden die unterschiedlich relevanten Themenattribute bei den Rezipienten dieser Medienagendas bestimmte kognitive Fenster öffnen, innerhalb derer dann über das Problem nachgedacht (und in dessen Horizont es dann vermutlich auch bewertet) wird. Leserinnen und Leser der einen Berichterstattung würden dann andere Aspekte der Thematik priorisieren als die Leser und Leserinnen der anderen. Aus Sicht der Gesundheitskommunikation leuchtet unmittelbar ein, dass insbesondere diese Art und Weise der Kontextualisierung und der Betonung spezifischer Merkmale eines Konflikts die weitere Problembehandlung in den unterschiedlichen Arenen der Öffentlichkeit maßgeblich prägen kann.

4.3 Das Zusammenspiel der Agendas im Fall Vogelgrippe (third-level agenda-setting)

Am Beispiel der Vogelgrippe werden auch sehr einleuchtend die möglichen Effekte einer vernetzten „World of Agendas" (McCombs et al. 2014, S. 787) offenkundig. Auf Seiten der Medien bot das Thema hinreichend (Nachrichten-)Faktoren, um prominent auf die Agenda verschiedenster Angebote zu gelangen: Die Bilder verendenden Geflügels und notgeschlachteter Zuchtbestände waren für die illustrierte Presse wie für die Nachrichtenbilder im Fernsehen interessant; die Berührungspunkte reichten quer durch alle Ressorts, von der Politik über die Wirtschaft bis in die Wissenschaftsseiten und das Feuilleton („Gefahren der Globalisierung"); angesprochen waren sowohl die Redaktionen der Tagespresse (aktueller Verbreitungsstand des Virus) wie der Wochen- und Monatsmagazine mit ihren räsonierenden Zusammenfassungen, als auch die wissenschaftlichen und wissenschaftsnahen, populären Periodika.

Eine Vielzahl von Agendas scheint auch auf Seiten des Publikums involviert: Von der allgemeinen Bevölkerungsagenda, die dem Thema aufgrund des vermeintlich akuten Bedrohungspotenzials eine hohe Relevanz zuweisen musste, über die Agenda bestimmter Bevölkerungssegmente – gerade für die Schwachen der Gesellschaft (Kinder, alte und bereits erkrankte Menschen) war ein hohes Risiko zu unterstellen, Landwirte und insgesamt die Geflügelwirtschaft wirkten massiv in ihrer Existenz bedroht, Reisende sollten Verbreitungsgebiete meiden – bis hin zur speziellen Zielgruppe der politischen Entscheidungsträgerinnen und -träger: Von ihnen forderte die Öffentlichkeit schnelles und angemessenes Handeln bei unklarer Informationslage, was das Thema auch ganz oben auf die Agenda von Behörden, Institutionen und Parteien setzte. Bei einer rückwirkenden Analyse wäre zu erwarten, dass sich an diesem Fallbeispiel die vermuteten Prozesse des Third-level Agenda-Setting empirisch nachweisen lassen.

5 Fazit

Die überzeugende Logik der Agenda-Setting-Hypothese hat dafür gesorgt, dass sie auch im Gesundheitsbereich intensiv rezipiert wurde und gerade die Thematisierungsfunktion von Massenmedien scheint häufig als Basismechanismus für erfolgreiche Interventionen gesehen zu werden. Die Schlüssigkeit der Metapher hat freilich zu einer fast schon inflationären Verwendung des Agenda-Setting-Begriffs für unterschiedlichste Sachverhalte geführt, die im ersten Abschnitt dieses Beitrags aufgezeigt wurden. Aus kommunikationswissenschaftlicher Sicht ist deswegen ein zweiter Blick angebracht, denn nicht mit jedem Hinweis auf Agenda-Setting ist automatisch der durch intensive Theoriearbeit ausdifferenzierte und in einer Vielzahl von empirischen Studien gestützte Zusammenhang zwischen der Gewichtung von Themen und Attributen in den Massenmedien und deren Relevanz im Publikum gemeint.

In diesem engeren Sinne wurde dennoch verschiedentlich der Nachweis erbracht, dass die Logik des Ansatzes auch für gesundheitsbezogene Themen funktioniert: Die Gegenüberstellung von Inhaltsanalysen der Berichterstattung und Bevölkerungswahrnehmung legt nahe, dass insbesondere, aber nicht nur im Falle krisenhafter Entwicklungen (z. B. Ernährungsskandale, drohende Pandemien) der beschriebene Relevanztransfer eintritt.

Die erst kürzlich ausformulierte, dritte Ebene des *Network Agenda-Setting*, die die Vernetzung sowohl von Themen als auch der Rezipienten via Social Media in den Blick nimmt (vgl. hierzu auch den Beitrag von Lindacher & Loss, Kap. ▶ „Die Bedeutung sozialer Online-Netzwerke für die Gesundheitskommunikation" im vorliegenden Band), wird absehbar fundamentale Veränderungen für die beschriebenen Prozesse mit sich bringen: Thematisierungszyklen werden kürzer und schneller getaktet, es sind andere Medienakteure als nur noch die klassischen Massenmedien beteiligt, und die Problemwahrnehmung in einer gleichzeitig medial vernetzten und in ihren inhaltlichen Interessen fragmentierten Öffentlichkeit folgt nicht mehr jenem simplen Mechanismus, den die Begründer der Agenda-Setting-Forschung in den 1970er-Jahren mit ihrer überschaubaren Medienlandschaft vor Augen hatten.

Auch künftig werden aber Thematisierungsprozesse aufgrund von Medienberichterstattung als Grundlageneffekt für weitergehende Wirkungskonzepte zu berücksichtigen sein. Speziell die naheliegende Verknüpfung zwischen Second-Level Agenda-Setting und dem Framing-Konzept gewinnt an Bedeutung, wenn jenseits der reinen Thematisierungsleistung durch die Massenmedien auch die Argumentationsstrukturen des Diskurses interessieren (Jung 2013 am Beispiel der medialen Frames in der HIV-Berichterstattung). Abzuwarten bleibt, wie sich neueste Analyseoptionen, die mit der zunehmenden Verfügbarkeit großer Datenspuren im Internet („Big Data") einhergehen, auf die empirische Forschung auswirken werden (vgl. hierzu auch den Beitrag von Grimm, Lampert und Wolf, Kap. ▶ „Big Data im Gesundheitskontext" in diesem Band): In einer beeindruckenden Zeitreihenanalyse konnten Neuman et al. (2014) bereits dynamisch verflochtene Agenda-Setting- und Framing-Prozesse identifizieren, die – auch wenn Gesundheitsthemen dabei noch nicht im Vordergrund standen – einen ersten Eindruck vom Erklärungspotenzial dieser Zugänge vermitteln.

Literatur

Aluttis, C., Krafft, T., & Brand, H. (2014). Global health in the European Union – A review from an agenda-setting perspective. *Global Health Action, 2014*(7), 23610. https://doi.org/10.3402/gha.v7.23610. Zugegriffen am 29.09.2015.

Arnold, C., Coran, J., & Hagen, M. (2012). Revisiting patient communication training: An updated needs assessment and the AGENDA model. *Patient Education and Counseling, 88*(3), 399–405.

Conway, B. (2013). Addressing the „Medical Malady": Second-level agenda setting and public approval of „Obamacare". *International Journal of Public Opinion Research, 25*(4), 535–546.

Coombs, W. T. (Hrsg.). (2014). *Crisis communication* (Bd. I-IV). Los Angeles/London: Sage.

Dixon, H., Warne, C., Scully, M., Dobbinson, S., & Wakefield, M. (2014). Agenda-setting effects of sun-related news coverage on public attitudes and beliefs about tanning and skin cancer. *Health Communication, 29*(2), 173–181.

Dunwoody, S. (1992). The media and public perceptions of risk: How journalists frame risk stories. In D. W. Bromley (Hrsg.), *The social response to environmental risk. Policy formulation in an age of uncertainty* (S. 75–100). Boston/Dordrecht/London: Kluwer.

Elberse, J., Laan, D., de Cock Buning, T., Teunissen, T., Broerse, J., & de Boer, W. (2012). Patient involvement in agenda setting for respiratory research in the Netherlands. *European Respiratory Journal, 40*(2), 508–510.

EU muß mehr in Vogelgrippe-Impfstoff investieren. (2006). Welt http://www.welt.de/print-welt/article204692/EU-muss-mehr-in-Vogelgrippe-Impfstoff-investieren.html. Zugegriffen am 29.09.2015.

Frankel, R., Salyers, M., Bonfils, K., Oles, S., & Matthias, M. (2013). Agenda setting in psychiatric consultations: An exploratory study. *Psychiatric Rehabilitation Journal, 36*(3), 195–201.

Green-Pedersen, C., & Wilkerson, J. (2006). How agenda-setting attributes shape politics: Basic dilemmas, problem attention and health politics developments in Denmark and the US. *Journal of European Public Policy, 13*(7), 1039–1052.

Jung, M. (2013). Framing, agenda setting, and disease phobia of AIDS-related coverage in the South Korean Mass Media. *Health Care Manager, 32*(1), 52–57.

Kingdon, J. (1984). *Agendas, alternatives, and public policies*. Boston: Little, Brown and Co.; 2nd updated ed. (2011): New York: Addison-Wesley.

Kuhle, C., Truitt, F., Steffen, M., Undavalli, C., Wang, Z., Montori, V., & Murad, M. (2013). Improving patient-centered care: Agenda-setting in occupational medicine. *Journal of Occupational & Environmental Medicine, 55*(5), 479–482.

Len-Ríos, M., Hinnant, A., Park, S., Cameron, G., Frisby, C., & Lee, Y. (2009). Health news agenda building: Journalists' perceptions of the role of public relations. *Journalism & Mass Communication Quarterly, 86*(2), 315–331.

Maurer, M. (2010). *Agenda-setting*. Baden-Baden: Nomos.

McCauley, M. P., Blake, K. D., Meissner, H. I., & Viswanath, K. (2013). The social group influences of US health journalists and their impact on the newsmaking process. *Health Education Research, 28*(2), 339–351.

McCombs, M., & Shaw, D. (1972). The agenda-setting function of the mass media. *Public Opinion Quarterly, 36*(2), 176–187.

McCombs, M., Shaw, D., & Weaver, D. (2014). New directions in agenda-setting theory and research. *Mass Communication and Society, 17*(6), 781–802.

Neuman, W. R., Guggenheim, L., Jang, S. M., & Bae, S. Y. (2014). The dynamics of public attention: Agenda-setting theory meets big data. *Journal of Communication, 64*(2), 193–214.

Ogata Jones, K., Denham, B. E., & Springston, J. K. (2006). Effects of mass and interpersonal communication on breast cancer screening: Advancing agenda-setting theory in health contexts. *Journal of Applied Communication Research, 34*(1), 94–113.

Pillay, D., & Skordis-Worrall, J. (2013). South African health financing reform 2000–2010: Understanding the agenda-setting process. *Health Policy, 109*, 321–331.

Pittens, C., Elberse, J., Visse, M., Abma, T., & Broerse, J. (2014). Research agendas involving patients: Factors that facilitate or impede translation of patients' perspectives in programming and implementation. *Science and Public Policy, 41*(6), 809–820.

Princen, S. (2011). Agenda-setting strategies in EU policy processes. *Journal of European Public Policy, 18*(7), 927–943.

Reinhart, K. (2014). Ebola – wie berechtigt ist die Angst? FAZ. http://www.faz.net/aktuell/politik/die-gegenwart/medizin-ebola-wie-berechtigt-ist-die-angst-13114596.html. Zugegriffen am 29.09.2015.

Roberts, M., Wanta, W., & Dzwo, D. (2002). Agenda setting and issue salience online. *Communication Research, 29*(4), 452–465.

Rössler, P. (1997). *Agenda-setting. Theoretische annahmen und empirische Evidenzen einer Medienwirkungshypothese*. Opladen: Westdeutscher Verlag.
Sato, H. (2003). Agenda setting for smoking control in Japan, 1945–1990: Influence of the mass media on national health policy making. *Journal of Health Communication, 8*, 23–40.
Schenk, M. (2002). *Medienwirkungsforschung*; 2., überarb. Aufl., Tübingen: Mohr Siebeck.
Shehata, A., & Strömbäck, J. (2013). Not (Yet) a new era of minimal effects: A study of agenda setting at the aggregate and individual levels. *The International Journal of Press/Politics, 18*(2), 234–255.
Vu, H., Guo, L., & McCombs, M. (2014). Exploring „the world outside and the pictures in our heads". A network agenda-setting study. *Journalism & Mass Communication Quarterly, 91*(4), 669–686.
Wallington, S., Blake, K., Taylor-Clark, K., & Viswanath, K. (2010). Antecedents to agenda setting and framing in health news: An examination of priority, angle, source, and resource usage from a national survey of U.S. health reporters and editors. *Journal of Health Communication, 15*(1), 76–94.

Framing-Effekte im Gesundheitsbereich

Christian von Sikorski und Jörg Matthes

Zusammenfassung

Dem spezifischen Framing von persuasiven Botschaften im Gesundheitsbereich kommt eine große Bedeutung zu, da solche Kommunikate relevante Einflüsse auf erwünschte sowie gesundheitsförderliche Verhaltensweisen von Individuen hervorrufen können. Der Beitrag differenziert zunächst zwischen Äquivalenz- und Betonungs-Framing und zeigt deren Relevanz in der Gesundheitskommunikation. Der Schwerpunkt liegt im Folgenden auf den in der Literatur zur Gesundheitskommunikation bisher weniger beachteten Betonungs-Frames. Basierend auf einer Diskussion von zentralen Befunden werden anschließend Anregungen für die zukünftige Forschung gegeben.

Schlüsselwörter

Framing-Effekte · Gewinn- und Verlustframe · Betonungs-Frame · Verantwortungszuschreibung · Prospect theory

1 Einleitung

Massenmedien kommt hinsichtlich der Verbreitung von Gesundheitsinformationen eine bedeutsame Rolle zu. Neben anderen Informationsquellen (z. B. Freunde, Familie, Ärzte) stellen massenmediale Botschaften eine der wichtigsten Informati-

---

C. von Sikorski (✉)
Fachbereich Psychologie, Universität Koblenz-Landau, Landau, Deutschland
E-Mail: christian.sikorski@univie.ac.at

J. Matthes
Advertising and Media Effects Research Group, Institut für Publizistik- und Kommunikationswissenschaft, Universität Wien, Wien, Österreich
E-Mail: joerg.matthes@univie.ac.at

onsquellen für Menschen dar, über welche sie gesundheitsrelevante Hinweise und Informationen beziehen (Cotten und Gupta 2004; Noar 2006). Mediale Informationen spielen insbesondere vor dem Hintergrund eine herausgehobene Bedeutung, dass ein beträchtlicher Anteil an Krankheiten, gesundheitlichen Beeinträchtigungen, aber auch an Todesfällen als vermeidbar gilt (Haack et al. 2018). Daten für die USA zeigen beispielsweise, dass ungefähr die Hälfte aller Todesfälle auf vermeidbare Gründe zurückgeführt werden können (Mokdad et al. 2004). Mediale Informationen, die Personen dazu bringen ihren Lebensstil zu überdenken und entsprechend anzupassen, können somit als hochrelevant hinsichtlich der Reduzierungen von Gesundheitsrisiken angesehen werden. Massenmediale Kommunikation stellt hierbei eine effektive und effiziente Form dar, um die Bevölkerung über spezifische Gesundheitsrisiken aufzuklären, aber auch mittels Gesundheitskampagnen in persuasiver Weise zu einem gesünderen Lebenswandel zu animieren (Cotten und Gupta 2004).

Medienschaffenden und Journalisten kommt bezüglich der Aufbereitung bzw. Rahmung von gesundheitsrelevanten Informationen eine große Verantwortung zu, da, dies zeigen zahlreiche Untersuchungen, bestimmte Rahmungen oder Frames im Kontext der Gesundheitskommunikation zu ganz unterschiedlichen Medienwirkungen führen können (Coleman et al. 2011). In den vergangenen Dekaden haben zahlreiche Untersuchungen analysiert, inwiefern sich spezifische Frames in der Vermittlung von Gesundheitsinformationen auf bestimmte Sichtweisen, Einstellungen und Verhaltensweisen von Personen auswirken (z. B. Coleman et al. 2011; Meyerowitz und Chaiken 1987; Überblick bei Edwards et al. 2001; Gallagher und Updegraff 2012; O'Keefe und Jensen 2006, 2007, 2009).

Unter Framing bzw. Nachrichtenframing kann ganz allgemein die Art und Weise verstanden werden, wie ein bestimmtes Thema sowie bestimmte Informationen medial dargestellt werden. Dabei unterscheidet man grundsätzlich zwei Arten von Frames: Äquivalenz-Frames und Betonungs-Frames (vgl. Matthes 2014). Im Sinne des Äquivalenz-Framing könnte eine Joghurt-Werbung beispielsweise die folgenden Informationen beinhalten: „Dieses Produkt ist zu 90 Prozent fettfrei". Dieselbe Joghurt-Werbung könnte alternativ jedoch auch die folgende Botschaft haben: „Dieses Produkt besteht zu 10 Prozent aus Fett". Der absolute Fettwert ist in beiden Versionen identisch bzw. äquivalent. Die Kommunikation bzw. das Framing ist jedoch unterschiedlich.

Betonungs-Framing beschreibt dagegen den Umstand, dass bestimmte Informationen betont bzw. hervorgehoben werden, während auf andere Aspekte eines Themas weniger oder gar nicht eingegangen wird (Entman 1993; Matthes 2010, 2014). Bei Betonungs-Frames geht es also um die Hervorhebung von unterschiedlichen Aspekten, die für ein Thema relevant sein können. In Zusammenhang mit dem Thema Rauchen kann beispielsweise hervorgehoben werden, dass das Rauchen von Zigaretten zu negativen gesundheitlichen Konsequenzen für den Raucher bzw. die Raucherin selbst führt. Andererseits können Phänomene wie das Passivrauchen (negative Effekte auf Dritte) oder illegale Vorgehensweisen im Bereich der Tabakindustrie betont werden (Shen 2010).

Der vorliegende Beitrag verfolgt das Ziel, in einem ersten Schritt zunächst die beiden unterschiedlichen Formen des Framings im Kontext der Gesundheitskommunikation zu beleuchten. Im weiteren Verlauf des Beitrages wird der Fokus dann auf den Effekten von Betonungs-Frames liegen, einem Bereich, welchem im Unterschied zu Äquivalenz-Framing in der Gesundheitskommunikation bisher deutlich weniger Aufmerksamkeit gewidmet wurde. Zentrale Studien zu den Wirkungen von Betonungs-Frames werden vorgestellt und diskutiert. Der Beitrag schließt mit einer kritischen Zusammenfassung und einem Ausblick.

2 Äquivalenz-Framing: Theoretische Annahmen und Wirkweisen

Wie eingangs bereits in einem ersten Schritt dargelegt, geht es bei Äquivalenz-Frames um die unterschiedliche Darstellung eines Sachverhaltes durch zwei logisch äquivalente, d. h. inhaltlich gleiche Frames. Im Bereich der Gesundheitskommunikation liegt der Fokus auf der Analyse von sogenannten Gewinn- (gain) bzw. Verlustframes (loss-frames) (Meyerowitz und Chaiken 1987; Gallagher und Updegraff 2012; vgl. auch den Beitrag von Wagner, Kap. ▶ „Gewinn- und Verlustframing in der Gesundheitskommunikation" in diesem Band). Diese Gewinn- bzw. Verlustframes sind den Äquivalenz-Frames zuzuordnen und sind insbesondere in Zusammenhang mit Gesundheitskampagnen erforscht worden. Als zentrale Forschungsfrage wird in diesem Forschungsbereich untersucht, wann und unter welchen Umständen die Verwendung von Gewinn- bzw. Verlustframes vorteilhaft für die persuasive Wirkung einer Botschaft ist (z. B. im Rahmen einer Gesundheitskampagne). Genauer gesagt wird untersucht, ob Botschaften persuasiver wirken, wenn auf bestimmte gesundheitliche Vorteile eines Verhaltens eingegangen wird (Gewinnframe, zum Beispiel das aktive Ausüben eines Verhaltens) oder ob die gewünschten Ziele einer Gesundheitskampagne eher erreicht werden, wenn auf bestimmte gesundheitliche Nachteile eines Verhaltens eingegangen wird (Verlustframe), zum Beispiel das „Nicht-Ausüben" eines Verhaltens. Gewinn- und Verlustframes können beispielhaft in Zusammenhang mit dem Thema „Sonnenschutz" verdeutlicht werden. Eine Botschaft mit einem Gewinnframe könnte demnach lauten: „Die Nutzung von Sonnencreme kann dazu beitragen, Hautkrebs zu vermeiden". Eine Botschaft mit einem Verlustframe könnte dagegen wie folgt formuliert sein: „Die Nichtnutzung von Sonnencreme kann zu Hautkrebs führen". Eine Fülle an empirischen Daten zeigt, dass unterschiedliche Rahmungen von Gesundheitskampagnen zu ganz unterschiedlichen Wirkungen führen können (Gallagher und Updegraff 2012; O'Keefe und Jensen 2006, 2007, 2009), obwohl inhaltlich streng genommen die identischen Informationen vermittelt werden (Joghurt besteht zu 10 Prozent aus Fett oder ist zu 90 Prozent fettfrei).

In der durch sie begründeten *Prospect Theory* gingen Kahneman und Tversky (1979, siehe auch Tversky und Kahneman 1981) der Frage nach, welchen Einfluss Gewinn- bzw. Verlustframes auf Entscheidungsprozesse von Personen in Risikosituationen haben.

Ihre Ergebnisse zeigten zum Teil erhebliche Unterschiede zwischen Gewinn- und Verlustframes. Betonte ein Kommunikat mögliche Verluste, tendierten Personen häufiger dazu, risikobehaftete Entscheidungen zu treffen, um mögliche Verluste zu vermeiden. Betonte die Botschaft dagegen mögliche Zugewinne, waren die Personen in einem geringeren Maße bereit, sich in einer risikoreichen Weise zu verhalten, um entsprechende Gewinne zu sichern (Tversky und Kahneman 1981).

3 Gewinn- und Verlustframing in der Gesundheitskommunikation

Rothman und Salovey (1997) nahmen diese Erkenntnisse als Grundlage dafür, gesundheitsrelevante Verhaltensformen im Kontext der Gesundheitskommunikation zu erforschen. Ihr Modell unterscheidet grundsätzlich zwei verschiedene Verhaltensformen: eher risikoarme präventive Verhaltensformen (z. B. Sporttreiben, um Übergewicht vorzubeugen) und eher risikoreiche feststellenden Verhaltensformen (Früherkennungsuntersuchung zur Entdeckung einer ernsthaften Krankheit). Das Modell von Rothman und Salovey (1997) legt somit theoretisch nahe, dass Botschaften, die mit einem Gewinnframe versehen sind, überzeugender in Zusammenhang mit präventiven Verhaltensbotschaften sein sollten. Im Gegensatz dazu sollten Botschaften, welche mit einem Verlustframe kommuniziert werden, eine höhere Überzeugungskraft haben, wenn es um (tatsächliche) Verhaltensweisen geht, die sich mit der (Früh-)Erkennung von Krankheiten beschäftigen.

Insgesamt liegt eine Fülle an Einzelergebnissen zu den Effekten von Gewinn- und Verlustframes in der Gesundheitskommunikation vor. In den vergangenen Jahren sind, basierend auf diesen Einzelergebnissen, verschiedene Meta-Analysen durchgeführt worden, welche die Wirksamkeit von Gewinn- und Verlustframes übergeordnet untersucht haben. O'Keefe und Jensen untersuchten beispielsweise, welchen Einfluss Botschaften mit Gewinn- bzw. Verlustframes auf *präventive* (2007) sowie *feststellende* Verhaltensformen (2009) bei Einzelpersonen hatten. Es zeigte sich ein bedeutsamer, aber schwacher Effekt (insbesondere hervorgerufen durch Studien zu dem Thema Zahnhygiene), der verdeutlicht, dass Botschaften, die mit einem Gewinnframe kommuniziert werden überzeugender wirken, als Botschaften mit einem Verlustframe. O'Keefe und Jensen (2009) untersuchten metaanalytisch außerdem, inwieweit sich Gewinn- bzw. Verlustframes auf Verhaltensweisen bezüglich der (Früh-)Erkennung von Krankheiten auswirken. Sie zeigten, dass Botschaften, die mit einem Verlustframe versehen waren, eine höhere Persuasionskraft hatten als Gewinnframes. Die Effekte waren eher schwach und verschwanden gänzlich, wenn Studien zur Früherkennung von Brustkrebs herausgerechnet wurden.

Gallagher und Updegraff (2012) unterschieden explizit zwischen Verhaltensintention (z. B. die Absicht sich mehr zu bewegen) und tatsächlichem Verhalten (z. B. die tatsächlich via App aufgezeichnete Bewegungsdauer). Ihre Ergebnisse zeigten, dass Gewinnframes – wie von Rothman und Salovey (1997) angenommen – eine signifikant höhere Wirksamkeit hinsichtlich präventiver Verhaltensformen zeigten als Verlustframes, wenn Verhalten als tatsächliches (beobachtetes) Verhalten operationalisiert wurde.

Zusammenfassend kann somit übergeordnet festgehalten werden, dass sich bei Äquivalenzframes leichte Vorteile von Gewinn- gegenüber Verlustframes hinsichtlich der Einstellung und den Verhaltensabsichten von Personen im Kontext von präventiven Gesundheitsbotschaften ergeben. Hinsichtlich der (Früh-)Erkennung von Krankheiten zeigt sich außerdem, dass Botschaften, die mit einem Verlustframe versehen sind, eine höhere Persuasionskraft haben können als Gewinnframes. Zudem erscheint es bedeutsam zu sein, explizit zwischen Verhaltensintentionen und tatsächlichem Verhalten zu unterscheiden, wie die Ergebnisse von Gallagher und Updegraff (2012) weitergehend zeigen.

4 Betonungs-Framing: Theoretische Annahmen und Wirkweisen

Wie oben aufgezeigt beschäftigt sich die stark psychologisch geprägte Forschung zu Äquivalenz-Frames mit logisch äquivalenten, jedoch kommunikativ unterschiedlich aufbereiteten Darstellungen eines Themas. Im Unterschied hierzu liegt in der Kommunikationswissenschaft ein anderes Begriffsverständnis von Framing vor (Entman 1993; Matthes 2010, 2014). Die Rahmung von Botschaften wird hier als eine Form der Betonung verstanden. „Betonungs-Frames bezeichnen die unterschiedliche Darstellung eines Themas durch die Betonung unterschiedlicher Sachverhalte und Fakten" (Matthes 2014, S. 27). Entman (1993) definiert Framing in einem viel beachteten Aufsatz wie folgt:

> „*To frame is to select some aspects of a perceived reality and make them more salient in a communicating text, in such a way as to promote a particular problem definition, causal interpretation, moral evaluation, and/or treatment recommendation for the item described*" (Entman 1993, S. 52).

Es geht also um das Sichtbarmachen von verschiedenen Perspektiven zu einem Thema, wobei je nach Frame vollkommen unterschiedliche Argumente in den Vordergrund gerückt und andere ignoriert werden (von Sikorski und Schierl 2012). Daher lassen sich die Befunde zum Äquivalenz-Framing nicht auf das Betonungs-Framing übertragen. Dies verdeutlicht die Kritik am Framing-Ansatz, dass der Begriff sehr breit und in verschiedene theoretische Richtungen auslegbar ist (Matthes 2012). Nicht nur ist der Wirkungsinhalt beim Betonungs-Framing ein anderer, sondern, wie wir zeigen werden, auch der Wirkungsmechanismus. Das Betonungs-Framing ist eher an der Wirkungsweise des Journalismus angelegt. Hier geht es nicht um die verschiedenartige Präsentation der exakt gleichen Fakten, sondern um einen strategischen Blickwinkel auf ein Thema (Matthes 2007, 2012), der öffentlich ausgehandelt und umkämpft wird.

Übertragen auf den Kontext der Gesundheitskommunikation geht es bei Betonungs-Frames somit um die Frage, welche Aspekte eines gesundheitsrelevanten Themas zum Beispiel in einer Kampagne hervorgehoben und betont werden, und auf welche Aspekte nicht eingegangen wird. Ein gutes Beispiel liefert die Berichterstattung über das Thema Menschen mit Übergewicht. Untersuchungen zeigen in diesem Zusammenhang, dass Massenmedien regelmäßig in ganz unterschiedlicher Weise auf Verantwortlichkeiten fokussieren, und hervorheben, warum Menschen in westlichen Gesellschaften zunehmend übergewichtig sind (z. B. Kim und Willis 2007). Einerseits können Nachrichten mit einem Frame versehen werden, der Personen selbst dafür verantwortlich macht, dass sie übergewichtig sind (z. B. Essverhalten mit zu hoher Kalorienzufuhr). Alternativ kann ein Frame jedoch auch die Verantwortung der Nahrungsmittelindustrie und deren Produktion von hochkalorischen Lebensmitteln sowie das Marketing für solche Produkte hervorheben. Untersuchungen in den USA (z. B. Kim und Willis 2007) zeigen in diesem Kontext beispielsweise, dass Massenmedien häufiger Frames verwenden, die individuelle Gründe dafür nennen, das Personen übergewichtig sind, auch wenn sich zuletzt Rückgänge bezüglich dieser Darstellungen zeigen lassen (Kim und Willis 2007). Eine solche mediale Aufbereitung des Themas Übergewicht kann wiederum dazu führen, dass spezifische Frames Auswirkungen darauf haben, wie Personen ein Thema verstehen. Basierend auf diesen Erkenntnissen stellt sich somit die Frage, wie Personen, die bestimmten Betonungs-Frames in der Berichterstattung ausgesetzt sind, durch diese medialen Darstellungen beeinflusst werden?

Price und Tewksbury (1997) sowie Scheufele und Tewksbury (2007) haben aufgezeigt, dass es sich bei Framing-Effekten um sogenannte Anwendbarkeitseffekte handelt (applicability effects). Dies bedeutet, dass Personen nach der Rezeption einer medialen Botschaft davon ausgehen, dass zwischen zwei verschiedenen Konzepten eine Verbindung besteht. Beispielsweise kann eine Nachricht einen Zusammenhang zwischen dem Thema Ernährung und der Wahrscheinlichkeit, an Krebs zu erkranken, herstellen. Ein Nachrichtentext könnte demnach beispielsweise nahelegen, dass Erwägungen über eine gesunde bzw. ungesunde Ernährung davon abhängen, ob man mit seinem Ernährungsverhalten sein eigenes Krebsrisiko eher erhöhen bzw. verringern möchte. Demnach legt eine solche Nachricht nahe, dass Erwägungen über das eigene Krebsrisiko in Zusammenhang mit dem Thema Ernährung stehen, die Krankheit Krebs also auf das Thema Ernährung anwendbar ist. Ein Journalist könnte jedoch alternativ das identische Thema „Ernährung" mit einem anderen Betonungs-Frame versehen, zum Beispiel dem Konzept „Übergewicht". Dem Anwendbarkeitseffekt zufolge würden Personen dann das Thema Übergewicht eher auf das Konzept (gesunde) Ernährung anwenden.

Betonungs-Framing in der Gesundheitskommunikation: Zentrale Befunde Wie eingangs bereits erwähnt, liegt eine große Anzahl an Studien zu den Wirkungen von Gewinn- bzw. Verlustframes in der Gesundheitskommunikation vor. Erheblich seltener, und weniger systematisch, wurde dagegen untersucht, wie sich bestimmte Betonungs-Frames in der Gesundheitskommunikation auswirken. Basierend auf den vier wesentlichen Aspekten der Framing-Definition von Entman (1993), werden in dem folgenden Abschnitt daher zentrale Studien, die sich mit unterschiedlichen Betonungs-Frames und deren Auswirkungen im Kontext der Gesundheitskommunikation beschäftigt haben, in einer systematischen Weise vorgestellt.

Problemdefinition: In dem ersten Teil von Entmans Framing-Definition „to promote a particular problem definition" (Entman 1993, S. 52) geht es um die Frage, wie ein Gesundheitsthema bzw. Problem in Abhängigkeit von einem spezifischen Frame definiert wird. Verschiedene Forscher sind im Kontext der Gesundheitskommunikation der Frage nachgegangen, wie Personen abhängig von einem spezifischen Framing bestimmte Gesundheitsthemen verstehen, welche Aspekte bezüglich eines Themas besonders relevant sind und welche Akteure eine Rolle spielen. Beispielsweise gingen Barry et al. (2013) der Frage nach, wie sich unterschiedliche in der Berichterstattung vorzufindende Betonungs-Frames, auf das Verständnis des Themas Übergewicht bei Kindern auswirken. Die Studienergebnisse zeigten, dass ein Betonungs-Frame, der neben allgemeinen Ausführungen zum Thema ein individuelles Kind als Beispielperson darstellte (z. B. „Im Alter von 11 Jahren wiegt Nathan Oster bereits 80 Kilogramm"), dazu führte, dass Rezipienten das Thema Übergewicht als ein individuelles Problem von Einzelpersonen wahrnahmen. Enthielt der Artikel dagegen keinen Frame, der ein Kind als Beispielperson thematisierte, sondern das Thema Übergewicht bei Kindern in allgemeiner Weise darstellte, nahmen Personen das Problem Übergewicht weniger als ein individuelles Problem von Einzelpersonen wahr. Die Studie von Barry et al. (2013) zeigt somit beispielhaft, dass Betonungs-Frames systematisch dazu beitragen, wie Personen ein spezifisches Gesundheitsthema verstehen bzw. in diesem Fall das „Problem Übergewicht" für sich definieren.

Ursachenzuschreibung: In dem zweiten Teil von Entmans Framing-Definition „causal interpretation" (Entman 1993, S. 52) geht es um die Frage, wie Betonungs-Frames spezifische Ursachenzuschreibungen bei Rezipienten von medialen Gesundheitsinformationen beeinflussen. Studien haben in diesem Kontext untersucht, wie sich Betonungs-Frames auf die kausale Attribution auswirken und beispielsweise getestet, ob eher ein bestimmter Akteur selbst oder bestimmte (situative) Umweltfaktoren für eine Erkrankung verantwortlich gemacht werden.

Riles et al. (2015) untersuchten solche frameabhängigen Verantwortungs-Attributionen in Zusammenhang mit der Krankheit Krebs. Ihre Untersuchung lag die Prämisse zugrunde, dass Rezipienten regelmäßig spezifische Attributionen hinsichtlich der Verantwortlichkeit bei Krebserkrankungen vornehmen. Einerseits kann eine betroffene Person selbst verantwortlich gemacht werden, da der jeweils selbst gewählte Lebensstil sowie die in Kauf genommenen Risikofaktoren die Krankheit (vermeintlich) begünstigt haben. Andererseits spielen spezifische externe Umweltfaktoren bei solchen Attributionsprozessen eine wichtige Rolle (Smith 2007). In ihrer experimentellen Studie setzten Riles et al. (2015) Probanden verschiedenen Nachrichtenartikeln mit unterschiedlichen Frames zum Thema Krebs aus (Hautkrebs, Lungenkrebs). Die Artikel waren in ihrer Grundstruktur jeweils identisch, der spezifische Betonungs-Frame wurde jedoch manipuliert. Eine Teilnehmergruppe erhielt die Nachrichten mit einem „Lebensstil-Krebs-Frame", der betonte, dass die jeweilige Krebserkrankung, welche eine dargestellte Person hatte, auf ihre eigenen, kontrollierbaren Entscheidungen und Handlungen zurückzuführen sei. Ein Artikel über Hautkrebs betonte beispielsweise, dass die dargestellte Person sehr naturverbunden sei, sich viel draußen unter freiem Himmel aufhält, es jedoch unangenehm findet, Sonnencreme aufzutragen. Ein zweiter Frame, der „Umweltfaktoren-Frame", betonte dagegen beispielsweise, dass der Beruf der dargestellten Person

(Angestellte in einer Bar) dazu führe, dass sie regelmäßig dem Zigarettenrauch der Barbesucher ausgesetzt sei (Passivrauchen). Ein dritter Frame, der „medizinische Frame", betonte hingegen, dass die dargestellte Person aufgrund einer genetischen Prädisposition an Krebs erkrankt sei. Die Ergebnisse der Studie zeigten unter anderem, dass Personen, die dem Lebensstil-Frame ausgesetzt waren, im Unterschied zu dem „Umwelt-Faktoren-Frame" signifikant häufiger die erkrankte Person selbst verantwortlich machten. Die in dem Nachrichtenartikel dargestellte Person wurde dann am wenigsten verantwortlich gemacht, wenn der Artikel mit dem medizinischen Frame versehen war. Ähnliche Ergebnisse findet Major (2009) in ihrer Studie zu den Themen Krebs und Übergewicht.

Bewertung: In dem dritten Teil von Entmans Framing-Definition „moral evaluation" (Entman 1993, S. 52) geht es um die Frage, wie Betonungs-Frames Beurteilungsprozesse bei Rezipienten beeinflussen. In ihrer klassischen Studie zeigten Sniderman et al. (1991) beispielsweise, wie sich Betonungs-Frames auf die Beurteilung der Krankheit AIDS und die mit ihr verbundenen Aspekten auswirken. Sie zeigten, dass eine Mehrheit der Öffentlichkeit die Rechte einer an AIDS erkrankten Person unterstützte, wenn ein Betonungs-Frame bürgerliche Freiheiten in den USA hervorhob. Wenn das Thema AIDS jedoch im Kontext „öffentliche Gesundheit" gerahmt wurde, unterstützen die Befragten häufiger verpflichtende AIDS-Tests. Der jeweilige Frame machte somit unterschiedliche Aspekte auf die Krankheit AIDS anwendbarer und beeinflusste entsprechende Beurteilungen bei den Befragten.

Coleman et al. (2011) verglichen in ihrer Studie weitergehend die Wirkung von episodischen und thematischen Nachrichtenframes. Episodische Frames verdeutlichen ein Thema anhand von individuellen Personen und Beispielen. Thematische Frames fokussieren dagegen allgemeiner auf bestimmte Risikofaktoren und Präventionsstrategie ohne dabei auf individuelle Beispiele einzugehen (Iyengar 1991). Die Ergebnisse von Coleman et al. (2011) zeigten, dass Nachrichten, welche mit einem thematischen Frame (public health frame) versehen waren, dazu führten, dass Personen in ihren Beurteilungsprozessen beeinflusst wurden und beispielsweise selbst stärker dazu tendierten, ihr gesundheitsrelevantes Verhalten zu überdenken bzw. anzupassen. Zudem zeigten sich signifikante Beurteilungseffekte in der bereits oben erwähnten Studie von Riles et al. (2015). Diese waren insbesondere dann negativ, wenn ein Betonungs-Frame die Eigenverantwortlichkeit in Zusammenhang mit dem Thema Krebs hervorhob.

Lösungszuschreibung und Handlungsaufforderung: In dem vierten Teil von Entmans Framing-Definition „treatment-recommendation" (Entman 1993, S. 52) geht es um die Frage, wie Betonungs-Frames bei Mediennutzern die Forderung nach spezifischen Lösungsansätzen, Handlungen sowie nach bestimmten Maßnahmen beeinflussen. Wie eingangs dargelegt können Betonungs-Frames systematisch dazu beitragen, das gesundheitsrelevante Informationen in ganz unterschiedlicher Weise verstanden werden. Wie Barry et al. (2013) zeigten, führt eine individualisierte Darstellung (Thematisierung einer Beispielperson mit Übergewicht) im Unterschied zu einem allgemeinen Frame, ohne eine solche Individualisierung, dazu, dass Rezipienten das Thema Übergewicht stärker als ein individuelles Problem von Einzelpersonen wahrnahmen. Darüber hinaus zeigten die Ergebnisse aber auch, dass nicht nur das Themenverständnis der Rezipienten beeinflusst wurde, sondern in der Folge auch spezifische Maßnahmenforderungen der Probanden. Demnach stimmten Personen, die einem individualisierten Betonungs-Frame ausgesetzt waren, seltener politischen Gesundheitsmaßnahmen zu, wie zum Beispiel der Reduzierung von ungesunden Lebensmitteln an Schulen in den USA. Im Gegensatz dazu forderten Personen, die einem nicht-individualisierten Framing ausgesetzt wurden, deutlich häufiger entsprechende politische Gesundheitsmaßnahmen. Ähnliche Ergebnisse zeigten sich in Zusammenhang mit der Studie von Coleman et al. (2011). Personen, die in dieser Studie einem allgemeinen thematischen Framing ausgesetzt wurden (versus episodisches Framing), forderten eher Änderungen bei verschiedenen Gesundheitsmaßnahmen, beispielsweise Maßnahmen zur Vergünstigung der Krankenversicherung. Zudem zeigte eine Studie von Webb et al. (2010), dass Betonungs-Frames, die sich gezielt an bestimmte Personengruppen richten (z. B. Afroamerikaner in den USA), im Vergleich zu einer Bedingung, die keine kulturspezifischen Handlungsaufforderungen (mit dem Rauchen aufzuhören) enthielt, zu signifikant erhöhten Intentionen bei Afroamerikanern führte, mit dem Rauchen aufzuhören. Somit können auch zielgruppenspezifische Informationen, die in einem Frame hervorgehoben werden, als bedeutsame und einflussreiche Framingelemente bezeichnet werden.

5 Fazit

Medienvermittelte Botschaften können in einer effektiven und effizienten Weise gesundheitsrelevante Sicht- und Verhaltensweisen von Menschen beeinflussen (Cotten und Gupta 2004; Gallagher und Updegraff 2012; Noar 2006; O'Keefe und Jensen 2007). Mediale Informationen können somit dazu beitragen, dass Menschen besser über bestimmte Gesundheitsrisiken aufgeklärt werden und dass gesundheitsförderliche Verhaltensweisen in der Bevölkerung eine stärkere Verbreitung erfahren. In den vergangenen Dekaden haben sich Forscher hierbei mit der Frage beschäftigt, inwiefern das spezifische Framing von Gesundheitsinformationen einen Einfluss auf Einstellungen und Verhaltensweisen ausübt.

In der Literatur zu Framingeffekten in der Gesundheitskommunikation werden grundlegend zwei unterschiedliche Formen des Framings voneinander unterschieden: Gewinn- und Verlustframes (Äquivalenz-Framing) sowie verschiedene Formen des Betonungs-Framings (emphasis framing). Die Ergebnisse verschiedener Meta-Analysen zeigen insgesamt leichte Vorteile von Gewinn- gegenüber Verlustframes bezüglich der Einstellung und den Verhaltensabsichten von Personen im Kontext von präventiven Gesundheitsbotschaften (vgl. hierzu auch den Beitrag von Wagner, Kap. ▶ „Gewinn- und Verlustframing in der Gesundheitskommunikation" in diesem Band). Zukünftige Studien sollten weitergehend abklären, welche Mechanismen diese positiven Gewinnframe-Effekte im Kontext präventiver Verhaltensformen erzeugen. Offensichtlich stellen spezifische Einstellungen und Verhaltensabsichten keine zufriedenstellende Erklärung für das Zustandekommen der gefundenen Verhaltenseffekte dar. Die Ergebnisse in diesem Bereich sprechen zudem dafür, gezielt zwischen Verhaltensintentionen und tatsächlichem Verhalten zu unterscheiden, da diese beiden Formen des Verhaltens (Verhaltensabsicht versus tatsächlich ausgeführtes Verhalten) einen Einfluss auf das Zustandekommen von Framingeffekten haben (Gallagher und Updegraff 2012). Weitergehend ist bisher unklar geblieben, warum spezifische Effekte bei manchen Themen relativ eindeutig nachweisbar sind (Zahnhygiene, Früherkennung von Brustkrebs), entsprechende Effekte in Kombination mit anderen Themen dagegen ausbleiben.

Die bisherige Forschung zu den Effekten von Betonungs-Frames hat deutlich weniger Einzelstudien hervorgebracht und weist eine stärkere theoretische Unschärfe auf. Analog zu der Kritik an der Framing-Forschung insgesamt (Matthes 2012, 2014) zeigt auch die Forschung zu Betonungs-Frames in der Gesundheitskommunikation eine gewisse konzeptionelle Offenheit hinsichtlich des Framing-Begriffes sowie eine Verwendung einer Vielzahl an themenspezifischen Einzelframes. Hierdurch ist die Generalisierbarkeit von Framing-Effekten insgesamt eingeschränkt. Das Framing-Konzept ist zwar potenziell ein Ansatz, der verschiedene theoretische Perspektiven miteinander verbinden kann. Jedoch wird Framing in der Praxis so breit und teilweise auch widersprüchlich ausgelegt, dass die verschiedenen Framing-Begrifflichkeiten nicht mehr vereinbar sind (Matthes 2012). Der wissenschaftliche Gehalt des Framing-Begriffes gilt daher trotz seiner Eingängigkeit als nicht gesichert.

In Zukunft sollten Forscher dem Aufruf von Cacciatore et al. (2016) auch in der Gesundheitskommunikation stärker folgen und das Begriffsverständnis von Betonungs-Frame stärker eingrenzen, um hierdurch der konzeptionellen Offenheit des Begriffes zu begegnen. Beispielsweise sollte im Bereich des Betonungs-Framings stärker versucht werden, Bedingungen zu schaffen, die stärker mit jenen im Bereich des Äquivalenz-Framings vergleichbar sind. Dies kann beispielsweise im Kontext des visuellen Framings von Gesundheitsbotschaften, die bisher nur wenig erforscht wurden, verdeutlicht werden. Durch die gezielte Manipulation spezifischer Bildelemente innerhalb eines Einzelbildes kann beispielsweise ein jeweiliger visueller Frame eines Nachrichtenartikels verändert werden, ohne Betrachter gänzlich unterschiedlichen Informationen auszusetzen. Eine solche verbesserte Vergleichbarkeit unterschiedliche Frames sollte auch auf textlicher Ebene hergestellt werden (vgl. von Sikorski und Knoll 2019).

Zudem sollten zukünftige Studien versuchen, die Bereiche Äquivalenz-Framing und Betonungs-Framing generell stärker zusammenzuführen, was keineswegs eine Selbstverständlichkeit darstellt. Erste Versuche wurden hier von Major (2009) unternommen, die experimentell Gewinn- und Verlustframes mit unterschiedlichen Betonungs-Frames kombiniert hat. Zudem ist bisher nur rudimentär untersucht worden, wie Kinder und Jugendliche auf gerahmte Gesundheitsinformationen reagieren (Lwin et al. 2016). Haben bestimmte Betonungs-Frames hier dieselben Effekte wie bei Erwachsenen? Zukünftige Untersuchungen sollten dies abklären. Die zukünftige Forschung sollte zudem stärker die emotionalen Reaktionen von Rezipienten berücksichtigen, da bestimmte Betonungs-Frames bei Personen zu unterschiedlichen Emotionen führen können. Bestimmte Emotionen können dann wiederum einen Einfluss auf gesundheitsrelevante Verhaltensweisen haben (Kim und Niederdeppe 2014).

Nicht zuletzt sollten zukünftige Forschungsvorhaben noch stärker den Aspekt der zielgruppenspezifischen Kommunikation in den Blick fassen (Rimer und Kreuter 2006). Durch die veränderten kommunikativen Bedingungen, das Internet sowie soziale Medien können bestimmte gesellschaftliche Subgruppen (z. B. spezifische kulturelle Gruppen) gezielt durch gerahmte Kommunikate angesprochen werden. Ergebnisse in diesem Bereich zeigen (Webb et al. 2010), dass Betonungs-Frames, die einen solchen Grad der zielgruppenspezifischen Personalisierung aufweisen, eher zu gesellschaftlich erwünschten Verhaltensweisen führen. Hierdurch entwickeln sich hinsichtlich der Effekte von Betonungs-Frames ganz neue Forschungsmöglichkeiten. Zukünftige Studien sollten solche „maßgeschneiderten" Frames in der Gesundheitskommunikation in systematischer Weise untersuchen.

Literatur

Barry, C. L., Brescoll, V. L., & Gollust, S. E. (2013). Framing childhood obesity: How individualizing the problem affects public support for prevention. *Political Psychology, 34*(3), 327–349. https://doi.org/10.1111/pops.12018.

Cacciatore, M. A., Scheufele, D. A., & Iyengar, S. (2016). The end of framing as we know it...and the future of media effects. *Mass Communication and Society, 19*(1), 7–23. https://doi.org/10.1080/15205436.2015.1068811.

Coleman, R., Thorson, E., & Wilkins, L. (2011). Testing the effect of framing and sourcing in health news stories. *Journal of Health Communication, 16*(9), 941–954. https://doi.org/10.1080/10810730.2011.561918.

Cotten, S. R., & Gupta, S. S. (2004). Characteristics of online and offline health information seekers and factors that discriminate between them. *Social Science & Medicine, 59*(9), 1795–1806. https://doi.org/10.1016/j.socscimed.2004.02.020.

Edwards, A., Elwyn, G., Covey, J., Matthews, E., & Pill, R. (2001). Presenting risk information – A review of the effects of „framing" and other manipulations on patient outcomes. *Journal of Health Communication, 6*(1), 61–82. https://doi.org/10.1080/10810730150501413.

Entman, R. M. (1993). Framing: Towards clarification of a fractured paradigm. *Journal of Communication, 43*(4), 51–58. https://doi.org/10.1111/j.1460-2466.1993.tb01304.x.

Gallagher, K. M., & Updegraff, J. A. (2012). Health message framing effects on attitudes, intentions, and behavior: A meta-analytic review. *Annals of Behavioral Medicine, 43*, 101–106. https://doi.org/10.1007/s12160-011-9308-7.

Haack, G., von Sikorski, C., Hänelt, M., & Schierl, T. (2018). Onlineinformationen zur Förderung einer informierten Entscheidung über die Teilnahme an einer Darmkrebsfrüherkennung. Evaluation und Rezeptionsanalyse eines Themenmoduls auf dem Frauen- und Männergesundheitsportal der Bundeszentrale für gesundheitliche Aufklärung (BZgA). *Bundesgesundheitsblatt.* https://doi.org/10.1007/s00103-018-2841-9.

Iyengar, S. (1991). *Is anyone responsible? How television frames political issues.* Chicago: University of Chicago Press.

Kahneman, D., & Tversky, A. (1979). Prospect theory: An analysis of decision under risk. *Econometrica, 47*(2), 263–291.

Kim S. J., & Niederdeppe, J. (2014). Emotional expressions in antismoking television advertisements: consequences of anger and sadness framing on pathways to persuasion. *Journal of Health Communication, 19*(6), 692–709. https://doi.org/10.1080/10810730.2013.837550

Kim, S.-H., & Willis, L. A. (2007). Talking about obesity: News framing of who is responsible for causing and fixing the problem. *Journal of Health Communication, 12*(4), 359–376. https://doi.org/10.1080/10810730701326051.

Lwin, M. O., Ho, S. S., Younbo, J., Leng, T. Y., Wardoyo, R. J., & Jung, K. H. (2016). Effects of exergaming and message framing in school environments on physical activity attitudes and intentions of children and adolescents. *Journal of Health Communication, 21*(9), 969–978. https://doi.org/10.1080/10810730.2016.1153759.

Major, L. H. (2009). Break it to me harshly: The effects of intersecting news frames in lung cancer and obesity coverage. *Journal of Health Communication, 14*(2), 174–188. https://doi.org/10.1080/10810730802659939.

Matthes, J. (2007). *Framing-Effekte. Zum Einfluss der Politikberichterstattung auf die Einstellungen der Rezipienten*. Munich: Fischer.

Matthes, J. (2010). Frames in political communication: Toward clarification of a research program. In S. Allan (Hrsg.), *Rethinking communication: Keywords in communication research* (S. 123–136). Cresskill: Hampton Press.

Matthes, J. (2012). Framing politics: An integrative approach. *American Behavioral Scientist, 56*(3), 247–259. https://doi.org/10.1177/0002764211426324.

Matthes, J. (2014). *Framing*. Baden-Baden: Nomos.

Meyerowitz, B. E., & Chaiken, S. (1987). The effect of message framing on breast self-examination attitudes, intentions, and behavior. *Journal of Personality and Social Psychology, 52*(3), 500–510. https://doi.org/10.1037/0022-3514.52.3.500.

Mokdad, A. H., Marks, J. S., Stroup, D. F., & Gerberding, J. L. (2004). Actual causes of death in the United States, 2000. *Journal of the American Medical Association, 291*(10), 1238–1245. https://doi.org/10.1001/jama.291.10.1238.

Noar, S. M. (2006). A 10-year retrospective of research in health mass media campaigns: Where do we go from here? *Journal of Health Communication, 11*(1), 21–42. https://doi.org/10.1080/10810730500461059.

O'Keefe, D. J., & Jensen, J. D. (2006). The advantages of compliance or the disadvantages of noncompliance? A meta-analytic review of the relative persuasive effectiveness of gain-framed and loss-framed messages. *Communication Yearbook, 30*, 1–43. https://doi.org/10.1207/s15567419cy3001_1.

O'Keefe, D. J., & Jensen, J. D. (2007). The relative persuasiveness of gain-framed and loss-framed messages for encountering disease prevention behaviors: A meta-analytic review. *Journal of Health Communication, 12*(7), 623–644. https://doi.org/10.1080/10810730701615198.

O'Keefe, D. J., & Jensen, J. D. (2009). The relative persuasiveness of gain-framed and loss-framed messages for encountering disease detection behaviors: A meta-analytic review. *Journal of Communication, 59*(7), 296–316. https://doi.org/10.1111/j.1460-2466.2009.01417.x.

Price, V., & Tewksbury, D. (1997). News values and public opinion: A theoretical account of media priming and framing. In G. A. Barett & F. J. Boster (Hrsg.), *Progress in communication sciences: Advances in persuasion* (Bd. 13, S. 173–212). Greenwich: Ablex.

Riles, J. M., Sanglang, A., Hurley, R. J., & Tewksbury, D. (2015). Framing cancer for online news: Implications for popular perceptions of cancer. *Journal of Communication, 65*(6), 1018–1040. https://doi.org/10.1111/jcom.12183.

Rimer, B. K., & Kreuter, M. W. (2006). Advancing tailored health communication: A persuasion and message effects perspective. *Journal of Communication, 56*(1), 184–201. https://doi.org/10.1111/j.1460-2466.2006.00289.x.

Rothman, A. J., & Salovey, P. (1997). Shaping perceptions to motivate healthy behavior: The role of message framing. *Psychological Bulletin, 121*(1), 3–19. https://doi.org/10.1037/0033-2909.121.1.3.

Scheufele, D. A., & Tewksbury, D. (2007). Framing, agenda setting, and priming: The evolution of three media effects models. *Journal of Communication, 57*(1), 9–20. https://doi.org/10.1111/j.0021-9916.2007.00326.x.

Shen, L. (2010). The effect of message frame in anti-smoking public service announcements on cognitive response and attitude toward smoking. *Health Communication, 25*(1), 11–21. https://doi.org/10.1080/10410230903473490.

Sikorski, C. von, & Knoll, J. (2019). Framing political scandals: Exploring the multimodal effects of isolation cues in scandal news coverage on candidate evaluations and voting intentions. *International Journal of Communication, 13*, 206–228.

Smith, R. A. (2007). Media depictions of health topics: Challenge and stigma formats. *Journal of Health Communication, 12*(3), 233–249. https://doi.org/10.1080/10810730701266273.

Sniderman, P., Brody, R., & Tetlock, P. (1991). *Reasoning and choice: Explorations in political psychology.* Cambridge, UK: Cambridge University Press.

Tversky, A., & Kahneman, D. (1981). The framing of decisions and the psychology of choice. *Science, 211*(4481), 453–458.

von Sikorski, C., & Schierl, T. (2012). Effects of news frames on recipients' information processing in disability sports. *Journal of Media Psychology, 24*(3), 113–123. https://doi.org/10.1027/1864-1105/a000069.

Webb, M. S., Baker, E. A., & Rodriguez de Ybarra, D. (2010). Effects of culturally specific cessation messages on theoretical antecedents of behavior among low-income African American smokers. *Psychology of Addictive Behaviors, 24*(2), 333–341. https://doi.org/10.1037/a0018700.

Die Bedeutung der sozial-kognitiven Theorie für die Gesundheitskommunikation

Christian Schemer und Svenja Schäfer

Zusammenfassung

Der Beitrag gibt einen Überblick über die Bedeutung der sozial-kognitiven Theorie für die Gesundheitskommunikation. Dabei werden insbesondere das symbolische Lernen und die Bedeutung von Selbstwirksamkeit für gesundheitsbezogene Verhaltensänderungen intensiver betrachtet. Nach einer eingehenden Thematisierung der jeweiligen Grundlagen werden ausgewählte empirische Studien aus unterschiedlichen Bereichen der Gesundheitskommunikation vorgestellt, die zeigen, inwieweit die psychosozialen Determinanten und Mechanismen der sozial-kognitiven Theorie Verhaltensänderungen bewirken können. Schließlich werden auch die Grenzen der vorgestellten Theorien und Implikationen für die Gestaltung von Kampagnen diskutiert.

Schlüsselwörter

Sozial-kognitive Theorie · Symbolisches Lernen · Selbstwirksamkeit · Bandura · Gesundheitskommunikation

1 Einleitung

Die sozial-kognitive Theorie (Bandura 1977, 1986) beschreibt Determinanten und Mechanismen, die erklären, wie aus Umweltbeobachtungen bzw. Wissen konkrete Verhaltensweisen werden. Dies geschieht innerhalb eines triadisch reziproken Determinismus, also einer bidirektionalen Interaktion aus menschlichem Verhalten, persönlichen Faktoren und Umwelteinflüssen (Bandura 1986). Im Unterschied zum

---

C. Schemer (✉) · S. Schäfer
Institut für Publizistik, Johannes Gutenberg-Universität Mainz, Mainz, Deutschland
E-Mail: schemer@uni-mainz.de; svenja.schaefer@uni-mainz.de

© Springer Fachmedien Wiesbaden GmbH, ein Teil von Springer Nature 2019
C. Rossmann, M. R. Hastall (Hrsg.), *Handbuch der Gesundheitskommunikation*,
https://doi.org/10.1007/978-3-658-10727-7_26

Behaviorismus geht sie von der Vorstellung aus, dass der Mensch aktiv handelt und zur Selbstreflexion und Selbstregulation in der Lage ist (Bandura 2001b).

In der kommunikationswissenschaftlichen Forschung und insbesondere in der Gesundheitskommunikation, die sich u. a. mit den intendierten und nicht-intendierten Wirkungen von Medien auf Verhaltensänderungen befasst, sind insbesondere zwei Aspekte der sozial-kognitiven Theorie auf besonderes Forschungsinteresse gestoßen: (1) Das *symbolische Lernen* beschreibt einen Prozess, in dem eine Weiterentwicklung menschlichen Verhaltens stellvertretend stattfindet, also durch die Beobachtung der Umwelt anstatt durch Selbsterfahrung. Da es sich bei diesen Umweltbeobachtungen auch um mediale Darstellungen (z. B. Filme, Kampagnen) handeln kann, vermittelt die Lerntheorie eine Vorstellung davon, unter welchen Umständen die Wahrnehmung von medialen Botschaften über eine Transformation in kognitive Strukturen die Ausgangslage für menschliche Verhaltensweisen sein kann. (2) In der sozial-kognitiven Theorie wird ein Modell beschrieben, welches explizit gesundheitsbezogene Verhaltensweisen in den Fokus rückt. Im Zentrum dieses Modells steht die *wahrgenommene Selbstwirksamkeit*, also die Einschätzung, ein bestimmtes Verhalten auch umsetzen zu können (Bandura 1998). Diese psychosoziale Determinante ist ein wichtiger Ausgangspunkt für Ergebniserwartungen und die Formulierung von Zielen, die schließlich die nötige Motivation für Verhaltensänderungen liefern. Für eine möglichst wirksame Gestaltung kommunikativer Botschaften, die auf eine Verhaltensänderung abzielen, ist Banduras Modell demnach ein bedeutsamer Anhaltspunkt. Nach einer theoretischen Betrachtung des symbolischen Lernens und des Modells gesundheitsbezogenen Verhaltens wird das empirische Fundament für beide Ausschnitte der sozial-kognitiven Theorie zusammengefasst, bevor im Anschluss Limitationen besprochen werden und ein Fazit das Kapitel schließt.

2 Theoretischer Hintergrund

2.1 Grundlagen der sozial-kognitiven Theorie: Symbolisches Lernen

Die sozial-kognitive Theorie geht im Unterschied zur Konditionierung davon aus, dass das lernende Individuum im Zentrum steht und weniger objektive Anreizstrukturen (z. B. Belohnung oder Bestrafung), die das Lernen begünstigen oder beeinträchtigen können. Lernen kann einerseits das Ergebnis persönlicher Handlungen und daraus resultierender Konsequenzen sein, die Individuen in Zukunft bei Erfolg erreichen oder bei negativen Erfahrungen vermeiden möchten. Weitaus häufiger basieren Lernprozesse jedoch auf Beobachtungen von Verhaltensmodellen in unserer sozialen Umwelt. Voraussetzung für Beobachtungslernen sind bestimmte Fähigkeiten (vgl. im Folgenden Bandura 2009). Erstens müssen Menschen in der Lage sein, Beobachtungen zu symbolisieren, d. h. beobachtetes Verhalten in kognitive Modelle zu übersetzen und auch Beobachtungen zu vermitteln, z. B. sprachlich oder bildlich. Zweitens müssen Menschen über eine gewisse Reflexionsfähigkeit verfügen. Sie müssen beispielsweise in der Lage sein, sich gedanklich in die Rolle von Beobachteten zu begeben und Unterschiede zu beobachteten Modellen erkennen, die einen Einfluss auf die Übernahme von Verhalten haben können. Drittens ist die Fähigkeit zur Selbstregulation notwendig, um mentale Verhaltensmodelle oder -absichten in konkretes Handeln umzusetzen. Ein wichtiger Bestandteil der theoretischen Überlegungen Banduras (2009) ist die Tatsache, dass Verhalten nicht monokausal verursacht wird. Verhalten ist das Ergebnis bestimmter Einflussgrößen, die beim Individuum verortet sind (z. B. persönliche Präferenz zum Rauchen, Persönlichkeit), aber auch abhängig von Umweltbedingungen (z. B. Erwünschtheit des Rauchens an bestimmten Orten, Peer-Normen). Zwischen Verhalten, Prädispositionen und Umwelt besteht ein Wechselwirkungsverhältnis. Beispielsweise verändern Individuen mit ihrem Verhalten möglicherweise ihre Umwelt. Die veränderte Umwelt wiederum macht dann unter Umständen eine Verhaltensanpassung erforderlich.

Als omnipräsenter Bestandteil des Alltags von Menschen wird medialen Inhalten für symbolische Lernprozesse eine hohe Bedeutung beigemessen (Bandura 2001a). Der genaue Ablauf symbolischen Lernens – ob nun real oder medial – lässt sich am Beispiel von filmischen Szenen skizzieren, wie sie beispielsweise in einer Fernsehserie vorkommen könnten: Eine Protagonistin entschließt sich mit dem Rauchen aufzuhören, widersteht einigen Situationen, die vorher Teil ihrer Rauchgewohnheiten waren und erhält schließlich eine positive Rückmeldung aus dem sozialen Umfeld, das ihren Erfolg honoriert. Durch das Beobachten dieser Handlung können nun symbolische Lernprozesse angestoßen werden, die in vier Subfunktionen unterteilt sind (Bandura 2001a; siehe Abb. 1): Aufmerksamkeitsprozesse, Prozesse kognitiver Repräsentation, Prozesse der Verhaltensproduktion und motivationale Prozesse.

Aufmerksamkeitsprozesse steuern, welche Modelllerneinflüsse wahrgenommen werden und welche Informationen den Modellen entnommen werden. Raucherinnen und Raucher im Publikum könnten den Entschluss der Protagonistin und das positive Ergebnis der Verhaltensänderung beobachten und dadurch beginnen, über die eigene Rauchgewohnheit nachzudenken. Aufmerksamkeitsprozesse sind determiniert durch die Werthaltung und die kognitiven Kapazitäten von Beobachtenden. Mit anderen Worten: Informationen, die für Wertvorstellungen von Beobachtenden relevant sind, erhalten mehr Aufmerksamkeit. Gleichzeitig ist die Aufmerksamkeit von Beobachtenden eine Funktion der Motivation (z. B. Interesse an einem Verhaltensmodell) oder der Aufnahmefähigkeit (z. B. Ablenkung durch andere Informationen). Auf Seite der modellierten Aktivitäten sind Aspekte wie die Salienz, die affektive Valenz und die Komplexität der Darstellungen ausschlaggebend (Bandura 2001a; Bonfadelli 2004). Damit sind bezogen auf die beschriebene Szene Eigenschaften der inhaltlichen Umsetzung gemeint: Ist die Entscheidung gegen das Rauchen etwa Teil der Haupthandlung und sind die Reaktionen des sozialen Umfeldes auf diese Entscheidung sehr emotional – also besonders freudig oder stolz –, werden Aufmerksamkeitsprozesse stärker in Gang gesetzt als wenn die Entscheidung gegen das Rauchen nur eine Nebenhandlung ist, auf die in der Filmszene wenig positives Feedback durch das soziale Umfeld der Protagonistin folgt.

Im nächsten Schritt werden im Zuge der *Prozesse kognitiver Repräsentation* modellierte Informationen symbolisch durch aktiv-kognitives Transformieren und

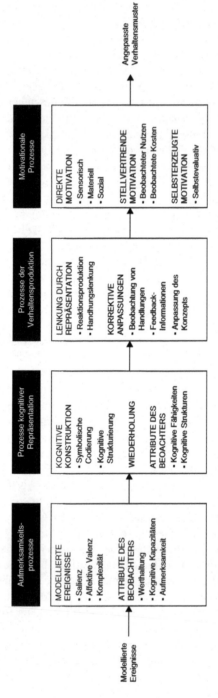

Abb. 1 Der Prozess symbolischen Modelllernens (Quelle: Eigene Darstellung in Anlehnung an Bandura 2001a, S. 273)

Neustrukturieren im Gedächtnis gespeichert. Mit dem Rauchen aufzuhören wird nach Rezeption der beschriebenen Serienhandlung bei den Zuschauern stärker mit einem positiven Ergebnis assoziiert sein und so eher als ein erstrebenswertes Verhalten abgespeichert. Dieser Vorgang des Behaltens wird maßgeblich durch wiederholtes Abrufen der symbolisch gespeicherten Information unterstützt. Die Übersetzung der symbolischen Modellierung in konkrete Handlungsabläufe kommt durch *Prozesse der Verhaltensproduktion* zustande. Dabei werden modellierte und symbolische Konzepte zueinander in Bezug gesetzt, indem Handlungen und deren Konsequenzen mit korrespondierenden kognitiven Modellen abgeglichen werden. In einem iterativen Vorgang werden sowohl Verhaltensweisen als auch die symbolische Modellierung angepasst. Bei rauchenden Serienzuschauerinnen und -zuschauern wird demnach eine Diskrepanz zwischen dem eigenen Rauchverhalten und dem erstrebenswerten Zustand des Nichtrauchens festgestellt, der eine Verhaltensänderung anstoßen kann. Beobachtetes Lernen muss jedoch nicht zwangsläufig in praktisches Verhalten umgesetzt werden, weshalb explizit zwischen dem Erwerb (learning) und dem Verhalten (performance) unterschieden wird (Maibach und Cotton 1995). Wie wahrscheinlich eine Übersetzung von Gelerntem in Verhalten ist, ist abhängig von *motivationalen Prozessen*. Hier wird zwischen (1) direkten, (2) stellvertretenden und (3) selbsterzeugten Motivationen unterschieden (Bandura 2001a). Direkte Motivationen entstehen durch positive Wirkungen des eigenen praktizierten Verhaltens. Stellvertretende Motivation entsteht, wenn Verhalten von anderen und damit verbundene positive Effekte beobachtet werden und für das Selbst relevant werden. Zu beobachten, dass die Protagonistin positives Feedback auf die Rauchabstinenz erhält, kann demnach auch die Motivation bei Beobachtenden erzeugen, das eigene Verhalten zu ändern. Diese Motivation – egal, ob direkt, stellvertretend oder selbsterzeugt – begünstigt die Umsetzung von Gelerntem in konkrete Verhaltensweisen, nimmt also Einfluss auf Prozesse der Verhaltensproduktion.

2.2 Gesundheitsbezogene Verhaltensänderung aus Sicht der sozial-kognitiven Theorie: Die Bedeutung von Selbstwirksamkeit

Dem Modell des symbolischen Lernens ist zu entnehmen, dass für Verhaltensänderung psychosoziale Faktoren ausschlaggebend sind. Sollen Verhaltensmodifikationen im Umgang mit der eigenen Gesundheit initiiert werden, ist eine grundlegende Voraussetzung zunächst das Wissen, mit welchen Konsequenzen gesundheitsschädliche Verhaltensweisen (z. B. das Rauchen) verbunden sind. Dazu gehört aber auch das Wissen darüber, wie sich Risikofaktoren reduzieren lassen, z. B. durch alternative Verhaltensweisen. Bei Wissen handelt es sich zwar um eine notwendige, aber keine hinreichende Voraussetzung für eine Verhaltensänderung (Maibach und Cotton 1995). Die praktische Adaption erfordert komplexe kognitive, soziale, verhaltensbezogene und selbstregulatorische Fähigkeiten von Personen (Bandura 1998). Ein zentraler Einflussfaktor ist dabei die wahrgenommene Selbstwirksamkeit als Mediator zwischen Wissen bzw. Fähigkeiten und Verhalten. Selbstwirksamkeit wird definiert als „people's judgment of their capabilities to organize and execute courses of action required to attain designated types of performances" (Bandura 1986, S. 391). Damit sind also die wahrgenommenen Fähigkeiten von Individuen gemeint, ein beobachtetes Verhalten letztlich in eigenes Verhalten umzusetzen (z. B. die Fähigkeiten, ein Verhaltensmodell zu beobachten, beobachtetes Verhalten in ein mentales Modell zu übersetzen oder zur Selbstregulation und Ausführung eines Verhaltens). Die Selbstwirksamkeit kann sich direkt auf gesundheitsbezogene Verhaltensänderungen auswirken. Ein solcher Effekt wurde bereits vielfach empirisch bestätigt (DiClemente et al. 1985; Maibach et al. 1991; Rimal 2000).

Eine Studie von DiClemente et al. (1985) konnte beispielsweise nachweisen, dass Rauchende, die sich in geringerem Maße zutrauen, ihr Rauchverhalten zu kontrollieren (geringe Selbstwirksamkeit), weniger Versuche unternehmen, mit dem Rauchen aufzuhören als Personen, die sich selbst mehr Kontrollvermögen zuschreiben (hohe Selbstwirksamkeit). Neben diesem direkten Einfluss kann wahrgenommene Selbstwirksamkeit darüber hinaus über *Zielsetzungen, Ergebniserwartungen* und *soziostrukturelle Faktoren* Verhalten beeinflussen (siehe Abb. 2).

Die Wahrnehmung, dass eine gesundheitsbezogene Verhaltensänderung umgesetzt werden kann, hat zunächst einen Einfluss darauf, dass diesbezüglich kurzfristige (z. B. Nichtrauchen auf einer anstehenden Veranstaltung) und langfristige Ziele (z. B. anhaltendes Nichtrauchen) formuliert werden. Ergebniserwartungen beziehen sich auf die Erwartungen, die aus der Verhaltensänderung resultieren. Diese können sich auf physische (z. B. mehr körperliche Ausdauer durch den Verzicht auf Zigaretten), soziale (z. B. Anerkennung aus dem sozialen Umfeld, nachdem mit dem Rauchen aufgehört wurde) und selbst-evaluative Komponenten (z. B. ein Gefühl von Stolz auf die eigene Person) beziehen (Maibach und Cotton 1995). Je höher die wahrgenommen Selbstwirksamkeit ist, desto positiver sind die Ergebniserwartungen bezüglich der Verhaltensänderung. Darüber hinaus besitzt Selbstwirksamkeit einen Einfluss auf die Wahrnehmung und Bewertung von hindernden und unterstützenden

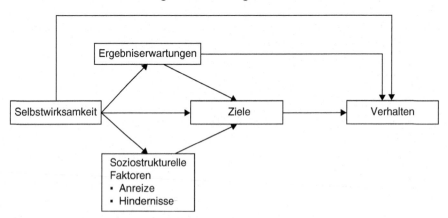

Abb. 2 Die Bedeutung von Selbstwirksamkeit für gesundheitsbezogene Verhaltensänderungen (Quelle: Eigene Darstellung in Anlehnung an Bandura 2004, S. 146)

Faktoren aus dem sozialen Umfeld. Eine hohe wahrgenommene Selbstwirksamkeit hat zum Beispiel zur Folge, dass man dem Rauchen eher widersteht, z. B. wenn Personen aus dem sozialen Umfeld eine Zigarette anbieten oder wenn das eigene Verlangen nach einer Zigarette einsetzt. Personen mit geringerer wahrgenommener Selbstwirksamkeit trauen sich diesbezüglich weniger Durchhaltevermögen zu und werden dadurch auch eher rückfällig. Demnach kann eine Verhaltensänderung durch Selbstwirksamkeit auf direktem (höhere eigene Fähigkeit zur Ausführung von gelerntem Verhalten) und/oder auf indirektem Wege (vermittelt über zu erwartende positivere Reaktion der Umwelt auf eine Verhaltensänderung) wahrscheinlicher werden.

3 Empirische Befunde zur sozial-kognitiven Theorie im Bereich Gesundheit

Mediale Darstellungen können der sozial-kognitiven Theorie zufolge gesundheitsbezogene Verhaltensänderungen motivieren. In diesem Kapitel werden exemplarisch Studien vorgestellt, die die beschriebenen Mechanismen der Lerntheorie bzw. die Bedeutung von Selbstwirksamkeit für gesundheitsbezogene Verhaltensänderungen untersucht haben. Dabei handelt es sich um Forschung aus verschiedenen Bereichen der Gesundheitskommunikation, z. B. Aidsprävention, physische Aktivität oder gesunde Ernährung.

3.1 Empirische Studien zur sozial-kognitiven Lerntheorie

Vaughan und Rogers (2000) führten eine Studie in Tansania durch, bei der eine Drama-Serie die Bevölkerung möglichst effizient über Verhütung zum Zweck der Schwangerschaftskontrolle und Krankheitsprävention aufklären sollte. Das Ziel war, eine Verhaltensänderung hinsichtlich des Einsatzes von Verhütungsmitteln zu bewirken. Inhaltlich wurden dabei in Anlehnung an die Lerntheorie sowohl riskantes als auch verantwortungsvolles Sexualverhalten und daraus resultierende negative bzw. positive Konsequenzen gezeigt. Dadurch sollten bei Personen, die bisher Verhütung eher vernachlässigten, kognitive Strukturen geschaffen werden, in denen die gezeigten Verhaltensmuster im Umgang mit Verhütung und daraus resultierende Konsequenzen repräsentiert sind. Dieses medial dargestellte Verhaltensangebot sollte Rezipientinnen und Rezipienten dazu animieren, ihr eigenes Sexualverhalten zu überdenken und zu korrigieren bzw. anzupassen (Vaughan und Rogers 2000). Die Darstellung der Verhaltenskonsequenzen sollte schließlich motivationale Prozesse beeinflussen, die für den nötigen Antrieb bei der Umsetzung des alternativen Verhaltens sorgen. Im Sinne des Modelllernens dienten die gezeigten Personen als Verhaltensmodelle, deren verantwortungsvolles (bzw. riskantes) Sexualverhalten von Rezipienten in der Testregion eher nachgeahmt (bzw. vermieden) wurde. Die Serie wurde nur in einem Teil des Landes ausgestrahlt. Es konnte nachgewiesen werden, dass dort im Vergleich zur Kontrollregion das HIV-Risiko durch ungeschützten Geschlechtsverkehr höher eingeschätzt wurde, HIV häufiger Bestandteil persönlicher Kommunikation war, die Zahl der Sexualpartner geringer ausfiel und häufiger Kondome verwendet wurden (Vaughan und Rogers 2000).

Einen ähnlichen Ansatz wählten auch Kennedy und Kollegen (2004) für den US-amerikanischen Raum. Ausgangspunkt war ebenfalls eine TV-Serie, in der HIV-Prävention Bestandteil der Handlung war. Einige Seriencharaktere handelten hinsichtlich der AIDS-Prävention verantwortungsvoll und wurden für diese Verhaltensweise belohnt, während andere Seriencharaktere mit den Folgen eines riskanten Umgangs zu kämpfen hatten. Diese Konzeption basierte auf der sozial-kognitiven Lerntheorie und es wurde erwartet, dass Zuschauer auf das Thema AIDS aufmerksam werden, Verhaltenskonsequenzen aus unterschiedlichem Umgang mit AIDS Prävention in kognitive Strukturen übersetzen und auf diese Weise Einfluss auf den persönlichen Umgang mit der Bedrohung durch AIDS genommen wird. Während der Sendung wurde eine Hotline eingeblendet, über die Zuschauer Informationen zum Thema AIDS erhalten konnten. Die Auswertung der Anrufe während und nach der Einblendung zeigte einen starken Zuwachs der eingehenden Anfragen, was als Beleg für eine Themensensibilisierung (Aufmerksamkeitsprozesse) der Zuschauer und gesteigertes Informationssuchverhalten (Prozesse der Verhaltensproduktion) gewertet wurde (Kennedy et al. 2004).

Das Lernen am Modell lässt sich jedoch nicht nur auf geplante (Gesundheits-) Kampagnen anwenden, sondern auch fiktionale Unterhaltungsformate können nicht-intendierte Impulse für Lernprozesse liefern. Hines, Saris und Throckmorton-Belzer (2000) führten ein Experiment durch, bei dem Teilnehmer entweder sechs Filmszenen sahen, in denen geraucht wurde, oder sechs Szenen des identischen Films, in denen die gleichen Schauspieler nicht rauchten. In einer Vorstudie wurde ermittelt, dass es sich dabei um Schauspieler handelte, die bei den Teilnehmern als attraktiv und beliebt galten. In Anlehnung an die sozial-kognitive Lerntheorie wurde angenommen, dass beliebte Filmcharaktere als Vorbilder dienen und zu Verhaltensmodifikationen führen könnten. Die Ergebnisse des Experiments zeigen, dass bei regelmäßig und gelegentlich rauchenden Männern das situative Bedürfnis nach einer Zigarette größer war, wenn sie Filmszenen sahen, in denen geraucht wurde. Des Weiteren zeigten sowohl Männer als auch Frauen unabhängig von persönlichen Rauchgewohnheiten eine größere Bereitschaft in Zukunft zu rauchen, wenn sie Szenen sahen, in denen geraucht wurde, als die Teilnehmer, die Ausschnitte ohne Raucher sahen. Dies wurde als eine Bestätigung dafür gesehen, dass das gesundheitsbezogene Verhalten beliebter Filmcharakter von Zuschauern im Sinne der Lerntheorie übernommen werden kann.

3.2 Empirische Befunde zum Einfluss von Selbstwirksamkeit

Weitaus häufiger als empirische Studien zum sozial-kognitiven Lernprozess finden sich Untersuchungen, die konkrete gesundheitsbezogene Verhaltensänderungen als Ergebnis der psychosozialen Faktoren Selbstwirksamkeit, Ergebniserwartungen und soziostruktureller Faktoren untersuchen. Konkrete Anwendung findet die sozial-kognitive Theorie unter anderem bei den Themen AIDS-Prävention (Jemmott et al. 1992), Rauchverhalten (Grove 1993), Gewichtsreduktion (Hertog et al. 2009) oder gesunde Ernährung (Anderson et al. 2010). In diesen Studien konnte nachgewiesen werden, dass insbesondere die wahrgenommene Selbstwirksamkeit ein bedeutsamer Prädiktor für gesundheitsbezogene Verhaltensänderungen ist. Anderson et al. (2010) untersuchten, ob in der sozial-kognitiven Theorie beschriebene Faktoren Mediatoren zwischen der Nutzung eines internetbasierten Assistenzprogramms und Ernährungsverhalten bzw. physischer Aktivität darstellen. Das Assistenzprogramm wurde so konzipiert, dass durch unterschiedliche Module des Programms die wahrgenommene Selbstwirksamkeit, antizipierte soziale Unterstützung und Ergebniserwartungen der Probanden positiv beeinflusst wurden, um so eine Verhaltensänderung zu erzielen. Die Module umfassten jeweils 15 bis 20 Einspielungen, in denen Rezipientinnen und Rezipienten zum Beispiel aufgefordert wurden jemanden aus dem sozialen Umfeld zu finden, der/die an Spaziergänge erinnert (soziale Unterstützung). In anderen Modulen wurden unter anderem dem Leistungsniveau der Teilnehmenden entsprechende Ziele entwickelt (Ergebniserwartungen), die ebenfalls zur Verhaltensänderung motivieren sollten. Die Versuchspersonen wurden vor Beginn der Nutzung des Assistenzprogramms sowie nach sieben und nach 16 Monaten jeweils zu psychosozialen Faktoren und Verhaltenskomponenten befragt. Es zeigte sich, dass das Programm positiv auf die wahrgenommene Selbstwirksamkeit wirkte, was sowohl direkt als auch indirekt über Ergebniserwartungen Einfluss auf gesunde Ernährung und physische Aktivität nahm. Auch auf die wahrgenommene soziale Unterstützung wirkte das Programm positiv, was wiederum die wahrgenommene Selbstregulation beeinflusste und dadurch zu einer Änderung der untersuchten Verhaltensweisen führte (Anderson et al. 2010).

Basierend auf diesen Befunden lässt sich folgern, dass Gesundheitskampagnen nicht nur darauf abzielen sollten, Wissen zu vermitteln. Für Verhaltensänderung bedeutsam ist darüber hinaus die Vermittlung von Fähigkeiten, die für die Verhaltensänderung erforderlich sind (z. B. gesundes Kochen, feste Zeitplanung für sportliche Aktivitäten). Diese wirken sich positiv auf die wahrgenommene Selbstwirksamkeit aus und beeinflussen dadurch Verhalten (Maibach und Cotton 1995; van Achterberg et al. 2011). Des Weiteren sollten Kampagnen positive Ergebniserwartungen demonstrieren und persönliche Ziele benennen, an denen sich die Rezipienten orientieren können, um die Wirksamkeit der Botschaften auf Verhalten zu optimieren (zu Gesundheitskampagnen vgl. auch den Beitrag von Friemel in diesem Band).

4 Kritische Würdigung der bisherigen Forschung

Nicht nur im Bereich der Gesundheitskommunikation sind die sozial-kognitive Theorie und das Beobachtungslernen im Speziellen zu einem festen Bestandteil des Theoriekanons geworden (Bandura 2009). Seit den 1970er-Jahren wurde diese Theorie zu einem komplexen Hypothesengebäude weiterentwickelt, was in einer Vielzahl an Publikationen dokumentiert ist. Gleichzeitig ist es wichtig, die Grenzen dieses Theoriegebäudes zu benennen. Im Folgenden soll auf drei ausgewählte Aspekte eingegangen werden: die Komplexität der Theorie, Abgrenzung gegenüber anderen Theorien und die Reichweite der Theorie.

4.1 Komplexität der Theorie und deren Vorhersagen

Der reziproke Determinismus aus Umwelt, persönlichen Eigenschaften und Verhalten von Individuen bildet komplexe bidirektionale Interaktionen ab, die in der sozial-kognitiven Theorie sehr ausführlich modelliert werden. Diese theoretische Komplexität birgt für empirische Studien, die sich auf die sozial-kognitive Theorie berufen, einige Schwierigkeiten. Beispielsweise sind Wechselwirkungen von individuellen Prädispositionen, Verhaltensweisen und sozialer Umwelt nur über längere Zeiträume erfassbar und datenanalytisch nur sehr aufwändig modellierbar. Daher finden sich bislang kaum Studien, die solche längeren Wirkungsketten oder komplexen Interaktionen zwischen einzelnen Modellkomponenten nachgewiesen haben. In der Konsequenz bleiben manche von der Theorie vorhergesagten Verhaltensweisen von Individuen lediglich plausible Annahmen ohne empirische Bestätigung. Dies ist zwar zunächst kein Vorwurf, der der Theorie gemacht werden kann. Wenn sich aber manche Annahmen der Theorie prinzipiell einem empirischen Test entziehen – weil etwa bestimmte Daten nicht in der Weise erhoben werden können – dann ist fraglich, welchen Nutzen diese unprüfbaren Annahmen über die Realität haben.

4.2 Konkurrierende Theorien zur Vorhersage von Verhalten

Die Annahme, dass psychosoziale Faktoren für gesundheitsbezogenes Verhalten ausschlaggebend sind, ist nicht alleine der sozial-kognitiven Theorien vorbehalten, sondern findet sich auch in anderen theoretischen Ansätzen. Dazu zählen beispielsweise das Health Belief Model (Becker 1974) und die Theory of Planned Behavior (TPB) (Ajzen 1985). Die in diesen Theorien spezifizierten Determinanten überschneiden sich in hohem Maße mit Faktoren, die auch in der sozial-kognitiven Theorie relevant sind. Das Health Belief Model nimmt an, dass gesundheitsbezogene Verhaltensänderungen von drei Faktoren abhängen: (1) Motivation zur Verhaltensänderung bzw. Besorgnis um die eigene Gesundheit, die die Thematik salient macht, (2) die Annahme einer Anfälligkeit für gesundheitliche Probleme, die aus einer bestimmten Verhaltensweise resultiert (wahrgenommene Bedrohlichkeit) und (3) die Annahme, dass eine bestimmte Verhaltensweise bzw. Verhaltensänderung die Bedrohlichkeit der gesundheitlichen Probleme bei subjektiv angemessenem Aufwand reduziert (Becker 1974). Motivationale Prozesse sind auch ein zentraler Bestandteil der sozial-kognitiven Theorie. Des Weiteren beschreiben die Faktoren (2) und (3) negative bzw. positive Ergebniserwartungen, wie sie bei Bandura (2001b) bezeichnet werden (Rosenstock et al. 1988).

Nach der TPB ist Verhalten eine Funktion von Intentionen, ein Verhalten auszuführen. Diese Intentionen wiederum sind das Ergebnis von Einstellungen zum

Verhalten (z. B. Erwartungen über Erfolg oder Misserfolg), subjektiven Normen (z. B. Erwartungen des sozialen Umfelds) und wahrgenommener Verhaltenskontrolle (Ajzen 1985). Die wahrgenommene Verhaltenskontrolle entspricht dabei am ehesten Selbstwirksamkeitserwartungen im Verhaltensmodell bei Bandura (2004). Die Einstellung zum Verhalten in der TPB korrespondiert mit Ergebniserwartungen (sozial und selbst-evaluativ) in der sozial-kognitiven Theorie (Bandura 2004). Sowohl das Health Belief Model als auch die TPB haben demnach große Überschneidungen mit der sozial-kognitiven Theorie.[1] Dadurch kann nur schwer begründet werden, was die sozial-kognitive Theorie als theoretisches Fundament zur Erklärung von gesundheitsbezogenen Verhaltensweisen von anderen Theorien wie dem Health Belief Model oder der TPB abgrenzt. Auch eine Abgrenzung von anderen Theorien, z. B. Konsistenztheorien (Abelson et al. 1968), ist bei einigen Modellvorhersagen der sozial-kognitiven Theorie kaum möglich.

4.3 Reichweite der Theorie

Die sozial-kognitive Theorie wie auch die Theorie des Beobachtungslernens gehen von einem bewussten Lernprozess aus, bei dem Individuen Verhalten aufmerksam beobachten, kognitiv modellieren und aktiv in Verhalten umsetzen. Vereinfacht formuliert setzt dies ein gewisses Maß an kognitiver Kontrolle und Fähigkeit zur Selbstregulation voraus. Die Nachahmung von Verhalten kann jedoch auch automatisch erfolgen (Dijksterhuis und Bargh 2001). Automatisch bedeutet dabei, dass bestimmte Umweltreize ein Verhaltensprogramm aktivieren, ohne dass Rezipienten darüber reflektieren müssen. Voraussetzung dafür ist, dass Rezipienten bestimmte Verhaltensmuster bereits gespeichert haben, z. B. im Falle von Gewohnheiten. Beispielsweise ahmen Menschen unwillkürlich den emotionalen Gesichtsausdruck von Menschen nach, die uns mit ihrem Gesicht einen bestimmten Emotionsausdruck entgegenbringen (Dimberg et al. 2000). Eine ähnliche direkte Ansteckung von Verhalten findet sich auch im Bereich der Gesundheitskommunikation. Beispielsweise weisen Koordeman, Anschutz, van Baaren und Engels (2011) nach, dass Rezipientinnen und Rezipienten, die gemeinsam mit Freunden eine Filmszene anschauen, häufiger unwillkürlich das in der Filmszene beobachtete Trinkverhalten direkt nachahmen. Mit anderen Worten, die automatische Imitation von Verhalten lässt sich durch die sozial-kognitive Theorie nicht vorhersagen, weil ihr Fokus auf geplantem bzw. kontrolliertem Verhalten liegt. Wenn automatische Verhaltensreaktionen erklärt werden sollen, müssen Forschende auf andere Theorien zurückgreifen.

---

[1]Selbstwirksamkeitskomponenten finden sich mittlerweile in vielen bekannten Theorien des Gesundheitsverhaltens (z. B. im Extended Parallel Process Model von Witte 1992; in der revidierten Protection Motivation Theory: Maddux und Rogers 1983 oder der Health Action Process Approach von Schwarzer und Luszczynska 2008)

5 Fazit

Die lerntheoretischen Überlegungen von Albert Bandura sind für Forschende nicht nur in der Gesundheitskommunikation zu einem wichtigen Bestandteil geworden, um das Lernen von Gesundheitsverhalten und die Ausführung dieses Verhaltens zu erklären. Für Kampagnenpraktiker liefert die Theorie wichtige Hinweise zur Kampagnengestaltung. So folgt beispielsweise aus den Annahmen der sozial-kognitiven Theorie, dass Gesundheitskampagnen nicht nur Informationen zur Gesundheitsförderung vermitteln sollten. Sie müssen erstens in einer Art veranschaulicht werden, dass sie von Rezipientinnen und Rezipienten einer solchen Kampagne in ein mentales Verhaltensmodell übersetzt werden können. Gleichzeitig ist ein Lernen des Verhaltens umso wahrscheinlicher, je wünschenswerter das Resultat des Verhaltens für beobachtende Rezipienten ist. Um verhaltensrelevant werden zu können, müssen Kampagnen zweitens auch Wege aufzeigen, wie Rezipienten das gezeigte Verhalten in die Tat umsetzen können. Eine solche Kampagnenkommunikation stärkt das Selbstwirksamkeitsempfinden von Kampagnenrezipienten und macht auf diese Weise die tatsächliche Umsetzung eines Verhaltens wahrscheinlicher.

Literatur

Abelson, R. P., Aronson, E., McGuire, W. J., Newcomb, T. M., Rosenberg, M. J., & Tannenbaum, P. H. (1968). *Theories of cognitive consistency: A sourcebook.* Chicago: McNally.

Achterberg, T. van, Huisman-de Waal, G. G. J., Ketelaar, N. A. B. M., Oostendorp, R. A., Jacobs, J. E., & Wollersheim, H. C. H. (2011). How to promote healthy behaviours in patients? An overview of evidence for behaviour change techniques. *Health Promotion International, 26*(2), 148–162.

Ajzen, I. (1985). From intentions to actions: A theory of planned behavior. In J. Kuhl & J. Beckmann (Hrsg.), *Action control. From cognition to behavior.* Berlin: Springer.

Anderson, E. S., Winett, R. A., Wojcik, J. R., & Williams, D. M. (2010). Social cognitive mediators of change in a group randomized nutrition and physical activity intervention: Social support, self-efficacy, outcome expectations and self-regulation in the guide-to-health trial. *Journal of Health Psychology, 15*(1), 21–32.

Bandura, A. (1977). *Social learning theory.* Englewood Cliffs: Prentice Hall.

Bandura, A. (1986). *Social foundations of thought and action. A social cognitive theory.* Englewood Cliffs: Prentice Hall.

Bandura, A. (1998). *Self-efficacy. The exercise of control* (2. Aufl.). New York: Freeman.

Bandura, A. (2001a). Social cognitive theory of mass communication. *Media Psychology, 3*(3), 265–299.

Bandura, A. (2001b). Social cognitive theory: An agentic perspective. *Annual Review of Psychology, 52*(1), 1–26.

Bandura, A. (2004). Health promotion by social cognitive means. *Health Education & Behavior, 31*(2), 143–164.

Bandura, A. (2009). Social cognitive theory of mass communication. In J. Bryant & M. B. Oliver (Hrsg.), *Media effects: Advances in theory and research* (S. 94–124). Mahwah: Lawrence Earlbaum.

Becker, M. H. (1974). The health belief model and personal health behavior. *Health Education Monographs, 2*, 324–473.

Bonfadelli, H. (2004). Medienwirkungsforschung I: *Grundlagen und theoretische Perspektiven.* Konstanz: UVK-Verl.-Ges.
DiClemente, C. C., Prochaska, J. O., & Gibertini, M. (1985). Self-efficacy and the stages of self-change of smoking. *Cognitive Therapy and Research, 9*(2), 181–200.
Dijksterhuis, A., & Bargh, J. A. (2001). The perception-behavior expressway: Automatic effects of social perception on social behavior. *Advances in Experimental Social Psychology, 33,* 1–40.
Dimberg, U., Thunberg, M., & Elmehed, K. (2000). Unconscious facial reactions to emotional facial expressions. *Psychological Science, 11*(1), 86–89.
Grove, J. (1993). Attributional correlates of cessation self-efficacy among smokers. *Addictive Behaviors, 18*(3), 311–320.
Hertog, J. K., Finnegan, J. R., Jr., Rooney, B., Viswanath, K., & Potter, J. (2009). Self-efficacy as a target population segmentation strategy in a diet and cancer risk reduction campaign. *Health Communication, 5*(1), 21–40.
Hines, D., Saris, R. N., & Throckmorton-Belzer, L. (2000). Cigarette smoking in popular films: Does it increase vierwer' likelihood to smoke? *Journal of Applied Social Psychology, 30*(11), 2245–2269.
Jemmott, J. B., Jemmott, L. S., Spears, H., Hewitt, N., & Cruz-Collins, M. (1992). Self-efficacy, hedonistic expectancies, and condom-use intentions among inner-city black adolescent women: A social cognitive approach to AIDS risk behavior. *Journal of Adolescent Health, 13*(6), 512–519.
Kennedy, M. G., O'Leary, A., Beck, V., Pollard, K., & Simpson, P. (2004). Increases in calls to the CDC National STD and AIDS hotline following AIDS-related episodes in a soap opera. *Journal of Communication, 54*(2), 287–301.
Koordeman, R., Anschutz, D. J., van Baaren, R. B., & Engels, R. C. E. (2011). Effects of alcohol portrayals in movies on actual alcohol consumption: An observational experimental study. *Addiction, 106*(3), 547–554.
Maddux, J. E., & Rogers, R. W. (1983). Protection motivation and self-efficacy: A revised theory of fear appeals and attitude change. *Journal of Experimental Social Psychology, 19*(5), 469–479.
Maibach, E. W., & Cotton, D. (1995). Moving people to behavior change: A staged social cognitive approach to message design. In E. W. Maibach & R. L. Parrott (Hrsg.), *Designing health messages. Approaches from communication theory and public health practice.* Thousand Oaks: Sage Publications.
Maibach, E., Flora, J. A., & Nass, C. (1991). Changes in self-efficacy and health behavior in response to a minimal contact community health campaign. *Health Communication, 3*(1), 1–15.
Rimal, R. N. (2000). Closing the knowledge-behavior gap in health promotion: The mediating role of self-efficacy. *Health Communication, 12*(3), 219–237.
Rosenstock, I. M., Strecher, V. J., & Becker, M. H. (1988). Social learning theory and the health belief model. *Health Education & Behavior, 15*(2), 175–183.
Schwarzer, R., & Luszczynska, A. (2008). How to overcome health-compromising behaviors. *European Psychologist, 13*(2), 141–151.
Vaughan, P. W., & Rogers, E. M. (2000). A staged model of communication effects: Evidence from an entertainment-education radio soap opera in Tanzania. *Journal of Health Communication, 5*(3), 203–227.
Witte, K. (1992). Putting the fear back into fear appeals: The extended parallel process model. *Communication Monographs, 59*(4), 329–349.

Kultivierungseffekte im Gesundheitsbereich

Cordula Nitsch

> **Zusammenfassung**
>
> Der Kultivierungsansatz untersucht den langfristigen Einfluss des Fernsehens auf die Realitätsvorstellungen und Einstellungen der Rezipientinnen und Rezipienten. Im vorliegenden Beitrag werden zunächst die Grundannahmen des Ansatzes skizziert und dann ein Überblick über den Forschungsstand zu Kultivierungseffekten im Gesundheitsbereich gegeben. Dabei wird unterschieden nach Studien zum Ärztebild, zu Ernährung und Körperbild, zu Genuss- bzw. Suchtmitteln und zu Krankheiten.
>
> **Schlüsselwörter**
>
> Kultivierung · Fernsehen · Message System Analysis · Cultivation Analysis · Gesundheit und Krankheit

1 Einleitung

Der Kultivierungsansatz wurde Ende der 1960er-Jahre von George Gerbner begründet und gilt heute als einer der prominentesten Ansätze der Medienwirkungsforschung (Bryant und Miron 2004; Morgan und Shanahan 2010). Grundannahme ist, dass das Fernsehen als zentrale Sozialisationsinstanz der Gesellschaft fungiert und das Realitätsbild und die Einstellungen der Rezipientinnen und Rezipienten prägt. Ursprünglich in Bezug auf das Thema Gewalt entwickelt (Gerbner und Gross 1976), ist der Ansatz mittlerweile auf zahlreiche andere Phänomene der sozialen Realität übertragen worden.

Kultivierungseffekte des Fernsehens sind somit auch im Gesundheitsbereich anzunehmen. Sie betreffen die Wahrnehmung gesundheitsbezogener Themen sowie

---

C. Nitsch (✉)
Institut für Sozialwissenschaften, Heinrich-Heine-Universität Düsseldorf, Düsseldorf, Deutschland
E-Mail: cordula.nitsch@phil.uni-duesseldorf.de

diesbezügliche Einstellungen und Verhaltensabsichten. Gesundheitsbezogene Inhalte im Fernsehen sind häufig und erstrecken sich über das gesamte Programmspektrum. Sie finden sich in Ratgeber- und Informationssendungen, in Nachrichten und fiktionalen Unterhaltungsangeboten (besonders offensichtlich z. B. in Arztserien), im Kinderprogramm und in Werbespots. Da das Fernsehen trotz Veränderungen im Mediennutzungsverhalten nach wie vor zu den wichtigsten Informationsquellen gehört (Engel und Breuning 2015), kommen viele regelmäßig mit diesen Botschaften in Kontakt.[1]

Studien zu Inhalt und Wirkung von Gesundheit und Krankheit im Fernsehen wurden bereits von der Gerbner-Gruppe durchgeführt (Gerbner et al. 1981, 1982a, 1982b; Signorielli 1989, 1993; Signorielli und Lears 1992; Signorielli und Staples 1997). Parallel zum Aufschwung der Gesundheitskommunikation allgemein wird der Kultivierungsansatz gerade in jüngerer Zeit zunehmend zur Erklärung von Effekten im Gesundheitsbereich herangezogen. Der Beitrag skizziert zunächst die Grundannahmen des Ansatzes und gibt dann einen Überblick über den Forschungsstand zu Kultivierungseffekten im Gesundheitsbereich.

2 Kultivierungsforschung

Die Kultivierungsforschung postuliert langfristige Wirkungen des Fernsehens, die sich durch dessen weitgehend konsonante und kumulativ rezipierte Inhalte ergeben: Da die Fernsehinhalte systematisch von der sozialen Realität abweichen (vgl. z. B. den hohen Gewaltanteil), würden Menschen, die viel fernsehen, die Realität eher so wahrnehmen, wie sie im Fernsehen dargestellt wird. So konnte in den Anfangsstudien beispielsweise gezeigt werden, dass Vielseherinnen und -seher die Gefahr, Opfer einer Gewalttat zu werden, höher einschätzen als Wenigseher (Gerbner und Gross 1976).

Um Kultivierungseffekte nachzuweisen, sind prinzipiell zwei Untersuchungsschritte notwendig. Zunächst wird inhaltsanalytisch die Fernsehrealität erhoben; es werden also etwaige Metabotschaften identifiziert (*Message System Analysis*) und diese mit Realitätsindikatoren verglichen. Die *Cultivation Analysis* fokussiert dann auf die Wirkung dieser Botschaften. Gerbner bediente sich dabei standardisierter Bevölkerungsumfragen und verglich das Antwortverhalten von Viel- und Wenigsehern. Geben Vielseher häufiger die „Fernsehantwort" als Wenigseher, gilt die Hypothese als bestätigt (Gerbner und Gross 1976).

Die Kultivierungsforschung hat in ihren Anfängen viel Kritik erfahren, die wesentlich zu ihrer Weiterentwicklung beigetragen hat (für einen ausführlichen Überblick vgl. Rossmann 2008, S. 31 ff.). Kritik methodischer Art betrifft das verwendete Querschnittsdesign. Da sich damit keine Kausalität nachweisen lässt, bedienen sich jüngere Studien zum Teil alternativer Herangehensweisen (z. B. Panel-

---

[1] Die zentrale Rolle des Fernsehens im Gesundheitsbereich zeigt sich auch in der Tatsache, dass dieses gemeinsam mit Ärztinnen und Ärzten um Platz 1 der Quellen für Gesundheitsinformationen konkurriert (Chory-Assad und Tamborini, 2003; Gerbner et al. 1982b).

oder Experimentaldesigns). Zur Erklärung einzelner Befunde führten Gerbner et al. (1980) zudem die Konzepte *Resonanz* und *Mainstreaming* ein. *Resonanz* bezieht sich auf die Realitätserfahrung: Wird die Realität so erfahren, wie im Fernsehen dargestellt, kommt es bei Vielsehern zu einer Doppeldosis und somit zu stärkeren Effekten; gegenteilige Realitätserfahrungen können die Effekte abschwächen. *Mainstreaming* beschreibt die Beobachtung, dass abweichende Vorstellungen (z. B. bedingt durch Einkommen oder Parteizugehörigkeit) vom Fernsehen absorbiert werden, so dass die Gruppe der Vielseher homogener ist als die Gruppe der Wenigseher.

Weitere Ausdifferenzierungen betreffen die zentralen Variablen. Während die unabhängige Variable ursprünglich der Gesamtfernsehkonsum ist, wurden in den Folgejahren auch genrespezifische Wirkungen untersucht, da diesbezüglich unterschiedliche Metabotschaften erwartet werden (Potter 1993). Für die abhängige Variable hat sich die Differenzierung in Kultivierungseffekte erster und zweiter Ordnung etabliert. Effekte erster Ordnung betreffen Realitätsvorstellungen im Sinne der Wahrnehmung von Häufigkeiten bzw. Verteilungen (z. B. Anteil der HIV-Infizierten in Deutschland); Effekte zweiter Ordnung beziehen sich auf Einstellungen (z. B. Bewertung von Ärztinnen und Ärzten). Auch Wirkungen auf Verhaltensabsichten bzw. Verhalten (z. B. in Bezug auf Ernährung) werden zunehmend berücksichtigt. Diese werden dabei entweder unter Effekte zweiter Ordnung subsumiert oder als Effekte dritter Ordnung bezeichnet (z. B. Nabi und Sullivan 2001; Wünsch et al. 2012). Schließlich bezieht die aktuelle Forschung vermehrt Variablen mit ein, die Kultivierungseffekte moderieren können – so etwa den wahrgenommenen Realitätsgrad bzw. die Glaubwürdigkeit von Fernsehinhalten oder das Themeninvolvement der Rezipientinnen und Rezipienten (Rossmann 2013, S. 213 f.).

3 Kultivierungsstudien im Gesundheitsbereich

Auch für den Gesundheitsbereich wird angenommen, dass das Fernsehen Metabotschaften vermittelt, die systematisch von der sozialen Realität abweichen. Um diese Muster ausfindig zu machen, haben Gerbner und sein Team bereits in den 1970er-Jahren erste Analysen des amerikanischen Fernsehprogramms durchgeführt (z. B. Gerbner et al. 1981). Aber auch zahlreiche andere Inhaltsanalysen, die nicht explizit als „Message System Analyses" im Sinne der Kultivierungsforschung konzipiert wurden, liefern Hinweise darauf, welche Effekte aufgrund der medialen Darstellungen zu erwarten sind (für einen Überblick über den Forschungsstand auf Inhaltsebene vgl. z. B. Manganello und Blake 2010; Robinson et al. 2013; Scherr 2014 sowie den Beitrag von Scherer und Link, Kap. ▶ „Gesundheitsthemen in den Medien" in diesem Band). Die zentralen Ergebnisse für gesundheitsbezogene Darstellungen im Fernsehen fassen Morgan et al. (2014, S. 276) wie folgt zusammen:

> „Content studies have shown that TV characters are mostly healthy, that mental illness is a sign of deviance (and often violence), that doctors are overrepresented (and have many interesting and heroic characteristics), and that food choices on TV are often poor. (...) Despite the tendency towards consumption and promotion of unhealthy food options, TV

characters are sober, safe, and slim at all ages. The miracles of medicine can cure any problem that happens to come up."

Kultivierungseffekte im Gesundheitsbereich werden vorwiegend in Bezug auf vier Themenbereiche untersucht: Ärztinnen und Ärzte, Ernährung und Körperbild, Genuss- bzw. Suchtmittel und Krankheiten. Die Studien variieren in Bezug auf die unabhängigen und abhängigen Variablen, gehen jedoch alle von der Annahme aus, dass Vielseherinnen und Vielseher in ihren gesundheitsbezogenen Wahrnehmungen, Einstellungen bzw. Verhaltensabsichten eher mit den im Fernsehen vermittelten Botschaften übereinstimmen als Wenigseherinnen und Wenigseher.[2]

3.1 Kultivierungsstudien zum Ärztebild

Ausgangspunkt für Kultivierungsstudien zum Ärztebild waren Beobachtungen einer stark verzerrten Darstellung dieser Berufsgruppe. Ärztinnen und Ärzte sind im Fernsehen im Vergleich zur Realität seit jeher stark überrepräsentiert (Gerbner et al. 1982b; Gehrau 2014). Während ihre Darstellung über Jahrzehnte hinweg überaus positiv war (Gerbner et al. 1982b; McLaughlin 1975; Turow und Coe 1985), wurde etwa ab Beginn der 1990er-Jahre ein Umschwung konstatiert (Chory-Assad und Tamborini 2001; Pfau et al. 1995).

Pfau et al. (1995) attestierten der amerikanischen prime-time zwar nach wie vor eine überwiegend positive Darstellung von Ärztinnen und Ärzten, wiesen aber erstmals auch auf die Darstellung negativer Eigenschaften hin (z. B. Habgier, Arroganz). Die Befragungsstudie ergab dann auch, dass die Nutzung von medical shows mit der Wahrnehmung von Ärztinnen und Ärzten als attraktiv und mächtig einherging, ihnen aber zugleich ein schlechter Charakter zugeschrieben wurde. Aufbauend auf diesen Beobachtungen führten Chory-Assad und Tamborini (2001, 2003) wenige Jahre später eine vergleichbare Studie durch und belegten einen weiteren Rückgang in der positiven Darstellung von Ärztinnen und Ärzten. Die Unterschiede, die sich zwischen den Genres zeigten, spiegelten sich auch in der Wirkungsstudie: Während beispielsweise die Nutzung von Arztserien mit einem negativen Bild von Ärzten einherging, zeigte sich bei der Nutzung von Nachrichtenmagazinen ein positiver Einfluss.

Für das deutsche Fernsehprogramm konstatierte Rossmann (2003) ein nach wie vor sehr positives Bild von Ärzten. Wie erwartet hatten Vielseherinnen und Vielseher von Krankenhausserien ein positiveres Ärztebild als Wenigseher. Die zweiwellige Panel-Befragung von Krankenhauspatienten (bei Einlieferung und Entlassung) ermöglichte es, die Realitätserfahrung als zusätzliche Variable einzubeziehen

---

[2]Physiologische Wirkungen, die sich einzig durch die Dauer des Fernsehkonsums, nicht aber durch die Fernsehinhalte erklären lassen (wie z. B. der Zusammenhang von hohem Fernsehkonsum und Adipositas oder anderen Krankheiten, (z. B. Grontved und Hu 2011), sind folglich nicht als Kultivierungseffekte zu begreifen.

(vgl. Resonanz-Effekt), und konnte u. a. zeigen, dass sich die Bewertung der Vielseher im Anschluss an den Krankenhausaufenthalt verschlechterte.

Auch Quick (2009) und Cho et al. (2011) bezogen zusätzliche Variablen ein. Quick (2009) konnte zeigen, dass Rezipientinnen und Rezipienten von *Grey's Anatomy* die Serie als glaubwürdig einstuften. Glaubwürdigkeit ging positiv mit der Wahrnehmung einher, dass Ärztinnen und Ärzte mutig sind, was sich wiederum positiv auf die Patientenzufriedenheit auswirkte. Cho et al. (2011) fokussierten auf die Rolle des wahrgenommenen Realitätsgrades. Während das Ausmaß der Seriennutzung keinen Einfluss auf das Ärztebild der Rezipienten hatte, zeigten sich für die drei untersuchten Krankenhausserien bei hohem wahrgenommenen Realitätsgrad positive Effekte auf die Wahrnehmung von Ärzten.

3.2 Kultivierungsstudien zu Ernährung und Körperbild

Weitere Kultivierungsstudien im Gesundheitsbereich widmeten sich dem Themenkomplex Ernährung und Körperbild. Inhaltsanalytische Untersuchungen kommen übereinstimmend zu dem Ergebnis, dass das im Fernsehen gezeigte Ernährungsverhalten zu wünschen übrig lässt und in der Werbung Spots zu ungesunden Lebensmitteln überwiegen, während die auftretenden Charaktere jedoch gleichzeitig schlank und gesund sind (z. B. Gerbner et al. 1981; Kaufman 1980; Lücke 2007).

Erste Hinweise auf Kultivierungseffekte in Bezug auf Ernährung und Körperbild finden sich bei Gerbner et al. (1982b), die zeigen konnten, dass Vielseherinnen und Vielseher sich weniger Gedanken um ihr Gewicht und ihre Ernährung machen. Zudem ließ sich ein Mainstreaming-Effekt nachweisen: Mit zunehmendem Fernsehkonsum glichen sich die Einstellungen von Menschen unterschiedlicher Einkommensschichten an, so dass sich gering- und vielverdienende Vielseher in ihren ernährungsbezogenen Einstellungen ähnlicher waren als gering- und vielverdienende Wenigseher. Das Gros der Studien in diesem Bereich befasst sich mit Wirkungen auf Kinder und Jugendliche. Signorielli und Lears (1992) konnten bei Zehn- bis Zwölfjährigen beispielsweise einen Zusammenhang zwischen Gesamtfernsehkonsum und schlechten Ernährungsgewohnheiten sowie falschen Vorstellungen von gesunder Ernährung belegen (vgl. auch Dixon et al. 2007; Harrison 2005; Signorielli und Staples 1997). Auf den moderierenden Einfluss der Realitätserfahrung wiesen Russel und Buhrau (2015) hin. Ihren Studien zufolge haben Vielseher weniger negative Vorstellungen von den Folgen des Fast-Food-Konsums als Wenigseher, wobei die Risiken als besonders gering wahrgenommen werden, wenn bei den vielsehenden Teenagern kaum eigene Erfahrungen mit Fast-Food vorherrschen. Wirkungen des Fernsehens auf ernährungsbezogenen Einstellungen bei Erwachsenen wies die Studie von Lücke (2007) nach. Während sich kaum Effekte erster Ordnung zeigten, waren die Effekte zweiter Ordnung häufiger und stabiler und zeigten insgesamt bei den Vielsehern eine negativere Einstellung gegenüber gesunder Ernährung.

Auch Kultivierungsstudien, die auf das Körperbild fokussieren, konstatieren meist negative Effekte. So geht ein hoher Fernsehkonsum mit der Einschätzung einher, übergewichtig, unfit und ungesund zu sein (McCreary und Sadava 1999) und es findet sich ein Zusammenhang zwischen der Nutzung von wettbewerbsorientierten Reality-TV Sendungen wie *American Idol* und der Unzufriedenheit mit dem eigenen Körper (Egbert und Belcher 2012). Diese Effekte zeigten sich wohlgemerkt auch nach der Kontrolle von Drittvariablen wie z. B. Geschlecht, Body Mass Index (BMI) und Selbstwertgefühl. Rossmann und Brosius (2005) konnten schließlich zeigen, dass die Nutzung einer Reality-Soap zum Thema Schönheitsoperationen zu positiveren Einstellungen gegenüber derartigen OPs führt, sowie zu einer größeren Bereitschaft, sich selbst einer solchen Operation zu unterziehen.

3.3 Kultivierungsstudien zu Genuss- bzw. Suchtmitteln

Zu Tabak, Alkohol und Drogen sind die Forschungsaktivitäten weniger stark ausgeprägt. Dies mag auch daran liegen, dass Rauchen und Drogenkonsum im Fernsehen nur wenig präsent sind (z. B. Long et al. 2002; Neuendorf 1990). Alkoholkonsum ist zwar häufiger, Missbrauch und Sucht werden (wie bei den anderen beiden Substanzen) jedoch fast nie thematisiert, sondern der Konsum vielmehr als „mostly youthful, satisfying and risk-free activity" dargestellt (Gerbner und Ozyegin 1997, S. 1).

Aufgrund dieser Darstellung erwarteten Russell et al. (2014) bei Vielseherinnen und Vielsehern positivere Einstellungen gegenüber Alkoholkonsum als bei Wenigsehern und -seherinnen. Ihre Befragung von über 400 Jugendlichen bestätigte diese Annahme: Je mehr die Jugendlichen fernsahen, desto weniger waren sie der Ansicht, dass gelegentlicher starker Alkoholkonsum Risiken birgt und desto höher war ihre Absicht, in Zukunft Alkohol zu trinken. Ähnliche Überlegungen stellten Minnebo und Eggermont (2007) in Bezug auf Drogen an: Da im Fernsehen überwiegend junge Menschen Drogen konsumierten, sollten Vielseher den Drogenkonsum Jugendlicher höher einschätzen als Wenig- und Mediumseher. Die Befunde deuteten jedoch auf einen curvilinearen Zusammenhang hin, da sowohl die Wenig- als auch die Vielseher den Drogenkonsum Jugendlicher höher einschätzten als die zwischen diesen beiden Gruppen liegenden gemäßigten Fernsehnutzer.

Zum Thema Rauchen sei auf Shanahan et al. (2004) hingewiesen, die den Einfluss der Fernsehnutzung auf die Einstellungen zum Nichtraucherschutz sowie auf die wahrgenommene öffentliche Meinung untersuchten. Entgegen ihrer Annahme schätzten die Vielseher den Anteil an Rauchern höher ein als die Wenigseher. Diese Einschätzung korrelierte wiederum mit der persönlichen Unterstützung eines Rauchverbots sowie mit der Wahrnehmung, dass die öffentliche Meinung pro Rauchverbot eingestellt sei.

3.4 Kultivierungsstudien zu Krankheiten

Den vierten Themenbereich bilden Studien zu Krankheiten. Inhaltsanalytische Untersuchungen zeigen auch hier wiederkehrende Botschaften und offensichtliche

Verzerrungen im Vergleich zur sozialen Realität. So sind chronische Krankheiten (z. B. Krebs, Diabetes, Herz-Kreislauf-Erkrankungen) zugunsten akuter und visuell gut darstellbarer Erkrankungen deutlich unterrepräsentiert (z. B. Hetsroni 2009; Turow und Coe 1985), die Sterberate fiktionaler Krankenhauspatienten ist etwa neunmal so hoch wie in der Realität (Hetsroni 2009), die Darstellung von Krebs geht häufig mit der Botschaft einher, dass es keine Präventionsmaßnahmen gäbe (Niederdeppe et al. 2010) und psychische Erkrankungen erfahren eine besonders negative Darstellung, indem die Betroffenen u. a. überdurchschnittlich oft als gewalttätig dargestellt werden (z. B. Diefenbach und West 2007; Signorielli 1989, 1993).

Kultivierungseffekte erster Ordnung, namentlich Wahrscheinlichkeitsschätzungen zu Gesundheitsfragen, untersuchten Hetsroni (2014) und van den Bulck (2002). Van den Bulck (2002) belegte einen Einfluss der belgischen Krankenhausserie *Spoed* auf die Schätzung der Überlebensrate nach Wiederbelebungsversuchen; Hetsroni (2014) konnte einen Zusammenhang des Fernsehkonsums mit der Überschätzung der Todesrate bei Krankenhauspatienten sowie der Überschätzung akuter, dramatischer Krankheiten (z. B. Vergiftungen, Verletzungen) nachweisen.

Ebenso wie der Anteil akuter Krankheiten überschätzt wird, wird die Ernsthaftigkeit chronischer Krankheiten unterschätzt. So nennen Vielseher von Arztserien auf die Frage nach den wichtigsten Gesundheitsproblemen seltener chronische Krankheiten als Wenigseher (Chung 2014). In Bezug auf Krebs konnte außerdem nachgewiesen werden, dass sich die inhaltsanalytisch festgestellte Botschaft mangelnder Präventionsmöglichkeiten auch in den Wahrnehmungen der Rezipienten spiegelt: Sowohl ein hoher Gesamtfernsehkonsum als auch die häufige Nutzung von Lokalnachrichten und Arztserien gehen mit fatalistischen Einstellungen gegenüber Krebserkrankungen einher (Chung 2014; Lee und Niederdeppe 2011; Niederdeppe et al. 2010). Van Mierlo (2009) konnte schließlich einen Zusammenhang zwischen der Nutzungshäufigkeit von Arztserien und der Angst vor Krankheiten allgemein zeigen: Je höher der Konsum von Arztserien, desto größer die Angst, selbst zu erkranken.

Kultivierungseffekte konnten auch für Einstellungen gegenüber psychisch Kranken und die Wahrnehmung von Therapieangeboten nachgewiesen werden. So haben Vielseherinnen und Vielseher eher Angst vor Übergriffen durch psychisch Kranke und sind weniger bereit, neben einer psychisch kranken Person zu wohnen (Diefenbach und West 2007). Negative Effekte belegte auch die Studie von Vogel et al. (2008), wonach die Fernsehnutzung dazu beiträgt, dass Therapieangebote für psychische Probleme negativer wahrgenommen werden und die Bereitschaft sinkt, derartige Angebote selbst in Anspruch zu nehmen.

4 Fazit

Der Kultivierungsansatz wurde in den letzten Jahren vermehrt zur Erklärung von Effekten im Gesundheitsbereich herangezogen. Inzwischen finden sich relativ viele Studien, die einen Einfluss des Fernsehens auf gesundheitsbezogene Vorstellungen, Einstellungen und Verhaltensabsichten belegen und grob den vier Themenbereichen

Ärztebild, Ernährung und Körperbild, Genuss- bzw. Suchtmittel und Krankheiten zuzuordnen sind. Die Effekte mögen meist eher schwach ausgeprägt sein, sind aber beständig und reihen sich so in Befunde zu Kultivierungsstudien zu anderen Themen ein (vgl. z. B. die Meta-Analyse von Morgan und Shanahan 1997).

Im Gegensatz zum *Entertainment-Education-Ansatz*, der sich auch mit der Wirkung von Fernsehinhalten befasst (vgl. hierzu den Beitrag von Lubjuhn und Bouman, Kap. ▶ „Die Entertainment-Education-Strategie zur Gesundheitsförderung in Forschung und Praxis" in diesem Band), messen Kultivierungseffekte *nicht*-intendierte Wirkungen von Botschaften, die „im Fernsehen quasi nebenbei (…) transportiert werden" (Rossmann und Ziegler 2013, S. 386). Die Wirkungen sind dabei überwiegend negativer Art: So werden Gesundheitsrisiken falsch eingeschätzt (z. B. Russell et al. 2014), Therapiemöglichkeiten abgelehnt (z. B. Vogel et al. 2008) oder falsche Vorstellungen von gesunder Ernährung kultiviert (z. B. Signorielli und Lears 1992).

Im Gesundheitsbereich zeigen sich dieselben Einschränkungen, die Rossmann (2013, S. 219) für die Kultivierungsforschung allgemein konstatiert: Die meisten Studien bedienen sich nach wie vor Querschnittdesigns, die keinen Kausalschluss zulassen, und nur selten werden die Wirkungsstudien von einer Inhaltsanalyse der Fernsehinhalte begleitet. Unterschiedliche Operationalisierungen der unabhängigen und abhängigen Variablen erschweren zudem die Vergleichbarkeit der Befunde und fördern teilweise widersprüchliche Ergebnisse zu Tage. Während einige Studien beispielsweise eindeutige Hinweise auf genrespezifische Metabotschaften und Wirkungen liefern (z. B. Chory-Assad und Tamborini 2003; van Mierlo 2009), belegen andere ausschließlich für den Gesamtfernsehkonsum Effekte (z. B. Hetsroni 2014). Auch wenn die Autoren selbst oftmals keine explizite Einordnung vornehmen, so untersuchen die meisten Studien Kultivierungseffekte zweiter Ordnung. (z. B. Bewertung von Ärztinnen und Ärzten, Einstellungen gegenüber Ernährung) und beziehen dabei oftmals auch Effekte auf Verhaltensabsichten mit ein. Gerade diese Effekte, die auch als Kultivierung dritter Ordnung beschrieben werden können, sind im Gesundheitsbereich von besonderer Relevanz. Vor dem Hintergrund der weitgehend negativen Kultivierungseffekte, die von den nicht-intendierten Gesundheitsbotschaften im Fernsehen ausgehen, sollte gerade diesen in Zukunft besondere Aufmerksamkeit zukommen.

Literatur

Bryant, J., & Miron, D. (2004). Theory and research in mass communication. *Journal of Communication, 54*(4), 662–704.

Cho, H., Wilson, K., & Choi, J. (2011). Perceived realism of television medical dramas and perceptions about physicians. *Journal of Media Psychology, 23*(3), 141–148.

Chory-Assad, R. M., & Tamborini, R. (2001). Television doctors: An analysis of physicians on fictional and non-fictional television programs. *Journal of Broadcasting & Electronic Media, 45*(3), 499–521.

Chory-Assad, R. M., & Tamborini, R. (2003). Television exposure and the public's perceptions of physicians. *Journal of Broadcasting & Electronic Media, 47*(2), 197–215.

Chung, J. E. (2014). Medical dramas and viewer perception of health: Testing cultivation effects. *Human Communication Research, 40*(3), 333–349.
Diefenbach, D. L., & West, M. D. (2007). Television and attitudes toward mental health issues: Cultivation analysis and the third-person effect. *Journal of Community Psychology, 35*(2), 181–195.
Dixon, H. G., Scully, M. L., Wakefield, M. A., White, V. M., & Crawford, D. A. (2007). The effects of television advertisements for junk food versus nutritious food on children's food attitudes and preferences. *Social Science & Medicine, 65*(7), 1311–1323.
Egbert, N., & Belcher, J. D. (2012). Reality bites: An investigation of the genre of reality television and its relationship to viewers' body image. *Mass Communication and Society, 15*(3), 407–431.
Engel, B., & Breunig, C. (2015). Massenkommunikation 2015: Mediennutzung im Intermediavergleich. Ergebnisse der ARD/ZDF-Langzeitstudie. *Media Perspektiven* (7–8), 310–322.
Gehrau, V. (2014). Kultivierung von Berufsvorstellungen durch Fernsehen bei Jugendlichen. *Medien und Kommunikationswissenschaft, 62*(3), 417–438.
Gerbner, G., & Gross, L. (1976). Living with television: The violence profile. *Journal of Communication, 26*(2), 173–199.
Gerbner, G., & Ozyegin, N. (1997). *Alcohol, tobacco, and illicit drugs in entertainment television, commercials, news, „reality shows", movies, and music channels*. Princeton: Robert Wood Johnson Foundation.
Gerbner, G., Gross, L., Morgan, M., & Signorelli, N. (1980). The ‚Mainstreaming' of America. Violence profile no. 11. *Journal of Communication, 30*(3), 10–29.
Gerbner, G., Gross, L., Morgan, M., & Signorielli, N. (1981). Health and medicine on television. *New England Journal of Medicine, 305*(15), 901–904.
Gerbner, G., Gross, L., Morgan, M., & Signorielli, N. (1982a). What television teaches about physicians and health. *Mobius: A Journal for Continuing Education Professionals in Health Sciences, 2*(2), 44–51.
Gerbner, G., Morgan, M., & Signorielli, N. (1982b). Programming health portrayals: What viewers see, say and do. In D. Pearl, L. Bouthilet & J. Lazar (Hrsg.), *Television and behavior: Ten years of scientific progress and implications for the 80's* (S. 291–307). Washington, D.C.: Government Printing Office.
Grontved, A., & Hu, F. B. (2011). Television viewing and risk of type 2 diabetes, cardiovascular disease, and all-cause mortality. *JAMA, 305*(23), 2448–2455.
Harrison, K. (2005). Is „fat free" good for me? A panel study of television viewing and children's nutritional knowledge and reasoning. *Health Communication, 17*(2), 117–132.
Hetsroni, A. (2009). If you must be hospitalized, television is not the place: Diagnoses, survival rates and demographic characteristics of patients in TV hospital dramas. *Communication Research Reports, 26*(4), 311–322.
Hetsroni, A. (2014). Ceiling effect in cultivation. General TV viewing, genre-specific viewing and estimates of health concerns. *Journal of Media Psychology, 26*(1), 10–18.
Kaufman, L. (1980). Prime-time nutrition. *Journal of Communication, 30*(3), 37–46.
Lee, C.-J., & Niederdeppe, J. (2011). Genre-specific cultivation effects lagged associations between overall TV viewing, local TV news viewing, and fatalistic beliefs about cancer prevention. *Communication Research, 38*(6), 731–753.
Long, J. A., O'Connor, P. G., Gerbner, G., & Concato, J. (2002). Use of alcohol, illicit drugs, and tobacco among characters on prime-time television. *Substance Abuse, 23*(2), 95–103.
Lücke, S. (2007). *Ernährung im Fernsehen. Eine Kultivierungsstudie zur Darstellung und Wirkung*. Wiesbaden: Springer VS.
Manganello, J., & Blake, N. (2010). A study of quantitative content analysis of health messages in U.S. Media from 1985 to 2005. *Health Communication, 25*(5), 387–396.
McCreary, D. R., & Sadava, S. W. (1999). Television viewing and self-perceived health, weight, and physical fitness: Evidence for the cultivation hypothesis. *Journal of Applied Social Psychology, 29*(11), 2342–2361.
McLaughlin, J. (1975). The doctor shows. *Journal of Communication, 25*(3), 182–184.

Minnebo, J., & Eggermont, S. (2007). Watching the young use illicit drugs. Direct experience, exposure to television and the stereotyping of adolescents' substance use. *Young, 15*(2), 129–144.

Morgan, M., & Shanahan, J. (1997). Two decades of cultivation research: An appraisal and meta-analysis. In B. R. Burleson & A. W. Kunkel (Hrsg.), *Communication yearbook 20* (S. 1–45). Thousand Oaks et al: Sage.

Morgan, M., & Shanahan, J. (2010). The state of cultivation. *Journal of Broadcasting & Electronic Media, 54*(2), 337–355.

Morgan, M., Shanahan, J., & Signorielli, N. (2014). Cultivation theory. In T. L. Thompson (Hrsg.), *Encyclopedia of health communication* (S. 276–277). Los Angeles: Sage Publications.

Nabi, R. L., & Sullivan, J. L. (2001). Does television viewing relate to engagement in protective action against crime? A cultivation analysis from a theory of reasoned action perspective. *Communication Research, 28*(6), 802–825.

Neuendorf, K. (1990). Health images in the mass media. In E. B. Ray & L. Donohew (Hrsg.), *Communication and health: Systems and applications* (S. 111–135). Hillsdale: Lawrence Erlbaum Associates.

Niederdeppe, J., Fowler, E. F., Goldstein, K., & Pribble, J. (2010). Does local television news coverage cultivate fatalistic beliefs about cancer prevention? *Journal of Communication, 60*(2), 230–253.

Pfau, M., Mullen, L. J., & Garrow, K. (1995). The influence of television viewing on public perceptions of physicians. *Journal of Broadcasting & Electronic Media, 39*(4), 441–458.

Potter, W. J. (1993). Cultivation theory and research: A conceptual critique. *Human Communication Research, 19*(4), 564–601.

Quick, B. L. (2009). The effects of viewing grey's anatomy on perceptions of doctors and patient satisfaction. *Journal of Broadcasting & Electronic Media, 53*(1), 38–55.

Robinson, J. D., Thompson, T. L., Turner, J. W., Agne, R. R., & Tian, Y. (2013). Recent trends in research on health portrayals in the media. In A. N. Valdivia & S. R. Mazzarella (Hrsg.), *The international encyclopedia of media studies. Content and representation* (Bd. III, S. 463–483). Malden: Wiley-Blackwell.

Rossmann, C. (2003). Zu Risiken und Nebenwirkungen fragen Sie die Patienten. Eine Studie zur Darstellung von Ärzten in Krankenhausserien und ihrem Einfluss auf das Arztbild von Patienten. *Medien und Kommunikationswissenschaft, 51*(3–4), 497–522.

Rossmann, C. (2008). *Fiktion Wirklichkeit. Ein Modell der Informationsverarbeitung im Kultivierungsprozess*. Wiesbaden: VS Verlag für Sozialwissenschaften.

Rossmann, C. (2013). Kultivierungsforschung. Idee, Entwicklung und Integration. In W. Schweiger & A. Fahr (Hrsg.), *Handbuch Medienwirkungsforschung* (S. 207–223). Wiesbaden: VS Verlag für Sozialwissenschaften.

Rossmann, C., & Brosius, H.-B. (2005). Vom hässlichen Entlein zum schönen Schwan? Zur Darstellung und Wirkung von Schönheitsoperationen im Fernsehen. *Medien & Kommunikationswissenschaft, 53*(4), 507–532.

Rossmann, C., & Ziegler, L. (2013). Gesundheitskommunikation: Medienwirkungen im Gesundheitsbereich. In W. Schweiger & A. Fahr (Hrsg.), *Handbuch Medienwirkungsforschung* (S. 385–400). Wiesbaden: Springer.

Russell, C. A., & Buhrau, D. (2015). The role of television viewing and direct experience in predicting adolscents' beliefs about the health risks of fast-food consumption. *Appetite, 92*, 200–206.

Russell, C. A., Russell, D. W., Boland, W. A., & Grube, J. W. (2014). Television's cultivation of American adolescents' beliefs about alcohol and the moderating role of trait reactance. *Journal of Children & Media, 8*(1), 5–22.

Scherr, S. (2014). Gesundheit in den Medien und die Bedeutung von Medieninhalten für die Gesundheit. In K. Hurrelmann & E. Baumann (Hrsg.), *Handbuch Gesundheitskommunikation* (S. 239–252). Bern: Huber.

Shanahan, J., Scheufele, D., Fang, Y., & Hizi, S. (2004). Cultivation and spiral of silence effects: The case of smoking. *Mass Communication & Society, 7*(4), 413–428.
Signorielli, N. (1989). The stigma of mental illness on television. *Journal of Broadcasting and Electronic Media, 33*(3), 325–331.
Signorielli, N. (1993). *Mass media images and impact on health: A sourcebook*. Westport/London: Greenwood Press.
Signorielli, N., & Lears, M. (1992). Television and children's conceptions of nutrition: Unhealthy messages. *Health Communication, 4*(4), 245–258.
Signorielli, N., & Staples, J. (1997). Television and children's conceptions of nutrition. *Health Communication, 9*(4), 289–301.
Turow, J., & Coe, L. (1985). Curing television's ills: The portrayal of health care. *Journal of Communication, 35*(4), 36–51.
Van den Bulck, J. J. M. (2002). The impact of television fiction on public expectations of survival following inhospital cardiopulmonary resuscitation by medical professionals. *European Journal of Emergency Medicine, 9*(4), 325–329.
Van Mierlo, J. (2009). Does watching television affect your fear of illness? A cultivation analysis. *Conference Papers* – International Communication Association. 2009 Annual Meeting.
Vogel, D. L., Genitle, D. A., & Kaplan, S. A. (2008). The influence of television on willingness to seek therapy. *Journal of Clinical Psychology, 64*(3), 276–295.
Wünsch, C., Nitsch, C., & Eilders, C. (2012). Politische Kultivierung am Vorabend. Ein prolonged-exposure-Experiment zur Wirkung der Fernsehserie „Lindenstraße". *Medien und Kommunikationswissenschaft, 60*(2), 176–196.

Wissenskluft-Perspektive und Digital Divide in der Gesundheitskommunikation

Heinz Bonfadelli

Zusammenfassung

Der Beitrag gibt eine Übersicht zu Grundlagen, Weiterentwicklung und empirischer Umsetzung des Wissenskluft-Ansatzes und zu dessen Anwendung auf das Internet unter dem Stichwort „Digital Divide". Diese beiden Forschungsperspektiven der Medienwirkungsforschung sind von Relevanz für die Gesundheitskommunikation allgemein und speziell auch für Gesundheitskampagnen. Darum wird in einem zweiten Schritt gezeigt, wie die Wissenskluft-Perspektive und das Konzept der sog. „Digital Divide" im Feld der Gesundheitskommunikation theoretisch umgesetzt und empirisch angewendet worden sind.

Schlüsselwörter

Gesundheitskommunikation · Informationssuche · Medienwirkungen · Wissensklüfte · Digital Divide · Gesundheitskampagnen

1 Einleitung

Die 1970er-Jahre bilden eine fruchtbare Phase der amerikanischen Medienwirkungsforschung, insofern neue theoretische Ansätze erstmals formuliert und auch empirisch umgesetzt worden sind. Dies trifft neben der Agenda-Setting-Theorie insbesondere auch auf die *Wissenskluft-Perspektive* zu (Bonfadelli und Friemel 2015, S. 35). Sie wurde 1970 von der Forschergruppe Phillip J. Tichenor, George A. Donohue und Clarice N. Olien von der University of Minnesota explizit als Hypothese von der „Increasing Knowledge-Gap" (Bonfadelli und Friemel 2015, S. 249–260) formuliert, theoretisch begründet und mit Daten aus verschiedenen Studien empirisch illustriert, u. a. zum Wissen über den Zusammenhang zwischen

H. Bonfadelli (✉)
Institut für Publizistikwissenschaft und Medienforschung, Universität Zürich, Zürich, Schweiz
E-Mail: h.bonfadelli@ipmz.uzh.ch

Rauchen und Lungenkrebs. Der in der Fachzeitschrift Public Opinion Quarterly veröffentlichte Aufsatz bildete den Ausgangspunkt für ein vielversprechendes neues Forschungsfeld der Medienwirkungsforschung mit Anwendungen auch in der Gesundheitskommunikation. Auf dieser Basis erfolgten später vielfältige *theoretische Differenzierungen und Weiterentwicklungen*, nicht zuletzt auch unter dem Stichwort „Digital Divide", das sich auf den sozial ungleichen Zugang zum Internet bezieht. Mittlerweile sind verschiedenste *Übersichten* zur Wissenskluft-Perspektive (Gaziano 1983, 1997; Bonfadelli 1994, 2007; Viswanath und Finnegan 1996; Wirth 1997; Zillien 2013; Zillien und Haufs-Brusberg 2014) und zum *empirischen Forschungsertrag* (u. a. Bonfadelli 1994; Hwang und Jeong 2009; Gaziano 2010) veröffentlicht worden.

2 Grundlagen der Wissenskluft-Perspektive

Die Ausgangshypothese lautet in deutscher Übersetzung (Saxer 1978, S. 35–36): *"Wenn der Informationszufluss in ein Sozialsystem wächst, tendieren die Bevölkerungssegmente mit höherem sozio-ökonomischem Status und/oder höherer formaler Bildung zu einer rascheren Aneignung dieser Information als die status- und bildungsniedrigeren Segmente, so dass die Wissenskluft zwischen diesen Segmenten tendenziell zu- statt abnimmt."* Die Wissenskluft-Hypothese wendet sich damit gegen die gängige Auffassung, dass die Massenmedien zur Informiertheit aller führen. Aus einer soziologischen Perspektive und anknüpfend an die Diffusionsforschung von Innovationen (Rogers 2003) wird postuliert, dass der Informationsstand in verschiedenen sozialen Segmenten der Gesellschaft ungleich ist, dass also der durch die Medien induzierte Informationsfluss nicht homogen, sondern sozial heterogen erfolgt, und sich darum in *zeitlicher Hinsicht* die meist schon vorher bestehenden Klüfte im Wissen zwischen den verschiedenen sozialen Segmenten tendenziell verstärken (vgl. Abb. 1). Medien funktionieren als *Trendverstärker von*

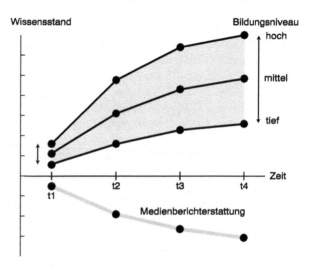

Abb. 1 Visualisierte Hypothese der wachsenden Wissenskluft. (Quelle: Bonfadelli und Friemel 2015, S. 250)

sozialer Ungleichheit, was später als „*Matthäus-Effekt*" bezeichnet worden ist: Wer hat (Wissen), dem wird gegeben (noch mehr Wissen). Die Wissenskluft-Hypothese behauptet aber nicht, dass das statustiefe und bildungsferne Segment quasi uninformiert bleibt. Obwohl die Mehrheit der Bevölkerung durchaus über wichtige Ereignisse informiert ist (Agenda-Setting-Funktion der Medien, siehe hierzu auch den Beitrag von Rössler, Kap. ▶ „Agenda-Setting-Effekte im Gesundheitsbereich" in diesem Band), bleibt das Wissen in vielen Fällen oberflächlich und es bestehen bildungsspezifische Unterschiede speziell beim Hintergrundwissen. Angewendet auf Gesundheitskampagnen bedeutet das: Diese können zwar generell durchaus wirksam sein, ob aber bestehende Benachteiligungen nicht ausgeglichen, sondern sogar verstärkt werden, bleibt oft unklar (Bonfadelli und Friemel 2010, S. 78 ff.), wie Hyman und Sheatsley (1947) schon früh pessimistisch unter dem Titel „Some reasons why information campaigns fail" bilanziert haben.

Normativ fokussiert die Wissenskluft-Perspektive auf negativ bewertete Folgen des heterogenen medienvermittelten Informationsflusses für den demokratischen Prozess der Willensbildung, welcher gleichermaßen gut informierte Bürger voraussetzt. Dies gilt speziell für Gesundheitskampagnen, welche nicht zuletzt das Ziel haben, benachteiligte gesellschaftliche Gruppen (z. B. Migranten) zu erreichen und bestehende Wissensdisparitäten auszugleichen. Zudem stellen sich *ethische Fragen* (Guttman und Salmon 2004), insofern Kampagnenbotschaften ihre Zielgruppen (z. B. HIV-Prävention) nicht stigmatisieren sollten.

Im Ausgangsaufsatz (Tichenor et al. 1970) werden verschiedene bildungsspezifische Faktoren als *Ursachen für das Entstehen und die Verstärkung von Wissensklüften im Zeitverlauf* diskutiert, aber keine systematische Wissenskluft-Theorie formuliert: 1) Die Sensibilisierung für neue Themen ist bei gebildeten Personen höher. 2) Das in der Schule erworbene *Vorwissen* ist umfassender, macht Gebildete gegenüber neuer Information motivierter und erleichtert die Informationsaufnahme. 3) Die *Kommunikations- und Medienkompetenz* ist zudem bildungsabhängig, was Lernprozesse begünstigt. 4) Mit steigender Bildung werden auch die informationsreichen *Printmedien* stärker genutzt. 5) Und schließlich verfügen besser Gebildete und/oder statushöhere Personen über größere *soziale Netzwerke* und so über mehr zusätzliche interpersonale Quellen.

3 Methodische Umsetzung und Forschungsstand

Ein Großteil der Wissenskluftstudien (Bonfadelli 1994, S. 138) basiert auf nur *zu einem einzigen Zeitpunkt durchgeführten Surveys*, wobei Unterschiede im Wissen auf Personenebene meist zwischen verschiedenen Bildungsgruppen analysiert und allfällig bestehende Wissensklüfte als Prozentdifferenz dargestellt werden. Weil so die Zu- oder Abnahme von Wissensklüften im Zeitverlauf nicht untersucht werden kann, wird die Zunahme des Informationsflusses durch einen Vergleich zwischen Wenig- und Vielnutzung der Medien kompensiert. Im Unterschied zu diesen Querschnittstudien kann der Zeitverlauf von Wissensklüften nur in *Panelstudien* oder in *mehreren zum selben Thema und zu verschiedenen Zeitpunkten durchgeführten Datenerhebungen* hypothesennah getestet werden. Bei Panelstudien besteht das

Problem, dass die befragten Personen durch die Wissensabfrage in der ersten Panelwelle möglicherweise für das Thema sensibilisiert werden, zudem sind *thematisch* wachsende Wissensklüfte vor allem in den Bereichen Politik und Wissenschaft erwartbar, aber auch in der Gesundheit, wo Wissen aus der Medizin zentral ist.

Neben der empirischen Umsetzung der Wissenskluft-Hypothese auf der *Mikroebene* hat sich speziell die Minnesota-Forschergruppe auf die *Makroebene* konzentriert, indem Gemeinden mit unterschiedlichem Ausmaß an Homogenität bzw. Pluralismus und unterschiedlicher Konfliktintensität bezüglich den darin bestehenden Disparitäten im Wissen miteinander verglichen wurden (Tichenor et al. 1980).

Die *Synopsen des Forschungsstandes* zur Wissenskluft-Hypothese (Bonfadelli 1994; Viswanath und Finnegan 1996; Gaziano 1997; Kwak 1999), aber auch die durchgeführten *Meta-Analysen* (Hwang und Jeong 2009; Gaziano 2010) belegen, dass in vielen *Querschnitt-Studien* zu thematisch unterschiedlichsten Wissenskluft-Phänomen signifikante Korrelationen zwischen Bildung und Wissensstand zu einem bestimmten Zeitpunkt nachgewiesen werden konnten. Im Unterschied dazu sind die Evidenzen auf der Basis von *Längsschnitt-Studien* zur Entwicklung von Wissensklüften im Zeitverlauf weniger eindeutig, wurden doch neben dem Anwachsen auch sich verringernde Wissensklüfte speziell bei Kommunikationskampagnen festgestellt (u. a. Viswanath et al. 1993, 1994; Wanta und Elliott 1995; Viswanath und Finnegan 1996). Diese empirischen Inkonsistenzen, zusammen mit theorieorientierter Kritik, haben zur konzeptionellen Weiterentwicklung der Wissenskluft-Perspektive geführt.

4 Konzeptionelle Weiterentwicklungen

In methodischer Hinsicht wurde immer wieder kritisiert, dass in vielen Studien der Wissensstand „schulbuchnah" erhoben wurde, was den Einfluss von Bildung begünstigt. Das faktische via Medien vermittelte Wissen wurde dabei meist nicht mit Inhaltsanalysen kontrolliert. In theoretischer Hinsicht wurde bemängelt, dass bildungsspezifische Unterschiede als *Defizite* interpretiert werden. Ettema und Kline (1977) haben schon relativ früh darauf hingewiesen, dass es im Sinne einer *Differenz-Hypothese* sinnvoller wäre, quasi neutral von Unterschieden im Wissen zu sprechen, gibt es doch Themenbereiche wie etwa Sport, wo weniger Gebildete durchaus informierter sein können. Zudem muss das Wissen nicht für alle sozioökonomischen bzw. Bildungssegmente gleichermaßen relevant sein. Auch weisen sie darauf hin, dass es Wissensformen wie das *Themenwissen* gibt, welche eine Obergrenze haben – sog. *Decken-Effekt* (engl. ceiling effect) –, was quasi automatisch zur Reduktion von Wissensklüften führt. Dervin (1980) kritisierte im Rahmen ihres sog. „Sense-Making"-Ansatzes, dass es keine empirischen Wissenskluft-Studien gebe, welche die Generierung des Wissens qualitativ aus der Perspektive der jeweiligen Mediennutzer analysieren würden.

Das *Wissenskonzept* ist in der Folge differenziert worden, indem zwischen a) Themenwissen (Kenntnis von; engl. „knowledge about"), b) Faktenwissen (Wissen über; engl. „knowledge of") und c) Struktur- bzw. Hintergrundwissen unterschieden wurde. So zeigte sich etwa in der Studie von Wanta und Elliot (1995) im Zusammenhang mit der überraschenden öffentlichen Ankündigung des Basketballstars „Magic Johnson", er sei HIV positiv, dass sich die Klüfte im Themenwissen zu HIV/AIDS zwar verringerten, die Wissensklüfte in Bezug auf die Ansteckungswege jedoch verstärkten.

Im Kontext der Debatte um die Defizit- bzw. Differenz-Perspektive wurde neben dem Einfluss des Faktors „Bildung" nun stärker mitberücksichtigt, dass *themenspezifisch die Motivation* bzw. die perzipierte Relevanz ebenso eine wichtige Rolle bei der Suche und Aufnahme von Wissen spielen (Garramone 1984); Kwak (1999) hat in diesem Zusammenhang sein *Motivations-Kontingenz-Modell* formuliert, das für die Erklärung des Erwerbs von medienvermitteltem Wissen die Interaktion zwischen Bildung und Motivation betont.

Schließlich wies Wirth (1997) darauf hin, dass der *Rezeptionsprozess* bei der Erklärung von Wissensklüften stärker berücksichtigt werden sollte. Speziell bei Gesundheitskampagnen (vgl. hierzu auch den Beitrag von Friemel und Frey, Kap. ▶ „Kommunikationskampagnen zur Gesundheitsförderung und Prävention" in diesem Band) kann in einem ersten Schritt die Nichtbeachtung der Kampagne zu Wissensklüften führen; diese können sich in einem zweiten Schritt wegen unterschiedlich intensiver Rezeption der Kampagnenbotschaften zudem verstärken. Schließlich kann es zu einem sog. *„Knowledge-Behavior-Gap"* (Sligo und Jameson 2000) kommen, wenn Wissen zwar erworben wird, aber die Umsetzung ins Verhalten bildungsspezifisch erfolgt.

5 Neues Anwendungsfeld „Internet": Digital Divide

Mit dem Aufkommen des Internets Mitte der 1990er-Jahre zeigte sich, dass dessen Diffusion sozial sehr ungleichmäßig erfolgte, insofern das Segment mit höherer Bildung bzw. sozialem Status sich das Internet früher aneignete. Dies trifft auch auf jüngere Mediennutzer und Männer zu, was zu Alters- und Gender-Klüften führte (Arnold 2003; Zillien 2009; Marr und Zillien 2010; Dijk van 2013). Vor diesem Hintergrund stellt sich die Frage, ob schon allein die Möglichkeit des Zugangs zum Internet das Entstehen von Wissensklüften begünstigt. Oder prozessorientiert, inwiefern a) der Zugang zum Internet, b) die habituell darin genutzten Inhalte, c) die funktionsorientierte Nutzung (z. B. Information vs. Unterhaltung) und d) die bei Nutzerinnen und Nutzern vorhandenen Kompetenzen im Umgang mit dem Internet die Aufnahme von Wissen je spezifisch begünstigen oder hemmen. Medienspezifisch wurde dem Internet von Optimisten generell ein Potenzial zur Verringerung von Wissensklüften zugeschrieben (Bonfadelli 2002; Ybarra und Suman 2008; Cacciatore et al. 2014), im Unterschied zu den informationsreichen, aber bildungsspezifisch genutzten *Printmedien* (Slater et al. 2009; Jenssen 2012) oder dem *Fernsehen*, dessen Nutzung eher wissensausgleichend (engl. „knowledge equalizier") wirkt (Miyo 1983; Jenssen 2012).

6 Kommunikations- und Wissensklüfte in der Gesundheitskommunikation

Ein nicht unbedeutender Anteil der Wissenskluft-Forschung beschäftigte sich von Beginn an mit dem heterogenen Wissenserwerb und Wissensstand zur Gesundheit sowie mit den differenziellen Effekten von Gesundheitskampagnen.

Interesse und aktive Suche nach Gesundheitsinformationen
Es gibt eine reichhaltige Forschung zur Frage, wieso sich Menschen *routinemäßig* für Fragen der Gesundheit interessieren und *aktiv* Informationen in den Medien beachten und interpersonale, aber auch mediale Informationsquellen dazu suchen (Case 2008). Neben der aktiven Zuwendung zu Gesundheitsinformationen ist auch die Vermeidung von Botschaften über Gesundheitsrisiken von Relevanz (Hastall 2011; vgl. hierzu auch den Beitrag von Wagner und Hastall, Kap. ▶ „Selektion und Vermeidung von Gesundheitsbotschaften" in diesem Band), beispielsweise in Kampagnen gegen das Rauchen. Und aktuell spielen das Internet und Social Web eine wichtige Rolle als Informationsquelle und Möglichkeit des Austausches über Gesundheitsfragen.

Schon früh sind theoretische Modelle zur *aktiven Informationssuche*, nicht zuletzt auch aus dem Gesundheitsbereich, formuliert und in der Forschung umgesetzt worden (Case 2008; Hastall 2011), wobei individuelle Faktoren wie Wahrnehmung eines Gesundheitsproblems bzw. -risikos sowie Diskrepanz zwischen dem eignen Informationsstand einerseits und der als notwendig empfunden Informationsgewissheit relevant sind. Der in der Wissenskluftforschung zentrale Faktor „Bildung" spielte neben kognitiven und motivationalen Faktoren aber meist nur indirekt als mediatisierender Faktor eine Rolle.

Zudem gibt es empirische Studien zur Frage der *Präferenzen für Themen* (Blödorn et al. 2005) einerseits und der *Nutzung von Themen* (Baumann und Hastall 2014) nicht zuletzt zur Gesundheit in den Medien (Hastall 2011; Johnson und Case 2012). Aus der Wissenskluft-Perspektive ist vor allem der Befund relevant, dass neben bildungsspezifischen Unterschieden im *Interesse für das Medienthema „Gesundheit"* und vor allem bezüglich der Suche nach Gesundheitsinformationen ebenso und speziell *Klüfte bezüglich Geschlecht und Alter* bestehen: Nach Blödorn et al. (2005) waren 75 Prozent der Deutschen ab 14 Jahren 2004 etwas oder sehr am *Themenbereich „Medizin und Gesundheit" interessiert*. Das Interesse war bei Frauen (82 %) und bei der Altersgruppe 50+ (84 %) im Vergleich zu Männern (67 %) und 14- bis 29-Jährigen (59 %) deutlich stärker ausgeprägt. Entgegen der Wissenskluft-Hypothese interessierten sich mit 77 % Befragte mit Volks- und Hauptschulbildung etwas mehr als Befragte mit mindestens Abitur mit 70 %.

Hastall (2011, S. 94–95) befasst sich in seiner Literaturübersicht spezifisch mit der Frage der Zuwendung bzw. *Vermeidung von bedrohlicher Gesundheitsinformation*. Er bilanziert ebenfalls Gender- und Alters-Klüfte: Männer scheinen größere Gesundheitsrisiken einzugehen als Frauen, und ältere Menschen sind grundsätzlich besorgter um ihre Gesundheit als junge Menschen. Bildungsklüfte erwähnt er nicht.

Neben Studien zum Interesse für und Nutzung von Gesundheitsinformationen spielt das *Internet* als Informationsquelle zu Gesundheitsfragen eine immer größere

Rolle. Aus der Perspektive der Wissenskluft ist dies relevant, weil nach wie vor mehr oder weniger stark ausgeprägte Zugangsklüfte als sog. Digital Divide bestehen. Nach der „ARD/ZDF-Onlinestudie" waren 2014 schon 79 Prozent der Deutschen online (Eimeren van und Frees 2014), wobei gerade beim an Gesundheitsinformationen besonders interessierten Segment der Älteren die Zugangsbarrieren nach wie vor am stärksten ausgeprägt sind: Bei der Generation 60+ liegt die Internetpenetration erst bei 45 Prozent. Neben der Altersschere ist der Zugang zum Internet bei Frauen mit 75 Prozent noch geringer als bei Männern mit 84 Prozent. Weitere Studien aus Deutschland und Europa dokumentieren nach wie vor bestehende Bildungsklüfte im Zugang zum und in der Nutzung des Internets.

Während in der „ARD/ZDF-Onlinestudie" keine spezifischen Befunde zur Suche und Nutzung von *Gesundheitsinformationen im Internet* ausgewiesen werden, finden sich in der Studie von Dumitru et al. (2007) für Deutschland und speziell im „Pew Internet & American Life Project" (Fox 2011) Befunde. Die amerikanische Studie dokumentiert, dass 2011 bereits 80 % der Nutzerinnen und Nutzer, welche Zugang zum Internet haben (79 % der Bevölkerung ab 18 Jahren), nach Gesundheitsinformationen Ausschau halten. Auf die Gesamtbevölkerung hochgerechnet suchen und beachten somit *59 % der Amerikaner Gesundheitsinformationen online*. Wegen der auch in den USA bestehenden *Zugangsbarrieren* dokumentiert die PEW-Studie verschiedenste Klüfte in der Nutzung von online Gesundheitsinformationen: Frauen, Non-Hispanic Whites, Junge und Gebildetere nutzen das Internet deutlich stärker.

Differenzieller Wissenserwerb

Obwohl sich der Großteil der empirischen Wissenskluft-Studien mit dem differenziellen Wissenserwerb im politischen Kontext von Wahlen befasst hat, sind doch immer wieder Befragungen zur sozial *ungleichen Verteilung von Wissen* zu verschiedenen Gesundheitsthemen durchgeführt worden, beispielsweise bei einkommensschwachen und Minoritätspopulationen wie Migranten über Ansteckungsgefahren und Präventionsmöglichkeiten von *AIDS* (Aruffo et al. 1991) oder zur Informationsaufnahme im Rahmen der Medienberichterstattung über AIDS allgemein (Salmon et al. 1996; Bekalu und Eggermont 2013) sowie etwa zum Medien-Event „Magic Johnson" (Wanta und Elliot 1995). Weitere Themenbereiche betreffen den differenziellen Wissenserwerb über *Krebsrisiken* (Viswanath et al. 2006; Kreps 2006) oder in Abhängigkeit der regionalen Zeitungsberichterstattung darüber (Slater et al. 2009) und im Kontext der bildungsabhängigen Nutzung des Internets (Shim 2008; Lee 2009), aber auch beeinflusst durch motivationale und strukturelle Faktoren (Yows et al. 1991). Zudem gibt es Befunde aus Bevölkerungssurveys zur *Verteilung von Wissenschaftswissen* zum Thema Gesundheit und Medizin. Dabei äußern sich noch stärker akzentuierte Bildungsunterschiede, wenn es um das Interesse etwa für medizinische Entdeckungen oder wissenschaftliches Wissen aus der Medizin geht (z. B. European Commission 2013).

Übereinstimmend zeigen die meisten Studien, dass das Gesundheitswissen von den privilegierten und den sozial, ethnisch und bildungsmäßig benachteiligten Gruppen (Kreps 2006) ungleich aufgenommen wird, und dass als Effekt entsprechende Wissensklüfte bestehen. Allerdings sind mediatisierende Drittfaktoren mit zu berücksichtigen, nicht zuletzt auf der medialen Ebene beispielsweise der Zugang zum Internet (Viswanath und Kreuter 2007) und auf der individuellen Ebene gesundheitsbezogene Motivationen und Kompetenzen. Und anwendungsorientiert wird in der Gesundheitskommunikation diskutiert, wie diese Gesundheits-Disparitäten reduziert werden könnten, nicht zuletzt durch Gesundheitskampagnen (Dutta und Kreps 2013).

Differenzielle Effekte von (Gesundheits-)Kampagnen
Aus der Wissenskluft-Perspektive sind schließlich die zu Themen wie AIDS, Tabak, Alkohol, Herz-Kreislauf-Risiken oder Ernährung durchgeführten öffentlichen Gesundheitskampagnen ein beliebtes Anwendungsfeld (Bonfadelli und Friemel 2010; Rice und Atkin 2013; Bonfadelli 2014). Zum einen richten sich diese nicht zuletzt an unterprivilegierte und risikobehaftete Zielgruppen, und zum anderen handelt es sich um eine Form des zeitlich begrenzten intensiven Informationszuflusses, wobei erst noch die Inhalte der Kommunikation maßgeschneidert und nicht zuletzt für die Evaluation bekannt sind.

Im Rahmen der Wissenskluft-Perspektive stellt sich die Frage, ob Gesundheitskampagnen entgegen der Wissenskluft-Hypothese tatsächlich einen homogenen Informationsfluss erzeugen und die vielfach vorher bestehenden Wissensklüfte auszugleichen vermögen, wie Rogers (2003, S. 459) schon relativ früh als Herausforderung diskutiert hat; ebenso Freimuth (1990), welche unter dem Stichwort „The Chronically Uninformed" Möglichkeiten diskutiert, wie Klüfte vermieden oder geschlossen werden könnten. Beide betonen das Zuschneiden (engl. tailoring) der Kampagnenbotschaften und die Selektion der Kanäle auf die unterprivilegierten Segmente als Zielgruppen (engl. targeting) sowie den Miteinbezug von relevanten Meinungsführern und die Organisation von interpersonaler Kommunikation in Kleingruppen (Viswanath et al. 1991, 2010; Niederdeppe et al. 2008b).

Diese theoretischen Überlegungen wurden durch schon relativ früh bekannt gewordene und diskutierte Beispiele von Kampagnen angestoßen, die konsonant zur Wissenskluft-Hypothese nicht-intendierte *dysfunktionale Effekte* erzeugten wie die „Cincinnati-Kampagne" zur Bekanntmachung der UNO (Star und McGill Hughes 1950), welche bestehende Klüfte nicht ausgeebnet, sondern sogar noch verstärkt hatten, im Gegensatz etwa zum erfolgreichen „Stanford Heart Disease Prevention Three Community Program" (Flora 2001). Mittlerweile ist eine Vielzahl von Evaluationen von Gesundheitskampagnen publiziert worden (z. B. Ettema et al. 1983; Viswanath et al. 1993; Weening und Midden 1997; Niederdeppe et al. 2008a).

7 Fazit

Die Wissenskluft-Perspektive, aufbauend auf der 1970 formulierten Wissenskluft-Hypothese, zählt nach wie vor zu den wichtigen Ansätzen der Medienwirkungsforschung. Und deren *Anwendung auf die Online-Kommunikation* hat der empirischen Wissenskluft-Forschung ab Mitte der 1990er-Jahre neue Impulse verliehen. Der

Wissenskluft-Ansatz ist zudem im Bereich der Gesundheitskommunikation relevant und empirisch besonders häufig bei der Evaluation von Gesundheitskampagnen angewendet worden. Von *Praxisrelevanz* ist die Wissenskluft-Perspektive, weil sowohl auf individueller als auf gesellschaftlicher Ebene homogen verteiltes Wissen über Gesundheit und gesundheitsorientiertes Verhalten wichtig sind, und Disparitäten zwischen den unterschiedlichen sozialen Segmenten sowie die Exklusion von Minoritäten möglichst vermieden werden sollten.

Die zum Teil inkonsistenten Befunde aus der Wissenskluft-Forschung im Gesundheitsbereich weisen darauf hin, dass zukunftsorientiert weitere Forschung sinnvoll erscheint. In theoretischer wie empirischer Sicht stellt sich die Herausforderung, wie das zentrale *Konzept „Wissen"* im Gesundheitsbereich nutzerorientiert valide konzeptualisiert werden kann. Und der *Wandel des Mediensystems* hin zur Medienkonvergenz sowie die interaktiven Online–Medien stellen unter dem Stichwort *„Digital Divide"* Fragen nicht zuletzt nach ihrem wissensausgleichenden Potential.

Anwendungsorientiert bestehen Fragen bezüglich der mediatisierenden Faktoren, welche Kommunikationsklüfte bzw. Disparitäten sowohl im Zugang zu und in der Suche nach Gesundheitsinformation als auch in der Rezeption und Umsetzung des Wissens ins Verhalten zu reduzieren vermögen. Gerade im Gesundheitsbereich werden verstärkt Innovationen entwickelt und im Markt umgesetzt. Deren gesellschaftliche Implikationen – z. B. Präimplantationsdiagnostik – und die politischen Regulierungsbestrebungen werden durch Experten in der Öffentlichkeit diskutiert, verlangen aber eine möglichst breite angemessen informierte „Laienöffentlichkeit" im Sinne des Ideals des mündigen Bürgers.

Literatur

Arnold, K. (2003). *Digital Divide. Zugangs- oder Wissenskluft?* München: R. Fischer.
Aruffo, J. F., Coverdale, J. H., & Vallbona, C. (1991). AIDS knowledge in low-income and minority populations. *Public Health Reports, 106*(2), 116–119.
Baumann, E., & Hastall, M. R. (2014). Nutzung von Gesundheitsinformationen. In K. Hurrelmann & E. Baumann (Hrsg.), *Handbuch Gesundheitskommunikation* (S. 451–466). Bern: Huber.
Bekalu, M. A., & Eggermont, S. (2013). Media use and HIV/AIDS knowledge: A knowledge gap perspective. *Health Promotion International*. https://doi.org/10.1093/heapro/dat030. Advance online publication. http://heapro.oxfordjournals.org/content/early/2013/05/02/heapro.dat030.full. Zugegriffen am 17.09.2016.
Blödorn, S., Gerhards, M., & Klingler, W. (2005). Informationsnutzung und Medienauswahl. *Media Perspektiven, 12*, 638–646.
Bonfadelli, H. (1994). *Die Wissenskluft-Perspektive: Massenmedien und gesellschaftliche Information*. Konstanz: Ölschläger.
Bonfadelli, H. (2002). The internet and knowledge gaps. A theoretical and empirical investigation. *European Journal of Communication, 17*(1), 65–84.
Bonfadelli, H. (2007). Die Wissenskluft-Perspektive. In M. Schenk (Hrsg.), *Medienwirkungsforschung* (S. 614–647). Tübingen: Mohr.
Bonfadelli, H. (2014). Gesundheitskampagnen. In K. Hurrelmann & E. Baumann (Hrsg.), *Handbuch Gesundheitskommunikation* (S. 360–375). Bern: Huber.
Bonfadelli, H., & Friemel, T. (2010). *Kommunikationskampagnen im Gesundheitsbereich. Grundlagen und Anwendungen*. Konstanz: UVK.

Bonfadelli, H., & Friemel, T. (2015). *Medienwirkungsforschung.* Konstanz: UVK.
Cacciatore, M. A., Scheufele, D. A., & Corley, E. A. (2014). Another (methodological) look at knowledge gaps and the Internet's potential for closing them. *Public Understanding of Science, 32*(4), 376–394.
Case, D. O. (2008). *Looking for information. A survey of research on information seeking, needs, and behavior.* London: Elsevier.
Dervin, B. (1980). Communication gaps and inequities: Moving toward a reconceptualization. In B. Dervin & M. J. Voigt (Hrsg.), *Progress in communication sciences* (Bd. 2, S. 73–112). Norwood: Ablex.
Dijk, J. van. (2013). Digitale Spaltung und digitale Kompetenzen. In N. Zillien (Hrsg.), *Informationsgerechtigkeit. Theorie und Praxis der gesellschaftlichen Informationsversorgung* (S. 108–133). Berlin: De Gruyter.
Dumitru, R., Bürkle, T., Potapov, S., Lausen, B., Wiese, B., & Prokosch, H.-U. (2007). Use and perception of Internet for health related purposes in Germany: Results of a national survey. *International Journal of Public Health, 52,* 275–285.
Dutta, M. J., & Kreps, G. (Hrsg.). (2013). *Reducing health disparities. Communication interventions.* New York: P. Lang.
Eimeren, B. van, & Frees, B. (2014). 79 Prozent der Deutschen online – Zuwachs bei mobiler Internetnutzung und Bewegtbild. *Media Perspektiven, 7–8,* 378–396.
Ettema, J. S., & Kline, F. G. (1977). Deficits, differences, and ceilings. Contingent conditions for understanding the knowledge gap. *Communication Research, 4*(2), 179–202.
Ettema, J. S., Brown, J. W., & Luepker, R. V. (1983). Knowledge gap effects in a health information campaign. *Public Opinion Quarterly, 47*(4), 516–527.
European Commission. (2013). *Special Eurobarometer 411: Responsible research and innovation (RRI), science and technology.* Brussels.http://ec.europa.eu/public_opinion/index_en.htm. Zugegriffen am 17.09.2016.
Flora, J. A. (2001). The Stanford community studies. Campaigns to reduce cardiovascular disease. In R. Rice & C. Atkin (Hrsg.), *Public communication campaigns* (S. 193–213). Thousand Oaks/London/New Delhi: Sage.
Fox, S. (2011). *Health topics. 80 % of internet users look for health information online.* Washington, DC: Pew Internet & American Life Project. Auf: http://pewinternet.org/Files/Reports/2011/HealthTopics.aspx. Zugegriffen am 17.09.2016.
Freimuth, V. S. (1990). The chronically uninformed: Closing the knowledge gap in health. In R. E. Berlin & L. Donohew (Hrsg.), *Communication and health: Systems and applications* (S. 171–186). Hillsdale: Erlbaum.
Garramone, G. (1984). Audience motivation effects: More evidence. *Communication Research, 11*(1), 79–96.
Gaziano, C. (1983). The knowledge gap: An analytical review of media effects. *Communication Research, 10*(4), 447–486.
Gaziano, C. (1997). Forecast 2000; Widening knowledge gaps. *Journalism & Mass Communication Quarterly, 74*(2), 237–264.
Gaziano, C. (2010). Notes on revisiting the knowledge gap hypothesis: A meta-analysis of thirty-five years of research. *Journalism and Mass Communication Quarterly, 87*(3/4), 615–632.
Guttman, N., & Salmon, C. T. (2004). Guilt, fear, stigma and knowledge gaps. Ethical issues in public health communication interventions. *Bioethics, 18*(6), 531–552.
Hastall, M. R. (2011). *Kommunikation von Gesundheitsrisiken in Massenmedien. Der Einfluss von Informations- und Rezipientenmerkmalen auf die Botschaftszuwendung und -vermeidung.* Baden-Baden: Nomos.
Hwang, Y., & Jeong, S.-H. (2009). Revisiting the knowledge gap hypothesis: A meta-analysis of thirty-five years of research. *Journalism & Mass Communication Quarterly, 86*(2), 513–532.
Hyman, H. H., & Sheatsley, P. B. (1947). Some reasons, why information campaigns fail. *Public Opinion Quarterly, 11,* 412–423.

Jenssen, A. T. (2012). Widening or closing the knowledge gap? The role of TV and newspapers in changing distribution of political knowledge. *Nordicom Review, 33*, 19–36.

Johnson, D. J., & Case, D. O. (2012). *Health information seeking*. New York: P. Lang.

Kreps, G. L. (2006). Communication and racial inequalities in health care. *American Behavior Scientist, 49*(6), 760–774.

Kwak, N. (1999). Revisiting the knowledge gap hypothesis. Education, motivation, and media use. *Communication Research, 26*(4), 385–413.

Lee, C.-J. (2009). The role of internet engagement in the Health-Knowledge-Gap. *Journal of Broadcasting & Electronic Media, 53*(3), 365–382.

Marr, M., & Zillien, N. (2010). Digitale Spaltung. In W. Schweiger & K. Beck (Hrsg.), *Handbuch Onlinekommunikation* (S. 257–282). Wiesbaden: Springer.

Miyo, Y. (1983). Knowledge gap hypothesis and media dependency: Is television a knowledge leveler? In R. M. Bostrom (Hrsg.), *Communication yearbook* (Bd. 7, S. 626–650). Beverly Hills/London: Sage.

Niederdeppe, J., Fiore, M., Baker, T., & Smith, S. S. (2008a). Smoking-cessation media campaigns and their effectiveness among socioeconomically advantaged and disadvantages populations. *American Journal of Public Health, 98*(5), 916–924.

Niederdeppe, J., Kuang, X., Crock, B., & Skelton, A. (2008b). Media campaigns to promote smoking cessation among socioeconomically disadvantaged populations: What do we know, what do we need to learn, and what should we do now? *Social Science & Medicine, 67*, 1343–1355.

Rice, R. E., & Atkin, C. K. (2013). *Public communication campaigns*. Los Angeles: Sage.

Rogers, E. M. (2003). *Diffusion of innovations*. New York: Free Press.

Salmon, C. T., Wooten, K., Gentry, E., Cole, G. E., & Kroger, F. (1996). AIDS knowledge gaps: Results from the first decade of the epidemic and implications for future public information efforts. *Journal of Health Communication, 1*, 141–155.

Saxer, U. (1978). Medienverhalten und Wissensstand – zur Hypothese der wachsenden Wissenskluft. In *Buch und Lesen* (Bertelsmann Texte, Bd. 7, S. 35–70). Gütersloh: Bertelsmann.

Shim, M. (2008). Connecting internet use with gaps in cancer knowledge. *Health Communication, 23*(5), 448–461.

Slater, M. D., Hayer, A. F., Reineke, J. B., Long, M., & Bettinghaus, E. P. (2009). Newspaper coverage of cancer prevention: Multilevel evidence for knowledge-gap effects. *Journal of Communication, 59*(3), 514–533.

Sligo, F. X., & Jameson, A. M. (2000). The knowledge-behavior gap in use of health information. *Journal of the American Society for Information Sciences, 51*(9), 858–869.

Star, S. A., & McGill Hughes, H. (1950). Report on an educational campaign: The Cincinnati plan for the United Nations. *American Journal of Sociology, 55*(4), 389–400.

Tichenor, P. J., Donohue, G. A., & Olien, C. N. (1970). Mass media flow and differential growth in knowledge. *Public Opinion Quarterly, 34*(2), 159–170.

Tichenor, P. J., Donohue, G. A., & Olien, C. N. (1980). *Community conflict and the press*. Beverly Hills/London: Sage.

Viswanath, K., & Finnegan, J. R. (1996). The knowledge gap hypothesis: Twenty-five years later. In B. Burleson & A. Kunkel (Hrsg.), *Communication yearbook* (Bd. 19, S. 187–227). Thousand Oaks/London/New Delhi: Sage.

Viswanath, K., & Kreuter, M. W. (2007). Health disparities, communication inequalities, and eHealth. *American Journal for Preventive Medicine, 32*(5S), S131–S133.

Viswanath, K., Finnegan, J. R., Hannan, P. J., & Luepker, R. V. (1991). Health and knowledge gaps: Some lessons from the Minnesota Health Program. *American Behavioral Scientist, 34*(6), 712–726.

Viswanath, K., Kahn, E., Finnegan, J. R., Hertog, J., & Potter, J. D. (1993). Motivation and the knowledge gap. Effects of a campaign to reduce diet-related cancer risk. *Communication Research, 20*(4), 546–563.

Viswanath, K., Finnegan, J., Hertog, J., Pirie, P., & Murray, D. M. (1994). Community type and the diffusion of campaign information. *Gazette, 54*(1), 39–59.
Viswanath, K., Breen, N., Meissner, H., Moser, R. P., Bradford, H., Steele, W. R., & Rakowski, W. (2006). Cancer knowledge and dispartities in the information age. *Journal of Health Communication, 11*(1), 1–17.
Viswanath, K., Wakefield, M. A., Loken, B., & Hornik, R. C. (2010). Use of mass media campaigns to change health behavior. *The Lancet, 376*, 1261–1271.
Wanta, W., & Elliott, W. R. (1995). Did the „magic" work? Knowledge of HIV/AIDS and the knowledge gap hypothesis. *Journalism and Mass Communication Quarterly, 72*(2), 312–321.
Weening, M. W. H., & Midden, C. J. H. (1997). Mass-media information campaigns and knowledge-gap effects. *Journal of Applied Social Psychology, 27*, 945–958.
Wirth, W. (1997). *Von der Information zum Wissen. Die Rolle der Rezeption für die Entstehung von Wissensunterschieden*. Opladen: Westdeutscher Verlag.
Ybarra, M., & Suman, M. (2008). Reasons, assessments and actions taken: Sex and age differences in uses of Internet health information. *Health Education Research, 23*, 512–521.
Yows, S. R., Salmon, C. T., Hawkins, R. P., & Love, R. R. (1991). Motivational and structural factors in predicting different kinds of cancer knowledge. *American Behavioral Scientist, 34*(6), 727–741.
Zillien, N. (2009). *Digitale Ungleichheit. Neue Technologien und alte Ungleichheiten in der Informations- und Wissensgesellschaft*. Wiesbaden: VS.
Zillien, N. (2013). Wissenskluftforschung. In W. Schweiger & A. Fahr (Hrsg.), *Handbuch Medienwirkungsforschung* (S. 495–512). Wiesbaden: VS.
Zillien, N., & Haufs-Brusberg, M. (2014). *Wissenskluft und Digital Divide*. Baden-Baden: Nomos.

Die Bedeutung der Diffusionsforschung für die Gesundheitskommunikation

Veronika Karnowski

Zusammenfassung

Die Diffusionsforschung modelliert sowohl auf der Mikroebene des einzelnen Individuums als auch auf der Makroebene der Gesellschaft den Prozess der Verbreitung von Innovationen sowie verschiedene Faktoren(gruppen), die diesen Prozess beeinflussen. Innovationen können dabei sowohl Kombinationen aus Gegenstand und damit verbundener Information, wie bspw. ein neues Blutzuckermessgerät und die Hinweise zu seiner Bedienung, oder aber nur Informationen, wie bspw. eine Impfkampagne, sein.

Schlüsselwörter

Diffusion · Übernahme · Adoption · Innovation · Nachrichtenverbreitung

1 Einleitung

Die Diffusionsforschung widmet sich der Frage, wie sich Neuerungen in einem sozialen System verbreiten. Neuerungen setzen sich dabei nach Rogers (2003) aus einem Gegenstand und der damit verbundenen Information zusammen, oder aber sie bestehen rein aus Informationen. Für die Gesundheitskommunikation sind beide Bereiche von Interesse, sowohl die Verbreitung von gesundheitsrelevanten Informationen, wie bspw. einer Impfkampagne, als auch die Verbreitung von gesundheitsrelevanten Innovationen in Form von Objekten wie bspw. ein neues Blutzuckermessgerät und die Hinweise zu seiner Bedienung. Die Diffusionsforschung

V. Karnowski (✉)
Institut für Kommunikationswissenschaft und Medienforschung, Ludwig-Maximilians-Universität München, München, Deutschland
E-Mail: karnowski@ifkw.lmu.de

modelliert dabei sowohl auf der Mikro- als auch der Makroebene den Prozess der Verbreitung von Innovationen und identifiziert verschiedene Faktoren(gruppen), die diesen Prozess beeinflussen.

2 Grundlagen der Diffusionstheorie

Der Diffusionsprozess wird analog zur bekannten, den Kommunikationsprozess beschreibenden, S-M-C-R-E-Formel (Lasswell 1948) beschrieben als: ausgehend von einer Quelle (Source) werden Innovationen (Message) über verschiedene Kommunikationskanäle (Channel) an die Mitglieder eines sozialen Systems (Receiver) verbreitet und führen zu verschiedenen Konsequenzen (Effects) (Rogers und Shoemaker 1971). Dieser Prozess wurde sowohl auf der Mikro- als auch auf der Makroebene modelliert.

2.1 Innovations-Entscheidungs-Prozess

Auf der Mikroebene beschreibt der in fünf Phasen gegliederte Innovations-Entscheidungs-Prozess die Übernahme einer Innovation durch ein Individuum (vgl. Abb. 1; Rogers 2003). Rogers definiert vier Voraussetzungen seitens des Individuums, welche den Verlauf dieses Prozesses beeinflussen: frühere Erfahrungen, Probleme und Bedürfnisse des betreffenden Individuums, seine Innovativität im Sinne einer Persönlichkeitseigenschaft sowie die Normen des umgebenden sozialen Systems.

Die erste Phase des Innovations-Entscheidungs-Prozesses ist dann der Erwerb des Wissens um eine Innovation, wobei Rogers (2003) zwischen drei Typen von Wissen unterscheidet. Das Awareness-Knowledge beschreibt alleine das Wissen um die Existenz einer Innovation, also beispielsweise das eingangs erwähnte Blutzuckermessgerät. How-to-Knowledge ist dahingegen für die Anwendung einer Innovation nötig, umfasst also auch das Wissen um die korrekte Anwendung dieses Blutzuckermessgeräts. Die dritte Form, das Principles-Knowledge, geht noch weiter und stellt Grundlagenwissen über die Innovation dar. In unserem Beispiel wäre dies also das Wissen darum, wie genau dieses Blutzuckermessgerät den korrekten Wert ermittelt. Diese dritte Form des Wissens ist für die Übernahme und Anwendung einer Innovation nicht notwendig, sie verringert jedoch die Wahrscheinlichkeit, eine Innovation abzulehnen. Der Wissenserwerb auf dieser ersten Stufe des Innovations-Entscheidungs-Prozesses wird von Persönlichkeitseigenschaften des potenziellen Übernehmers beeinflusst, insbesondere nennt Rogers (2003) hier sozioökonomische Merkmale, Persönlichkeitseigenschaften und das Kommunikationsverhalten. Prinzipiell kann der potenzielle Nutzer oder die potenzielle Nutzerin in dieser ersten Phase sowohl aktiv nach Informationen über Neuerungen suchen, als auch diese passiv erhalten. Dies variiert nach Rogers (2003) situativ. Ursprünglich ging Rogers (2003) davon aus, dass die Verbreitung dieses Wissens insbesondere über massenmediale Kanäle erfolgt, da interpersonale Kommunikationskanäle hierfür eine zu

Die Bedeutung der Diffusionsforschung für die Gesundheitskommunikation

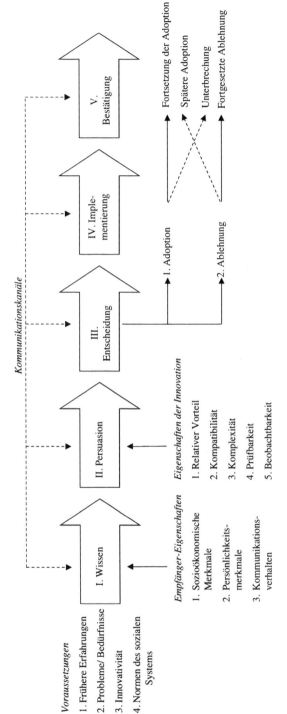

Abb. 1 Innovations-Entscheidung-Prozess nach Rogers (2003)

geringe Reichweite haben und die Verbreitung langsamer erfolgt. Heute zeigt sich, dass auch mobilen und sozialen Medien ein wichtiger Stellenwert in dieser ersten Phase des Diffusionsprozesses zukommt. So konnten beispielsweise Wang et al. (2007) zeigen, dass Social Networking Sites überaus effiziente und schnelle Kommunikationskanäle im Diffusionsprozess darstellen. Hinsichtlich der Verbreitung von Innovationen im Gesundheitssektor, insbesondere auch in Entwicklungsländern, setzen verschiedene Autorinnen und Autoren große Hoffnungen auf soziale und auch mobile Medien (Bernhardt et al. 2011; Owiny et al. 2014). Zum einen da die Verbreitung von Informationen so deutlich kosteneffizienter erfolgen kann als über massenmediale Kampagnen, zum anderen aber auch, da möglicherweise über massenmediale Kampagnen schwer erreichbare Zielgruppen so besser erreicht werden können (Neuhauser und Kreps 2003; Roncancio et al. 2012; Rossmann und Karnowski 2014). So konnten beispielsweise Alicea-Planas et al. (2011) zeigen, dass eine interaktive App die Verbreitung von Gesundheitswissen unter älteren Patienten unterstützen kann.

Persuasion, also die Bildung einer positiven oder auch negativen Einstellung gegenüber der Innovation, stellt die zweite Phase des Innovations-Entscheidungs-Prozesses dar. Für diese Einstellungsbildung sind insbesondere fünf Eigenschaften der Innovation von Bedeutung: (1) Der relative Vorteil bezeichnet den sowohl von den Eigenschaften der Innovation als auch von der Person des Übernehmers abhängigen Nutzen, den der Übernehmer aus der Adoption der Innovation zieht. (2) Inwiefern sich die Innovation mit den bestehenden Einstellungen und Werten des Übernehmers vereinbaren lässt, wird als Kompatibilität bezeichnet. (3) Ein dritter Faktor ist, ob es dem Übernehmer vor der Adoption der Innovation möglich ist, diese auszuprobieren. Auch diese Möglichkeit des Ausprobierens beeinflusst die Übernahmewahrscheinlichkeit positiv. (4) Gleiches gilt für die Beobachtbarkeit, also die Tatsache, dass der Übernehmer vor der Adoption bei anderen Nutzerinnen und Nutzern, beispielsweise in seinem sozialen Umfeld, den Einsatz der Innovation beobachten kann. (5) Einen negativen Einfluss auf die Übernahmewahrscheinlichkeit hat dahingegen eine hohe Komplexität einer Innovation. D. h. je schwieriger es für den Nutzer oder die Nutzerin ist, eine Innovation zu verstehen und anzuwenden, umso geringer ist die Übernahmewahrscheinlichkeit. In dieser zweiten Phase des Innovations-Entscheidungs-Prozesses sind laut Rogers (2003) insbesondere interpersonale Kommunikationskanäle relevant. Diese besondere Relevanz interpersonaler Kommunikationskanäle für die Persuasion konnten Pach et al. (2013) auch für die Implementierung einer präventiven Gesundheitsinnovation, konkret einer Typhus-Impfung, zeigen. Massenmedien spielen dabei eine eher indirekte Rolle als Themengeber (van den Putte et al. 2011). Einen in vielen Kulturen existierenden Ort bzw. Anlass für diese interpersonale Verbreitung von Gesundheitsinformationen können religiöse Zusammenkünfte darstellen (Southwell 2011).

Die Entscheidung stellt dann die dritte Phase des Innovations-Entscheidungs-Prozesses dar. Der potenzielle Übernehmer entscheidet sich nun auf Basis der in der zweiten Phase gebildeten Einstellungen für (Adoption) oder gegen (Ablehnung) die Übernahme einer Neuerung, also beispielsweise für oder gegen den Kauf eines neuen Blutzuckermessgerätes. Die Diffusionstheorie geht also davon aus, dass

Wissen (*K*nowledge) um und eine positive Einstellung (*A*ttitude) gegenüber einer Innovation auch ein entsprechendes Verhalten (Adoption of *P*ractice) nach sich ziehen. Zahlreiche Untersuchungen konnten jedoch belegen, dass dies nicht zwingend der Fall ist (u. a. Rogers et al. 1999). Diese Diskrepanz wird als KAP-Gap bezeichnet. Ein KAP-Gap findet sich besonders häufig bei der Übernahme von, im Gesundheitssektor häufig anzutreffenden, präventiven Innovationen, d. h. Innovationen, die dazu dienen, das mögliche Eintreten unerwünschter Ereignisse zu verhindern wie beispielsweise Schutz vor einer HIV-Infektion (Singhal und Rogers 2003) oder Impfungen (Cohen und Head 2013).

Die vierte Phase im Innovations-Entscheidungs-Prozess, Implementierung, beschreibt den tatsächlichen Einsatz der Neuerung im Alltag des Übernehmers. Die Adoption resultiert nun also in einer andauernden Verhaltensänderung. In dieser Phase suchen Nutzerinnen und Nutzer oftmals auch nach zusätzlichen Informationen, um sich weitergehend über die Nutzungsmöglichkeiten der Innovation zu informieren. Auch das Phänomen der Re-Invention kann in dieser Phase der Implementierung auftreten, d. h. Nutzer und Nutzerinnen übernehmen eine Innovation, nutzen diese dann aber auf andere Art und Weise als von den Entwicklerinnen oder Entwicklern der Innovation vorgesehen (Charters und Pellegrin 1973; Downs 1976), ein Phänomen, welches von der Diffusionsforschung ursprünglich ignoriert worden war.

In der finalen fünften Phase des Innovations-Entscheidungs-Prozesses sucht der Übernehmer dann – in Anlehnung an die Überlegungen der Dissonanztheorie (Festinger 1976) – nach Bestätigung für seine Übernahmeentscheidung.

2.2 Übernehmertypen und die S-Kurve der Diffusion

Wie bereits eingangs erwähnt, lässt sich der Prozess der Übernahme einer Innovation nicht nur auf der Mikroebene des einzelnen Individuums modellieren, sondern auch auf der Makroebene des sozialen Systems. Betrachtet man die Anzahl der Übernehmer pro Zeiteinheit, so nimmt die Diffusionsforschung idealtypisch eine Normalverteilung an (vgl. Abb. 2), anhand deren Standardabweichung sich fünf Kategorien von Übernehmern in Abhängigkeit von ihrem Übernahmezeitpunkt unterscheiden lassen (Rogers 1958, 1962): Innovatoren, Frühe Übernehmer, Frühe Mehrheit, Späte Mehrheit und Nachzügler.

Innovatoren stellen die erste und kleinste Gruppe der Übernehmer dar. Sie sind risikobereit und zeichnen sich durch ein hohes Maß an Unsicherheitstoleranz aus. Gleichzeitig verfügen sie auch über ausreichende Ressourcen, um die möglicherweise negativen (finanziellen) Konsequenzen dieser Risikobereitschaft, beispielsweise durch den Kauf einer letztlich scheiternden Innovation, in Kauf nehmen zu können.

Die zweite, ebenfalls eher kleine Gruppe an Übernehmern hat besondere Wichtigkeit für den Erfolg einer Innovation. Diese frühen Übernehmer sind lokal gut vernetzte Meinungsführer (Lazarsfeld et al. 1944), welche sowohl um Rat gefragt werden, als auch als Vorbild für spätere Übernehmer dienen. Sie sorgen somit dafür,

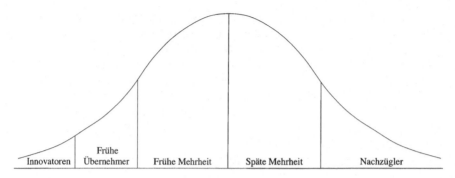

Abb. 2 Übernehmertypen im Zeitverlauf nach Rogers (2003)

dass eine Innovation eine kritische Masse an Übernehmern erreicht und sich so erfolgreich in einem sozialen System ausbreiten kann. Im Kontext der Gesundheitskommunikation schlagen Kim et al. (2013) daher vor, HIV-Präventionskampagnen genau auf diese Meinungsführer zu stützen.

Sobald dieser Punkt der kritischen Masse erreicht wurde, wird die Neuerung von einer großen Gruppe an Übernehmern adoptiert, der frühen Mehrheit. Diese sind zumeist keine Meinungsführer, verfügen aber dennoch über eine große Zahl an Sozialkontakten. Mit der Übernahme einer Innovation durch die frühe Mehrheit steigt der soziale Druck zur Übernahme auf die verbleibenden Mitglieder des sozialen Systems. Die folgende, und ebenfalls große Gruppe an Übernehmern, die späte Mehrheit, steht Neuerungen generell eher skeptisch gegenüber, beugt sich aber dem sozialen Druck.

Ein noch deutlich stärkeres Misstrauen gegenüber Neurungen sowie eine generelle Orientierung an der Vergangenheit zeichnet die letzte Übernehmerkategorie, die Nachzügler, aus. Sie benötigen bei der Übernahme einer Innovation daher größtmögliche Sicherheit.

Kumuliert man die Übernahmerate im Zeitverlauf, so ergibt sich die S-Kurve der Diffusion. Sie beschreibt den idealtypischen Verlauf den die Ausbreitung einer Neuerung in einem sozialen System nimmt (vgl. Abb. 3).

Zu Beginn des Diffusionsprozesses ist die Steigung der Kurve noch relativ flach, d. h. nur wenige Menschen übernehmen die Innovation in diesem ersten Zeitabschnitt. Der Punkt, an welchem sich die Steigung der Diffusionskurve dann deutlich ändert und die Innovation beginnt, sich schnell im sozialen System auszubreiten, wird als Kritische Masse bezeichnet. An dieser Stelle beginnen die frühen Übernehmer, unter welchen sich überdurchschnittlich viele Meinungsführer befinden, die Innovation zu adoptieren und aufgrund ihrer starken sozialen Vernetzung auch zu verbreiten (Markus 1987). Zum Ende des Diffusionsprozesses hin flacht der Verlauf der Kurve dann langsam ab bis auch die letzten Übernehmer die Innovation adoptieren. Der Verlauf dieser kumulierten Adoptionsrate im Zeitverlauf stellt ein vielfach und für Innovationen aller Bereiche belegtes Phänomen dar (Grattet et al. 1998; Rogers 1958; Ryan 1948).

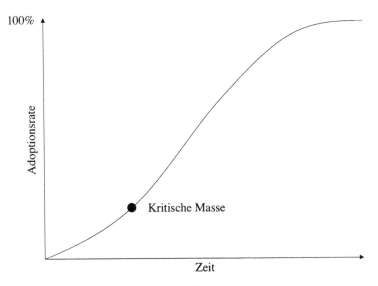

Abb. 3 S-Kurve der Diffusion nach Rogers (2003)

Jedoch birgt diese Art der Betrachtung des Diffusionsprozesses auch einige Gefahren in sich. Sie legt die Deutung nahe, dass eine vollständige Verbreitung einer Innovation immer auch positiv zu bewerten ist. Diese als Innovationspositivismus bezeichnete Sichtweise versperrt jedoch den Blick auf negative Konsequenzen einer Innovation (Hightower 1973) – eine Gefahr, die es auch bei der Betrachtung der Diffusion von Innovationen im Gesundheitssektor immer zu bedenken gilt.

3 Diffusion von Nachrichten und Informationen

Die Diffusion von Nachrichten, also nur aus Informationen bestehenden Neuheiten, stellt eine Sonderform der Diffusion von Innovationen dar, die ebenfalls für die Gesundheitskommunikation relevant ist. Auf der Mikroebene des einzelnen Individuums handelt es sich hierbei nach Rogers (2003) um einen verkürzten Übernahmeprozess, welcher nur bis zum Wissen über etwas (Awareness-Knowledge) reicht.

3.1 Nachrichtendiffusionsforschung

Bereits in den 1940er- und 1950er-Jahren begann die kommunikationswissenschaftliche Forschung zu diesem Thema mit verschiedenen Untersuchungen zur Verbreitung von Nachrichten über unvorhersehbare Ereignisse, wie beispielsweise den Tod von Präsident Roosevelt (Miller 1945), den Tod des US-Senators Robert A. Taft (Larsen und Hill 1954), Präsident Eisenhowers Entscheidung, für eine zweite Amtszeit zu kandidieren (Danielson 1956), oder die Ermordung von Präsident Kennedy

(Greenberg 1964a). Die Einzelbefunde der regen Forschungsaktivität in dieser Zeit führte Greenberg (1964b) dann in einer Metaanalyse zusammen und klassifizierte dabei drei Nachrichtenkategorien, welche sich im Anteil der interpersonalen Kommunikation an ihrer Verbreitung unterscheiden. Nachrichten der ersten Kategorie sind von geringer Bedeutung für die Allgemeinheit, haben jedoch eine hohe Bedeutung für einige wenige. Diese Ereignisse erhalten wenig Aufmerksamkeit in den Massenmedien. Da sie jedoch von hoher Bedeutung für eine kleine Gruppe von Personen sind, werden sie mit hoher Wahrscheinlichkeit durch interpersonale Kanäle zwischen den Mitgliedern dieser betroffenen Gruppe weitergegeben. Nachrichten der zweiten Kategorie sind für den Großteil der Gesellschaft von Bedeutung und werden auch dementsprechend prominent in den Massenmedien behandelt. Von diesen Nachrichten erfahren die meisten Menschen direkt durch die Massenmedien. Nichtsdestotrotz werden diese Ereignisse oftmals im Nachgang interpersonal diskutiert. Dramatische Ereignisse von hoher Wichtigkeit und Dringlichkeit stellen Nachrichten der dritten Kategorie dar. Hierunter fallen beispielsweise Naturkatastrophen oder andere Unglücke. Innerhalb kurzer Zeit erfährt beinahe jedes Mitglied der Gesellschaft von diesen Ereignissen. Obwohl diese Ereignisse auch in den Massenmedien hohe Aufmerksamkeit erfahren, ist hier der Anteil derjenigen, die durch interpersonale Kommunikation von diesen Ereignissen erfahren haben, relativ hoch, da die extrem hohe Bedeutsamkeit dieser Ereignisse sowohl interpersonale als auch massenmediale Kommunikationskanäle mobilisiert. Studien in den folgenden Jahrzehnten belegen die Rolle des Fernsehens als wichtigstes Alarmmedium in – oftmals auch gesundheitsrelevanten – Krisensituationen (Rogers und Seidel 2002), eine Rolle die heute zunehmend auch von sozialen Onlinemedien eingenommen wird (Thomas et al. 2016).

3.2 Verbreitung von Informationen über soziale Medien

Insbesondere mit der rapiden Verbreitung sozialer Medien in der vergangenen Dekade findet in einer Vielzahl an wissenschaftlichen Disziplinen wieder vermehrt Forschung zur Verbreitung von Informationen in einer Gesellschaft statt. Bei diesen Arbeiten, welche nur teilweise explizit auf die Diffusionstheorie verweisen, handelt es sich nicht um einen kohärenten Ansatz, sondern vielmehr um eine Vielzahl von oftmals nicht miteinander in Verbindung stehenden Forschungsarbeiten, welche sich sowohl auf der Mikro- als auch auf der Makroebene dem Prozess der Nachrichtenverbreitung durch Teilen und Weiterleiten in sozialen Medien widmen. Kümpel et al. (2015) systematisieren diese Forschung und ihre Befunde in drei Bereiche: (1) Nutzerinnen und Nutzer und Organisationen, (2) Inhalte und (3) Netzwerke. Obwohl diese Forschung bisher nur in wenigen Einzelfällen mit Bezug auf gesundheitsbezogene Inhalte stattfindet, so sind ihre Befunde zu Faktoren, welche die Verbreitung von Informationen über soziale Netzwerke unterstützen oder auch hindern, beispielsweise mit Blick auf Onlinegesundheitskampagnen für die Gesundheitskommunikation relevant.

Hinsichtlich der Eigenschaften der Nutzerinnen und Nutzer zeigen sich insbesondere Meinungsführerschaft (z. B. Ma et al. 2014), Bindungsstärke bzw.

Homophily[1] (z. B. Susarla et al. 2012), generelle Aktivität in sozialen Medien (z. B. Horan 2013), Zahl der Freundinnen und Freunde in den entsprechenden Netzwerken (z. B. Bakshy et al. 2012) sowie Nachrichten- und Inhaltspräferenzen (z. B. Weeks und Holbert 2013) als Einflussfaktoren auf die Neigung, Inhalte in sozialen Netzwerken weiterzuverbreiten: Nutzerinnen und Nutzer, welche Nachrichten in sozialen Medien teilen, bezeichnen sich selbst als Meinungsführer, haben zumeist viele Freunde und Follower und zeichnen sich durch eine umfassende Mediennutzung sowie die Nutzung einer Vielzahl an Informationsquellen aus (Kümpel et al. 2015). Relevanteste Motive für die Weiterverbreitung von Informationen in sozialen Medien sind die Erlangung von Ansehen, Anerkennung und Aufmerksamkeit unter den eigenen Freunden bzw. Followern und Kontaktpflege (z. B. Lee und Ma 2012).

Zudem verbreiten sich insbesondere solche Inhalte in den sozialen Medien, welche positive Gefühle hervorrufen, emotional aufwühlen oder als interessant wahrgenommen werden (z. B. Bakshy et al. 2011; Berger und Milkman 2011). Auch die Nachrichtenfaktoren Kontroverse, Relevanz und Überraschung fördern die Verbreitung von Inhalten in sozialen Medien (Rudat et al. 2014). Mit Blick auf die Netzwerke zeigt sich, dass die Verbreitung von Nachrichten innerhalb eines sozialen Netzwerks nicht unabhängig von den Verbreitungsprozessen dieses Inhalts in anderen sozialen Netzwerken betrachtet werden sollte, da sich Inhalte über mehrere soziale Netzwerke hinweg verbreiten, was Jain et al. (2011) als „cross pollination" bezeichnen.

Eine Grundprämisse aller genannten Studien ist, dass der Inhalt einer Nachricht über den Diffusionsprozess hinweg unverändert bleibt. Diese Vereinfachung war auch bereits bei der Diffusion von gegenständlichen Innovationen vorgenommen worden, lässt sich aber, wie bereits im Konzept der Re-Invention diskutiert, nicht immer halten. Im et al. (2011) zeigen am Beispiel von Korea, dass auch die Grundannahme des stabilen Nachrichteninhalts, welcher unverändert verbreitet wird, so nicht haltbar ist. Dieser Aspekt der Informationsverbreitung online und insbesondere über soziale Medien wurde bisher kaum beleuchtet und wird in den kommenden Jahren voraussichtlich mehr Aufmerksamkeit in der Forschung erfahren. Insbesondere für die Gesundheitskommunikation stellt diese Frage nach der Veränderung von Inhalten im Laufe der Verbreitung ein relevantes Forschungsgebiet dar, da diese gerade hinsichtlich der Weiterverbreitung von Kampagneninhalten und Gesundheitsappellen über soziale Medien schwerwiegende Konsequenzen haben könnte.

4 Fazit

Die Diffusionsforschung modelliert sowohl auf der Mikroebene des einzelnen Individuums als auch auf der Makroebene der Gesellschaft den Prozess der Verbreitung von Innovationen sowie verschiedene Faktoren(gruppen), die diesen Prozess beeinflussen. Innovationen können dabei sowohl Kombinationen aus einem

---
[1]Homophily bezeichnet die Ähnlichkeit von Personen hinsichtlich verschiedener Merkmale wie beispielsweise Einstellungen, Bildung und sozioökonomischem Status (Karnowski 2017).

Gegenstand und der damit verbundenen Information als auch nur Informationen sein. Die Diffusionsforschung kann der Gesundheitskommunikation damit eine Vielzahl an Erkenntnissen zur Unterstützung der Verbreitung von gesundheitsrelevanten Informationen und Innovationen liefern, wie beispielsweise im Rahmen von Gesundheitskampagnen. Nichtsdestotrotz sollte die Gesundheitskommunikation auch aus den Fehlern der Diffusionsforschung lernen, welche über Jahrzehnte hinweg systematisch die negativen Konsequenzen der Verbreitung einzelner Innovationen ignoriert hat, und diese möglichen negativen Effekte immer auch im Blick behalten.

Literatur

Alicea-Planas, J., Neafsey, P. J., & Anderson, E. (2011). A qualitative study of older adults and computer use for health education: „It opens people's eyes". *Journal of Communication in Healthcare, 4*, 38–45.

Bakshy, E., Hofman, J. M., Mason, W. A., & Watts, D. J. (2011). Everyone's an influencer: Quantifying influence on Twitter. In *Proceedings of the fourth ACM international conference on Web search and data mining* (S. 65–74). New York: ACM.

Bakshy, E., Rosenn, I., Marlow, C., & Adamic, L. (2012). The role of social networks in information diffusion. In *Proceedings of the 21st international conference on World Wide Web* (S. 519–528). New York: ACM.

Berger, J., & Milkman, K. L. (2011). What makes online content viral? *Journal of Marketing Research, 49*(2), 192–205.

Bernhardt, J. M., Mays, D., & Kreuter, M. W. (2011). Dissemination 2.0: Closing the gap between knowledge and practice with new media and marketing. *Journal of Health Communication, 16*, 32–44.

Charters, W. W., & Pellegrin, R. (1973). Barriers to the innovation process: Four case studies of differentiated staffing. *Educational Administration Quarterly, 9*(1), 3–14.

Cohen, E. L., & Head, K. J. (2013). Identifying knowledge-attitude-practice gaps to enhance HPV vaccine diffusion. *Journal of Health Communication, 18*(10), 1221–1234.

Danielson, W. (1956). Eisenhower's February decision: A study of news impact. *Journalism Quarterly, 33*, 433–441.

Downs, G. W. J. (1976). *Bureaucracy, innovation, and public policy*. Lexington: Heath Com.

Festinger, L. (1976). *A theory of cognitive dissonance*. Stanford: Stanford University Press.

Grattet, R., Jenness, V., & Curry, T. R. (1998). The homogenization and differentiation of hate crime law in the United States, 1978 to 1995: Innovation and diffusion in the criminalization of bigotry. *American Sociological Review, 63*(2), 286–307.

Greenberg, B. S. (1964a). Diffusion of news of the Kennedy assassination. *Public Opinion Quarterly, 28*(2), 225–232.

Greenberg, B. S. (1964b). Person to person communication in the diffusion of news events. *Journalism Quarterly, 41*, 498–494.

Hightower, J. (1973). *Hard tomatoes, hard times*. Cambridge: Schenkman.

Horan, T. J. (2013). „Soft" versus „hard" news on microblogging networks: Semantic analysis of Twitter produsage. *Information, Communication and Society, 16*(1), 43–60.

Im, Y.-H., Kim, E.-M., Kim, K., & Kim, Y. (2011). The emerging mediascape, same old theories? A case study of online news diffusion in Korea. *New Media & Society, 13*(4), 605–625.

Jain, P., Rodrigues, T., Magno, G., Kumaraguru, P., & Almeida, V. (2011). Cross-pollination of information in online social media: A case study on popular social networks. *Proceedings of SocialCom/PASSAT, 2011*, 477–482.

Karnowski, V. (2017). *Diffusionstheorie* (2. Aufl.). Wiesbaden: Nomos.

Kim, D. K., Chikombero, M., & Modie-Moroka, T. (2013). Innate health threat among a visibly hidden immigrant group: A formative field data analysis for HIV/AIDS prevention among Zimbabwean workers in Botswana. *Journal of Health Communication, 18*(2), 146–159.

Kümpel, A. S., Karnowski, V., & Keyling, T. (2015). News sharing in social media: A review of current research on news sharing users, content, and networks. *Social Media+ Society, 1*(2), 1.

Larsen, O. N., & Hill, R. J. (1954). Mass media and interpersonal communication in the diffusion of a news event. *American Sociological Review, 19*(4), 426–433.

Lasswell, H. D. (1948). The structure and formation of communication in society. In L. Bryson (Hrsg.), *The communication of ideas* (S. 37–51). New York: Harper and Brothers.

Lazarsfeld, P. F., Berelson, B., & Gaudet, H. (1944). *The people's choice. How the voter makes up his mind in a presidential campaign.* New York: Duell, Sloan & Pearce.

Lee, C. S., & Ma, L. (2012). News sharing in social media: The effect of gratifications and prior experience. *Computers in Human Behavior, 28*(2), 331–339.

Ma, L., Sian Lee, C., & Hoe-Lian Goh, D. (2014). Understanding news sharing in social media: An explanation from the diffusion of innovations theory. *Online Information Review, 38*(5), 598–615.

Markus, M. L. (1987). Toward a „critical mass" theory of interactive media Universal access, interdependence and diffusion. *Communication Research, 14*(5), 491–511.

Miller, D. C. (1945). A research note on mass communication. *American Sociological Review, 10*(5), 691–694.

Neuhauser, L., & Kreps, G. L. (2003). The advent of E-health. How interactive media are transforming health communication. *Medien & Kommunikationswissenschaft, 51*, 541–556.

Owiny, S. A., Mehta, K., & Maretzki, A. N. (2014). The use of social media technologies to create, preserve, and disseminate indigenous knowledge and skills to communities in East Africa. *International Journal of Communication, 8*, 234–247.

Pach, A., Tabbusam, G., Khan, M. I., Suhag, Z., Hussain, I., Hussain, E., ..., & Bhutta, Z. A. (2013). Formative research and development of an evidence-based communication strategy: The introduction of Vi typhoid fever vaccine among school-aged children in Karachi, Pakistan. *Journal of Health Communication, 18*(3), 306–324.

Putte, B. van den, Yzer, M., Southwell, B. G., de Bruijn, G.-J., & Willemsen, M. C. (2011). Interpersonal communication as an indirect pathway for the effect of antismoking media content on smoking cessation. Journal of Health Communication, 16(5), 470–485.

Rogers, E. M. (1958). A conceptual variable analysis of technological change. *Rural Sociology, 23*(2), 136–145.

Rogers, E. M. (1962). Characteristics of agricultural innovators and other adopter categories. In E. Katz, E. A. Wilkening, E. M. Rogers, R. Mason, R. L. Dahling, T. W. Harrell, ..., & W. Schramm (Hrsg.), *Studies of innovation and of communication to the public* (S. 62–97). Stanford: Institute for Communication Research Stanford University.

Rogers, E. M. (2003). *Diffusion of innovations* (5. Aufl.). New York: Free Press.

Rogers, E. M., & Seidel, N. (2002). Diffusion of news of the terrorist attacks of September 11, 2001. *Prometheus, 20*(3), 209–219.

Rogers, E. M., & Shoemaker, F. (1971). *Communication of innovations* (2. Aufl.). New York: Free Press.

Rogers, E. M., Vaughan, P. W., Swalehe, R. M. A., Rao, N., Svenkerud, P., & Sood, S. (1999). Effects of an entertainment-education radio soap opera on family planning behavior in Tanzania. *Studies in Family Planning, 30*(3), 193–211.

Roncancio, A. M., Berenson, A. B., & Rahman, M. (2012). Health locus of control, acculturation, and health-related Internet use among Latinas. *Journal of Health Communication, 17*(6), 631–640.

Rossmann, C., & Karnowski, V. (2014). eHealth und mHealth: Gesundheitskommunikation online und mobil. In K. Hurrelmann & E. Baumann (Hrsg.), *Handbuch Gesundheitskommunikation* (S. 271–285). Bern: Verlag Hans Huber.

Rudat, A., Buder, J., & Hesse, F. W. (2014). Audience design in Twitter: Retweeting behavior between informational value and followers' interests. *Computers in Human Behavior, 35*, 132–139.

Ryan, B. (1948). A study in technological diffusion. *Rural Sociology, 13*(3), 273–285.

Singhal, A., & Rogers, E. M. (2003). *Combating AIDS: Communication strategies in action.* Thousand Oak: Sage.

Southwell, B. G. (2011). Religious congregations and health information diffusion: Implications for viral marketing and peer referral programs. *Journal of Applied Communication Research, 39*(4), 444–447.

Susarla, A., Oh, J.-H., & Tan, Y. (2012). Social networks and the diffusion of user-generated content: Evidence from YouTube. *Information Systems Research, 23*(1), 23–41.

Thomas, T. L., Schrock, C., & Friedman, D. B. (2016). Providing health consumers with emergency information: A systematic review of research examining social media use during public crises. *Journal of Consumer Health on the Internet, 20*(1–2), 19–40.

Wang, F.-Y., Zeng, D., Carley, K. M., & Mao, W. (2007). Social computing: From social informatics to social intelligence. *IEEE Intelligent Systems, 22*(2), 79–83.

Weeks, B. E., & Holbert, R. L. (2013). Predicting dissemination of news content in social media: A focus on reception, friending, and partisanship. *Journalism and Mass Communication Quarterly, 90*(2), 212–232.

Third-Person-Effekte im Gesundheitsbereich

Florian Arendt und Hans-Bernd Brosius

Zusammenfassung
Die meisten Menschen denken, dass Massenmedien andere Personen stärker beeinflussen als sie selbst. Dieses Wahrnehmungsphänomen wird als Third-Person-Effekt (TPE) bezeichnet. Es ist wichtig hervorzuheben, dass dieser Eindruck verhaltensrelevante Konsequenzen haben kann. In diesem Kapitel stellen wir die Grundannahmen des TPE vor und präsentieren empirische Evidenz für den Gesundheitsbereich. Es zeigt sich, dass wichtige Befunde aus der allgemeinen Forschungsliteratur zum TPE auch im Gesundheitsbereich repliziert werden konnten. Verhaltensbezogene Effekte wurden allerdings im Gesundheitsbereich vernachlässigt, weshalb der vorliegende Beitrag mit einem Plädoyer für mehr Forschung in Bezug auf die Verhaltenskomponente des Third-Person-Effekts schließt.

Schlüsselwörter
Third-Person-Effekt · First-Person-Effekt · Zensur · Werbung · Influence of Presumed Media Influence · Gesundheitskampagnen

1 Einleitung

Der Third-Person-Effekt (TPE, Davison 1983) beschreibt ein bedeutendes Phänomen der Medienrezeptions- und Wirkungsforschung (Dohle 2013; Huck und Brosius 2007; Perloff 1999), nämlich die Tendenz, dass Medienwirkungen auf andere (engl.:

F. Arendt (✉)
Institut für Publizistik- und Kommunikationswissenschaft, Universität Wien, Wien, Österreich
E-Mail: florian.arendt@univie.ac.at

H.-B. Brosius
Institut für Kommunikationswissenschaft und Medienforschung, Ludwig-Maximilians-Universität München, München, Deutschland
E-Mail: brosius@ifkw.lmu.de

third persons) typischerweise als stärker eingeschätzt werden als Medienwirkungen auf die eigene Person (engl.: *first persons*). Die meisten Menschen denken also, dass die Massenmedien andere stärker beeinflussen als sie selbst. Von großer Bedeutung ist, dass dieses Wahrnehmungsphänomen wiederum verhaltensrelevante Konsequenzen haben kann. Überdenkt man vor diesem Hintergrund beispielsweise negative Auswirkungen von Alkohol-Werbung auf Kinder und Jugendliche, könnte dies dazu führen, dass man für stärkere Werbeeinschränkungen eintritt (Zensurforderungen) oder seine Kinder eher von Werbeinhalten fernhält.

Der Großteil der allgemeinen TPE-Studien behandelt thematische Bereiche, die für die Gesundheitskommunikation weniger relevant sind. Es lassen sich jedoch auch Studien im Gesundheitsbereich identifizieren. Bevor wir uns diesen Studien zuwenden, um die Bandbreite der Forschung im Gesundheitsbereich zu verdeutlichen, sollen die essentiellen theoretischen Annahmen und empirischen Befunde hinsichtlich der allgemeinen Forschung zum TPE vorgestellt werden. Basierend auf deren Kenntnis stellen wir im Anschluss ausgewählte Befunde für den Gesundheitsbereich vor. Am Ende versuchen wir, etwaige Besonderheiten des TPE im Gesundheitsbereich herauszuarbeiten.

2 Third-Person-Effekt

2.1 Theoretische Annahmen

Davison (1983) hat den TPE als erster beschrieben. Dabei besagt die TPE-Hypothese, dass Menschen den Einfluss von Medien auf Einstellungen und Verhalten anderer Menschen stärker einschätzen als auf sich selbst. In Davisons (1983) eigenen Worten: „people will tend to overestimate the influence that mass communications have on the attitudes and behavior of others. More specifically, individuals who are members of an audience that is exposed to a persuasive communication (whether or not this communication is intended to be persuasive) will expect the communication to have a greater effect on others than on themselves" (S. 3). Davisons Annahme wird oft missverstanden im Sinne, dass *tatsächliche* Medienwirkungen auf andere stärker sind als auf einen selbst. Es geht aber nur um die subjektive Wahrnehmung (*Wahrnehmungskomponente* des TPE).

Eine zusätzliche relevante Annahme ist nun, dass der attribuierte Medieneinfluss auf „die anderen" das eigene Verhalten beeinflussen kann. Diese Überlegung ist eine bedeutende Bereicherung für die Medienwirkungsforschung, denn sie beschreibt einen unüblichen Mechanismus, über welchen Massenmedien ihren Einfluss geltend machen können: „Any effect that the communication achieves may thus be due not to the reaction of the ostensible audience but rather to the behavior of those who anticipate, or think they perceive, some reaction on the part of others" (S. 3). Dabei ist es weniger von Bedeutung, ob „die anderen" tatsächlich beeinflusst werden. Vielmehr ist es die (falsche oder richtige) Einschätzung der stärkeren Beeinflussbarkeit der anderen, welche *reale* Konsequenzen auf das eigene Verhalten haben kann (Brosius und Engel 1996, S. 143). Dies beschreibt die *Verhaltenskomponente* des TPE.

Davison (1983) hat anekdotische Evidenz angeboten, welche die Folgen des TPE untermauern sollten. So berichtete er von einem Ereignis während des Zweiten Weltkriegs: Auf einer pazifischen Insel standen sich US-amerikanische und japanische Truppen gegenüber. Die japanische Armee habe laut Davison über der Insel Flugblätter abgeworfen mit dem Ziel, afroamerikanische Soldaten gegen ihre weißen Offiziere aufzuhetzen. Nach Davison verbreiteten die Flugblätter, dass es sich bei diesem Krieg um einen Krieg „des weißen Mannes" handle und dass Japan nicht mit Afro-Amerikanern im Krieg sei. Die Botschaft war: „Don't risk your life for the white man. Give yourself up at the first opportunity, or just desert" (S. 1). Überraschenderweise reagierte die militärische Führung der U.S. Streitkräfte auf diese Flugblätter mit dem Abzug der Einheit. Dies war bemerkenswert, da es keine beobachtbare Evidenz dafür gab, dass die Flugblätter einen Effekt auf die Truppen gezeigt hätten. Offensichtlich, so Davisons Beurteilung, überschätzte die militärische Führung die Wirkung der Flugblätter auf afroamerikanische Soldaten. Dies hatte verhaltensrelevante Konsequenzen.

Der TPE (Wahrnehmungskomponente) und dessen behaviorale Konsequenz (Verhaltenskomponente) sind für verschiedenste gesellschaftliche Gruppen wie etwa Journalistinnen und Journalisten, Politikerinnen und Politiker oder eben auch Rezipientinnen und Rezipienten wichtig. So kann etwa zugeschriebene politische Einflussstärke von reichweitenstarken (Boulevard-)Zeitungen bei politischen Eliten zu antizipierten Verhaltensanpassungen führen (vgl. Plasser und Seeber 2010). Dies könnte politische Eliten dazu veranlassen, redaktionspolitische Signale und Positionsvorgaben (z. B. zu gesundheitspolitischen Themen) zu verfolgen und gegebenenfalls – etwas überspitzt formuliert – mit „vorauseilendem Gehorsam" zu reagieren und ihr eigenes Verhalten anzupassen. Theoretisch wird dies in der Politikwissenschaft mit dem Begriff der „Responsivität" beschrieben (vgl. Brettschneider 1995).

Es soll noch einmal darauf hingewiesen werden, dass der dem Verhaltenseffekt zu Grunde liegende Wirkmechanismus nicht als direkter Einfluss der Medien konzipiert wird, sondern als indirekte Medienwirkung über den angenommenen Einfluss der Medien „auf die anderen". Wie Perloff (2009) ausführt: „what made Davison's approach interesting was its suggestion that effects were indirect, paradoxical, and occurred through processes not intended by the communicator" (S. 262).

2.2 Empirische Evidenz

Forschungslogik
TPE-Studien basieren typischerweise auf standardisierten Befragungsdaten (vgl. Dohle 2013). Obwohl der Großteil der TPE-Studien nicht-repräsentative (Studierenden-)Stichproben verwendet, liegen auch genügend Untersuchungen vor, denen es gelang, den TPE auch außerhalb des universitären Umfelds zu dokumentieren (Huck und Brosius 2007). In diesen Befragungsstudien werden Einschätzungen der unterstellten Medienwirkung (1) auf sich selbst und (2) auf andere erhoben. Je nach Studie unterscheidet sich, wie attribuierte Medienmacht operationalisiert wurde (z. B. Wirkungen „der" Medien, „des" Fernsehen, einer

spezifischen Tageszeitung oder von durch die Forscherinnen und Forscher vorgelegten Medieninhalten).

Typischerweise werden Selbstauskünfte verwendet, um den vermuteten Medieneinfluss zu messen. So könnte etwa für beide Kategorien (selbst, andere) eine 7-stufige Skala verwendet werden, die von „überhaupt kein Einfluss" (mit 1 kodiert) bis hin zu „sehr starker Einfluss" (mit 7 kodiert) reicht. Die Wahrnehmungskomponente des Third-Person-Effekts zeigt sich in einem höheren Wert bei der Frage nach dem Effekt auf andere. Die Wahrnehmungskomponente des TPE wird meistens als Differenzwert dargestellt (d. h. durch Subtraktion: andere minus selbst). Ein positiver Wert bestätigt die Präsenz eines TPE. Meistens wird mit Single-Items gearbeitet. Nach der Meta-Analyse von Sun und Kollegen (2008) macht es jedoch für die Wahrnehmungskomponente des Third-Person-Effekts keinen Unterschied, ob in Studien mit Single-Items gearbeitet wurde oder ob die interessierenden Konstrukte mittels Multi-Item-Skalen erhoben wurden. Auch die Reihenfolge, in welcher die Andere-Selbst-Fragen gestellt werden, scheint auf die Stärke des Wahrnehmungseffekts keine substanzielle Auswirkung zu haben (Dupagne et al. 1999).

Die vermuteten Ausstrahlungseffekte der Wahrnehmungskomponente auf die Verhaltenskomponente werden ebenfalls meistens mit Selbstauskünften erhoben. So könnten Studienteilnehmerinnen und -teilnehmer etwa gefragt werden, ob sie für oder gegen stärkere Restriktionen von speziellen Werbeinhalten sind. Typischerweise werden Verhaltensintentionen (anstelle von tatsächlichem Verhalten) gemessen.

Wahrnehmungskomponente

Es handelt sich hinsichtlich der Wahrnehmungskomponente um einen relativ robusten Effekt. So führten Paul et al. (2000) eine Meta-Analyse der Wahrnehmungskomponente des TPE durch. Auf der Basis von 32 einbezogenen Studien konnte unterstützende Evidenz präsentiert werden. Dieser Befund ist konsistent mit einem älteren Review von Perloff (1999). Auch Forschungsarbeiten, die den TPE kritisch überprüften, konnten nachweisen, dass es sich beim TPE nicht um ein methodisches Artefakt handelt (z. B. Price und Tewksbury 1996).

Mit dem gesicherten Wissen um die Existenz des Effekts wurden vermehrt Forschungsbemühungen umgesetzt, die sich mit den zu Grunde liegenden Mechanismen beschäftigten. Eines der gängigsten Erklärungsmodelle (vgl. Perloff 2009, der insgesamt neun Erklärungen diskutiert) nimmt an, dass es eine allgemeine menschliche Tendenz gibt, sich selbst in einem positiven Licht zu betrachten – oder zumindest in einem positiveren Licht als andere Menschen (engl.: self-enhancement bias). Das Zugeständnis, dass man selbst durch Medien beeinflusst wird, ist mit dieser basalen humanen Tendenz inkompatibel, da Beeinflussbarkeit negativ konnotiert ist. Dadurch, dass man sich selbst aber als weniger beeinflussbar ansieht, ist eine positiv(er)e Sicht auf die eigene Person möglich. Der TPE ist nach diesem Erklärungsmodell daher ein Resultat eines „superiority bias – the tendency to see ourselves as better, or better off, than others" (Henriksen und Flora 1999, S. 643; vgl. auch Brosius und Engel 1996).

Die Forschung hat ebenfalls eine Reihe an Moderator-Variablen identifizieren können. So konnte gezeigt werden, dass eine hohe formale Bildung, ein hohes Alter, vorhandenes themenbezogenes Wissen/Expertentum und ein hohes Themen-Involvement den TPE begünstigen (Huck und Brosius 2007; Perloff 1999; Schenk 2007). Studien konnten auch nachweisen, dass der TPE durch die soziale Distanz moderiert wird (Gibbon und Durkin 1995): Der Unterschied zwischen der eingeschätzten Medienwirkung auf sich selbst und auf andere nimmt mit der sozialen Distanz zu den Dritt-Personen zu (z. B. eingeschätzter Medieneinfluss auf sich selbst/Freunde/entfernte Bekannte/unbekannte andere). Auch scheint der TPE ausgeprägter zu sein, wenn Personen denken, dass das Trägermedium der Botschaft eine große Reichweite hat (Gunther und Schmitt 2004).

Ebenfalls von zentralem Interesse ist die Valenz der eingeschätzten Konsequenzen (Wünschbarkeit der Effekte, vgl. Huck und Brosius 2007). Schätzen Personen die Konsequenzen von Medieninhalten negativ ein („es ist nicht gut, beeinflusst zu werden"), dann zeigen sich in der Regel die erwarteten TPE sensu Davison (1983). Verbinden Personen hingegen mit den Medieninhalten positive Konsequenzen – sind die eingeschätzten Konsequenzen sozusagen erwünscht („es ist gut, beeinflusst zu werden") –, dann reduziert sich der TPE oder es entstehen sogar sogenannte First-Person-Effekte (FPE, Gunther und Thorson 1992). First-Person-Effekte (manchmal auch umgekehrter TPE genannt) beschreiben ein assoziiertes Wahrnehmungsphänomen, worin Personen sich selbst (engl.: first persons) als stärker beeinflusst wahrnehmen als andere (vgl. auch Banning 2001). Dieser Befund ist ebenfalls kompatibel mit dem weiter oben referierten Erklärungsmodell (self-enhancement bias).

Verhaltenskomponente
Wie bereits erwähnt, kann die vermutete Medienwirkung auf andere Personen reale Verhaltenskonsequenzen auf die eigene Person auslösen (Huck und Brosius 2007). Im Vergleich zur Wahrnehmungskomponente wurde die Verhaltenswirksamkeit von Third-Person-Wahrnehmungen weniger häufig untersucht. Das ist unvorteilhaft, weil Verhalten eine wichtige Effektebene darstellt (Sun et al. 2008). Das Forschungsdefizit liegt vermutlich an der Komplexität der Erforschung von Verhaltenseffekten. Man denke nur an das weiter oben genannte Beispiel zu politischen Eliten und die Schwierigkeit, hier reliabel Verhaltensdaten zu gewinnen.

Bisherige Forschung hat die Verhaltenskomponente vor allem im Hinblick auf die Unterstützung von Restriktionen von Medieninhalten, also Zensur im weitesten Sinne, untersucht. Obwohl die Befürwortung von Restriktionen von einer Reihe Faktoren abhängen kann (z. B. themenspezifische Einstellungen, wahrgenommener Bedrohungsgrad, Persönlichkeitsmerkmale wie etwa kognitive Geschlossenheit, Religiosität oder Dogmatismus) haben Forscher untersucht, ob Third-Person-Wahrnehmungen geforderte Restriktionen vorhersagen können (Salwen und Driscoll 1997). Zwar gibt es auch bereits unterstützende Evidenz für die Verhaltenswirksamkeit (vgl. Rojas et al. 1996), jedoch kann die Verhaltenswirksamkeit des TPE auf

Grund der wenigen Studien nicht generalisierend bestätigt werden (Schenk 2007). Gerade im Hinblick auf die Verhaltenskomponente des TPE herrscht eindeutig Forschungsbedarf.

3 TPE im Gesundheitsbereich

In diesem Kapitel sollen nun Studien vorgestellt werden, die im Gesundheitsbereich durchgeführt wurden. Die Auswahl der Studien folgte zwei Zielen: Einerseits sollen die Ergebnisse hervorgehoben werden, die Erkenntnisse der allgemeinen Third-Person-Literatur (siehe oben) betreffen. Andererseits sollen auch die thematischen Schwerpunkte im Gesundheitsbereich sichtbar gemacht werden.

3.1 Wahrnehmungskomponente

Einen Nachweis für Third-Person-Wahrnehmungen im Gesundheitsbereich konnten etwa Henriksen und Flora (1999, Studie 1) erbringen. Es wurde eine Befragung von knapp 600 Schülerinnen und Schülern durchgeführt. Analysen zeigten, dass der Einfluss von Zigaretten-Werbung auf „die anderen" höher eingeschätzt wurde als auf sich selbst (Wahrnehmungskomponente des TPE). Die Studie von Henriksen und Flora sticht auch hinsichtlich der Überprüfung bedeutender Moderator-Variablen hervor. So konnten die Forscher nachweisen, dass die Wahrnehmungskomponente des TPE auch im Gesundheitsbereich von der sozialen Distanz abzuhängen scheint. Die Selbst-Andere-Differenz zeigte sich als größer, wenn die Frage für „andere Kinder in deinem Alter" (relativ zu „deine besten Freunde") gestellt wurde.

Die Moderator-Hypothese bezüglich der sozialen Distanz konnten auch Gibbon und Durkin (1995) für den Gesundheitsbereich in einer australischen Studie bestätigen. Die Forscher präsentierten ihren Studienteilnehmerinnen und -teilnehmern ein 26-minütiges Video über Passivrauchen. Nach der Rezeption wurden die Probanden gebeten, die Effekte auf verschiedene „Andere"-Kategorien einzuschätzen (Selbst versus Familie, Nachbarn, andere Bewohner des gleichen Bundesstaats, andere Australier, andere). Es zeigte sich, dass der TPE mit zunehmender sozialer Distanz monoton anstieg. Auch Meirick (2005) konnte Evidenz für die Moderator-Rolle von sozialer Distanz vorlegen.

Henriksen und Flora (1999, Studie 2) fanden auch Hinweise auf einen weiteren Moderator. In ihrer zweiten Studie präsentierten die Forscher Kindern entweder Zigaretten- oder Anti-Rauchen-Werbung. Anschließend wurden zwei Fragen gestellt: „How much does cigarette advertising make you want to smoke?" und „How much does cigarette advertising make other kids your age want to smoke?". Diese Fragen wurden in abgewandelter Version auch für die Anti-Rauchen-Werbung gestellt. Analysen zeigten, dass die Wirkung von Zigaretten-Werbung bei „den anderen" größer eingeschätzt wurde als bei sich selbst (TPE). Die Wirkung der (erwünschten) pro-sozialen Inhalte (Anti-Rauchen-Werbung) wurde hingegen in

Bezug auf die eigene Person als größer eingeschätzt (FPE) als auf andere Schüler (vgl. Sandstig 2013, für ein Review über den TPE bei Kindern und Jugendlichen). Duck et al. (2010) konnten die Bedeutung der eingeschätzten (un)erwünschten Konsequenzen einer Botschaft im AIDS-Kontext erhärten. Ihre Probanden sahen Medieninhalte, die geschützten Geschlechtsverkehr (Gebrauch von Kondomen) propagierten. Probanden, die angaben, dass es gut sei, von AIDS-Kampagnen beeinflusst zu werden, sahen sich selbst als relativ stark beeinflusst. Meirick (2005) präsentierte vergleichbare unterstützende Evidenz für die Themen Rauchen und AlkoholamSteuer. Somit scheint die Valenz der eingeschätzten Konsequenzen auch im Gesundheitsbereich eine entscheidende moderierende Größe zu sein.

Lewis et al. (2007) untersuchten die Rolle des TPE im Rahmen der Wirkung von Verkehrssicherheits-Spots und testeten Geschlecht als Moderator. Als Stimuli wurden ein Spot gegen überhöhte Geschwindigkeit und ein Spot gegen betrunkenes Autofahren verwendet. Anschließend wurden TPE-Einschätzungen erhoben. Es fand sich ein überaus interessanter geschlechtsspezifischer Effekt: Bei Frauen zeigte sich ein First-Person-Effekt, d. h. Frauen schätzten die Wirkung des Spots auf sich selbst größer ein als auf andere. Bei Männern drehte sich das Vorzeichen der Selbst-Andere Wahrnehmungsdifferenz um: Männer zeigten einen TPE, d. h. sie schätzten den Einfluss auf andere größer ein als auf sich selbst. Zukünftige Forschungsarbeiten sollten hier ansetzen und testen, welche Faktoren diesem Phänomen zu Grunde liegen (z. B. ob Männer im Gesundheitsbereich generell einen stärkeren „superiority bias" zeigen und/oder ob Frauen den Einfluss von diesen Werbeinhalten generell als erwünschter einstufen als Männer).

Auch formale Botschaftsmerkmale wie etwa ein schneller Schnitt bei Radio-Spots kann den TPE beeinflussen: Chock et al. (2007) untersuchten die Wirkung von sozialer Radio-Werbung („antisubstance radio Public Service Announcements", z. B. Anti-Rauchen-Werbung). Es konnte nachgewiesen werden, dass sich der TPE bei schnellem Schnitt verringerte. Dies erfolgte durch die Stärkung der eingeschätzten Effekte auf die eigene Person. Dieses Phänomen trat besonders für Radiospots mit stark erregendem (versus weniger erregenden) Inhalt auf.

3.2 Verhaltenskomponente

Die Verhaltenskomponente des TPE wurde für den Gesundheitsbereich weniger häufig untersucht als die Wahrnehmungskomponente. Dies ist vergleichbar mit der TPE-Literatur außerhalb des Gesundheitsbereiches. Eine der erwähnenswerten Ausnahmen ist eine Studie von Wei et al. (2008). In einer Befragung zur Vogelgrippe wurde nachgewiesen, dass der Einfluss der Medienberichterstattung über die Vogelgrippe in Bezug auf andere als stärker eingeschätzt wurde als auf die eigene Person. Die Zuwendung zur Berichterstattung über die Vogelgrippe verringerte jedoch die Stärke der Selbst-Andere-Wahrnehmungsdifferenz. Weitere Analysen zeigten, dass die Third-Person-Wahrnehmung ein signifikanter Prädiktor von weiterer Informationssuche (über die Vogelgrippe) und der Intention, das Präparat Tamiflu zu nutzen, war: Je größer der TPE, desto geringer war die Intention, weitere Informationen zu suchen und Tamiflu zu verwenden.

Shah et al. (1999) konnten ebenfalls verhaltensrelevante Konsequenzen nachweisen. Erwachsene Probanden sollten die Wirkung von Werbeinhalten (u. a. über Zigaretten und Alkohol) auf sich selbst und auf andere einschätzen. Die Studie konnte die Wahrnehmungsdimension des TPE nachweisen. Von Bedeutung ist jedoch, dass Third-Person-Wahrnehmungen die Bereitschaft zur Zensurierung von Werbeinhalten erhöhte.

Huh und Langteau (2007) testeten den Third-Person-Effekt bei Medizinern. Die Forscher befragten Medizinerinnen und Mediziner nach deren attribuierter Wirkungsmacht von Medikamentenwerbung, die direkt auf Patientinnen und Patienten gerichtet ist (engl.: direct-to-consumer prescription drug advertising). Es zeigte sich, dass je stärker die Mediziner negative Werbewirkungen auf Patienten vermuteten, desto weniger waren sie nach eigenen Angaben bereit, die beworbenen Medikamente zu verschreiben.

Wir haben weiter oben bereits die Studie von Lewis et al. (2007) vorgestellt. Die Autoren untersuchten die Rolle des TPE im Rahmen der Wirkung von Verkehrssicherheits-Spots. In dieser Studie wurde auch die Verhaltenskomponente einer Überprüfung unterzogen. Es zeigte sich, dass die Stärke der Selbst-Andere-Differenz Verhaltensintentionen (schnelles Fahren, Alkohol am Steuer) vorhersagte.

4   Fazit

Der TPE beschreibt die Tendenz, dass Medienwirkungen auf „die anderen" typischerweise stärker eingeschätzt werden als Medienwirkungen auf die eigene Person. Dieses Wahrnehmungsphänomen kann wiederum das eigene Verhalten beeinflussen. So konnten etwa für gesundheitsbezogene Werbeinhalte Third-Person-Wahrnehmungseffekte nachgewiesen werden. Dies kann dazu führen, dass Personen für stärkere Werbeeinschränkungen eintreten. Der Großteil der Forschung untersuchte die Wahrnehmungskomponente. Nur ein kleinerer Teil erforschte verhaltensrelevante Konsequenzen. Hier besteht eindeutig Forschungsbedarf.

Wir wollen nun darlegen, durch welche Besonderheiten sich der TPE in seiner Anwendung auf die Gesundheitskommunikation auszeichnet. Der TPE bezieht sich *erstens* entweder auf die wahrgenommene Wirkung der „Medien" allgemein oder auf definierbare Teile davon. Im Gesundheitsbereich lassen sich mindestens drei Teile voneinander abgrenzen. Zunächst findet sich die redaktionelle Berichterstattung über Gesundheitsthemen. Die TPE-Forschung hat sich mit dieser Ebene weniger beschäftigt, vermutlich, weil es sich hier nicht um persuasive, an Wirkungskriterien orientierte Medieninhalte handelt. Letzteres ist jedoch bei den zwei weiteren Bereichen der Fall: Zum einen gibt es Gesundheitskampagnen, die meist von öffentlichen Stellen oder gemeinnützigen Organisationen initiiert werden und mit denen gesundheitsförderliches Verhalten erreicht und gesundheitsschädliches Verhalten verhindert werden soll. Zum anderen handelt es sich um Werbung für Produkte, deren (übermäßiger) Konsum in der Regel gesundheitsschädliche Wirkungen nach sich zieht, wie etwa für Tabakwaren oder Alkohol. Dass sich der TPE bei erwünschten Wirkungen (Kampagnen) und unerwünschten Wirkungen (Werbung) unterscheiden dürfte, ist, wie wir weiter oben gezeigt haben (TPE versus FPE), anhand der Literatur zu erwarten.

Im Gesundheitsbereich spielt *zweitens* das Verhalten bzw. die Verhaltensänderung eine zentrale Rolle. Der TPE, der sich in eine Wahrnehmungs- und eine Verhaltenskomponente unterteilen lässt, wird in der Regel stärker in Bezug auf die Wahrnehmungskomponente untersucht. Auf dieser Ebene sind die Befunde auch als eindeutig zu beschreiben. Die Verhaltenskomponente wird seltener untersucht und die Befundlage ist alles andere als eindeutig. Noch dazu wird die Verhaltenskomponente oft über Einstellungen oder Verhaltensintentionen, fast nie aber über Verhalten selbst erfasst. Es ist also zu diskutieren, ob der TPE im Gesundheitsbereich in Hinblick auf Verhalten die gleiche Relevanz besitzt wie in anderen Anwendungsbereichen. Letztendlich ist die entscheidende Konsequenz, dass etwa Raucherinnen und Raucher ihren Tabakkonsum reduzieren (positive Verhaltensänderung) bzw. etwa Jugendliche erst gar nicht mit dem Rauchen anfangen (positive Bewahrung des Status Quo). Wurde die Verhaltenskomponente aus forschungsökonomischen Gründen vernachlässigt oder spielt der TPE bei gesundheitsrelevantem Verhalten einfach eine geringere Rolle?

Die Verhaltenskomponente wird *drittens* in der TPE-Literatur in der Regel über Fragen nach Zensur im weitesten Sinne operationalisiert. Wenn also Medien viel stärker auf andere wirken als auf einen selbst, dann befürworten Versuchspersonen eher eine Einschränkung dieser als negativ wahrgenommenen Inhalte. Dies lässt sich im Gesundheitsbereich sinnvollerweise bei unerwünschten Botschaften wie Alkohol- oder Tabakwerbung erfragen, nicht jedoch bei sozial erwünschten Inhalten wie etwa Gesundheitskampagnen. Mehr Studien sollten auch andere Aspekte von Verhaltenseffekten im Gesundheitsbereich untersuchen.

Persuasive Botschaften im Gesundheitsbereich treffen *viertens* auf direkt Betroffene, indirekt Betroffene und die breite Bevölkerung. Dadurch ergibt sich ein jeweils anderes Zusammenspiel zwischen der Erwünschtheit der Botschaften, der Involviertheit der Rezipientinnen und Rezipienten und dem TPE. Drittvariablen spielen hier möglicherweise eine andere Rolle als in anderen Bereichen. Mehr gesundheitsspezifische Forschung ist hier notwendig, Ergebnisse aus der allgemeinen TPE-Literatur sollten nicht ungeprüft für den Gesundheitsbereich übernommen werden.

In der Literatur lassen sich *fünftens* zwei unterschiedliche Strategien ausfindig machen, durch welche mit einer unabhängigen Variable indirekte Einstellungs- und Verhaltenskonsequenzen vorhergesagt werden. Einerseits haben Forscherinnen und Forscher die relative Differenz zwischen der attribuierten Medienwirkung auf sich selbst und andere verwendet. Andererseits haben Wissenschaftler und Wissenschaftlerinnen auch nur die unterstellten Medienwirkungen auf andere Menschen als Prädiktor verwendet. Diese zweite Perspektive wird in der Literatur häufig mit dem Label „influence of presumed influence" bezeichnet (Gunther et al. 2006; Gunther und Storey 2003). Dieser Ansatz basiert auf der Vorstellung, dass es die Einschätzung der Medienwirkung auf andere ist, welche in Einstellungs- und Verhaltensänderungen münden kann. Dieses Modell indirekter Medieneffekte hat zwei zentrale, miteinander verbundene Annahmen: (a) Menschen schätzen den Einfluss von Medieninhalten auf andere als (mehr oder weniger) stark ein und sie (b) reagieren auf diese Einschätzung. Der Unterschied zum TPE-Ansatz wird dadurch ersichtlich: Als besonders relevant für Einstellungs- und Verhaltensänderungen wird nicht die „Selbst-versus-Andere"-Differenz angenommen, sondern bloß die attribuierte Wirkungsmacht auf andere. Gunther und Storey (2003) testeten diese Vermutung im Gesundheitsbereich. Im Rahmen einer Gesundheitskampagne, die auf Klinikpersonal ausgerichtet war, wurden indirekte Medienwirkungen untersucht. Zur Kampagne gehörten Radioinhalte, die auf Arbeiterinnen und Arbeiter im Gesundheitsbereich abzielten. Natürlich rezipierten auch Personen diese Inhalte, die nicht diesem Sektor angehörten. Gunter und Storey konnten nun nachweisen, dass es zu keinen direkten Medienwirkungen bei der Personengruppe, die nicht diesem Sektor angehörte, kam. Es zeigten sich jedoch indirekte Effekte: Die bloße Annahme, dass die Radioinhalte die Gruppe der Arbeiterinnen und Arbeiter im Gesundheitsbereich beeinflussten, evozierte einstellungs- und verhaltensrelevante Effekte. So zeigte sich in deren Studie ein positiveres Bild von Arbeiterinnen und Arbeitern im Gesundheitsbereich, welches Auswirkungen auf die Qualität der Arzt-Patienten-Interaktion zeigte.

Auch Gunther und Kollegen (2006) legten unterstützende Evidenz für die „influence of presumed influence"-Hypothese vor. Konkret ging es um die Wirkung von Medieninhalten mit Bezug zu Tabakrauchen (pro- und anti-Rauchen). Es wurde vermutet, dass die Rezeption dieser Inhalte durch Jugendliche die attribuierte Wirkungsmacht auf andere Jugendliche beeinflusst. Die Stärke der eingeschätzten Werbewirkung auf andere sollte einen Effekt auf das eigene Verhalten der Jugendlichen zeigen. Die Analyse einer Befragungsstudie, an der über 800 Jugendliche teilnahmen, bestätigte dies.

Die Frage, unter welchen Bedingungen die „Selbst-versus-Andere"-Differenz (sensu Third-Person-Effekt) oder bloß die attribuierte Wirkungsmacht auf die anderen (sensu „influence of presumed influence") stärkere Erklärungskraft im Hinblick auf die Vorhersage von Einstellungs- und Verhaltenskonsequenzen hat, ist noch offen. So notierten Andsager und White (2013, S. 45): „Whether the influence of presumed influence will complement or supplant the third-person effect – or, more likely, explain its behavioral component – remains to be seen".

Conclusion

Der TPE wurde von Davison (1983) als erstes systematisch beschrieben und verweist auf ein bedeutendes Phänomen der Medienrezeptions- und Wirkungsforschung (Dohle 2013; Huck und Brosius 2007; Perloff 1999), nämlich die Tendenz, dass Wirkungen von (unerwünschten) Medieninhalten auf andere typischerweise als stärker eingeschätzt werden als auf die eigene Person. Dies kann bedeutsame Verhaltenskonsequenzen haben. Der Wirkmechanismus wird nicht als direkter Einfluss der Medien konzipiert, sondern als indirekte Medienwirkung über den angenommenen Einfluss der Medien „auf die anderen". Das ist der relevante Aspekt der TPE-Perspektive (Perloff 2009), welche in zukünftigen Arbeiten im Gesundheitsbereich stärker untersucht werden sollte.

Literatur

Andsager, J. L., & White, H. A. (2013). *Self versus others: Media, messages, and the third-person effect*. New York: Routledge.
Banning, S. (2001). Do you see what I see? Third-person effects on public communication through self- esteem, social stigma, and product use. *Mass Communication and Society, 4*, 127–147.
Brettschneider, F. (1995). *Öffentliche Meinung und Politik: Eine empirische Studie zur Responsivität des deutschen Bundestages zwischen 1949 und 1990*. Wiesbaden: VS Verlag.
Brosius, H.-B., & Engel, D. (1996). The cause of third-person effects: Unrealistic optimism, impersonal impact, or generalized negative attitude towards media influence? *International Journal of Public Opinion Research, 8*, 142–162.
Chock, T., Fox, J., Angelini, J., Lee, S., & Lang, A. (2007). Telling me quickly. How arousing fast-paced PSAs decrease self–other differences. *Communication Research, 34*, 618–636.
Davison, W. P. (1983). The third-person effect in communication. *Public Opinion Quarterly, 47*, 1–15.
Dohle, M. (2013). *Third-Person-Effekt*. Baden-Baden: Nomos.
Duck, J., Terry, D., & Hogg, M. (2010). The perceived influence of AIDS advertising: Third-person effects in the context of positive media content. *Basic and Applied Psychology, 17*, 305–325.
Dupagne, M., Salwen, M., & Paul, B. (1999). Impact of question order on the third-person effect. *International Journal of Public Opinion Research, 11*, 334–345.
Gibbon, P., & Durkin, K. (1995). The third person effect: Social distance and perceived media bias. *European Journal of Social Psychology, 25*, 597–602.
Gunther, A., & Schmitt, K. (2004). Mapping boundaries of the hostile media effect. *Journal of Communication, 1*, 55–70.
Gunther, A., & Storey, D. (2003). The influence of presumed influence. *Journal of Communication, 2*, 199–215.
Gunther, A., & Thorson, E. (1992). Perceived persuasive effects of product commercials and public service announcements: Third-person effects in new domains. *Communication Research, 19*, 574–596.
Gunther, A., Bolt, D., Borzekowski, D., Liebhart, J., & Dillard, J. P. (2006). Presumed influence on peer norms: How mass media indirectly affect adolescent smoking. *Journal of Communication, 56*, 52–68.
Henriksen, L., & Flora, J. (1999). Third-person perception and children. Perceived impact of pro- and anti-smoking ads. *Communication Research, 26*, 643–665.
Huck, I., & Brosius, H.-B. (2007). Der Third-Person-Effekt. Über den vermuteten Einfluss der Massenmedien. *Publizistik, 52*, 355–374.
Huh, J., & Langteau, R. (2007). Presumed influence of DTC prescription drug advertising. Do experts and novices think differently? *Communication Research, 34*, 25–52.
Lewis, I., Watson, B., & Tay, R. (2007). Examining the effectiveness of physical threats in road safety advertising: The role of the third-person effect, gender, and age. *Transportation Research Part F: Traffic Psychology and Behaviour, 10*, 48–60.
Meirick, P. (2005). Rethinking the target corollary: The effects of social distance, perceived exposure, and perceived predispositions on first-person and third-person perceptions. *Communication Research, 32*, 822–843.
Paul, B., Salwen, M., & Dupagne, M. (2000). The third-person effect: A meta-analysis of the perceptual hypothesis. *Mass Communication and Society, 3*, 57–85.
Perloff, R. M. (1999). The third-person effect: A critical review and synthesis. *Media Psychology, 1*, 353–378.
Perloff, R. M. (2009). Mass media, social perception, and the third person effect. In J. Bryant & M. B. Oliver (Hrsg.), *Media effects. Advances in theory and research* (S. 252–268). New York: Routledge.
Plasser, F., & Seeber, G. (2010). Wahlentscheidung in der Boulevard-Demokratie: Die Kronen Zeitung, News Bias und Medieneffekte. In F. Plasser (Hrsg.), *Politik in der Medienarena. Praxis politischer Kommunikation in Österreich* (S. 273–312). Wien: Facultas.

Price, V., & Tewksbury, D. (1996). Measuring the third-person effect of news: The impact of question order, contrast and knowledge. *International Journal of Public Opinion Research, 8*, 120–141.

Rojas, H., Shah, D. V., & Faber, R. J. (1996). For the good of others: Censorship and the third-person effect. *International Journal of Public Opinion Research, 8*, 163–186.

Salwen, M. B., & Driscoll, P. D. (1997). Consequences of third-person perception in support of press restrictions in the O.J. Simpson trial. *Journal of Communication, 47*, 60–75.

Sanstig, G. (2013). Henriksen and Flora (1999) Revisited–A Literature Review on Third-Person Effects and Children/Adolescents. *Journal of Literature and Art Studies, 3*, 436–450.

Schenk, M. (2007). *Medienwirkungsforschung*. Tübingen: Mohr Siebeck.

Shah, D., Faber, R., & Youn, S. (1999). Susceptibility and severity. Perceptual dimensions underlying the third-person effect. *Communication Research, 26*, 240–267.

Sun, Y., Shen, L., & Pan, Z. (2008). On the behavioral component of the third-person effect. *Communication Research, 35*, 257–278.

Wei, R., Lo, V.-H., & Lu, H.-Y. (2008). Third-person effects of health news exploring the relationships among media exposure, presumed media influence, and behavioral intentions. *American Behavioral Scientist, 52*, 261–277.

Nicht-intendierte Medienwirkungen im Gesundheitsbereich

Tino Meitz und Anja Kalch

Zusammenfassung

Gesundheitskampagnen und -informationen können eine Vielzahl nicht-intendierter Effekte hervorrufen, die vor allem dann relevant werden, wenn sie negative Konsequenzen im Gesundheitsverhalten der Rezipientinnen und Rezipienten hervorrufen. Der vorliegende Beitrag führt zunächst grundlegend in nicht-intendierte Medienwirkungen ein, stellt Systematisierungsvorschläge für die Gesundheitskommunikation vor und geht auf ausgewählte Beispiele ein, bevor abschließend der Umgang mit nicht-intendierten Effekten in der empirischen Forschung diskutiert wird.

Schlüsselwörter

Nicht-intendierte Effekte · Bumerang-Effekt · Strukturelle und funktionale Effekte · Risikokommunikation · Indirekte Effekte

1 Einleitung

Gesundheitsbotschaften können das Wissen, die Einstellungen und das Verhalten von Rezipientinnen und Rezipienten auf vielfältige Weise beeinflussen, ohne dass dies durch die Kommunikatoren intendiert war. Die mögliche Spannbreite solch

---

T. Meitz (✉)
Lehrbereich Kommunikations- und Medienpsychologie, Friedrich-Schiller-Universität Jena, Jena, Deutschland
E-Mail: tino.meitz@uni-jena.de

A. Kalch
Institut für Medien, Wissen und Information – Rezeption und Wirkung, Universität Augsburg, Augsburg, Deutschland
E-Mail: anja.kalch@phil.uni-augsburg.de

© Springer Fachmedien Wiesbaden GmbH, ein Teil von Springer Nature 2019
C. Rossmann, M. R. Hastall (Hrsg.), *Handbuch der Gesundheitskommunikation*,
https://doi.org/10.1007/978-3-658-10727-7_23

nicht-intendierter Effekte ist weit: Der Anstieg der themenspezifischen Wikipedia-Nutzung nach der anfänglichen Berichterstattung über den EHEC-Ausbruch (Holbach und Maurer 2014) ist ebenso wenig intendiert, wie die Zunahme fatalistischer Einstellungen zu Krebserkrankungen bei Vielsehern von Arzt- und Krankenhausserien oder ein klassischer Boomerangeffekt, bei dem Patienten statt der intendierten aufklärenden Information beispielsweise online weitere Informationen suchen und rezipieren, die sie in ihrer Besorgnis bestärken (Gerber und Eiser 2001).

Nicht-intendierte Effekte werden in der Medizin häufig relativ eng, mit negativen Wirkungen von Medikamenten, Behandlungsmethoden oder Verfahren auf die Gesundheit des Patienten, gefasst (Macedo et al. 2014; Miettinen 1983). Ein deutlich weiterer Ansatz findet sich indes in der Soziologie, basierend auf den Arbeiten von Max Weber (1958). Dieser umfasst den Erwartungen entgegenlaufende, paradoxe Ergebnisse sozialer Handlungen (Mica 2014; Shackelton et al. 2009). Grundsätzlich wird dabei zwischen einem angestrebten und einem nicht-angestrebten Ergebnis, das sowohl funktionale als auch dysfunktionale Konsequenzen haben kann, unterschieden (Shackelton et al. 2009). Damit sind nicht-angestrebte positive (z. B. ein Anstieg der Mammografie-Screenings nach der Bekanntgabe und Berichterstattung über die Brustkrebserkrankung von Kylie Minogue, Chapman et al. 2005) und negative Wirkungen (z. B. ein negativer Effekt auf die Organspendebereitschaft durch die Verbreitung von Mythen zur Organspende in Fernsehserien, Morgan et al. 2010) von gesundheitsbezogenen Inhalten auf das Gesundheitsverhalten von Rezipientinnen und Rezipienten einzuschließen.

Gleichzeitig werden soziale Handlungen und nicht explizite Interventionen, als ein spezieller Anwendungsfall, adressiert (Mica 2014). Dieser Aspekt ist auch auf die Gesundheitskommunikation übertragbar: Persuasive Gesundheitsbotschaften (z. B. Präventionskampagnen) und Interventionsmaterialien stellen einen spezifischen Anwendungsfall dar, bei denen der Kommunikator das Ziel verfolgt, gesundheitsbezogenes Wissen, Einstellungen oder Verhalten von Rezipientinnen und Rezipienten zu beeinflussen. Nicht-intendierte Effekte können der ursprünglichen Intention des Kommunikators entgegenlaufen oder diese um andere nicht-intendierte gesundheitsförderliche Aspekte ergänzen. Darüber hinaus können nahezu alle gesundheitsbezogenen Medieninhalte ohne persuasive Botschaft (z. B. Arzt- und Krankenhausserien, gesundheitsbezogene Computerspiele) nicht-intendierte positive und negative Effekte auf gesundheitsbezogenes Wissen, Einstellungen oder Verhalten von Rezipienten aufzeigen.

Gleichwohl spielen nicht-intendierte Wirkungen persuasiver Gesundheitsbotschaften eine besonders kritische Rolle, da insbesondere geplante Kampagnen in vielfältiger Weise missverstanden, von den falschen Personengruppen rezipiert, in Konkurrenz zu anderen Gesundheitsinformationen oder unter dem Einfluss dem Gesundheitsverhalten entgegenwirkender Normen interpretiert werden können. Im Folgenden fokussiert der Beitrag deshalb die Forschung zu nicht-intendierten Wirkungen persuasiver Gesundheitskampagnen.

2 Theoretischer Hintergrund

Nicht-intendierte Wirkungen im Sinne unbeabsichtigter Konsequenzen von persuasiven Gesundheitsbotschaften (Lorenc und Oliver 2014) begleiten die kommunikationswissenschaftliche Wirkungsforschung bereits in einer frühen Phase ihrer Theoriebildung (Hovland et al. 1949; Shannon und Weaver 1949). Unter nicht-intendierten Kampagneneffekten lassen sich einerseits Effekte fassen, die unmittelbar auf den Kommunikationsinhalt zurückzuführen sind. Andererseits lassen sich Wirkungen als nicht-intendiert charakterisieren, die zwar mittelbar auf den Kommunikationsinhalt folgen, jedoch durch die Motivstruktur der Nutzung eines Medienangebotes von Rezipientinnen und Rezipienten sowie Rahmenbedingungen der Rezeptionssituation geprägt werden oder auf soziale, öffentlichkeitsrelevante Faktoren bei der Wahrnehmung und Verarbeitung der Botschaftsinhalte zurückzuführen sind. Nicht-intendierte Effekte reichen dabei vom schlichten Missverstehen oder Verwechseln der Intention des Kommunikators bis hin zur Botschaftsumdeutung oder Beurteilung der intendierten Botschaft vor konkurrierenden Motiven oder Normen (Cho und Salmon 2007; siehe Tab. 1).

Für nicht-intendierte Kontext-Effekte der Vermittlung und Verbreitung von Medieninhalten können exemplarisch die Arbeiten Carl Iver Hovlands (1949) angeführt werden. Mit der systematischen Erforschung persuasiver Kommunikationsangebote, wie sie während des Zweiten Weltkrieges durch Hovland (1949) im Auftrag der US-Army anhand der Orientierungsfilme für US-Soldaten im Einsatz in Europa und Asien erfolgte, geraten – neben den Inhalten persuasiver Botschaften – Aspekte des Quellenvertrauens (engl.: source credibilty) in den Blickpunkt. Mit Quellenvertrauen wurde ursprünglich ein nicht-intendierter Effekt der Bewertung von Medieninhalten anhand der Reputation der Kommunikatoren oder aufgrund der Einschätzung der Vertraulichkeit der Quelle beschrieben (Sternthal et al. 1978; McCroskey und Young 1981). Das Quellenvertrauen, als ursprünglich nicht-intendierter Effekt auf Botschaftswahrnehmungen und Beurteilungen, hat durch die Einbettung in das *Elaboration Likelihood Model* (Petty und Cacioppo 1986) besondere Aufmerksamkeit in der kommunikationswissenschaftlichen Forschung erfahren. Die bewusste Ansprache in der peripheren Route der kognitiven Informationsverarbeitung von Medienbotschaften stellt Quellenvertrauen nicht mehr als nicht-intendierten Effekt, sondern als wichtigen Faktor (Petty et al. 1987) bei der Gestaltung persuasiver Medieninhalte dar.

Für die empirische Kommunikationsforschung haben sich darüber hinaus, mit der Ausweitung des Methodenrepertoires moderner Sozialwissenschaften, Herausforderungen hinsichtlich der Validität der durch unterschiedlichen Methodeneinsatz erzielten Forschungsergebnisse ergeben. Methodische Effekte (Hovland 1959) stellen in diesem Sinne nicht-intendierte Wirkungen oder Wirkungsunterschiede dar, die sich durch die Unterscheidung von Forschungsmethoden (beispielsweise Befragungen versus Beobachtungen) sowie grundsätzlichen methodologischen Aspekten korrelativer und experimenteller Forschungsdesigns ergeben (Hovland 1959, S. 8). Hovlands (1959) Anmerkungen verweisen auf vielfältige Problemstellungen nicht-intendierter Medienwirkungen, die von der Frage des mittelbaren und unmittelbaren Kontakts zum Medieninhalt und entsprechend variierender Effektstärken in Befragungs- und Experimentalsituationen (Lipset et al. 1954) bis hin zur Wirkung unterschiedlicher Messzeitintervalle und daraus resultierenden Varianzen in Bezug auf das Auftreten und die Aufrechterhaltung von Wirkungen (beispielsweise *sleeper effect*; Kelman und Hovland 1953) reichen.

3 Systematisierungen nicht-intendierter Effekte in der Gesundheitskommunikation

Anhand einer systematischen Analyse vorliegender empirischer Studien differenzieren Cho und Salmon (2007) elf verschiedene nicht-intendierte Effekte von persuasiven Gesundheitsbotschaften entlang der Dimensionen Wirkungsebene, Zeit, Publikum, Inhalt und Valenz.

Hinsichtlich der *Wirkungsebene* können nicht-intendierte Effekte auf individueller oder gesellschaftlicher Ebene auftreten. Hauptinteresse von Kommunikatoren persuasiver Gesundheitsbotschaften sind in der Regel Änderungen beim Individuum (z. B. Teilnahme an Präventionsmaßnahmen, Reduktion von Risikoverhalten), die jedoch gleichzeitig auch gesamtgesellschaftliche Konsequenzen haben können (Cho und Salmon 2007). Empirische Studien zeigen beispielsweise, dass Einflüsse von Medien- und Kampagnenberichterstattung auf den Tabak- und Alkoholkonsum durch interpersonale Kommunikation (Hwang 2012) und Veränderungen in der sozialen Akzeptanz (Yanovitzky und Stryker 2001) vermittelt werden. Während nicht-intendierte individuelle Effekte bei einem breiten Spektrum von Gesundheitsbotschaften auftreten können, sind die dargelegten nicht-intendierten gesellschaftlichen Effekte hauptsächlich auf die Wirkung von persuasiven Gesundheitskampagnen anwendbar.

Die *Zeitdimension* berücksichtigt Veränderungen medialer Effekte im Zeitverlauf, wie sie beispielsweise durch den *Sleeper-Effekt* beschrieben werden (Kelman und Hovland 1953). Auf der Ebene des *Publikums* werden nicht-intendierte und intendierte Effekte in Abhängigkeit von der Zielgruppe einer Gesundheitsbotschaft differenziert. Effekte von Gesundheitsbotschaften werden häufig nur für die angestrebte Zielgruppe betrachtet, darüber hinaus erreichen gesundheitsbezogene Medieninhalte in der Regel aber auch weitere Publikumsgruppen, bei denen ebenfalls Wirkungen auf das Gesundheitsverhalten auftreten können (Cho und Salmon 2007). In einer Studie zur Wirkung stigmatisierender Bilder in Kampagnen gegen Übergewicht zeigt sich beispielsweise innerhalb der eigentlichen Zielgruppe übergewichtiger Personen kein Effekt auf das gesundheitsbewusste Ernährungsverhalten, jedoch für die nicht-intendierte Zielgruppe normalgewichtiger Personen (Young et al. 2016; Meitz et al. 2016). *Inhaltlich* werden nicht-intendierte Effekte, die auf eine spezifische Gesundheitsbotschaft zurückzuführen sind (beispielsweise bei Furchtappellen, siehe Abschn. 4.1) und Effekte, die sich diffus aus der Rezeption und dem Kontext der Botschaft ergeben, unterschieden. Solch ein diffuser Effekt zeigt sich beispielsweise in einer Metaanalyse zum Einfluss von Interventionen auf gesundheitsspezifisches Verhalten. Für den Einfluss der Anzahl an Interventionen, im Sinne der Wiederholungen ähnlicher persuasiver Botschaften mit gesundheitsbezogenen Verhaltensvorschlägen, auf die Verbesserung des Gesundheitsverhaltens wurde ein kurvilinearer Zusammenhang festgestellt, mit einer maximalen Verbesserung auf einem moderaten Interventionslevel und einem Absinken bei einer zu hohen Anzahl an Interventionsbotschaften (Wilson et al. 2015). Die *Valenzebene* unterscheidet zwischen nicht-intendierten Effekten mit positiven und negativen Konsequenzen für die Rezipientinnen und Rezipienten. Mehrheitlich werden in der Literatur Effekte mit negativen Konsequenzen diskutiert. Der oben beschriebene Einfluss auf normalgewichtige Personen, gesünder zu essen (Young et al. 2016), ist in der Konsequenz für die Zielgruppe aber beispielsweise positiv zu bewerten. Neben unerwarteten Effekten auf nicht-intendierte Zielgruppen können darüber hinaus auch positive Folgeeffekte auftreten, die an intendierte Wirkungen anknüpfen (Lorenc und Oliver 2014).

Einen zweiten Systematisierungsvorschlag, der sich an den Konsequenzen nicht-intendierter Effekte orientiert, legen Lorenc und Oliver (2014) für das öffentliche Gesundheitswesen vor, der sich weitgehend auf den Bereich der Gesundheitskommunikation übertragen lässt. Auf einer ersten Ebene differenzieren die Autoren ebenfalls die positive oder negative Valenz der Konsequenzen von nicht-intendierten Effekten.

Nicht-intendierte Effekte können auf einer zweiten Ebene 1) direkte physische Konsequenzen oder 2) psychische Konsequenzen haben, 3) gesundheitsbezogene Ungleichheit verstärken, 4) soziale Konsequenzen aufweisen oder – gesundheitsökonomisch betrachtet – 5) Opportunitätskosten verursachen. Mehrheitlich richten Evaluationen öffentlicher Gesundheitsinformationen den Fokus auf den psychischen oder physischen Gesundheitszustand des Rezipienten, während langfristigere nicht-intendierte Effekte auf soziale Beziehungen oder das emotionale Wohlbefinden schwer zu messen sind und weniger beachtet werden (Lorenc und Oliver 2014).

Beide Systematisierungen wurden in Tab. 1 zusammengeführt und um positive nicht-intendierte Effekte ergänzt, um einen grundlegenden Überblick zu verschiedenen Formen nicht-intendierter Effekte und deren Auswirkungen zu vermitteln.

Tab. 1 Dimensionen nicht-intendierter Effekte in der Gesundheitskommunikation (Zusammenführung der Systematisierungen nach Cho und Salmon 2007, S. 299–301, sowie Lorenc und Oliver 2014) sowie Ergänzung um positive nicht-intendierte Effekte (Sensibilisierung, Beruhigung, Verstärkung)

Effekte	Definitionen	Effektdimensionen						
		Wirkungsebene	Zeit	Publikum	Inhalt	Valenz	direkte Konsequenzen	verstärkt Ungleichheit
Missverständnis/ Verwirrung	Missverstehen/ Verwechslung von Gesundheitsrisiken und Vorsorgemaßnahme durch Gesundheitsinformationen	individuell	kurzfristig	intendiert und nicht-intendiert	spezifisch	unerwünscht	psychisch und physisch	nein
Dissonanz	Inkongruenz von empfohlenem und aktuellem Gesundheitszustand führt zu psychologischem Stress und Unbehagen	individuell	kurzfristig	intendiert	spezifisch	unerwünscht	psychisch	nein
Bumerangeffekt	der eigentlichen Intention entgegenlaufende Wirkung einer Gesundheitsbotschaft	individuell	kurzfristig	intendiert und nicht-intendiert	spezifisch	unerwünscht	psychisch und physisch	nein
Befürchtungs-Epidemie	unnötig starke Sorge und Risikowahrnehmung, ausgelöst z. B. durch zu starke Verbreitung von Risikobotschaften	individuell und gesellschaftlich	langfristig	intendiert	diffus	unerwünscht	psychisch	nein
Desensibilisierung	Missachtung von Gesundheitsbotschaften nach zu häufiger, wiederholter Rezeption	individuell	langfristig	intendiert	spezifisch	unerwünscht	psychisch und physisch	nein

Sensibilisierung	nicht-intendierte Sensibilisierung, besseres Verstehen und Wissenserwerb zu Gesundheitsrisiken und Vorsorgemaßnahmen	individuell	kurzfristig	nicht-intendiert	spezifisch	erwünscht	psychisch und physisch	nein
Beruhigung/ Bestätigung	nicht-intendierte Bestätigung des eigenen Gesundheitsverhaltens/der eigenen gesundheitlichen Überzeugungen durch Gesundheitsinformationen, positive Motivation	individuell	kurzfristig	nicht-intendiert	spezifisch	erwünscht	psychisch und physisch	nein
Verstärkung	nicht-intendierte, zusätzliche Wirkung in Folge eines intendierten, aufgetretenen Effektes	individuell	kurz-/ langfristig	intendiert und nicht-intendiert	spezifisch	erwünscht	psychisch und physisch	nein
Schuldhaftigkeit	verstärkte Ursachenzuschreibung von Gesundheitsproblemen beim Individuum; Vernachlässigung sozio-ökonomischer Rahmenbedingungen	individuell/ gesellschaftlich	langfristig	intendiert und nicht-intendiert	diffus	unerwünscht	psychisch und physisch	ja
Opportunitätskosten	Fokussierung spezifischer Gesundheitsaspekte zu Ungunsten anderer Gesundheitsthemen (Vernachlässigung)	gesellschaftlich	langfristig	nicht-intendiert	spezifisch und diffus	unerwünscht	ökonomisch	ja
Soziale Reproduktion	Gesundheitsbotschaften verstärken bereits vorhandene Verteilungen	gesellschaftlich	langfristig	intendiert	diffus	unerwünscht	sozial	ja

(Fortsetzung)

Tab. 1 (Fortsetzung)

| Effekte | Definitionen | Effektdimensionen |||||||
		Wirkungsebene	Zeit	Publikum	Inhalt	Valenz	direkte Konsequenzen	verstärkt Ungleichheit
	von Wissen, Einstellungen und Verhalten							
Soziale Normierung	Gesundheitsbotschaften beeinflussen soziale Bindungen und soziale Kontrolle und können dadurch die soziale Ausgrenzung fördern (z. B. von Minoritäten mit größeren Gesundheitsproblemen)	gesellschaftlich	langfristig	intendiert	diffus	erwünscht und unerwünscht	sozial	ja
Ermächtigung	Gesundheitsbotschaften können unbeabsichtigt die Macht von Institutionen und relevanten Personen erhöhen und Images von Unternehmen sowie deren Umsätze unterstützen	gesellschaftlich	langfristig	nicht-intendiert	diffus	erwünscht und unerwünscht	sozial und ökonomisch	ja
Systemaktivierung	Gesundheitsbotschaften beeinflussen unbeabsichtigt verschiedene gesellschaftliche Teilsysteme, deren Handlungen wiederum Einfluss auf die Kampagnenwirkung bei der intendierten Zielgruppe haben	gesellschaftlich	langfristig	intendiert und nicht-intendiert	diffus	erwünscht und unerwünscht	sozial und ökonomisch	ja

4 Forschungsfeld nicht-intendierter Effekte in der Gesundheitskommunikation

Nicht-intendierte negative Effekte werden vielfach in der Literatur zur Wirkung strategischer Gesundheitskampagnen berichtet (für einen Überblick siehe Byrne und Hart 2009), jedoch nur selten fokussiert analysiert (Lorenc und Oliver 2014). Ausnahmen finden sich innerhalb der Gesundheitskommunikation etwa im Zusammenhang mit Suizidprävention oder Impfkampagnen (Lorenc und Oliver 2014). Darüber hinaus wird die Vermeidung von nicht-intendierten Effekten beispielsweise in Studien zu den Grenzen der Wirksamkeit von Furchtappellen oder zu fehlerhaften Wahrnehmungen von Gesundheitsrisiken betrachtet.

4.1 Dysfunktionale Effekte bei der Verwendung von Furchtappellen

Furchtappelle, also „Botschaften, die schwerwiegende Bedrohungen für die Botschaftsempfänger kommunizieren und diese stark betonen, um Einstellungs- und Verhaltensänderungen zu motivieren" (Hastall 2016, S. 493), zählen zu den umstrittensten persuasiven Botschaftsstrategien in der Gesundheitskommunikation (Peters et al. 2013; Witte und Allen 2000; vgl. hierzu auch den Beitrag von Ort, Kap. ▶ „Furchtappelle in der Gesundheitskommunikation" in diesem Band). Neben dem intendierten positiven Einfluss von Furchtappellen auf gesundheitsbezogene Verhaltensweisen zeigen zahlreiche Studien negative nicht-intendierte Effekte wie Reaktanz, Bumerang-Effekte, Verweigerung oder defensive Vermeidung (Cho und Salmon 2006; Peters et al. 2013; Witte und Allen 2000). Die Analyse nicht-intendierter Effekte von Furchtappellen betrachtet primär den Einfluss von Drittvariablen im Sinne von Begrenzungen der funktionalen Wirksamkeit von Furchtappellen. Basierend auf dem *Extended Parallel Process Model* (Witte 1992) sind nicht-intendierte negative Effekte auf das Gesundheitsverhalten bei einer als hoch empfundenen Bedrohungslage dann wahrscheinlich, wenn die empfundene Selbstwirksamkeit der Gesundheitshandlung niedriger ist als die empfundene Bedrohungslage. Im Gegensatz dazu sind bei entsprechend hoher Selbstwirksamkeitserwartung positive Effekte auf das Gesundheitsverhalten wahrscheinlicher. Empfinden Rezipientinnen und Rezipienten keine Bedrohung für die eigene Gesundheit, bleiben Effekte für das Gesundheitsverhalten aus. Dieser Zusammenhang von empfundener Bedrohung und Selbstwirksamkeitserwartung wird durch Metaanalysen empirisch belegt (Peters et al. 2013; Witte und Allen 2000).

Als weitere Ursachen für dysfunktionale Effekte von Furchtappellen werden in der Literatur u. a. rezipientenspezifische Unterschiede in verschiedenen Änderungsphasen des Verhaltens (Cho und Salmon 2006) diskutiert.

Die hohe Wahrscheinlichkeit von negativen nicht-intendierten Effekten stellt die Verwendung von Furchtappellen in der Gesundheitskommunikation immer wieder ethisch und moralisch in Frage. Angesichts der noch fehlenden Kenntnisse zu den Rahmenbedingungen für eine positive Wirksamkeit von Furchtappellen in einem bestimmten Anwendungsbereich empfiehlt Hastall (2014), Risiken und Nutzen fallbezogen abzuwägen und Botschaften begleitend zu evaluieren, um gegebenenfalls negative Effekte frühzeitig identifizieren zu können.

4.2 Nicht-intendierte Effekte in der Risikokommunikation

Um informierte Gesundheitsentscheidungen treffen zu können, sind Patientinnen und Patienten auf verständliche evidenzbasierte Gesundheitsinformationen angewiesen (Albrecht et al. 2014). Allerdings sind vor allem für die Einschätzung und Wahrnehmung von Gesundheitsrisiken zahlreiche kognitive und affektive Mechanismen belegt, die Fehleinschätzungen und Abweichungen der individuellen Einschätzung von einer rein rationalen Wahrscheinlichkeitseinschätzung erklären können (für einen Überblick siehe Blumenthal-Barby und Krieger 2015; Gilovich et al. 2002). Ursächlich für Fehleinschätzung sind beispielsweise die Vermeidung von Verlusten oder der Rückschau-Fehler (Redelmeier et al. 1993), unrealistischer Optimismus (Shepperd et al. 2015) oder der Narrativitäts-Bias (Haase et al. 2015). Kognitive Fehleinschätzungen können darüber hinaus zielgruppenspezifische Ausprägungen aufweisen und nicht-intendierte Effekte hervorrufen oder verstärken: Im Falle einer Depressionskampagne konnten Lienemann et al. (2013) einen Einfluss von depressiven Symptomen auf eine zunehmende Selbststigmatisierung und infolgedessen eine Verminderung der Suche nach professionellen Hilfe feststellen.

Die Gesundheitskommunikation steht nicht nur vor der Herausforderung, Gesundheitsrisiken geeignet zu kommunizieren, sondern muss auch über irrtümlich wahrgenommene Risiken aufklären wie z. B. den nicht existenten Zusammenhang zwischen Autismus und Mumps-Masern-Röteln-Impfungen oder die abgeklungene Bedrohungslage nach dem EHEC-Ausbruch 2011 (Betsch und Sachse 2013). Empirisch zeigen sich in diesem Kontext nicht-intendierte Bumerang-Effekte, die sich mit dem Negativitäts-Bias beschreiben lassen (White et al. 2003). In einer Studie zur Wahrnehmung von Ergebnissen von Tierversuchen zeigte sich beispielsweise, dass Ergebnissen, die einen negativen Effekt eines Nahrungsmittelzusatzes für die menschliche Gesundheit aufzeigen, mehr vertraut wird als Ergebnissen, die zeigen, dass der Zusatzstoff harmlos ist (Siegrist und Cvetkovich 2001; White et al. 2003). Ein solch negativer Effekt zeigt sich nicht nur für das Vertrauen, sondern auch für die Risikowahrnehmung: Nach der Rezeption von Informationen, die Nebenwirkungen von Impfungen negieren, empfinden Rezipientinnen und Rezipienten in experimentellen Studien ein höheres Risiko für Nebenwirkungen von Impfungen als nach der Rezeption von Informationen, die ein geringes Risiko beschreiben (Betsch und Sachse 2013).

Um negative Effekte bei der Risikoeinschätzung und Kosten-Nutzen-Abwägungen zu treffen, liegen in der Medizin zahlreiche Analysen und Handlungsanweisungen für die Erstellung von evidenzbasierten Gesundheitsinformationen zu spezifischen Fragestellungen vor (Trevena et al. 2013).

5 Fazit

Unstrittig ist, dass negative nicht-intendierte Effekte in der Gesundheitskommunikation prinzipiell vermieden werden sollten. Empirische Forschungsarbeiten zu negativen nicht-intendierten Effekten stehen dabei vor einer zweiseitigen Herausforderung: Einerseits fehlen systematische Analysen zu den Bedingungen, unter denen negative nicht-intendierte Effekte vermieden werden können, andererseits wird bei der Analyse von solchen Wirkungsbedingungen auch immer die Gefahr eingegangen, negative Effekte hervorzurufen. Während in der medizinischen und naturwissenschaftlichen Forschung klare ethische und verfahrenstechnische Richtlinien für den Umgang mit potenziellen Nebenwirkungen in Studien und deren Ausweisung vorliegen (siehe u. a. Haslberger 2003), ist dies in der Kommunikationswissenschaft nur eingeschränkt gegeben. Dies stellt Wissenschaftlerinnen und Wissenschaftler vor die schwierige Aufgabe, Nutzen und Risiken von Gesundheitsinformationen abzuwägen und Grenzen für die Toleranz potenziell negativer Effekte zu diskutieren (Cho und Salmon 2007). Insbesondere im Rahmen von Evaluationen spezifischer Kampagnen oder Gesundheitsinterventionen sollte das Zusammenwirken nicht-intendierter und intendierter Effekte stärker berücksichtigt werden (Lombardini und Lankoski 2013). Methodisch impliziert dies hohe qualitative Anforderungen an die Durchführung empirischer Studien; im Besonderen hinsichtlich der Aufklärung der Teilnehmer im Vorfeld und nach Abschluss einer Studie. Dabei ist beispielsweise zu hinterfragen, wie umfangreich ein Debriefing am Ende einer Studie ausfallen sollte und wie sichergestellt werden kann, dass ein Debriefing auch tatsächlich korrekt verstanden wird und nicht selbst nicht-intendierte negative Effekte auslöst. Bei der Konzeption und Gestaltung von Stimulusmaterial ebenso wie bei der Planung von Stichproben, sollten potenzielle nicht-intendierte Effekte, soweit diese bereits in der Literatur beschrieben werden, reflektiert und beachtet werden. Sind beispielsweise negative Effekte bei bestimmten Teilpopulationen bekannt, sollten diese aus der Stichprobe ausgeschlossen werden.

Für die angewandte Gesundheitskommunikation stellt sich die Herausforderung, aus der Vielzahl an Forschungsarbeiten zu nicht-intendierten negativen Effekten generalisierbare Schlussfolgerungen für die Kampagnenumsetzung zu ziehen. Angesichts der Vielschichtigkeit und Diversität nicht-intendierter Effekte der Gesundheitskommunikation erscheinen generalisierte Checkbox-Listen für die Konzeption von Gesundheitsinformationen und deren Einsatz nur bedingt hilfreich. Lorenc und Oliver (2014) appellieren deshalb vor der Nutzung von Gesundheitsinformationen, mögliche Einflüsse intensiv und übergreifend zu reflektieren und zu berücksichtigen. Für die Gesundheitskommunikation impliziert dies – neben unmittelbaren negativen psychologischen Effekten – auch die Berücksichtigung längerfristiger nicht-intendierter Effekte auf soziale Beziehungen oder das Gesundheitsverhalten. Ein möglicher Ansatz ist hier, neben den intendierten Effekten von Botschaften gleichzeitig auch gezielt nicht-intendierte Effekte zu testen, wenn diese bei spezifischen Fragestellungen erwartbar sind (beispielsweise bei Niederdeppe et al. 2011).

Neben direkt aus der Medienrezeption resultierenden nicht-intendierten Effekten sollten auch indirekte nicht-intendierte Effekte stärker als mögliche Konsequenz von

Gesundheitsbotschaften berücksichtigt werden. Systematische Analysen zu psychologischen Effekten von Krebsvorsorgeuntersuchungen zeigen beispielsweise, dass Patientinnen mit falsch-positiven Mammografie-Befunden bis zu drei Jahre nach dem Test unter negativen psychologischen Konsequenzen leiden und eine verringerte Bereitschaft für weitere Vorsorgescreenings aufweisen (Bond et al. 2013). Nicht-intendierte Effekte falsch-positiver Vorsorgeuntersuchungen folgen zwar nur indirekt auf die Auseinandersetzung mit einer Medienbotschaft, sind für die Gesundheitskommunikation aber dennoch relevant, da die Aufmerksamkeit für solche Maßnahmen häufig durch gezielte Kampagnen oder Medienberichterstattung erhöht wird (Evans et al. 2014). Ein sorgfältiger Einsatz und die stärkere Berücksichtigung potenzieller nicht-intendierter Effekte erfordern nicht zuletzt eine stärkere Rückspiegelung negativer nicht-intendierter Ergebnisse in die Praxis sowie eine stärkere interdisziplinäre Systematisierung der Kontextfaktoren, unter denen nicht-intendierte Effekte auftreten.

Literatur

Albrecht, M., Mühlhauser, I., & Steckelberg, A. (2014). Evidenzbasierte Gesundheitsinformationen. In K. Hurrelmann & E. Baumann (Hrsg.), *Handbuch Gesundheitskommunikation* (S. 142–158). Bern: Huber.

Betsch, C., & Sachse, K. (2013). Debunking vaccination myths: Strong risk negations can increase perceived vaccination risks. *Health Psychology, 32*(2), 146–155. https://doi.org/10.1037/a0027387.

Blumenthal-Barby, J. S., & Krieger, H. (2015). Cognitive biases and heuristics in medical decision making: A critical review using a systematic search strategy. *Medical Decision Making, 35*(4), 539–557. https://doi.org/10.1177/0272989X14547740.

Bond, M., Pavey, T., Welch, K., Cooper, C., Garside, R., Dean, S., & Hyde, C. (2013). Systematic review of the psychological consequences of false-positive screening mammograms. *Health Technology Assessment, 17*(13). https://doi.org/10.3310/hta17130.

Byrne, S., & Hart, P. S. (2009). The boomerang effect a synthesis of findings and a preliminary theoretical framework. *Annals of the International Communication Association, 33*(1), 3–37.

Chapman, S., McLeod, K., Wakefield, M., & Holding, S. (2005). Impact of news of celebrity illness on breast cancer screening: Kylie Minogue's breast cancer diagnosis. *Medical Journal of Australia, 183*(5), 247–250.

Cho, H., & Salmon, C. T. (2006). Fear appeals for individuals in different stages of change: Intended and unintended effects and implications on public health campaigns. *Health Communication, 20*(1), 91–99. https://doi.org/10.1207/s15327027hc2001_9.

Cho, H., & Salmon, C. T. (2007). Unintended effects of health communication campaigns. *Journal of Communication, 57*(2), 293–317. https://doi.org/10.1111/j.1460-2466.2007.00344.x.

Evans, D. G. R., Barwell, J., Eccles, D. M., Collins, A., Izatt, L., Jacobs, C., et al. (2014). The Angelina Jolie effect: How high celebrity profile can have a major impact on provision of cancer related services. *Breast Cancer Research, 16*(5). https://doi.org/10.1186/s13058-014-0442-6.

Gerber, B. S., & Eiser, A. R. (2001). The patient physician relationship in the Internet age: Future prospects and the research agenda. *Journal of Medical Internet Research, 3*(2), E15. https://doi.org/10.2196/jmir.3.2.e15.

Gilovich, T., Griffin, D., & Kahneman, D. (Hrsg.). (2002). *Heuristics and biases: The psychology of intuitive judgment.* Cambridge, UK: Cambridge University Press.

Haase, N., Betsch, C., & Renkewitz, F. (2015). Source credibility and the biasing effect of narrative information on the perception of vaccination risks. *Journal of Health Communication, 20*(8), 920–929. https://doi.org/10.1080/10810730.2015.1018605.

Haslberger, A. G. (2003). Codex guidlines for GM foods include the analysis of unintended effects. *Nature Biotechnology, 21*, 739–741. https://doi.org/10.1038/nbt0703-739.
Hastall, M. R. (2014). Persuasions- und Botschaftsstrategien. In K. Hurrelmann & E. Baumann (Hrsg.), *Handbuch Gesundheitskommunikation* (S. 399–412). Bern: Huber.
Hastall, M. R. (2016). Wirkung von Furchtappellen in der Werbung. In G. Siegert, W. Wirth, P. Weber & J. A. Lischka (Hrsg.), *Handbuch Werbeforschung* (S. 493–513). Wiesbaden: Springer VS.
Holbach, T., & Maurer, M. (2014). Wissenswerte Nachrichten. Agenda-Setting-Effekte zwischen Medienberichterstattung und Online-Informationsverhalten am Beispiel der EHEC-Epidemie. *Publizistik, 59*, 65–81. https://doi.org/10.1007/s11616-013-0191-z.
Hovland, C. I. (1959). Reconciling conflicting results derived from experimental and survey studies of attitude change. *American Psychologist, 14*(1), 8–17. https://doi.org/10.1037/h0042210.
Hovland, C. I., Lumsdaine, A. A., & Sheffield, F. D. (1949). *Short-time and long-time effects of an orientation film* (Experiments on mass communication, Bd. 3, S. 182–200). Princeton: Princeton University Press.
Hwang, Y. (2012). Social diffusion of campaign effects: Campaign-generated interpersonal communication as a mediator of antitobacco campaign effects. *Communication Research, 39*(1), 120–141. https://doi.org/10.1177/0093650210389029.
Kelman, H. C., & Hovland, C. I. (1953). „Reinstatement" of the communicator in delayed measurement of opinion change. *Journal of Abnormal and Social Psychology, 48*(3), 327–335. https://doi.org/10.1037/h0061861.
Lienemann, B. A., Siegel, J. T., & Crano, W. D. (2013). Persuading people with depression to seek help: Respect the boomerang. *Health Communication, 28*(7), 718–728. https://doi.org/10.1080/10410236.2012.712091.
Lipset, S. M., Lazarsfeld, P. F., Barton, A. H., & Linz, J. (1954). The psychology of voting: An analysis of political behavior. In G. Lindzey (Hrsg.), *Handbook of social psychology* (Special fields and applications, Bd. 2, S. 1124–1175). Cambridge, MA: Addison-Wesley.
Lombardini, C., & Lankoski, L. (2013). Forced choice restriction in promoting sustainable food consumption: Intended and unintended effects of the mandatory vegetarian day in Helsinki Schools. *Journal of Consumer Policy, 36*(2), 159–178.
Lorenc, T., & Oliver, K. (2014). Adverse effects of public health interventions: A conceptual framework. *Journal of Epidemiology and Community Health, 68*(3), 288–290.
Macedo, A. F., Taylor, F. C., Casas, J. P., Adler, A., Prieto-Merino, D., & Ebrahim, S. (2014). Unintended effects of statins from observational studies in the general population: Systematic review and meta-analysis. *BMC Medicine, 12*, 51. https://doi.org/10.1186/1741-7015-12-51.
McCroskey, J. C., & Young, T. J. (1981). Ethos and credibility: The construct and its measurement after three decades. *Central States Speech Journal, 32*(1), 24–34.
Meitz, T. G. K., Ort, A., Kalch, A., Zipfel, S., & Zurstiege, G. (2016). Source does matter: Contextual effects on online media-embedded health campaigns against childhood obesity. *Computers in Human Behavior, 60*, 565–574. https://doi.org/10.1016/j.chb.2016.02.067.
Mica, A. (2014). Weber's „essential paradox of social action": What can sociology of the unintended learn from public policy analysis? *Profilaktyka Społeczna i Resocjalizacja, 23*, 71–95.
Miettinen, O. S. (1983). The need for randomization in the study of intended effects. *Statistics in Medicine, 2*(2), 267–271.
Morgan, S. E., King, A. J., Smith, J. R., & Ivic, R. (2010). A kernel of truth? The impact of television storylines exploiting myths about organ donation on the public's willingness to donate. *Journal of Communication, 60*(4), 778–796. https://doi.org/10.1111/j.1460-2466.2010.01523.x.
Niederdeppe, J., Shapiro, M. A., & Porticella, N. (2011). Attributions of responsiblity for obesity: Narrative communication reduces reactive counterarguing among liberals. *Human Communication Research, 37*(3), 295–323. https://doi.org/10.1111/j.1468-2958.2011.01409.x.
Peters, G. J. Y., Ruiter, R. A. C., & Kok, G. (2013). Threatening communication: A critical re-analysis and a revised meta-analytic test of fear appeal theory. *Health Psychology Review, 7*, S8–S31. https://doi.org/10.1080/17437199.2012.703527.

Petty, R. E., & Cacioppo, J. T. (1986). The elaboration likelihood model of persuasion. *Advances in Experimental Social Psychology, 19*, 123–205.

Petty, R., Kasmer, J., Haugtvedt, C., & Cacioppo, J. (1987). Source and message factors in persuasion: A reply to Stiff's critique of the elaboration likelihood model. *Communication Monographs, 54*, 233–249.

Redelmeier, D. A., Rozin, P., & Kahneman, D. (1993). Understanding patients decisions – Cognitive and emotional perspectives. *JAMA : The Journal of the American Medical Association, 270*(1), 72–76.

Shackelton, R. J., Marceau, L. D., Link, C. L., & McKinlay, J. B. (2009). The intended and unintended consequences of clinical guidelines. *Journal of Evaluation in Clinical Practice, 15*(6), 1035–1042. https://doi.org/10.1111/j.1365-2753.2009.01201.x.

Shannon, C. E., & Weaver, W. (1949). *The mathematical theory of communication.* Urbana: University of Illinois Press.

Shepperd, J. A., Waters, E. A., Weinstein, N. D., & Klein, W. M. P. (2015). A primer on unrealistic optimism. *Current Directions in Psychological Science, 24*(3), 232–237.

Siegrist, M., & Cvetkovich, G. (2001). Better negative than positive? Evidence of a bias for negative information about possible health dangers. *Risk Analysis, 21*(1), 199–206.

Sternthal, B., Phillips, L. W., & Dholakia, R. (1978). The persuasive effect of source credibility: A situational analysis. *Public Opinion Quarterly, 42*(3), 285.

Trevena, L. J., Zikmund-Fisher, B. J., Edwards, A., Gaissmaier, W., Galesic, M., Han, P. K. J., ... Woloshin, S. (2013). Presenting quantitative information about decision outcomes: A risk communication primer for patient decision aid developers. *BMC Medical Informatics and Decision Making, 13*(Suppl. 2), 7. https://doi.org/10.1186/1472-6947-13-S2-S7a.

Weber, M. (1958). *The protestant ethic and the spirit of capitalism (Student's ed.).* New York: Scribner.

White, M. P., Pahl, S., Buehner, M., & Haye, A. (2003). Trust in risky messages: The role of prior attitudes. *Risk Analysis, 23*(4), 717–726.

Wilson, K., Senay, I., Durantini, M., Sánchez, F., Hennessy, M., Spring, B., & Albarracín, D. (2015). When it comes to lifestyle recommendations, more is sometimes less: A meta-analysis of theoretical assumptions underlying the effectiveness of interventions promoting multiple behavior domain change. *Psychological Bulletin, 141*(2), 474–509. https://doi.org/10.1037/a0038295.

Witte, K. (1992). Putting the fear back into fear appeals – The extended parallel process model. *Communication Monographs, 59*(4), 329–349.

Witte, K., & Allen, M. (2000). A meta-analysis of fear appeals: Implications for effective public health campaigns. *Health Education & Behavior, 27*(5), 591–615. https://doi.org/10.1177/109019810002700506.

Yanovitzky, I., & Stryker, J. (2001). Mass media, social norms, and health promotion efforts. A longitudinal study of media effects on youth binge drinking. *Communication Research, 28*(2), 208–239. https://doi.org/10.1177/009365001028002004.

Young, R., Subramanian, R., & Hinnnant, A. (2016). Stigmatizing images in obesity health campaign messages and healthy behavioral intentions. *Health Education & Behavior, 43*(4), 412–419. https://doi.org/10.1177/1090198115604624.

Teil VI

Strategien 1: Makrostrategien

Kommunikationskampagnen zur Gesundheitsförderung und Prävention

Thomas N. Friemel und Tobias Frey

Zusammenfassung

Kommunikationskampagnen stellen häufig ein unverzichtbares Element bei der gezielten Gesundheitsförderung und Prävention dar – insbesondere dort, wo technische, rechtliche oder ökonomische Lösungen schwer umsetzbar sind oder diese kommunikativ begleitet werden müssen. Der Einbezug wissenschaftlicher Theorien und Methoden ist von der Situationsanalyse, über die Entwicklung von Strategien und Kampagneninhalten, der Auswahl geeigneter Kanäle bis hin zur Evaluation ein entscheidender Erfolgsfaktor. Dieser Beitrag bietet einen Überblick über die entsprechenden Herausforderungen und Lösungsansätze.

Schlüsselwörter

Kommunikationskampagnen · Präventionskampagnen · Kommunikationsstrategien · Kampagnenevaluation · Kampagnenstrategien · Kampagnenmanagement

1 Definition und Relevanz von Kommunikationskampagnen im Gesundheitsbereich

Das Feld der Gesundheitskommunikation umfasst ein breites und facettenreiches Spektrum aller möglichen Kommunikationsformen. Folgt man der Lasswell-Formel (1948) und unterscheidet, *wer was über welchen Kanal zu wem sagt und welche Wirkung dies hat*, kann der Gegenstand der Kommunikationskampagnen zunächst anhand des *Kommunikators* (Wer ...) beschrieben werden. Typisch für Kommunikationskampagnen im Gesundheitsbereich ist, dass diese von einem

---

T. N. Friemel (✉) · T. Frey
Institut für Publizistikwissenschaft und Medienforschung, Universität Zürich, Zürich, Schweiz
E-Mail: th.friemel@ipmz.uzh.ch; t.frey@ipmz.uzh.ch

staatlichen Akteur oder einer gemeinnützigen bzw. nicht gewinnorientierten Organisation durchgeführt werden. Im Rahmen des zunehmenden Drucks zu gemeinwohlorientiertem Handeln von Unternehmen (Corporate Social Responsibility) verwischt dieses Bestimmungsmerkmal jedoch zusehends. Der *Gegenstand* von Kommunikationskampagnen (Wer sagt *was* …) sind Probleme der Gesundheitsförderung und Prävention, die einer kommunikativen Begleitung bedürfen (z. B. Bekanntmachung oder Legitimation neuer Vorschriften) oder sich mit anderen Maßnahmen (z. B. Gesetzen, technischen Lösungen, monetären Anreizen etc.) nicht bzw. nur mit sehr hohem Aufwand lösen lassen. Dies kann sich sowohl auf die Propagierung von gesundheitsförderndem Verhalten beziehen (z. B. mehr Bewegung im Alltag) oder auf die Prävention gesundheitsgefährdender Verhaltensweisen (z. B. Rauchen). Als *Kanäle* für Kampagnen (Wer sagt was, *über welchen Kanal* …) kommen alle Formen der Kommunikation in Betracht. Dennoch gibt es typische Kampagnenkanäle wie Plakate und Spots, was auch die Nähe zu kommerziellen Werbekampagnen verdeutlicht. Die *Adressatinnen und Adressaten* von Kommunikationskampagnen (Wer sagt was, über welchen Kanal, *zu wem*…) reichen von eng gefassten Zielgruppen mit spezieller Risikoexposition (z. B. junge Fahrzeuglenker) bis zur Gesamtbevölkerung. Schließlich kann bei der Wirkung von Kommunikationskampagnen (Wer sagt was, über welchen Kanal, zu wem, *mit welcher Wirkung*) zwischen einer Veränderung des Wissens, der Einstellung oder des Verhaltens unterschieden werden. Ob dabei tatsächlich eine Wirkung eintritt und ob diese der intendierten Wirkung entspricht (vgl. auch den Beitrag von Meitz und Kalch, Kap. ▶ „Nicht-intendierte Medienwirkungen im Gesundheitsbereich" in diesem Band) ist letztlich eine Frage, welche mittels Kampagnenevaluation beantwortet werden muss.

In Ergänzung zu den Aspekten der Lasswell-Formel ist für Kommunikationskampagnen charakteristisch, dass es sich um *systematische und zielgerichtete* Kommunikationsmaßnahmen von einer gewissen Intensität und Zeitdauer handelt. Dies schließt einzelne und kurzzeitige Kommunikationsaktivitäten ebenso von der Definition aus wie eine zwar umfassende, aber unsystematische Thematisierung von Gesundheitsthemen in den Massenmedien. Insgesamt wird aber auch deutlich, dass Kommunikationskampagnen im Gesundheitsbereich nicht anhand eines einzelnen Kriteriums klar von anderen Formen der Gesundheitskommunikation oder kommerzieller Werbung von Unternehmen unterschieden werden können. Erst die Kombination mehrerer Aspekte grenzt den Gegenstand hinreichend ab. Zusammenfassend lassen sich Kommunikationskampagnen im Gesundheitsbereich in Anlehnung an Bonfadelli und Friemel (2010) wie folgt definieren:

Kommunikationskampagnen im Gesundheitsbereich umfassen

1) die Konzeption, Durchführung und Evaluation von
2) systematischen und zielgerichteten
3) Kommunikationsaktivitäten zur
4) Veränderung von Wissen, Einstellung und Verhaltensweisen
5) definierter Zielgruppen
6) zur Gesundheitsförderung und Prävention.

Kommunikationskampagnen sind häufig verbunden mit anderen Maßnahmen. Dies können neue technische Lösungen sein (z. B. elektronische Organspende-Karte), neue Gesetze und Vorschriften (z. B. Reduktion der Promillegrenze für Fahrzeuglenkende) oder finanzielle Regulierungsmaßnahmen (z. B. Erhöhung der Tabaksteuer). Durch diese Verknüpfung von technischen, juristischen, ökonomischen und kommunikativen Maßnahmen ist es häufig schwierig festzustellen, welche Effekte auf die einzelnen Maßnahmen zurückgehen. Zudem kann sich die Wirkung der kommunikativen Maßnahmen auf sehr unterschiedliche Weise manifestieren. Wie aus der obigen Definition hervorgeht, können Kommunikationsmaßnahmen Wissen vermitteln (z. B. auf technische Lösungen oder neue Vorschriften hinweisen), Einstellungen verändern (z. B. Akzeptanz für Lösungsansätze schaffen) und/oder zu konkretem Handeln motivieren (d. h. Verhaltensweisen ändern). Trotz der Herausforderungen, diese unterschiedlichen Wirkungszusammenhänge zu erfassen, hat sich in den letzten Jahren die Überzeugung durchgesetzt, dass den Kommunikationsmaßnahmen bei der Gesundheitsförderung und Prävention eine zentrale Bedeutung zukommt. Darüber hinaus sind Kommunikationskampagnen die einzige Lösungsstrategie, wenn keine technische, juristische oder ökonomische Lösung greifbar ist. Gerade bei „technischen" Lösungen wie der Verwendung von Präservativen zur HIV-Prävention besteht die Herausforderung häufig im „freiwilligen Mitwirken" der Zielgruppe, was nur über kommunikative Ansätze erreicht werden kann. Die Relevanz von Kommunikationskampagnen im Feld der Gesundheitsförderung und Prävention ist deshalb in Abhängigkeit der Bedeutung des Feldes insgesamt, der teilweise schwierigen Finanzierbarkeit und Umsetzbarkeit technischer Lösungen, mangelnder Durchsetzbarkeit juristischer Lösungen und geringer Akzeptanz ökonomischer Lösungen in den letzten Jahren und Jahrzehnten zusehends gestiegen.

Die obige Definition ermöglicht nicht nur eine Abgrenzung von Kommunikationskampagnen gegenüber anderen Formen der (Gesundheits-)Kommunikation und nicht-kommunikativen Maßnahmen der Gesundheitsförderung und Prävention, sondern weist gleichzeitig auf einige Aspekte hin, die Erfolgsfaktoren für wirksame Kampagnen darstellen. Dazu gehören insbesondere die Durchführung einer systematischen Situationsanalyse (vgl. Abschn. 2), die Entwicklung einer darauf basierenden Kampagnenstrategie (Abschn. 3) und die Evaluation (Abschn. 4).

2 Situationsanalyse als Grundlage für Kommunikationskampagnen im Gesundheitsbereich

Die Situationsanalyse ist vermutlich der am wenigsten beachtete Erfolgsfaktor von Kommunikationskampagnen im Gesundheitsbereich. Dabei geht es um eine möglichst systematische und detaillierte Analyse der Faktoren und Wirkungszusammenhänge, die einen Einfluss auf das gesundheitsrelevante Verhalten von Individuen, sozialen Gruppen, verschiedenen Gesellschaftsschichten oder der gesamten Bevölkerung haben. Obwohl die Wissenschaft ein zunehmend ausdifferenziertes Inventar an Theorien und Modellen entwickelt, findet dieses in der Praxis häufig keine

Anwendung. Die Hintergründe für diese Theorie-Praxis-Kluft können sowohl seitens der Wissenschaft als auch der Praxis ausgemacht werden. So verfügen Vertreterinnen und Vertreter aus der Praxis häufig nicht über eine spezifische Ausbildung in Gesundheitskommunikation und es fehlen meistens auch die zeitlichen Ressourcen, sich dies „on the job" anzueignen. Gleichzeitig scheint es aber auch der Wissenschaft bisher nicht gelungen zu sein, die zuweilen komplexen und disparaten Erkenntnisse auf konkret anwendbare Empfehlungen zu verdichten. Neben einer verstärkten Professionalisierung der Ausbildung und Praxisorientierung der Forschung ist die naheliegende Lösung deshalb eine verstärkte Zusammenarbeit bzw. bei der Situationsanalyse ein intensiverer Einbezug der Wissenschaft. Auch sollte beachtet werden, dass für die Situationsanalyse die notwendigen Ressourcen in Form von Zeit und Geld zur Verfügung stehen. Wie groß dieser Ressourcenbedarf ist, hängt dabei insbesondere vom bereits bestehenden Forschungsstand ab, der sich zusammensetzen kann aus dem Wissen innerhalb einer Organisation (z. B. Evaluation früherer Kampagnen), Situationsanalysen und Evaluationen aus anderen Ländern und der wissenschaftlichen Forschung zum Thema. Eine Befragung von Kampagnenexpertinnen und -experten hat ergeben, dass alleine für die Situationsanalyse ein halbes Jahr eingeplant werden sollte (Friemel und Elbrecht 2015). Damit einher geht natürlich auch ein gewisser Bedarf an finanziellen Mitteln, der neben den Personalkosten auch Mittel für die Anschaffung von Sekundärdaten (z. B. Zugriff auf bestehende Gesundheitsstudien) und die Erhebung von Primärdaten (z. B. gezielte repräsentative Befragungen, Fokusgruppen, Experteninterviews etc.) umfassen kann. Als Bandbreite für den finanziellen Ressourcenbedarf werden 5–10 % des Kampagnenbudgets empfohlen. Das Ergebnis der Situationsanalyse sollte ein explizites Wirkungsmodell sein, das alle relevanten Einflussfaktoren identifiziert und Aussagen über deren Relevanz (z. B. Einflussstärken) sowie ihr Zusammenwirken (z. B. Interaktions-, Moderations- und Mediationseffekte) ermöglicht.

3 Kampagnenstrategien für Kommunikationskampagnen im Gesundheitsbereich

Die Entwicklung der Kampagnenstrategie sollte in jedem Fall auf Basis der oben ausgeführten Situationsanalyse erfolgen. Während sich die einflussreichsten Faktoren direkt aus der Situationsanalyse ableiten lassen, gilt es in dieser Phase zu prüfen, welche Faktoren überhaupt mit kommunikativen Maßnahmen beeinflusst werden können bzw. wie diesen zumindest Rechnung getragen werden kann. Werden z. B. das Alter, das Geschlecht oder die Bildung als zentrale Einflussfaktoren identifiziert, dann lassen sich diese Faktoren zwar nicht beeinflussen (z. B. Verjüngung der Bevölkerung oder Erhöhung der Bildung), aber man kommt eventuell zum Schluss, dass sich die Kampagne primär an einen Teil der Bevölkerung richten sollte (z. B. junge, gering gebildete Personen). Entgegen diesen Empfehlungen wird die Kampagnenstrategie in der Praxis häufig an einem Kreativkonzept ausgerichtet.

Der Erfolg solcher Kampagnen ist natürlich nicht ausgeschlossen, ist aber eher zufällig und erhöht auch die Chancen, dass sich nicht-intendierte Effekte manifestieren (vgl. auch den Beitrag von Meitz und Kalch, Kap. ▶ „Nicht-intendierte Medienwirkungen im Gesundheitsbereich" in diesem Band).

3.1 Bestimmung der Ziele von Kommunikationskampagnen im Gesundheitsbereich

Auch wenn das letztendliche Ziel von Kampagnen zur Gesundheitsförderung und Prävention immer auf der Verhaltensebene liegt, wird in Kommunikationskampagnen häufig auf affektive und kognitive Prozesse abgezielt, auf welchen das Verhalten beruht. Gemäß der Theorie des geplanten Verhaltens (Theory of Planned Behavior) von Ajzen (1991) ist das Verhalten z. B. wesentlich von der Verhaltensintention abhängig und diese wiederum von weiteren Einflussfaktoren wie der Einstellung gegenüber dem Verhalten, der empfundenen sozialen Norm und der wahrgenommenen Verhaltenskontrolle (vgl. dazu einführend Rossmann 2011). Dementsprechend kann das strategische Ziel von Kommunikationskampagnen darin bestehen, einen dieser Aspekte systematisch zu verändern, um die Wahrscheinlichkeit für ein gesundheitsförderndes bzw. präventives Verhalten zu erhöhen. Die hier verwendete Definition von Kommunikationskampagnen im Gesundheitsbereich weist auf die Möglichkeit hin, Wissen zu vermitteln und Einstellungen zu fördern, die einem gesunden Leben dienlich sind. Durch gezielte Information kann beispielsweise über die Gefahren eines Verhaltens aufgeklärt und der Nutzen oder die Umsetzbarkeit einer erwünschten Verhaltensweise aufgezeigt werden. Weiter kann mittels spezifischer Botschaften oder der Stimulation von Anschlusskommunikation auch die Wahrnehmung der sozialen Norm beeinflusst werden.

Die Ziele einer Kampagne können sich auch an den Stufen der Verhaltensänderung orientieren, wie sie von Prochaska und DiClemente (1983) vorgeschlagen wurden. Demnach kann unterschieden werden zwischen Personen, die 1) sich eines möglichen Gesundheitsrisikos bzw. der damit verbundenen notwendigen Verhaltensänderung noch gar nicht bewusst sind (Phase der Präkontemplation), 2) Personen, die sich des Problems bewusst sind und eine Verhaltensänderung in Erwägung ziehen (Kontemplation), 3) Personen, die sich auf eine Verhaltensänderung vorbereiten oder bereits erste Versuche unternommen haben (Vorbereitung), 4) Personen, die ihr Verhalten verändert haben (Handlung), und 5) zwei zeitliche Abstufungen der Fortführung dieses Verhaltens (Aufrechterhaltung und Termination ohne Rückfallgefahr). Entsprechend können nun z. B. Personen in der Präkontemplation auf ein bestehendes Gesundheitsrisiko aufmerksam gemacht werden, indem Wissen vermittelt wird oder versucht wird, die Einstellung von Personen in der Kontemplationsphase zu beeinflussen, um die Handlungsvorbereitung und die Selbstwirksamkeit zu erhöhen. Slater (1999) gibt einen Überblick, welche Strategien sich für die verschiedenen Phasen der Verhaltensänderung empfehlen und verknüpft diese mit zentralen Theorien der Persuasion und Kampagnenforschung wie z. B. der

Theorie der Schutzmotivation (Rogers 1975), der Theorie des überlegten Handelns (Fishbein und Ajzen 1975), der sozial-kognitiven Lerntheorie (Bandura 1986) und dem Elaborations-Wahrscheinlichkeits-Modell (Petty und Cacioppo 1986).

3.2 Identifizierung von Zielgruppen für Kommunikationskampagnen im Gesundheitsbereich

Die Identifizierung der Zielgruppe orientiert sich häufig an den oben genannten Zielen. Auch wenn die direkte Ableitung der Zielgruppe aus den Zielen naheliegend ist, stellt dies nicht in jedem Fall die richtige Kampagnenstrategie dar. Die Herausforderungen bestehen dabei insbesondere in der Überwindung der selektiven Zuwendung zu Information und in der Gefahr zunehmender Wissensklüfte in der Gesellschaft. Die *selektive Zuwendung* zu Informationen (vgl. auch den Beitrag von Wagner & Hastall, Kap. ▶ „Selektion und Vermeidung von Gesundheitsbotschaften" in diesem Band) bezeichnet den Umstand, dass Verhaltensänderungen fast zwangsläufig mit einer temporären kognitiven Dissonanz verbunden sind. Einer Phase also, in der ein bestimmtes Verhalten (noch) ausgeführt wird, während man mit Informationen zu möglichen Risiken dieses Verhaltens konfrontiert wird. Die daraus entstehende Dissonanz zwischen Handlung und Wissen/Einstellung wird insbesondere bei habitualisiertem Handeln nicht unmittelbar mit einer Verhaltensänderung aufgelöst, sondern eben durch eine selektive Vermeidung von Informationen (Vermeidung zunehmender Dissonanz) und einer aktiven Umdeutung der Informationen (z. B. Abwertung der Quellenglaubwürdigkeit oder Negierung der eigenen Betroffenheit) zur Reduktion der entstandenen Dissonanz. Eine direkte Ansprache der betroffenen Personen ist deshalb in vielen Fällen schwierig bzw. führt zu einer verstärkten Abwehrreaktion. Darum versuchen einige Kampagnen, die eigentliche Zielgruppe auf indirektem Weg zu erreichen. Die Idee ist, dass das persönliche Umfeld der Betroffenen eine geringere Vermeidung der Informationen aufweist bzw. diese unter Umständen gar aktiv sucht, um geeignete Hilfe für ihre Angehörigen zu erhalten. Zudem können die Angehörigen im Idealfall die Argumente für eine Verhaltensänderung spezifischer auf die individuellen Kontextfaktoren und Hürden bei der Verhaltensänderung der Zielpersonen abstimmen.

Neben dieser Herausforderung auf der individualpsychologischen Ebene kann bei einer direkten Zielgruppenansprache aber auch ein soziologisches Dilemma der zunehmenden Wissenskluft entstehen. Das Problem der *Wissenskluft* (vgl. hierzu auch den Beitrag von Bonfadelli, Kap. ▶ „Wissenskluft-Perspektive und Digital Divide in der Gesundheitskommunikation" in diesem Band) besteht darin, dass sozioökonomisch privilegierte Bevölkerungsschichten (z. B. mit höherer formaler Bildung und höherem Einkommen) sich schneller zusätzliches Wissen aneignen als weniger privilegierte Schichten. Anstelle einer Risikoreduktion bei benachteiligten Schichten, die häufig auch eine höhere Risikoexposition aufweisen, erhöht sich dadurch gar die Ungleichverteilung von Gesundheitsrisiken. Eine indirekte Ansprache der Zielgruppe, wie sie zur Umgehung der selektiven Zuwendung bzw. Vermeidung eingesetzt werden kann, ist in diesem Fall aufgrund der sozialen Stratifizierung der Gesellschaft nicht erfolgversprechend. Dennoch wird auch hier zunehmend auf gruppenorientierte Ansätze gesetzt. Diese Community-Based-Ansätze bedienen sich ebenfalls den bestehenden sozialen Strukturen und versuchen, massenmediale Kanäle gezielt mit der Diffusion in sozialen Netzwerken zu verbinden (vgl. hierzu auch die Beiträge von Karnowski, Kap. ▶ „Die Bedeutung der Diffusionsforschung für die Gesundheitskommunikation", sowie von Lindacher und Loss, Kap. ▶ „Die Bedeutung sozialer Online-Netzwerke für die Gesundheitskommunikation" in diesem Band).

3.3 Gestaltung der Botschaften von Kommunikationskampagnen im Gesundheitsbereich

Bei der Gestaltung der Botschaft stellt sich die Frage, ob Kommunikationskampagnen sich grundsätzlich von anderen Bereichen persuasiver Kommunikation unterscheiden. Während in der Produktwerbung praktisch ausschließlich die Vorzüge eines Produkts hervorgehoben werden (Gewinn-Frame), fokussieren politische Kampagnen häufig auf potenzielle Gefahren, denen mit bestimmten Mitteln und Maßnahmen begegnet werden muss (Verlust-Frame). Die beiden gegensätzlichen Strategien der Botschaftsgestaltung sind auch im Bereich der Gesundheitskommunikation auszumachen und ein intensiv diskutierter Forschungsgegenstand (vgl. auch die Beiträge von Wagner, Kap. ▶ „Gewinn- und Verlustframing in der Gesundheitskommunikation" sowie Ort, Kap. ▶ „Furchtappelle in der Gesundheitskommunikation" in diesem Band). Insbesondere in der Beurteilung durch Laien wird den negativen Botschaften ein höheres Wirkungspotenzial zugeschrieben und positive Kampagnen sehen sich zuweilen mit Legitimationsproblemen konfrontiert. Dies, obwohl eine Reihe von Studien und Meta-Analysen darauf hindeuten, dass Verlust-Framing nur bei spezifischem Verhalten wirksam ist (Rothman et al. 2006) und beim Verhindern von unerwünschtem Verhalten, wie etwa dem Rauchen, ein Gewinn-Framing erfolgsversprechender scheint (Steward et al. 2003; Toll et al. 2007). Eine Erklärung hierfür mag sein, dass sich die wissenschaftliche Forschung häufig auf die Wirkung nach erfolgter Botschaftswahrnehmung fokussiert, während die subjektiv wahrgenommene Kampagnenwirkung eher von der Aufdringlichkeit der Botschaft abhängig sein dürfte und negative oder gar schockierende Inhalte eher die Aufmerksamkeit zu erregen vermögen. Der Kombination von Botschaftszuwendung und Verarbeitung wird erst in jüngsten Studien Rechnung getragen und diese kommen zum Schluss, dass dabei auch Persönlichkeitseigenschaften der Rezipienten berücksichtigt werden müssen (Hastall und Wagner 2017). Entsprechend ist neben einer detaillierten Situationsanalyse (vgl. Abschn. 2) eine sorgfältige Prüfung der Botschaften bei der Entwicklung einer Kampagne unabdingbar. Der groben Einteilung in das Gewinn- und Verlust-Framing sind nun weitere, durch Inhalte definierte Strategien wie Wut-, Ekel-, Scham- oder Erotik- und Humorapelle unterzuordnen, welche an anderer Stelle in diesem Band detaillierter behandelt werden (vgl. hierzu die Beiträge von Ort, Kap. ▶ „Ekel, Wut sowie Verlegenheit, Scham und Schuld in der Gesundheitskommunikation", von Schwarz und Reifegerste, Kap. ▶ „Humorappelle in der Gesundheitskommunikation" sowie von Reinhardt und Rossmann,

Kap. ▶ „Erotik in der Gesundheitskommunikation" in diesem Band). Kampagnen im Gesundheitsbereich können darüber hinaus auch häufig auf die Unterstützung von bekannten Persönlichkeiten zählen und arbeiten bei der Botschaftsgestaltung mit Testimonials (vgl. den Beitrag von Kalch und Meitz, Kap. ▶ „Testimonials in der Gesundheitskommunikation" in diesem Band).

3.4 Auswahl der Kanäle für Kommunikationskampagnen im Gesundheitsbereich

Bei der Auswahl von Kommunikationskanälen für Gesundheitskampagnen kann grundsätzlich auf das gesamte Inventar zurückgegriffen werden, das auch für andere Kampagnen zur Verfügung steht. Die Literatur verweist demnach auch mehrheitlich auf allgemeine Auswahlkriterien wie Reichweite, Möglichkeit der Zielgruppenspezifikation, Verarbeitungs- und Informationstiefe, Glaubwürdigkeit und Potenzial für Agenda-Setting (Silk et al. 2011). Das wichtigste Auswahlkriterium ist in der Regel die Mediennutzung und somit die Erreichbarkeit der definierten Zielgruppe. Falls in der Situationsanalyse nicht problemspezifische Mediennutzungsmuster ermittelt wurden, ist man hier auf den Kriterienkatalog der kommerziellen Medienplanung angewiesen. Das bedeutet, dass in vielen Fällen nur nach wenigen soziodemografischen Merkmalen (z. B. Alter, Geschlecht, Einkommen, Bildung) oder allgemeinen psychografischen Dimensionen (z. B. Sinus-Milieus) ausgewählt werden kann, die nicht zwingend in Zusammenhang mit der Kampagnenstrategie stehen müssen (z. B. spezifische Stufe der Verhaltensänderung). Während breit gestreute Massenmedien geeignete Kanäle bieten, um Wissen und Einstellung zu verändern, kann für die unmittelbare Verhaltensänderung der Ort und Zeitpunkt der Ansprache entscheidend sein. Beispiele hierfür wären Plakate an Autobahnauffahrten, die auf die Gefahr von überhöhter Geschwindigkeit oder zu geringem Abstand aufmerksam machen aber auch Applikationen, die auf Mobiltelefonen installiert werden können (vgl. Brew-Sam, Kap. ▶ „Mobile Gesundheitskommunikation und mobiles Gesundheitsmanagement mittels Smart Devices" in diesem Band). Teilweise stehen Gesundheitskampagnen aufgrund ihres prosozialen Charakters zusätzliche Kanäle offen und es dürfen z. B. die erwähnten Plakate an Autobahnen aufgestellt werden, während dort ansonsten ein allgemeines Werbeverbot besteht. Auch spezifische Medienformate wie Soap-Operas am Fernsehen bieten immer wieder die Möglichkeit, gesundheitsrelevante Themen in einer narrativen Form einzubetten (vgl. die Beiträge von Peter, Kap. ▶ „Fallbeispiele in der Gesundheitskommunikation" sowie Lubjuhn und Bouman, Kap. ▶ „Die Entertainment-Education-Strategie zur Gesundheitsförderung in Forschung und Praxis" in diesem Band), ohne den rechtlichen Restriktionen für Sponsoring und Product-Placement zu unterliegen. Neben der Platzierung von Kampagnenbotschaften in bestehenden Kanälen werden im Kampagnenbereich auch zunehmend eigene Kanäle wie z. B. Serious Games genutzt, welche durch ein interaktives Design auch auf individuelle Handlungsbarrieren und entsprechende Lösungsstrategien eingehen können (vgl. hierzu auch den Beitrag von Breuer und Schmitt, Kap. ▶ „Serious Games in der Gesundheitskommunikation" in diesem Band).

4 Evaluation von Kommunikationskampagnen im Gesundheitsbereich

Die Evaluation von Kommunikationskampagnen lässt sich zunächst anhand des Zeitpunkts differenzieren, woraus sich auch unterschiedliche Ziele und Wirkungsebenen ableiten lassen. Am Anfang steht in der Regel eine *formative Evaluation*, welche die Kampagnenmittel (z. B. Sujet und Spot) auf ihre potenziellen Wirkungen prüft. Dabei sollten jeweils nicht nur die erwünschten und erwarteten Wirkungen (z. B. Verständlichkeit, positive Bewertung und Verhaltensintention) erfasst werden, sondern auch unerwünschte und unerwartete (z. B. Fehlinterpretation, negative Bewertungen, selektive Vermeidung und Reaktanz, vgl. Windahl et al. 1991). In der Regel werden dazu primär qualitative Verfahren wie Leitfadeninterviews und Gruppendiskussionen angewendet. Es sind aber auch standardisierte Verfahren wie Blickverlaufsanalysen oder quantitative A-B-Testings möglich, in denen zwei oder mehrere Varianten gegeneinander geprüft werden.

Die *Outcome-Evaluation* hat zum Ziel, die effektiv erzielten Wirkungen während und nach der Durchführung der Kampagne zu erheben. Im Gegensatz zur formativen Evaluation kommen hierbei primär standardisierte Verfahren zum Einsatz, um die Kampagnenziele auf der Ebene von Reichweite sowie Veränderung von Wissen, Einstellung, Bewertung der Kampagne und Verhalten zu quantifizieren. Der eindeutige und kausale Wirkungsnachweis stellt dabei eine große Herausforderung dar, da andere (nicht-kommunikative) Kampagnenelemente, die Messmethodik und auch kampagnenexterne Faktoren ebenfalls einen Einfluss haben können. Ein Pretest-Posttest-Design, bei dem vor der ersten Kampagnenwelle eine Nullmessung durchgeführt wird, erlaubt es, effektive Veränderungen festzustellen, kann für sich genommen aber nicht zwischen Kampagneneffekten und externen Einflussfaktoren unterscheiden. Sofern kein Experimental-Design mit Kontrollgruppe möglich ist (wogegen häufig praktische und ethische Argumente sprechen), lässt sich der direkte Einfluss der Kampagne z. B. dadurch bestimmen, indem Personen mit Kampagnenerinnerung mit jenen ohne Kampagnenerinnerung verglichen werden. Die Validität dieser Aussagen ist jedoch insofern eingeschränkt, dass die Kampagnenerinnerung durch selektive Zuwendung/Vermeidung beeinflusst werden kann (vgl. Abschn. 3). Es ist also nicht ausgeschlossen, dass sich z. B. jene Personen eher an die Kampagne erinnern können, die bereits zuvor über das gewünschte Wissen und Verhalten sowie über die gewünschte Einstellung verfügten. Dieses Problem lässt sich mit einem Panel-Design, in dem die gleichen Personen zu mehreren Zeitpunkten befragt werden, nur bedingt lösen, da beim wiederholten Einsatz reaktiver Erhebungsmethoden wie der Befragung Effekte der vorangegangenen Erhebungen feststellbar sind (Trivellato 1999). Die Lösung dieses Problems ist wiederum nur durch nicht-reaktive Verfahren wie der Beobachtung lösbar, wobei aber lediglich das Verhalten erfasst werden kann und Veränderungen auf der Ebene von Wissen und Einstellung unerkannt bleiben. Zudem lässt sich bei einer Veränderung des beobachteten Verhaltens nicht eruieren, ob dies die Wirkung der Kampagne war oder eher auf kampagnenexterne Faktoren zurückzuführen ist. Insgesamt zeigt sich in Meta-Analysen, dass Kommunikationskampagnen im Gesundheitsbereich auf der Verhaltensebene zwar nur geringe, aber dennoch signifikant positive

Wirkung entfalten (Snyder und Hamilton 2002; Phillips et al. 2011). Diese sind umso wahrscheinlicher und größer, je stärker diese mit anderen Maßnahmen verbunden sind (z. B. Regulierung) und wenn ein neues Verhalten propagiert wird (im Gegensatz zur Veränderung eines bestehenden Verhaltens).

Das Ziel der Outcome-Evaluation ist es, auch bei längerfristigen Kampagnen Hinweise auf das Erreichen von Zwischenzielen zu geben und Optimierungsmöglichkeiten zu identifizieren. Nach Abschluss der Kampagne (hier wird dann auch häufig von *summativer Evaluation* gesprochen) dient die Evaluation zum einen der Dokumentation der erbrachten Leistung, was im Kontext eines steigenden Legitimationsbedarfs für den Einsatz öffentlicher Mittel für interne Verantwortliche (Budgetverantwortliche) und externe Stakeholder (Politikerinnen und Politiker, Interessensgruppen, Bevölkerung) von Interesse ist. Aus einer längerfristigen Perspektive bietet die Evaluation zum anderen aber auch die Basis für kumulativen Wissenszuwachs für die Wissenschaft und Praxis. Bei fortwährendem Bestehen eines Gesundheitsrisikos können die Befunde der Evaluation somit auch als Basis für weitere Maßnahmen dienen und bilden einen möglichen Ausgangspunkt einer neuen Situationsanalyse.

Eine etwas weniger verbreitete Form der Evaluation ist die *Prozessevaluation*. Diese fokussiert auf die Prozesse, die hinter der (Weiter-)Entwicklung einer Kampagne stehen und basiert in der Regel auf Leitfadeninterviews und Dokumentenanalysen. Hierbei ist zu beachten, dass die Auskunftsbereitschaft der beteiligten Akteure wesentlich davon abhängt, dass die Prozessevaluation von einer unmittelbaren Leistungsbeurteilung losgelöst bleibt. Dies schränkt die Möglichkeiten einer Offenlegung der Ergebnisse stark ein und ist häufig nur im Aggregat (z. B. über mehrere Kampagnen) möglich, um systemische Hürden abzubauen.

Die entscheidenden Erfolgsfaktoren jeder Evaluation sind ausreichende Ressourcen (Zeit und Geld) und Ergebnisoffenheit. Für die formative Evaluation bedeutet dies beispielsweise, dass bei negativen Pretest-Ergebnissen genügend Geld zur Verfügung steht, die Kampagne grundlegend zu überarbeiten (was bei der Produktion von audiovisuellen Kampagnenmaterialien verhältnismäßig teuer werden kann) und auch genügend zeitliche Flexibilität, um z. B. den Kampagnenstart zu verschieben. Für die Evaluation sollte ca. 10 % des Kampagnenbudgets eingerechnet werden. Wichtig ist, dass die evaluierende Instanz in möglichst geringer Abhängigkeit der übrigen Akteure steht. Die Evaluation sollte deshalb von jener Instanz beauftragt werden, die auch den Auftrag zur Durchführung einer Kampagne erteilt, und keiner ausführenden Instanz (z. B. Kampagnenmanagement, Begleitgruppe, Berater und Agenturen).

5 Fazit

Kommunikationskampagnen bilden heute ein zentrales Mittel zur Gesundheitsförderung und Prävention und sie entfalten die größte Wirkung, wenn sie mit anderen nicht-kommunikativen Maßnahmen kombiniert werden. Durch diese Kombination mit anderen Maßnahmen können der Kommunikation unterschiedliche Funktionen zukommen. Diese reichen von der Problemsensibilisierung, über die Wissensvermittlung zu technischen Lösungen und die Legitimation regulatorischer Ansätze bis hin zur eigentlichen Persuasion mit dem Ziel der Einstellungs- und Verhaltensänderung. Was im konkreten Fall der Stellenwert und die Funktion der Kommunikation sein soll, muss für jedes zu lösende Problem im Bereich der Gesundheitsförderung und Prävention neu bestimmt werden. Angesichts der Wissenstiefe zu einzelnen Aspekten der Gesundheitskommunikation, die unter anderem auch in diesem Handbuch zum Ausdruck kommt, erscheint die größte Herausforderung für erfolgreiche Kampagnen somit darin zu bestehen, dieses Wissen zielgerichtet anzuwenden. Dieser Beitrag betont deshalb die Relevanz einer systematischen Situationsanalyse, einer darauf aufbauenden Kampagnenstrategie und einer unabhängigen Evaluation. Die Organisationsformen und Prozesse die zur Optimierung dieser Bereiche relevant sind, wurden bisher kaum systematisch untersucht (Friemel und Elbrecht 2015) oder in geeigneter Form den relevanten Akteuren zugänglich gemacht. Neben der weiteren theoretischen und empirischen Durchdringung der gesundheitsbezogenen Aspekte der Mediennutzungs-, Rezeptions- und Wirkungsforschung gilt es deshalb in Zukunft ein größeres Augenmerk auf diese organisationalen und prozessualen Aspekte des gesamten Kampagnenprozesses sowie der Vermittlung dieses Wissens zu werfen. Nur so wird es gelingen, den positiven Beitrag von Kommunikationskampagnen zur Gesundheitsförderung und Prävention weiter zu steigern.

Literatur

Ajzen, I. (1991). The theory of planned behavior. *Organizational Behavior and Human Decision Processes, 50*, 179–211.
Bandura, A. (1986). *Social foundations of thought and action: A social cognitive theory*. Englewood Cliffs: Prentice Hall.
Bonfadelli, H., & Friemel, T. N. (2010). *Kommunikationskampagnen im Gesundheitsbereich: Grundlagen und Anwendungen* (2., völlig überarb. u. erw. Aufl.). Konstanz: UVK.
Fishbein, M., & Ajzen, I. (1975). *Belief, attitude, intention, and behavior: An introduction to theory and research*. Boston: Addison-Wesley.
Friemel, T. N., & Elbrecht, K. (2015). Kampagnenmanagement: Funktionsbereiche und Zeitbedarf für die Entwicklung von Verkehrssicherheitskampagnen. In C. Klimmt, M. Maurer, H. Holte & E. Baumann (Hrsg.), *Verkehrssicherheitskommunikation. Beiträge der empirischen Forschung zur strategischen Unfallprävention* (S. 269–286). Wiesbaden: VS.
Hastall, M. R., & Wagner, A. J. M. (2017). Enhancing selective exposure to health messages and health intentions. *Journal of Media Psychology,* 1–15. https://doi.org/10.1027/1864-1105/a000197.
Lasswell, H. D. (1948). The structure and function of communication in society. In L. Bryson (Hrsg.), *The communication of ideas* (S. 37–51). New York: Harper and Row.
Petty, R. E., & Cacioppo, J. T. (1986). *Communication and persuasion: Central and peripheral routes to attitude change*. New York: Springer.
Phillips, R., Ulleberg, P., & Vaa, T. (2011). Meta-analysis of the effect of road safety campaigns on accidents. *Accident Analysis and Prevention, 43*, 1204–1218.
Prochaska, J. O., & DiClemente, C. C. (1983). Stages and processes of self-change of smoking: Toward an integrative model of change. *Journal of Consulting and Clinical Psychology, 51*(3), 390–395.

Rogers, R. W. (1975). A protection motivation theory of fear appeals and attitude change. *Journal of Psychology, 91*, 93–114. https://doi.org/10.1080/00223980.1975.9915803.

Rossmann, C. (2011). *Theory of reasoned action, theory of planned behaviour. Konzepte. Ansätze der Medien- und Kommunikationswissenschaft* (Bd. 4). Baden-Baden: Nomos.

Rothman, A. J., Bartels, R. D., Wlaschin, J., & Salovey, P. (2006). The strategic use of gain- and loss-framed messages to promote healthy behavior: How theory can inform practice. *Journal of Communication, 56*, 202–220.

Slater, M. D. (1999). Integrating application of media effects, persuasion, and behavior change theories to communication campaigns: A stages-of-change framework. *Health Communication, 11*(4), 335–354. https://doi.org/10.1207/S15327027HC1104_2.

Silk, K. J., Atkin, C. K., & Salmon, C. T. (2011). Developing effective media campaigns for health promotion. In T. L. Thompson, R. Parrott & J. F. Nussbaum (Hrsg.), *The Routledge handbook of health communication* (2. Aufl., S. 203–219). New York: Routledge.

Snyder, L. B., & Hamilton, M. A. (2002). A meta-analysis of US health campaign effects on behavior: Emphasize enforcement, exposure, and new information, and beware the secular trend. In R. C. Hornik (Hrsg.), *Public health communication: Evidence for behavior change* (S. 357–383). Mahwah: Lawrence Erlbaum Associates.

Steward, W. T., Schneider, T. R., Pizarro, J., & Salovey, P. (2003). Need for cognition moderates responses to framed smoking-cessation message. *Journal of Applied Social Psychology, 33*, 2439–2464.

Toll, B. A., O'Malley, S. S., Katulak, N. A., Wu, R., Dubin, J. A., Latimer, A., Meandzija, B., George, T. P., Jatlow, P., Cooney, J. L., & Salovey, P. (2007). Comparing gain- and loss-framed messages for smoking cessation with sustained-release bupropion: A randomized controlled trial. *Psychology of Addictive Behaviors, 21*(4), 534–544. https://doi.org/10.1037/0893-164X.21.4.534.

Trivellato, U. (1999). Issues in the design and analysis of panel studies: A cursory review. *Quality & Quantity, 33*, 339–352.

Windahl, S., Signitzer, B., & Olson, J. (1991). *Theories of planned communication.* London: SAGE Publications.

Die Entertainment-Education-Strategie zur Gesundheitsförderung in Forschung und Praxis

Sarah Lubjuhn und Martine Bouman

Zusammenfassung

Entertainment-Education (EE) beschreibt einen Prozess, in dem Medienbotschaften entwickelt und umgesetzt werden, die zugleich unterhaltend und bildend wirken sollen. Was sind Potenziale und Herausforderungen dieser Strategie und wie wird EE in Forschung und Praxis diskutiert und angewendet? Der Beitrag argumentiert, dass EE ein wirksames Konzept darstellt, um spezifische Zielgruppen mit Gesundheitsthemen zu erreichen. Der Beitrag stellt zunächst die theoretischen Grundlagen von EE, Wirkungsweisen und Beispiele für Kooperationsprojekte vor und schließt mit einer ethischen Betrachtung sowie einem Fazit.

Schlüsselwörter

Entertainment-Education (EE) · Gesundheitskommunikation · Unterhaltungsmedien · Effektforschung · EE-Kooperationsforschung · Medienethik

1 Einleitung Entertainment-Education

Die deutsche Daily Soap *Gute Zeiten, Schlechte Zeiten* (*GZSZ*) zieht seit Jahren täglich rund 3,5 bis vier Millionen Zuschauerinnen und Zuschauer an und wird im Abendprogramm auf RTL ausgestrahlt (19:40–20:15 Uhr). Zum gegenwärtigen Zeitpunkt gibt es in *GZSZ* spannende und dramatische Handlungsstränge zu sozial relevanten Themen wie die medizinische Versorgung von sozial schwachen gesellschaftlichen Gruppen oder Organspende.

S. Lubjuhn (✉) · M. Bouman
Center for Media & Health, Gouda, Niederlande
E-Mail: lubjuhn@media-health.nl; bouman@media-health.nl

© Springer Fachmedien Wiesbaden GmbH, ein Teil von Springer Nature 2019
C. Rossmann, M. R. Hastall (Hrsg.), *Handbuch der Gesundheitskommunikation*,
https://doi.org/10.1007/978-3-658-10727-7_32

Das folgende Beispiel, welches erforscht wurde (Lubjuhn und Reinermann 2010), wurde 2008 erstmals ausgestrahlt. Emily Höfer, eine der jungen Hauptfiguren in *GZSZ*, geht es wegen ihres Kokainkonsums sehr schlecht. Emily und ihr Bruder Philipp kommen aus dem Schulunterricht: Philipp: „Mitten im Unterricht einschlafen, das muss ja eine irre Nacht gewesen sein". Emily: „Könntest du bitte aufhören, mich zu nerven!" Eine Freundin von Emily kommt angerannt: „Wo bleibst du denn? Ich habe eine halbe Stunde draußen auf dich gewartet." Emily fasst sich vor Schmerzen an den Kopf und sagt zu ihrer Freundin: „Mir ging es noch nie so beschissen. Das Zeug rühre ich nicht mehr an!" (siehe zum Fortgang des Handlungsstrangs auch Abschn. 4.3).

Seit vielen Jahrhunderten nutzen Gesellschaften rund um den Globus dramatische Darbietungen, Gesang oder Tanz, um Menschen zu unterhalten und gleichzeitig Wissen weiterzugeben, soziale Veränderungsprozesse aufzuzeigen und womöglich auch herbeizuführen. Hinzu kommen in jüngerer Zeit die modernen Massenmedien, die es ermöglichen, Wissen oder Bildungselemente auf viele Arten und an ein großes Publikum weiterzugeben.

Die bewusste und wissenschaftlich erforschte Kombination von unterhaltenden und bildenden Elementen existiert jedoch seit den 1970er-Jahren und hat sich weltweit unter dem Begriff Entertainment-Education (EE), manchmal auch Edutainment genannt, in Forschung sowie Praxis durchgesetzt. Die Relevanz der EE-Strategie ist vor allem auf die Erkenntnis zurückzuführen, dass es gesellschaftliche Gruppen gibt (wie Jugendliche oder Menschen aus sozial-ökonomisch schwächeren Schichten), die weniger mit kognitiven Appellen, sondern vielmehr mit emotional-orientierten, affektiv vermittelten Medienbotschaften erreicht werden können. Dies macht sich auch das eingangsbeschriebene EE-Beispiel von *Gute Zeiten, Schlechte Zeiten* zunutze (siehe auch Abschn. 4.3).

Entertainment-Education wird definiert als „the process of purposively designing and implementing a mediating communication form with the potential of entertaining and educating people, in order to enhance and facilitate different stages of prosocial (behaviour) change" (Bouman 1999, S. 25). Diese Definition hebt den bewusst geplanten Entstehungsprozess eines EE-Formates und die Anwendung eines kommunikations- und verhaltenstheoretischen Rahmens hervor.

Das Ziel von Entertainment-Education ist es, das Wissen, die Einstellungen und das Verhalten der Mediennutzerinnen und Mediennutzer zu Themen wie Gesundheitsproblematiken, Umweltverschmutzung oder Diskriminierung von gesellschaftlichen Gruppen positiv zu beeinflussen (Singhal und Rogers 1999; Bouman 1999). EE spricht Menschen vor dem Fernseher, dem Radio, im Internet oder im Theater an und vermittelt ihnen ein gesundes Verhalten. Darüber hinaus können durch die EE-Strategie soziale Probleme in Gemeinschaften (z. B. Familie oder Dorfgemeinde) thematisiert und Lösungen aufgezeigt werden.

2 Theoretische Fundierung und potenzielle Effekte von EE

Die Basis der EE-Strategie formt eine multidisziplinäre Fundierung an Theorien. Zentrale theoretische Konzepte, die EE stark beeinflussen, sind unter anderen die Social-Marketing-Strategie (Kotler 1985), die sozial-kognitive Lerntheorie (Bandura 1986), das Elaboration-Likelihood-Modell (Petty und Cacioppo 1986), Narrative Engagement oder Transportation Theory (Green und Brock 2000) sowie die parasoziale Interaktionstheorie (Horton und Wohl 1956).

Der Social-Marketing-Ansatz macht sich Marketinginstrumente zu Nutze, die auf den prosozialen Verhaltensbereich zugeschnitten werden. Bei diesem Ansatz geht es um die Frage, wie prosoziale Themen für Menschen zugänglicher gemacht werden können (Product, Price, Place, Promotion, Positioning). Im Rahmen von EE-Interventionen kommen beispielsweise Zuschauersegmentierungs- sowie Monitoringinstrumente zum Einsatz.

Die sozial-kognitive Lerntheorie von Bandura ist für EE vor allem deswegen interessant, da innerhalb dieses Modells hinterfragt wird, wie Menschen anhand der Beobachtung von anderen Menschen lernen (vicarious learning) und durch Rollenmodelle in den Massenmedien neue (prosoziale) Verhaltensweisen erlernen können (vgl. hierzu auch den Beitrag von Schemer und Schäfer, Kap. ▶ „Die Bedeutung der sozial-kognitiven Theorie für die Gesundheitskommunikation" in diesem Band). So entwirft Bandura (1986) eine soziale Modellierungstheorie, die aufzeigt, unter welchen Bedingungen und Voraussetzungen Menschen erlernte Verhaltensweisen modellieren und übernehmen. Im Rahmen eines EE-Medienformats spielen beispielsweise positive, negative und transitionale Charakter eine große Rolle. Der transitionale Charakter ist in diesem Kontext besonders interessant, da er sich von antisozialem zu prosozialem Verhalten entwickelt.

Ein weiteres theoretisches Konzept, welches einen wichtigen Stellenwert im Rahmen von EE einnimmt, ist das Elaboration-Likelihood-Modell (vgl. hierzu auch den Beitrag von Link und Klimmt, Kap. ▶ „Kognitive Verarbeitung von Gesundheitsinformationen" in diesem Band). Dieses Modell basiert auf der Annahme, dass eine Information auf zwei unterschiedliche Arten verarbeitet werden kann: über eine zentrale Route sowie eine periphere Route (Petty und Cacioppo 1986). Bei der zentralen Route denken die Zuschauerinnen und Zuschauer über die Argumentation der Mitteilung nach, die wiederum zur Einstellungs- und Verhaltensänderung führt. Personen, die beispielsweise nicht motiviert oder nicht imstande sind, diese Mitteilung zu verarbeiten, nehmen hingegen eine periphere Route der Vermittlung, die auf eine indirekte Ansprache setzt und dabei Heuristiken anwendet wie „Wenn mein bester Freund Kondome benutzt, dann mache ich das auch" (Liking-Heuristik) oder „Wenn der Arzt es sagt, wird es richtig sein" (Credibility-Heuristik).

Bei der Anwendung der EE-Strategie ist diese periphere Route von großer Wichtigkeit. Zielgruppenmitglieder werden über die periphere Route angesprochen, für die Thematik interessiert und dann weitergeleitet zu der zentralen Route (siehe auch Abschn. 4.1 zur Anwendung des Elaboration-Likelihood-Modells in einer EE-Intervention).

In einer EE-Intervention kommen darüber hinaus Konzepte wie ‚Narrative engagement' oder ‚Transportation' zur Anwendung (Green und Brock 2000). Dies umfasst z. B. die mentale Transportation in die Geschichte und stellt eine Schlüsselfunktion für die Einstellungsänderung (Slater 1999) sowie für die Veränderung von gesundheitsbezogenen sozialen Normen (Moran et al. 2013) dar. Aktuelle Forschungsarbeiten von Bae (2008) und Murphy et al. (2013) betonen die Rolle von

Emotionen und affektiven Prozessen, die eine zentrale Rolle bei der Übernahme von neuen prosozialen Verhaltensmustern spielen.

Die letzte theoretische Fundierung, die hier Erwähnung findet, ist die parasoziale Interaktionstheorie. Sie fokussiert auf die gefühlte Kommunikation mit Darstellerinnen und Darstellern des Medienformates (Horton und Wohl 1956). Im Kontext von EE-Formaten wird vor allem erforscht, inwiefern und wie diese gefühlte Kommunikation zu positiven sowie transitionalen Charakteren eines EE-Unterhaltungsformates aufgebaut und erhalten wird.

Es gibt eine Reihe von (Meta-)Studien, die Effekte der EE-Strategie aufzeigen (u. a. Bouman 1999; Singhal und Rogers 1999; Singhal et al. 2004). Die meisten Effekte sind auf der Ebene der Aufmerksamkeits- und Bewusstseinssteigerung zu finden, wobei es auch Resultate gibt, die Auswirkungen auf Einstellungen und Verhalten nachweisen (Singhal und Rogers 1999; Movius et al. 2009). Manche EE-Projekte waren auch erfolgreich bei der Mobilisierung von lokalen Gemeinschaften unter Anwendung des Modells der kollektiven Wirksamkeit (Usdin et al. 2004).

EE-Projekte rufen vor allem indirekte und intermediäre Effekte hervor wie beispielsweise die Förderung von Peer-Kommunikation (interpersonale Kommunikation) zu bestimmten Gesundheitshemen, was eine wichtige Voraussetzung für Verhaltensänderung ist. Obwohl EE-Formate sehr effektiv dabei sind, das Publikum in ihren Bann zu ziehen, gibt es auch ungewollte Effekte bei der Anwendung (Bouman 1999; Singhal und Rogers 1999; Lampert 2007). So identifizierten sich die Rezipientinnen und Rezipienten nicht immer mit den EE-Charakteren, und in manchen Programmen war es schwierig, eine gute Balance zwischen Unterhaltung und Bildung zu finden. Dies geschah unter anderem, wenn gewisse Inhalte zu moralisierend beim Publikum ankamen. Darüber hinaus weisen manche Studien zur Evaluation von EE-Programmen methodische Grenzen auf. Im Allgemeinen kann jedoch festgehalten werden, dass EE in Kombination mit anderen Quellen und Einflussfaktoren unterstützend wirksam sein kann, um ein Klima für soziale Veränderungen hervorzurufen.

EE-Kooperationsforschung

Für die Entstehung eines effektiven EE-Medienformates stellt die erfolgreiche Zusammenarbeit zwischen Gesundheitskommunikationsexperten, Inhaltsexperten und Unterhaltungsmedienmachern eine zentrale Stellschraube dar. In der EE-Zusammenarbeit an einem Strang zu ziehen, ist eine interessante Herausforderung, da die Arbeitsfelder der Gesundheitskommunikation und der Unterhaltungsindustrie kaum unterschiedlicher sein könnten. Bouman (1999) setzt sich mit dieser intrinsischen Spannung zwischen den ‚Turtles and Peacocks' auseinander und argumentiert, dass die Feldunterschiede der Partner synergetisch genutzt werden können. Ziel ist es, die Chancen für eine effektive EE-Kooperation zu erhöhen und idealerweise einen sog. „joint frame of reference", ein gemeinsames Bezugs- und Referenzsystem (Bouman 2002), zu kreieren.

Bouman (1999, 2002) sowie Bouman und Brown (2011) unterscheiden im internationalen Raum vier idealtypische EE-Kooperationsformen (Produktion, Ko-Produktion, Drehbuch-Partizipation und Service), die von Lubjuhn (2013) für den deutschen Raum bestätigt und um eine weitere deutschlandtypische Form ergänzt werden, die EE-Lizenzkooperation. Diese Kooperationsformen unterscheiden sich in der Intensität der Zusammenarbeit der beiden Parteien von sehr hoch bis gering (EE-Kooperationsformen angeordnet von sehr hoch nach gering: Produktion, Ko-Produktion, Drehbuch-Partizipation, Service und Lizenz). So ist das eingangs beschriebene Beispiel von *Gute Zeiten, Schlechte Zeiten* eine EE-Service-Kooperation.

Die Fragen danach, (1) welcher EE-Kooperationstyp und (2) welcher Medienkanal für die Kooperation gewählt wird (z. B. ein TV- oder Radioprogramm, eine interaktive Dramaserie im Internet oder ein Theaterstück) ist sehr stark von dem Land, seiner Medienkultur und -gesetzgebung abhängig, in dem die Zusammenarbeit vonstattengeht. So ist es in Deutschland beispielsweise möglich, bei internetbasierten Formaten alle oben benannten EE-Kooperationsformen umzusetzen, während bei TV-Kooperationen eine eindeutige Präferenz für EE-Lizenz- und Service-Kooperationen vorliegt (Lubjuhn 2013).

3 EE-Mediamapping-Modell und formative Forschung

Die Gesundheitskommunikation besitzt eine lange Tradition der Zielgruppenkommunikation. Die Devise ‚alles für jeden, da ist immer etwas dabei' gilt seit längerer Zeit als obsolet und machte der empfängerorientierten Erkenntnis Platz, dass in (Sub-)Zielgruppen gedacht und gehandelt werden sollte, um Menschen mit Gesundheitsthemen zu erreichen. Dies bedeutet in der Praxis ganz konkret, dass die Wahl der Zielgruppe die Inhalte genauso bestimmt wie die Art der Kommunikationsstrategie und die Medienkanäle, die bei einer Gesundheitsintervention zum Einsatz kommen. Demnach wird zunächst die Entscheidung für eine oder mehrere Zielgruppe(n) gefällt, um auf dieser Basis mit Zielgruppenanalysen (formative Forschung) herauszuarbeiten, wie Wissensstand, Einstellungen und Verhaltensweisen der Zielgruppenmitglieder sind und auf welcher Ebene der Verhaltensänderung sie sich befinden. Durch die formative Forschung wird ein Storytellingformat mit Charakteren entwickelt, welches die Grundlage für eine effektive EE-Gesundheitsintervention darstellt, die Menschen durch ihre gezielte Kommunikation erreicht (vgl. hierzu auch den Beitrag von Friemel und Frey, Kap. ▶ „Kommunikationskampagnen zur Gesundheitsförderung und Prävention" in diesem Band).

Es gibt unterschiedliche Varianten der formativen Forschung. Idealerweise werden die Mitglieder der Zielgruppe in verschiedenen Stadien der EE-Formatentwicklung einbezogen, um zu gewährleisten, dass die Inhalte bei ihnen anschließen. Eine Übersicht über Entwicklungsphasen sowie andere (Forschungs-)Aktivitäten im Rahmen einer EE-Intervention gibt das EE-Mediamapping-Modell (Abb. 1), welches in Abhängigkeit von der EE-Kooperationsform und dem Medienkanal jeweils zugeschnitten wird.

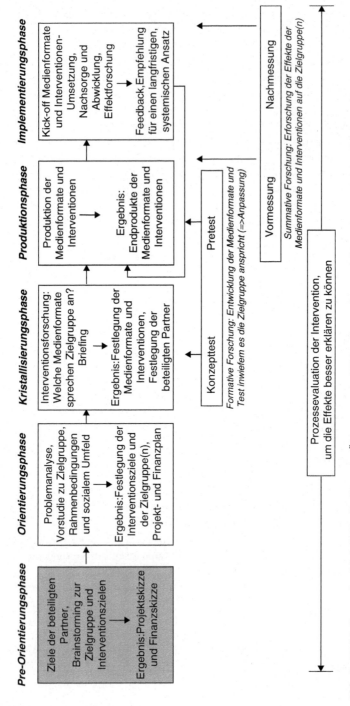

Abb. 1 EE-Mediamapping-Modell (Quelle: Deutsche Übersetzung des EE-Mediamapping-Modells von Bouman 1999, mit Aktualisierungen)

4 EE-Anwendungsbeispiele

4.1 Internetserie Sound in den Niederlanden (EE-Produktion)

Mittlerweile gibt es verschiedene Beispiele, wie EE im Rahmen von multi-, cross- und transmedialen Projekten zur Anwendung kommt. Die Internetserie *Sound* ist eingebettet in das crossmediale EE-Projekt *Sound Effects* und wurde vom Center for Media & Health in Zusammenarbeit mit der Gesundheitsorganisation GGD Amsterdam entwickelt und umgesetzt. Dieses Projekt ist eine EE-Produktion, da die Gesamtverantwortung bei der Entwicklung und Umsetzung bei der Gesundheits- bzw. Forschungsorganisation liegt.

In *Sound Effects* geht es um das Thema Prävention von Gehörschäden, da diese ein zentrales Gesundheitsproblem bei jungen Menschen in den Niederlanden darstellen. Um die Zielgruppe (junge Menschen zwischen 18 und 30 Jahren, die regelmäßig Diskotheken, Clubs und andere Musikevents besuchen) so effektiv wie möglich zu erreichen, wurde *Sound Effects* durch formative, summative und prozessevaluierende Forschung begleitet.

Sound Effects wurde anhand von zwei Routen nach dem Elaboration-Likelihood-Modell umgesetzt (siehe Abschn. 2). Im Rahmen der peripheren Route wird die Zielgruppe auf eine Internetseite geführt, auf der die Dramaserie abgerufen werden kann (www.sound-soap-nl). Bei der Interventionsentwicklung wurde hinterfragt, auf welche Medienkanäle und Vermittlungswege die Zielgruppe besonders anspricht. Aufgrund dieser Ergebnisse wurde die EE-Internetserie *Sound* (www.sound-soap-nl) in Kooperation mit der Produktionsfirma Endemol produziert.

Online- und virtuelles Marketing (beispielsweise Trailer auf YouTube) sowie Postkartenaktionen in Diskotheken machten junge Leute auf die EE-Internetseite aufmerksam. Auf der ‚peripheren' Internetseite mit der Dramaserie werden die jungen Menschen weitergeleitet zu der ‚zentralen Route' der EE-Intervention (www.gooutplugin.nl). Diese ‚zentrale' Internetseite gibt Hintergrundinformationen zum Thema Hörschäden und klärt über Präventionsmaßnahmen auf (Bouman 2014). *Sound Effects* und die dazugehörigen EE-Serie *Sound* wurde anhand des EE-Mediamapping-Modells (Abb. 1) konzipiert.

4.2 Das 98 %-Projekt in den USA (EE-Service)

Das 98 %-Projekt kam durch das Programm Hollywood, Health & Society (HH&S; Beck 2004) zustande. Dieses Programm ist am Norman Lear Center angesiedelt, einem Medieninstitut, welches zur University of Southern California gehört und Hollywood-Drehbuchautorinnen und -autoren mit Fachwissen zu Gesundheitsthemen und mit Hinweisen zur akkuraten und authentischen Darstellung von Gesundheitsinhalten unterstützt.

Im Beispiel des 98 %-Projekts wurde die Zusammenarbeit der Unterhaltungs- und Bildungsseite durch einen Anruf eines TV-Produzenten der Krankenhausserie *Grey's Anatomy* bei HH&S in Gang gesetzt. Der Produzent plante, eine Folge über eine schwangere Frau zu drehen, die HIV-positiv ist und deswegen auch nicht schwanger werden wollte. Er war auf der Suche nach authentischen Fakten und Geschichten rund um dieses Thema. Innerhalb kürzester Zeit brachte die Mitarbeiterin von HH&S den Produzenten mit einem Gesundheitsexperten zum Thema Schwangerschaft und HIV/AIDS telefonisch in Kontakt, den sie in ihrer Datenbank verortet hatte. Vor dem Gespräch erhielt dieser Arzt ein ausführliches Briefing, wie er am besten mit dem Produzenten kommunizieren könne. Um eine fehlgeleitete Kommunikationssituation im Verlauf des Gesprächs zu vermeiden, begleitete die Mitarbeiterin das gesamte Telefonat und machte sich Aufzeichnungen. In unserem Beispiel berichtete der Arzt dem Produzenten auf unterhaltsame Weise Geschichten aus seinem Krankenhausalltag. Er erzählte seine Erfahrungen mit einer HIV-positiven Patientin, die in einer Partnerschaft lebte und schwanger wurde, obwohl sie es wegen ihrer Krankheit nicht wollte. Die Patientin wollte schnellstmöglich einen Termin für eine Abtreibung vereinbaren, da sie davon ausging, dass sich die Krankheit auf das Kind überträgt. Was an ihrer Entscheidung rüttelte, war die Information, dass das Kind mit einer gut eingestellten Medikation eine 98 %-ige Chance besitzt, ohne HI-Virus zur Welt zu kommen. Die Geschichte des Arztes wurde von dem Produzenten übernommen und in die Handlung der Serie *Grey's Anatomy* integriert. Die Ergebnisse der Pre-Posttest-Evaluationsstudie (KFF 2008) zeigen, dass vor der Episode 15 % der Zuschauerinnen und Zuschauer wussten, dass eine HIV-positive Frau mit einer gut eingestellten Medikation eine 98 %-ige Chance besitzt, dass ihr Kind gesund zur Welt kommt. Eine Woche nach der Ausstrahlung der Episode wussten es 61 % und sechs Wochen danach immer noch 45 % der befragten Zuschauerinnen und Zuschauer.

Eine Evaluationsstudie wie die des 98 %-Projektes lässt sich im EE-Mediamapping-Modell (Abb. 1) nach der Produktionsphase (Vormessung) und nach der Implementierungsphase (Nachmessung) anordnen.

4.3 *Gute Zeiten, Schlechte Zeiten* in Deutschland (EE-Service)

Das dritte Beispiel (siehe Einleitung) beschreibt die Kooperationsaktivitäten von Bildungsakteuren und TV-Unterhaltungsmachern im Gesundheitsbereich in einer EE-Servicekooperation in Deutschland. Charakteristisch für solch einen EE-Kooperationstyp ist die beratende Funktion der Gesundheitsorganisation, z. B. die Prüfung der Drehbücher auf ihre Authentizität. 2008 nahm das Team der Daily Soap *Gute Zeiten, Schlechte Zeiten* (*GZSZ*) Kontakt zum Bundesministerium für Gesundheit (BMG) auf. Die TV-Macherinnen und -macher suchten Unterstützung von Experten bei der Umsetzung von folgendem Handlungsstrang: Die Schülerin Emily Höfer wird kokainabhängig und begeistert nach einiger Zeit auch ihre beste Freundin Franziska Reuter für die Droge. Durch einen tragischen Unfall, der unter anderem auf den Drogenkonsum zurückzuführen ist, stirbt Franziska. Emily ist tief getroffen durch den Verlust und startet einen Drogenentzug. Doch sie hält dem Druck kaum stand. Ein harter und langer physischer und psychischer Entzug beginnt. Der

Handlungsstrang zieht sich in der Serie über mehr als ein Jahr, bis Emily den Entzug schlussendlich schafft und ohne die Droge leben kann.

Die Produzentinnen und Produzenten von *GZSZ* waren sich der Vorbildfunktion bewusst, die ihre Figuren für die Zielgruppe haben (vorwiegend jüngere Zuschauer und Zuschauerinnen im Alter von 14 bis 29 Jahren) und sie wollten das Thema akkurat und so realitätsnah wie möglich vermitteln.

Im Rahmen der Partnerschaft zwischen *GZSZ* und dem BMG fanden während der Kristallisierungs-, der Produktions- und Implementierungsphase der EE-Kooperation (siehe EE-Mediamapping-Modell, Abb. 1) unterschiedliche Aktivitäten statt. Die Zusammenfassungen der Drehbücher wurden beispielsweise durch Drogenexperten auf ihre Authentizität und Genauigkeit hin geprüft und mit den TV-Macherinnen und -machern diskutiert. Darüber hinaus fanden Austauschtreffen und Aktivitäten zwischen den Darstellern und Darstellerinnen von *GZSZ* sowie den Mitarbeiterinnen und Mitarbeitern aus dem Ministerium statt, so auch ein Besuch einer Drogenberatungsstelle. Ziel für die Schauspielerinnen und Schauspieler war es, sich ein realitätsnahes Bild über das Thema Kokainsucht zu verschaffen und (Verhaltens-)Muster zu erfahren, die charakteristisch für eine Drogensucht sind (Lubjuhn und Reinermann 2010). Zahlreiche Leserbriefe an die *GZSZ*-Reaktion zeigten, dass das Ziel erreicht wurde, die Drogensucht von Emily authentisch und akkurat darzustellen. Die Zuschauerinnen und Zuschauer dankten dem TV-Team für diese Aufarbeitung der Thematik und die Aufbereitung von Handlungsoptionen für einen Drogenausstieg. Der Handlungsstrang ermöglichte es ihnen, das Thema im Freundes- und Familienkreis zu thematisieren.

5 Ethische Aspekte von EE

Wie bei anderen Kommunikationsstrategien gibt es auch im Rahmen des EE-Konzepts zahlreiche proaktive Bemühungen, sich mit ethischen Aspekten auseinander zu setzen. In der EE-Literatur werden verschiedene ethische Dilemmata identifiziert (Brown und Singhal 1990; Bouman 1999).

So diskutiert beispielsweise das *prosoziale Entwicklungsdilemma* inwiefern es ethisch zu rechtfertigen ist, Menschen in Unterhaltungsprogrammen durch ‚versteckte Persuasion' zu beeinflussen. Ein weiteres Dilemma ist das *prosoziale Inhaltsdilemma* welches der Frage nachgeht, wer (und mit welcher Autorität und sozialem Konsensus) in einer Gesellschaft entscheidet, was ein pro- bzw. antisozialer Inhalt ist. Diese Ansicht kann je nach Vertreter gewisser Gruppen unterschiedlich ausfallen, wenn wir beispielsweise an die Diskussion über Verhütung oder Abtreibungen denken. Beide Dilemmata besitzen in Deutschland einen hohen Stellenwert u. a. vor dem Hintergrund der erschütternden Erfahrungen mit Manipulation im Dritten Reich.

Ein Beispiel für die Auseinandersetzung mit ethischen Aspekten bei der Umsetzung von EE-Interventionen ist die Berufung auf einen ethischen Wertekanon, den Interessensvertreterinnen und -vertreter aus dem sozialen Bereich, der Wissenschaft, dem Medienbereich, der Regierung und der Werbewirtschaft einstimmig auf der

Grundlage von demokratischen Grundwerten beschließen und auf den sie sich bei der Entwicklung und Umsetzung von Projekten berufen können.

Schlussendlich müssen auch ethische Fragen immer im Kontext des jeweiligen Landes, der Mediengesetzgebung und der jeweiligen Medienkultur diskutiert werden. Wenn Expertinnen und Experten der Gesundheitskommunikation beispielsweise mit Unterhaltungsmedienmachern in Deutschland im Rahmen einer TV-Produktion zusammenarbeiten wollen, stellen sich unter Umständen ganz andere ethische Fragen als bei der Entwicklung einer EE-Intervention im Internet. EE-Forschung sowie -Praxis zeigen vielerlei Bemühungen, die ethische Diskussion auf die Agenda zu setzen und vor dem Hintergrund des jeweiligen Kontextes zu reflektieren.

6 Fazit

Entertainment-Education stellt keine ‚magische Lösung' für Gesundheitsprobleme dar, die Strategie hat sich jedoch in zahlreichen Kontexten als effektiv erwiesen und zwar besonders dann, wenn sie Bestandteil eines integralen Ansatzes ist, beispielsweise in Kombination mit interpersonalen Kommunikationsmaßnahmen. Es gibt viele wichtige Faktoren und Katalysatoren auf unterschiedlichen Ebenen auf dem Weg zur Veränderung von Einstellung und Verhalten.

Neben der Diskussion von ethischen Aspekten von EE lohnt es sich, in Deutschland in die EE-Kooperationsforschung zu investieren, um Potenziale für den deutschen Markt besser herausstellen zu können. Forschungsfragen, die es hier näher zu erörtern gilt, sind unter anderem, was genau bei verschiedenen EE-Kooperationsformen und Medienkanälen beachtet werden muss und wo die größten Potenziale für eine effektive und erfolgsversprechende Implementierung und Umsetzung von EE-Formaten liegen. Darüber hinaus stellt sich die Frage wie aktuelle mediale Entwicklungen, wie beispielsweise transmediale Formate, für EE in Deutschland genutzt werden können, oder welche Effekte verschiedene EE-Storytelling-Formate (z. B. linear, interaktiv) haben.

In Deutschland gibt es Studien zu verschiedenen EE-Aspekten (z. B. Lampert 2007; Arendt 2013; Lubjuhn 2013), wobei im Vergleich zu anderen Ländern aus unterschiedlichen Gründen bislang wenig EE-Aktivitäten stattfinden. Gegenwärtig unausgeschöpfte Potenziale liegen beispielsweise im Bereich der sozialen Medien, cross- oder transmedialen Internetformaten (um u. a. junge Menschen mit Gesundheitsthemen zu erreichen) sowie im Bereich des Fernsehens bei EE-Service und EE-Lizenzkooperationen (Lubjuhn 2013). Letztendlich ist die (Dokumentation der) EE-Praxiserfahrung für die Weiterentwicklung des gesamten Feldes von zentraler Bedeutung.

Literatur

Arendt, K. (2013). *Entertainment-Education für Kinder. Potenziale medialer Gesundheitsförderung in Bereich Ernährung*. Baden Baden: Nomos.

Bae, H. S. (2008). Entertainment-Education and recruitment of cornea donors: The role of emotion and issue involvement. *Journal of Health Communication, 13*(1), 20–36.

Bandura, A. (1986). *Social foundations of thought and action: A social cognitive theory.* Englewood Cliffs: Prentice-Hall.

Beck, V. (2004). Working with daytime and prime-time television shows in the United States to promote health. In A. Singhal et al. (Hrsg.), *Entertainment-Education and social change: History, research and practice* (S. 207–224). Mahwah/New York: Lawrence Erlbaum Associates.

Bouman, M. P. A. (1999). *Collaboration for prosocial change. The turtle and the peacock. The Entertainment-Education strategy on television.* Published Ph.D. thesis, University of Wageningen.

Bouman, M. P. A. (2002). Turtles and peacocks: Collaboration in Entertainment-Education television. *Communication Theory, 12*(2), 225–244.

Bouman, M. (2014). SOUND: The design of an Entertainment-Education internet series about love, ambition and decibels, CMH series, Gouda. http://www.media-gezondheid.nl/beheer/data/cmg.desh26.nl/uploads/Publicaties_en_downloads/Bouman_Sound_Internetseries_13_juni_2014.pdf. Zugegriffen am 05.11.2015.

Bouman, M. P. A., & Brown, W. J. (2011). *Facilitating a transcultural approach to Entertainment-Education and health promotion: A model of collaboration.* Paper presented to the International Communication Association, Boston, 26–31 May 2011.

Brown, W. J., & Singhal, A. (1990). Ethical dilemmas of prosocial development. *Communication Quarterly, 38*(3), 268–280.

Green, M., & Brock, T. C. (2000). The role of transportation in the persuasiveness of public narratives. *Journal of Personality and Social Psychology, 79*(5), 701–721.

Horton, D., & Wohl, R. R. (1956). Mass communication and para-social interaction: Observation on intimacy at a distance. *Psychiatry, 19,* 215–229.

Kaiser Family Foundation (KFF). (2008). *Television as a health educator: A case study of Grey's Anatomy,* Kaiser Family Foundation, Menlo Park. http://www.kff.org/entmedia/upload/7803.pdf. Zugegriffen am 03.11.2015.

Kotler, P. (1985). *Marketing for non-profit organisations.* Chicago: Aldine Press.

Lampert, C. (2007). *Gesundheitsförderung im Unterhaltungsformat. Wie Jugendliche gesundheitsbezogene Darstellungen in fiktionalen Fernsehangeboten wahrnehmen und bewerten.* Baden Baden: Nomos.

Lubjuhn, S. (2013). *The bait must be attractive to the fish and not to the fisherman. Entertainmenment-Education collaborations between Collaborations between Professionals in the Sustainability and the Television Field,* Dissertation. University of Duisburg-Essen, Oldib-Verlag, Essen.

Lubjuhn, S., & Reinermann, J.-L. (2010). Entertainment-Education in Deutschland. Beispiele aus der Praxis und Weiterentwicklungsmöglichkeiten. *Merz,* (4), 63–69.

Moran, M. B., Murphy, S. T., Frank, L., & Baezconde-Garbanati, L. (2013). The ability of narrative communication to address health-related social norms. *International Review of Social Research, 3*(2), 131–149.

Movius, L., Lapsansky, C., Schuh, J., Cody, M. J., & Woodley, P. (2009). *The impact of transportation, identification, and motivational appeal on viewers' knowledge and planned actions regarding bone marrow donation.* Paper presented at the International Communication Association, Chicago, 21–25.05.2009.

Murphy, S. T., Frank, L. B., Chatterjee, J. S., & Baezconde-Garbanati, L. (2013). Narrative versus nonnarrative: The role of identification, transportation, and emotion in reducing health disparities. *Journal of Communication, 63,* 116–137. https://doi.org/10.1111/jcom.12007.

Petty, R. E., & Cacioppo, J. T. (1986). The elaboration likelihood model of persuasion. In L. Berkowitz (Hrsg.), *Advances in experimental social psychology* (Bd. 19, S. 123–205). San Diego: Academic.

Singhal, A., & Rogers, E. M. (Hrsg.). (1999). *Entertainment-Education. A communication strategy for social change.* Mahwah/New York/London: Lawrence Erlbaum Associates.

Singhal, A., Cody, M. J., Rogers, E. M., & Sabido, M. (Hrsg.). (2004). *Entertainment-Education and social change. History, research and practice.* Mahwah/New York: Lawrence Erlbaum Associates.

Slater, M. D. (1999). Integrating application of media effects, persuasion, and behavior change theories to communication campaigns: A stage-of-change framework. *Health Communication, 11*, 335–354.

Usdin, S., Singhal, A., Shongwe, T., Goldstein, S., & Shabalala, A. (2004). No short cuts in Entertainment-Education designing Soul City step-by-step. In A. Singhal et al. (Hrsg.), *Entertainment-Education and social change. History, research and practice* (S. 153–175). Mahwah/New York: Lawrence Erlbaum Associates.

Krisenkommunikation im Gesundheitsbereich

Stephan Winter und Leonie Rösner

Zusammenfassung

Gesundheitsbezogene Krisen wie die H1N1-Pandemie sind unvorhergesehene Ereignisse, die die Akteure der Gesundheitskommunikation vor Herausforderungen stellen. Das Feld der Krisenkommunikation analysiert in diesem Zusammenhang Handlungen, die das Ziel haben, die Situation zu bewältigen, die Bevölkerung angemessen zu informieren und die Reputation der eigenen Organisation zu schützen. Der vorliegende Beitrag beschreibt grundlegende Modelle der Krisenkommunikation und empirische Befunde aus dem Gesundheitsbereich, um auf dieser Basis evidenzbasierte Handlungsempfehlungen abzuleiten.

Schlüsselwörter

Krisenkommunikation · Glaubwürdigkeit · Unsicherheit · Pandemien · Crisis and Emergency Risk Communication · Situational Crisis Communication Theory

1 Einleitung

Im Frühjahr 2011 wurden die deutschen Verbraucherinnen und Verbraucher von einer sich plötzlich ausbreitenden Infektion in Atem gehalten: Offenbar ausgelöst durch sogenannte EHEC-Darmbakterien erkrankten insbesondere im Norden des Landes Personen am hämolytisch-urämischen Syndrom, das zu dramatischen Kom-

---

S. Winter (✉) · L. Rösner (✉)
Sozialpsychologie: Medien und Kommunikation, Universität Duisburg-Essen, Duisburg, Deutschland
E-Mail: stephan.winter@uni-due.de; leonie.roesner@uni-due.de

plikationen wie Nierenversagen führen kann. Erste Analysen ergaben, dass die Krankheit vermutlich mit dem Verzehr von Salat, Gurken und Tomaten in Zusammenhang stand. Die Behörden veröffentlichten entsprechende Warnungen, so dass der Konsum der betroffenen Produkte schlagartig zurückging. Erst später stellte sich heraus, dass es höchstwahrscheinlich einen anderen Grund für die Erkrankungen gab: Die Bakterien wurden auf Sprossengemüse nachgewiesen.

Die EHEC-Ausbreitung, die Schweinegrippe-Pandemie 2009 oder die Ebolafieber-Epidemie 2014 in Westafrika sind Beispiele für gesundheitsbezogene Krisen, die die Bevölkerung verunsichern und Akteure der Gesundheitskommunikation vor Herausforderungen stellen: Welche Informationen über die Ursachen und die Bekämpfung der Erkrankungen liegen vor? Wie kann die Bevölkerung angemessen informiert werden, um Panik zu vermeiden? Vielfach muss in diesen Situationen mit Unsicherheit oder konfligierenden Informationen umgegangen werden. So entschieden sich die Behörden im oben genannten Beispiel trotz der unklaren Informationslage zum Schutz der Verbraucher für eine Warnung vor Gurken – dies wurde von der Mehrheit der Bevölkerung auch im Nachhinein als verständlich bewertet (Appel et al. 2012), aber auch als voreilig kritisiert.

Ziel des vorliegenden Beitrags ist es, einen Überblick über die aktuelle Krisenkommunikationsforschung aus dem Blickwinkel der Gesundheitskommunikation zu liefern. Im Folgenden werden hierzu zentrale Modelle der Krisenkommunikation und empirische Befunde für den Gesundheitsbereich vorgestellt – darauf aufbauend werden Handlungsempfehlungen für die Praxis der Gesundheitskommunikation skizziert.

2 Begriffsklärung: Was ist Krisenkommunikation?

Das Feld der Krisenkommunikation beschäftigt sich mit dem Informationsbedürfnis der Bevölkerung in Ausnahmesituationen wie den oben genannten Beispielen, den Strategien von Akteuren sowie deren Wirkungen. Eine Krise kann allgemein definiert werden als ein negativ bewertetes Ereignis, das unerwartet eintritt (Coombs 2014). In der Krise ist unklar, wann diese überwunden werden kann und ob eine Lösung bereitsteht, die den Ausgangszustand annähernd wiederherstellen kann bzw. in Ausnahmefällen sogar zu einem besseren Zustand führen kann oder aber ein schlechterer Zustand entsteht, der weitere Krisen nach sich zieht (Kepplinger 2015; Merten 2008). Unter Krisenkommunikation sind Handlungen von Akteuren zu verstehen, die das Ziel haben, die Situation zu bewältigen und negative Folgen zu minimieren: „Crisis communication seeks to explain the specific event, identify likely consequences and outcomes, and provide specific harm-reducing information to affect communities in an honest, candid, prompt, accurate, and complete manner" (Reynolds und Seeger 2005, S. 46). Als Zielgruppe kann sich Krisenkommunikation sowohl an betroffene Gruppen als auch an die generelle Öffentlichkeit wenden. Im Gesundheitsbereich sind vor allem internationale (z. B. die Weltgesundheitsbehörde WHO) und nationale Organisationen (z. B. Ministerien und Behörden wie das Robert-Koch-Institut oder das Bundesamt für Bevölkerungsschutz und Katastrophenhilfe), aber auch unabhängige Expertinnen und Experten oder betroffene Unternehmen maßgebliche Akteure der Krisenkommunikation, die sich auf unterschiedlichen medialen Kanälen an die Bevölkerung wenden können. Auch den Medien selbst wird eine bedeutende Rolle zugeschrieben, da die Wahrnehmung und Bewertung der Krisensituation in großen Maße durch die Medienberichterstattung beeinflusst wird (BMI 2014; Günther et al. 2011).

Krisenkommunikation kann abgegrenzt werden vom verwandten Feld der Risikokommunikation, das sich mit der Vermeidung bekannter Risiken (z. B. durch Rauchen oder ungeschützten Geschlechtsverkehr) befasst und eher auf längerfristige und präventive Kampagnen mit dem Ziel der Einstellungsänderung setzt (Seeger und Reynolds 2008). Im Gegensatz dazu ist Krisenkommunikation in der Regel kurzfristig angelegt und befasst sich mit bereits eingetretenen Risiken (Günther et al. 2011). Da die Wurzeln der wissenschaftlichen Auseinandersetzung mit Krisenkommunikation in der Public-Relations-Forschung liegen, bezieht sich ein Großteil der bisherigen Befunde und Modelle auf die Perspektive von Unternehmen – zum Teil wurden die Erkenntnisse aber auch mit Themen und Untersuchungen aus dem Gesundheitsbereich gewonnen oder lassen sich zumindest übertragen.

3 Modelle der Krisenkommunikation

3.1 Crisis and Emergency Risk Communication Model

Das Modell der *Crisis and Emergency Risk Communication* (CERC; Reynolds und Seeger 2005) wurde am Zentrum für Krankheitskontrolle und Prävention in den USA als ein integratives Model der Risiko- und Krisenkommunikation entwickelt, um Fachleuten im Gesundheitswesen Leitlinien für die Kommunikation mit der Öffentlichkeit und den Betroffenen einer Krise bereitzustellen. Es beschreibt ein Fünf-Phasen-Modell des zeitlichen Verlaufs der Krisenkommunikation (Veil et al. 2008):

In Phase I, vor dem Ausbruch einer Krise, liegt das Ziel darin, Vorbereitungsmaßnahmen für das Eintreten der Krise zu ergreifen. So sind beispielsweise verstärkte Warnmeldungen und Aufklärungskampagnen über potenzielle Risiken sinnvoll, um die Öffentlichkeit auf das mögliche Eintreten einer Krise vorzubereiten. Darüber hinaus ist es wichtig, dass sich Expertinnen und Experten über die herauszugebenden Handlungsempfehlungen abstimmen sowie Leitfäden und Notfallpläne für die konkrete Krisensituation entwickeln. Bei Ausbruch einer Krise steht in Phase II die unmittelbare zielgruppenorientierte Kommunikation von klar verständlichen Informationen über die Krisen an, um Unsicherheiten abzubauen, zu beruhigen und Vertrauen zu etablieren. Während einer Krise (Phase III) ist eine fortlaufende Kommunikation über die Entwicklung der Situation wichtig sowie die Bereitstellung detaillierter Informationen zum Hintergrund der Krise sowie eventueller Korrekturen von aufgekommenen Falschinformationen. Die Endphase einer Krise (Phase IV) ist gekennzeichnet durch die Vermittlung umfassender Informationen zur Auflösung der kritischen Situation, Diskussionen über die Geschehnisse und Ursachen sowie Kommunikation über Aufräum- und Erholungsmaßnahmen, aber auch über potenzielle neue Risiken. Darüber hinaus können Organisationen durch positive Berichterstattung über ihre Beiträge zur Bewältigung der Krise ihre Reputation stärken. Zur Nachbereitung einer Krise stehen in Phase V insbesondere die Reflexion und Evaluation des Kommunikationsverlaufs im Vordergrund, die Bewertung von Erfolgen und Problemen sowie die Ableitung von Erkenntnissen für zukünftige Maßnahmen.

3.2 Situational Crisis Communication Theory

Die *Situational Crisis Communication Theory* (SCCT) von Coombs (2007) unterscheidet verschiedene Arten von Krisen und benennt passende Kommunikationsstrategien aus Sicht von Unternehmen oder Organisationen, die in Krisen verwickelt sind oder in der öffentlichen Diskussion als Schuldige benannt werden (z. B. bei Verunreinigungen von Trinkwasser). Laut Coombs (2007) muss es oberstes Ziel der Krisenkommunikation sein, Schaden von der Bevölkerung abzuwenden – in nachgelagerten Schritten könne aber auch das Ziel verfolgt werden, die Reputation der eigenen Organisation zu schützen. Die Theorie unterscheidet zwischen Krisen, in denen die betroffene Organisation keine oder nur eine geringe Schuld trifft (Victim Crisis), etwa bei Naturkatastrophen, Vorfällen, die unbeabsichtigt oder durch Unfälle entstehen (Accidental Crisis), und Krisen, die auf vermeidbare Fehler oder bewusstes Fehlverhalten zurückgehen (Preventable Crisis). Basierend auf attributionstheoretischen Überlegungen (Weiner 1985) ist insbesondere die von der Öffentlichkeit wahrgenommene Ursache, die nicht unbedingt mit der tatsächlichen übereinstimmen muss, von Bedeutung. Die Bedrohung der Reputation hängt nun von der wahrgenommenen Art der Krise, der bisherigen Reputation der Organisation sowie dem Vorkommen ähnlicher Vorfälle in der Vergangenheit ab.

In Abhängigkeit des Krisentyps und der Stärke der Bedrohung sind laut SCCT unterschiedliche Strategien zielführend. So sei es für Organisationen mit bislang guter Reputation möglich und ausreichend, ungerechtfertigte Vorwürfe abzustreiten und in Victim-Krisen Informationen über die Ursachen der Krise und zur möglichen Bewältigung bereitzustellen. Handelt es sich um eine Accidental Crisis oder besteht bereits eine negative Vorgeschichte, seien dagegen beschwichtigende Strategien, z. B. eine genaue Erläuterung der Verantwortlichkeiten, notwendig. Für Krisen, die auf klares Fehlverhalten zurückgehen, werden sogenannte Rebuilding-Strategien, z. B. umfassende Entschuldigungen und Kompensationen, vorgeschlagen. Hingegen sei eine Entschuldigung bei Victim-Krisen voreilig und könnte bereits zu einer negativen Wahrnehmung führen (Coombs 2014).

4 Empirische Befunde

4.1 Kanäle und Quellen der Krisenkommunikation

Den Akteuren der Krisenkommunikation stehen verschiedene Kanäle zur Verfügung: Typischerweise wenden sich Organisationen über Pressekonferenzen und Pressemitteilungen sowie über Aussagen in den Massenmedien an die Öffentlichkeit; in jüngster Zeit werden darüber hinaus auch soziale Medien wie Twitter oder Facebook genutzt. Ein zentraler Faktor, der über die Wirksamkeit von Krisenkommunikation entscheidet, ist in diesem Zusammenhang die wahrgenommene Glaubwürdigkeit (Freimuth et al. 2014; Reynolds und Quinn 2008), die sowohl von den Eigenschaften des sich äußernden Akteurs als auch vom gewählten medialen Kanal abhängen kann (Hu und Sundar 2010).

Auf personaler Ebene lässt sich Glaubwürdigkeit anhand der Dimensionen Expertise und Vertrauenswürdigkeit beschreiben (Hovland und Weiss 1951). Eine hohe Glaubwürdigkeit kann demnach erzielt werden, wenn das Fachwissen der Sprecherinnen und Sprecher hervorgehoben wird, aber auch der Wille, sämtliche Informationen wahrheitsgemäß an die Öffentlichkeit weiterzugeben. Eine Fokusgruppen-Befragung zum Thema Vertrauen im Kontext der Krisenkommunikation bei bioterroristischen Ereignissen zeigt, dass Ehrlichkeit und Konsistenz in der Kommunikation die wichtigsten Komponenten für die wahrgenommene Vertrauenswürdigkeit von Sprecherinnen und Sprechern der Gesundheitsbehörden darstellen, wobei Ehrlichkeit insbesondere zu Beginn einer Krise, wenn die ersten Informationen bekannt werden, entscheidend ist und Konsistenz im weiteren Verlauf (Meredith et al. 2007). Zudem können Gerüchte, zum Beispiel über ungleiche Verteilung von Impfstoffen, Zweifel am Wohlwollen der offiziellen Entscheidungsträger auslösen. Auf der medialen Ebene zeigt sich bei Befragungen ein Glaubwürdigkeitsvorteil traditioneller Medien, aber auch eine Verstärkung in der Nutzung des Internets in Krisensituationen (Avery 2010; Liu et al. 2016). Soziale Medien werden vor allem als nützlich erachtet, um ungefilterte Informationen aus der direkten Umgebung zu bekommen (Austin et al. 2012; Procopio und Procopio 2007).

Eine Studie von Schultz et al. (2011) legt nahe, dass der gewählte Kanal sogar eine wichtigere Rolle als die vermittelte Krisenbotschaft einnehmen kann. In einem Experiment zu einer Unternehmenskrise variierten die Autorinnen die Art der Reaktion (Information, Ausdruck von Mitgefühl oder Entschuldigung) sowie den genutzten Kanal (Twitter, Blog, Twitter plus Blog oder Zeitung). Es zeigte sich, dass Krisenkommunikation bei Twitter und in der Kombination Twitter und Blog – weitgehend unabhängig vom Inhalt – zu weniger negativen Reaktionen der Rezipientinnen und Rezipienten (z. B. Boykott des Unternehmens) führte. Ähnliche Ergebnisse wurden auch für die Wirkung von Krisenkommunikation per Facebook gefunden (Utz et al. 2013).

Vor diesem Hintergrund stellt sich die Frage, ob auch Behörden in gesundheitsbezogenen Krisen soziale Medien nutzen sollten (Hughes und Palen 2012). Denkbar ist zum einen eine passive Nutzung zur Erfassung von Berichten aus der Bevölkerung, aber auch eine aktive Nutzung als Kanal, in dem sich die Akteure an die Öffentlichkeit wenden. Die gestiegene Bedeutung sozialer Medien in Krisensituationen und die positiven Befunde zur Wirksamkeit dortiger Äußerungen (Liu et al. 2016; Schultz et al. 2011) sprechen dafür, dass Behörden über eigene Facebook- oder Twitter-Profile kommunizieren sollten. Allerdings ist denkbar, dass negative Nutzerkommentare, die direkt unter den Botschaften der Kommunikatoren dargestellt werden und möglicherweise Fehlinformationen enthalten, die Wirkung der Ursprungsbotschaft vermindern. Experimentelle Studien zeigen hier in der Tat entsprechende persuasive Effekte von Nutzerkommentaren (Walther et al. 2010), die aus Sicht der Kommunikatoren unerwünscht sind. Allerdings gibt es bislang keine Hinweise darauf, dass die Glaubwürdigkeit der übergeordneten Organisation durch Auftritte in (möglicherweise als unseriös empfundenen) sozialen Medien oder durch Kommentare verringert wird (Krämer et al. 2016).

4.2 Nachrichten der Krisenkommunikation

Bei der Gestaltung krisenbezogener Nachrichten ist zu berücksichtigen, dass diese nicht von allen Individuen gleich aufgenommen werden, sondern dass die Reaktionen durch soziodemografische, kulturelle, ökonomische und psychologische Faktoren beeinflusst werden. Empirische Studien zeigen, dass insbesondere Frauen, ältere Personen, Personen mit niedrigerem Bildungshintergrund sowie Personen mit niedrigerem Einkommen instruierenden krisenbezogenen Nachrichten eine große Wichtigkeit zumessen (Sellnow et al. 2012), das Risiko in Krisensituationen hoch einschätzen und sich konform zu den kommunizierten Instruktionen verhalten (Galarce und Viswanath 2012). Darüber hinaus konnte festgestellt werden, dass die Reaktionen auf unterschiedlich gestaltete Instruktionsnachrichten in Abhängigkeit von soziodemografischen Faktoren und den psychologischen Lernstilen variieren, weshalb empfohlen wird, krisenbezogene Informationen unter Berücksichtigung der spezifischen Eigenschaften auf die Zielgruppen zuzuschneiden (Sellnow et al. 2012).

Eine Herausforderung für die Gestaltung von Nachrichten besteht darin, dass in Krisensituationen vielfach nur vorläufige und zum Teil widersprüchliche Informationen zur Verfügung stehen. Die zuständigen Institutionen müssen daher entscheiden, ob sie nur bekannte Informationen bzw. von Experten als sinnvoll angesehene Instruktionen verbreiten, oder ob sie auch Unsicherheiten und Nicht-Wissen darstellen und die Bürger selbst informierte Entscheidungen treffen lassen. Die Fokussierung auf einfache und sichere Informationen wird als „paternalistisches Prinzip" bezeichnet und ist in Bewertungen der Krisenkommunikation zur H1N1-Pandemie kritisiert worden (Feufel et al. 2010): Durch nicht-transparente Kommunikation (Impfungen wurden einseitig als notwendige Handlungsempfehlung ausgesprochen, ohne auf potenzielle Nebenwirkungen zu verweisen; in den Medien, aber auch von Expertinnen und Experten gab es kaum Erklärungen des Pandemie-Begriffs und die insgesamt eher harmlose Entwicklung der Schweinegrippe wurde kaum in den Vordergrund gestellt) und Bevormundung der Bürgerinnen und Bürger hätten sich negative Auswirkungen auf das Vertrauen in Gesundheitsorganisationen und Impfungen ergeben. Für den verwandten Kontext der Wissenschaftskommunikation legen Befunde nahe, dass starke und vereinfachende Formulierungen in einseitigen Nachrichten möglicherweise Skepsis auslösen: In einem Experiment zeigten Texte mit assertiven Aussagen (z. B. „Es kann ohne Zweifel gesagt werden, dass ...") schwächere persuasive Wirkungen als solche mit neutraleren Formulierungen (Winter et al. 2015).

Ein weiteres, wenn auch nachgelagertes, Ziel der Krisenkommunikation umfasst das eigene Reputationsmanagement und die Intention, ein positives Image zu erhalten bzw. wiederherzustellen (Coombs 2014). Experimentelle Studien zeigen im

Sinne der Annahmen der SCCT, dass die Bedrohung der Reputation einer Organisation oder eines Unternehmens mit der wahrgenommenen Verantwortlichkeit für eine Krisensituation zusammenhängt (Claeys et al. 2010; Coombs und Holladay 2002). Wenn jedoch eine Organisation selbst die Informationen über eine Krisensituation veröffentlicht, noch bevor diese von den Medien oder einer anderen Quelle kommuniziert werden, werden Glaubwürdigkeit und Reputation weniger beschädigt (Claeys und Cauberghe 2012).

Für die Annahmen der SCCT zur Passung zwischen Reaktionsstrategie und Art der Krise gibt es erste experimentelle Befunde für vermeidbare Krisen (Preventable Crisis): Bei einer rationalen Darstellung der Krise durch die Organisation sowie bei einem hohen Involvement zeigt sich, dass eine Rebuilding-Strategie zu einer besseren Bewertung des Unternehmens führt als eine laut SCCT unpassende Reaktion wie das Abstreiten der Verantwortung (Claeys und Cauberghe 2014). Allerdings konnte die Passung für andere Krisentypen noch nicht nachgewiesen werden (Claeys et al. 2010).

Eine umfassende Entschuldigung, die in der Rebuilding-Strategie vorgesehen ist und mit hohen (finanziellen) Kosten für die Organisation einhergeht, ist laut einer Studie von Coombs und Holladay (2008) für eine positive Reputationsbewertung nicht immer zwingend erforderlich. Auch kostengünstigere Strategien, die ein Entgegenkommen der Organisation signalisieren, wie zum Beispiel Mitgefühl ausdrücken oder kleinere Entschädigungen ankündigen, zeigten einen ähnlich positiven Effekt auf die Reputationsbewertung wie eine Entschuldigung.

5 Fazit und Handlungsempfehlungen

Zusammenfassend besteht erfolgreiche Krisenkommunikation im Sinne der zentralen Modelle CERC und SCCT darin, dass angemessene Nachrichten zum „richtigen" Zeitpunkt (je nach Phase der Krise) über einen passenden Kanal verbreitet werden (Coombs 2014; Reynolds und Quinn 2008). Aus den aufgeführten Theorien und empirischen Befunden lassen sich Handlungsempfehlungen für die Praxis der Gesundheitskommunikation, etwa für die Kommunikation von Behörden bei Epidemien und Pandemien, ableiten.

Als Grundsatz sollte gelten, dass umfassende und zutreffende Informationen bereitgestellt werden, was dem vordersten Ziel dient, die Bevölkerung zu schützen (Coombs 2014). Da Krisen per definitionem unvorhersehbar und dynamisch sind (Seeger 2006), sollte Unsicherheit von den Kommunikatoren akzeptiert werden und auch in Statements an die Öffentlichkeit weitergegeben werden. Das paternalistische Prinzip, nach dem Entscheidungen für die Bevölkerung getroffen werden und gegenteilige Informationen (oder Unkenntnis) zurückgehalten werden, um nicht zu verwirren, hat mehrere Nachteile (Feufel et al. 2010): Da das Publikum durchaus mit Unsicherheit umgehen kann, reagiert es eher ablehnend auf übertrieben assertive Formulierungen (Winter et al. 2015). Ebenso kann die Reputation der Organisation stark beschädigt werden, falls herauskommt, dass Informationen verzerrt weitergegeben oder zurückgehalten wurden. Wenn das Vertrauen in die Empfehlungen der

Behörden sinkt, kann dies auch über die aktuelle Krise hinaus negative Folgen haben, z. B. wenn die generelle Einstellung zu Impfungen durch Unstimmigkeiten und nicht-transparente Kommunikation bei einem spezifischen Impfstopf verschlechtert wird. Seeger (2006) hebt in diesem Zusammenhang die Legitimität des Informationsbedürfnisses der Bevölkerung hervor: „The public has the right to know what risks it faces, and ongoing efforts should be made to inform and educate the public using science-based risk assessments" (S. 238). Der Verweis auf Unsicherheit sollte hingegen nicht dazu genutzt werden, um unliebsame (aber bereits gesicherte) Erkenntnisse als weniger schlimm darzustellen.

Mit Bezug auf die unterschiedlichen Phasen des CERC-Modells sollte trotz der geringen Vorhersehbarkeit akuter Krisen beachtet werden, dass Krisenkommunikation nicht erst im Ernstfall einsetzt. So sollten bereits in „ruhigen" Phasen Vorbereitungen und Pläne, z. B. für das Auftreten von Epidemien und Pandemien, besprochen und Zuständigkeiten verteilt werden. Im Krisenfall ist es ratsam, frühzeitig Informationen über Massenmedien (Günther et al. 2011) und auch über soziale Medien (Krämer et al. 2016) zu verbreiten. Sprecher von Behörden sollten dabei sowohl Expertise als auch Vertrauenswürdigkeit (etwa, indem Mitgefühl mit Betroffenen signalisiert wird) transportieren. Medien und die Öffentlichkeit sollten dabei als Partner und nicht als Gegner gesehen werden, auch wenn unliebsame Fragen gestellt werden. Damit in der Bevölkerung kein Gefühl der Hilflosigkeit entsteht, sind insbesondere Nachrichten mit konkreten Handlungsmöglichkeiten geeignet (z. B.: Welche Lebensmittel sollten gemieden werden? Welche Impfungen mit welchen Vor- und Nachteilen stehen zur Verfügung? Welche Spenden werden gebraucht?). Diese können Rezipientinnen und Rezipienten ein Gefühl der Selbstwirksamkeit vermitteln (Seeger 2006) und außerdem die Hilfsbereitschaft der Bevölkerung stärken.

Für den Fall, dass sich Behörden oder Unternehmen Kritik ausgesetzt sehen, kann aus den Annahmen der SCCT gefolgert werden, dass eine zum Krisentyp passende Reaktionsstrategie gewählt werden sollte. So ist es ratsam, dass Sprecherinnen und Sprecher von Organisationen entgegenkommende Strategien für ihre Krisenkommunikation nutzen, je größer die Bedrohung für die eigene Reputation ist oder sich während der Krise entwickelt (Coombs 2014). Dies ist insbesondere bei Krisen, die auf eigenes Fehlverhalten zurückgehen, unabdingbar, unter Umständen aber auch bei unbeabsichtigten Krisen erforderlich, falls die Reputation bereits durch vorherige Ereignisse „angekratzt" ist. Der Image-Schaden durch selbst verursachte Krisen kann vermindert werden, wenn zusätzliche belastende Informationen durch die Organisation selbst und nicht erst durch die Medien bekannt werden (Claeys und Cauberghe 2012).

Bei der Betrachtung der bisherigen Literatur fällt auf, dass ein großer Teil der Studien im Feld der Krisenkommunikation eine PR-Perspektive einnimmt (d. h. auf Unternehmen fokussiert, die in die Kritik geraten). Der aus gesellschaftlicher Sicht wichtigere Aspekt zum Verhalten öffentlicher Organisationen bei Krisen im Gesundheitsbereich wirkt dagegen unterrepräsentiert und sollte weiter gestärkt werden. Der Fokus liegt bisher auf Fallstudien und rückwirkenden Analysen (was aufgrund der unvorhersehbaren Natur von Krisen auch kaum vermeidbar ist). Für zukünftige Forschung wäre es wünschenswert, auch übergreifende Mechanismen, die über den

Einzelfall hinausgehen, zu identifizieren (z. B. mit vergleichenden Analysen über mehrere Krisen) und begleitend zusätzliche experimentelle Studien (mit fiktiven Szenarien) zur Testung von Modellen und Theorien durchzuführen. Dies könnte wiederum weitere wertvolle Hinweise für die Praxis der Gesundheitskommunikation liefern und somit dazu beitragen, die negativen Auswirkungen zukünftiger Krisen zu verringern.

Literatur

Appel, B., Böl, G.-F., Greiner, M., Lahrssen-Wiederholt, M., & Hensel, A. (2012). *EHEC-Ausbruch 2011: Aufklärung des Ausbruchs entlang der Lebensmittelkette*. Berlin: Bundesinstitut für Risikobewertung.
Austin, L., Liu, B. F., & Jin, Y. (2012). How audiences seek out crisis information: Exploring the social-mediated crisis communication model. *Journal of Applied Communication Research, 40* (2), 188–207.
Avery, E. (2010). Contextual and audience moderators of channel selection and message reception of public health information in routine and crisis situations. *Journal of Public Relations Research, 22*(4), 378–403.
BMI. (2014). *Leitfaden Krisenkommunikation*. Paderborn: Bonifatius.
Claeys, A. S., & Cauberghe, V. (2012). Crisis response and crisis timing strategies, two sides of the same coin. *Public Relations Review, 38*(1), 83–88.
Claeys, A. S., & Cauberghe, V. (2014). What makes crisis response strategies work? The impact of crisis involvement and message framing. *Journal of Business Research, 67*(2), 182–189.
Claeys, A. S., Cauberghe, V., & Vyncke, P. (2010). Restoring reputations in times of crisis: An experimental study of the situational crisis communication theory and the moderating effects of locus of control. *Public Relations Review, 36*(3), 256–262.
Coombs, W. T. (2007). Protecting organization reputations during a crisis: The development and application of situational crisis communication theory. *Corporate Reputation Review, 10*(3), 163–176.
Coombs, W. T. (2014). *Ongoing crisis communication: Planning, managing, and responding* (4. Aufl.). London: Sage.
Coombs, W. T., & Holladay, S. J. (2002). Helping crisis managers protect reputational assets initial tests of the situational crisis communication theory. *Management Communication Quarterly, 16* (2), 165–186.
Coombs, W. T., & Holladay, S. J. (2008). Comparing apology to equivalent crisis response strategies: Clarifying apology's role and value in crisis communication. *Public Relations Review, 34*(3), 252–257.
Feufel, M. A., Antes, G., & Gigerenzer, G. (2010). Vom sicheren Umgang mit Unsicherheit: Was wir von der pandemischen Influenza (H1N1) 2009 lernen können. *Bundesgesundheitsblatt-Gesundheitsforschung-Gesundheitsschutz, 53*(12), 1283–1289.
Freimuth, V. S., Musa, D., Hilyard, K., Quinn, S. C., & Kim, K. (2014). Trust during the early stages of the 2009 H1N1 pandemic. *Journal of Health Communication, 19*(3), 321–339.
Galarce, E. M., & Viswanath, K. (2012). Crisis communication: An inequalities perspective on the 2010 Boston water crisis. *Disaster Medicine and Public Health Preparedness, 6*(4), 349–356.
Günther, L., Ruhrmann, G., & Milde, J. (2011). *Pandemie: Wahrnehmung der gesundheitlichen Risiken durch die Bevölkerung und Konsequenzen für die Risiko- und Krisenkommunikation*. Berlin: Forschungsforum öffentliche Sicherheit.
Hovland, C. I., & Weiss, W. (1951). The influence of source credibility on communication effectiveness. *Public Opinion Quarterly, 15*(4), 635–650.
Hu, Y., & Sundar, S. S. (2010). Effects of online health sources on credibility and behavioral intentions. *Communication Research, 37*(1), 105–132.

Hughes, A. L., & Palen, L. (2012). The evolving role of the public information officer: An examination of social media in emergency management. *Journal of Homeland Security and Emergency Management, 9*(1), Article 22.

Kepplinger, H. M. (2015). Konflikt- und Krisenkommunikation. In R. Fröhlich, P. Szyszka & G. Bentele (Hrsg.), *Handbuch der Public Relations* (S. 993–1000). Wiesbaden: VS.

Krämer, N. C., Rösner, L., & Winter, S. (2016). Krisenkommunikation bei Facebook? Wie sich die Social-Media-Nutzung öffentlicher Institutionen auf ihre Glaubwürdigkeit auswirkt. In T. Jäger, D. Freudenberg & A. Daun (Hrsg.), *Politisches Krisenmanagement – Wahrnehmung, Wissen und Kommunikation* (S. 155–167). Wiesbaden: Springer.

Liu, B. F., Fraustino, J. D., & Jin, Y. (2016). Social media use during disasters: How information form and source influence intended behavioral responses. *Communication Research, 43*(5), 626–646.

Meredith, L. S., Eisenman, D. P., Rhodes, H., Ryan, G., & Long, A. (2007). Trust influences response to public health messages during a bioterrorist event. *Journal of Health Communication, 12*(3), 217–232.

Merten, K. (2008). Krise und Krisenkommunikation: Von der Ausnahme zur Regel? In T. Nolting & A. Thießen (Hrsg.), *Krisenmanagement in der Mediengesellschaft* (S. 83–97). Wiesbaden: VS.

Procopio, C. H., & Procopio, S. T. (2007). Do you know what it means to miss New Orleans? Internet communication, geographic community, and social capital in crisis. *Journal of Applied Communication Research, 35*(1), 67–87.

Reynolds, B., & Quinn, S. C. (2008). Effective communication during an influenza pandemic: The value of using a crisis and emergency risk communication framework. *Health Promotion Practice, 9*(4), 13S–17S.

Reynolds, B., & Seeger, M. W. (2005). Crisis and emergency risk communication as an integrative model. *Journal of Health Communication, 10*(1), 43–55.

Schultz, F., Utz, S., & Göritz, A. (2011). Is the medium the message? Perceptions of and reactions to crisis communication via twitter, blogs and traditional media. *Public Relations Review, 37*(1), 20–27.

Seeger, M. W. (2006). Best practices in crisis communication: An expert panel process. *Journal of Applied Communication Research, 34*(3), 232–244.

Seeger, M. W., & Reynolds, B. (2008). Crisis communication and the public health: Integrative approaches and new imperatives. In M. W. Seeger & T. L. Sellnow (Hrsg.), *Crisis communication and the public health* (S. 3–33). Cresshill: Hampton Press.

Sellnow, T. L., Sellnow, D. D., Lane, D. R., & Littlefield, R. S. (2012). The value of instructional communication in crisis situations: Restoring order to chaos. *Risk Analysis, 32*(4), 633–643.

Utz, S., Schultz, F., & Glocka, S. (2013). Crisis communication online: How medium, crisis type and emotions affected public reactions in the Fukushima Daiichi nuclear disaster. *Public Relations Review, 39*(1), 40–46.

Veil, S., Reynolds, B., Sellnow, T. L., & Seeger, M. W. (2008). CERC as a theoretical framework for research and practice. *Health Promotion Practice, 9*(4), 26S–34S.

Walther, J. B., DeAndrea, D., Kim, J., & Anthony, J. C. (2010). The influence of online comments on perceptions of antimarijuana public service announcements on YouTube. *Human Communication Research, 36*(4), 469–492.

Weiner, B. (1985). An attributional theory of achievement motivation and emotion. *Psychological Review, 92*(4), 548–573.

Winter, S., Krämer, N. C., Rösner, L., & Neubaum, G. (2015). Don't keep it (too) simple: How textual representations of scientific uncertainty affect laypersons' attitudes. *Journal of Language and Social Psychology, 34*(3), 251–272.

Teil VII

Strategien 2: Botschaftsstrategien und -merkmale

Furchtappelle in der Gesundheitskommunikation

Alexander Ort

Zusammenfassung

Furchterregende Botschaften werden insbesondere im Bereich der Gesundheitskommunikation eingesetzt, um gesundheitsrelevante Verhaltensweisen der Adressaten in einer intendierten Weise zu beeinflussen. In diesem Kapitel werden die theoretischen Annahmen zur Wirkung von Furchtappellen auf zentrale Modelle des Gesundheitsverhaltens angewandt. Gestützt auf zentrale empirische Befunde zur Wirkung von Furchtappellen im Gesundheitsbereich werden Empfehlungen für die Praxis abgeleitet. Daneben wird auch auf die kontroverse Bewertung des Einsatzes von Furchtappellen in der Gesundheitskommunikation eingegangen.

Schlüsselwörter

Furchtappell · Modelle des Gesundheitsverhaltens · Bedrohung · Wirksamkeit · Extended Parallel Process Model

1 Einleitung

Emotionen erfüllen evolutionäre Funktionen und sind stets mit Dingen verbunden, die für das einzelne Individuum von Bedeutung sind. Insbesondere negativen Emotionen kommt dabei eine zentrale Rolle zu, da sie aus einer evolutionären Perspektive über Leben und Tod entscheiden können. So kann das Fehlen von Angst vor einer Bedrohung potenziell dramatischere Folgen haben als das Nichtverstehen eines Witzes. Aus diesem Grund gibt es relativ verlässliche Interpretationsmuster

---

A. Ort (✉)
Wirtschafts- und Sozialwissenschaftliche Fakultät, Departement für Kommunikationswissenschaft und Medienforschung, Universität Freiburg, Freiburg, Schweiz
E-Mail: alexander.ort@unifr.ch

bestimmter Reize beim Menschen, die mit einem relativ engen Spektrum an Verhaltensintentionen verbunden sind (vgl. für einen Überblick hierzu Scherer 2005 sowie den Beitrag von Bartsch und Kloß, Kap. ▶ „Emotionen in der Gesundheitskommunikation" in diesem Band). Aus diesem Grund sind emotionale Reize gerade im Bereich der Gesundheitskommunikation und im sozialen Marketing ein viel genutztes Mittel, wenn es darum geht, das Verhalten der Rezipientinnen und Rezipienten zu beeinflussen. So bringen die Initiatorinnen und Initiatoren gesundheitskommunikativer Maßnahmen verstärkt so genannte Furchtappelle als stilistisch-formales Merkmal entsprechender Persuasionsbotschaften zum Einsatz (Neurauter 2005, S. 45). Sie setzen dabei häufig auf die Wirkung bedrohlicher Gesundheitsinformationen. Durch die Vermittlung einer schwerwiegenden Bedrohung (meist mit Bezug zu gesundheitsrelevantem Verhalten) soll bei den Botschaftsempfängerinnen und -empfängern Furcht oder Angst erzeugt werden, die bei den meisten Menschen eine spezifische Interpretation und eine entsprechende Verhaltensintention auslöst, was letztlich zu einer Änderung des Verhaltens führt (Ruiter et al. 2014, S. 63).

Dabei sind Furchtappelle klar von emotional positiv gefärbten und rational-argumentativen Botschaften abzugrenzen (Hastall 2015, S. 493; Peters et al. 2013, S. S9). Ein prominentes Beispiel hierfür ist der Einsatz von Warnhinweisen und abschreckenden Bildern auf Zigarettenpackungen, um Menschen vom Tabakkonsum abzuhalten (siehe auch: Fromm et al. 2011, S. 37–50, für eine Übersicht zu Maßnahmen und medialen Vermittlungskanälen).

Aus Sicht öffentlicher Gesundheitskommunikation ist der häufige Einsatz von Furchtappellen durchaus nachvollziehbar. Gerade emotional aufgeladene und provokative Botschaften bieten, aus einer reinen Wirkungsperspektive heraus, eine effektive Möglichkeit, um sich im Wettbewerb um die Aufmerksamkeit der Rezipientinnen und Rezipienten in einer medial gesättigten Welt überhaupt noch behaupten zu können. Ein weiterer „Katalysator" für den verstärkten Einsatz furcherregender Botschaften in Gesundheitskampagnen ist mit großer Wahrscheinlichkeit auch den unterschiedlichen ökonomischen Rahmenbedingungen geschuldet, mit denen sich die Initiatoren solcher Kommunikationsmaßnahmen konfrontiert sehen. Dies folgt in vielen Fällen dem Prinzip David (öffentliche Gesundheitsträger) gegen Goliath (privatwirtschaftliche Unternehmen). Vor allem die ungleiche Verteilung finanzieller Mittel fördert das Ungleichgewicht zwischen beiden Seiten. So müssen sich öffentliche Gesundheitsträger (z. B. Krankenkassen, Ministerien und Gesundheitsorganisationen) immer wieder gegen „übermächtige" Wirtschaftsunternehmen (z. B. aus der Tabak- oder Nahrungsmittelindustrie) behaupten. Anstatt aufwändig und kostenintensiv verschiedene zielgruppenspezifische Kampagnen zu lancieren, ist die Verwendung emotionaler Reize, auf die viele Menschen in ähnlicher Art und Weise reagieren, für die Initiatoren eine durchaus attraktive Alternative.

Der weitverbreitete und häufige Einsatz von Furchtappellen im Gesundheitsbereich lässt vermuten, dass diese von den beteiligten Akteuren einerseits als legitime Strategie zur Durchsetzung gesundheitspolitischer Ziele antizipiert werden; andererseits wird eine entsprechende persuasive Wirkung oft als gegeben vorausgesetzt (Ruiter et al. 2014, S. 63). Dabei wird die Wirksamkeit von Furchtappellen immer wieder und mitunter kontrovers diskutiert (Hale und Dillard 1995). Im Folgenden werden zunächst die theoretischen Grundlagen und Modelle zur Wirkung von Furchtappellen beschrieben, bevor anschließend der aktuelle Stand der Forschung umrissen und schließlich Empfehlungen für die Praxis abgeleitet werden.

2   Theoretischer Hintergrund

Sobald eine Botschaft beim Empfänger Furcht auslöst, kann sie als Furchtappell bezeichnet werden. Diese einfache und zunächst logisch erscheinende Definition ist nicht unproblematisch. So argumentiert Hastall (2015, S. 494–495), dass auch Botschaften Furcht auslösen könnten, „die selbst von Experten nicht als Furchtappell kategorisiert worden wären". Darüber hinaus müssen Furchtappelle nicht notwendigerweise und ausschließlich Furcht bewirken, sondern können zu vielfältigen emotionale Reaktionen, z. B. Wut oder Hass, führen. Andere definitorische Ansätze verstehen Furchtappelle als Informationen über negative Konsequenzen eines Verhaltens oder Ereignisses, deren Ziel es ist, bei den Rezipienten und Rezipientinnen ein Gefühl der Bedrohung und Furcht zu erzeugen und dadurch Einstellungs- und Verhaltensänderungen herbeizuführen (Peters et al. 2013, S. 9; Ruiter et al. 2014, S. 63). Damit fokussieren diese Ansätze neben der emotionalen Reaktion auch den Inhalt der Botschaft sowie die angestrebte Verhaltensänderung. Hier wird der Unterschied zwischen kognitiven und behavioristischen Ansätzen in der Emotionspsychologie deutlich. Ein weiterer Bestandteil von Furchtappellen, der immer wieder in definitorischen Zugängen aufgegriffen wird, betrifft das Vorhandensein einer Empfehlung zur Abwendung der Bedrohung (Witte 1994, S. 230). Die Begriffe Furcht und Angst werden dabei in vielen Fällen synonym verwendet, was aus emotionspsychologischer Perspektive nicht zutreffend ist. *Furcht* bezeichnet einen als unangenehm empfundenen emotionalen Zustand, der in der Regel auf eine konkrete Bedrohung zurückgeführt werden kann. Zur Auflösung dieses Zustands stehen dem Individuum entsprechende Handlungsoptionen zur Verfügung. So kann die ausgelöste Furcht während der Rezeption eines Horrorfilms dazu führen, dass Personen die Augen schließen oder die Wiedergabe des Films unterbrechen. Im Gegensatz dazu wird *Angst* als unspezifische oder unklar wahrgenommene Bedrohung charakterisiert, die im Gegensatz zu Furcht nicht durch eine direkte Reaktion bekämpft werden kann. Der Grund hierfür kann beispielsweise im Fehlen der Möglichkeit zur Reaktion oder in der Abwesenheit möglicher Handlungsalternativen zur erfolgreichen Bewältigung der Angst liegen. Dementsprechend ist Angst im Gegensatz zu Furcht von längerer Dauer und führt im Extremfall zu einer starken psychischen Belastung, bis hin zu sogenannten Angststörungen (Öhman 2010, S. 710; Reevy 2010, S. 265–266).

Besondere Aufmerksamkeit durch die Wissenschaft erhielt der Einsatz von Furchtappellen erst im 20. Jahrhundert. Die bis dato entwickelten Theorien und Modelle unterscheiden sich insbesondere auch in Bezug auf die Rolle, die Furcht (oder auch Angst) als Emotion im Wirkungsprozess zugeschrieben wird. Erste Arbeiten aus den 1950er- und 60er-Jahren gehören zu den *Fear-Drive-Modellen (FDM)* und gehen von einer zentralen Rolle von Emotionen beim Zustandekommen des Verhaltens aus (Hovland et al. 1953; Janis und Feshbach 1953; Miller 1963). Die Nachfolger dieser Modelle setzen einen anderen Schwerpunkt und legen den Fokus für das Entstehen von Verhalten auf kognitive Prozesse. Alle drei Modelle – *Parallel Response Model* (*PRM*; Leventhal 1970), *Health Belief Model* (*HBM*; Rosenstock 1960) und *Protection Motivation Theory* (*PMT*; Rogers 1975, 1983) – zählen zu den Erwartungs-Wert-Theorien und versuchen das Zustandekommen von Entscheidungen und Verhalten als abhängige Variable zu erklären. Entsprechend werden Emotionen meist als intervenierende Variablen in den Modellen berücksichtigt und spielen im Vergleich zu Kognitionen und anders als in den FDM eine eher untergeordnete Rolle. Aufbauend auf den gewonnenen Erkenntnissen der bis dato verfügbaren Modelle entwickelte Witte in den 1990er-Jahren das *Extended Parallel Process Model (EPPM)*, mit dem sie den Problemen bisheriger Modelle begegnete und gleichzeitig den Fokus wieder auf die Rolle von Emotionen lenkte (Witte 1992).

Fear-Drive-Modelle (*FDM*; Hovland et al. 1953) basieren auf lerntheoretischen Annahmen und gehen davon aus, dass menschliches Verhalten das Resultat eines Lernprozesses ist. Wenn die Reaktion einer Person auf einen bestimmten Umweltreiz zu einem gewünschten Ergebnis führt, wird sie die entsprechende Reaktion auf den jeweiligen Reiz habitualisieren und in vergleichbaren Situationen wiederholen. Vor diesem Hintergrund wird davon ausgegangen, dass ein Furchtappell, etwa das Betrachten von schockierenden Bildern auf Zigarettenpackungen, bei den meisten Menschen zu negativer Erregung und Anspannung in Form von Bedrohung und Furcht führt. Diese als unangenehm empfundene emotionale Anspannung motiviert Menschen dazu, ebendiesen Zustand zu beenden. Wenn den Botschaftsempfängern nun ein potenzieller Ausweg aufgezeigt wird, löst dies einen Abwägungsprozess aus. Falls die Vorstellung, mit dem Rauchen aufzuhören, bei den Rezipientinnen und Rezipienten zu einer Reduktion oder Auflösung des Furchtzustandes beiträgt, weil dadurch das Risiko, an Lungenkrebs zu erkranken, reduziert wird, erhöht dies die Wahrscheinlichkeit, dass die Person die Botschaft annimmt und in der Folge entsprechende Maßnahmen ergreift. In diesem Zusammenhang wird auch von *adaptiven Verhaltensänderungen* gesprochen. Wenn der aufgezeigte Ausweg dagegen nicht in der Lage ist, die Furcht in ausreichendem Maße zu reduzieren, erhöht dies die Wahrscheinlichkeit einer defensiven Reaktion (z. B. Verdrängung, selektive Wahrnehmung, Herunterspielen der Gefahr) und das vorgeschlagene Verhalten wird nicht angenommen oder führt im Extremfall sogar zu entgegengesetzten Reaktionen (*maladaptives Verhalten*).

Während FDM Emotionen als treibende Kraft für das Verhalten sehen, wird diesen in den darauffolgenden Ansätzen der 1970er- und 80er-Jahre nur noch eine untergeordnete Rolle zugeschrieben. Stattdessen konzentrieren sich die Modelle auf die Erklärung kognitiver Prozesse und deren Rolle für die Verarbeitung von Furchtappellen. Als einer der ersten Ansätze integrierte das *Parallel Response Model* (*PRM*; Leventhal 1970) kognitive Komponenten in den Prozess der Verarbeitung von Furchtappellen. Die Beziehung zwischen dem Auslösen von Furcht und den daraus resultierenden adaptiven oder maladaptiven Reaktionen wird im Modell durch zwei teilweise parallel ablaufende Prozesse vermittelt. Im sogenannten *Gefahrenkontrollprozess* erfolgt die kognitive Verarbeitung des bedrohlichen Umweltreizes. Dieser hat einen funktionalen und problemlösenden Charakter. Dementsprechend wird versucht, Möglichkeiten zur Reduzierung oder zum Abwenden der Bedrohung zu finden, und dann entsprechend zu handeln. Im besten Fall bedeutet das, dass die Handlungsempfehlung der Botschaft umgesetzt wird. Im Gegensatz dazu steht die Verarbeitung bzw. Bewältigung der emotionalen Komponente des Reizes im Mittelpunkt des *Furchtkontrollprozesses*. Die hier stattfindende Emotionsregulierung hat zum Ziel, die durch die Botschaft hervorgerufene Anspannung zu reduzieren. Dies geschieht jedoch, ohne dabei der Bedrohung entgegenzuwirken. Dieser dysfunktionale Prozess resultiert zum Beispiel in selektiver Zuwendung zu entsprechenden Botschaften, dem Verleugnen einer Gefährdung sowie im Herunterspielen von Gefahren. Unproblematisch ist die Parallelität beider Prozesse, wenn durch eine entsprechende Handlung eine gleichzeitige Regulierung von Gefahr und Emotion erfolgen kann.

Einen weiteren Beitrag zur Klärung der Wirkungszusammenhänge im Hinblick auf Furchtappelle leisteten sowohl Rosenstock (1960) mit dem *Health Belief Model (HBM)* als auch Rogers (1975, 1983) mit der *Protection Motivation Theory (PMT)*. Da sich die Modelle in vielen Punkten überschneiden, konzentriert sich die folgende Ausführung auf die PMT. In seinen Arbeiten identifiziert Rogers vier zentrale Faktoren, die im Zusammenhang mit der Verarbeitung von furcherregenden Botschaften und einem anschließenden Schutzverhalten stehen:

1. *Severity (Schweregrad):* Wahrgenommene Schwere einer Bedrohung
2. *Susceptibility (Verwundbarkeit/Vulnerabilität):* Wahrgenommene Betroffenheit von einer Bedrohung
3. *Self-Efficacy (Selbstwirksamkeitserwartung):* Überzeugung, eine empfohlene Verhaltensänderung zur Reduzierung der Bedrohung erfolgreich ausführen zu können
4. *Response-Efficacy (Ergebniswirksamkeitserwartung):* Überzeugung, dass eine empfohlene Verhaltensänderung zu einer effektiven Reduzierung der Bedrohung führt

Ob Verhaltensempfehlungen, wie sie beispielsweise in Anti-Raucher-Kampagnen zu finden sind, von einem Individuum übernommen werden, ist laut PMT abhängig von zwei kognitiv ablaufenden Prozessen. Zum einen von der Einschätzung der Bedrohung, beeinflusst vom wahrgenommenen Schweregrad und der wahrgenommenen Verwundbarkeit. Der zweite kognitive Prozess betrifft die Einschätzung der verfügbaren Bewältigungsressourcen, bestimmt von der Selbstwirksamkeits- und Ergebniserwartung. Der Abgleich der Bedrohungs- mit der Bewältigungseinschätzung führt schließlich zu einer mehr oder weniger stark ausgeprägten Schutzmotivation. In Abhängigkeit der Stärke der Schutzmotivation werden dann entsprechende Handlungen zur Bewältigung ausgelöst oder – bei fehlender oder zu geringer Stärke – unterlassen.

Mit ihrem Artikel: „Putting the fear back into fear appeals" und dem darin vorgestellten *Extended Parallel Process Model* legte Witte (1992) den Grundstein für eines der jüngsten sowie aktuell populärsten Modelle zur Erklärung der Wirkung

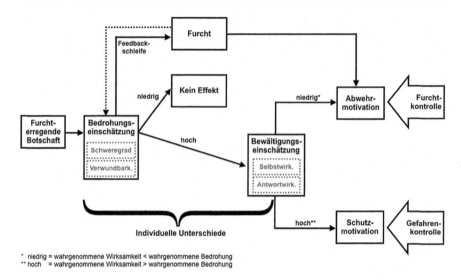

Abb. 1 *Extended Parallel Process Model* (Witte 1992), Abbildung in Anlehnung an So (2013, S. 76)

von Furchtappellen. Witte versuchte durch die Entwicklung des Modells die Schwächen bisheriger Ansätze zu beheben, indem sie deren Annahmen unter Berücksichtigung bereits vorliegender Forschungsresultate miteinander kombinierte, um so ein möglichst exaktes Abbild der Verarbeitung von Furchtappellen abzuleiten (siehe Abb. 1). Auf Botschaftsebene sind die bereits aus der PMT bekannten Merkmale eines Furchtappells (siehe oben) von Bedeutung, welche zur Einschätzung der wahrgenommenen Bedrohung sowie zur Einschätzung der wahrgenommenen Wirksamkeit beitragen. Die Einschätzung von Bedrohung und Wirksamkeit lehnen sich ebenfalls an die bereits in der PMT spezifizierten Prozesse an, laufen jedoch nicht parallel ab, sondern stufenweise. Demnach bewerten Rezipientinnen und Rezipienten nach Wahrnehmung einer furchterregenden Botschaft in einem ersten Schritt die Bedrohung. Wird diese als gering oder irrelevant eingeschätzt, erfolgt keine weitere Verarbeitung der Botschaft und sie bleibt ohne Folgen. Wird die Information jedoch als bedrohlich und relevant für die eigene Person wahrgenommen, resultiert dies in einer emotionalen Reaktion (Furcht) und führt zur weiteren Verarbeitung der Botschaft. In einem zweiten Schritt beurteilen Personen schließlich die Möglichkeiten zur Bewältigung der Bedrohung. Dieser zweite Bewertungsprozess determiniert ob der Furchtappell, wie bereits von Leventhal (1970) im PRM spezifiziert, zu einer Abwehr- oder Schutzmotivation führt. Bei gegebener Bedrohung und gleichzeitig hoher Selbstwirksamkeitseinschätzung wird ein *Gefahrenkontrollprozess* angestoßen, der eine adaptive Änderung des Verhaltens, ausgelöst durch eine Schutzmotivation des Individuums, begünstigt. In der Praxis bedeutet dies, dass die in der persuasiven Botschaft empfohlenen Verhaltensänderung angenommen und in einem weiteren Schritt umgesetzt werden. Wird die Verhaltensempfehlung jedoch als ineffektiv bzw. die Wirksamkeit als nicht ausreichend eingestuft, resultiert dies in einem *Furchtkontrollprozess*. Dieser begünstigt eine defensive Motivation gegenüber dem Inhalt der Botschaft und führt zur Ablehnung der Information, defensiver Vermeidung und Verdrängung oder auch Reaktanz. Furcht als emotionale Reaktion auf einen Furchtappell ist im EPPM lediglich direkt mit defensiver Motivation verbunden und wirkt sich allenfalls indirekt, durch Steigerung der wahrgenommenen Bedrohung, auf die Schutzmotivation aus. Die wahrgenommene Bedrohung bestimmt damit sowohl den Grad der Motivation als auch die Stärke der Reaktion, wohingegen die wahrgenommene Wirksamkeit entscheidenden Einfluss auf das Handlungsergebnis (Gefahrenkontrolle oder Furchtkontrolle) hat. Für das Auslösen von entsprechendem Verhalten ist die Interaktion zwischen den Faktoren Bedrohung und Selbstwirksamkeit entscheidend. Notwendige Bedingung für eine adaptive Änderung des Verhaltens ist demnach die Wahrnehmung einer Bedrohung durch die Rezipientin oder den Rezipienten in Kombination mit einer hohen Wirksamkeitserwartung. Durch diese Spezifikation ermöglicht das EPPM im Gegensatz zu seinen Vorgängern die Vorhersage, wann Gefahren- oder Furchtkontrolle zu erwarten sind.

In seiner mittlerweile über zwanzigjährigen Geschichte bildet das EPPM die Grundlage für eine große Anzahl von Studien, die sich immer wieder kritisch mit dem Modell auseinandersetzen. In einem aktuelleren Beitrag schlägt So (2013) etwa vor, die Beziehungen zwischen den Variablen des ursprünglichen Modells kritisch zu hinterfragen, um eventuelle theoretische Schwächen zu identifizieren. Daneben kritisiert sie die begrenzte Rolle, die Emotionen im ursprünglichen EPPM zugeschrieben wird, sowie die implizite Unterstellung, ein Furchtappell würde ausschließlich in Furcht bzw. Angst resultieren. Schließlich sei die Annahme, dass eine niedrige Bewältigungseinschätzung direkt in defensiver Motivation resultiert, nicht realistisch. Tatsächlich würden Personen bei Unsicherheit und mangelndem Wissen, abhängig vom persönlichen Bewältigungsstil, mehr oder weniger intensiv nach weiteren Informationen suchen. Die empirische Prüfung dieser jüngsten Modifikation des Modells steht jedoch noch aus.

Ein weiterer Faktor, der entscheidenden Einfluss auf die Verarbeitung gesundheitsrelevanter Informationen nehmen kann, wurde jüngst von Hastall (2015, S. 501) aufgegriffen: Die implizite Unterstellung bisheriger Modelle, dass Verhaltensänderungen interindividuell vergleichbar bzw. identisch seien, sei vor dem Hintergrund der Erkenntnisse und Annahmen von *Stadienmodellen*, wie z. B. dem *Transtheoretischen Modell* (Prochaska und Velicer 1997) oder dem *Precaution Adoption Process Model* (Weinstein und Sandman 2002), nicht zutreffend. Diese Ansätze postulieren, dass Verhaltensänderungen in distinkten und aufeinander aufbauenden Phasen (je nach Modell werden unterschiedlich viele Phasen identifiziert) verlaufen. Entsprechend hätte ein und dieselbe Botschaft auf Personen, die sich in unterschiedlichen Phasen befinden, eine jeweils andere Wirkung, die sowohl unterstützend aber eben auch wirkungslos oder sogar schädlich sein könnte. Aus diesem Grund erscheint es vielversprechend, nicht nur die Botschaft, sondern insbesondere auch die Zielgruppe im Hinblick auf die jeweilige Phase zu untersuchen und dies bei der Ausgestaltung und Evaluation kommunikativer Maßnahmen zu berücksichtigen (Pfister 2012).

3 Empirische Befunde

Die Erforschung von Furchtappellen auf Einstellungen, Intentionen und Verhalten in der Gesundheitskommunikation erfolgt hauptsächlich in experimentellen Wirkungsstudien. Hier kommen bevorzugt experimentelle Befragungen zum Einsatz, in deren Rahmen den Teilnehmerinnen und Teilnehmern ein Stimulus präsentiert wird, der sich hinsichtlich der manipulierten unabhängigen Variablen unterscheidet und an den sich die Abfrage der interessierenden Variablen anschließt. Daneben finden sich mitunter auch nicht-experimentelle Studien wie etwa Kampagnenevaluationen (Cismaru 2014; LaVoie und Quick 2013), welche jedoch keine zentrale Rolle spielen.

Seit Beginn der Forschung zur Wirkung von Furchtappellen hat sich eine beträchtliche Anzahl von Studien angehäuft. Angesichts dieser kaum überschaubaren Menge und der Heterogenität der Befunde erscheint es sinnvoll, den aktuellen Forschungsstand zur Wirkung von Furchtappellen anhand der Ergebnisse von Meta-Analysen darzustellen.

In einer der ersten Meta-Analysen überprüfen Janz und Becker (1984) die Annahmen des HBM und zeigen, dass sowohl der wahrgenommene Schweregrad als auch die wahrgenommene Vulnerabilität gegenüber einer Gesundheitsbedrohung präventives Gesundheitsverhalten fördern, obwohl wahrgenommenen Barrieren im Vergleich einen größeren Einfluss haben. Diesem Ergebnis widersprechen Harrison, Mullen und Green (1992). In ihrer Analyse berichten sie zum einen von schwachen Effektstärken und diskutieren darüber hinaus das Fehlen einheitlicher Operationalisierungen, was ihrer Meinung nach keine eindeutigen Schlüsse auf die Validität und Vorhersagekraft des Modells zulässt. Eine weitaus aktuellere Studie von Carpenter (2010) zur Überprüfung der Vorhersagekraft des HBM in Bezug auf langfristige Verhaltensänderungen kommt zu einem ähnlichen Ergebnis.

In einer ersten Meta-Analyse der existierenden Studien zur PMT fassen Floyd et al. (2000) die Ergebnisse aus über zwanzig Jahren Forschung zu den unterschiedlichsten Themenbereichen zusammen. Den Annahmen des Modells entsprechend führte die Erhöhung von Bedrohung und Wirksamkeit in einer Botschaft zu einer Veränderung von Intentionen und Verhaltensänderungen in die gewünschte Richtung. Eine zweite Analyse von Milne et al. (2000) aus demselben Jahr bestätigt die Ergebnisse. Die Befunde deuten auf schwache bis moderate Zusammenhänge zwischen den Variablen des Modells hin, wobei der Wirksamkeitskomponente einer Botschaft übereinstimmend eine größere Bedeutung zugeschrieben wird als deren Bedrohung.

In der Meta-Analyse von Witte und Allen (2000) werden erstmals ausschließlich die Annahmen des EPPM geprüft. Darüber hinaus gehen die Autoren der Frage nach, in welchem Ausmaß Furchtappelle neben den gewünschten adaptiven Einstellungs- und Verhaltensänderungen auch nicht-intendierte Effekte hervorrufen. Die Ergebnisse zeigen, dass eine höhere Bedrohlichkeit der Botschaft einerseits mit adaptiven Veränderungen von Einstellungen, Intentionen und Verhalten einhergeht. Andererseits werden jedoch auch – und sogar in stärkerem Maße – unerwünschte Abwehrreaktionen hervorgerufen. Witte und Allen konnten darüber hinaus eine negative Korrelation zwischen Gefahren- und Furchtkontrollprozessen feststellen. Je größer die Akzeptanz der Botschaft, desto geringer ist demnach die Wahrscheinlichkeit negativer Abwehrreaktionen und umgekehrt.

Neben den gerade beschriebenen spezifischen Analysen zu einzelnen Modellen existiert eine ganze Reihe von Arbeiten, die sich der modellunabhängigen Prüfung der Wirkung von Furchtappellen widmen (z. B. Albarracín et al. 2005; Boster und Mongeau 1984; Carey et al. 2013; De Hoog et al. 2007; Hunt et al. 2009; Noar et al. 2015; Peters et al. 2013; Ruiter et al. 2014; Tannenbaum et al. 2015). Grundsätzlich anzumerken ist, dass sich die einzelnen Studien in Bezug auf die zugrunde gelegten theoretischen Modelle, Operationalisierungen und andere methodische Aspekte zum Teil stark unterscheiden. Weitere Unterschiede, etwa hinsichtlich der in der Analyse berücksichtigten Studien, resultieren aus divergierenden Inklusionskriterien. So konzentrieren sich manche Studien auf bestimmte Themen wie HIV (Albarracín et al. 2005) oder riskantes Fahrverhalten (Carey et al. 2013), während andere versuchen, Verbindungen zu weiteren Theorien wie etwa der *Terror Management Theory* (Hunt et al. 2009) herzustellen.

So unterschiedlich wie die Meta-Analysen selbst erscheinen auf einen ersten Blick auch deren Ergebnisse. So betonen erste Untersuchungen die Bedeutung von Furcht (Boster und Mongeau 1984; Sutton 1992), während spätere Untersuchungen diese Befunde deutlich relativieren und der Furcht eine eher untergeordnete Rolle im Wirkungsprozess zuschreiben (Witte und Allen 2000). Relativiert wird dies wiederum durch eine aktuelle Studie, die ein insgesamt milderes Resümee zur Wirkung von Furchtappellen zieht (Tannenbaum et al. 2015). Die Analyse weist, bis auf wenige Ausnahmen, einen positiven Einfluss von Furchtappellen auf Einstellungen, Intention und Verhalten nach. Die Autoren fanden außerdem keine Hinweise auf einen Bumerangeffekt oder andere unerwünschte Wirkungen. Trotz zum Teil stark unterschiedlicher Ergebnisse findet sich jedoch auch Konkordanz in den Studien. So scheint für das Auslösen eines Bedrohungsgefühls die potenzielle Betroffenheit (Verwundbarkeit) wichtiger zu sein als der Schweregrad. Im Gegenzug hat eine in der Furchtbotschaft enthaltene Wirksamkeitskomponente ein mindestens genauso großes wenn nicht sogar größeres Wirkungspotenzial als die Furchtkomponente. Einheitlich sind darüber hinaus die Ergebnisse zu den Effektstärken. Demnach haben Furchtappelle eine schwache bis moderate Wirkung auf nachgelagerte Verarbeitungsprozesse sowie Einstellungs- und Verhaltensänderungen.

4 Fazit

Die Ergebnisse der bis dato verfügbaren Forschung zur Wirkung von Furchtappellen liefern sowohl den Befürwortern als auch den Gegnern furchterregender Botschaften genug Argumente für ihre jeweilige Position. Einerseits können Furchtappelle die Wirkung von Gesundheitskommunikation positiv beeinflussen, indem Sie die Verarbeitung unterstützen und dadurch intendiertes (adaptives) Verhalten fördern. Gleichzeitig erhöht der Einsatz von Furchtappellen die Wahrscheinlichkeit nicht intendierter (maladaptiver) Reaktionen, die etwa eine Ablehnung der Botschaft nach sich ziehen oder im schlimmsten Fall sogar gesundheitsschädliches Verhalten fördern. Dennoch scheint die reine Fokussierung auf furchterregende Aspekte, in Anbetracht der bisher vorliegenden Ergebnisse, als grundsätzlich nicht empfehlenswert, weil das Erzeugen von Furcht die Gefahr von Ablehnung und Nichtbeachtung der Botschaft erhöhen kann. Dies gilt insbesondere dann, wenn nicht gleichzeitig mögliche Handlungsalternativen und deren Wirksamkeit aufgezeigt werden. Wichtig für die Gestaltung bedrohlicher gesundheitskommunikativer Maßnahmen scheint die gleichzeitige Vermittlung einer entsprechenden Durchführbarkeit in Bezug auf die empfohlenen Handlungsweisen sowie deren Effektivität. Gerade weil Furcht ein hochindividuelles und facettenreiches Konstrukt ist (Öhman 2010; Reevy 2010, S. 265–266), das von diversen (z. B. situativen und personenbezogenen) Faktoren beeinflusst wird, sollten diese bei der Ausgestaltung entsprechender Maßnahmen berücksichtigt werden. Damit dies geschehen kann, sind entsprechende Informationen, beispielsweise über die anzusprechende Zielgruppe, von nicht zu unterschätzender Bedeutung. Neben soziodemografischen und soziokulturellen Informationen können hier vor allem die Erkenntnisse der *Stadienannahmen* (siehe oben) wichtige Informationen liefern, die eine adäquate Ansprache der Adressaten fördern. So sollten Kampagnen die Bereitschaft zur Verhaltensänderung der angesprochenen Zielgruppe bereits in der Planungsphase berücksichtigen. Abschließend sind vor dem Einsatz von Furchtappellen ethisch-moralische Aspekte zu berücksichtigen (z. B. Hastings et al. 2004), die hier aber nicht weiter besprochen werden konnten. Deshalb und auf Grund der undeutlichen und stellenweise verworrenen Befundlage zur Wirkung von Furchtappellen gilt insbesondere in diesem Zusammenhang: Der Zweck heiligt nicht immer die Mittel.

Literatur

Albarracín, D., Gillette, J. C., Earl, A. N., Glasman, L. R., Durantini, M. R., & Ho, M.-H. (2005). A test of major assumptions about behavior change: A comprehensive look at the effects of passive and active HIV-prevention interventions since the beginning of the epidemic. *Psychological Bulletin, 131*(6), 856–897.

Boster, F. J., & Mongeau, P. (1984). Fear-arousing persuasive messages. In R. N. Bostrom & B. H. Westley (Hrsg.), *Communication yearbook* (Bd. 8, S. 330–375). Beverly Hills: Sage.

Carey, R. N., McDermott, D. T., & Sarma, K. M. (2013). The impact of threat appeals on fear arousal and driver behavior: A meta-analysis of experimental research 1990–2011. *PLoS ONE, 8*(5), e62821.

Carpenter, C. J. (2010). A meta-analysis of the effectiveness of health belief model variables in predicting behavior. *Health Communication, 25*(8), 661–669.

Cismaru, M. (2014). Using the extended parallel process model to understand texting while driving and guide communication campaigns against it. *Social Marketing Quarterly, 20*(1), 66–82.

De Hoog, N., Stroebe, W., & de Wit, J. B. (2007). The impact of vulnerability to and severity of a health risk on processing and acceptance of fear-arousing communications: A meta-analysis. *Review of General Psychology, 11*(3), 258–285.

Floyd, D. L., Prentice-Dunn, S., & Rogers, R. W. (2000). A meta-analysis of research on protection motivation theory. *Journal of Applied Social Psychology, 30*(2), 407–429.

Fromm, B., Baumann, E., & Lampert, C. (2011). *Gesundheitskommunikation und Medien*. Stuttgart: Kohlhammer.

Hale, J. L., & Dillard, J. P. (1995). Fear appeals in health promotion campaigns: Too much, too little, or just right? In E. Maibach & R. L. Parrott (Hrsg.), *Designing health messages: Approaches from communication theory and public health practice* (S. 65–80). Thousand Oaks: Sage.

Harrison, J. A., Mullen, P. D., & Green, L. W. (1992). A meta-analysis of studies of the health belief model with adults. *Health Education Research, 7*(1), 107–116.

Hastall, M. R. (2015). Wirkung von Furchtappellen in der Werbung. In G. Siegert, W. Wirth, J. A. Lischka & P. Weber (Hrsg.), *Handbuch Werbeforschung*. Wiesbaden: Springer VS.

Hastings, G., Stead, M., & Webb, J. (2004). Fear appeals in social marketing: Strategic and ethical reasons for concern. *Psychology and Marketing, 21*(11), 961–986.

Hovland, C. I., Janis, I. L., & Kelley, H. H. (1953). *Communication and persuasion; psychological studies of opinion change*. New Haven: Yale University Press.

Hunt, D. M., Geiger-Oneto, S., & Shehryar, O. (2009). A meta-analytic review of fear appeals: A terror management perspective. *Advances in Consumer Research, 36*, 1002–1003.

Janis, I. L., & Feshbach, S. (1953). Effects of fear-arousing communications. *The Journal of Abnormal and Social Psychology, 48*(1), 78.

Janz, N. K., & Becker, M. H. (1984). The health belief model: A decade later. *Health Education & Behavior, 11*(1), 1–47.

LaVoie, N. R., & Quick, B. L. (2013). What is the truth? An application of the extended parallel process model to televised truth ads. *Health Communication, 28*(1), 53–62.

Leventhal, H. (1970). Findings and theory in the study of fear communications. In L. Berkowitz (Hrsg.), *Advances in experimental social psychology* (Bd. 5, S. 119–186). New York: Academic.

Miller, G. R. (1963). Studies on the use of fear appeals: A summary and analysis. *Central States Speech Journal, 14*, 117–124.

Milne, S., Sheeran, P., & Orbell, S. (2000). Prediction and intervention in health-related behavior: A meta-analytic review of protection motivation theory. *Journal of Applied Social Psychology, 30*(1), 106–143.

Neurauter, M. (2005). *Who is afraid of fear appeals?: Persuasion and emotion in print advertising* (Bd. 123). Innsbruck: Institut für Sprachen und Literaturen der Universität Innsbruck.

Noar, S. M., Hall, M. G., Francis, D. B., Ribisl, K. M., Pepper, J. K., & Brewer, N. T. (2015). Pictorial cigarette pack warnings: a meta-analysis of experimental studies. *Tobacco Control, 25*, 341–354. https://doi.org/10.1136/tobaccocontrol-2014-051978.

Öhman, A. (2010). Fear and anxiety. In M. Lewis, J. M. Haviland-Jones & L. F. Barrett (Hrsg.), *Handbook of emotions* (3. Aufl., S. 709–729). New York: Guilford Press.

Peters, G.-J. Y., Ruiter, R. A., & Kok, G. (2013). Threatening communication: A critical re-analysis and a revised meta-analytic test of fear appeal theory. *Health Psychology Review, 7*(Suppl 1), S8–S31.

Pfister, T. (2012). *Mit Fallbeispielen und Furchtappellen zu erfolgreichen Gesundheitsbotschaften?* Dissertation, Ludwig-Maximilians-Universität München.

Prochaska, J. O., & Velicer, W. F. (1997). The transtheoretical model of health behavior change. *American Journal of Health Promotion, 12*, 38–48.

Reevy, G. (2010). *Encyclopedia of emotion* (Bd. 1). Santa Barbara: Greenwood.

Rogers, R. W. (1975). A protection motivation theory of fear appeals and attitude change. *Journal of Psychology, 91*(1), 93.

Rogers, R. W. (1983). Cognitive and physiological processes in fear appeals and attitude change: A revised theory of protection motivation. In J. T. Cacioppo & R. E. Petty (Hrsg.), *Social psychophysiology* (S. 153–177). New York: Guilford Press.

Rosenstock, I. M. (1960). What research in motivation suggests for public health. *American Journal of Public Health and the Nation's Health, 50*(3 Pt 1), 295–302.

Ruiter, R. A. C., Kessels, L. T. E., Peters, G.-J. Y., & Kok, G. (2014). Sixty years of fear appeal research: Current state of the evidence. *International Journal of Psychology, 49*(2), 63–70.

Scherer, K. R. (2005). What are emotions? And how can they be measured? *Social Science Information, 44*(4), 695–729.

So, J. (2013). A further extension of the extended parallel process model (E-EPPM): Implications of cognitive appraisal theory of emotion and dispositional coping style. *Health Communication, 28*(1), 72–83.

Sutton, S. (1992). Shock tactics and the myth of the inverted U. *British Journal of Addiction, 87*(4), 517–519.

Tannenbaum, M. B., Hepler, J., Zimmerman, R. S., Saul, L., Jacobs, S., Wilson, K., et al. (2015). Appealing to fear: A meta-analysis of fear appeal effectiveness and theories. *Psychological Bulletin, 141*(6), 1178–1204.

Weinstein, N. D., & Sandman, P. M. (2002). The precaution adoption process model and its application. In R. J. DiClemente, R. A. Crosby & M. C. Kegler (Hrsg.), *Emerging theories in health promotion practice and research: Strategies for improving public health* (S. 16–39). San Francisco: Wiley.

Witte, K. (1992). Putting the fear back into fear appeals: The extended parallel process model. *Communication Monographs, 59*(4), 329–349.

Witte, K. (1994). Fear control and danger control: A test of the extended parallel process model (EPPM). *Communication Monographs, 61*(2), 113–134.

Witte, K., & Allen, M. (2000). A meta-analysis of fear appeals: Implications for effective public health campaigns. *Health Education & Behavior, 27*(5), 591–615.

Ekel, Wut sowie Verlegenheit, Scham und Schuld in der Gesundheitskommunikation

Alexander Ort

Zusammenfassung

Obwohl Ekel, Wut sowie Verlegenheit, Scham und Schuld immer wieder gerne als rhetorisches Stilmittel in der Gesundheitskommunikation zum Einsatz kommen, kann die Befundlage zu ihrer Wirkung bestenfalls als dürftig bezeichnet werden. In diesem Kapitel werden die theoretischen Grundlagen der einzelnen Emotionen sowie die vorliegenden empirischen Befunde besprochen. Das Kapitel schließt mit einer kurzen Zusammenfassung und Bewertung zum Stand der Forschung.

Schlüsselwörter

Emotionen · Ekel · Wut · Verlegenheit · Scham · Schuld

1 Einleitung

Während Furcht und Angst (vgl. hierzu den entsprechenden Beitrag von Ort, Kap. ▶ „Furchtappelle in der Gesundheitskommunikation" in diesem Band) sowie deren Wirkung in der Gesundheitskommunikation bereits intensiv beforscht werden, erfahren andere negative Emotionen wenig Beachtung und sind in der wissenschaftlichen Auseinandersetzung momentan nicht viel mehr als eine Randerscheinung. Dabei sind bspw. ekel-, wut- oder schamauslösende Appelle neben klassischen Furchtappellen ein immer wieder gerne genutztes Mittel in der Gesundheitskommunikation. Oft kommt darüber hinaus eine Kombination mehrerer negativer Emotionen zum Einsatz, sodass eine klare Trennung zwischen den einzelnen emotionalen

A. Ort (✉)
Wirtschafts- und Sozialwissenschaftliche Fakultät, Departement für Kommunikationswissenschaft und Medienforschung, Universität Freiburg, Freiburg, Schweiz
E-Mail: alexander.ort@unifr.ch

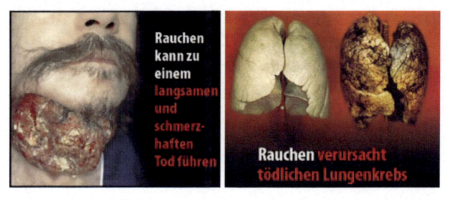

Abb. 1 Beispiele für die ab 2016 vorgeschriebenen visuellen Warnhinweise auf Zigarettenschachteln (Quelle: Europäische Kommission 2005)

Bestandteilen gesundheitskommunikativer Maßnahmen, respektive deren Wirkung, nicht ohne weiteres möglich ist. So kann wohl angenommen werden, dass die in der europäischen Union seit 2016 vorgeschriebenen Schockbilder auf Zigarettenpackungen (siehe Abb. 1; Europäisches Parlament 2013) potenziell nicht nur Furcht vor den möglichen gesundheitlichen Konsequenzen, sondern wohl auch Ekel vor diesen dargestellten Folgen des Rauchens auslösen. Genauso kann eine Kampagne gegen Alkohol am Steuer, die einen Unfall und die verletzten Personen durch den Einsatz schockierender Bilder darstellt, nicht nur Ekel und Furcht hervorrufen, sondern erzeugt bei Personen, die bereits unter Alkoholeinfluss gefahren sind, potenziell ein Gefühl von Scham. Egal ob einzeln oder in Kombination miteinander, die Initiatoren von Gesundheitskommunikation verlassen sich immer wieder gerne auf die – zumindest antizipierte – abschreckende Wirkung negativer Emotionen wie Angst, Ekel, Wut sowie Verlegenheit, Scham und Schuld und setzen diese als rhetorische Hilfsmittel zur Erreichung ihrer persuasiven Ziele ein. Dieser bewusste und zweckbestimmte Einsatz negativ behafteter emotionaler Reize steht in klarem Kontrast zu klassischer Werbung, welche auf Grund potenzieller negativer Ausstrahlungseffekte auf die eigenen Produkte bzw. die Marke solche Reize meidet (Bosch et al. 2006, S. 67). Im Folgenden werden die oben erwähnten Emotionen vorgestellt sowie ausgewählte Befunde zu deren Wirkung präsentiert.

2 Ekel

2.1 Theoretischer Hintergrund

Wenn wir uns im allgemeinen Sprachgebrauch des Begriffs „Ekel" bedienen, geschieht dies meist in Verbindung mit schlecht schmeckendem Essen, Körperausscheidungen, Wunden sowie mit Bezug auf Tiere wie bspw. Insekten. Klassische emotionspsychologische Definitionen beschreiben Ekel ganz allgemein als ein Gefühl von „[...] revulsion at the prospect of oral incorporation of an offensive and contaminating object" (Rozin und Fallon 1987, S. 24). Neben der reinen Abscheu, etwas Abstoßendes oder Unreines in den Mund zu nehmen, wird vor allem in aktuelleren Arbeiten immer wieder eine weitere Facette aufgegriffen und diskutiert. Sie erweitert das Verständnis von Ekel um eine soziale Komponente – den abstoßenden Charakter moralischer Verstöße, ausgelöst z. B. durch Betrug oder Rassismus (Reevy 2010, S. 206–207). Rozin et al. (2008, S. 761–765) konkretisieren die vorhandenen Definitionen und beschreiben fünf verschiedene Arten von Ekel. Diese enthalten die Dimensionen (1) Geschmack (z. B. schlecht schmeckende oder verdorbene Lebensmittel), (2) Kernekel (z. B. die reine Vorstellung, etwas in den Mund zu nehmen), (3) tierischer Ekel (z. B. die Erinnerung daran, dass der Mensch auch ein Tier ist und sterblich), (4) interpersoneller Ekel (z. B. gegen andere Personen) sowie (5) moralischer Ekel (bloße Gedanken und Ansichten, die das Selbst „kontaminieren" könnten, werden mit dem Gefühl der Ablehnung verknüpft). Im evolutionspsychologischen Sinne erfüllt Ekel eine wichtige Funktion für den Menschen: Er schützt das Individuum davor, mit verdorbenen oder krankheitserregenden Substanzen in Kontakt zu kommen, und sichert damit die Gesundheit oder bewahrt in extremen Fällen vor dem Tod (siehe Dimensionen (1) und (2)). Um ein Gefühl von Ekel auszulösen, reicht oft der Gedanke bzw. die schlichte Vorstellung an einen als ekelerregend empfundenen Gegenstand, Sachverhalt oder eine entsprechende Situation (Kalat und Shiota 2012, S. 195–197). Rozin et al. (2008) zeigen eine weitere Funktion von Ekel auf, die vor allem bei interpersonellem und moralischem Ekel relevant wird. Ekel trägt in diesem Zusammenhang zum Schutz des seelischen Wohlbefindens (etwa der Identität oder des Selbstkonzepts) sowie der sozialen Ordnung (etwa des kollektiven Wertesystems einer Gesellschaft) bei. Dies geschieht bspw. durch emotionale Distanzierung oder Abwendung vom Geschehen. Neben einem relativ starken Impuls zur Vermeidung (*avoidance*), die sich in einem entsprechenden Verhalten niederschlägt, wird Ekel oft begleitet durch einen entsprechenden Gesichtsausdruck sowie physiologische Reaktionen (z. B. Anspannung). Die Möglichkeit zur Messung von Ekel erstreckt sich neben der Verwendung von klassischen Selbsteinschätzungsskalen in Fragebögen (z. B. die Disgust Scale: Olatunji et al. 2007) sowie impliziten Messmethoden deshalb auch auf physiologische sowie konative Indikatoren (Kalat und Shiota 2012, S. 196–198).

2.2 Empirische Befunde

Die Rolle von Ekel in der Gesundheitskommunikation ist noch recht spärlich erforscht. Ergebnisse aus der klassischen Werbeforschung zeigen, dass Ekel einen moderaten bis starken negativen Einfluss auf die Kaufintention hat und eine mediierende Rolle zwischen einer rezipierten Werbung und den daraus resultierenden Einstellungen, Kaufintentionen bzw. tatsächlichen Kaufentscheidungen einnimmt (siehe etwa: Shimp und Stuart 2004). Weil in der Gesundheitskommunikation oft eine Kombination aus furcht- und ekelerregenden Reizen zum Einsatz kommt (z. B. die bereits erwähnten Bilder auf Zigarettenschachteln), untersuchen viele der einschlägigen Studien die Wirkung beider Emotionen. So fanden Leshner et al. (2011) in einer experimentellen Studie zur Wirkung von Furcht und Ekel in Anti-Raucher TV-Spots einen positiven Zusammenhang zwischen der berichteten emotionalen Erregung und dem empfundenen Unwohlsein der Teilnehmerinnen und Teilnehmer. Gleichzeitig führten die Botschaften mit höheren im Vergleich zu niedrigeren Furcht-Ekel-Kombination zu einer stärkeren physiologischen Reaktion (Beschleunigung der Herzfrequenz). Gleichzeitig reduzierte die Kombination von stark furcht- und ekelerregenden Reizen jedoch den Wiedererkennungswert der Spots, was gegen den Einsatz entsprechender Reize spricht. Eine weitere Studie zur Verwendung von ekelerregenden Reizen in Furchtbotschaften kommt zu einem anderen Ergebnis. Morales et al. (2012) zeigten in ihrer mehrere Experimente umfassenden Untersuchung, dass eine Kombination von Ekel und Furcht – im Vergleich zu neutralen oder reinen Furchtbotschaften – eine deutliche Steigerung der Wirkung ebendieser persuasiven Botschaft auf Wissen, Einstellungen und Verhaltensintentionen bewirkte. Die Effekte blieben dabei über die verschiedenen Themen (Drogen, Sonnenschutz und die Verwendung von *Bisphenol A* bei der Herstellung von Plastikflaschen), Formate und Teilnehmergruppen der Studien hinweg konsistent. Die persuasionsverstärkende Wirkung von Ekel wird von den Autoren auf dessen starke und unmittelbare Vermeidungsreaktion zurückgeführt. Dieses Ergebnis wird von einer aktuellen Studie zum Vergleich der Wirkung von Angst und Ekel in Kombination mit Verlust-Frames auf das Trinkverhalten bestätigt. So konnte gezeigt werden, dass Ekel im Vergleich zu Angst eine stärkere Wirkung auf unmittelbare sowie künftige Intentionen zur Einschränkung des Alkoholkonsums hat (Collymore und McDermott 2015). Dass die bereits angesprochenen Vermeidungsreaktionen nicht uneingeschränkt gesundheitsfördernd wirken, belegen zwei Studien zur Wirkung von Ekel auf das Vorsorgeverhalten der Rezipientinnen und Rezipienten. Reynolds et al. (2014) zeigten am Beispiel Darmspiegelungen als empfohlene Vorsorgemaßnahme zur frühzeitigen Erkennung von Darmkrebs, dass ekelerregenden Reize und das grundsätzlich empfundene Maß an Ekel gegenüber einer Darmspiegelung eine verzögernde Wirkung auf die Inanspruchnahme von Vorsorgeuntersuchungen sowie weiterer medizinischer Hilfe haben können. Zu einem ähnlichen Ergebnis kamen McCambridge und Consedine (2014) in ihrer Studie zur Wirkung von Ekel auf das voraussichtliche hinauszögern der Inanspruchnahme bzw. das Vermeiden von professionellen Angeboten zur sexuellen Gesundheitsfürsorge. Ekelerregende Appelle scheinen also nicht für jedes Thema bzw. jede Zielgruppe gleichermaßen geeignet.

3 Wut

3.1 Theoretischer Hintergrund

Im Hinblick auf die Auslöser und Wirkungen haben Wut und Furcht einige Gemeinsamkeiten. Beide sind die Folge von unerwarteten, unangenehmen Ereignissen bzw. Situationen und werden durch eine Aktivierung des sympathischen Nervensystems begleitet, was z. B. zur Erhöhung von Puls und Blutdruck führen kann. Kalat und Shiota (2012, S. 176) definieren Wut als „[...] the emotional state associated with feeling injured or offended, with a desire to threaten or hurt the person who offended you". Der Wunsch, sich dem Auslöser der Wut selbst zu stellen bzw. diesen zu konfrontieren (approach motivation), unterscheidet Wut von anderen negativen Emotionen wie Furcht und Ekel, die in der Regel Vermeidungsreaktionen auslösen (*avoidance motivation*). Wut kann also in Zusammenhang gebracht werden mit einer Intention zur Selbstverteidigung sowie zur Überwindung von Hindernissen, die zwischen dem Individuum und seinen anvisierten Zielen stehen. Sie ist ein antreibender emotionaler Zustand, der mit einem Drang verbunden ist, auf den Auslöser zu reagieren (Saarni et al. 2006). Je nach Art und Stärke des Drangs kann aus Wut auch Aggression werden. Typischer Auslöser für Wut ist eine als unangenehm und unfair empfundene Situation verbunden mit dem Gefühl, dass diese absichtlich oder vorsätzlich von jemand anderem herbeigeführt wurde. Oft findet auch eine Schuldzuweisung statt, die auf den Auslöser der Wut, eine Person, die Situation oder einen Gegenstand, bezogen ist (Rozin et al. 1999; Scherer und Wallbott 1994). In der Emotionspsychologie gibt es unterschiedliche Ansätze zur Erklärung der Entstehung von Wut. Berkowitz's (1990) *Cognitive-Neoassociationistic (CNA) Model* geht davon aus, dass für die Entstehung von Wut keine direkte Verantwortungszuschreibung stattfinden muss. Das Unbehagen selbst reicht demnach für das Auslösen von Wut aus; eine Schuldzuschreibung findet, wenn überhaupt, erst in einem nachgelagerten zweiten Schritt statt. Den Gegenentwurf hierzu liefern Scherer und Wallbott (1994) mit der *Appraisal Theory of Aggression (ATA)*. Diese geht davon aus, dass Wut die Folge eines Bewertungsprozesses ist, in dem Personen beurteilen, ob eine feindselige Absicht ihnen gegenüber vorliegt oder nicht. Demzufolge können Faktoren wie Schmerz oder Unbehagen Wut zwar fördern, sind jedoch nicht ausschlaggebend für deren Entstehen. Obwohl die Ansätze auf den ersten Blick in Widerspruch zueinander zu stehen scheinen, halten Kalat und Shiota (2012, S. 180–181) beide Theorien für zutreffend. Sie differenzieren dabei aber nach unterschiedlichen Altersgruppen: Während Kinder etwa auch ohne die konkrete Einschätzung einer feindseligen Absicht ärgerlich oder wütend werden können (CNA), halten sie bei Erwachsenen eine Berücksichtigung der kognitiven Komponente zur Bewertung der Situation (ATA) durchaus für angebracht.

Im Gegensatz zu Ekel oder Angst ist Wut verhältnismäßig schwer zu erforschen, weil dieser emotionale Zustand im Labor unter Experimentalbedingungen nur schwer erzeugt werden kann – zumindest nicht unter Einhaltung ethischer Standards und Richtlinien. Wie bei den meisten anderen Emotionen gilt auch für Wut, dass diese oft von anderen Emotionen begleitet wird oder mit diesen in Zusammenhang gebracht werden kann. So ist es z. B. wahrscheinlich, dass Menschen in Folge einer Beleidigung wütend oder verärgert sind. Das gleichzeitige Auftreten von Trauer, Verlegenheit oder Scham in einer solchen Situation ist jedoch sehr wahrscheinlich. Hierdurch wird eine eindeutige Erfassung der emotionalen Reaktionen zusätzlich erschwert. Außerdem ist Wut als Reaktion auf einen bestimmten Reiz im Vergleich zu anderen emotionalen Reaktionen noch viel individueller, sodass die Bestimmung eines gemeinsamen Auslösers mit gewissen Schwierigkeiten verbunden ist. Gemessen wird Wut in der Regel durch die auf einer Selbsteinschätzung beruhenden Abfrage des emotionalen Zustands (z. B. Spielbergers 1988, *State-Trait Anger Expression Inventory (STAXI)*), implizite und physiologische Messmethoden sowie die Beobachtung von Mimik und aggressivem Verhalten (Kalat und Shiota 2012, S. 181–182). Unabhängig von äußeren Umständen kann der persönliche Umgang mit Wut sowohl positive als auch negative Konsequenzen haben. Einerseits kann Wut dazu führen, dass Individuen für ihre Rechte einstehen (konstruktiv). Dagegen kann Wut aber auch der Auslöser für verbale oder physische Aggressionen sein (destruktiv). Die Folgen eines solchen destruktiven Verhaltens reichen von seelischer bis hin zu körperlicher Schädigung anderer und können der Auslöser für das Ende sozialer Beziehungen (z. B. Freundschaften oder Partnerschaften) sein.

3.2 Empirische Befunde

Wie auch bei Ekel ist die Erforschung der Rolle von Wut in der Gesundheitskommunikation nicht besonders weit verbreitet. Entsprechend besteht ein Mangel an ausdifferenzierten und gesicherten Erkenntnissen zur Relevanz und Wirkung von Wut beim Zustandekommen von gesundheitsrelevanten Einstellungen, Intentionen und Verhaltensweisen. Bisher existieren, mit Bezug auf die gerade erwähnten Faktoren, sowohl Hinweise für eine hemmende als auch für eine fördernde Wirkung von Wut. Dillard und Shen (2005) etwa identifizierten in ihrer Studie zur Rolle von Reaktanz im Kontext gesundheitskommunikativer Maßnahmen, genauer zur Benutzung von Zahnseide sowie zum verantwortungsvollen Umgang mit Alkohol, Wut als eine Komponente von Reaktanz, die zur Ablehnung einer Botschaft führen kann. In Extremfällen resultiert aus Reaktanz ein Verhalten, dass entgegengesetzt zum intendierten und kommunizierten Verhalten steht (maladaptiv). Die Ergebnisse der Autoren wurden bereits mehrfach bestätigt, so z. B. in einer Studie von Quick und Stephenson (2007) zum Thema HIV-Prävention (Kondombenutzung). Während Reaktanz und die damit verbundenen negativen Folgen für die Wirkung von Gesundheitskommunikation nicht zu vernachlässigen sind, gibt es aber auch Hinweise für mögliche positive Effekte von Wut im Zusammenhang mit persuasiven Botschaften. So wurde etwa belegt, dass ein höheres Niveau von Wut einerseits eine Förderung des analytischen Denkens in Bezug auf starke versus schwache Argumente zur Folge hat und darüber hinaus vor allem Menschen mit einem geringen Bedürfnis oder fehlender Motivation zur Auseinandersetzung mit Informationen (*need for cognition*) zu einer intensiven Verarbeitung anregt (Moons und Mackie 2007). In einer Studie zur Wirkung verschiedener Rahmungen von Gesundheitsbotschaften im Kontext von gesunder Ernährung konnte außerdem gezeigt werden, dass Personen, die mit einer Wut auslösenden Botschaft in Kombination mit Gewinn-Framing konfrontiert wurden, mehr Portionen Obst und Gemüse aßen als Personen in der Verlust-Frame-Gruppe (Gerend und Maner 2011). Es gibt also, trotz der potenziell negativen Effekte von Wut auf das Verhalten, durchaus Hinweise auf potenziell sinnvolle Einsatzmöglichkeiten für wuterregende Reize.

4 Selbstbewusste Emotionen – Verlegenheit, Scham & Schuld

4.1 Theoretischer Hintergrund

Viele Emotionen wie Freude, Angst, Wut, Ekel oder Überraschung werden durch Dinge ausgelöst, die dem Individuum selbst oder in seiner direkten Umgebung geschehen. Dies ist für die im Folgenden beschriebenen Emotionen anders, da diese zusätzlich eine Bewertung der eigenen Person widerspiegeln. Verlegenheit, Scham und Schuld werden ausgelöst, wenn eine Person hinter ihren eigenen oder den (antizipierten) Erwartungen anderer zurückbleibt und glaubt, diese nicht oder nur in ungenügendem Maße zu erfüllen. Dabei überschneiden sich die Erfahrungen, die mit den spezifischen Emotionen in Verbindung gebracht werden, mitunter stark, womit eine klare Trennung nicht immer ohne weiteres möglich ist (Kalat und Shiota 2012, S. 254–266).

(1) *Verlegenheit* entsteht immer dann, wenn ein Individuum plötzlich auf Grund eines Fehlers, Missgeschicks, fehlender Handlungskompetenz oder auch aus einem erfreulichen Anlass (z. B. ein Geburtstagsständchen in der Öffentlichkeit) im Mittelpunkt steht und auf das in der Regel ein unerwartetes Maß an Aufmerksamkeit durch die soziale Umgebung folgt. Typische situative Umstände, die mit Verlegenheit in Verbindung gebracht werden, sind z. B. schlechte Leistungen, Ungeschicklichkeit, ein unangemessenes Erscheinungsbild, Störung der eigenen Intimsphäre durch andere oder der Intimsphäre anderer durch das Individuum sowie ein ungewolltes im Mittelpunkt stehen. Um die als unangenehm empfundene Situation aufzulösen und die entstandene soziale Aufmerksamkeit zu dämpfen, wird bei vielen Personen dann sogenanntes „freundlich-unterwürfiges" Verhalten motiviert.

(2) *Scham* kann wie Verlegenheit entstehen, wenn ein Individuum etwas seiner Ansicht nach Falsches tut. Im Gegensatz zu Verlegenheit ziehen Personen zur Erklärung der schamauslösenden Verfehlung nicht situative Faktoren heran, sondern attribuieren auf allgemeine und stabile Unzulänglichkeiten des Selbst. Scham tritt am häufigsten dann auf, wenn eine Person nicht in der Lage ist oder das Gefühl hat, nicht in der Lage zu sein, die eigenen Erwartungen oder die Erwartungen anderer zu erfüllen. Zu den Erlebnissen und Kontexten, die mit Scham in Verbindung gebracht werden, gehören schlechte Leistungen (siehe Verlegenheit), das Verletzen der Gefühle anderer, Lügen und das Nichterfüllen (können) eigener oder fremder Erwartungen.

(3) *Schuld* entsteht, wenn ein Individuum etwas tut, dass andere verletzt. Sie ist wie Scham eng verbunden mit dem Gefühl des Versagens und ist die Folge einer Fehlreaktion, einer Pflichtverletzung oder eines Fehltritts (Handeln entgegen der Moral). Während Scham durch eine negative Bewertung des Selbst charakterisiert ist („ich bin ein schlechter Mensch"), bezieht sich Schuld auf die negative Bewertung des Verhaltens in einem konkreten Kontext („ich habe mich falsch verhalten"). Die aus einer Schuld resultierenden Zweifel und Vorwürfe führen

bei den betroffenen Personen zu einem Reuegefühl verbunden mit dem Wunsch, das Geschehene wiedergutzumachen oder eine Wiederholung des Fehlverhaltens zu verhindern. Hier unterscheidet sich die Schuld auch von Bedauern: Wenn man anderen schadet, empfindet man Schuld, wenn man sich selbst schadet, empfindet man Bedauern. Zu den Handlungen und Erlebnissen, die typischerweise ein Gefühl von Schuld nach sich ziehen, gehören bspw. Pflichtverletzungen, Lügen, Betrügen, Stehlen, das Vernachlässigen von Freunden oder Geliebten sowie Untreue.

Wie bereits deutlich wurde, existieren sowohl theoretisch als auch im Hinblick auf auslösende Faktoren und Wirkungen zum Teil Überschneidungen zwischen den einzelnen Emotionen – dies erstreckt sich insbesondere auch auf die mimische Reaktion und das subjektive Empfinden. Aus diesem Grund gibt es in der wissenschaftlichen Auseinandersetzung eine andauernde Diskussion darüber, ob Verlegenheit, Scham und Schuld überhaupt als eigenständige Emotionen gesehen werden können, oder sie nicht doch eher nur verschiedene Facetten einer gemeinsamen (selbstbewussten) Emotion darstellen. Wenngleich die Unterschiede zwischen den oben beschriebenen Emotionen nicht besonders groß erscheinen, so kommen doch insbesondere auf Ebene der Auslöser als auch mit Blick auf die ablaufenden Attributionsvorgänge klare Spezifika zum Tragen, die für eine separate Betrachtung sprechen. Zur Messung der hier behandelten selbstbewussten Emotionen werden in Befragungen etablierte Skalen eingesetzt (Rüsch et al. 2007). Daneben können auch physiologische Messmethoden, die Erfassung des Gesichtsausdrucks sowie die Beobachtung von Verhalten Aufschluss über das emotionale Erleben von Verlegenheit, Scham und Schuld geben (Kalat und Shiota 2012, S. 259–265).

4.2 Empirische Befunde

Grundsätzlich ist die empirische Befundlage, ebenso wie bei Ekel und Wut, noch recht dürftig. Verlegenheit und Scham werden vor allem im Zusammenhang mit dem Aufschieben und Hinauszögern der Inanspruchnahme ärztlicher Betreuung untersucht. Einige Studien verwenden dabei qualitative Zugänge zur Erschließung spezifischer gesundheitlicher Probleme. Die untersuchten Themen haben meist ein gesteigertes Potenzial, Verlegenheit oder Scham auszulösen. Zu den immer wiederkehrenden Themen gehören insbesondere: Geschlechtskrankheiten (in diesem Zusammenhang auch häufig die Verwendung von Kondomen bei Jugendlichen und jungen Erwachsenen) sowie Brust-, Prostata- und Darmkrebsvorsorge. Welch Cline et al. (1992) identifizieren in ihrer Untersuchung Verlegenheit als eines der stärksten Hemmnisse für Personen, sich mit ihrem Partner über AIDS (und hier insbesondere die Folgen einer Infektion und die Möglichkeiten zur Prävention) zu unterhalten. Vor demselben thematischen Hintergrund konnten McCambridge und Consedine (2014) einen negativen Zusammenhang zwischen dem Empfinden von Scham und der Inanspruchnahme von professioneller Hilfe nachweisen. Auslöser von Scham waren hier vor allem die notwendige Offenbarung der letzten sexuellen

Kontakte sowie die möglicherweise notwendigen körperlichen Untersuchungen zur Diagnose sexuell übertragbarer Krankheiten. Ähnliches gilt auch für Brustkrebsvorsorge. In einem Überblick bestehender Studien zum Zusammenhang von Verlegenheit und dem Aufschieben der Behandlung von Brustkrebs finden Neishaboury et al. (2015) entsprechende Hinweise auf die hemmende Wirkung von Verlegenheit auf die Inanspruchnahme von medizinischer Vorsorge und Hilfe. In einer Studie zur Rolle von Verlegenheit in der Darmkrebsvorsorge (Consedine et al. 2011) entdeckten die Autoren bspw. zwei verschiedene Dimensionen von Verlegenheit, die sich auf (1) die Untersuchung des Rektums und fäkale Aspekte sowie (2) ein unerwünschtes bzw. zu hohes Maß an Intimität zwischen Arzt und Patient bezogen. Wichtigste Erkenntnis der Studie: höhere fäkale/rektale Verlegenheit reduzierte die Wahrscheinlichkeit der Teilnahme an einer Darmkrebsvorsorgeuntersuchung.

Da Emotionen wie Scham und Schuld zum Teil schwer voneinander zu trennen sind, werden gerade diese beiden Emotionen gerne zusammen untersucht. Bspw. verglichen Boudewyns et al. (2013) in ihrer Studie die Wirksamkeit von Scham- versus Schuldappellen in Gesundheitsbotschaften zu sexuell übertragbaren Krankheiten. Die Ergebnisse zeigen, dass die verwendeten Schamappelle negative Folgen, wie Wut und das Empfinden, manipuliert zu werden, hatten. Für Schuldappelle konnten dagegen keine negativen Wirkungen nachgewiesen werden. Die Autoren sprechen sich deshalb für Schuld- und gegen Schamappelle in Gesundheitsbotschaften aus. In einer weiteren Studie verglichen Duhachek et al. (2012) die Wirkung von Scham- und Schuldappellen in Kombination mit Gewinn- und Verlust-Frames in Gesundheitsbotschaften zu verantwortungsvollem Trinkverhalten. Die Autoren zeigen, dass Gewinn-Frames in Kombination mit Schuldappellen am effektivsten sind, wohingegen Verlust-Frames die überzeugende Wirkung der Schamappelle erhöhen.

5 Zusammenfassung

Ekel, Wut sowie Verlegenheit, Scham und Schuld werden in der Gesundheitskommunikation immer wieder gerne eingesetzt, um die in den meisten gesundheitskommunikativen Maßnahmen angestrebte Einstellungs- und Verhaltensänderungen zu unterstützen. Ebendeshalb ist es verwunderlich, dass gerade diesen Emotionen, im Vergleich zu Furchtappellen, nicht mehr Aufmerksamkeit in der wissenschaftlichen Forschung zuteil wird. Wie in den einzelnen Abschnitten zu den empirischen Befunden deutlich wurde, gibt es, mit Blick auf die Determinanten gesundheitsrelevanten Verhaltens, sowohl Hinweise für einen fördernden als auch hemmenden Einfluss der hier behandelten Emotionen. Ein potenziell wichtiger Faktor ist dabei die jeweilige Stärke des emotionalen Reizes. Während Appelle mit geringem bis moderatem emotionalem Niveau die intendierten Einstellungs- und Verhaltensänderungen fördern (*adaptiv*), scheint ein zu hohes Maß gegenteilige Effekte zu begünstigen, was sich in einer Ablehnung der Botschaft oder gar in Verhalten entgegen der kommunizierten Empfehlungen niederschlagen kann (*maladaptiv*). Bei der Gestaltung von Kampagnen sollten insbesondere die potenziellen negativen Effekte solcher Appelle bedacht werden. Idealerweise werden die Maßnahmen vor dem Einsatz mit der entsprechenden Zielgruppe auf deren Wirksamkeit geprüft. Darüber hinaus müssen, insbesondere bei den hier behandelten Emotionen, immer auch moralische sowie ethische Aspekte berücksichtigt werden, um bspw. eine mögliche Bloßstellung oder Stigmatisierung betroffener Personen zu verhindern. Es bleibt zu hoffen, dass weitere Studien zusätzliche Erkenntnisse in diesem Bereich liefern können, damit Ekel-, Wut- sowie Verlegenheits-, Scham- und Schuldappelle zum einen in angemessenem Maße und zum anderen nur dann eingesetzt werden, wenn sie der intendierten Wirkung auch tatsächlich zuträglich sein können.

Literatur

Berkowitz, L. (1990). On the formation and regulation of anger and aggression: A cognitive-neoassociationistic analysis. *American Psychologist, 45*(4), 494–503. https://doi.org/10.1037/0003-066X.45.4.494.

Bosch, C., Schiel, S., & Winder, T. (2006). *Emotionen im Marketing*. Wiesbaden: Gabler/Deutscher Universitäts-Verlag.

Boudewyns, V., Turner, M. M., & Paquin, R. S. (2013). Shame-Free Guilt Appeals: Testing the emotional and cognitive effects of shame and guilt appeals. *Psychology & Marketing, 30*(9), 811–825.

Collymore, N. N., & McDermott, M. R. (2015). Evaluating the effects of six alcohol-related message frames on emotions and intentions: The neglected role of disgust. *Journal of Health Psychology*. https://doi.org/10.1177/1359105314567910.

Consedine, N. S., Ladwig, I., Reddig, M. K., & Broadbent, E. A. (2011). The many faeces of colorectal cancer screening embarrassment: Preliminary psychometric development and links to screening outcome. *British Journal of Health Psychology, 16*(3), 559–579. https://doi.org/10.1348/135910710X530942.

Dillard, J. P., & Shen, L. (2005). On the nature of reactance and its role in persuasive health communication. *Communication Monographs, 72*(2), 144–168. https://doi.org/10.1080/03637750500111815.

Duhachek, A., Agrawal, N., & Han, D. (2012). Guilt versus shame: Coping, fluency, and framing in the effectiveness of responsible drinking messages. *Journal of Marketing Research, 49*(6), 928–941. https://doi.org/10.1509/jmr.10.0244.

Europäische Kommission. (2005). Kommissionsentscheidung vom 26. Mai 2005 (inkl. Anhang). (Referenz-Nr.: C(2005) 1452 final). http://ec.europa.eu/health/tobacco/products/health-warnings/index_en.htm. Zugegriffen am 11.05.2017.

Europäisches Parlament. (2013). Tabakrichtlinie: Parlament handelt, um junge Menschen vom Rauchen abzuhalten. (Referenz-Nr.: 20140221IPR36632). Europäisches Parlament. http://www.europarl.europa.eu/pdfs/news/expert/infopress/20140221IPR36632/20140221IPR36632_de.pdf. Zugegriffen am 11.05.2017.

Gerend, M. A., & Maner, J. K. (2011). Fear, anger, fruits, and veggies: Interactive effects of emotion and message framing on health behavior. *Health Psychology, 30*(4), 420–423. https://doi.org/10.1037/a0021981.

Kalat, J., & Shiota, M. (2012). *Emotion*. Wadsworth: Cengage Learning.

Leshner, G., Bolls, P., & Wise, K. (2011). Motivated processing of fear appeal and disgust images in televised anti-tobacco ads. *Journal of Media Psychology, 23*(2), 77–89. https://doi.org/10.1027/1864-1105/a000037.

McCambridge, S. A., & Consedine, N. S. (2014). For whom the bell tolls: Experimentally-manipulated disgust and embarrassment may cause anticipated sexual healthcare avoidance among some people. *Emotion, 14*(2), 407–415. https://doi.org/10.1037/a0035209.

Moons, W. G., & Mackie, D. M. (2007). Thinking straight while seeing red: The influence of anger on information processing. *Personality and Social Psychology Bulletin*. https://doi.org/10.1177/0146167206298566.

Morales, A. C., Wu, E. C., & Fitzsimons, G. J. (2012). How disgust enhances the effectiveness of fear appeals. *Journal of Marketing Research (JMR), 49*(3), 383–393. https://doi.org/10.1509/jmr.07.0364.

Neishaboury, M., Davoodzadeh, K., & Karbakhsh, M. (2015). Does embarrassment contribute to delay in seeking medical care for breast cancer? A review. *Archives of Breast Cancer, 2*(3), 75–78.

Olatunji, B. O., Williams, N. L., Tolin, D. F., Abramowitz, J. S., Sawchuk, C. N., Lohr, J. M., et al. (2007). The disgust scale: Item analysis, factor structure, and suggestions for refinement. *Psychological Assessment, 19*(3), 281–297. https://doi.org/10.1037/1040-3590.19.3.281.

Quick, B. L., & Stephenson, M. T. (2007). Further evidence that psychological reactance can be modeled as a combination of anger and negative cognitions. *Communication Research, 34*(3), 255–276. https://doi.org/10.1177/0093650207300427.

Reevy, G. (2010). *Encyclopedia of emotion*. Santa Barbara: Greenwood.

Reynolds, L. M., McCambridge, S. A., Bissett, I. P., & Consedine, N. S. (2014). Trait and state disgust: An experimental investigation of disgust and avoidance in colorectal cancer decision scenarios. *Health Psychology, 33*(12), 1495–1506. https://doi.org/10.1037/hea0000023.

Rozin, P., & Fallon, A. E. (1987). A perspective on disgust. *Psychological Review, 94*(1), 23–41. https://doi.org/10.1037/0033-295X.94.1.23.

Rozin, P., Lowery, L., Imada, S., & Haidt, J. (1999). The CAD triad hypothesis: A mapping between three moral emotions (contempt, anger, disgust) and three moral codes (community, autonomy, divinity). *Journal of Personality and Social Psychology, 76*(4), 574–586. https://doi.org/10.1037/0022-3514.76.4.574.

Rozin, P., Haidt, J., & McCauley, C. R. (2008). Disgust. In M. Lewis, J. M. Haviland-Jones & L. F. Barrett (Hrsg.), *Handbook of emotions* (3. Aufl., S. 757–776). New York: Guilford Press.

Rüsch, N., Corrigan, P. W., Bohus, M., Jacob, G. A., Brueck, R., & Lieb, K. (2007). Measuring shame and guilt by self-report questionnaires: A validation study. *Psychiatry Research, 150*(3), 313–325. https://doi.org/10.1016/j.psychres.2006.04.018.

Saarni, C., Campos, J. J., Camras, L. A., & Witherington, D. (2006). Emotional Development: Action, communication, and understanding. In N. Eisenberg (Hrsg.), *Handbook of child psychology* (S. 226–299). Hoboken: Wiley.

Scherer, K. R., & Wallbott, H. G. (1994). Evidence for universality and cultural variation of differential emotion response patterning. *Journal of Personality and Social Psychology, 66*(2), 310–328. https://doi.org/10.1037/0022-3514.66.2.310.

Shimp, T. A., & Stuart, E. W. (2004). The role of disgust as an emotional mediator of advertising effects. *Journal of Advertising, 33*(1), 43–53. https://doi.org/10.1080/00913367.2004.10639150.

Spielberger, C. D. (1988). *Manual for the State-Trait Anger Expression Scale (STAX)*. Odessa: Psychological Assessment Resources.

Welch Cline, R. J., Johnson, S. J., & Freeman, K. E. (1992). Talk among sexual partners about AIDS: Interpersonal communication for risk reduction or risk enhancement? *Health Communication, 4*(1), 39–56. https://doi.org/10.1207/s15327027hc0401_4.

Humorappelle in der Gesundheitskommunikation

Uta Schwarz und Doreen Reifegerste

Zusammenfassung
In der Werbekommunikation wird Humor als emotionales Stilmittel erfolgreich eingesetzt, um eine höhere Aufmerksamkeit, positivere Einstellungen, bessere Erinnerungswerte und letztlich auch Kaufintentionen zu wecken. Bei der Betrachtung von Humorappellen sind verschiedene Humorarten zu berücksichtigen, die mit unterschiedlichen Wirkungsweisen einhergehen können. Gesundheitsinformationen sind häufig ernst formuliert und enthalten Risikobotschaften, die Furcht auslösen sollen. Diese Botschaften können insbesondere bei Personen, die sich für Gesundheitsthemen und Risikobotschaften nicht interessieren oder sie (noch) nicht verstehen, dazu führen, dass die entsprechenden Botschaften abgelehnt werden. Der vorliegende Beitrag diskutiert, inwieweit Humorbotschaften bei diesen Bevölkerungsgruppen unter Umständen wirksamer sind als furchterregende Botschaften oder ernste Medienformate.

Schlüsselwörter
Humor · Humorarten · Humorwirkung · Mixed Emotions · Health Care Management · Gesundheitskommunikation

---

U. Schwarz (✉)
Fakultät Wirtschaftswissenschaften, Qualitätsmanagement/Kommunikation, Technische Universität Dresden, Dresden, Deutschland
E-Mail: Uta.Schwarz@tu-dresden.de

D. Reifegerste
Seminar für Medien- und Kommunikationswissenschaft, Erfurt, Deutschland
E-Mail: doreen.reiegerste@uni-erfurt.de

1 Einleitung

Immer mehr Konsumentinnen und Konsumenten fühlen sich von der Vielzahl an Informationen, die täglich auf sie einströmt, überlastet. Forscher und Forscherinnen schätzen allein die Anzahl der Werbeappelle, die einen Verbraucher am Tag erreichen, auf mehr als 1.500 (Hutter und Hoffmann 2011, S. 121). Im Wettbewerb um die Aufmerksamkeit der Zielgruppe setzen Werbetreibende in der klassischen Werbung zunehmend emotionale Werbebotschaften ein. Hierzu zählt insbesondere das Stilmittel Humor, mit dem es möglich ist, bei Rezipientinnen und Rezipienten positive Gefühle auszulösen und zugleich schneller eine persuasive Wirkung zu erzielen als mit Sachargumenten (Gleich 2010).

Im Gegensatz zur klassischen Werbung zielt Gesundheitskommunikation häufig nicht darauf ab, ein konkretes Produkt zu bewerben. Vielmehr soll es im Sinne des Social Marketing gelingen, Individuen zu einem gesunden Lebensstil und zur Umstellung ungesunder Verhaltensweisen zu motivieren. Hierbei werden häufig Furchtappelle eingesetzt, deren Wirksamkeit jedoch zunehmend in Frage gestellt wird (Hastall 2012, siehe auch den Beitrag von Ort, Kap. ▶ „Furchtappelle in der Gesundheitskommunikation" in diesem Band). Aus der Präventionsforschung liegen inzwischen Befunde vor, dass Botschaften, die auf die Konsequenzen für die soziale Anerkennung unter Gleichaltrigen hinweisen, insbesondere bei jüngeren Zielgruppen wirksamer sind als solche, die gesundheitliche Risiken betonen (Reifegerste 2012; Keller und Lehmann 2008). Zudem könnten auch Mischformen relevant sein. Mukherjee und Dubé (2012) belegten beispielsweise experimentell, dass Printanzeigen für ein Sonnenschutzmittel die anvisierten persuasiven Effekte dann erzielten, wenn die Botschaft neben einem hohen Furchtlevel zusätzlich humorvolle Elemente enthielt, da hierdurch Abwehrreaktionen auf den als unangenehm empfundenen Furchtappell unterbunden werden konnten.

Vorliegender Beitrag soll klären, ob und unter welchen Rahmenbedingungen das Stilmittel Humor in der Gesundheitskommunikation Erfolg versprechend ist. Um sich der Antwort auf diese Frage zu nähern, befasst sich der Beitrag zunächst mit der Definition des Humorbegriffs und erklärt die Wirkungsweise humorvoller Werbung (Abschn. 2). Abschn. 3 überträgt die Erkenntnisse der klassischen Humorforschung sodann auf die Gesundheitskommunikation, indem Befunde empirischer Studien zum Einsatz verschiedener Humorarten und zur Wirkung in unterschiedlichen Medien sowie bei unterschiedlichen Zielgruppen wiedergegeben werden. Abschn. 4 fasst schließlich die bisher vorliegenden Erkenntnisse zum Einsatz von Humor in der Gesundheitskommunikation zusammen und leitet Implikationen für die im Gesundheitssektor tätigen Akteurinnen und Akteure ab.

2 Definition des Humorbegriffs und Wirkungsweise humorvoller Werbung

2.1 Begriffsabgrenzung

Seit über 2000 Jahren befassen sich Wissenschaftlerinnen und Wissenschaftler der Philosophie, Psychologie, Kommunikationswissenschaft, Anthropologie, Medizin und Ökonomie aus ganz unterschiedlichen Perspektiven mit Humor. Das interdisziplinäre Interesse an dem Konstrukt Humor vermag zu erklären, dass bis heute keine einheitliche Definition des Humorbegriffs existiert. Grundsätzlich besteht jedoch darin Einigkeit, dass es eine subjektorientierte und eine objektorientierte Sichtweise auf den Humorbegriff gibt. *Subjektorientierte Ansätze* betrachten einen Stimulus dann als humorvoll, wenn es ihm gelingt, ein Lächeln bzw. Lachen beim Umworbenen auszulösen. Im Mittelpunkt stehen demnach die bei einem Rezipienten durch eine Botschaft ausgelösten Reaktionen (Mobbs et al. 2003). *Objektorientierte Ansätze* definieren Humor hingegen anhand der Art des eingesetzten Stimulus (z. B. Satire, Wortspiel; vgl. Kelly und Solomon 1975). Aus der objektorientierten Sichtweise heraus ergibt sich die Notwendigkeit, verschiedene Arten humorvoller Werbung voneinander abzugrenzen.

Die bislang umfangreichste Humortaxonomie stammt von Speck (1990). In der *Humorous Message Taxonomy* (Abb. 1) unterscheidet er, abgeleitet aus den zentralen Humorentstehungsmechanismen, zwischen den Humorarten widersprüchlicher Humor, aggressiver Humor, warmherziger Humor (sentimentale Komik, sentimentaler Humor) und der vollständigen Komik. *Widersprüchlicher Humor* beruht ausschließlich auf dem Prinzip der Inkongruenz-Auflösung. Enthält eine Werbung widersprüchliche Elemente (z. B. einen Gegensatz von Slogan und Bildmotiv oder ein Wortspiel), so löst dies beim Rezipienten oder der Rezipientin einen Überraschungseffekt und eine Aufmerksamkeitswirkung aus. Gelingt es den Umworbenen, die widersprüchlichen Informationen zu entschlüsseln, löst sich die aufgebaute innere Anspannung auf, was letztlich in einem erleichternden Lachen resultiert.

Aggressiver Humor kombiniert das Prinzip der Inkongruenz-Auflösung mit dem Prinzip der Superiorität. Diese Art von Humor enthält zusätzlich zu widersprüchlichen Elementen auch herabsetzende Elemente, mit denen die Darsteller, eine Institution etc. auf spöttische Art und Weise abgewertet und belächelt werden. Rezipienten fühlen sich hierdurch dem Darsteller oder der Darstellerin in der Werbung scheinbar überlegen. Das hieraus resultierende Lachen kann daher als eine Art des Triumphes betrachtet werden.

Die sentimentale Komik und der sentimentale Humor werden von Schwarz und Hoffmann (2011) als Formen des warmherzigen Humors bezeichnet. Die *sentimentale Komik* kombiniert inkongruente Elemente mit dem Mechanismus der Erregungs-Gefahrlosigkeit. Das Prinzip der Erregungs-Gefahrlosigkeit weckt beim Betrachter einer Werbung zunächst leicht negative Emotionen (z. B. Sorge um einen sympathischen Akteur, der in eine gefährliche Situation gerät). Die hierdurch aufgebaute Spannung löst sich auf und zieht ein Lachen nach sich, sobald die Betrachter erkennen,

	Entstehungsmechanismen von Humor		
	Inkongruenz-Auflösung	Erregung-Gefahrlosigkeit	Superiorität
Widersprüchlicher Humor	X		
Sentimentaler Humor		X	
Sentimentale Komik	X	X	
Aggressiver Humor	X		X
Vollständige Komik	X	X	X

Abb. 1 Humorklassifikation nach Speck (1990) (Quelle: Eigene Darstellung)

dass es ein Happy End geben wird. Der *sentimentale Humor* basiert ausschließlich auf dem Prinzip der Erregung-Gefahrlosigkeit. Positiv emotionale Stimuli wie Musik oder kleine Kinder vermitteln den Rezipientinnen und Rezipienten von Beginn an das Gefühl, dass die Botschaft zu einem positiven Ende führt. Als eine Humorart, die schließlich alle drei Entstehungsmechanismen miteinander verbindet, bezeichnet Speck (1990) schließlich die *vollständige Komik*.

2.2 Humorwirkungen

Die Wirkungsweise humorvoller Werbung lässt sich aus einer kognitiven und einer affektiven Sichtweise heraus erklären (Schwarz und Hoffmann 2009). Der *kognitive Ansatz* setzt beim Prinzip der Inkongruenz-Auflösung an. Er basiert auf der Annahme, dass die in einer humorvollen Botschaft enthaltenen widersprüchlichen Elemente zunächst die Aufmerksamkeit der Betrachter auf sich ziehen. Um die Inkongruenz auflösen zu können, bedarf es einer intensiven Beschäftigung mit dem Botschaftsinhalt, was sich wiederum positiv auf die Einstellung der Betrachter zur Werbemaßnahme und den darin beworbenen Produkten, Dienstleistungen oder Verhaltensweisen auswirkt.

Aus *affektiver Sicht* kann Humor dazu beitragen, dass der Betrachter oder die Betrachterin einer Botschaft davon abgelenkt wird, über Gegenargumente zu den in einer Werbebotschaft vermittelten Informationen nachzudenken (Moyer-Gusé et al. 2011). Anders als in der klassischen Werbekommunikation, wo Botschaften dazu dienen, die Umworbenen von den Vorteilen eines Produktes zu überzeugen („Kaufen Sie Kaffee XY"), zielt die Gesundheitskommunikation häufig darauf ab, einem Individuum nahe zu legen, bestimmte Verhaltensweisen nicht oder nicht mehr zu zeigen („Wer raucht, schadet der Gesundheit"). Gesundheitsappelle vermitteln, auch wenn sie nicht mit Furchtappellen arbeiten, häufig ein Gefühl der wahrgenommenen Bedrohung. Das Stilmittel Humor löst hingegen positive emotionale Reaktionen aus (z. B. Spaß, Vergnügen), was mit unmittelbaren Effekten auf die Informationsverarbeitung verbunden ist. Individuen streben danach, die durch den Humor ausgelöste Stimmung nicht zu verlieren, weshalb die Motivation, nach Gegenargumenten zu suchen, reduziert wird.

Um zu erklären, wie humorvolle Elemente in Kombination mit Furchtappellen wirken, soll zunächst der Wirkungspfad eines Furchtappells beschrieben werden (Abb. 2; vgl. hierzu auch den entsprechenden Beitrag von Ort, Kap. ▶ „Furchtappelle in der Gesundheitskommunikation" in diesem Band). Enthält eine Botschaft ausschließlich als bedrohlich wahrgenommene Elemente, so erzeugt dies beim Rezipienten Furcht, was eine negative Erregung nach sich zieht. Der Werbeappell erzielt häufig nicht die anvisierte Wirkung, sondern führt zu Abwehrreaktionen. Enthält eine Botschaft zusätzlich zum Furchtapell humorvolle Elemente, wirkt der Humor als moderierende Variable zwischen der negativen Erregung und der Einstellung zur Werbebotschaft. Humor dient in diesem Fall als sogenannter Safety Cue, d. h. als sicherer Rahmen, der es vermag, das Gefühl der wahrgenommenen Bedrohung zu minimieren (Alden et al. 2000).

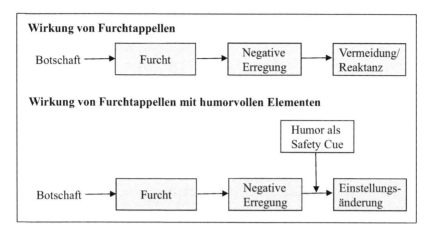

Abb. 2 Moderierender Effekt von Humor auf die Wirkung von Furchtappellen (Quelle: Eigene Darstellung in Anlehnung an Alden et al. 2000)

3 Empirische Befunde zum Einsatz von Humorbotschaften

3.1 Arten von Humorappellen

Aufgrund der beschriebenen positiven Wirkungen von Humorappellen in der Werbekommunikation liegt es nahe, diese Effekte auch auf Präventionsbotschaften zu übertragen. Es lässt sich vermuten, dass auch bei Anzeigen zur Gesundheit Humor die Aufmerksamkeit, die Verarbeitungstiefe, die Beliebtheit und Verbreitung sowie auch die Akzeptanz für die dargestellten Aussagen erhöhen kann (Blanc und Brigaud 2014).

Für eine Betrachtung von Humorappellen in der Gesundheitskommunikation kann man zunächst unterscheiden, auf welchen Aspekt der Präventionsbotschaften sich der Humor bezieht, da dies mit unterschiedlichen Wirkungen einhergeht. Der Humor kann dabei mit dem *Risikoverhalten* oder der negativen Konsequenz des Risikoverhaltens verbunden sein. So können Raucherinnen und Raucher als lächerlich dargestellt werden (Lee und Ferguson 2002) oder die Folgen einer ungewollten Schwangerschaft (Moyer-Gusé et al. 2011) können als Witz präsentiert werden. Die humorvolle Darstellung des Risikoverhaltens kann allerdings zu einer Stigmatisierung der Betroffenen führen (McNicol und Weaver 2013). Diese nicht-intendierten Effekte können u. a. bei einer humorvollen Darstellung von Übergewicht (Kim und Willis 2007) auftreten. Die lächerliche Darstellung der gesundheitsschädlichen Konsequenzen kann dazu führen, dass das Risiko trivial erscheint und als unproblematisch eingeschätzt wird (McGraw et al. 2015). So führte die humorvolle Darstellung einer ungewollten Schwangerschaft zu höherer Bereitschaft zu ungeschütztem Geschlechtsverkehr als die ernsthafte Präsentation dieser Konsequenz (Moyer-Gusé et al. 2011). Moyer-Gusé et al. (2011) empfehlen daher, dass sich Humor in einer Präventionsbotschaft eher auf andere Aspekte als die riskanten Folgen des Verhaltens beziehen soll.

Eine andere Variante des Humorappells besteht darin, nicht die Risikoinformationen, sondern die *Bewältigungsstrategien* (bspw. bei einer Krebserkrankung; Holmes 2013) oder die Schutzmaßnahmen zur Vorbeugung humorvoll darzustellen (z. B. in Form eines Comics zur Sonnencremenutzung; Mukherjee und Dubé 2012). Werden Risikoinformation und Humorbotschaft kombiniert, können sich die Wirkungen von Furcht und Humor aufgrund des beschriebenen sicheren Rahmens gegenseitig verstärken. Mukherjee und Dubé (2012) konnten in ihrer Studie zeigen, dass die humorvolle Darstellung der Schutzmaßnahme insbesondere bei hoher Furchterregung (durch eine Risikoinformation) zu einer positiveren Einstellung und einer höheren Nutzungsintention gegenüber Sonnenschutzcreme führt. Somit kann die humorvolle Darstellung die häufig auftretenden Abwehrreaktionen gegenüber einem klassischen Furchtappell reduzieren und daher die Persuasionskraft von Präventionsbotschaften erhöhen (Blanc und Brigaud 2014).

Da sich Humor bereits für Patientinnen und Patienten in Behandlung, pflegende Angehörige oder medizinisches Personal (Sparks Bethea et al. 2000; Wanzer et al. 2005) als effektive Bewältigungsstrategie erwies, lässt sich vermuten, dass auch eine entsprechende Verwendung in der Gesundheitskommunikation mit positiven Wirkungen verbunden ist. Dementsprechend finden sich bereits zahlreiche Comics, die humorvoll über den Umgang mit einer AIDS-, Krebs- oder Diabeteserkrankung informieren (Lo-Fo-Wong et al. 2014). Ein ähnlicher Mechanismus wird auch bei Entertainment-Education-Strategien genutzt (vgl. hierzu auch den Beitrag von Lubjuhn und Bouman, Kap. ▶ „Die Entertainment-Education-Strategie zur Gesundheitsförderung in Forschung und Praxis" in diesem Band). Hierbei werden gesundheitsförderliche Botschaften durch die Handlungen und Dialoge in Unterhaltungsserien (z. B. AIDS-Erkrankung in einer Fernsehserie) integriert (Lampert 2003). Die Rezipienten und Rezipientinnen können so im Rahmen ihrer alltäglichen Mediennutzungsgewohnheiten über Gesundheitsthemen informiert werden, ohne dass sie diese per se als „uninteressant", belehrend oder furchterregend ablehnen.

Während die humorvolle Präsentation von Risikoverhalten oder Betroffenen wie beschrieben zu einer Stigmatisierung führen kann, kann die witzige Darstellung der Schutzmaßnahmen dabei helfen, Schamgefühle zu überwinden (Yoon 2015). Sowohl der bekannte Fernsehspot („Tina, wat kosten die Kondome?" von 1989) als auch die „Mach's mit"-Kampagne „Obst & Gemüse" der Bundeszentrale für gesundheitliche Aufklärung zur AIDS-Prävention zeigen, dass mit Humor ein Tabubruch möglich ist, der die Anschlusskommunikation über die Verwendung von Kondomen erleichtert. Diese positive Wirkung der leichteren kognitiven Auseinandersetzung wird zusätzlich vom Viralitätseffekt von Humor verstärkt, der sich insbesondere in sozialen Medien deutlich erkennen lässt (Evers et al. 2013).

Obwohl die in Abschn. 2 beschriebenen unterschiedlichen Humorarten in der Werbekommunikation bereits intensiv untersucht wurden (Schwarz et al. 2015; Müller et al. 2012; Schwarz und Hoffmann 2009), hat diese Unterscheidung in der Gesundheitskommunikation bisher wenig Beachtung gefunden. Die Unterscheidung zwischen aggressivem und warmherzigem Humor lässt sich auch auf Humorappelle in der Gesundheitskommunikation übertragen. So ist die lächerliche Darstellung von Risikoverhalten oder Risiken als aggressiver Humor einordnen, während die witzige Darstellung von Schutz- und Bewältigungsmaßnahmen meist dem widersprüchlichen oder warmherzigen Humor entspricht. Dementsprechend können auch die jeweiligen Wirkungsmechanismen auf die Gesundheitskommunikation übertragen werden. Lee et al. (2015) haben daher anhand einer Alkoholkampagne getestet, wie sich Humorbotschaften, die die Betroffenen selbst herabsetzen (eher warmherziger Humor) von solchen unterscheiden, die andere herabsetzen (und damit eher dem aggressiven Humor entsprechen). Ihre Ergebnisse zeigen, dass die Humorart, abhängig von dem persönlichen Alkoholnutzungsmuster, einen Effekt auf die Wahrnehmung subjektiver Normen und Intentionen zum Alkoholkonsum hat. Für Binge-Trinker, die ein eher niedriges persönliches Investment in den Alkoholkonsum aufwiesen, reduzierten die aggressiven Humorbotschaften die wahrgenommene Akzeptanz und die Verhaltensabsichten von übermäßigem Alkoholkonsum.

3.2 Zielgruppen

Aus den beschriebenen Wirkungsmechanismen in der Werbekommunikation lässt sich schlussfolgern, dass Humorappelle insbesondere für solche Zielgruppen geeignet sind, die sich durch andere Formen von Gesundheitsinformationen nicht erreichen lassen, da sie entweder nicht an Gesundheitsthemen interessiert sind oder auf andere Botschaftsformen (z. B. Furchtappelle) mit Reaktanz oder Unverständnis reagieren würden (Reifegerste 2014). Dies trifft insbesondere für Jugendliche zu (Reifegerste 2015), lässt sich aber auch für andere Bevölkerungsgruppen (u. a. Männer, bestimmte Ethnien oder Kinder) feststellen. Bei ihnen kann es mit Humorappellen gelingen, Aufmerksamkeit zu erzeugen (Lee und Ferguson 2002). Humorvolle Werbungen wurden unabhängig vom Gesundheitsthema und dem Geschlecht der Rezipientinnen und Rezipienten länger betrachtet als nicht-humorvolle Werbungen (Blanc und Brigaud 2014). Auch wenn bislang kaum systematische Vergleiche für zielgruppenspezifische Wirkungen von Humorappellen in der Gesundheitskommunikation vorliegen, so lassen sich doch aus den bereits untersuchten Moderatorvariablen einige Rückschlüsse ziehen.

Lee und Ferguson (2002) untersuchten die Wirkung von Humorbotschaften zur Tabakprävention. Sie stellten fest, dass die humorvolle Darstellung der Risiken von Tabakkonsum (im Vergleich zu einem Furchtappell) bei *Jugendlichen* den Zusammenhang zwischen hoher Risikoaffinität und der Absicht zum Tabakkonsum reduziert. Hier scheint die beschriebene Verringerung der Abwehrreaktionen insbesondere für Jugendliche mit hoher Sensationslust wirksam zu sein.

Conway und Dubé (2002) konnten zudem zeigen, dass sich Humorbotschaften insbesondere für solche Personen eignen, deren Persönlichkeit eher maskulin geprägt ist. Sowohl bei Männern als auch bei Frauen mit einer *hohen Maskulinität* (als Persönlichkeitseigenschaft) erhöhte sich die Bereitschaft zur Kondom- bzw. Sonnencremenutzung nach dem Betrachten von humorvollen Präventionsspots. Bei Personen mit niedriger Maskulinität war dies hingegen nicht der Fall. Die Autoren argumentieren, dass maskulin geprägte Personen Distress vermeiden und daher auf Gefahreninformationen mit Ablehnung reagieren. Auch hier sind nach Einschätzung von

Conway und Dubé (2002) Humorappelle besser geeignet, um die Abwehrreaktion auf Furchtappelle zu umgehen.

Yoon (2015) untersuchte die Interaktion der Humorappellwirkung mit der *sozialen Ängstlichkeit* einer Person bei schambesetzten Gesundheitsthemen (wie psychischen oder sexuell übertragbaren Krankheiten). Die Studie konnte zeigen, dass humorvolle Darstellungen für diese Themen bei sozial ängstlichen Personen besonders wirksam waren, während sie von weniger sozial ängstlichen Personen weniger Aufmerksamkeit erhielten und Verhaltensintentionen weniger positiv beeinflussten.

Aus der Forschung zur Entertainment-Education-Strategie lässt sich außerdem ableiten, dass über die beschriebenen Zielgruppen hinaus auch *Kinder* oder bestimmte *Ethnien* besonders gut durch Humorbotschaften und damit einhergehende eher heuristische Verarbeitung erreicht werden können, da sie sich auch für andere unterhaltsame oder spielerische Medienformate interessieren (Lampert 2003).

3.3 Themen und Medienkanäle

Ein Überblick über die Gesundheits-bzw. Krankheitsthemen, für welche Humorappelle bereits untersucht wurden, lässt eine große Bandbreite erkennen (siehe Tab. 1).

Bislang lässt sich daraus aber noch nicht ableiten, ob Humorappelle für ein bestimmtes *Thema* besonders geeignet sind. Blanc und Brigaud (2014) konnten in einem systematischen Vergleich keinen Unterschied zwischen den drei Themen Alkoholkonsum, Rauchen und Übergewicht feststellen. Aus der Zusammenstellung der vorhandenen Studien lässt sich eher vermuten, dass sich der Einsatz der Humorbotschaften nach der Zielgruppe richtet, die besonders betroffen von einem Thema ist. Es lässt sich allerdings auch vermuten, dass bei bestimmten Themen, die mit Tod (wie Krebs oder Organspende) oder vielen Tabus verbunden sind, sorgfältig zwischen intendierten und unbeabsichtigten Effekten abgewogen werden sollte (Yoon 2015). Lewis et al. (2007b) sehen Humorappelle auch als Möglichkeit für Themen (wie Straßenverkehr oder Krankenhaushygiene), die von den Rezipienten eher als langweilig empfunden werden und deren Risiken weitgehend bekannt sind.

Tab. 1 Überblick zu in Humorapellen verwendeten Gesundheitsthemen

Gesundheitsthema	Studien
Sexuell übertragbare Krankheiten	Conway und Dubé 2002; Evers et al. 2013; Moyer-Gusé et al. 2011; Yoon 2015
Straßenverkehr	Friemel und Bonfadelli 2014; Jäger und Eisend 2013; Lewis et al. 2007a, b
Alkoholkonsum	Blanc und Brigaud 2014; Lee 2010; Lee et al. 2015
Tabakkonsum	Blanc und Brigaud 2014; Lee und Ferguson 2002
Hautkrebsprävention	Conway und Dubé 2002; Mukherjee und Dubé 2012
Krebsbewältigung	Holmes 2013; Lo-Fo-Wong et al. 2014
Ernährung, Übergewicht	Blanc und Brigaud 2014; Bleakley et al. 2015
Psychische Krankheiten	Yoon 2015

Auch bei einer Betrachtung der einzelnen *Medienkanäle* zeigt sich die große Variationsbreite der untersuchten Humorappelle. In den Studien wurden sowohl traditionelle Massenmedien (Print: Blanc und Brigaud 2014, TV: Conway und Dubé 2002) als auch neuere Medien wie Comics und Graphic Novels (Lo-Fo-Wong et al. 2014), Youtube-Videos (Paek et al. 2010) und soziale Medien (Evers et al. 2013) untersucht.

Während in den Massenmedien nur die Reichweite der Medien bekannt ist, kann in den sozialen Medien auch die Viralität und Anschlusskommunikation aufgrund von Humorbotschaften beobachtet werden. Humorvolle Botschaften werden häufiger kommentiert und weitergeleitet als sachliche Informationen. Evers et al. (2013) zeigen jedoch am Beispiel von Informationen über sexuelle Gesundheit, dass humorvolle Präventionsfilme in sozialen Medien zwar häufig verlinkt werden, aber dennoch die Privatsphäre für diese schambesetzten Themen unter Jugendlichen eine größere Rolle spielen kann.

4 Fazit

Zusammenfassend lässt sich schlussfolgern, dass die Humorwirkung stark davon abhängt, auf welchen Aspekt der Präventionsbotschaft sich der Humor bezieht und welche Humorart verwendet wird. Zusätzlich kann aber auch zielgruppenspezifisch und je nach Gesundheitsthema, Medienkanal und Informationsquelle variieren, was als lustig empfunden wird. Studien zu Humorappellen beinhalten daher meistens auch einen Manipulationscheck, der prüft, ob die intendierte Humorwirkung (entsprechend des subjektorientierten Ansatzes) überhaupt eingetreten ist (siehe u. a. Lee und Ferguson 2002; Mukherjee und Dubé 2012). Ebenso können auch nichtintendierte Humoreffekte auftreten, wenn Botschaften als humorvoll empfunden werden, obwohl dies nicht beabsichtigt war. So lässt sich beispielsweise für die Kommunikation im Rahmen des Pferdefleisch-Skandals vermuten, dass diese – anders als andere Lebensmittelskandale – eher humorvoll als furchterregend empfunden wurde (Mummer et al. 2015).

Neben den bereits beschriebenen nicht-intendierten Effekten der Stigmatisierung oder Trivialisierung können Humorbotschaften auch so aufmerksamkeitsbindend sein, dass Rezipientinnen und Rezipienten von der eigentlichen Botschaft abgelenkt werden (Stichwort: Vampireffekt) oder sie die Botschaft nicht verstehen. Zudem ist es möglich, dass eine humorvolle Darstellung bei Gesundheitsinteressierten oder Betroffenen, die auf der Suche nach ernsthaften Informationen sind, die Glaubwürdigkeit und das Vertrauen in die Quelle der Information reduziert. Bei der empirischen Untersuchung von Humorwirkungen ist auch zu berücksichtigen, dass sie in einem klassischen Studiendesign oder mit klassischen Instrumenten ggf. nicht erkannt werden, da sie, wie eingangs beschrieben, eher heuristisch verarbeitet werden (Conway und Dubé 2002). Eine explizit wahrgenommene Beeinflussung kann somit nicht erwartet werden.

Insgesamt liegen bisher noch wenig empirische Studien zu Humorappellen zu Gesundheitsthemen vor, so dass bislang auch noch keine Metaanalysen oder

Reviews dazu existieren. Einflussfaktoren der Wirkung von Humorbotschaften, die bereits aus der Werbekommunikation bekannt sind (wie Geschlecht, Kulturdimensionen; Schwarz und Hoffmann 2009), sind daher vielfach in der Gesundheitskommunikation noch nicht untersucht.

Literatur

Alden, D. L., Mukherjee, A., & Hoyer, W. D. (2000). The effects of incongruity, surprise and positive moderators on perceived humor in television advertising. *Journal of Advertising, 24*(2), 1–15.

Blanc, N., & Brigaud, E. (2014). Humor in print health advertisements: Enhanced attention, privileged recognition, and persuasiveness of preventive messages. *Health Communication, 29*(7), 669–677.

Bleakley, A., Jordan, A. B., Hennessy, M., Glanz, K., Strasser, A., & Vaala, S. (2015). Do emotional appeals in public service advertisements influence adolescents' intention to reduce consumption of sugar-sweetened beverages? *Journal of Health Communication, 20*(8), 938–948.

Conway, M., & Dubé, L. (2002). Humor in persuasion on threatening topics: Effectiveness is a function of audience sex role orientation. *Personality and Social Psychology Bulletin, 28*(7), 863–873.

Evers, C. W., Albury, K., Byron, P., & Crawford, K. (2013). Young people, social media, social network sites and sexual health communication in Australia: „This is funny, you should watch it". *International Journal of Communication, 7*, 18.

Friemel, T. N., & Bonfadelli, H. (2014). Rezeption und Wirkung der Kampagne Slow Down. Take it Easy 2009 bis 2012. In C. Klimmt, M. Maurer, H. Holte & E. Baumann (Hrsg.), *Verkehrssicherheitskommunikation. Beiträge der empirischen Forschung zur strategischen Unfallprävention* (S. 135–157). Wiesbaden: Springer.

Gleich, U. (2010). Emotionale Kommunikationsstrategien in der Werbung. *Media Perspektiven, 12*, 599–603.

Hastall, M. R. (2012). Abwehrreaktionen auf Gesundheitsappelle: Forschungsstand und und Praxisempfehlungen. In S. Hoffmann, U. Schwarz & R. Mai (Hrsg.), *Angewandtes Gesundheitsmarketing* (S. 281–296). Wiesbaden: Springer Gabler.

Holmes, M. S. (2013). Cancer comics: Narrating cancer through sequential art. *Tulsa Studies in Women's Literature, 33*(1), 147–162.

Hutter, K., & Hoffmann, S. (2011). Guerilla-Marketing: Nüchterne Betrachtung einer vieldiskutierten Werbeform. *Der Markt – International Journal of Marketing, 50*(2), 121–135.

Jäger, T., & Eisend, M. (2013). Effects of fear-arousing and humorous appeals in social marketing advertising: The moderating role of prior attitude toward the advertised behavior. *Journal of Current Issues & Research in Advertising, 34*(1), 125–134.

Keller, P. A., & Lehmann, D. R. (2008). Designing effective health communication: A meta-analysis. *Journal of Public Policy and Marketing, 27*(2), 117–130.

Kelly, J. P., & Solomon, P. J. (1975). Humor in television advertising. *Journal of Advertising, 4*(3), 31–35.

Kim, S.-H., & Willis, A. (2007). Talking about obesity: News framing of who is responsible for causing and fixing the problem. *Journal of Health Communication, 12*(4), 359–376.

Lampert, C. (2003). Gesundheitsförderung durch Unterhaltung? Zum Potenzial des Entertainment-Education-Ansatzes für die Förderung des Gesundheitsbewusstseins. *Medien & Kommunikationswissenschaft, 51*(3–4), 461–479.

Lee, M. J. (2010). The effects of self-efficacy statements in humorous anti-alcohol abuse messages targeting college students: Who is in charge? *Health Communication, 25*(8), 638–646.

Lee, M. J., & Ferguson, M. A. (2002). Effects of anti-tobacco advertisements based on risk-taking tendencies: Realistic fear vs. vulgar humor. *Journalism & Mass Communication Quarterly, 79*(4), 945–963.

Lee, J. Y., Slater, M. D., & Tchernev, J. (2015). Self-deprecating humor versus other-deprecating humor in health messages. *Journal of Health Communication, 20*(10), 1185–1195.

Lewis, I. M., Watson, B., White, K. M., & Tay, R. (2007a). Promoting public health messages: Should we move beyond fear-evoking appeals in road safety? *Qualitative Health Research, 17*(1), 61–74.

Lewis, I. M., Watson, B. C., Tay, R. S., & White, K. M. (2007b). The role of fear appeals in improving driver safety: A review of the effectiveness of fear-arousing (threat) appeals in road safety advertising. *International Journal of Behavioral Consultation and Therapy, 3*(2), 203–222.

Lo-Fo-Wong, D. N. N., Beijaerts, A., de Haes, H. C. J. M., & Sprangers, M. A. G. (2014). Cancer in full-colour: Use of a graphic novel to identify distress in women with breast cancer. *Journal of Health Psychology, 19*(12), 1554–1563.

McGraw, A. P., Schiro, J. L., & Fernbach, P. M. (2015). Not a problem: A downside of humorous appeals. *Journal of Marketing Behavior, 1*, 187–208. Available at SSRN 2569193.

McNicol, S., & Weaver, S. (2013). „Dude! You mean you've never eaten a peanut butter and jelly sandwich?!?" Nut allergy as stigma in comic books. *Health Communication, 28*(3), 217–225.

Mobbs, D., Greicius, M. D., Abdel-Azim, E., Menon, V., & Reiss, A. L. (2003). Humor modulates the mesolimbic reward centers. *Neuron, 40*(4), 1041–1048.

Moyer-Gusé, E., Mahood, C., & Brookes, S. (2011). Entertainment-education in the context of humor: Effects on safer sex intentions and risk perceptions. *Health Communication, 26*(8), 765–774.

Mukherjee, A., & Dubé, L. (2012). Mixing emotions: The use of humor in fear advertising. *Journal of Consumer Behaviour, 11*(2), 147–161.

Müller, S., Hoffmann, S., Schwarz, U., & Gelbrich, K. (2012). The effectiveness of humor in advertising: A cross-cultural study in Germany and Russia. *Journal of Euromarketing, 20*(1/2), 7–20.

Mummer, L., Wagner, J., Reifegerste, D., & Degen, M. (2015). Panikmache oder autonome Rezipienten. Müssen Lebensmittelskandale zwangsläufig zu Verunsicherung führen? In M. Schäfer, O. Quiring, C. Rossmann, M. Hastall & E. Baumann (Hrsg.), *Gesundheitskommunikation im Spannungsfeld medialer und gesellschaftlicher Wandlungsprozesse* (S. 223–234). Baden-Baden: Nomos.

Paek, H., Kim, K., & Hove, T. (2010). Content analysis of antismoking videos on YouTube: Message sensation value, message appeals, and their relationships with viewer responses. *Health Education Research, 25*(6), 1085–1099.

Reifegerste, D. (2012). *Zielgruppenspezifische Präventionsbotschaften: Implikationen evolutionärer Motive jugendlichen Risikoverhaltens*. Baden-Baden: Nomos.

Reifegerste, D. (2014). Gesundheitskommunikation für schwer erreichbare Zielgruppen. In K. Hurrelmann & E. Baumann (Hrsg.), *Handbuch Gesundheitskommunikation* (S. 170–181). Bern: Verlag Hans Huber.

Reifegerste, D. (2015). Präventionsbotschaften für Jugendliche. *Suchtmagazin, 41*(2), 30–33.

Schwarz, U., & Hoffmann, S. (2009). Unter welchen Bedingungen ist humorvolle Werbung erfolgreich? Ein Überblick zu den Moderatoren der Humorwirkung. *Wirtschaftswissenschaftliches Studium (WiSt), 7*, 344–349.

Schwarz, U., & Hoffmann, S. (2011). The effectiveness of sentimental comedy and sentimental humor in cross-cultural advertising: A comparison of German and Spanish print ads. In Proceedings of the EMAC conference 2011, 24–27.05.2011.

Schwarz, U., Hoffmann, S., & Hutter, K. (2015). Do men and women laugh about different types of humor? A comparison of satire, sentimental comedy, and comic wit in print ads. *Journal of Current Issues & Research in Advertising, 36*(1), 70–87.

Sparks Bethea, L., Travis, S. S., & Pecchioni, L. (2000). Family caregivers' use of humor in conveying information about caring for dependent older adults. *Health Communication, 12*(4), 361–376.

Speck, P. S. (1990). The humorous message taxonomy: A framework for the study of humorous ads. *Current Issues and Research in Advertising, 13*(1), 1–44.

Wanzer, M., Booth-Butterfield, M., & Booth-Butterfield, S. (2005). „If we didn't use humor, we'd cry": Humorous coping communication in health care settings. *Journal of Health Communication, 10*(2), 105–125.

Yoon, H. J. (2015). Humor effects in shame-inducing health issue advertising: The moderating effects of fear of negative evaluation. *Journal of Advertising, 44*(2), 126–139.

Testimonials in der Gesundheitskommunikation

Anja Kalch und Tino Meitz

Zusammenfassung

In der Gesundheitskommunikation werden Testimonials, die Erfahrungsberichte betroffener Personen umfassen, als Evidenz für gesundheitsbezogene Einstellungen oder Verhaltensweisen eingesetzt. Der vorliegende Beitrag betrachtet die Wirkung von testimonialbasierten Gesundheitsbotschaften unter Berücksichtigung inhaltlicher und formaler Darstellungsweisen und geht auf die zugrundeliegenden psychologischen Wirkungsprozesse ein.

Schlüsselwörter

Testimonialbasierte Evidenz · Sozial-kognitive Theorie · Psychologische Prozesse · Narrative Persuasion · Informierte Entscheidung · Prominenz

1 Formale und inhaltliche Differenzierungskriterien testimonialbasierter Evidenz

In einschlägigen Definitionen bildet ein Testimonial *persönliche Meinungen und Erfahrungen einzelner Personen* zu einem spezifischen Gesundheitsverhalten ab, um konkrete Evidenz z. B. für die Effektivität eines empfohlenen Gesundheitsverhaltens zu liefern und somit die Vermittlung von Informationen zu fördern (Braverman 2008;

A. Kalch (✉)
Institut für Medien, Wissen und Information – Rezeption und Wirkung, Universität Augsburg, Augsburg, Deutschland
E-Mail: anja.kalch@phil.uni-augsburg.de

T. Meitz
Lehrbereich Kommunikations- und Medienpsychologie, Friedrich-Schiller-Universität Jena, Jena, Deutschland
E-Mail: tino.meitz@uni-jena.de

de Wit et al. 2008; Winterbottom et al. 2008). Die Beschreibung des Testimonials dient dabei als Referenz für die eigene Situation der Rezipientinnen und Rezipienten und soll Analogieschlüsse ermöglichen (de Wit et al. 2008; Hoeken 2001; Rieke et al. 2005). Sowohl bezüglich Quantität als auch inhaltlicher und formaler Darstellung können Testimonials eine große Bandbreite aufweisen. Formal umfasst der Begriff Testimonial in der Gesundheitskommunikation kurze Zitate mit nur wenigen Worten einer Person in einem Nachrichtenbeitrag oder einem Informationsflyer, persönliche Stellungnahmen in Kampagnen sowie längere Anekdoten und Geschichten, die in Videoberichte oder Online-Entscheidungshilfen eingebunden werden (Bekker et al. 2013). Breite Ansätze, Testimonials zu definieren, betonen typischerweise die Evidenz für Analogieschlüsse: „Testimony is the statement of another person or agency that is used to support a claim" (Rieke et al. 2005, S. 126). Dem entgegen stehen engere Definitionen, die sowohl auf der Ebene der Darstellungsform als auch der Perspektive einschränken und häufig den typischsten Fall von persönlichen Geschichten in der Ich-Perspektive fokussieren (Keer et al. 2013; Winterbottom et al. 2008). Begrifflich bestehen Überschneidungen mit verwandten Konstrukten. Testimonialbasierte Evidenz wird in der Literatur häufig auch als Narration in der Ich-Perspektive (Green 2004; Winterbottom et al. 2008) oder anekdotische Evidenz (Hoeken 2001; Hoeken und Hustinx 2009; Slater und Rouner 1996) bezeichnet. Dabei ist zu berücksichtigen, dass testimonialbasierte Darstellungen zwar häufig eine narrative Form aufweisen, aber auch nicht-narrativ verfasst sein können.

Testimonials können auch als Beleg für generalisierende Argumente und als Basis für Inferenzschlüsse eingesetzt werden, wenn mehrere Testimonials als aggregierter Beleg aufgeführt werden (Rieke et al. 2005; Slater und Rouner 1996). In diesem Fall erfüllen Testimonials die Funktion von Fallbeispielen (Brosius 1999; Zillmann 2006; siehe hierzu auch den Beitrag von Peter, Kap. ▸ „Fallbeispiele in der Gesundheitskommunikation" in diesem Band).

Neben Patientinnen und Patienten sowie Betroffenen kommen in der Gesundheitskommunikation auch medizinisches Personal, Angehörige und sonstige Bezugspersonen oder pflegende Personen als Testimonials in Frage (Bekker et al. 2013). Testimonials können sowohl in der Ich-Perspektive (z. B. ein Patient, der über seine eigenen Erfahrungen berichtet) als auch in der dritten-Person (z. B. Ärzte, die über das Verhalten eines Patienten berichten) verfasst sein, wobei sich Darstellungen in der Ich-Perspektive als persuasiver erwiesen haben, obwohl sie tendenziell seltener vorkommen (Winterbottom et al. 2008). Möglich ist auch die Wiedergabe von Gesprächen und Diskussionen, beispielsweise zwischen Arzt und Patient (Bekker et al. 2013).

Inhaltlich können Testimonials darauf beschränkt sein, die Meinung dieser Person wiederzugeben („testimony of opinion"), oder selbst argumentativ Fakten, Statistiken, Beispiele oder Begründungen vermitteln („testimony of the fact"), wobei faktenbasierte Testimonials als argumentationsstärker betrachtet werden (Rieke et al. 2005, S. 126).

Auf der Ebene der gesundheitsbezogenen Zielsetzung ist unter anderem der Einsatz testimonialbasierter Evidenz in Entscheidungshilfen für Patienten, die medizinische Abwägungen möglichst differenziert darstellen (Feldman-Steward et al. 2006), von persuasiven Gesundheitsbotschaften zu unterscheiden (Dillard und Main 2013; Shaffer und Zikmund-Fisher 2013).

2 Testimonials als Orientierungshilfe bei gesundheitsbezogenen Entscheidungen

Testimonialbasierte Evidenz wird häufig in medizinischen Entscheidungshilfen eingesetzt, um den Patienten und Patientinnen eine informierte und partizipative Beteiligung an der medizinischen Versorgung zu ermöglichen (Dillard und Main 2013). In einer systematischen Analyse konnten Feldman-Steward et al. (2006) zeigen, dass 43 % der Entscheidungshilfen für medizinische Behandlungen und 20 % der Entscheidungshilfen im Bereich Screening individuelle Patientenerfahrungen beinhalten.

Für medizinische Entscheidungssituationen heben Elwyn et al. (2010) das Potential von Testimonials hervor, affektive Reaktionen einzuschätzen (siehe auch Dillard et al. 2010), Alternativen abzuwägen und Präferenzen zu entwickeln (siehe auch Bandura 1992; Wilson und Gilbert 2005). Testimonials in gesundheitsbezogenen Entscheidungshilfen dienen als Rollenvorbilder, wie sie die sozial-kognitive Theorie charakterisiert (für einen Überblick siehe Bandura 2001, siehe auch den Beitrag von Schemer und Schäfer, Kap. ▶ „Die Bedeutung der sozial-kognitiven Theorie für die Gesundheitskommunikation" in diesem Band), und ermöglichen ein stellvertretendes Erleben und Reflektieren der Situation (Bandura 1992; Elwyn et al. 2010). Diese Orientierung an den Meinungen und Erfahrungen anderer Personen ist ein üblicher Modus in Entscheidungssituationen, um Sicherheit für die eigenen Schlussfolgerungen zu gewinnen, vor allem wenn noch keine eigenen Erfahrungen dazu vorliegen (Elwyn et al. 2010; Redelmeier et al. 1993). Interviewstudien zeigen, dass testimonialbasierte Informationen von Betroffenen selbst als hilfreich eingeschätzt werden, um spezifische medizinische Entscheidungen, beispielsweise Impfentscheidungen von Eltern für Kinder (McMurray et al. 2004) und Prozesse wie Krebsvorsorge-Screenings (Bennett et al. 2015), nachzuvollziehen.

Der Einsatz von Testimonials im Bereich der medizinischen Entscheidungshilfen wird vor dem Hintergrund des persuasiven Einflusses aber auch kritisch diskutiert, da dieser über die reine Vermittlung von Informationen hinausgeht und entscheidungslenkend sein kann (Bekker et al. 2013; Fagerlin et al. 2005; Feldman-Steward et al. 2006; Winterbottom et al. 2008). Ein solcher narrativer Bias ist vor allem dann problematisch, wenn Patienten selbst ihre eigene Situation nicht korrekt einschätzen (Feldman-Steward et al. 2006; Newman 2003). Die Wirksamkeit von Testimonials in Entscheidungshilfen muss zudem vor dem Hintergrund rezipientenspezifischer Merkmale wie etwa der individuellen Gesundheitskompetenz (Jibaja-Weiss et al. 2011; Volk et al. 2008) betrachtet werden.

3 Effekte von Testimonials in persuasiven Gesundheitsbotschaften

In persuasiven Gesundheitsbotschaften dienen Testimonials dazu, Risiken zu vermitteln oder Verhaltensänderungen herbeizuführen. Zahlreiche empirische Studien zeigen, dass testimonialbasierte Präventionsbotschaften – im Vergleich zu statistischer oder faktenbasierter Evidenz – die Bereitschaft zu HIV-Tests (Rothman et al. 1999), Hepatitis-B-Impfungen (de Wit et al. 2008), Brustkrebsvorsorge (Kreuter et al. 1999) oder Darmkrebsscreening-Intentionen (Dillard und Main 2013) erhöhen können.

Zur Erklärung testimonialbasierter Persuasionseffekte finden sich in der Literatur zahlreiche Moderatoren und Mediatoren. Hierbei handelt es sich einerseits um formale und inhaltliche Merkmale des Testimonials wie beispielsweise die Lebhaftigkeit der Darstellung (Dillard und Main 2013) und Glaubwürdigkeit der Quelle (Reinard 1988) und andererseits um Merkmale und Verarbeitungsprozesse der Rezipientinnen und Rezipienten, beispielsweise den Verarbeitungsmodus (rational versus erfahrungsmäßig; Dillard und Hisler 2015). Der Schwerpunkt liegt dabei auf figurenbezogenen Wahrnehmungs- und Verarbeitungsprozessen (Dillard und Main 2013).

3.1 Ähnlichkeit zwischen Rezipient und Testimonial

Basierend auf der sozial-kognitiven Theorie wird angenommen, dass die Orientierung an stellvertretenden Erfahrungen von Rollenvorbildern wahrscheinlicher ist, wenn einerseits die Entscheidungs- bzw. Handlungssituation und andererseits personenbezogene Merkmale ähnlich sind und damit eine soziale Vergleichbarkeit gegeben ist (Anderson und McMillion 1995; Andsager et al. 2006; Bandura 1992, 2001). Ein positiver Effekt personenbezogener Ähnlichkeit zwischen Testimonial und Rezipient bzw. Rezipientin auf gesundheitsbezogene Einstellungen wurde empirisch für zahlreiche gesundheitsbezogene Fragestellungen gezeigt. So belegen Studien etwa einen positiven Einfluss wahrgenommener Ähnlichkeit auf die Effektivität von Präventionsbotschaften zu sicherem Sonnenschutzverhalten (Andsager et al. 2006) oder Selbstwirksamkeitserwartungen bei der Brustkrebsvorsorge (Anderson und Mcmillion 1995). Andere Studien finden jedoch keinen oder einen entgegengesetzten Effekt von Ähnlichkeit auf gesundheitsbezogene Einstellungen (für einen Überblick siehe de Graaf et al. 2016).

3.2 Selbstbezug testimonialbasierter Evidenz

Ein grundlegender Prozess für die Adaption des Verhaltens von Rollenvorbildern ist die Referenzierung der Situation des Testimonials auf die eigene Situation und bereits vorhandene Erfahrungen (Bandura 1992; de Graaf 2014; Hoeken 2001). Durch diesen Ich-Bezug wird die Situation des Rezipienten salienter (Green und Jenkins 2014). Empirische Ergebnisse zeigen, dass im Gegensatz zu faktenbasierter Evidenz testimonialbasierte Evidenz zu einer stärkeren Reflexion und Adaption der Situation des Testimonials auf die eigene Situation führt, wodurch beispielsweise Risikowahrnehmungen für Hautkrebs und präventive Verhaltensintentionen (Dunlop et al. 2010) oder die Risikowahrnehmung für Darmkrebs (de Graaf 2014) erhöht werden können. Der positive Zusammenhang von testimonialbasierter Evidenz auf Selbst-Referenzierung kann durch Ähnlichkeit zwischen dem Testimonial und dem Rezipienten verstärkt werden (de Graaf 2014).

3.3 Transportation und Identifikation

Weisen testimonialbasierte Gesundheitsinformationen eine narrative Darstellungsweise auf, ermöglichen sie Prozesse des narrativen Erlebens (Bilandzic und Busselle 2013) und der Transportation (Green und Brock 2002; vgl. hierzu auch den Beitrag von Peter, Kap. ▶ „Fallbeispiele in der Gesundheitskommunikation" in diesem Band). Das Erleben von Transportation geht mit einer stärkeren Identifikation mit den Figuren der Geschichte und affektiven Reaktionen wie dem Erleben von Empathie einher (Cohen 2001; Green 2006).

Im Vergleich zu informativen Botschaften erhöhten beispielsweise testimonialbasierte Botschaften von Brustkrebspatientinnen das Erleben von Transportation, Identifikation sowie positive und negative affektive Reaktionen, was wiederum die Risikowahrnehmung erhöhte und Vorsorgebarrieren reduzierte (McQueen et al. 2011). Analog dazu konnten Cho et al. (2014) für testimonialbasierte Kampagnen zeigen, dass Identifikation negative Einstellungen zum Substanzmissbrauch erhöhte. In einer empirischen Studie zur Wirkung von Testimonials in Darmkrebsscreening-Botschaften erwies sich Identifikation mit dem Testimonial im direkten Vergleich jedoch weniger erklärungsstark als die empfundene Lebhaftigkeit der Darstellung, die mittels Transportation und Relevanz operationalisiert wurde (Dillard und Main 2013). Analog dazu konnte für bystanderadressierte Botschaften zur Prävention häuslicher Gewalt die persuasive Wirkung von testimonialbasierter Evidenz durch das Erleben von Transportation verstärkt werden (Kalch und Meitz 2015).

4 Stars, Sternchen, Prävention? Berichterstattung und Wirkung des Faktors Prominenz für testimonialbasierte Gesundheitskommunikation

Prominente Testimonials zu gesundheitsbezogenen Fragestellungen dienen vor allem dazu, Aufmerksamkeit für Gesundheitsthemen zu erregen, um Wissen zu vermitteln, zu motivieren und zu aktivieren (Beck et al. 2014; Noar et al. 2014). Prominenz, beziehungsweise der Status als Elite-Person, erhöhen als Nachrichtenfaktoren (Galtung und Ruge 1965; Harcup und O'Neill 2010) die mediale Aufmerksamkeit und die Berichterstattungswahrscheinlichkeit, wodurch eine Plattform für präventive Gesundheitskommunikation entsteht (Myrick et al. 2014). Dabei ist zu differenzieren, (1) ob die Prominenten selbst oder nahe Angehörige von einer Erkrankung betroffen sind oder über ihr eigenes gesundheitsbezogenes Verhalten berichten, (2) ob sie öffentlich für ein spezifisches Gesundheitsverhalten eintreten, ohne davon selbst betroffen zu sein, oder (3) ohne persönlichen Bezug in Kampagnen eingesetzt werden (Brown et al. 2003).

Häufig werden Erkrankungen von Prominenten genutzt, um das damit verbundene Erkrankungsrisiko sowie die Nutzung von Vorsorgemaßnahmen zu thematisieren (Chapman et al. 2005; siehe auch MacKenzie et al. 2008) oder Stigmatisierungen entgegenzuwirken (Beck et al. 2014). Der in der wissenschaftlichen Literatur am häufigsten analysierte Fall zur öffentlichen Bekanntgabe einer Erkrankung eines prominenten Sportlers und dem darauf folgenden Einsatz für präventives Gesundheitsverhalten ist der des ehemaligen US-Basketballstars Earvin Johnson. Mit der öffentlichen Bekanntgabe seiner HIV-Infektion und der medialen Berichterstattung über die Erkrankung stiegen unter anderem die öffentliche Aufmerksamkeit, das Problembewusstsein und das Wissen zu HIV (Brown und Basil 1995; Casey et al. 2003) sowie die Kondomnutzung zur HIV-Prävention an (Moskowitz et al. 1997). Dieser Prominenz-Effekt zeigt sich auch im Bereich der Organspende-Bereitschaft. So ist in Korea der Besitz eines Organspenderausweises nach dem Tod und der Hornhautspende des ehemaligen Erzbischofs von Seoul, Stephen Kardinal Kim Sou-hwan, angestiegen (Bae et al. 2011). In Hinblick auf die Krebsvorsorge zeigen Studien nach der Bekanntgabe der präventiven Mastektomie und Rekonstruktion beider Brüste von Angelina Jolie (Evans et al. 2014, siehe auch Borzekowski et al. 2014) oder der Brustkrebsdiagnose von Kylie Minogue (Chapman et al. 2005) einen Anstieg der Teilnahme an Vorsorgemaßnahmen. Ein ähnlicher Effekt zeigt sich, wenn Prominente öffentlich für Vorsorgeprogramme eintreten. Nach der TV-Übertragung des kolorektalen Screenings von Katie Couric und der anschließenden Informationskampagne waren für einen Zeitraum von neun Monaten nach Ende der Kampagne erhöhte Screening-Raten in medizinischen Datenbanken sichtbar (Cram et al. 2003).

Zentrale psychologische Prozesse zur Erklärung der Wirksamkeit prominenter Testimonials sind Identifikation (Myrick et al. 2014) und parasoziale Interaktion (Brown et al. 2003). Empirische Studien konnten zeigen, dass Identifikation für die Wirkung von Prominenten-Testimonials ausschlaggebend ist oder diese verstärkt (Myrick et al. 2014). Der US-amerikanische Baseballspieler Mark McGwire setzte sich beispielsweise öffentlich für die Präventionsarbeit gegen Kindesmissbrauch ein. Brown et al. (2003) konnten in einer quantitativen Befragung zeigen, dass die Befragten eine größere Problem- und Relevanzwahrnehmung zur Prävention von Kindesmissbrauch hatten, die sich intensiv mit McGwire identifizierten.

5 Fazit

Der Einsatz von Testimonials in der Gesundheitskommunikation ist gängige Praxis und erweist sich in empirischen Studien sowohl für informierende Entscheidungshilfen als auch persuasive Botschaften als effektiv. Aufgrund der großen inhaltlichen und formalen Bandbreite empirisch getesteter Testimonials liegen allerdings kaum homogene Effekte vor. Studienübergreifende Generalisierungen und Anwendungsempfehlungen sind deshalb nur eingeschränkt möglich und vernachlässigen die Detailtiefe der zugrundeliegenden psychologischen Wirkungsprozesse. Bei der Betrachtung von Wirkungszusammenhängen ist es entscheidend, Testimonials im Hinblick auf formale und inhaltliche Kriterien eindeutig zu definieren und zu differenzieren, da die Effekte angesichts der großen Bandbreite möglicher Formen deutlich variieren können und unterschiedliche psychologische Mechanismen zugrunde liegen (Bekker et al. 2013; Shaffer und Zikmund-Fisher 2013). Zukünftige empirische Arbeiten sollten verstärkt den Zusammenhang zwischen spezifischen Testimonialmerkmalen und den daraus abgeleiteten psychologischen Wahrnehmungs- und Verarbeitungsprozessen fokussieren sowie Interaktionen zwischen Merkmalen berücksichtigen.

Literatur

Anderson, R. B., & McMillion, P. Y. (1995). Effects of similar and diversified modeling on African-American womens efficacy expectations and intentions to perform breast self-examination. *Health Communication, 7*(4), 327–343. https://doi.org/10.1207/s15327027hc0704_3.

Andsager, J. L., Bemker, V., Choi, H.-L., & Torwel, V. (2006). Perceived similarity of exemplar traits and behavior. Effects on message evaluation. *Communication Research, 33*(1), 3–18. https://doi.org/10.1177/0093650205283099.

Bae, H. S., Brown, W. J., & Kang, S. (2011). Social influence of a religious hero: The late cardinal Stephen Kim Sou-hwan's effect on cornea donation and volunteerism. *Journal of Health Communication, 16*(1), 62–78. https://doi.org/10.1080/10810730.2010.529489.

Bandura, A. (1992). Social cognitive theory of social referencing. In S. Feinman (Hrsg.), *Social referencing and the social construction of reality in infancy* (S. 175–208). New York: Plenum Press.

Bandura, A. (2001). Social cognitive theory of mass communication. *Media Psychology, 3*(3), 265–299. https://doi.org/10.1207/S1532785xmep0303_03.

Beck, C. S., Aubuchon, S. M., McKenna, T. P., Ruhl, S., & Simmons, N. (2014). Blurring personal health and public priorities: An analysis of celebrity health narratives in the public sphere. *Health Communication, 29*(3), 244–256. https://doi.org/10.1080/10410236.2012.741668.

Bekker, H. L., Winterbottom, A. E., Butow, P., Dillard, A. J., Feldman-Stewart, D., Fowler, F. J., & Volk, R. J. (2013). Do personal stories make patient decision aids more effective? A critical review of theory and evidence. *BMC Medical Informatics and Decision Making, 13*(Suppl 2). https://doi.org/10.1186/1472-6947-13-S2-S9.

Bennett, K. F., von Wagner, C., & Robb, K. A. (2015). Supplementing factual information with patient narratives in the cancer screening context: A qualitative study of acceptability and preferences. *European Journal of Cancer Care, 24*, 14–14. https://doi.org/10.1111/hex.12357

Bilandzic, H., & Busselle, R. W. (2013). Narrative persuasion. In J. P. Dillard & L. Shen (Hrsg.), *The Sage handbook of persuasion. Developments in theory and practice* (S. 200-219). Los Angeles/London: Sage.

Borzekowski, D. L. G., Guan, Y., Smith, K. C., Erby, L. H., & Roter, D. L. (2014). The Angelina effect: Immediate reach, grasp, and impact of going public. *Genetics in Medicine, 16*(7), 516–521. https://doi.org/10.1038/gim.2013.181.

Braverman, J. (2008). Testimonials versus informational persuasive messages. The moderating effect of delivery mode and personal involvement. *Communication Research, 35*(5), 666–694. https://doi.org/10.1177/0093650208321785.

Brosius, H.-B. (1999). Research note: The influence of exemplars on recipients' judgements. The part played by similarity between exemplar and recipient. *European Journal of Communication, 14*(2), 213–224.

Brown, W. J., & Basil, M. D. (1995). Media celebrities and public-health – Responses to Magic-Johnson HIV disclosure and its impact on AIDS risk and high-risk behaviors. *Health Communication, 7*(4), 345–370. https://doi.org/10.1207/S15327027hc0704_4.

Brown, W. J., Basil, M. D., & Bocarnea, M. C. (2003). The influence of famous athletes on health beliefs and practices: Mark McGwire, child abuse prevention, and androstenedione. *Journal of Health Communication, 8*(1), 41–57. https://doi.org/10.1080/10810730390152352.

Casey, M. K., Allen, M., Emmers-Sommer, T., Sahlstein, E., DeGooyer, D., Winters, A. M., & Dun, T. (2003). When a celebrity contracts a disease: The example of Earvin „Magic" Johnson's announcement that he was HIV positive. *Journal of Health Communication, 8*(3), 249–265. https://doi.org/10.1080/10810730390196471.

Chapman, S., McLeod, K., Wakefield, M., & Holding, S. (2005). Impact of news of celebrity illness on breast cancer screening: Kylie Minogue's breast cancer diagnosis. *Medical Journal of Australia, 183*(5), 247–250.

Cho, H., Shen, L. J., & Wilson, K. (2014). Perceived realism: Dimensions and roles in narrative persuasion. *Communication Research, 41*(6), 828–851. https://doi.org/10.1177/0093650212450585.

Cohen, J. (2001). Defining identification: A theoretical look at the identification of audiences with media characters. *Mass Communication and Society, 4*(3), 245–264. https://doi.org/10.1207/S15327825MCS0403_01.

Cram, P., Fendrick, A. M., Inadomi, J., Cowen, M. E., Carpenter, D., & Vijan, S. (2003). The impact of a celebrity promotional campaign on the use of colon cancer screening – The Katie Couric effect. *Archives of Internal Medicine, 163*(13), 1601–1605. https://doi.org/10.1001/archinte.163.13.1601.

de Graaf, A. (2014). The effectiveness of adaptation of the protagonist in narrative impact: Similarity influences health beliefs through self-referencing. *Human Communication Research, 40*(1), 73–90. https://doi.org/10.1111/hcre.12015.

de Graaf, A., Sanders, J., & Hoeken, H. (2016). Characteristics of narrative interventions and health effects: A review of the content, form, and context of narratives in health-related narrative persuasion research. *Review of Communication Research, 4*, 88–131. https://doi.org/10.12840/issn.2255-4165.2016.04.01.011.

de Wit, J., Das, E., & Vet, R. (2008). What works best: Objective statistics or a personal testimonial? An assessment of the persuasive effects of different types of message evidence on risk perception. *Health Psychology, 27*(1), 110–115. https://doi.org/10.1037/0278-6133.27.1.110.

Dillard, A. J., & Hisler, G. (2015). Enhancing the effects of a narrative message through experiential information processing: An experimental study. *Psychology & Health, 30*(7), 803–820. https://doi.org/10.1080/08870446.2014.996565.

Dillard, A. J., & Main, J. L. (2013). Using a health message with a testimonial to motivate colon cancer screening: Associations with perceived identification and vividness. *Health Education & Behavior*. https://doi.org/10.1177/1090198112473111.

Dillard, A. J., Fagerlin, A., Dal Cin, S., Zikmund-Fisher, B. J., & Ubel, P. A. (2010). Narratives that address affective forecasting errors reduce perceived barriers to colorectal cancer screening. *Social Science & Medicine, 71*(1), 45–52. https://doi.org/10.1016/j.socscimed.2010.02.038.

Dunlop, S. M., Wakefield, M., & Kashima, Y. (2010). Pathways to persuasion: Cognitive and experiential responses to health-promoting mass media messages. *Communication Research, 37*(1), 133–164. https://doi.org/10.1177/0093650209351912.

Elwyn, G., Frosch, D., Volandes, A. E., Edwards, A., & Montori, V. M. (2010). Investing in deliberation: A definition and classification of decision support interventions for people facing difficult health decisions. *Medical Decision Making, 30*(6), 701–711. https://doi.org/10.1177/0272989X10386231.

Evans, D. G. R., Barwell, J., Eccles, D. M., Collins, A., Izatt, L., Jacobs, C., & Teams, R. (2014). The Angelina Jolie effect: How high celebrity profile can have a major impact on provision of cancer related services. *Breast Cancer Research, 16*(5). https://doi.org/10.1186/s13058-014-0442-6.

Fagerlin, A., Wang, C., & Ubel, P. A. (2005). Reducing the influence of anecdotal reasoning on people's health care decisions: Is a picture worth a thousand statistics? *Medical Decision Making, 25*(4), 398–405. https://doi.org/10.1177/0272989x05278931.

Feldman-Steward, D., Brennenstuhl, S., McIssac, K., Austoker, J., Charvet, A., Hewitson, P., & Whelan, T. (2006). A systematic review of information in decision aids. *Health Expectations, 10*(1), 46–61.

Galtung, J., & Ruge, M. H. (1965). The structure of foreign news. *Journal of Peace Research, 2*(1), 64–91.

Green, M. C. (2004). Transportation into narrative worlds: The role of prior knowledge and perceived realism. *Discourse Processes, 38*(2), 247–266. https://doi.org/10.1207/s1532 6950dp3802_5.

Green, M. C. (2006). Narratives and cancer communication. *Journal of Communication, 56*, S163–S183. https://doi.org/10.1111/j.1460-2466.2006.00288.x.

Green, M. C., & Brock, T. C. (2002). In the mind's eye: Transportation-imagery model of narrative persuasion. In M. C. Green, J. J. Strange & T. C. Brock (Hrsg.), *Narrative impact: Social and cognitive foundations* (S. 315–341). Mahwah: Erlbaum.

Green, M. C., & Jenkins, K. M. (2014). Interactive narratives: Processes and outcomes in user-directed stories. *Journal of Communication, 64*(3), 479–500. https://doi.org/10.1111/jcom.12093.

Harcup, T., & O'Neill, D. (2010). What is news? Galtung and Ruge revisited. *Journalism Studies, 2*(2), 261–280. https://doi.org/10.1080/14616700120042114.

Hoeken, H. (2001). Anecdotal, statistical, and causal evidence: Their perceived and actual persuasiveness. *Argumentation, 15*, 425–437.

Hoeken, H., & Hustinx, L. (2009). When is statistical evidence superior to anecdotal evidence in supporting probability claims? The role of argument type. *Human Communication Research, 35*, 491–510.

Jibaja-Weiss, M. L., Volk, R. J., Granchi, T. S., Neff, N. E., Robinson, E. K., Spann, S. J., & Beck, J. R. (2011). Entertainment education for breast cancer surgery decisions: A randomized trial among patients with low health literacy. *Patient Education and Counseling, 84*(1), 41–48. https://doi.org/10.1016/j.pec.2010.06.009.

Kalch, A., & Meitz, T. G. K. (2015). Zivilcourage motivieren: Die Wirkung von Testimonials in Bystander-Kampagnen gegen partnerschaftliche Gewalt. In E. Baumann, C. Rossmann & M. R. Hastall (Hrsg.), *Gesundheitskommunikation im gesellschaftlichen Wandel* (S. 203–212). Baden-Baden: Nomos.

Keer, M., van den Putte, B., de Wit, J., & Neijens, P. (2013). The effects of integrating instrumental and affective arguments in rhetorical and testimonial health messages. *Journal of Health Communication, 18*, 1148–1161. https://doi.org/10.1080/10810730.2013.768730.

Kreuter, M. W., Bull, F. C., Clark, E. M., & Oswald, D. L. (1999). Understanding how people process health information: A comparison of tailored and nontailored weight-loss materials. *Health Psychology, 18*(5), 487–494. https://doi.org/10.1037/0278-6133.18.5.487.

MacKenzie, R., Chapman, S., Johnson, N., McGeechan, K., & Holding, S. (2008). The newsworthiness of cancer in Australian television news. *Medical Journal of Australia, 189*(3), 155–158.

McMurray, R., Cheater, F. M., Weighall, A., Nelson, C., Schweiger, M., & Mukherjee, S. (2004). Managing controversy through consultation: A qualitative study of communication and trust around MMR vaccination decisions. *The British Journal of General Practice, 54*(504), 520–525.

McQueen, A., Kreuter, M. W., Kalesan, B., & Alcaraz, K. I. (2011). Understanding narrative effects: The impact of breast cancer survivor stories on message processing, attitudes, and beliefs among African American women. *Health Psychology, 30*(6), 674–682. https://doi.org/10.1037/a0025395.

Moskowitz, J. T., Binson, D., & Catania, J. A. (1997). The association between Magic Johnson's HIV serostatus disclosure and condom use in at-risk respondents. *Journal of Sex Research, 34*(2), 154–160.

Myrick, J. G., Noar, S. M., Willoughby, J. F., & Brown, J. (2014). Public reaction to the death of Steve Jobs: Implications for cancer communication. *Journal of Health Communication, 19*, 1278–1295. https://doi.org/10.1080/10810730.2013.872729.

Newman, T. B. (2003). The power of stories over statistics. *British Medical Journal, 327*(7429), 1424–1427. https://doi.org/10.1136/bmj.327.7429.1424.

Noar, S. M., Willoughby, J. F., Myrick, J. G., & Brown, J. (2014). Public figure announcements about cancer and opportunities for cancer communication: A review and research agenda. *Health Communication, 29*(5), 445–461. https://doi.org/10.1080/10410236.2013.764781.

Redelmeier, D. A., Rozin, P., & Kahneman, D. (1993). Understanding patients decisions – Cognitive and emotional perspectives. *Jama-Journal of the American Medical Association, 270*(1), 72–76. https://doi.org/10.1001/jama.270.1.72.

Reinard, J. C. (1988). The empirical study of the persuasive effects of evidence. The status after fifty years of research. *Human Communication Research, 15*(1), 3–59.

Rieke, R. D., Sillars, M. O., & Peterson, T. R. (2005). *Argumentation and critical decision making* (6. Aufl.). Boston: Pearson.

Rothman, A. J., Kelly, K. M., Weinstein, N. D., & O'Leary, A. (1999). Increasing the salience of risky sexual behavior: Promoting interest in HIV-antibody testing among heterosexually active young adults. *Journal of Applied Social Psychology, 29*(3), 531–551. https://doi.org/10.1111/j.1559-1816.1999.tb01400.x.

Shaffer, V. A., & Zikmund-Fisher, B. J. (2013). All stories are not alike: A purpose-, content-, and valence-based taxonomy of patient narratives in decision aids. *Medical Decision Making, 33*(1), 4–13. https://doi.org/10.1177/0272989x12463266.

Slater, M. D., & Rouner, D. (1996). Value-affirmative and value-protective processing of alcohol education messages that include statistical evidence or anecdotes. *Communication Research, 23*(2), 210–235. https://doi.org/10.1177/009365096023002003.

Volk, R. J., Jibaja-Weiss, M. L., Hawley, S. T., Kneuper, S., Spann, S. J., Miles, B. J., et al. (2008). Entertainment education for prostate cancer screening: A randomized trial among primary care patients with low health literacy. *Patient Education and Counseling, 73*(3), 482–489. https://doi.org/10.1016/j.pec.2008.07.033.

Wilson, T. D., & Gilbert, D. T. (2005). Affective forecasting – Knowing what to want. *Current Directions in Psychological Science, 14*(3), 131–134. https://doi.org/10.1111/j.0963-7214.2005.00355.x.

Winterbottom, A., Bekker, H. L., Conner, M., & Mooney, A. (2008). Does narrative information bias individual decision making? A systematic review. *Social Science & Medicine, 67*, 2079–2088. https://doi.org/10.1016/j.socscimed.2008.09.037.

Zillmann, D. (2006). Exemplification effects in the promotion of safety and health. *Journal of Communication, 56*, S221–S237. https://doi.org/10.1111/j.1460-2466.2006.00291.x.

Erotik in der Gesundheitskommunikation

Anne Reinhardt und Constanze Rossmann

Zusammenfassung

Erotikappelle werden in der Gesundheitskommunikation genutzt, um aus der Masse an Informationen herauszustechen und die Aufmerksamkeit der Rezipientinnen und Rezipienten in besonderem Maße zu erregen. Auf diese Weise können auch schwer erreichbare oder reaktante Zielgruppen adressiert und die Bildung von Gegenargumenten gehemmt werden. Gleichzeitig kann sich der Einsatz von Erotik jedoch auch negativ auf die Informationsverarbeitung auswirken und ist auch in ethischer Hinsicht kritisch zu reflektieren.

Schlüsselwörter

Erotik · Vampireffekt · Petersilieneffekt · Aktivierung · Informationsverarbeitung · Kampagnenplanung

1 Einführung

In der modernen Informationsgesellschaft werden Rezipientinnen und Rezipienten kontinuierlich mit einer Vielzahl von Werbebotschaften und Kampagneninhalten konfrontiert. Aus diesem Grund hat sich die Aufmerksamkeit der Zielgruppe zu einem wertvollen Gut entwickelt, um das Werbetreibende und Kampagnenplaner mit kreativen Gestaltungsmitteln und provokativen Inhalten buhlen (Bongard 2002; Zurstiege 2015). Neben Botschaftsstrategien wie Humor, Angst oder Testimonials wird häufig auch auf erotische Reize zurückgegriffen, um das Interesse der Rezipierenden zu wecken und Anschlusskommunikation zu erzeugen.

A. Reinhardt (✉) · C. Rossmann
Seminar für Medien- und Kommunikationswissenschaft, Universität Erfurt, Erfurt, Deutschland
E-Mail: anne.reinhardt@uni-erfurt.de; constanze.rossmann@uni-erfurt.de

Erotik als Botschaftsstrategie kann definiert werden als „messages, whether as brand information in advertising contexts or as persuasive appeals in social marketing contexts, that are associated with sexual information" (Reichert et al. 2001, S. 14). Das Spektrum erotischer Botschaftsinhalte ist groß und reicht von Nacktheit über die Darstellung sexuellen Verhaltens bis hin zu sexuellen Kontextfaktoren und Zweideutigkeit (Belch und Belch 2012): Bezüglich des Kriteriums *Nacktheit* unterscheiden Soley und Reid (1988), ausgehend von Anteil und Art der Kleidung, vier Stadien. Demnach können Models in der Werbung sittsam, suggestiv oder freizügig gekleidet bzw. gänzlich nackt abgebildet werden. Die Darstellung sexueller Botschaftsinhalte mit *Verhaltenskomponente* kann sowohl sexualisierte verbale Kommunikation (z. B. Sprache und Stimmlage) als auch explizit sexuelles Verhalten (z. B. Küssen, Sex) zwischen zwei oder mehr Personen umfassen. Klassische Settings wie Lagerfeuerszenen am Strand oder das heimische Schlafzimmer wiederum werden unter dem Typ *Kontextfaktoren* zusammengefasst. Hierunter fällt auch eine charakteristische Kameratechnik, die auf Schwarz-Weiß-Aufnahmen und eine langsame Kameraführung zurückgreift. *Ambiguität* als letzter Typ erotischer Botschaften beinhaltet zweideutige Sprache oder Objekte, die Assoziationen mit sexuellen Körperteilen oder Verhaltensweisen hervorrufen.

Seit den 1960er-Jahren hat Erotik als Gestaltungsmittel an Popularität zugenommen und findet sich vor allem in Produktwerbungen für Kleidung, Alkohol, Beauty und Parfum wieder (Reichert 2002). Auch in der Gesundheitskommunikation kommt Erotik zur Anwendung. Gesundheitskampagnen können hierbei im Sinne eines Sozialen Marketings verstanden werden und somit als „marketing principles and techniques to create, communicate, and deliver value in order to influence target audience behaviors that benefit society as well as the target audience" (Cheng et al. 2011). Trotz des zunehmenden Einsatzes von erotischen Gestaltungsmitteln in Gesundheitskampagnen existiert kaum Literatur zu ihrer Wirkung auf gesundheitsbezogene Einstellungen und Verhaltensweisen. Aus diesem Grund rekurriert der vorliegende Beitrag insbesondere auf Studien aus der Werbewirkungsforschung. Allgemein gilt: Damit ein Medieninhalt von Rezipientinnen und Rezipienten wahrgenommen und verarbeitet werden kann, muss er im ersten Schritt Aufmerksamkeit generieren. Diese wird durch individuelle Persönlichkeitsmerkmale, situative Faktoren sowie die Botschaft selbst bestimmt (Schenk et al. 1990; vgl. auch den Beitrag von Wagner und Hastall, Kap. ▶ „Selektion und Vermeidung von Gesundheitsbotschaften" in diesem Band). Insgesamt legen Studien nahe, dass erotische Darstellungen zu einer erhöhten Aufmerksamkeit führen können, die sich jedoch potenziell positiv *oder* negativ auf die weitere Verarbeitung von Botschaftsinhalten auswirkt (Reichert 2002; Reichert et al. 2001).

2 Verarbeitung erotischer Werbeinhalte

Zur Erklärung der Wirkung erotischer Stimuli können verschiedene theoretische Ansätze herangezogen werden. Diese zeichnen sich insbesondere durch die Fokussetzung auf das Involvement der Rezipierenden aus, das durch erotische Inhalte beeinflusst werden kann und in der Folge die Informationsverarbeitung verstärkt oder abschwächt. Zwei zentrale theoretische Zugänge sollen daher nachfolgend nähere Betrachtung finden.

2.1 Hierarchy-of-Effects-Modelle

Hierarchy-of-Effects-Modelle gehören zu den ältesten Modellen in der Werbeforschung (De Pelsmacker et al. 2007). Sie postulieren, dass die Rezeption einer Werbung in verschiedene, hierarchisch angeordnete Wirkungen mündet. Demnach geht der Rezipient oder die Rezipientin durch drei verschiedene Stadien, wobei zwischen einer kognitiven, affektiven und konativen Komponente unterschieden wird. Die kognitive Komponente umfasst neben Aufmerksamkeit, Wahrnehmung und Bewusstsein auch das Verständnis der Botschaft und Lerneffekte. Die Faktoren Interesse, Erregung, Bewertung und Zustimmung bilden die affektive Komponente. Konative Reaktionen wiederum äußern sich in Intentionen und tatsächlichem Verhalten (Bongard 2002; Schenk et al. 1990).

Ray (1973) differenziert zwischen drei möglichen Sequenzen, die vom Involvement sowie den bestehenden Verhaltensalternativen abhängen (Bongard 2002; Fennis und Stroebe 2010). Involvement kann im Werbekontext definiert werden als „the number of ‚connections', conscious bridging experiences or personal references per minute, that the subject makes between the content of the persuasive stimulus and the content of his own life" (Krugman 1966, S. 584). Vor allem bei hochinvolvierten Individuen und deutlich differenzierbaren Kaufoptionen tritt die *Lernhierarchie* in Kraft. Demnach erleben Konsumentinnen und Konsumenten im ersten Schritt einen Lerneffekt bezüglich des Produkts und seiner spezifischen Eigenschaften, welcher in eine affektive Erregung und Bewertung sowie schließlich eine Verhaltensänderung mündet (Ray 1973).

Sind die Alternativen nicht eindeutig voneinander zu unterscheiden und sind die Konsumentinnen und Konsumenten dennoch hochinvolviert, so liegt die *Dissonanz-Attributions-Hierarchie* vor. Hier steht die Verhaltenskomponente (z. B. Probekauf eines Konkurrenzprodukts) an erster Stelle, welche eine spezifische Einstellung hervorruft. Wird eine Dissonanz zwischen Verhalten und Einstellung empfunden – hält beispielsweise das gekaufte Produkt nicht, was erhofft wurde – wird das Verhalten durch gezielte Attribution gerechtfertigt. So können beispielsweise die positiven Eigenschaften des Produkts aufgewertet oder aber negative Faktoren ausgeblendet werden. Die Einstellung wird somit vorrangig auf Basis derjenigen Informationen gebildet, die das ursprüngliche Verhalten begründen.

Für niedriginvolvierte Individuen und übersättigte Produktkategorien gilt die *Geringes-Involvement-Hierarchie*. Diese geht davon aus, dass die Wahrnehmung wiederholter bzw. intensiver Werbung direkt zu einer Handlung (z. B. Kauf) führt und erst aus der Erfahrung mit dem Produkt eine Bewertung hervorgeht (Ray 1973). Insbesondere im Kontext eines übersättigten Werbemarktes erscheint diese Hierarchie von großer Bedeutung für die Wirkung von Werbebotschaften. Gleichsam werden Hierarchy-of-Effects-Modelle häufig aufgrund ihrer teils unzureichenden

Dynamik kritisiert und sind daher eher als pragmatische Orientierung zu sehen (Fennis und Stroebe 2010). Hier zeigt sich die Überlegenheit relationaler Ansätze, von denen das Elaboration-Likelihood-Model (kurz: ELM; Petty und Cacioppo 1986) als wichtigstes theoretisches Konzept gilt (Bongard 2002; Förster und Werder 2012).

2.2 Das ELM und seine Weiterentwicklung im Werbekontext

Das ELM ist ein Zwei-Prozess-Modell, das den Einfluss der Elaboration von Botschaftsinhalten auf den Rezipienten zu erklären versucht (Schumann et al. 2012; vgl. auch den Beitrag von Link und Klimmt, Kap. ▶ „Kognitive Verarbeitung von Gesundheitsinformationen" in diesem Band). Demnach kann – abhängig von der persönlichen Motivation sowie den eigenen kognitiven Fähigkeiten – der Prozess der Elaboration unterschiedlich stark ablaufen und entweder auf der zentralen oder peripheren Route stattfinden. Haben die Rezipierenden ausreichend kognitive Kapazitäten und sind sie hochinvolviert, so steigt die Wahrscheinlichkeit einer zentralen Verarbeitung. Insbesondere ein hohes Involvement geht dabei mit komplexem Sachwissen und gefestigten Einstellungen zum Thema einher. Diese Faktoren steigern grundsätzlich die Motivation, die Inhalte und Argumente einer Medienbotschaft tiefgehend zu elaborieren (Petty et al. 2009). Einstellungsänderungen, die sich auf der zentralen Route vollziehen, sind lang anhaltend, widerstandsfähig und haben einen großen Einfluss auf das Verhalten (Klimmt 2011).

Niedriginvolvierte Personen weisen im Gegensatz dazu eingeschränkte kognitive Fähigkeiten sowie eine niedrige Motivation zur Informationsverarbeitung auf. In der Folge elaborieren sie Botschaften vorwiegend auf der peripheren Route. Besonders im Werbekontext lässt nicht jede Situation eine umfangreiche Verarbeitung des Stimulus zu. Aus diesem Grund kommen verstärkt periphere Hinweise wie die Glaubwürdigkeit oder Attraktivität einer Quelle zum Tragen. An dieser Stelle können etwa erotische Darstellungen als wichtiger Reiz dienen (Förster und Werder 2012; Reichert 2002). Sie erhöhen zum einen im Sinne einer Orientierungsfunktion die Aufmerksamkeit des Individuums (Dudley 1999; Reichert et al. 2001), steigern die Motivation zur Verarbeitung (Reichert 2002) und erzeugen zudem ein wachsendes Interesse und Involvement (Reichert und Alvaro 2001). Dabei konnte nachgewiesen werden, dass die Attraktivität eines Verkäufers sowohl unter Bedingungen mit hohem als auch niedrigem Involvement einen Einfluss auf die Bewertung hat (Petty et al. 1983). Einstellungen, die aus einer peripheren Informationsverarbeitung resultieren, sind insgesamt weniger lang anhaltend und gefestigt als zentral gebildete Einstellungen (Petty et al. 2009).

Lutz et al. (1983) spezifizierten im Zusammenhang mit ihrem Konzept der *Attitude Toward the Ad* (kurz: AAd) die Rahmenbedingungen des ELM und entwickelten verschiedene Hypothesen, die auf die Bewertung von Werbebotschaften abzielen. Die *Message-Based-Persuasion-Hypothese* erklärt die Rezeption hochinvolvierter Personen, die sich in erster Linie mit den inhaltlichen Argumenten einer Werbebotschaft beschäftigen. Dieser Verlauf entspricht der zentralen Route des

ELM. Die *Contextual-Evaluation-Transfer-Hypothese* als Pendant der peripheren Route beschreibt hingegen die Wirkung unter Low-Involvement-Bedingungen, bei der lediglich Gestaltungsmerkmale der Werbung berücksichtigt werden.

Vor allem letztgenannte Hypothese ist im Werbekontext von Bedeutung, da der Großteil der Werbekontakte aufgrund der ständigen Reizüberflutung unter Low-Involvement-Bedingungen stattfindet (Belch und Belch 2012). In diesem Zusammenhang entscheidet „weniger die inhaltliche Qualität der Argumente, sondern vielmehr die optische Gestaltung, die emotionale Anmutung, die sympathische Erscheinung, sowie die Kontaktintensität" (Geise 2011, S. 97). In der Beurteilung durch den Rezipienten oder die Rezipientin werden dabei besonders saliente Elemente der Werbung berücksichtigt, die Aufmerksamkeit durch ihre Neuartigkeit oder Dominanz erregen und damit eine hohe Aktivierungskraft besitzen (Fennis und Stroebe 2010; Spanier 2000). Ein geeignetes Mittel hierfür sind erotische Werbestrategien, die einen Einfluss auf Kognitionen, Affekte und Verhalten haben können (Reichert 2002).

3 Wirkung von Erotik als Botschaftsstrategie

3.1 Erotik in der Werbung

3.1.1 Kognitive und konative Wirkungen

Zahlreiche Studien konnten belegen, dass erotische Werbeinhalte bei Rezipientinnen und Rezipienten eine gesteigerte Aufmerksamkeit hervorrufen (Dudley 1999; Reichert et al. 2001). Als Folge werden insbesondere die erotischen Reize eines Stimulus enkodiert und verarbeitet, was zu einer besseren Erinnerungsleistung in Form von Recall und Recognition der dargestellten sexuellen Bilder bzw. Texte führt (Reid und Soley 1983). Diese gesteigerte Wahrnehmung sexueller Informationen kann jedoch gleichzeitig von anderen Elementen eines Werbeinhalts ablenken („Vampireffekt", Felser 2007, S. 417) – es werden vor allem Kognitionen in Bezug auf die sexuelle Darstellung erzeugt, wohingegen das beworbene Produkt und die Werbebotschaft ausgeblendet werden (Reichert 2002; Wirth und Lübkemann 2004). So konnten Studien nachweisen, dass erotische Werbestrategien zu einer geringeren Erinnerung der Werbequelle und des abgebildeten Produkts bzw. der Botschaft führen als nicht-sexuelle Werbeinhalte (Grazer und Keesling 1995; Reichert und Alvaro 2001).

Eine Ausnahme besteht, wenn das beworbene Produkt sowie der Einsatz von Erotik thematisch zusammenpassen (z. B. Kondomwerbung). In diesem Fall werden die Informationen in ihrer Gesamtheit besser erinnert (Reichert 2002). Diese Erotik-Produkt-Kongruenz spielt speziell für Konsumentinnen eine wichtige Rolle. Demnach verarbeiten Frauen Informationen ausführlicher und relationaler als Männer. Sie achten während der Elaboration auf die Gesamtheit aller Eigenschaften und Elemente einer Information sowie deren Wechselbeziehungen zueinander. Im Vordergrund der Informationsverarbeitung steht damit die Frage, wie gut die Elemente einer Botschaft zueinander passen. Dies führt dazu, dass Frauen Werbung mit hoher

Erotik-Produkt-Kongruenz besser erinnern und bewerten als Werbung mit niedriger oder fehlender Passung. Männer hingegen achten bei der Verarbeitung von Werbebotschaften insbesondere auf persönlich relevante Informationen und Hinweisreize. Für sie stehen diejenigen Eigenschaften im Vordergrund, die eine Werbung einzigartig oder unverwechselbar machen. Eine hohe Erotik-Produkt-Kongruenz ist für männliche Rezipienten daher lediglich von geringer Bedeutung (Putrevu 2008). Stattdessen zeigt sich, dass sie insgesamt Werbung mit Nacktheit bzw. explizit sexuellem Verhalten besser erinnern und bewerten (LaTour und Henthorne 1993). Bei Frauen hingegen konnte ein U-förmiger Bewertungsverlauf beobachtet werden – demnach führt sowohl sehr sittsame als auch sehr sexuelle Werbung zu einer schlechteren Bewertung als ein moderates Erotikniveau (Belch et al. 1981; Sciglimpaglia et al. 1979).

Neben dem starken Einfluss von Erotikappellen auf die Aufmerksamkeit konnte auch ein Effekt auf die wahrgenommene Glaubwürdigkeit und Akzeptanz von Werbung nachgewiesen werden. Im Sinne eines „Petersilien-Effekts" (Schmerl 1989, S. 195) werden diese Faktoren durch den Einsatz attraktiver Modelle gesteigert. In der Folge lassen sich Individuen stärker von attraktiven Werbeträgern beeinflussen als von unattraktiv wahrgenommenen Kommunikatoren (Baker und Churchill 1977). Studien in diesem Kontext weisen allerdings darauf hin, dass unabhängig von der Attraktivität die Akzeptanz erotischer Inhalte in Werbekampagnen mit steigendem Alter abnimmt (Johnson und Satow 1978; Wise et al. 1974).

Zuletzt konnten zahlreiche Untersuchungen den Einfluss von Erotikappellen auf die Einstellung und Kaufintention belegen (Reichert und Alvaro 2001; Reichert et al. 2001). Vor allem das Involvement ist hierbei ein wichtiger Moderator (MacInnis et al. 1991; Petty et al. 1983). Einhergehend mit den Annahmen des ELM und des AAd-Konzepts konnte nachgewiesen werden, dass Individuen mit geringem Involvement eine signifikant positivere Einstellung gegenüber dem erotisch beworbenen Produkt bzw. seiner Marke und eine höhere Kaufintention aufwiesen als jene mit hohem Involvement (Putrevu 2008). Letztgenannte generierten zudem mehr negative Gedanken in Bezug auf das Produkt und die Marke als bei nicht-sexuellen Werbeplakaten. Weiterhin fanden hochinvolvierte Teilnehmerinnen und Teilnehmer die erotische Werbung eher verwirrend und nicht informativ. Diese Ergebnisse stützen die Annahme, dass Personen mit niedrigem Involvement Erotik als Schlüsselreiz wahrnehmen und die Informationen auf der peripheren Route verarbeiten. Hochinvolvierte Individuen hingegen elaborieren die Botschaftsinhalte vor allem auf der zentralen Route und achten verstärkt auf inhaltliche Argumente (Putrevu 2008).

Als weiterer wichtiger Einflussfaktor der kognitiven Wirkung erotischer Botschaftsstrategien kann das Kognitionsbedürfnis (*need for cognition,* kurz: NFC) der Rezipientinnen und Rezipienten genannt werden. Hierunter verstehen Cacioppo und Petty (1982) „the tendency for an individual to engage in and enjoy thinking" (S. 116). Im Werbekontext beeinflusst das Kognitionsbedürfnis insbesondere den Grad der Aufmerksamkeit gegenüber Argumenten und Hinweisreizen, die Vorstellungskraft sowie die Einstellung zum Produkt (Lord und Putrevu 2006). Das Kognitionsbedürfnis spielt, ähnlich wie das Involvement, bei der Verarbeitung von Informationen eine große Rolle. So können Individuen mit einem hohen NFC Botschaften eher auf der zentralen Route elaborieren und sorgfältig durchdachte Einstellungen bilden (Haugtvedt et al. 1992). Sie weisen weiterhin besser entwickelte kognitive Strukturen zur Verarbeitung visueller und verbaler Reize auf und bevorzugen mental stimulierende, komplexe Werbung (Childers et al. 1986; Putrevu et al. 2004). Individuen mit einem geringen Kognitionsbedürfnis wiederum können der Logik und Bedeutung vielschichtiger Argumente häufig nicht folgen, weshalb Schlüsselreize wie Erotik bei ihnen eine starke Wirkung entfalten können (Frey und Eagly 1993; Putrevu 2008). Studien in diesem Kontext belegen, dass Personen mit einem niedrigen Kognitionsbedürfnis eine bessere Erinnerungsleistung, eine positivere Einstellung gegenüber der beworbenen Marke und dem Produkt sowie eine erhöhte Kaufabsicht bei erotischen Werbestrategien aufwiesen als bei nicht-sexuellen Werbungen. Personen mit hohem NFC wiederum lehnten Erotik in der Werbung eher ab und zeigten eine bessere Einstellung gegenüber nicht-sexuell beworbenen Produkten (Putrevu 2008).

3.1.2 Affektive Wirkungen

Neben kognitiven und konativen Wirkungen lassen sich im Zusammenhang mit erotischen Botschaftsstrategien auch Einflüsse auf die affektive Erregung der Rezipientinnen und Rezipienten feststellen. LaTour (1990) konnte belegen, dass ein steigendes Erotiklevel mit einer verstärkten Erregung einhergeht. Dabei zeigte sich, dass eine positive Erregung zu einer besseren Einstellung führte, negative Erregung hingegen zu einer schlechteren Einstellung gegenüber der Werbung (Reichert 2002). Dieser Effekt wird insbesondere vom Geschlecht sowohl der Rezipierenden als auch des abgebildeten Models moderiert. So fand LaTour (1990) heraus, dass sich Männer nach der Rezeption von Werbung mit nicht oder wenig bekleideten weiblichen Models stark energetisiert fühlten und vorwiegend positive Gefühle gegenüber dem Stimulus zeigten (LaTour 1990). Weitere Studien machen deutlich, dass Frauen *und* Männer eine verstärkt positive Erregung nach Rezeption andersgeschlechtlicher Werbung empfanden (Belch et al. 1981; LaTour und Henthorne 1993). Ebenso führt die Abbildung heterosexuellen Verhaltens bei Rezipientinnen und Rezipienten zu einem ähnlich hoch ausgeprägten Erregungsniveau (Reichert et al. 2001; Smith et al. 1995). In Bezug auf gleichgeschlechtliche Models hingegen weisen Frauen eine positivere Bewertung auf als Männer (Dudley 1999).

Darüber hinaus erweisen sich vor allem individuelle erotik-bezogene Persönlichkeitsmerkmale als wichtige Moderatoren. Eine relevante Variable ist in diesem Zusammenhang die Erotophobie oder Erotophilie. Hierbei handelt es sich um die angelernte Disposition eines Individuums, auf sexuelle Hinweisreize mit positiven bzw. negativen Affekten und Bewertungen zu reagieren (Fisher 1986). So konnten Helweg-Larsen und Howell (2000) nachweisen, dass Menschen mit einer stark ausgeprägten Angst vor Erotik (erotophobe Menschen) Kondomwerbung signifikant schlechter bewerteten als erotophile Personen.

Ein ähnlicher Einflussfaktor ist auch die empfundene Schuld, die ein Mensch empfindet, wenn er an Sex denkt bzw. diesen ausübt (Mosher 1960). Studien zu dem Thema zeigen, dass Menschen mit geringen sexuellen Schuldgefühlen positivere Emotionen bei der Rezeption sexueller Werbeinhalte aufweisen als Individuen mit starken Schuldgefühlen (Smith et al. 1995). Dieses „schlechte Gewissen" beeinflusst die Verarbeitung, Speicherung und Bewertung erotischer Werbeinhalte. Im Kontext von Kondomwerbung konnte gezeigt werden, dass Teilnehmerinnen und Teilnehmer mit starken sexuellen Schuldgefühlen die Werbung negativ und als wenig informativ bewerteten sowie eine insgesamt schlechtere Einstellung gegenüber der Marke aufwiesen als Personen ohne diese Schuldgefühle (Alden und Crowley 1995).

3.2 Erotik in der Gesundheitskommunikation

Nicht nur in der kommerziellen Werbebranche wird auf Erotik zurückgegriffen. Sie findet vermehrt auch Einzug in die Gesundheitskommunikation. So lässt sich die Darstellung von Nacktheit oder explizit sexuellem Verhalten beispielsweise in Kampagnen zu Organspende (z. B. *Live life then give Life*-Kampagne), Brustkrebs (z. B. *Check it before it's removed*-Kampagne) oder AIDS-Prävention (z. B. *Love Life*-Kampagne) finden. Der Einsatz von Erotik in der Gesundheitskommunikation ist vor allem dahingehend interessant, dass er starke Aufmerksamkeit erzeugt und eine zentrale Informationsverarbeitung hemmt. So können auch schwer erreichbare oder reaktante Zielgruppen leichter erreicht und gleichzeitig die Bildung von Gegenargumenten vermieden werden (Reichert et al. 2001). Trotz des verbreiteten Einsatzes in der Praxis ist die Studienlage eher dünn. Bislang existierende Studien deuten jedoch ähnliche Wirkungsweisen von Erotik in der Gesundheitskommunikation wie in der Produktwerbung an. So konnte unter anderem belegt werden, dass Erotikappelle im Kontext von Präventionsverhalten zu besseren Einstellungen gegenüber dem angestrebten Verhalten sowie einer erhöhten Verhaltensintention führten als nicht-sexuelle Kampagnen (Solomon und DeJong 1986; Struckman-Johnson et al. 1994). Quadland et al. (1988) wiesen im Rahmen einer Intervention zum Thema „Safer Sex" nach, dass Informationsmaterialien mit explizit erotischen Abbildungen die stärkste Wirkung auf Wissen, Einstellungen und Verhalten hatten. Dieses Ergebnis konnte auch in einer aktuellen Studie gestützt werden: So zeigten Collegestudenten nach Rezeption von Informationen mit Erotik positivere Gefühle sowie eine stärkere Verhaltensintention zur Kondomnutzung als nach Rezeption von Furchtappellen (Chiang et al. 2016).

Reichert et al. (2001) untersuchten den Einfluss von 13 Social-Marketing-Plakaten (u. a. zu den Themen HIV, Hautkrebs- und Brustkrebsvorsorge) mit und ohne Erotikappell. Das Ergebnis macht deutlich, dass die Plakate mit Erotikappell einen stärkeren persuasiven Einfluss besaßen als das nicht-sexuelle Pendant: Sie stimulierten positivere Gedanken und wirkten sich negativ auf die Stärke der kognitiven Elaboration aus. Die erotischen Plakate erzeugten zudem mehr Aufmerksamkeit, eine positivere Erregung und bessere Bewertung. Dieses Ergebnis ließ sich unabhängig vom Thema finden. Dabei zeigte sich, dass die Effekte mit hoher Erotik-Themen-Kongruenz am stärksten waren. Allerdings übten erotische Plakate keinen stärkeren Effekt auf die Verhaltensintention der Individuen aus als nicht-sexuelle Plakate.

Eine aktuelle Studie von Zhang et al. (2016) untersuchte die Effekte von Erotikappellen auf die kognitive und affektive Verarbeitung von Informationsmaterialen zum Thema HIV/AIDS unter heterosexuellen, ledigen Collegestudenten. Sie konnten nachweisen, dass ein hohes Erotiklevel mit einer erhöhten Herzfrequenz und größeren Aufmerksamkeit einherging als ein niedriges Erotikniveau. Diese Erregung zeigte sich ebenfalls in der Selbstauskunft der Teilnehmerinnen und Teilnehmer. Insgesamt wurde deutlich, dass Männer nach der Rezeption erotischer Informationen eine stärkere affektive Erregung aufwiesen als Frauen. Weiterhin konnte nachgewiesen werden, dass der positive Einfluss von Erotikappellen stärker in Kombination mit statistischen als mit narrativen Information ausfiel.

Im Fazit legen die Ergebnisse im Bereich der Gesundheitskommunikation also nahe, dass starke Parallelen zu kognitiven und affektiven Wirkungen von Erotik in der Werbung vorliegen.

4 Ausblick und Fazit

In einer Zeit des permanenten Informationsüberflusses können erotische Botschaftsstrategien aus der Masse an Werbematerialien und Kampagnen herausstechen. Trotzdem beschäftigten sich bisher nur sehr wenige und zum Teil veraltete Studien mit dem Einfluss von Erotik in der Gesundheitskommunikation. Aus diesen geht jedoch deutlich hervor, dass erotisch beworbene Gesundheitsbotschaften – ähnlich wie im kommerziellen Werbekontext – die Aufmerksamkeit der Rezipientinnen und Rezipienten erhöhen und relevante Einstellungen und Verhaltensweisen auf eine gesundheitsfördernde Weise verändern können (O'Keefe und Reid 1990; Reichert et al. 2001). Eine besondere Chance liegt in der guten Erreichbarkeit von Personen mit geringem Involvement und niedrigem Kognitionsbedürfnis – und damit einer sonst nur schwer zu erreichbaren Zielgruppe. Des Weiteren hemmen sexuelle Inhalte die Bildung von Gegenargumenten und können somit auch Personen erreichen, die bei anderen Botschaftsstrategien mit Reaktanz reagieren würden. Dabei sollten die Kommunikatoren vor allem bei der Ansprache weiblicher Adressatinnen auf eine hohe Erotik-Themen-Kongruenz achten. Gesundheitsthemen, die von Natur aus nur wenige sexuelle Assoziationen hervorrufen, sollten aus diesen Gründen über andere Botschaftsstrategien vermittelt werden.

Die steigende Verbreitung erotischer Werbeinhalte ist jedoch auch kritisch zu betrachten. So sind zum einen ethische Aspekte des zunehmenden Einsatzes zu nennen: Allein im Jahr 2016 waren über 60 Prozent (n = 273) der eingereichten Beschwerden beim Deutschen Werberat auf geschlechterdiskriminierende Werbung zurückzuführen – das entspricht einem Plus von 39 Prozent gegenüber dem Vorjahr (n = 196) (Deutscher Werberat 2017). Dies lässt sich vermutlich auch damit erklären, dass Zuschauerinnen und Zuschauer die stereotype Darstellung vor allem weiblicher Modelle aus persönlichen und ethischen Gründen zunehmend ablehnen (Jones und Reid 2010). Zum anderen kann die Strategie „Sex sells" auch Auswirkungen auf die Verarbeitung von Botschaftsinhalten haben. So ist es möglich, dass zwar die generelle Aufmerksamkeit gesteigert, eine effektive Elaboration der Botschaftsinhalte jedoch verhindert wird, und die Botschaften in der Folge wirkungslos bleiben (Putrevu 2008). Dabei steht insbesondere die Gesundheitskommunikation vor der Herausforderung, nicht nur spontane Entscheidungsfindungsprozesse anzuregen, sondern längerfristig Einstellungen und Verhalten zu verändern (Slater und Flora 1994). Selbst wenn sich die Aufmerksamkeitssteigerung nicht so stark auswirkt, dass Elaboration ganz verhindert wird, so führt sie doch dem ELM gemäß eher zu einer oberflächlichen Verarbeitung. Auch hier stellt sich generell die Frage, ob Persuasion auf diesem Wege wünschenswert ist, widerspricht sie doch dem Impetus vieler Stakeholder im Gesundheitsbereich, den Bürgerinnen und Bürgern informierte Entscheidungen zu ermöglichen (Guttman 2011). Der Einsatz von erotischen Botschaften sollte daher stets vor dem Hintergrund aller intervenierender Faktoren wie Thema, Geschlecht, Alter und Involvement auf seine Vor- und Nachteile kritisch überprüft werden.

Literatur

Alden, D., & Crowley, A. E. (1995). Sex guilt and receptivity to condom advertising. *Journal of Applied Social Psychology, 25*, 1446–1463.
Baker, M. J., & Churchill, G. A. (1977). The impact of physically attractive models on advertising evaluations. *Journal of Marketing Research, 24*, 538–555.
Belch, G. E., & Belch, M. A. (2012). *Advertising and promotion. An integrated marketing communication perspective*. New York: McGraw-Hill Irwin.
Belch, M. A., Holgerson, B. E., Belch, G. E., & Koppman, J. (1981). Psychophysical and cognitive responses to sex in advertising. In A. Mitchell (Hrsg.), *Advances in consumer research* (S. 424–427). Ann Arbor: Association for Consumer Research.
Bongard, J. (2002). *Werbewirkungsforschung. Grundlagen – Probleme – Ansätze*. Münster: LIT-Verlag.
Cacioppo, J. T., & Petty, R. E. (1982). The need for cognition. *Journal of Personality and Social Psychology, 42*, 116–131.
Cheng, H., Kotler, P., & Lee, N. R. (2011). Social marketing for public health: A short overview. In H. Cheng, P. Kotler, & N. R. Lee (Hrsg.), *Social marketing for public health* (S. 1–28). Sudbury: Jones and Bartlett Publishers.
Chiang, K.-P., Chan, A., & Milan, R. (2016). Social marketing and advertising appeals: On perception and intention to purchase condoms among college students. *International Journal of Healthcare Management, 1*, 1–8.
Childers, T. L., Heckler, S. E., & Houston, M. J. (1986). Memory for the visual and verbal components of print advertisements. *Psychology and Marketing, 3*, 137–150.
De Pelsmacker, P., Geuens, M., & Van den Bergh, J. (2007). *Marketing communications. A European perspective*. Edinburgh: Pearson Education Limited.
Deutscher Werberat. (2017). *Beschwerdegründe 2015/16*. www.werberat.de/sites/default/files/uploads/media/beschwerdegruende_2015_2016.jpg. Zugegriffen am 02.03.2018.
Dudley, S. C. (1999). Consumer attitudes toward nudity in advertising. *Journal of Marketing Theory and Practice, 79*, 89–96.
Felser, G. (2007). *Werbe- und Konsumentenpsychologie*. Berlin: Spektrum Akademischer Verlag.
Fennis, B. M., & Stroebe, W. (2010). *The psychology of advertising*. Hove: Psychology Press.
Fisher, W. A. (1986). A psychological approach to human sexuality. The sexual behavior sequence. In D. Byrne & K. Kelly (Hrsg.), *Alternative approaches to the study of sexual behavior* (S. 131–171). Hillsdale: Erlbaum.

Förster, K., & Werder, K. P. (2012). Does message matter? Der Einfluss von Involvement und Werten auf die Wirksamkeit von Werbebotschaften. In H. Haas & K. Lobinger (Hrsg.), *Qualitäten der Werbung – Qualitäten der Werbeforschung* (S. 129–148). Köln: Von Halem.

Frey, K. P., & Eagly, A. H. (1993). Vividness can undermine the persuasiveness of messages. *Journal of Personality and Social Psychology, 65*, 32–44.

Geise, S. (2011). *Vision that matters: Die Funktions- und Wirkungslogik visueller politischer Kommunikation am Beispiel des Wahlplakats*. Wiesbaden: Springer VS.

Grazer, W. F., & Keesling, G. (1995). The effect of print advertising's use of sexual themes on brand recall and purchase intention: A product specific investigation of male responses. *Journal of Applied Business Research, 11*, 47–58.

Guttman, N. (2011). Ethics in communication for health promotion in clinical settings and campaigns. In T. L. Thompson, R. Parrott & J. F. Nussbaum (Hrsg.), *The Routledge handbook of health communication* (S. 632–646). New York: Routledge.

Haugtvedt, C., Petty, R. E., & Cacioppo, J. T. (1992). Need for cognition and advertising: Understanding the role of personality variables in consumer behavior. *Journal of Consumer Psychology, 1*, 239–260.

Helweg-Larsen, M., & Howell, C. (2000). Effects of erotophobia on the persuasiveness of condom advertisements containing strong or weak arguments. *Basic and Applied Social Psychology, 22*, 111–117.

Johnson, D. K., & Satow, K. (1978). Consumers' reactions to sex in TV commercials. *Advances in Consumer Research, 5*, 411–414.

Jones, S. C., & Reid, A. (2010). The use of female sexuality in Australian alcohol advertising: public policy implications of young adults' reactions to stereotypes. *Journal of Public Affairs, 10*, 19–35.

Klimmt, C. (2011). *Das Elaboration-Likelihood-Modell*. Baden-Baden: Nomos.

Krugman, H. E. (1966). The measurement of advertising involvement. *Public Opinion Quarterly, 30*, 583–596.

LaTour, M. S. (1990). Female nudity in print and advertising. An analysis of gender differences in arousal and ad response. *Psychology and Marketing, 7*, 65–81.

LaTour, M. S., & Henthorne, T. L. (1993). Female nudity: Attitudes toward the ad and the brand, and implications for advertising strategy. *Journal of Consumer Marketing, 10*, 25–32.

Lord, K. R., & Putrevu, S. (2006). Exploring the dimensionality of the Need for Cognition Scale. *Psychology and Marketing, 23*, 11–34.

Lutz, R. J., MacKenzie, S. B., & Belch, G. E. (1983). Attitude toward the ad as a mediator of advertising effectiveness. Determinants and consequences. *Advances in Consumer Research, 10*, 532–539.

MacInnis, D. J., Moorman, C., & Jaworski, B. J. (1991). Enhancing and measuring consumers' motivation, opportunity, and ability to process brand information from ads. *Journal of Marketing, 55*, 32–53.

Mosher, D. L. (1960). The development and multitrait-multimethod analysis of three measures of three aspects of guilt. *Journal of Consulting Psychology, 30*, 25–29.

O'Keefe, G. J., & Reid, K. (1990). The uses and effects of public service advertising. *Public Relations Annual, 2*, 67–91.

Petty, R. E., & Cacioppo, J. T. (1986). The elaboration likelihood model of persuasion. *Advances in Experimental Social Psychology, 19*, 123–205.

Petty, R. E., Cacioppo, J. T., & Schumann, D. (1983). Central and peripheral routes to advertising effectiveness. The moderating role of involvement. *Journal of Consumer Research, 10*, 135–146.

Petty, R. E., Briñol, P., & Priester, J. R. (2009). Mass media attitude change. Implications of the elaboration likelihood model of persuasion. In J. Bryant & M. B. Oliver (Hrsg.), *Media effects. Advances in theory and research* (S. 125–164). New York: Routledge.

Putrevu, S. (2008). Consumer responses toward sexual and nonsexual appeals. *Journal of Advertising, 37*, 57–69.

Putrevu, S., Tan, J., & Lord, K. R. (2004). Consumer responses to complex advertisements: The moderating role of need for cognition, knowledge, and gender. *Journal of Current Issues and Research in Advertising, 26*, 9–24.

Quadland, M. C., Shattls, W., Schuman, R., Jacobs, R., & D'Eramo, J. (1988). *The 800 men study: A systematic evaluation of AIDS prevention programs.* New York: Gay Men's Health Crisis.

Ray, M. L. (1973). Marketing communication and the hierarchy-of-effects. In P. Clarke (Hrsg.), *New models for mass communication research* (S. 147–176). Beverly Hills: Sage.

Reichert, T. (2002). Sex in advertising research: A review of content, effects, and functions of sexual information in consumer advertising. *Annual Review of Sex Research, 13*, 241–273.

Reichert, T., & Alvaro, E. (2001). The effects of sexual information on ad and brand processing and recall. *Southwestern Mass Communication Journal, 17*, 9–17.

Reichert, T., Heckler, S. E., & Jackson, S. (2001). The effects of sexual social marketing appeals on cognitive processing and persuasion. *Journal of Advertising, 30*, 13–27.

Reid, L. N., & Soley, L. C. (1983). Decorative models and the readership of magazine ads. *Journal of Advertising Research, 23*, 27–32.

Schenk, M., Donnerstag, J., & Höflich, J. R. (1990). *Wirkungen der Werbekommunikation.* Köln: Böhlau.

Schmerl, C. (1989). Frauenfeindlichkeit in der Werbung. In G. Kalt (Hrsg.), *Öffentlichkeitsarbeit und Werbung: Instrumente, Strategien, Perspektiven* (S. 195–198). Frankfurt a. M.: Institut für Medienentwicklung und Kommunikation.

Schumann, D. W., Kotowski, M. R., Ahn, H.-Y., & Haugtvedt, C. P. (2012). The elaboration likelihood model. A 30-year review. In S. Rodgers & E. Thorson (Hrsg.), *Advertising theory* (S. 51–68). New York: Routledge.

Sciglimpaglia, D., Belch, M. A., & Cain, R. F. (1979). Demographic and cognitive factors influencing viewers' evaluations of „sexy" advertisements. In W. L. Wilke (Hrsg.), *Advances in consumer research* (S. 62–66). Ann Arbor: Association for Consumer Research.

Slater, M., & Flora, J. (1994). Is health behavior consumer behavior? Health behavior determinants, audience segmentation, and designing media health campaigns. In E. M. Clark, T. C. Brock & D. W. Stewart (Hrsg.), *Attention, attitude and affect in response to advertising* (S. 273–286). Hillsdale: Erlbaum Associates.

Smith, S. M., Haugtvedt, C. P., Jadrich, J. M., & Anton, M. R. (1995). Understanding responses to sex appeals in advertising. An individual difference approach. In F. Kardes & M. Sujan (Hrsg.), *Advances in consumer research* (S. 735–739). Provo: Association for Consumer Research.

Soley, L., & Reid, L. (1988). Taking it off: Are models in magazine ads wearing less? *Journalism and Mass Communication Quarterly, 65*, 960–966.

Solomon, M. Z., & DeJong, W. (1986). Recent sexually transmitted disease prevention efforts and their implications for AIDS health education. *Health Education Quarterly, 13*, 301–316.

Spanier, J. (2000). *Werbewirkungsforschung und Mediaentscheidung. Förderung des Informationstransfers zwischen Wissenschaft und Praxis.* München: Fischer.

Struckman-Johnson, C., Struckman-Johnson, D., Gilliland, R. C., & Ausman, A. (1994). Effect of persuasive appeals in AIDS PSAs and condom commercials on intentions to use condoms. *Journal of Applied Social Psychology, 24*, 2223–2244.

Wirth, W., & Lübkemann, M. (2004). Wie Erotik in der Werbung wirkt. Theorien, Modelle, Ergebnisse im kritischen Überblick. In M. Friedrichsen & S. Friedrichsen (Hrsg.), *Fernsehwerbung – Quo vadis?* (S. 71–96). Wiesbaden: Springer VS.

Wise, G. L., King, A. L., & Merenski, J. P. (1974). Reactions to sexy ads vary with age. *Journal of Advertising Research, 14*, 11–16.

Zhang, J. M., Chen, G. M., Chock, T. M., Wang, Y., Ni, L. & Schweisberger, V. (2016). A psychophysiological study of processing HIV/AIDS public service announcements: The effects of novelty appeals, sexual appeals, narrative versus statistical evidence, and viewer's sex. *Health Communication, 31*, 853–862.

Zurstiege, G. (2015). *Medien und Werbung.* Wiesbaden: Springer VS.

Soziale Appelle in der Gesundheitskommunikation

Doreen Reifegerste

Zusammenfassung

Soziale Appelle beziehen sich im Gegensatz zu Gesundheitsappellen auf die sozialen Konsequenzen eines gesundheitsrelevanten Verhaltens und nicht auf die körperlichen und mentalen Risiken. Insbesondere für Bevölkerungsgruppen, denen soziale Ziele wichtiger als Gesundheit (d. h. ihre biophysiologische Unversehrtheit) sind, kann diese Botschaftsstrategie zielführend sein, um sie zu erreichen und ihre Gesundheit zu verbessern. Der Beitrag stellt verschiedene Formen sozialer Appelle und den entsprechenden Forschungsstand dar.

Schlüsselwörter

Soziale Konsequenzen · Präventionskommunikation · Botschaftsstrategien · Wirkungen · Persuasion

1 Relevanz und Inhalt

Häufig wird in Präventionsbotschaften vor allem auf die gesundheitlichen (im Sinne von körperlichen und mentalen) Konsequenzen eines Risikoverhaltens (z. B. Krebserkrankungen als Folge des Tabakkonsums) hingewiesen, um präventives Verhalten zu evozieren. Für einige Zielgruppen (z. B. Jugendliche oder junge Erwachsene) wurde allerdings festgestellt, dass sie auf Furchtappelle häufig mit Reaktanz reagieren und dass soziale Folgen u. U. eine größere Bedeutung für sie haben als gesundheitliche Risiken (Hill und Durante 2011; Lohaus und Klein-Heßling 2008; Pettijohn und Gilbert 2011). Dementsprechend könnte die Warnung vor sozialen Konsequenzen (z. B. vor einer Ablehnung durch Gleichaltrige) effektiver sein als eine Androhung gesundheitlicher, d. h. körperlicher, Risiken. Zunehmend setzen die Gesund-

---

D. Reifegerste (✉)
Seminar für Medien- und Kommunikationswissenschaft, Erfurt, Deutschland
E-Mail: doreen.reifegerste@uni-erfurt.de

© Springer Fachmedien Wiesbaden GmbH, ein Teil von Springer Nature 2019
C. Rossmann, M. R. Hastall (Hrsg.), *Handbuch der Gesundheitskommunikation*,
https://doi.org/10.1007/978-3-658-10727-7_40

heitsbehörden in Deutschland, Großbritannien und den USA daher soziale Appelle ein und stellen darin verschiedene soziale Konsequenzen von gesundheitsrelevantem Verhalten dar (Cohen et al. 2007; Strüber et al. 2009; Greene et al. 2010; Zielmann 2006). Da unter dem Begriff „soziale Appelle" eine Reihe verschiedener Botschaftsinhalte zusammengefasst werden, sollen sie zunächst definiert werden, um sie dann im Einzelnen anhand theoretischer Ansätze und empirischer Ergebnisse darzustellen.

2 Definition sozialer Appelle

Soziale Appelle lassen sich definieren als Botschaften, die „das Verhältnis zu anderen Menschen und die sozialen Motive für das betreffende gesundheitsrelevante Verhalten (und nicht das Überleben und die Unversehrtheit des Organismus) in den Vordergrund" stellen (Reifegerste und Rössler 2014, S. 612). Dies beinhaltet auch physiologische Konsequenzen eines Risikoverhaltens, die vorrangig Auswirkungen auf soziale Interaktionen haben und weniger körperliche Einschränkungen mit sich bringen (z. B. durch Nikotinkonsum verursachte Zahnverfärbungen, Goldman und Glantz 1998). Trotzdem ist das Ziel des Präventionsappells die Förderung der körperlichen und mentalen Gesundheit der Rezipienten, welches aber nicht als primäres Argument verwendet wird.

Demgegenüber warnen *Furchtappelle* (siehe hierzu auch den Beitrag von Ort, Kap. ▶ „Furchtappelle in der Gesundheitskommunikation" in diesem Handbuch) meist vor negativen individuellen, körperlichen Folgen sowohl von Risikoverhalten (wie Rauchen oder Alkoholkonsum) als auch von unterlassenem Verhalten (z. B. mangelnde körperliche Aktivität). Sollten Furchtappelle allerdings soziale Risiken adressieren, wären sie ebenso als soziale Appelle zu kategorisieren.

Zusätzlich lässt sich unterscheiden, *welche* soziale Konsequenz jeweils thematisiert wird, da dies nicht nur mit unterschiedlichen Inhalten, sondern auch divergierenden Wirkungsmechanismen einhergehen kann. Im Folgenden sollen daher vier verschiedene Arten sozialer Appelle (Normen-, Bindungs-, Partnerwahl- und prosoziale Appelle) dargestellt werden. Darüber hinaus kann der soziale Appell ebenso wie andere Präventionsbotschaften anhand weiterer Dimensionen wie z. B. Valenz, Zeithorizont (kurzfristig oder langfristige Folgen) oder Erregungspotenzial beschrieben werden.

3 Theoretische Grundlagen

Für die Untersuchung sozialer Appelle werden vor allem das Extended Parallel Process Model (Witte 1992), das Health Belief Model (Rosenstock 1974) oder die Theorie der Schutzmotivation (Rogers 1975) verwendet, die allerdings soziale Konsequenzen nicht explizit enthalten. Die Theorie des geplanten Verhaltens (Ajzen 1991), die eine der am häufigsten verwendeten Theorien zur Entwicklung von Präventionsbotschaften darstellt, enthält die sozialen Normen als eine von mehreren

Verhaltensdeterminanten. Diese stellen eine Form sozialer Konsequenzen dar. Für den Einfluss sozialer Normen werden aber auch der Social Norms Approach (Rimal 2008) und die Theorie der sozialen Vergleiche (Festinger 1954) als theoretische Grundlagen verwendet. Können die Botschaftsinhalte nicht aus den vorhandenen Ansätzen abgeleitet werden, werden vereinzelt auch Theorieerweiterungen entwickelt. So haben Arthur und Quester (2004) die Theorie der Schutzmotivation explizit um die Wahrnehmung sozialer Konsequenzen erweitert.

Als Grundlage für eine kommunikationswissenschaftliche Einordnung sozialer Appelle kann der Framing-Ansatz (Entman 1993) dienen, der in der Gesundheitskommunikation vorrangig verwendet wird, um auf der Basis der Prospect Theory (Kahneman und Tversky 1979) die Darstellung von Verlusten und Gewinnen (sog. Gewinn- und Verlust-Frames) durch ein gesundheitsrelevantes Verhalten aufzuzeigen (Detweiler-Bedell et al. 2013; Loroz 2007; Shen 2010; hier zu die Beiträge von Wagner, Kap. ▶ „Gewinn- und Verlustframing in der Gesundheitskommunikation" sowie von von Sikorski und Matthes, Kap. ▶ „Framing-Effekte im Gesundheitsbereich"). Der Framing-Ansatz kann aber auch genutzt werden, um die adressierten Konsequenzen themenübergreifend zu kategorisieren. Im Funktionalmodell für Präventionsbotschaften (Reifegerste 2012) werden die zentralen Variablen der Gesundheitspsychologie mit dem Framing-Ansatz kombiniert. Grundlage des Modells ist die These, dass sich die Wirkung der Präventionsbotschaften erhöht, wenn sich die Frames an den spezifischen Funktionen des gesundheitsrelevanten Verhaltens einer Zielgruppe orientieren, was sich mit der Grundannahme der Functional Theory (Hullett 2006) deckt. Dementsprechend können unterschiedliche Präventionsappelle je nach Zielgruppe unterschiedliche Wirkungen aufweisen, weil jeweils verschiedene Einstellungs- und Verhaltensursachen (und damit Funktionen) relevant sind.

3.1 Normappelle

Normappelle beschreiben die Prävalenz eines bestimmten Verhaltens und dessen Bewertung durch andere (Greene et al. 2010; Priebe und Spink 2012) und weisen damit indirekt auf eine Ablehnung und Isolation als mögliche negative soziale Konsequenzen hin, die aber nicht so deutlich wie in den Bindungsappellen thematisiert werden muss. Abraham et al. (2007) stellten fest, dass Broschüren zur Alkoholprävention mehrheitlich Informationen über Normen verwenden. Weniger häufig fanden sie Botschaften zu negativen Konsequenzen für die Anerkennung bei anderen oder die Beziehungen zu anderen.

Studien zu Normappellen wurden bereits zu ganz unterschiedlichen Themen der Gesundheitskommunikation (z. B. Rauchen, Alkohol, Sonnenschutz, sexuell übertragbare Krankheiten, körperliche Aktivität, Ernährungsverhalten, Organspende) mit sehr unterschiedlichen Ergebnissen durchgeführt. Während Studien zum Sonnenschutz und zu Ernährungsthemen zeigen, dass es durch die Präsentation von Normen möglich ist, Risikowahrnehmung, Intention und Verhalten positiv zu beeinflussen (Greene et al. 2010; Mahler et al. 2008; Robinson et al. 2013), sind die Ergebnisse von Studien zu Tabak- und Alkoholprävention (Campo et al. 2004; Lee und Paek 2013) widersprüchlich. Je nachdem, wie relevant die dargestellte Gruppe ist, wie die

Rezipientinnen und Rezipienten ihr eigenes Verhalten im Vergleich zu dieser Norm einschätzen und wie normorientiert sie sind, kann solch eine Botschaft positive oder negative Effekte hervorrufen (für eine Übersicht siehe Reifegerste und Rössler 2014). Lee und Paek (2013) konnten zeigen, dass insbesondere die injunktiven Normen einen Einfluss auf die Verhaltensintentionen zum Tabakkonsum von erwachsenen Rauchern haben. Subjektive Normen führten dagegen zu einem gegenteiligen Effekt, weil eine massenmediale Botschaft vermutlich die Bewertung durch Freunde oder Familienmitglieder unglaubwürdig erscheinen lässt und so eher zu Reaktanz führt (Lee und Paek 2013). Paek et al. (2014) wiesen zudem nach, dass die Wirkung von Normappellen auch kulturelle Differenzen aufweist. In asiatischen Nationen, die stärker normorientiert sind, zeigen sie eine größere Wirksamkeit (Paek et al. 2014). Ähnliches kann für Altersunterschiede vermutet werden, da soziale Normen besonders bei Jugendlichen und jungen Erwachsenen relevant sind. Normappelle werden daher vor allem in dieser Altersgruppe häufig zur Alkohol- oder Tabakprävention eingesetzt.

3.2 Bindungsappelle

Soziale Appelle in der Gesundheitskommunikation, die sich auf soziale Bindungen beziehen, stellen vor allem mögliche negative Konsequenzen in Form einer Ausgrenzung aus einer Gruppe oder den Verlust von Anerkennung bei Freundinnen und Freunden bzw. Gleichaltrigen dar (Arthur und Quester 2004; Charry und Demoulin 2012). Gegenüber dieser Androhung sozialer Ausgrenzung und damit möglicherweise auch mangelnder sozialer Unterstützung kann aber auch die soziale Inklusion (z. B. Gemeinschaftssport) und Unterstützung durch andere als positive Konsequenz gesundheitsrelevanten Verhaltens dargestellt werden, was allerdings in der Persuasionsforschung bisher nur selten untersucht wurde (Reifegerste und Rossmann 2015). Hingegen sind die positiven Wirkungen von Unterstützungsbotschaften (sog. Supportive Messages), die dem Empfänger Hilfsbereitschaft der Botschaftssenders signalisieren, im Bereich der interpersonalen Kommunikation (im Rahmen von mHealth, Onlineforen oder persönlichen Gesprächen) bereits intensiv untersucht worden (siehe u. a. Bodie und Burleson 2008; Fjeldsoe et al. 2010).

Anti-Tabak-Videos auf YouTube verwendeten nur in neun Prozent der untersuchten Filme einen sozialen Appell (verglichen mit 56,8 % Furchtappellen), der sowohl die Ablehnung durch Freundinnen und Freunde als auch durch potenzielle Intimpartnerinnen und -partner thematisieren konnte (Paek et al. 2010). Auch Beaudoin (2002), der Anti-Rauchen-Anzeigen inhaltsanalytisch untersuchte, fasste unter sozialen Appellen Konsequenzen wie „uncool", „unsexy", „socializing" und „dating" zusammen und stellte für diese ein Gesamtvorkommen von neun Prozent fest. Gleichzeitig wird die Darstellung sozialer Konsequenzen auch für die Vermarktung gesundheitsschädlicher Produkte genutzt. So wird auch in Werbeanzeigen für Tabak oder Alkohol das Gemeinschaftsgefühl oder die Akzeptanz in der Gruppe als Botschaftsstrategie verwendet (Greenman und Jones 2010).

Studien zu Formen der Bindungsappelle finden sich bisher nur vereinzelt. Pechmann und Kollegen (2003) verwendeten die Darstellungen eines sog. Refusal Skill Models, das als Vorbild für den Widerstand gegen das Risikoverhalten einer Gruppe dient, um die Intentionen zum Tabakkonsum zu verringern. Reifegerste und Rossmann (2015) zeigten, wie Darstellungen von Gemeinschaft (in Form von Gruppenbildern) die Selbstwirksamkeit, Einstellungen und Intentionen zur körperlichen Aktivität positiv beeinflusst. Verschiedene Variablen, die mit den sozialen Beziehungen in Zusammenhang stehen, wie z. B. die soziale Orientierung (Chang 2009) oder die Gruppenidentifizierung der Rezipienten (Rimal 2008), können die Effekte der Bindungsappelle moderieren.

3.3 Partnerwahlappelle

Während sich Bindungsappelle auf generelle Beziehungen zu anderen beziehen, stellen *Partnerwahlappelle* Konsequenzen des Verhaltens dar, die die Suche nach einem Lebens- oder Sexualpartner unterstützen, indem sie die Attraktivität (z. B. durch Schönheitschirurgie, Sonnenbräunung oder Ernährung), die physische Kondition (z. B. durch Sport), den Wohlstand oder die Anerkennung durch Risikobereitschaft erhöhen (Bernard et al. 2005; Saad 2007). Sie stehen vor allem im Zusammenhang mit gesundheitsschädlichem Verhalten wie z. B. Alkohol- und Drogenkonsum, Sonnenbaden und riskantem Verkehrs- und Sexualverhalten (Greitemeyer et al. 2013; Hill und Durante 2011; Pettijhon und Gilbert 2011).

Die Suche nach einem Lebenspartner ist vor allem in der Jugendphase relevant (Weisfeld und Coleman 2005), kann aber in bestimmten Situationen (z. B. bei Anwesenheit sehr attraktiver Personen) oder späteren Lebensabschnitten (z. B. nach einer Trennung) einen wichtigen Einfluss auf das Gesundheitsverhalten haben. Risikoverhalten wird dann genutzt, um Mut und damit sozialen Status zu demonstrieren und somit letztlich die Attraktivität beim anderen Geschlecht zu erhöhen (Nell 2002). So führt bspw. bei Frauen die Aktivierung mit Bildern attraktiver Männer zur Verringerung des Sonnenschutzverhaltens und zur erhöhten Bereitschaft der Einnahme von Diätpillen (Hill und Durante 2011) und bei Männern führt eine Aktivierung mit Frauenbildern zu einer größeren Bereitschaft zu sexuellem Risikoverhalten (Greitemeyer et al. 2013).

Partnerwahlappelle zeigen meist mögliche Attraktivitätsverluste durch gesundheitsschädliches Verhalten auf. So werden in Präventionskampagnen Konsequenzen wie Hautalterung, Flecken im Gesicht (durch übermäßige Hautbräunung), Mundgeruch oder gelbe Zähne (aufgrund von Tabakkonsum) dargestellt (Dodd und Forshaw 2010; Smith und Stutts 2003). Somit können auch physiologische Folgen eingesetzt werden, um indirekt soziale Konsequenzen aufzuzeigen. Im Unterschied zu den klassischen Furchtappellen beziehen sich diese Botschaften aber nicht direkt auf körperliche (z. B. Schmerzen) oder lebensbedrohliche Konsequenzen (wie Hautkrebs), sondern auf die Bewertung dieser Konsequenzen durch andere, was wiederum auch im Zusammenhang mit Normappellen steht. Vereinzelt wird in Partnerwahlappellen die Partnersuche direkt angesprochen, indem sie den möglichen Verlust des Intimpartners als negative Konsequenz darstellen (Dickinson und Holmes 2008). Insgesamt überwiegen für diese Form sozialer Appelle ebenfalls Forschungsarbeiten zum negativen Framing (also die Darstellung negativer Folgen für die Partnersuche), obwohl auch eine Darstellung erhöhter Partnerattraktivität durch gesunde Verhaltensweisen (wie Mundhygiene oder körperliche Aktivität) denkbar wäre.

Insgesamt erscheinen die Ergebnisse für Partnerwahlbotschaften eindeutiger als für die Bindungs- und Normappelle (für eine Übersicht siehe Reifegerste und Rössler 2014). Appelle, die mit Attraktivitätsverlusten argumentieren, zeigen positive (d. h. gesellschaftlich erwünschte) Effekte auf Risikowahrnehmung, Selbstwirksamkeit, Einstellungen, Verhaltensintentionen und Verhalten. Insbesondere Studien mit Frauen zeigen, dass diese Appellform wirksam zur Vorbeugung von Hautkrebs beitragen kann. Das verdeutlichen neben den vielen Einzelstudien von Mahler und Kollegen zwei Forschungsüberblicke zu aussehensbasierten Interventionen beim Sonnenschutz (Dodd und Forshaw 2010; Williams et al. 2013). Auch für die konkrete Darstellung der Ablehnung durch den Partner konnten positive Effekte auf die Selbstwirksamkeit und die Einstellungen festgestellt werden (Dickinson und Holmes 2008), jedoch nicht auf die Risikowahrnehmung (Leshner et al. 2006).

Da Partnerwahlstrategien geschlechterspezifische Unterschiede aufweisen (Buss 1992), lassen sich bei den Partnerwahlappellen ebenso entsprechende Differenzen in der Wirkung erwarten. Die Studien zu Attraktivitätsappellen wurden allerdings mehrheitlich mit Frauen durchgeführt (Williams et al. 2013), so dass hierzu noch keine abschließende Bewertung möglich ist. Zudem kann auch die Einstellung der Probanden zu ihrem Aussehen und Körper die Effekte beeinflussen (Hevey et al. 2010). Ein Einfluss von partnerrelevanten Variablen wie Partnerstatus oder sexueller Orientierung wurde in den vorgestellten Studien nicht berichtet und möglicherweise bisher kaum erhoben.

3.4 Prosoziale Appelle

Im Gegensatz zu den ersten beiden beschriebenen Formen sozialer Appelle weisen prosoziale Appelle nicht auf Konsequenzen für das adressierte Individuum hin, sondern auf Folgen seines Verhaltens für die Gesundheit anderer: „others who may benefit or suffer as a result of a given behavior" (Loroz 2007, S. 1004). Klassische Beispiele sind Hinweise auf die Risiken des Passivrauchens (Pechmann et al. 2003), Botschaften, die zur sozialen Unterstützung von Betroffenen aufrufen (Detweiler-Bedell et al. 2013) oder an die soziale Verantwortung des Impfens appellieren (O'Keefe und Nan 2012). Während bei den Bindungsappellen die soziale Unterstützung durch andere im Vordergrund steht (z. B. durch gemeinsames Sporttreiben), wird in den prosozialen Appellen an die Unterstützung und Verantwortung *für* andere appelliert. Hierbei werden also vielmehr die Unterstützungsgeberinnen und -geber (in verschiedenen sozialen Beziehungen) als die Unterstützungsempfängerinnen und -empfänger angesprochen. Greitemeyer (2013) konnte beispielsweise zeigen, dass durch ein Videospiel und Musik mit prosozialem Inhalt die Bereitschaft der Probanden zu riskantem Fahrverhalten abnahm und die Hilfsbereitschaft stieg. Als eine Form sozialer Appelle können daher auch die Schuldappelle (sog. guilt appeals) betrachtet werden (Basil et al. 2006). Sie stellen die negativ gerahmte Variante der prosozialen Appelle dar, die die Schuld durch unverantwortliches Verhalten als negative Konsequenz darstellen.

Die bereits erwähnte Inhaltsanalyse von YouTube-Videos zur Tabakprävention (Paek et al. 2010) zeigte, dass neun Prozent der untersuchten Videos den Effekt des Passivrauchens thematisieren. Mit prosozialen Appellen werden vor allem Eltern, Partnerinnen und Partner, Gleichaltrige oder Angehörige angesprochen, aber auch Gesundheitsrisiken für Fremde (z. B. Folgen eines Unfalls für weitere Beteiligte) werden thematisiert. In einigen Studien werden sie auch gemeinsam mit Botschaften an die direkte Zielgruppe als Furchtappelle kategorisiert (vgl. Beaudoin 2002), obwohl ein negativer prosozialer Appell eher Schuld als Furcht auslöst (Lindsey 2005), weil das Bezugsobjekt hier eine andere Person ist.

Prosoziales Verhalten und die Fürsorge für andere wirken sich, zumindest wenn die Bemühungen der Unterstützungsgeber erfolgreich sind, überwiegend positiv auf die Gesundheit der anderen aus (Abrahamson et al. 2008). Prosoziale Appelle sind bisher eher selten empirisch untersucht worden, scheinen aber bei einigen Gesundheitsthemen gute Möglichkeiten für eine positive Einflussnahme zu bieten.

Sie wurden vor allem für die Prävention von sexuell übertragbaren Krankheiten, den Tabakkonsum, Organ- und Blutspende und für das Impfverhalten untersucht. Bei den verschiedenen Gesundheitsthemen dokumentieren die Studien sowohl positive als auch negative oder gar keine Effekte (siehe Reifegerste und Rössler 2014). Dies könnte wie bei den anderen Formen sozialer Appelle wiederum mit einer positiven oder negativen Darstellung der sozialen Konsequenzen zusammenhängen. Detweiler-Bedell et al. (2013) konnten zeigen, dass sich die Bereitschaft zu sozialer Unterstützung für Depressive eher durch eine Darstellung von positiven Wirkungen (Gewinn-Frame) als durch eine Darstellung möglicher Verluste (Verlust-Frame) erreichen lässt.

Möglicherweise wirken zusätzlich themenspezifische Besonderheiten und Persönlichkeitsvariablen moderierend, die mit Fürsorgemotiven korrelieren. Hullett (2004) stellte fest, dass die Wirksamkeit des prosozialen Appells auch davon abhängt, welche sexuell übertragbare Krankheit genau untersucht wird. Während in einer Studie zum Thema Herpes die Gefahr der Ansteckung anderer positive Wirkungen auf die Einstellungen und die Verhaltensintention hervorrief, traf dies für das Thema Chlamydien nicht zu. Hier waren die eigenen Gesundheitsrisiken relevanter für die Probanden. Miller et al. (2007) konnten die Effekte prosozialer Appelle nur in kollektivistischen Ländern nachweisen, die durchschnittlich höhere soziale Orientierung aufweisen und soziale Beziehungen mehr betonen als Menschen in individualistischen Nationen (Hofstede und Hofstede 2006). Die von Hullett (2004, 2006) untersuchte Wohltätigkeit (Benevolence) zeigte allerdings keinen Einfluss auf die Wirkung von prosozialen Appellen zur Prävention von sexuell übertragbaren Krankheiten. Dies macht deutlich, wie sehr es notwendig ist, bei der Kampagnenplanung die zielgruppen- und themenspezifischen Motive für ein Gesundheitsverhalten zu berücksichtigen. Gerade für prosoziale

Appelle wäre zu prüfen, inwieweit andere Gesundheitsthemen (z. B. Alkohol und Ernährung) und auch weitere Zielgruppen wie Pädagogen oder Gaststättenbetreiber einbezogen werden sollten. Diese Art der Appelle an eine indirekte Zielgruppe wurde zwar in vielen Kampagnen (u. a. Stephenson und Quick 2005) verwendet, bisher liegen dazu aber nur wenige experimentelle Evidenzen vor (Reifegerste et al. 2014).

4 Fazit

Soziale Appelle können für bestimmte Zielgruppen (insbesondere Jugendliche und Personen mit hoher sozialer Orientierung) und für Gesundheitsthemen mit hoher sozialer Relevanz eine effektive Alternative zu Gesundheits- bzw. Furchtappellen in der Präventionskommunikation darstellen. Bei der Unterscheidung der einzelnen Formen sozialer Appelle ist nicht immer eine eindeutige Zuordnung zu den vier dargestellten Formen möglich. Zum Teil finden sich auch Mischformen oder weitere Ausdifferenzierungen. Außerdem werden mit dem Begriff soziale Appelle in verschiedenen empirischen Studien verschiedene Botschaftsstrategien definiert, so dass ein Vergleich der betreffenden Untersuchungen nicht möglich ist und Aussagen über die Verwendung und potenziellen Effekte der sozialen Appelle erschwert werden. So lassen sich auch nur begrenzt Ableitungen über eine Kombination der verschiedenen Appellinhalte treffen, obwohl gerade in der Praxis oft verschiedene Arten sozialer Appelle gleichzeitig vorhanden sind. Sowohl eine gegenseitige Verstärkung als auch eine gegenseitige Abschwächung scheint möglich zu sein. Wenn Partnerwahlappelle und prosoziale Appelle vermischt sind, können sich (aufgrund der eher gegenläufigen Wirkungsrichtung) die Effekte der Appelle aufheben, während sich die Bindungs- und Partnerwahlappelle gegenseitig verstärken (Mahler et al. 2008). Auch eine Kombination von Bindungsappellen mit prosozialen Botschaften scheint nicht problematisch zu sein (Cheah 2005, 2006).

Der Theoriebezug für soziale Appelle ist bislang noch unzureichend, weil soziale Konsequenzen des Gesundheitsverhaltens häufig noch nicht ausreichend in den Modellen integriert sind bzw. die erweiterten und integrierten Versionen noch keine ausreichende Anwendung in der Gesundheitskommunikation gefunden haben.

Aus der Betrachtung der bisherigen empirischen Ergebnisse lässt sich festhalten, dass soziale Appelle in der Gesundheitskommunikation bereits vielfältig untersucht und eingesetzt wurden und dabei ein breites Spektrum an Theorien, Themen und Einflussvariablen berücksichtigt wurde. Während Partnerwahlappelle deutliche Effekte auf die relevanten Einflussvariablen des Gesundheitsverhaltens (Risikowahrnehmung, Selbstwirksamkeit, Intentionen und Verhalten) aufzeigen, sind die Ergebnisse für Bindungsappelle viel weniger eindeutig. Prosoziale Appelle an das Fürsorgemotiv sind bisher noch zu wenig erforscht, um eindeutige Ergebnisse ableiten zu können.

Zudem wird die Relevanz und Effektivität sozialer Appelle u. U. von Kampagnendesignern unterschätzt, da Botschaften mit sozialen Konsequenzen von den

Rezipientinnen und Rezipienten häufig nicht bewusst verarbeitet werden und somit von einer unbewussten Beeinflussung des Verhaltens ausgegangen werden kann (Mahler 2015; Priebe und Spink 2011).

Literatur

Abraham, C., Southby, L., Quandte, S., Krahe, B., & Sluijs, W. (2007). What's in a leaflet? Identifying research-based persuasive messages in European alcohol-education leaflets. *Psychology & Health, 22*(1), 31–60.

Abrahamson, J. A., Fisher, K. E., Turner, A. G., Durrance, J. C., & Turner, T. C. (2008). Lay information mediary behavior uncovered: Exploring how nonprofessionals seek health information for themselves and others online. *Journal of the Medical Library Association: JMLA, 96*(4), 310.

Ajzen, I. (1991). The theory of planned behavior. *Organizational Behavior and Human Descision Processes, 50*(2), 179–211.

Arthur, D., & Quester, P. (2004). Who's afraid of that ad? Applying segmentation to the protection motivation model. *Psychology and Marketing, 21*(9), 671–696.

Basil, D. Z., Ridgway, N. M., & Basil, M. D. (2006). Guilt appeals: The mediating effect of responsibility. *Psychology & Marketing, 23*(12), 1035–1054.

Beaudoin, C. E. (2002). Exploring antismoking ads: Appeals, themes, and consequences. *Journal of Health Communication, 7*(2), 123–137.

Bernard, L. C., Mills, M., Swenson, L., & Walsh, R. P. (2005). An evolutionary theory of human motivation. *Genetic, Social, and General Psychology Monographs, 131*(2), 129–184.

Bodie, G. D., & Burleson, B. R. (2008). Explaining variations in the effects of supportive messages: A dual-process framework. *Communication Yearbook, 32*, 355–398.

Buss, D. M. (1992). Mate preference mechanisms: Consequences for partner choice and intrasexual competition. In J. H. Barkow, J. Tooby & L. Cosmides (Hrsg.), *The adapted mind* (S. 249–266). Oxford: Oxford University Press.

Campo, S., Cameron, K. A., Brossard, D., & Frazer, M. S. (2004). Social norms and expectancy violation theories: Assessing the effectiveness of health communication campaigns. *Communication Monographs, 71*(4), 448–470.

Chang, C. (2009). Psychological motives versus health concerns: Predicting smoking attitudes and promoting antismoking attitudes. *Health Communication, 24*(1), 1–11.

Charry, K. M., & Demoulin, N. T. (2012). Behavioural evidence for the effectiveness of threat appeals in the promotion of healthy food to children. *International Journal of Advertising, 31*(4), 773–794.

Cheah, W. H. (2005). Condom attitudes and risk perceptions: A test of the extended parallel processing model. *Journal of Intercultural Communication Research, 34*(3/4), 213–232.

Cheah, W. H. (2006). Issue involvement, message appeal and gonorrhea: Risk perceptions in the US, England, Malaysia and Singapore. *Asian Journal of Communication, 16*(3), 293–314.

Cohen, E. L., Shumate, M. D., & Gold, A. (2007). Anti-smoking media campaign messages: Theory and practice. *Health Communication, 22*(2), 91–102.

Detweiler-Bedell, J. B., Detweiler-Bedell, B., Baugher, A., Cohen, M., & Robertson, J. (2013). Using message framing to promote social support in depression: When misery makes better company. *Psychological Studies, 58*(1), 38–47.

Dickinson, S., & Holmes, M. (2008). Understanding the emotional and coping responses of adolescent individuals exposed to threat appeals. *International Journal of Advertising, 27*(2), 251–278.

Dodd, L., & Forshaw, M. (2010). Assessing the efficacy of appearance-focused interventions to prevent skin cancer: A systematic review of the literature. *Health Psychology Review, 4*(2), 93–111.

Entman, R. M. (1993). Framing: Toward clarification of a fractured paradigm. *Journal of Communication, 43*(4), 51–58.

Festinger, L. (1954). A theory of social comparison processes. Human relations, 7(2), 117–140.
Fjeldsoe, B. S., Miller, Y. D., & Marshall, A. L. (2010). MobileMums: A randomized controlled trial of an SMS-based physical activity intervention. *Annals of Behavioral Medicine, 39*(2), 101–111.
Goldman, L. K., & Glantz, S. A. (1998). Evaluation of antismoking advertising campaigns. *Journal of the American Medical Association, 279*(10), 772–777.
Greene, K., Campo, S., & Banerjee, S. C. (2010). Comparing normative, anecdotal, and statistical risk evidence to discourage tanning bed use. *Communication Quarterly, 58*(2), 111–132.
Greenman, J., & Jones, D. A. (2010). Comparison of advertising strategies between the indoor tanning and tobacco industries. *Journal of the American Academy of Dermatology, 62*(4), 685.e1–685.e18.
Greitemeyer, T. (2013). Exposure to media with prosocial content reduces the propensity for reckless and risky driving. *Journal of Risk Research, 16*(5), 583–594.
Greitemeyer, T., Kastenmüller, A., & Fischer, P. (2013). Romantic motives and risk-taking: An evolutionary approach. *Journal of Risk Research, 16*(1), 19–38.
Hevey, D., Pertl, M., Thomas, K., Maher, L., Craig, A., & Chuinneagain, S. (2010). Body consciousness moderates the effect of message framing on intentions to use sunscreen. *Journal of Health Psychology, 15*(4), 553–559.
Hofstede, G., & Hofstede, G. J. (2006). *Lokales Denken, globales Handeln*. München: Dt. Taschenbuch-Verlag.
Hill, S., & Durante, K. (2011). Courtship, competition, and the pursuit of attractiveness: Mating goals facilitate health-related risk taking and strategic risk suppression in women. *Personality and Social Psychology Bulletin, 37*(3), 383–394.
Hullett, C. R. (2004). Using functional theory to promote sexually transmitted disease (STD) Testing. *Communication Research, 31*(4), 363–396.
Hullett, C. R. (2006). Using functional theory to promote HIV testing: The impact of value-expressive messages, uncertainty, and fear. *Health Communication, 20*(1), 57–67.
Kahneman, D., & Tversky, A. (1979). Prospect theory. *Econometrica, 47*(2), 263–291.
Lee, H., & Paek, H.-J. (2013). Impact of norm perceptions and guilt on audience response to anti-smoking norm PSAs: The case of Korean male smokers. *Health Education Journal, 72*(5), 503–511.
Leshner, G., Choi, Y., & Cameron, G. (2006). Defining fear appeals-based antismoking PSAs using Izard's differential emotions scale. *Conference Papers – International Communication Association* (S. 1–32).
Lindsey, L. L. M. (2005). Anticipated guilt as behavioral motivation. An examination of appeals to help unknown others through bone marrow donation. *Human Communication Research, 31*(4), 453–481.
Lohaus, A., & Klein-Heßling, J. (2008). Gesundheitsrisiken und Gesundheitsverhalten. In R. K. Silbereisen & M. Hasselhorn (Hrsg.), *Enzyklopädie der Psychologie. Entwicklungspsychologie des Jugendalters* (S. 663–695). Göttingen: Hogrefe.
Loroz, P. S. (2007). The interaction of message frames and reference points in prosocial persuasive appeals. *Psychology & Marketing, 24*(11), 1001–1023.
Mahler, H. I. M. (2015). Interventions to promote sun protection behaviors: What do we know about the efficacy of health- and appearance-based messages and the role of cognitions and emotions? *Social and Personality Psychology Compass, 9*(5), 238–251.
Mahler, H., Kulik, J., Butler, H., Gerrard, M., & Gibbons, F. (2008). Social norms information enhances the efficacy of an appearance-based sun protection intervention. *Social Science & Medicine, 67*(2), 321–329.
Nell, V. (2002). Why young men drive dangerously: Implications for injury prevention. *Current Directions in Psychological Science, 11*(2), 75–79.
O'Keefe, D. J., & Nan, X. (2012). The relative persuasiveness of gain- and loss-framed messages for promoting vaccination: A meta-analytic review. *Health Communication, 27*(7), 776–783.
Paek, H., Kim, K., & Hove, T. (2010). Content analysis of antismoking videos on YouTube: Message sensation value, message appeals, and their relationships with viewer responses. *Health Education Research, 25*(6), 1085–1099.
Paek, H., Lee, H., & Hove, T. (2014). The role of collectivism orientation in differential normative mechanisms: A cross-national study of anti-smoking public service announcement effectiveness. *Asian Journal of Social Psychology, 17*(3), 173–183.

Pechmann, C., Zhao, G., Goldberg, M. E., & Reibling, E. T. (2003). What to convey in antismoking advertisements for adolescents: The use of protection motivation theory to identify effective message themes. *Journal of Marketing, 67*(2), 1–18.
Pettijohn, T., & Gilbert, A. (2011). Romantic relationship status and gender differences in sun tanning attitudes and behaviors of US college students. *Psychology, 2*(2), 71–77.
Priebe, C. S., & Spink, K. S. (2011). When in Rome: Descriptive norms and physical activity. *Psychology of Sport and Exercise, 12*(2), 93–98.
Priebe, C. S., & Spink, K. S. (2012). Using messages promoting descriptive norms to increase physical activity. *Health Communication, 27*(3), 284–291.
Reifegerste, D. (2012). Zielgruppenspezifische Präventionsbotschaften: *Implikationen evolutionärer Motive jugendlichen Risikoverhaltens*. Baden-Baden: Nomos.
Reifegerste, D., & Rössler, P. (2014). Soziale Appelle in der Gesundheitskommunikation: Motivkategorien als Grundlage für die theoretische Integration und die Systematisierung empirischer Befunde. *Medien & Kommunikationswissenschaft, 62*(4), 606–634.
Reifegerste, D., & Rossmann, C. (2015). Gemeinsam aktiver? Der Einfluss von Gruppenbildern auf die körperliche Aktivität. In M. Schäfer, O. Quiring, C. Rossmann, M. Hastall & E. Baumann (Hrsg.), *Gesundheitskommunikation im Spannungsfeld medialer und gesellschaftlicher Wandlungsprozesse* (S. 179–188). Baden-Baden: Nomos.
Reifegerste, D., Schumacher, M.-B., Hoffmann, S., Schwarz, U., & Hagen, L. M. (2014). Framing von Gesundheitskommunikation in Settingansätzen. In E. Baumann, M. R. Hastall, C. Rossmann & A. Sowka (Hrsg.), *Gesundheitskommunikation als Forschungsfeld der Kommunikations- und Medienwissenschaft* (S. 119–134). Baden-Baden: Nomos.
Rimal, R. N. (2008). Modeling the relationship between descriptive norms and behaviors: A test and extension of the theory of normative social behavior (TNSB). *Health Communication, 23*(2), 103–116.
Robinson, E., Fleming, A., & Higgs, S. (2013). Prompting healthier eating: Testing the use of health and social norm based messages. *Health Psychology, 33*(9), 1057–1064.
Rogers, R. W. (1975). A protection motivation theory of fear appeals and attitude change. *Journal of Psychology, 91*(1), 93–114.
Rosenstock, I. M. (1974). The health belief model and preventive health behavior. *Health Education Monographs, 2*(4), 354–386.
Saad, G. (2007). *The evolutionary bases of consumption*. Mahwah: Lawrence Erlbaum Associates.
Shen, L. (2010). The effect of message frame in anti-smoking public service announcements on cognitive response and attitude toward smoking. *Health Communication, 25*(1), 11–21.
Smith, K. H., & Stutts, M. A. (2003). Effects of short-term cosmetic versus long-term health fear appeals in anti-smoking advertisements on the smoking behaviour of adolescents. *Journal of Consumer Behaviour, 3*(2), 157–177.
Stephenson, M. T., & Quick, B. L. (2005). Parent ads in the national youth anti-drug media campaign. *Journal of Health Communication, 10*(8), 701–710.
Strüber, E., Lieb, C., & Dorn, T. (2009). Die Alkohol-Jugendkampagne „Na toll!": Konzeptionelle Grundlagen und Umsetzung. *Prävention, 32*(4), 116–119.
Weisfeld, G. E., & Coleman, D. K. (2005). Further observations on adolescence. In R. G. Burgess & K. B. MacDonald (Hrsg.), *Evolutionary perspectives on human development* (S. 331–356). Thousand Oaks: Sage.
Williams, A. L., Grogan, S., Clark-Carter, D., & Buckley, E. (2013). Appearance-based interventions to reduce ultraviolet exposure and/or increase sun protection intentions and behaviours: A systematic review and meta-analyses. *British Journal of Health Psychology, 18*(1), 182–217.
Witte, K. (1992). Putting the fear back into fear appeals: The extended parallel process model. *Communication Monographs, 59*, 329–349.
Zielmann, S. (2006). Chancen und Hindernisse internationaler Gesundheitskampagnen. In U. Röttger (Hrsg.), *PR-Kampagnen. Über die Inszenierung von Öffentlichkeit* (3. Aufl., S. 191–207). Wiesbaden: VS Verlag für Sozialwissenschaften.

Fallbeispiele in der Gesundheitskommunikation

Christina Peter

Zusammenfassung

Fallbeispiele sind Einzelfalldarstellungen, die zur Illustration eines Sachverhaltes eingesetzt werden – in der Gesundheitskommunikation sind dies hauptsächlich direkte oder indirekte Schilderungen von Betroffenen. Neben den klassischen Kommunikationswegen finden sich solche Erfahrungsberichte auch verstärkt online in Gesundheitsforen oder sozialen Medien. Fallbeispiele sind ein wirksames Stilmittel, um Urteile wie Risikowahrnehmung, Einstellung und Verhaltensintention zu beeinflussen. Die Wirkung, die von ihnen ausgeht, wird hauptsächlich durch ihre Lebhaftigkeit begründet. Trotz der umfangreichen Forschungslage werden sie in der Gesundheitskommunikation – im Gegensatz zur allgemeinen Berichterstattung – nur zögerlich eingesetzt. Bei der Verwendung sind auch ethische Gesichtspunkte zu beachten: Durch die nicht-repräsentative Verwendung können sich Wahrnehmungsverzerrungen ergeben, die in einer Überschätzung von Gesundheitsrisiken oder Förderung von stereotypen Krankheitsbildern enden können.

Schlüsselwörter

Fallbeispiele · Narration · Einzelfall · Summarische Realitätsbeschreibung · Statistiken

C. Peter (✉)
Institut für Kommunikationswissenschaft und Medienforschung, Ludwig-Maximilians-Universität München, München, Deutschland
E-Mail: christina.peter@ifkw.lmu.de

1 Einleitung: Was sind Fallbeispiele?

Die Schilderung von Einzelfällen ist in den Medien ein beliebtes Stilmittel, um Sachverhalte anschaulich darzustellen. Wird zum Beispiel im Frühling über die Gefahr einer FSME-Infektion berichtet, werden in der Regel zunächst Zahlen und Fakten genannt: Über Verbreitungsgebiete, Risikogruppen, Art und Verlauf der Erkrankung und Impfraten in Deutschland – man spricht hier von summarischen Realitätsbeschreibungen (Brosius 1995). Zusätzlich wird oft die Geschichte einer oder mehrerer erkrankter Personen dargestellt, um den Verlauf der Infektion zu illustrieren: vom Zeckenbiss bis zur Heilung. Zusätzlich – oder auch stattdessen – kommen einzelne Bürgerinnen und Bürger zu Wort, die ihre Einschätzung zum Thema abgeben: Sind Sie geimpft? Warum bzw. warum nicht? In den Medien dargestellte Einzelfälle können also entweder Betroffene sein oder Personen, die ihre Meinung zum Thema äußern. Bei solchen Einzelfällen handelt es sich dann um Fallbeispiele, wenn diese durch den Kontext des Beitrags verallgemeinert werden – wenn also die Darstellung nahelegt, dass es sich eben nicht um Einzelfälle handelt, sondern dass viele Personen so denken bzw. vom Sachverhalt betroffen sind (Daschmann 2001, S. 85). Die Geschichte des durch einen Zeckenbiss an FSME erkrankten Hubert M. wird in der Regel nicht um ihrer selbst willen berichtet, sondern um über das Risiko und den Verlauf der Infektion im Allgemeinen aufzuklären.[1]

Fallbeispiele sind ein sehr beliebtes journalistisches Stilmittel: Daschmann und Brosius (1997) untersuchten deren Verwendung in sechs Fernsehmagazinen und konnten zeigen, dass in mehr als 90 % aller Beiträge mindestens ein Fallbeispiel vorkam. In der Gesundheitskommunikation hingegen scheint das bisher nicht der Fall zu sein: Ziegler, Pfister und Rossmann (2013) stellten fest, dass Fallbeispiele in weniger als einem Drittel aller untersuchten Artikel aus Gesundheitszeitschriften verwendet wurden – bei Gesundheitsflyern sogar nur in rund fünf Prozent aller Fälle und auf Gesundheitsportalen in weniger als einem Prozent aller Beiträge. Dem gegenüber steht eine Fülle von empirischen Studien, die sich mit der Wirksamkeit von Fallbeispielen beschäftigen (vgl. Abschn. 4).

Ein Teil der Forschung verwendet nicht den Begriff Fallbeispiel bzw. die englische Entsprechung *exemplar*, sondern andere Begriffe wie z. B. Narration, (anekdotische) Evidenz oder episodische Information (bzw. die englischen Entsprechungen, Winterbottom et al. 2008)[2]; hier steht dann meist die Geschichte eines *einzelnen* Betroffenen im Vordergrund (Hinyard und Kreuter 2007). Unter diesen Begriffen wird in der Gesundheitskommunikation zum Beispiel auch der Einfluss von Nutzerkommentaren auf gesundheitsbezogene Urteile von Rezipienten untersucht (z. B.

---

[1] Natürlich berichten Medien auch ohne Verallgemeinerungsabsicht über einzelne Krankheitsgeschichten, vornehmlich von Prominenten – dabei handelt es sich dann aber nicht um Fallbeispiele, sondern um Einzelfälle.

[2] Zur Vereinheitlichung wird im Folgenden der Begriff Fallbeispiel verwendet, auch wenn die jeweils dargestellte Studie andere Begrifflichkeiten gebraucht. Für statistische Informationen, summarische Aussagen bzw. Faktendarstellungen wird der übergeordnete Begriff summarische Realitätsbeschreibung benutzt.

Haase und Betsch 2012). Hier handelt es sich zwar per Definition nicht um Fallbeispiele, allerdings ist von den gleichen Wirkungsmechanismen auszugehen (vgl. Abschn. 3). Forschung in diesem Bereich legt nahe, dass explizite Verallgemeinerungen ohnehin nicht ursächlich für die starke Wirkung von Einzelfällen sind, da Rezipientinnen und Rezipienten die Information unbewusst verallgemeinern (Zillmann und Brosius 2000).

2 Forschungstraditionen

Unter dem Begriff Fallbeispielforschung werden in der Regel zwei Forschungsansätze subsumiert. Sie lassen sich danach unterteilen, ob die konkurrierende Wirkung verschiedener Informationsarten untersucht wird (also Fallbeispiele und summarische Realitätsbeschreibung in Kombination präsentiert werden) oder die Wirkung bei alleiniger Präsentation; darüber hinaus unterscheiden sich Studien dahingehend, ob sie ein oder mehrere (sich widersprechende) Fallbeispiele präsentieren und ob es sich um Schilderungen von Betroffenen oder Meinungsäußerungen handelt. Beide Ansätze sind für den Bereich Gesundheitskommunikation relevant und sollen deshalb hier kurz skizziert werden.

Die klassische, kommunikationswissenschaftliche Fallbeispielforschung hat ihre Wurzeln in der psychologischen Forschung zur so genannten „Base-Rate Fallacy" (Bar-Hillel 1980; Tversky und Kahneman 1973). Diese besagt, dass sich Personen bei der Schätzung von Wahrscheinlichkeiten von Einzelfallbeschreibungen leiten lassen und dabei zugrundeliegende Verteilungen außer Acht lassen. Aufbauend darauf untersuchten Zillmann et al. (1992), ob sich Rezipientinnen und Rezipienten auch an Einzelfällen in Zeitungsartikeln orientieren, wenn eine summarische Realitätsbeschreibung vorhanden ist und die präsentierten Einzelfälle von dieser abweichen. Die Forscher legten den Probandinnen und Probanden verschiedene Versionen eines Zeitungsartikels über den Erfolg von Diätprogrammen vor; die summarische Realitätsbeschreibung lautete stets, dass ein Drittel aller Personen nach der Diät wieder zunahm. Jeder Artikel enthielt neun Fallbeispiele, die entweder dem Verhältnis der summarischen Realitätsbeschreibung entsprachen, das umgekehrte Verhältnis darstellten oder alle von einer Gewichtzunahme nach der Diät berichteten; Probanden, die eine Version mit einseitigen Fallbeispielen lasen, überschätzen die Gefahr der erneuten Gewichtzunahme deutlich. Die starke Orientierung an Fallbeispielen trotz summarischer Realitätsbeschreibung konnte in einer Vielzahl von Nachfolgestudien bestätigt werden (für einen Überblick vgl. Krämer 2015).

Die zweite Forschungstradition untersucht nicht die gleichzeitige Präsentation, sondern stellt illustrierende Einzelfälle eher eintönigen Faktenbeschreibungen gegenüber – Probanden bekommen in dieser Forschungslogik also nur eine der beiden Informationsarten präsentiert. Die grundlegende Frage lautet hier also nicht: *Orientieren sich Rezipienten auch dann an Einzelfallschilderungen, wenn eine validere summarische Realitätsbeschreibung vorhanden ist?*, sondern *Funktionieren Zahlen und Fakten oder Einzelfallschilderungen besser, um Informationen an Rezipienten zu vermitteln?* Studien in diesem Bereich orientieren sich häufig an der Framing-Theorie;

entsprechend wird oft die Untersuchung von Iyengar (1991) als Pionierstudie genannt, die sich mit der Wirkung von episodischer vs. thematischer Darstellung von Nachrichten beschäftigte.

In der Gesundheitskommunikation spielen beide Forschungstraditionen eine Rolle: Gesundheitsthemen sind Teil der täglichen Berichterstattung, hier werden oft mehrere Fallbeispiele mit Fakten kombiniert (z. B. Boyson et al. 2015; Hong 2013; Yoo 2016). Die Schilderung einzelner Fallbeispiele in Form von Krankheitsgeschichten wird dagegen oft im Rahmen von Gesundheitskampagnen untersucht (z. B. Greene und Brinn 2003; Rossmann und Pfister 2008).

3 Wie wirken Fallbeispiele?

Die überlegene Wirkung von Fallbeispielen im Vergleich zu summarischen Realitätsbeschreibungen wird oft mit verschiedenen Heuristiken begründet, die Personen aufgrund ihrer begrenzten Informationsverarbeitungskapazität einsetzen (Brosius 1995; Zillmann 2006; Zillmann und Brosius 2000). Gerade bei einer eher oberflächlichen Rezeption können lebhafte Fallbeispiele besser verarbeitet und erinnert werden als trockene Faktenbeschreibungen und fließen entsprechend stärker in die Urteilsbildung ein (Verfügbarkeitsheuristik). Darüber hinaus tendieren Personen dazu, schon auf Basis weniger Einzelfälle auf eine größere Grundgesamtheit zu schließen, auch wenn dies nicht valide ist (Repräsentativitätsheuristik). Auf diesem Weg können Fallbeispiele auch langfristig Vorstellungen formen und sogar Vorurteile begünstigen: Grund hierfür ist die Neigung von Menschen, Personen oder Objekte anhand weniger Attribute zu klassifizieren – es existieren Prototypen in der mentalen Repräsentation (z. B. der typische Depressive), die dann bei einer Beurteilung herangezogen werden. Fallbeispiele können diese Prototypen beeinflussen: Wird in der Berichterstattung der Leidensweg einer depressiven Person geschildert, der im Suizid endet, kann dieses in die Vorstellung von depressiven Personen integriert werden. Dieses Fallbeispiel kann entsprechend dazu führen, dass bei der Begegnung mit einer depressiven Person automatisch davon ausgegangen wird, dass diese akut suizidgefährdet ist (vgl. weiterführend Abschn. 5 sowie die Beiträge von Scherr, Kap. ▶ „Psychische Krankheiten in der Gesellschaft und in den Medien" und von Schäfer, Kap. ▶ „Kommunikation über Suizide").

Einige Forscherinnen und Forscher begründen die Wirkung von Fallbeispielen damit, dass diese als authentischer als andere Informationsarten wahrgenommen werden; Einzelfallschilderungen erweckten dabei den Eindruck von Augenzeugenberichten, denen man eher vertrauen könne als abstrakter Information (Brosius 1995; Betsch et al. 2012; Petraglia 2009) bzw. anderen Kommunikatoren wie etwa Politikern oder Experten, denen man eher Persuasionsabsicht unterstellt (Lefevere et al. 2012). Brosius (2003) führt in diesem Zusammenhang auch ein anthropologisches Argument ins Feld: Demnach hätten sich Menschen bei der Urteilsbildung schon immer auf die Einschätzung anderer verlassen, summarische Realitätsbeschreibungen bzw. statistische Informationen stellen dagegen eine neuere Informationsquelle dar (vgl. auch Hinyard und Kreuter 2006).

Zillmann (2006) argumentiert, dass im Gesundheitskontext vor allem solche Fallbeispiele effektiv sind, die Emotionen auslösen (siehe auch Betsch et al. 2011; Kopfman et al. 1998; De Wit et al. 2008 sowie weiterführend Abschn. 4.2). Aus evolutionspsychologischen Gesichtspunkten werden vor allem bedrohliche Informationen vom Individuum verstärkt mit Aufmerksamkeit bedacht und schnell verarbeitet, um adäquat auf eine potentielle Gefahr reagieren zu können (vgl. auch Forschung zum Negativity Bias, Baumeister et al. 2001). Dadurch können emotionsauslösende Fallbeispiele chronisch zugänglich bleiben und Risiko- bzw. Häufigkeitsschätzungen langfristig beeinflussen (Zillmann 2006, S. 224).

4 Fallbeispiele in der Gesundheitskommunikation: Forschungsstand

Der Forschungsstand zur Effektivität von Fallbeispielen in der Gesundheitskommunikation ist umfassend: Allein in den führenden Fachzeitschriften[3] *Journal of Health Communication* und *Health Communication* finden sich bis 2015 rund 140 Aufsätze zum Thema. Die wenigsten Studien untersuchen dabei direkt Verhalten, sondern aufbauend auf theoretischen Modellen wie etwa der Theory of Planned Behavior (für einen Überblick vgl. Rossmann 2011) Variablen wie Einstellung, Selbstwirksamkeit, Verhaltensintention oder Risikoeinschätzung. Ein überwiegender Teil der Forschung ist experimentell ausgerichtet, außerdem dominieren quantitative Studien. In thematischer Hinsicht wird eine sehr breite Palette abgedeckt, so dass sich hier kaum verallgemeinernde Aussagen für einzelne Gesundheitsbereiche treffen lassen. Die Wirksamkeit von Fallbeispielen in der Gesundheitskommunikation konnte bisher für verschiedene Medien bestätigt werden, es scheint also für das Auftreten des Effekts unerheblich zu sein, ob diese audiovisuell oder schriftlich präsentiert werden (Spence et al. 2015). Es gibt allerdings Hinweise darauf, dass audio(visuelle) Stimuli stärkere Effekte evozieren (z. B. Braverman 2008). Im Folgenden werden die zentralen Forschungserkenntnisse zusammengetragen.

4.1 Fallbeispiele vs. summarische Realitätsbeschreibung

Wie in Abschn. 2 dargestellt wurde, beschäftigen sich die meisten Studien entweder mit dem konkurrierenden Einfluss der Informationsarten oder damit, welche der beiden für sich effektiver für die Kommunikation von Gesundheitsbotschaften ist. In Bezug auf den konkurrierenden Einfluss sind die Befunde relativ homogen: Die große Mehrheit der Untersuchungen kann in diesem Kontext zeigen, dass sich Rezipientinnen und Rezipienten trotz abweichender summarischer Realitätsbeschreibung in ihren Urteilen stärker an den präsentierten

---

[3]Laut Fünf-Jahres-Impact Factor (Stand: 2014) in der Kategorie „Communication" (Journal of Health Communication: 13 von 67; Health Communication: 23 von 76).

Fallbeispielen orientieren (z. B. Boyson et al. 2015; Cox und Cox 2001; Ubel et al. 2001). Summarische Realitätsbeschreibungen können Fallbeispieleffekte hauptsächlich dann abschwächen, wenn die enthaltenen statistischen Informationen visuell aufbereitet werden (Betsch et al. 2011; Fagerlin et al. 2005).

Studien, die beide Informationsarten isoliert auf ihre Effektivität hin betrachten, kommen dagegen zu unterschiedlichen Ergebnissen: Rossmann und Pfister (2008) etwa untersuchten die Wirkung beider Informationsarten am Beispiel von Gesundheitsflyern zur Adipositasprävention und konnten dabei keine Überlegenheit von Fallbeispielen in Bezug auf Wissen, Risikoeinschätzung, Einstellung und Verhaltensintention feststellen (vgl. auch Limon und Kazoleas 2004). Greene und Brinn (2003) zeigten in ihrer Studie zur Solariums-Nutzung sogar einen stärkeren Einfluss der summarischen Realitätsbeschreibung, allerdings nur auf die Einstellung der Rezipientinnen und Rezipienten und nicht auf die Verhaltensintention. Andere Studien fanden dagegen auch bei einzelner Präsentation stärkere Effekte von Fallbeispielen im Gegensatz zu reinen summarischen Realitätsbeschreibungen (z. B. Chang 2008; De Wit et al. 2008); Hastall und Knobloch-Westerwick (2013) konnten außerdem mit einem Selective-Exposure Design zeigen, dass Rezipientinnen und Rezipienten Gesundheitsinformationen mit Fallbeispielen solchen mit summarischen Realitätsbeschreibungen vorziehen. Hier scheint die Effektivität vor allem davon abzuhängen, wie Fallbeispiele aufbereitet sind (vgl. Abschn. 4.2).

Kopfman und Kollegen (1998) stellten fest, dass beide Informationsarten unterschiedliche Reaktionen hervorrufen: Beim Thema Organspende führten Informationen mit Fallbeispielen verstärkt zu Emotionen wie etwa Angst, während summarische Realitätsbeschreibungen geeigneter waren, kognitive Reaktionen zu evozieren. Aufgrund der unterschiedlichen Wirkungsweise stellt sich die Frage, ob nicht ein kombinierter Einsatz beider Informationsarten am effektivsten ist. Allen und Kollegen (2000) zeigten in einer Serie von 15 Experimenten zu verschiedenen Themen, dass sich die Kombination aus summarischer Realitätsbeschreibung und Fallbeispiel positiv auf die Glaubwürdigkeit der Botschaft sowie die Einstellung zum präsentierten Thema auswirkt. Nan und Kollegen (2015) sowie Betsch et al. (2013) fanden ebenfalls einen stärkeren Einfluss auf die Risikowahrnehmung bei einer kombinierten Präsentation beider Informationsarten im Gegensatz zur alleinigen Präsentation.

4.2 Merkmale der Fallbeispiele

Neben der generellen Frage, durch welche Informationsart sich Gesundheitsbotschaften effektiver vermitteln lassen, beschäftigen sich viele Studien damit, wie Fallbeispiele aufbereitet werden müssen, um eine optimale Wirkung zu entfalten. Häufig wird die Wirkung der Informationsarten in Kombination mit Gewinn-/Verlust-Frames untersucht (vgl. hierzu auch den Beitrag von Wagner, Kap. ▶ „Gewinn- und Verlustframing in der Gesundheitskommunikation" in diesem

Band). Yu und Kollegen (2010) präsentierten Probanden eine Zeitschriftenmeldung zum Thema Fetales Alkoholsyndrom (FAS; Schädigung des Kindes durch Alkoholkonsum während der Schwangerschaft), in der entweder Fallbeispiele von gesund zur Welt gekommenen Kindern gezeigt wurden (Gewinnframe) oder von Kindern, die mit FAS zur Welt kamen (Verlustframe); analog gab es zwei Versionen mit summarischen Realitätsbeschreibungen zu den entsprechenden Frames. Fallbeispiele waren dann effektiver, wenn sie mit Verlustframes kombiniert wurden; dies galt für die wahrgenommene Schwere der Krankheit sowie die induzierte Furcht. In Bezug auf die Kontrollüberzeugung der Rezipientinnen und Rezipienten zeigten allerdings summarische Realitätsbeschreibungen mit Gewinnframes die stärksten Effekte. Chien und Chang (2015) sowie Cox und Cox (2001) konnten ebenfalls eine Überlegenheit von Fallbeispielen mit Verlustframes feststellen.

Aust und Zillmann (1996) variierten die Emotionalität der Fallbeispiele und konnten zeigen, dass emotionale Fallbeispiele die Risikowahrnehmung erhöhen. Dies deckt sich mit Befunden dazu, dass Fallbeispiele geeigneter als summarische Realitätsbeschreibungen sind, affektive Reaktionen hervorzurufen, die sich wiederum auf die Urteilsbildung auswirken. Winterbottom und Kollegen (2008) fanden außerdem in ihrer Metaanalyse Indizien dafür, dass Studien mit Fallbeispielen als Direktzitate häufiger Effekte finden als solche in indirekter Rede; Studien, die experimentell beide Versionen verglichen, kamen allerdings zu heterogenen Befunden (z. B. Banerjee und Greene 2012; Nan et al. 2015).

Peter et al. (2014) untersuchten die Wirkung von Nutzerkommentaren, die sich positiv oder negativ zum Thema Grippeschutzimpfung auf Facebook äußerten. Zusätzlich zur Valenz wurde variiert, ob einer dieser Kommentare zusätzlich von fünf weiteren Nutzern geliked wurde – so sollte den Teilnehmerinnen und Teilnehmern im Sinne der Fallbeispiellogik suggeriert werden, dass es sich um keine Einzelmeinung handelt. Sie fanden allerdings nur schwache Einflüsse der Nutzerkommentare, die durch die zusätzlichen Likes nicht verstärkt wurden.

4.3 Rezipientenmerkmale

In der klassischen Fallbeispielforschung konnten bisher keine systematischen Wechselwirkungen zwischen Fallbeispieleffekt und Rezipientenmerkmalen festgestellt werden (Daschmann 2001). Möglicherweise wird aus diesem Grund auch in der Gesundheitskommunikation eher wenig zu diesen Einflüssen geforscht. Bisher wurde vor allem das Involvement der Rezipientinnen und Rezipienten als intervenierender Faktor untersucht. Einige Studien konnten dabei zeigen, dass das Involvement Fallbeispieleffekte moderiert: In Übereinstimmung mit Befunden zu den Verarbeitungsrouten wirken Fallbeispiele bei wenig involvierten Rezipienten stärker als summarische Realitätsbeschreibungen, wohingegen sich stärker involvierte Personen mehr auf Zahlen und Fakten verlassen (z. B. Braverman 2008). Darüber hinaus gibt es auch Befunde zum Involvement als Mediator: Mehrere Studien im Gesundheitskontext fanden Indizien dafür, dass die Präsentation von Fallbeispielen das Involvement während der Rezeption erhöht, was wiederum zu stärkerer Persuasion führt (z. B. Green und Brock 2000; Hong 2013; Kim et al. 2012).[4]

Slater und Rouner (1996) überprüften in ihrer Studie das Zusammenspiel zwischen den Informationsarten und Voreinstellungen der Probanden zu Alkoholkonsum. Sie konnten zeigen, dass summarische Realitätsbeschreibungen besser bzw. überzeugender bewertet wurden, wenn der Inhalt der eigenen Voreinstellung entsprach – für Fallbeispiele war das Gegenteil der Fall, diese waren effektiver, wenn sie gegen die Voreinstellung der Probanden argumentierten.

5 Ethische Überlegung bei der Verwendung von Fallbeispielen in der Gesundheitskommunikation

Trotz – oder besonders wegen – ihrer Effektivität sehen einige Autorinnen und Autoren den Einsatz von Fallbeispielen in der Gesundheitskommunikation durchaus kritisch (Slater 2002; Winterbottom et al. 2008). Ausgangspunkt der Diskussion ist die Feststellung, dass Fallbeispiele – sei es in der Berichterstattung oder im Rahmen von Aufklärungskampagnen – nicht repräsentativ entsprechend der Grundgesamtheit ausgewählt werden, für die sie stehen sollen. Denkt man an Gesundheitskampagnen, die oft nur mit einem Fallbeispiel arbeiten, so ist hier eine repräsentative Darstellung gar nicht möglich. Schildert man also in einer Aufklärungskampagne über Essstörungen die Leidensgeschichte eines jungen Mädchens, das letztendlich an der Krankheit stirbt, so bildet man hier eigentlich nur eine Minderheit von Betroffenen ab (die Letalitätsrate bei Anorexie etwa liegt bei rund sechs Prozent: Hölling und Schlack 2007). Gleichzeitig kann die Darstellung dazu führen, dass Rezipientinnen und Rezipienten das Risiko, dass die Krankheit einen tödlichen Ausgang nimmt, überschätzen. Zur Bekämpfung von Krankheiten bzw. gesundheitsschädlichem Verhalten mag das auf den ersten Blick unproblematisch erscheinen (frei nach dem Motto „lieber zu viel Panik als zu wenig"). Allerdings können Fallbeispiele Stereotype verstärken, so dass die Präsentation von dramatischen Fallbeispielen eine Stigmatisierung von Betroffenen zur Folge haben kann (siehe Abschn. 3; vgl. auch die Beiträge von Scherr, Kap. ▶ „Psychische Krankheiten in der Gesellschaft und in den Medien" und Röhm, Hastall und Ritterfeld, Kap. ▶ „Stigmatisierende und destigmatisierende Prozesse in der Gesundheitskommunikation" in diesem Band), was für diese Personengruppe mit negativen Folgen verbunden sein dürfte (z. B. die Meidung anderer aus Schamgründen, Verschweigen der Krankheit und damit verbunden sogar eine Verschlimmerung derselben; Peter 2016).

Verzerrungen durch Fallbeispiele können im schlimmsten Fall sogar zu Bumerang-Effekten führen: Hornik und Kollegen (2008) evaluierten den Erfolg einer auf mehrere Jahre angelegten Anti-Drogen-Aufklärungskampagne in US-amerikanischen Medien und fanden Hinweise darauf, dass die enthaltenen Einzelfalldarstellungen tendenziell sogar dazu führten, dass Jugendliche sich eher vorstel-

---

[4]Für den Unterschied zwischen Themeninvolvement und Involvement während der Rezeption vgl. Slater und Rouner (2002).

len können, Marihuana auszuprobieren, da sie den Konsum der Droge in ihrer Peer-Group als weiter verbreitet einschätzten (vgl. auch Fortier 2011). Solche indirekten Effekte, die durch die Wahrnehmung der sozialen Norm mediiert werden, sind Gegenstand der Forschung zur Influence-of-Presumed-Influence-Hypothese (Gunther und Storey 2003; vgl. auch den Beitrag von Arendt und Brosius, Kap. ▶ „Third-Person-Effekte im Gesundheitsbereich" in diesem Band), die im Zusammenhang mit Fallbeispieleffekten bisher aber kaum untersucht wurde. Slater (2006) empfiehlt entsprechend, Fallbeispiele in Gesundheitsbotschaften so zu konstruieren, dass sie wünschenswertes bzw. erfolgreiches Verhalten darstellen.

6 Zusammenfassung

Rezipientinnen und Rezipienten orientieren sich an Fallbeispielen, selbst wenn diese andere Urteile nahelegen als eine vorhandene summarische Realitätsbeschreibung. Dies heißt allerdings nicht, dass sie grundsätzlich die effektivere Informationsart darstellen; unter bestimmten Umständen können sogar statistische Informationen überzeugender wirken, vor allem, wenn diese z. B. durch grafische Aufbereitung von Statistiken auffälliger gestaltet werden und Rezipientinnen und Rezipienten hoch involviert sind. Obwohl bisher nur selten untersucht, scheint sich das Bild abzuzeichnen, dass der kombinierte Einsatz beider Informationsarten am vielversprechendsten sein könnte. Grund dafür ist, dass beide Informationsarten unterschiedliche Effekte hervorrufen: Fallbeispiele evozieren vornehmlich Emotionen und erhöhen dadurch Risikowahrnehmung, summarische Realitätsbeschreibungen triggern eher kognitive Reaktionen und scheinen geeigneter, um die Selbstwirksamkeit der Rezipienten zu erhöhen. Die Fallbeispiele selbst sollten möglichst als direkte Zitate/Schilderungen von Betroffenen dargeboten werden und – zur Vermeidung negativer Effekte – eher die Vorteile von gesundheitsdienlichem Verhalten in den Vordergrund stellen. Spezifischere Prognosen sind aufgrund der Forschungslage schwierig, da in der Gesundheitskommunikation viele Faktoren eine Rolle spielen; schon allein die Bandbreite an untersuchten Themen lässt verallgemeinernde Schlüsse kaum zu, Kampagnen für mehr Sport im Alltag treffen auf andere Voreinstellungen und Zielgruppen als Berichterstattung über die HIV-/AIDS-Prävention.

Trotz ihrer Wirksamkeit spielen Fallbeispiele in den traditionellen Kommunikationskanälen wie etwa Gesundheitszeitschriften eine geringere Rolle als bisher angenommen – es bleibt die Hoffnung, dass sich die Praxis hier in Zukunft stärker an den vorhandenen Forschungsergebnissen orientiert und diese verstärkt zur Erstellung von Gesundheitsbotschaften einsetzt. Es ist außerdem zu erwarten, dass die Verbreitung von Erfahrungsberichten bzw. Stellungnahmen zu Gesundheitsthemen über Kanäle wie soziale Netzwerke immer mehr an Bedeutung gewinnt. Auch wenn es sich hier nicht um Fallbeispiele im engeren Sinne handelt, so ist auf Basis bisheriger Befunde davon auszugehen, dass diese ähnliche Effekte auf Risikowahrnehmung, Einstellung und Verhalten von Rezipienten haben können. Entsprechend kann hier also die Fallbeispielforschung als theoretischer Rahmen fungieren.

Literatur

Allen, M., Bruflat, R., Fucilla, R., Kramer, M., McKellips, S., Ryan, D. J., & Spiegelhoff, M. (2000). Testing the persuasiveness of evidence: Combining narrative and statistical forms. *Communication Research Reports, 17*, 331–336.

Aust, C. F., & Zillmann, D. (1996). Effects of victim exemplification in television news on viewer perception of social issues. *Journalism & Mass Communication Quarterly, 73*, 787–803.

Banerjee, S. C., & Greene, K. (2012). Role of transportation in the persuasion process: Cognitive and affective responses to antidrug narratives. *Journal of Health Communication, 17*, 564–581.

Bar-Hillel, M. (1980). The base-rate fallacy in probability judgements. *Acta Psychologica, 22*, 211–233.

Baumeister, R. F., Bratslavsky, E., Finkenauer, C., & Vohs, K. D. (2001). Bad is stronger than good. *Review of General Psychology, 5*, 323–70.

Betsch, C., Brewer, N. T., Brocard, P., Davies, P., Gaissmaier, W., Haase, N., & Rossmann, C. (2012). Opportunities and challenges of Web 2.0 for vaccination decisions. *Vaccine, 30*, 3727–3733.

Betsch, C., Renkewitz, F., & Haase, N. (2013). Effect of narrative reports about vaccine adverse events and bias-awareness disclaimers on vaccine decisions: A simulation of an online patient social network. *Medical Decision Making, 33*, 14–25.

Betsch, C., Ulshöfer, C., Renkewitz, F., & Betsch, T. (2011). The influence of narrative v. statistical information on perceiving vaccination risks. *Medical Decision Making, 31*, 742–753.

Boyson, A. R., Zimmerman, R. S., & Shoemaker, S. (2015). Exemplification of HAART and HIV/AIDS: A news experiment. *Health Communication, 30*, 901–910.

Braverman, J. (2008). Testimonials versus informational persuasive messages: The moderating effect of delivery mode and personal involvement. *Communication Research, 35*, 666–694.

Brosius, H.-B. (1995). *Alltagsrationalität in der Nachrichtenrezeption*. Opladen: Westdeutscher Verlag.

Brosius, H. (2003). Exemplars in the news: A theory of the effects of political communication. In J. Bryant, D. Roskos-Ewoldsen & J. Cantor (Hrsg.), *Communication and emotion: Essays in honor of Dolf Zillmann* (S. 179–194). Mahwah: Lawrence Erlbaum.

Cox, D., & Cox, A. D. (2001). Communicating the consequences of early detection: The role of evidence and framing. *Journal of Marketing, 65*, 91–103.

Chang, C. (2008). Increasing mental health literacy via narrative advertising. *Journal of Health Communication, 13*, 37–55.

Chien, Y.-H., & Chang, W.-T. (2015). Effects of message framing and exemplars on promoting organ donation. *Psychological Reports, 117*, 692–702.

Daschmann, G. (2001). *Der Einfluß von Fallbeispielen auf Leserurteile*. Konstanz: UVK Verlags-Gesellschaft.

Daschmann, G., & Brosius, H. B. (1997). Ist das Stilmittel die Botschaft? Fallbeispiele in deutschen Fernsehmagazinen. *Rundfunk und Fernsehen, 45*, 486–504.

De Wit, J. B., Das, E., & Vet, R. (2008). What works best: Objective statistics or a personal testimonial? An assessment of the persuasive effects of different types of message evidence on risk perception. *Health Psychology, 27*, 110–115.

Fagerlin, A., Wang, C., & Ubel, P. A. (2005). Reducing the influence of anecdotal reasoning on people's health care decisions: Is a picture worth a thousand statistics? *Medical Decision Making, 25*, 398–405.

Fortier, J. (2011). *Above the influence: Examining the impact of unintentional normative messages in fear appeal based anti-marijuana public service announcements*. Master Thesis, San Diego State University.

Greene, K., & Brinn, L. S. (2003). Messages influencing college women's tanning bed use: Statistical versus narrative evidence format and a self-assessment to increase perceived susceptibility. *Journal of Health Communication, 8*, 443–461.

Green, M. C., & Brock, T. C. (2000). The role of transportation in the persuasiveness of public narratives. *Journal of Personality and Social Psychology, 79*, 701–721.

Haase, N., & Betsch, C. (2012). Parents trust other parents lay vaccination narratives on the web may create doubt about vaccination safety. *Medical Decision Making, 32*, 645–645.

Hastall, M. R., & Knobloch-Westerwick, S. (2013). Severity, efficacy, and evidence type as determinants of health message exposure. *Health Communication, 28*, 378–388.

Hinyard, L. J., & Kreuter, M. W. (2007). Using narrative communication as a tool for health behavior change: A conceptual, theoretical, and empirical overview. *Health Education & Behavior, 34*, 777–792.

Hölling, H., & Schlack, R. (2007). Essstörungen im Kindes- & Jugendalter. *Bundesgesund-heitsblatt-Gesundheitsforschung-Gesundheitsschutz, 50*, 794–799.

Hong, H. (2013). The effects of human interest framing in television news coverage of medical advances. *Health Communication, 28*, 452–460.

Hornik, R., Jacobsohn, L., Orwin, R., Piesse, A., & Kalton, G. (2008). Effects of the national youth anti-drug media campaign on youths. *American Journal of Public Health, 98*, 2229–2236.

Iyengar, S. (1991). Is anyone responsible? How television frames political issues. Chicago: The University of Chicago Press.

Kim, H. S., Bigman, C. A., Leader, A. E., Lerman, C., & Cappella, J. N. (2012). Narrative health communication and behavior change: The influence of exemplars in the news on intention to quit smoking. *Journal of Communication, 62*, 473–492.

Kopfman, J. E., Smith, S. W., Ah Yun, J. K., & Hodges, A. (1998). Affective and cognitive reactions to narrative versus statistical evidence organ donation messages. *Journal of Applied Communication Research, 36*, 279–300.

Krämer, B. (2015). *Fallbeispieleffekte*. Baden-Baden: Nomos Verlag.

Lefevere, J., de Swert, K., & Walgrave, S. (2012). Effects of popular exemplars in television news. *Communication Research, 39*, 103–119.

Limon, M. S., & Kazoleas, D. C. (2004). A comparison of exemplar and statistical evidence in reducing counter-arguments and responses to a message. *Communication Research Reports, 21*, 291–298.

Nan, X., Dahlstrom, M. F., Richards, A., & Rangarajan, S. (2015). Influence of evidence type and narrative type on HPV risk perception and intention to obtain the HPV vaccine. *Health Communication, 30*, 301–308.

Peter, C. (2016). Die Darstellung von Essstörungen in den Medien und die Wirkung auf erkrankte Personen – ein integriertes Modell. *Unveröffentlichtes Manuskript*.

Peter, C., Rossmann, C., & Keyling, T. (2014). Exemplification 2.0? The roles of direct and indirect social information in conveying health messages through social network sites. *Journal of Media Psychology, 26*, 19–28.

Petraglia, J. (2009). The importance of being authentic: Persuasion, narration, and dialogue in health communication and education. *Health Communication, 24*, 176–185.

Rossmann, C., & Pfister, T. (2008). Zum Einfluss von Fallbeispielen und furchterregenden Bildern auf die Wirksamkeit von Gesundheitsflyern zum Thema Adipositas. *Medien & Kommunikationswissenschaft, 56*, 368–391.

Slater, M. D. (2006). Specification and missspecification of theoretical foundations and logic models for health communication campaigns. *Health Communication, 20*, 149–157.

Slater, M. D., & Rouner, D. (1996). Value-affirmative and value-protective processing of alcohol education messages that include statistical evidence or anecdotes. *Communication Research, 23*, 210–235.

Slater, M. D., & Rouner, D. (2002). Entertainment-education and elaboration likelihood: Understanding the processing of narrative persuasion. *Communication Theory, 12*, 173–191.

Spence, P. R., Lachlan, K. A., Westerman, D., Lin, X., Harris, C. J., Sellnow, T. L., & Sellnow-Richmond, D. D. (2015). Exemplification effects: Responses to perceptions of risk. *Journal of Risk Research*, online first.

Tversky, A., & Kahneman, D. (1973). Availability: A heuristic for judging frequency and probability. *Cognitive Psychology, 5*, 207–232.

Ubel, P. A., Jepson, C., & Baron, J. (2001). The inclusion of patient testimonials in decision aids effects on treatment choices. *Medical Decision Making, 21*, 60–68.

Winterbottom, A., Bekker, H. L., Conner, M., & Mooney, A. (2008). Does narrative information bias individual's decision making? A systematic review. *Social Science & Medicine, 67*, 2079–2088.

Yoo, W. (2016). The influence of celebrity exemplars on college students' smoking. *Journal of American College Health, 64*, 48–60.

Yu, N., Ahern, L. A., Connolly-Ahern, C., & Shen, F. (2010). Communicating the risks of fetal alcohol spectrum disorder: Effects of message framing and exemplification. *Health Communication, 25*, 692–699.

Ziegler, L., Pfister, T. & Rossmann, R. (2013). Fallbeispiele und Furchtappelle in der Gesundheitskommunikation: Eine Inhaltsanalyse von Zeitschriften, Flyern und Internetportalen. In M. Hastall & C. Rossmann (Hrsg.), *Medien und Gesundheitskommunikation* (S. 65–81). Baden-Baden: Nomos Verlag.

Zillmann, D. (2006). Exemplification effects in the promotion of safety and health. *Journal of Communication, 56*, 221–237.

Zillmann, D., Perkins, J. W., & Sundar, S. S. (1992). Impression-formation effects of printed news varying in descriptive precision and exemplifications. *Medienpsychologie, 4*, 168–185.

Gewinn- und Verlustframing in der Gesundheitskommunikation

Anna J. M. Wagner

Zusammenfassung
Gewinn- und Verlustframing sind populäre Persuasionsstrategien in der Gesundheitskommunikation und wurden in etlichen Studien zu diversen Gesundheitsrisiken und -verhaltensweisen empirisch untersucht. Während theoretische Ansätze für eine höhere Wirksamkeit von Verlust-Frames sprechen, sind die empirischen Ergebnisse inkonsistent. Meta-analytische Untersuchungen deuten darauf hin, dass Mediatoren und Moderatoren für eine unterschiedliche Effektivität der beiden Framing-Arten entscheidend sind und komplexe Zusammenhänge zwischen den Einflussvariablen berücksichtigt werden sollten.

Schlüsselwörter
Framing · Gewinne · Verluste · Gesundheitsverhalten · Persuasion

1 Einleitung

Frames betonen ausgewählte Aspekte einer Realität innerhalb einer Medienbotschaft zuungunsten anderer und legen den Rezipierenden damit eine spezifische Deutungsweise nahe (Chong und Druckman 2007; Entman 1993). Eine in der Gesundheitskommunikation populäre Strategie des Framing ist das der Ökonomie entlehnte Gewinn- und Verlustframing (engl.: gain-framing, loss-framing), dessen persuasive Wirksamkeit in etlichen empirischen Studien untersucht worden ist.

A. J. M. Wagner (✉)
Institut für Medien, Wissen und Kommunikation, Universität Augsburg, Augsburg, Deutschland
E-Mail: anna.wagner@phil.uni-augsburg.de

2 Definition von Gewinn- und Verlustframing

Kahneman und Tversky (1979) beobachteten erstmals eine unterschiedliche Bereitschaft, bei der Entscheidungsfindung Risiken einzugehen, je nachdem, ob den Probandinnen und Probanden innerhalb derselben Situation potenzielle Gewinne oder potenzielle Verluste als Ergebnis präsentiert wurden. Personen, denen mögliche Gewinne in Aussicht gestellt wurden, waren weniger bereit, Risiken einzugehen, als Personen, die mit drohenden Risiken konfrontiert wurden. Dieses Konzept wurde von Meyerowitz und Chaiken (1987) auf risikobezogene Gesundheitsbotschaften übertragen und findet seither vermehrt Anwendung in der gesundheitskommunikationswissenschaftlichen Forschung.

Während Gewinnframes die positiven Konsequenzen bei Befolgen der Botschaftsempfehlungen hervorheben, betonen Verlustframes die negativen Konsequenzen, wenn die Botschaftsempfehlungen nicht befolgt werden (z. B. O'Keefe 2012). Bei diesen Empfehlungen handelt es sich in Gesundheitsbotschaften zumeist entweder um die Übernahme eines gesundheitsförderlichen (Schutz-)Verhaltens (z. B. sportliche Aktivität) oder die Unterlassung eines gesundheitsschädlichen Verhaltens (z. B. Rauchen). Sowohl Gewinn- als auch Verlustframes können in der Formulierung hinsichtlich der Erwünschtheit bzw. Unerwünschtheit der aus dem empfohlenen Verhalten resultierenden Konsequenzen und des Erreichens bzw. Vermeidens dieser Konsequenzen variieren (Detweiler et al. 1999; Rothman und Salovey 1997; Kim 2012). Diese als *Kernel State Phrasing* (O'Keefe und Jensen 2006) bezeichnete Variation resultiert in jeweils zwei möglichen Formulierungsweisen für sowohl Gewinn-geframte, als auch Verlust-geframte Gesundheitsbotschaften (siehe Tab. 1).

Bei den in Gewinn- und Verlust-geframten Botschaften empfohlenen Verhaltensweisen handelt es sich in der Regel um *präventive* Schutzmaßnahmen (z. B. gesunde Ernährung, Raucherentwöhnung) und/oder *detektive* Schutzmaßnahmen (z. B. Hautkrebs-Screening, Koloskopie). Während präventive gesundheitsbezogene Verhaltensweisen von den Rezipierenden, so die Annahme, tendenziell als risikoärmer wahrgenommen werden, bergen detektive Schutzmaßnahmen in der Regel größere Risiken und werden von Rezipierenden auch als riskanter eingeschätzt (Rothman und Salovey 1997).

Tab. 1 Beispiele für Gewinn- und Verlustframes nach dem Kernel State Phrasing

Gewinnframe		Verlustframe	
Erreichen erwünschter Konsequenzen	Vermeiden unerwünschter Konsequenzen	Erreichen unerwünschter Konsequenzen	Vermeiden erwünschter Konsequenzen
„Wenn Sie sich gesund ernähren, werden Sie Ihre Herzgesundheit verbessern."	„Wenn Sie sich gesund ernähren, werden Sie keinen Herzinfarkt riskieren."	„Wenn Sie sich nicht gesund ernähren, werden Sie einen Herzinfarkt riskieren."	„Wenn Sie sich nicht gesund ernähren, werden Sie Ihre Herzgesundheit nicht verbessern."

3 Theoretische Ansätze des Gewinn- und Verlustframing

Überlegungen zur unterschiedlichen Wirksamkeit von Gewinn- und Verlustframes basieren mehrheitlich auf drei theoretischen Ansätzen: Dem psychologischen Konzept der *Verlustaversion* (engl.: loss aversion), dem *Negativitäts-Bias* (engl.: negativity bias) und der *Neuen Erwartungstheorie* (engl.: prospect theory). Übertragen auf Gewinn- und Verlustframing in der Gesundheitskommunikation legen Verlustaversion und Negativitäts-Bias eine generell höhere Wirksamkeit von Verlustgeframten Gesundheitsbotschaften nahe. Die Neue Erwartungstheorie wird in der Regel zur Erklärung der in empirischen Studien als Moderatorvariable konzipierten Art der Schutzmaßnahme (präventiv vs. detektiv) herangezogen.

3.1 Verlustaversion als theoretischer Ansatz des Gewinn- und Verlustframing

Das Konzept der Verlustaversion geht davon aus, dass Menschen motivierter sind, potenzielle Verluste von Gütern zu vermeiden, als mögliche Zugewinne zu erreichen (Berry 2004). Dieses Prinzip basiert auf dem sogenannten Endowment-Effekt (auch Besitztumseffekt), nach dem Menschen Objekte als wertvoller einschätzen, wenn sie sich in ihrem eigenen Besitz befinden (Kahneman et al. 1991). Personen sollten daher eher aktiviert werden, wenn ihnen der Verlust eines Objekts droht, als durch in Aussicht gestellte zusätzliche Gewinne, die in ihren Besitz gelangen könnten. Betrachtet man die Gesundheit eines Menschen als dessen individuelles Gut, so ist der Verlustaversion zufolge anzunehmen, dass Botschaften, die mögliche gesundheitliche Verluste kommunizieren, Gesundheitsverhalten und -einstellungen effektiver beeinflussen als Botschaften, die gesundheitliche Zugewinne, d. h. Verbesserungen des gesundheitlichen Zustands, in Aussicht stellen. Das Konzept der Verlustaversion nimmt in der Gesundheitskommunikation demnach eine höhere Wirksamkeit von Verlust-geframten gegenüber Gewinn-geframten Gesundheitsbotschaften an (O'Keefe 2012).

3.2 Negativitäts-Bias als theoretischer Ansatz des Gewinn- und Verlustframing

Das Konzept des Negativitäts-Bias geht – ähnlich wie beispielsweise die Nachrichtenwertforschung (Eilders und Wirth 1999) – von einer generellen Präferenz und höheren Sensitivität des Rezipierenden für negative gegenüber positiven Informationen aus (Cacioppo et al. 1997; Peeters und Czapinski 1990). Demnach werden negative Botschaften schneller entdeckt, erhalten eine höhere selektive Aufmerksamkeit als positive Botschaften, werden länger rezipiert und bevorzugt zur Entscheidungsfindung herangezogen (Dijksterhuis und Aarts 2003; Kanouse 1984; Skowronski und Carlston 1989). Übertragen auf Gewinn- und Verlustframing in der Gesundheitskommunikation sollte dies bedeuten, dass negativ valenzierte

Verlust-geframte Gesundheitsbotschaften gegenüber positiv valenzierten Gewinn-geframten Botschaften eine höhere Wirksamkeit aufweisen. Wie auch die erläuterte Verlustaversion postuliert der Negativitäts-Bias also eine generell höhere Effektivität von Verlust-geframten gegenüber Gewinn-geframten Gesundheitsbotschaften.

3.3 Neue Erwartungstheorie als theoretischer Ansatz des Gewinn- und Verlustframing

Im Gegensatz zu Verlustaversion und Negativitäts-Bias wird die Neue Erwartungstheorie herangezogen, um die Wirksamkeit von Gewinn- und Verlustframing differenzierter zu betrachten und die Bedingungen, unter denen Gewinn- und Verlustframes wirken, zu spezifizieren. Nach der Neuen Erwartungstheorie sind Menschen bei der Entscheidungsfindung eher gewillt, Risiken einzugehen, wenn potenzielle Verluste salient gemacht werden, wohingegen sie sich risikoavers verhalten, wenn potenzielle Gewinne hervorgehoben werden (Kahneman und Tversky 1979; Tversky und Kahneman 1981). Die Neue Erwartungstheorie ist damit konzeptionell mit dem Prinzip der Verlustaversion verwandt, beschreibt aber im Gegensatz zur Verlustaversion darüber hinausgehend das Zusammenspiel zwischen Risiken und Gewinn-Verlust-Verhalten (O'Keefe 2012). Anwendung findet die Neue Erwartungstheorie im Gewinn- und Verlustframing bei der bereits erwähnten Unterscheidung zwischen präventiven und detektiven Gesundheitsmaßnahmen. Wie erläutert, werden detektive Verhaltensweisen eher mit Risiken in Verbindung gebracht, da deren Anwendung (bspw. einer Koloskopie) zu negativen Ergebnissen (bspw. der Diagnostizierung einer Darmerkrankung) führen kann. Präventive Verhaltensweisen (bspw. gesunde Ernährung) werden demgegenüber meist als weniger riskant wahrgenommen, da bei deren Anwendung (und deren Nicht-Anwendung) in der Regel kaum gesundheitliche Risiken bestehen (z. B. Rothman et al. 1999). Da Gewinn-geframte Botschaften die Zugewinne bei der Übernahme von gesundheitlichen Verhaltensweisen hervorheben – und Menschen bei Gewinnen risikoaverser sind – sollten diese nach der Neuen Erwartungstheorie bei präventiven Schutzmaßnahmen wirksamer sein als Verlustframes. Umgekehrt sollten Verlust-geframte Botschaften, die drohende Verluste betonen, nach der Theorie wirksamer zur Kommunikation von detektiven Schutzmaßnahmen sein, da Menschen bei der Konfrontation mit drohenden Verlusten eine größere Risikobereitschaft zeigen. Zusammengefasst bietet die Neue Erwartungstheorie also eine theoretische Basis für die Annahme, dass Gewinn-geframte Gesundheitsbotschaften bei präventiven Maßnahmen, Verlust-geframte Gesundheitsbotschaften hingegen bei detektiven Maßnahmen wirkungsvoller sind.

4 Persuasive Effekte des Gewinn- und Verlustframing

Während Verlustaversion und Negativitäts-Bias eine generell höhere Wirksamkeit von Verlust- gegenüber Gewinn-geframten Gesundheitsbotschaften propagieren, sind die empirischen Ergebnisse zur universellen Effektivität von Gewinn- und Verlustframes weitaus heterogener.

4.1 Meta-analytische Studien zur Effektivität von Gewinn- und Verlustframing

Zwar existieren zahlreiche wissenschaftliche Untersuchungen zu Gewinn- und Verlustframing, die verschiedenste Themen wie Brustkrebs, Mundhygiene, Geschlechts- oder Herzkrankheiten sowie diverse Verhaltensweisen wie sportliche Aktivität, gesunde Ernährung oder Impfungen umfassen (z. B. Abhyankar et al. 2008; Benz Scott und Curbow 2006; Nan 2007; O'Connor et al. 2005; Williams et al. 2001). Meta-analytische Studien konnten jedoch keine universellen Unterschiede hinsichtlich der persuasiven Wirksamkeit beider Framing-Arten auf gesundheitsbezogene Einstellungen, Intentionen und Verhaltensweisen feststellen (O'Keefe und Jensen 2006, 2007, 2008). Eine der Meta-Analysen fand sogar – entgegen der theoretischen Annahmen – einen größeren Einfluss von Gewinn-geframten gegenüber Verlust-geframten Appellen auf die Botschaftsverarbeitung (O'Keefe und Jensen 2008). Ein genereller Vorteil von Verlust-geframten Gesundheitsbotschaften wird in der Gesamtschau nicht evident, vielmehr widersprechen die empirischen Ergebnisse insgesamt den erläuterten theoretischen Annahmen (O'Keefe 2012; Shen und Bigsby 2013).

4.2 Moderatoren und Mediatoren des Gewinn- und Verlustframing

Entscheidend zur Erklärung der Unterschiede in der Wirksamkeit von Gewinn- und Verlustframes scheinen Moderatoren und Mediatoren zu sein (z. B. Rothman und Updegraff 2010), bei deren Darstellung im Folgenden auf die prominentesten und besterforschten Beispiele fokussiert werden soll. Während moderierende Botschafts- und Rezipientenmerkmale bereits systematisch untersucht worden sind, fehlen Erkenntnisse zu relevanten vermittelnden Variablen der Wirkung von Gewinn- und Verlustframes noch größtenteils.

4.2.1 Moderierende Botschaftsmerkmale des Gewinn- und Verlustframing

Die eingangs erwähnte und im Rahmen der Neuen Erwartungstheorie eingehender betrachtete Unterscheidung zwischen der Empfehlung präventiver versus detektiver Schutzmaßnahmen wurde in zahlreichen Einzelstudien, aber auch in den existierenden Meta-Analysen als moderierende Variable berücksichtigt. Analog zu dem Muster einer generell höheren Wirksamkeit von Verlust- gegenüber Gewinn-geframten Appellen widersprechen die theoretischen Annahmen auch hier der empirischen Evidenz. Zwar wiesen O'Keefe und Jensen in ihren in den Jahren 2006, 2007 und 2008 veröffentlichten Meta-Analysen einen schwachen, und hauptsächlich auf Botschaften zur Mundhygiene zurückzuführenden, persuasiven Vorteil von Gewinnframes bei der Empfehlung präventiver Verhaltensweisen nach. Eine scheinbar höhere Wirksamkeit von Verlust-geframten Botschaften bei der Kommunikation detektiver Verhaltensmaßnahmen wird in der Meta-Analyse der Autoren von 2006 jedoch nicht und in der Untersuchung von 2009 nur für Maßnahmen zur Brustkrebsvorsorge signifikant, während sich bei anderen Detektionsmaßnahmen kein Unterschied zwischen Gewinn- und Verlustframes zeigt. Zu ähnlichen Ergebnissen kommen Gallagher und Updegraff (2012) in ihrer meta-analytischen Studie, in der sie zwar einen persuasiven Vorteil von Gewinnframes bei präventiven, nicht aber einen Vorteil von Verlustframes bei detektiven Verhaltensweisen nachweisen konnten. Eine singulär für das Thema präventiver Impfungen durchgeführte Meta-Analyse fand hingegen keine Unterschiede hinsichtlich der Effektivität von Gewinn- und Verlustframes (O'Keefe und Nan 2012). Der Forschungsstand zur Moderation des Einflusses von Gewinn- und Verlustframing durch die Art der empfohlenen Schutzmaßnahme bleibt in der Gesamtschau also inkonsistent.

Ein weiteres Botschaftsmerkmal, das als potenziell moderierender Faktor untersucht wurde, ist das bereits erläuterte *Kernel State Phrasing*, mit dem die unterschiedlichen Formulierungsweisen von Gewinn- und Verlust-geframten Gesundheitsbotschaften in Hinblick auf (Nicht-)Erwünschtheit und Erreichen/Vermeiden der suggerierten Verhaltenskonsequenzen bezeichnet werden. Meta-Analysen von O'Keefe und Jensen (2006, 2008, 2009) zeigen keinen moderierenden Einfluss der Formulierungsart auf die Wirksamkeit von Gewinn- und Verlustframes, d. h. unterschiedliche Formulierungen von Gewinnframes oder Verlustframes beeinflussen nicht deren Effektivität.

Mögliche weitere moderierende Botschaftsmerkmale wie z. B. der Schweregrad der dargestellten Krankheit (Bosone et al. 2015), die von negativen Gesundheitsrisiken betroffene Referenzgruppe (Bresnahan et al. 2013) oder die Art der suggerierten Konsequenzen (gesundheitlich vs. sozial; Hutter et al. 2015) wurden in Studien vereinzelt als relevante Moderatoren identifiziert. Jedoch liegen angesichts der geringen Anzahl an Untersuchungen noch keine systematischen Ergebnisse zur Moderation von Gewinn- und Verlustframing-Effekten vor.

4.2.2 Moderierende Rezipientenmerkmale des Gewinn- und Verlustframing

Das häufig mit Gewinn- und Verlustframing in Verbindung gebrachte Persönlichkeitsmerkmal der Annäherungs-/Vermeidungsmotivation, auch BIS- und BAS-Sensitivität genannt, ist ein weiterer theoretisch konzeptualisierter Moderator, der zwar in einzelnen Studien, bislang jedoch noch nicht systematisch empirisch untersucht wurden. Nach Grays (1970, 1972) *Verstärkerempfänglichkeitstheorie* (engl.: reinforcement sensitivity theory) reagieren Menschen mit erhöhter BAS-Sensitivität verstärkt auf Reize, die Belohnungen in Aussicht stellen, wohingegen Menschen mit ausgeprägter BIS-Sensitivität sensibler auf potenziell bestrafende Reize reagieren. Folglich wurde eine höhere Wirksamkeit von Gewinn-geframten Botschaften bei Rezipierenden mit höherer BAS-Sensitivität und vice versa eine höhere Effektivität von Verlust-geframten Botschaften für BIS-sensitive Rezipierende angenommen. Erste Ergebnisse deuten darauf hin, dass die individuelle BIS-/BAS-Sensitivität tatsächlich einen in die vorhergesagte Richtung moderierenden Einfluss auf die Wirksamkeit von Gewinn- und Verlustframing ausüben könnte. Mehrheitlich wurde eine höhere Wirksamkeit von Gewinn-geframten Botschaften bei BAS-sensitiven Rezipierenden und eine höhere Effektivität von Verlust-geframten Botschaften bei

BIS-sensitiven Probandinnen und Probanden festgestellt (z. B. Mann et al. 2004; Shen und Dillard 2009; Sherman et al. 2006). Ähnlich zu dem Konzept der BIS-/BAS-Sensitivität unterscheidet Higgins (1997) in seiner *Regulationsfokustheorie* (engl.: regulatory focus theory) zwischen Personen, die eher motiviert sind, unerwünschte Konsequenzen zu vermeiden (*Präventionsfokus*), und solchen, die eher motiviert sind, erwünschte Konsequenzen und gesetzte Ziele zu erreichen (*Promotionsfokus*). Auch der individuelle regulatorische Fokus ist in ersten Studien als Moderator von Gewinn- und Verlustframing evident geworden (z. B. Dijkstra et al. 2011; Yi und Baumgartner 2009).

Als weitere moderierende Einflussvariablen auf das Gewinn- und Verlustframing wurden in einzelnen Studien u. a. das Geschlecht (Kim 2012), der kulturelle Hintergrund der Rezipierenden (Uskul et al. 2009), die Intensität des Themen-Involvements, die Risikopräferenz sowie der Informationsverarbeitungsstil (Wansink und Pope 2014) und die Tendenz zum Sensation Seeking (Hull und Hong 2016) identifiziert. Eine meta-analytische Untersuchung von Covey (2014) offenbarte zudem, dass die Persönlichkeitsmerkmale Ambivalenz und Need for Cognition, Selbstwirksamkeitsüberzeugungen sowie die regulatorische Passung zwischen empfohlener Maßnahme und avisiertem Ziel die Effektivität von Gewinn- und Verlustframes beeinflussen.

4.2.3 Mediierende Rezipientenmerkmale des Gewinn- und Verlustframing

Rothman und Updegraff (2010) beschreiben vier plausibel erscheinende, jedoch kaum erforschte mediierende Rezipientenmerkmale, die den Einfluss von Gewinn- und Verlustframes auf Einstellungen, Intentionen und Verhaltensweisen vermitteln könnten. So nennen sie 1) Aufmerksamkeit, 2) die Tiefe der Verarbeitung sowie 3) die Leichtigkeit und Passung der Verarbeitung und schließlich, eher allgemein, 4) kognitive und affektive Reaktionen als Vermittler von Gewinn- und Verlustframing. Anzumerken ist hier, dass es sich in den Konzeptualisierungen der beiden Autoren großteils nicht um reine Mediationen handelt, sondern zumeist eine durch Persönlichkeitsvariablen wie die erwähnte BIS-/BAS-Sensitivität moderierte Mediation angenommen wird.

Tatsächlich deuten die bisherigen empirischen Ergebnisse und theoretischen Überlegungen darauf hin, dass die Zusammenhänge zwischen Gewinn- und Verlustframing, Mediatoren, Moderatoren und den jeweiligen abhängigen Variablen komplexer sind als bislang angenommen (z. B. Cesario et al. 2013; Yan et al. 2012). Der derzeit existierende Forschungskorpus lässt jedoch wenig Schlüsse auf die tatsächlichen relevanten Einflussvariablen und Interdependenzen zu.

5 Fazit

Trotz der relativ starken theoretischen Basis, die eine erhöhte Wirksamkeit von Verlust-geframten Botschaften postuliert, deutet die empirische Evidenz in der Gesundheitskommunikation darauf hin, dass eine generell höhere Wirksamkeit der einen oder anderen Framing-Variante nicht existiert. Die Berücksichtigung von potenziellen Mediatoren und Moderatoren wird als essenziell betrachtet, um Unterschiede in der Effektivität von Gewinn- und Verlustframes aufzudecken. Da die empirischen Ergebnisse jedoch vermuten lassen, dass Zusammenhänge zwischen Gewinn- und Verlustframing und anderen Einflussvariablen komplexer sind, als bislang in Studien realisiert, sind zukünftig weitere, insbesondere auch systematisierende Untersuchungen zu den Bedingungen, unter denen Gewinn- und Verlustframes wirken, vonnöten. Kritisch anzumerken bleibt zudem, dass die Forschung zu Gewinn- und Verlustframes in der Gesundheitskommunikation hauptsächlich auf die Wirkung der beiden Framing-Arten auf Einstellungen, Absichten, Botschaftsverarbeitung und Verhalten fokussiert, wohingegen Auswahl, Selektion und Vermeidung Gewinn- und Verlust-geframter Botschaften kaum erforscht sind. Ein ganzheitlicher Ansatz wäre hier sinnvoll – nicht zuletzt, um Botschaftsdesignern Anleitungen für die praktische Umsetzung und einen auf die spezifische soziale Situation angepassten Einsatz von Gewinn- und Verlustframing in der Gesundheitskommunikation liefern zu können.

Literatur

Abhyankar, P., O'Connor, D. B., & Lawton, R. (2008). The role of message framing in promoting MMR vaccination: Evidence of a lossframe advantage. *Psychology, Health & Medicine, 13*, 1–16. https://doi.org/10.1080/13548500701235732.

Benz Scott, L., & Curbow, B. (2006). The effect of message frames and CVD risk factors on behavioral outcomes. *American Journal of Health Behavior, 30*, 582–597. https://doi.org/10.5993/AJHB.30.6.5.

Berry, D. C. (2004). *Risk, communication and health psychology.* Berkshire: Open University Press.

Bosone, L., Martinez, F., & Kalampalikis, N. (2015). The effect of message framing and the nature of the targeted illness on individuals' intention to participate in clincial trials. *Revue européenne de psychologie appliquée, 65*, 171–177.

Bresnahan, M. J., Zhuang, J., & Sun, S. (2013). Influence of smoking norms and gain/loss antismoking messages on young chinese adults. *Nicotine & Tobacco Research, 15*, 1564–1571. https://doi.org/10.1093/ntr/ntt015.

Cacioppo, J. T., Gardner, W. L., & Berntson, G. G. (1997). Beyond bipolar conceptualizations and measures: The case of attitudes and evaluative space. *Personality and Social Psychology Review, 1*, 3–25. https://doi.org/10.1207/s15327957pspr0101_2.

Cesario, J., Corker, K. S., & Jelinek, S. (2013). A self-regulatory framework for message framing. *Journal of Experimental Social Psychology, 49*, 238–249. https://doi.org/10.1016/j.jesp.2012.10.014.

Chong, D., & Druckman, J. N. (2007). Framing theory. *Annual Review of Political Science, 10*, 103–126. https://doi.org/10.1146/annurev.polisci.10.072805.

Covey, J. (2014). The role of dispositional factors in moderating message framing effects. *Health Psychology, 33*, 52–65. https://doi.org/10.1037/a0029305.

Detweiler, J. B., Salovey, P., Pronin, E., & Rothman, A. J. (1999). Message framing and sunscreen use: Gain-framed messages motivate beach-goers. *Health Psychology, 18*, 189–196. https://doi.org/10.1037/0278-6133.18.2.189.

Dijksterhuis, A., & Aarts, H. (2003). On wildebeests and humans: The preferential detection of negative stimuli. *Psychological Science, 14*(1), 14–18. https://doi.org/10.1111/1467-9280.t01-1-01412.

Dijkstra, A., Rothman, A., & Pietersma, S. (2011). The persuasive effects of framing messages on fruit and vegetable consumption according to regulatory focus theory. *Psychology & Health, 26,* 1036–1048. https://doi.org/10.1080/08870446.2010.526715.

Eilders, C., & Wirth, W. (1999). Die Nachrichtenwertforschung auf dem Weg zum Publikum: Eine experimentelle Überprüfung des Einflusses von Nachrichtenfaktoren bei der Rezeption. *Publizistik, 44*(1), 35–57.

Entman, R. M. (1993). Framing: Towards clarification of a fractured paradigm. *Journal of Communication, 43,* 51–58. https://doi.org/10.1111/j.1460-2466.1993.tb01304.x.

Gallagher, K. M., & Updegraff, J. A. (2012). Health message framing effects on attitudes, intentions, and behavior: A meta-analytic review. *Annual Behavior Medicine, 43,* 101–116. https://doi.org/10.1007/s12160-011-9308-7.

Gray, J. A. (1970). The psychophysiological basis of introversion-extraversion. *Behaviour Research and Therapy, 8,* 249–266. https://doi.org/10.1016/0005-7967(70)90069-0.

Gray, J. A. (1972). The structure of the emotions and the limbic system. In R. Porter & J. Knight (Hrsg.), *Physiology, emotion & psychosomatic illness* (S. 87–120). Amsterdam: Associated Scientific Publishers.

Higgins, E. T. (1997). Beyond pleasure and pain. *American Psychologist, 52,* 1280–1300.

Hull, S. J., & Hong, Y. (2016). Sensation seeking as a moderator of gain- and loss-framed HIV-test promotion message effects. *Journal of Health Communication, 21,* 46–55. https://doi.org/10.1080/10810730.2015.1033113.

Hutter, R. R. C., Lawton, R., Pals, E., O'Connor, D. B., & McEachan, R. R. C. (2015). Tackling student binge drinking: Pairing incongruent messages and measures reduces alcohol consumption. *British Journal of Health Psychology, 20,* 498–513. https://doi.org/10.1111/bjhp.12111.

Kahneman, D., & Tversky, A. (1979). Prospect theory: An analysis of decision under risk. *Econometrica, 47,* 263–291. https://doi.org/10.2307/1914185.

Kahneman, D., Knetsch, J. L., & Thaler, R. H. (1991). Anomalies: The endowment effect, loss aversion, and status quo bias. *The Journal of Economic Perspectives, 5,* 193–206. https://doi.org/10.1257/jep.5.1.193.

Kanouse, D. E. (1984). Explaining negativity biases in evaluation and choice behavior: Theory and research. In T. C. Kinnear (Hrsg.), *Advances in consumer research* (Bd. 11, S. 703–708). Provo: Association for Consumer Research.

Kim, H. J. (2012). The effects of gender and gain versus loss frame on processing breast cancer screening messages. *Communication Research, 39,* 385–412. https://doi.org/10.1177/0093650211406707.

Mann, T., Sherman, D., & Updegraff, J. (2004). Dispositional motivations and message framing: A test of the congruency hypothesis in college students. *Health Psychology, 23,* 330–334. https://doi.org/10.1037/0278-6133.23.3.330.

Meyerowitz, B. E., & Chaiken, S. (1987). The effect of message framing on breast self-examination attitudes, intentions, and behavior. *Journal of Personality and Social Psychology, 52*(3), 500–510. https://doi.org/10.1037/0022-3514.52.3.500.

Nan, X. (2007). The relative persuasive effect of gain- versus lossframed messages: Exploring the moderating role of the desirability of end-states. *Journalism Mass Communication Quarterly, 84,* 509–524. https://doi.org/10.1177/107769900708400307.

O'Connor, D. B., Ferguson, E., & O'Connor, R. C. (2005). Intentions to use hormonal male contraception: The role of message framing, attitudes and stress appraisals. *British of Journal Psychology, 96,* 351–369. https://doi.org/10.1348/000712605X49114.

O'Keefe, D. J. (2012). From psychological theory to message design: Lessons from the story of gain-framed and loss-framed persuasive messages. In H. Cho (Hrsg.), *Health communication message design: Theory, research, and practice* (S. 3–20). Thousand Oaks: Sage Publications.

O'Keefe, D. J., & Nan, X. (2012). The relative persuasiveness of gain- and loss-framed messages for promoting vaccination: A meta-analytic review. *Health Communication, 27,* 776–783. https://doi.org/10.1080/10410236.2011.640974.

O'Keefe, D. J., & Jensen, J. D. (2006). The advantages of compliance or the disadvantages of non-compliance? A meta-analytic review of the relative persuasive effectiveness of gain-framed and loss-framed messages. In C. S. Beck (Hrsg.), *Communication yearbook 30* (S. 1–43). Mahwah: Lawrence Erlbaum.

O'Keefe, D. J., & Jensen, J. D. (2007). The relative persuasiveness of gain-framed and loss-framed messages for encouraging disease detection behaviors: A meta-analytic review. *Journal of Health Communication, 12*, 623–644. https://doi.org/10.1111/j.1460-2466.2009.01417.x.

O'Keefe, D. J., & Jensen, J. D. (2008). Do loss-framed persuasive messages engender greater message processing than do gain-framed messages? A meta-analytic review. *Communication Studies, 59*, 51–67. https://doi.org/10.1080/10510970701849388.

O'Keefe, D. J., & Jensen, J. D. (2009). The relative persuasiveness of gain-framed and loss-framed messages for encouraging disease detection behaviors: A meta-analytic review. *Journal of Communication, 59*, 296–316. https://doi.org/10.1111/j.1460-2466.2009.01417.x.

Peeters, G., & Czapinski, J. (1990). Positive-negative asymmetry in evaluations: The distinction between affective and informational negativity effects. In W. Stroebe & M. Hewstone (Hrsg.), *European review of social psychology* (S. 33–60). New York: Wiley.

Rothman, A. J., & Salovey, P. (1997). Shaping perceptions to motivate healthy behavior: The role of message framing. *Psychological Bulletin, 121*(1), 3–19.

Rothman, A. J., & Updegraff, J. A. (2010). Specifying when and how gain- and loss-framed messages motivate healthy behavior: An integrated approach. In G. Keren (Hrsg.), *Perspectives on Framing* (S. 257–278). London: Psychology Press/Taylor & Francis.

Rothman, A. J., Martino, S. C., Bedell, B. T., Detweiler, J. B., & Salovey, P. (1999). The systematic influence of gain- and loss-framed messages on interest in and use of different types of health behavior. *Personality and Social Psychology Bulletin, 25*, 1355–1369. https://doi.org/10.1177/0146167299259003.

Shen, L., & Bigsby, E. (2013). The effects of message features: content, structure, and style. In J. P. Dillard & L. Shen (Hrsg.), *The SAGE handbook of persuasion: Developments in theory and practice* (S. 20–35). Thousand Oaks: SAGE Publications.

Shen, L., & Dillard, J. P. (2009). Message frames interact with motivational systems to determine depth of message processing. *Health Communication, 24*, 504–514. https://doi.org/10.1080/10410230903104897.

Sherman, D. K., Mann, T., & Updegraff, J. A. (2006). Approach/avoidance motivation, message framing, and health behavior: Understanding the congruency effect. *Motivation and Emotion, 30*, 164–168. https://doi.org/10.1007/s11031-006-9001-5.

Skowronski, J. J., & Carlston, D. E. (1989). Negativity and extremity biases in impression formation: A review of explanations. *Psychological Bulletin, 105*, 131–142. https://doi.org/10.1037/0033-2909.105.1.131.

Tversky, A., & Kahneman, D. (1981). The framing of decisions and the psychology of choice. *Science, 211*, 453–458.

Uskul, A. K., Sherman, D. K., & Fitzgibbon, J. (2009). The cultural congruency effect: Culture, regulatory focus, and the effectiveness of gain- vs. loss-framed health messages. *Journal of Experimental Social Psychology, 45*, 535–541. https://doi.org/10.1016/j.jesp.2008.12.005.

Wansink, B., & Pope, L. (2014). When do gain-framed health messages work better than fear appeals? *Nutrition Reviews, 73*, 4–11. https://doi.org/10.1093/nutrit/nuu010.

Williams, T., Clarke, V., & Borland, R. (2001). Effects of message framing on breast-cancer-related beliefs and behaviors: The role of mediating factors. *Journal of Applied Social Psychology, 31*, 925–995. https://doi.org/10.1111/j.1559-1816.2001.tb02656.x.

Yan, C., Dillard, J. P., & Shen, F. (2012). Emotion, motivation, and the persuasive effects of message framing. *Journal of Communication, 62*, 682–700. https://doi.org/10.1111/j.1460-2466.2012.01655.x.

Yi, S., & Baumgartner, H. (2009). Regulatory focus and message framing: A test of three accounts. *Motivation and Emotion, 33*, 435–443. https://doi.org/10.1007/s11031-009-9148-y.

Kommunikation von Gesundheitsrisiken

Hannah Früh

Zusammenfassung

In der Gesundheitskommunikation, einem facettenreichen Forschungsfeld mit unterschiedlichen Zielen (Schulz und Hartung 2014), gewinnt die Kommunikation von gesundheitsbezogenen Risiken zunehmend an Bedeutung. Eine besondere Herausforderung für die Kommunikation ist dabei der hypothetische, abstrakte Charakter, mit dem alle Risiken per definitionem behaftet sind (Turner et al. 2011). Um Risiken möglichst klar darzustellen, werden in der modernen Gesundheitskommunikation häufig wissenschaftliche Befunde bzw. statistische Wahrscheinlichkeiten verwendet (Schapira, Nattinger und McHorney 2001). Sie ermöglichen den Rezipientinnen und Rezipienten, sich möglichst umfassend und faktenorientiert zu informieren, um rationale, verantwortungsvolle Entscheidungen zu treffen. Jedoch kommt es nicht selten bei der Rezeption wissenschaftlicher Befunde und statistischer Wahrscheinlichkeiten zu Fehlwahrnehmungen und Missverständnissen, die einerseits mit individuellen Faktoren und andererseits mit Defiziten in der Darstellung von Risiken begründet werden können (Gigerenzer 1991). Ziel des vorliegenden Beitrags ist es deshalb, für die Kommunikation von (gesundheitsbezogenen) Risiken Probleme im Verständnis insbesondere numerischer gesundheitsbezogener Risikoinformationen anzusprechen und exemplarisch aufzuführen, wie durch die Präsentation statistischer Wahrscheinlichkeiten Missverständnisse bei der Kommunikation von Gesundheitsrisiken vermieden werden können.

H. Früh (✉)
Wirtschafts- und Sozialwissenschaftliche Fakultät, Departement für Kommunikationswissenschaft und Medienforschung, Universität Freiburg, Freiburg, Schweiz
E-Mail: hannah.frueh@unifr.ch

Schlüsselwörter
Risiken · (Statistische) Wahrscheinlichkeit · Wahrnehmung (statistischer) Wahrscheinlichkeiten · Gesundheitsbezogene numerische · Informationen über Risiken

1 Einleitung

Sowohl die Gesundheits- als auch die Risikokommunikationsforschung sind interdisziplinäre Forschungsfelder, die sich – sehr vereinfacht – damit befassen, wie Menschen informiert werden können, um sie zu selbstbewussten, verantwortungsvollen und somit rationalen Entscheidungen im Umgang mit ihrer Gesundheit zu befähigen (für einen Überblick siehe Berry 2004, S. 3–4; Fromm et al. 2011, S. 19–22; Gaissmaier und Gigerenzer 2009; Rossmann und Ziegler 2013; Turner et al. 2011). Hierunter fallen verschiedene Kommunikationsarten, etwa weitgehend unidirektional kommunizierte Experteninformationen, sowohl interpersonal vermittelt (beispielsweise in der Arzt-Patient-Kommunikation) als auch medial (etwa in Form von massenmedial verbreiteten Kampagnen); ebenso zählen dazu der individuelle Dialog oder gesellschaftliche Diskurs über gesundheitsbezogene Themen bzw. Risiken. Versteht man Gesundheits- bzw. Risikokommunikation als gesellschaftlichen Diskurs, dann kann er im Sinne des Ansatzes von Fischhoff (1995) auch zur Verständigung zwischen gesellschaftlichen Akteuren, die ein gesundheitsbezogenes Risiko verantworten, und denjenigen, die hiervon möglicherweise betroffen sind, beitragen. Es gibt dafür eine Reihe von Beispielen, die unmittelbar oder mittelbar mit Gesundheit oder Krankheit verknüpft sind, etwa die Festlegung von Emissionsgrenzwerten, die Bestimmungen über die in Lebensmitteln erlaubten Stoffe, bis hin zum Bau von Atomkraftwerken.

Während sich die Gesundheitskommunikation mit gesundheits- und krankheitsbezogenen Themen befasst (Rossmann und Ziegler 2013), widmet sich die Risikokommunikation – verkürzt dargestellt – allgemein Risiken und den damit verbundenen Aspekten wie Wahrnehmung, Entscheidung und Verantwortungszuschreibung (vgl. auch Ruhrmann 2008; Turner et al. 2011). Sie beschäftigt sich mit in der Gegenwart antizipierten, spezifischen Formen von Unsicherheit bzw. Ungewissheit (Beck 2007, S. 29; Riesch 2012). Eine Überschneidung zwischen Gesundheits- und Risikokommunikation gibt es insbesondere bei gesundheitsbezogenen Risiken (siehe beispielsweise auch Renner und Gamp 2014; Turner et al. 2011). Somit könnte man das Ziel einer gesundheitsbezogenen Risikokommunikation folgendermaßen definieren: Sie soll Informationen über gesundheitsbezogene Risiken bereitstellen, um unter verschiedenen Beteiligten (Individuen oder gesellschaftlichen Akteuren) einen Dialog zum Zwecke der Aufklärung bzw. Konsensfindung zu ermöglichen. Die Adressaten von gesundheitsbezogenen Risikobotschaften benötigen dazu diejenigen Informationen, die eine angemessene Wahrnehmung, Einschätzung und Bewertung von Risiken erlauben (Berry 2004, S. 3–6). Derartige Informationen befähigen sie dazu, rationale (informierte, augenscheinlich optimale) Entscheidungen bezüglich Gesundheit oder

Krankheit zu treffen (Beispiel: O'Connor et al. 2003). Am Ende des Risikokommunikationsprozesses steht dann eine Verhaltensänderung oder die Beibehaltung des bisherigen Verhaltens (zu den Zielen einer gesundheitsbezogenen Risikokommunikation aus psychologischer Perspektive vgl. auch Renner und Gamp 2014).

Obwohl eine gesundheitsbezogene Risikokommunikation persuasive Kommunikationsformen enthalten kann (Baumann und Hurrelmann 2014; Hastall 2014), etwa in Form einer Aufmerksamkeitslenkung durch die Deselektion anderer Risiken oder auch durch die interessengeleitete Kommunikation über Risiken, geht es nicht darum, andere in ihren Ansichten und ihrem Verhalten ohne Berücksichtigung ihrer Wünsche, Ziele und Bedürfnisse zu manipulieren, sondern der Einzelne soll an einem offenen Dialog bzw. einem öffentlichen Diskurs (meist zur Verständigung oder Abstimmung) beteiligt werden (Turner et al. 2011). Dies impliziert, dass den Rezipientinnen und Rezipienten einer gesundheitsbezogenen Risikobotschaft die Möglichkeit zugestanden werden muss, sich auch gegen die Absichten des Kommunikators zu entscheiden (vgl. zu einer umfassenderen Darstellung diverser ethischer Aspekte der Gesundheitskommunikation auch Schildmann et al. 2014). Voraussetzung für einen offenen Dialog über (gesundheitliche) Risiken sind verlässliche, für alle beteiligten Akteure nachvollziehbare Fakten (beispielsweise wissenschaftliche bzw. statistische Befunde). Das gelingt nicht immer ohne Weiteres. Daher befassen sich viele Arbeiten, die der gesundheitsbezogenen Risikokommunikation zugeordnet werden können, mit der Vermittlung statistischer Wahrscheinlichkeiten, um herauszufinden, wie diese von Laien verstanden werden. Entsprechend folgt dieser Beitrag der Idee, dass individuelle Risikowahrnehmungen besonders zentral für die Risikokommunikation sind, unabhängig davon, ob man sich auf der Mikro- oder Makroebene bewegt. So weisen beispielsweise Reimer, Jones und Skubisz (2015, S. 175) unter Rückgriff auf Fischhoff (2012) darauf hin, dass eine gelungene bzw. angemessene Risikokommunikation nicht nur diejenigen Informationen zur Verfügung stelle, die Rezipienten für ihre Entscheidung benötigten, sondern auch Sorge dafür tragen müsse, dass die Zielgruppe sich von einer Risikobotschaft angesprochen fühle und sie diese Botschaft auch verstehen könne. Daraus folgt: Risikokommunikation muss über die Risikoberechnungen von Experten hinausgehen und die Rezipientinnen und Rezipienten in den Prozess der Risikokommunikation einschließen. Somit ist auch zu berücksichtigen, dass Expertenberechnungen von Risiken und Laienwahrnehmungen derselben Risiken unterschiedlich ausfallen können (Hertwig und Frey 2015): Im Unterschied zu Risikoberechnungen durch Experten beruhen subjektive Risikoeinschätzungen nicht ausschließlich auf objektiv messbaren, meist auf ein Aggregat bezogene Faktoren, sondern auf individuellen Einschätzungen und Bewertungen. Eine solche Wahrnehmung eines Risikos hängt unter anderem davon ab, ob es sich um ein freiwillig gewähltes Risiko handelt, wie drastisch die Folgen eines möglichen Schadens erscheinen und wie gut man seine eigenen Einflussmöglichkeiten auf ein Risiko oder dessen (befürchtete) Folgen einschätzt, ganz abgesehen von den individuellen Erfahrungen, die Menschen in ihrem Alltag mit vielen Risiken machen oder den Emotionen, die sie mit Risiken verbinden (für eine Zusammenfassung des umfassenden Forschungsstandes: Hertwig und Frey 2015; Bodemer und Gaissmaier 2015). Der Fokus dieses Beitrags liegt auf einem spezifischen Aspekt der Risikowahrnehmungsforschung, der sich mit dem Verständnis numerischer Informationen befasst. Numerische Informationen, insbesondere Wahrscheinlichkeiten und Häufigkeiten, sind wesentliche Elemente vieler Risikobotschaften. Beispielsweise basieren darauf etliche Kampagnen zu Gesundheitsvorsorgemaßnahmen. Immer wieder wird dabei festgestellt, dass numerische Informationen missverständlich sein können, weshalb sich die Risikowahrnehmungsforschung u. a. mit der (optimalen) Vermittlung und Wahrnehmung von numerischen Informationen befasst (zusammenfassend: Reimer et al. 2015).

2 Risiken und Gesundheitsrisiken

Etwas vereinfacht bezieht sich der Risikobegriff auf die Erwartung eines möglicherweise eintretenden negativen Ereignisses (mit mehr oder minder schwerwiegenden Folgen), auf das mittels (richtiger) Entscheidungen noch Einfluss genommen werden könnte (vgl. auch Beck 2007, S. 29; Renn 1992, S. 58; Turner et al. 2011, S. 146). Oft werden Risiken in Anlehnung an Knight (1921/2002) bzw. darauf aufbauenden Weiterentwicklungen von diffusen Formen von Unsicherheit abgegrenzt (zum Beispiel Bonß 2011; Rakow 2010). Somit gilt das Risiko im Vergleich zu anderen Formen der Ungewissheit als (mit Hilfe statistischer Wahrscheinlichkeiten) berechen- und kalkulierbar (Riesch 2012; van de Poel und Fahlquist 2012, S. 879–882). Um den Risikobegriff inhaltlich weiter zu spezifizieren, lassen sich aufbauend auf den Gedanken von Sjöberg (2003), Taylor (2012), van de Poel und Fahlquist (2012) sowie Wolff (2006) *primäre Risikofaktoren* (zum Beispiel Eintrittswahrscheinlichkeit, Schweregrad möglicher Folgen und generelle Kontrollierbarkeit eines Ereignisses bzw. dessen Ursachen), die in den meisten Risikodefinitionen zu finden sind, von *sekundären Risikofaktoren* (etwa Akzeptanz eines Risikos oder seiner möglichen Folgen bzw. Legitimation des Entscheidungsprozesses, Vertrauen in diejenigen, die über das Eingehen eines Risikos entscheiden können etc.) unterscheiden. Viele dieser Faktoren finden sich auch in Modellen, die zur Erklärung gesundheitsbezogener Verhaltensweisen verwendet werden, etwa im *Extended Parallel Process Model* (zusammenfassend Witte und Allen 2000) oder auch im *Risk Information Seeking and Processing Model* von Griffin, Dunwoody und Neuwirth (1999). Quer zu dieser Unterscheidung liegt die Differenzierung in *persönliche* und *unpersönliche Risiken* (Kahlor et al. 2006). Diese verdeutlicht im Wesentlichen, in welchem Maße ein Risiko personalisierbar bzw. (zeitlich) abstrakt ist. Vermutlich lassen sich viele gesundheitsbezogene Risiken als persönliche Risiken klassifizieren, weil sie sich auf eine spezifische Person oder eine konkrete Personengruppe eingrenzen lassen und meist innerhalb eines Menschenlebens eintreten können. Das unterscheidet sie von anderen Risiken, die eine eher abstrakte Gruppe von Personen betreffen und deren Folgen möglicherweise erst nach mehreren Generationen sichtbar werden. Im Gegensatz zu vielen Umweltrisiken oder auch Risiken technischer Art haben darüber hinaus wahrscheinlich viele Menschen Primärerfahrungen mit etlichen Gesundheitsrisiken: Nahezu jeder kennt jemanden in seinem Umfeld, der an einer Krankheit leidet; fast jeder wird auch schon einmal selbst über ein gesünderes Leben nachgedacht haben. Insgesamt ist also anzunehmen, dass sich bei den Rezipienten und Rezipientinnen für viele Gesundheitsrisiken Betroffenheit gegenüber einer gesundheitsbezogenen Risikobotschaft herstellen lässt. Dennoch gibt es auch gesundheitsbezogene Risiken, die nur indirekt einen (individuellen) Gesundheitsbezug haben. So lassen sich viele zeitlich weniger gut zu bestimmende und nicht unmittelbar personalisierbare Umwelt- oder Klimarisiken auch als gesundheitsbezogene Risiken im weitesten Sinne betrachten: Beispielsweise wird häufig angenommen, dass Veränderungen der Ozonschicht das Hautkrebsrisiko erhöhen oder es wird vermutet, dass der Einsatz von Pestiziden in der Landwirtschaft langfristig auch gesundheitliche Konsequenzen für den Verbraucher mit sich bringt. Hier gelten vermutlich dieselben Vermittlungsschwierigkeiten wie bei anderen *unpersönlichen Risiken* (im Sinne von Kahlor et al. 2006).

Häufig werden zur Kommunikation (gesundheitlicher) Risiken statistische Wahrscheinlichkeiten verwendet (Schapira et al. 2001). Sie erlauben eine möglichst präzise und umfassende Information der Rezipientinnen und Rezipienten über Risikobotschaften, was wiederum eine Voraussetzung dafür ist, eine angemessene Entscheidung für oder gegen ein Risiko treffen zu können (Dahlstrom et al. 2012). Neben anderen Faktoren wie Framing, Vertrauen oder qualitativen Aspekten von Risikobotschaften üben Informationen über Wahrscheinlichkeiten bzw. deren Darstellungen einen großen Einfluss auf die Risikowahrnehmung aus (Visschers et al. 2009, S. 268). Werden Risiken mit Hilfe statistischer Wahrscheinlichkeiten dargestellt, müssen Rezipientinnen und Rezipienten nicht nur in der Lage sein, die mathematische Bedeutung dieser Wahrscheinlichkeiten zu verstehen; sie sollten darüber hinaus auch interpretieren können, inwiefern die in der Regel auf Aggregatdaten beruhenden Wahrscheinlichkeiten auf sie persönlich in ihrer individuellen Lage zutreffen. Da dies nicht immer gelingt, haben sich zahlreiche empirische Studien damit beschäftigt, auf welche Weise statistische Wahrscheinlichkeiten am besten, d. h. am verständlichsten vermittelt werden können, um Wahrnehmungsverzerrungen zu vermeiden, die sowohl in der individuellen Wahrnehmung des Individuums als auch in der Darstellung statistischer Wahrscheinlichkeiten begründet sein können (zusammenfassend Reimer et al. 2015).

3 Probleme beim Verständnis statistischer Informationen

Über die Entstehung von Verzerrungen bei der Wahrnehmung statistischer Wahrscheinlichkeiten gibt es unterschiedliche Auffassungen (Gigerenzer 1991). Erstens können sie als Folge personenbedingter Defizite interpretiert werden, beispielsweise mangelnde kognitive Fähigkeiten, schlechte mathematische Fähigkeiten oder fehlendes Interesse. Oft werden in diesem Zusammenhang *Heuristiken* (Tversky und Kahneman 1974), die *Base-Rate-Fallacy* (Bar-Hillel 1980), der *Denominator Neglect* (Reyna und Brainerd 2008), *objektive* und *subjektive Rechenfähigkeiten* (Fagerlin et al. 2007; Lipkus und Peters 2009; Keller und Siegrist 2009; Peters et al. 2006) sowie *Abstraktionsfähigkeiten* (Slovic 2010) genannt:

- Für die gesundheitsbezogene Risikokommunikation scheinen unter den *Heuristiken* allen voran die aus dem Forschungsprogramm von Kahneman und Tversky stammenden *Repräsentativitäts-* und *Verfügbarkeitsheuristiken* eine Rolle zu spielen (Berry 2004, S. 28–29), da sich hiermit viele Wahrnehmungseffekte erklären lassen (vgl. den Beitrag von Peter, Kap. ▶ „Fallbeispiele in der Gesundheitskommunikation" in diesem Band). Die *Repräsentativitätsheuristik* (Tversky und Kahneman 1974, S. 1124–1127) beschreibt, dass Menschen sich in ihrem Urteil generell stärker an Prototypen orientieren als an der Individualität aller Einzelfälle (und möglichen Abweichungen vom Prototyp). Gemäß dem Konzept der *Verfügbarkeitsheuristiken* (Tversky und Kahneman 1974, S. 1127–1128) urteilen bzw. entscheiden Menschen bevorzugt unter Rückgriff auf im Gedächtnis (noch) aktivierte Schemata und Strukturen, da diese leicht verfügbar sind.
- Bei den *Rechenfähigkeiten (numeracy)* wird gemeinhin zwischen objektiven (mit Hilfe von mathematischen Tests feststellbaren) und subjektiv eingeschätzten Rechenfähigkeiten unterschieden (Fagerlin et al. 2007; Lipkus und Peters 2009; Peters et al. 2006). Dass sich objektive Rechenfähigkeiten auf das Verständnis insbesondere verbaler bzw. mathematisch notierter Risikodarstellungen auswirken (vgl. Keller und Siegrist 2009 bzw. zusammenfassend Reyna und Brainerd 2008), ist naheliegend; allerdings gibt es auch Hinweise darauf, dass sich selbst vergleichbar gut mathematisch ausgebildete Personen gemäß ihren subjektiv eingeschätzten Rechenfähigkeiten in ihren Risikowahrnehmungen unterscheiden, beispielsweise durch mangelndes Selbstvertrauen oder fehlendes Interesse (Fagerlin et al. 2007).
- Mit dem mathematischen Verständnis von statistischen Wahrscheinlichkeiten beschäftigt sich auch die sog. *Base-Rate-Fallacy* (Bar-Hillel 1980). Sie besagt, dass Menschen tendenziell Informationen über statistische Verteilungen ignorieren und dadurch oft die Bedeutsamkeit außergewöhnlicher Einzelfälle überschätzen (Bar-Hillel 1980). Die *Base-Rate Fallacy* sowie der Mechanismus der *Verfügbarkeitsheuristiken* werden häufig herangezogen, um den sog. *Fallbeispieleffekt* (Zillmann 1999, vgl. auch den Beitrag von Peter, Kap. ▶ „Fallbeispiele in der Gesundheitskommunikation" in diesem Band) zu erklären.
- Auf die Ignoranz von Bezugsgrößen weist ebenfalls der *Denominator Neglect* hin, der sich darin äußert, dass Rezipienten bei Verhältnisangaben die Bezugsgröße häufig vernachlässigen und somit die Größe eines Risikos maßgeblich von der erstgenannten Zahl abhängig machen (Reyna und Brainerd 2008).
- Weiterhin lässt sich die Fehlinterpretation statistischer Wahrscheinlichkeiten über generelle *Abstraktionsfähigkeiten* erklären. Hierzu kann man im weitesten Sinne auch die Befunde von Slovic (2010) zählen, wonach es Menschen offenbar häufig schwerfällt, große Zahlen zu begreifen, sodass die Wahrnehmung der Drastik eines Risikos nicht mit der Nennung besonders hoher Zahlen (Erkrankter oder Getöteter) gesteigert werden kann. Slovic (2010) begründet dies mit der Zunahme der Abstraktheit einer Darstellung bei größer werdenden Zahlen, was wiederum eine Abnahme von Empathie und Emotionalisierungsprozessen beim Rezipienten zur Folge hat, so dass letztlich Abstumpfungseffekte gegenüber einem Risiko eintreten (Slovic 2010, S. 30).

Wie eingangs bereits dargestellt, gibt es Anhaltspunkte dafür, dass neben den Fähigkeiten von Rezipienten und Rezipientinnen auch missverständliche oder schwer eingängige Risikodarstellungen für Fehlwahrnehmungen verantwortlich sein können. Dies ist auch aus kommunikationswissenschaftlicher Perspektive interessant, da wissenschaftliche Befunde bzw. Statistiken in Risikobotschaften unterschiedlich präsentiert werden können (Dahlstrom et al. 2012). Einige Autoren gehen beispielsweise davon aus, gewisse verbale bzw. textliche Darstellungen von Risiken könnten durch ihre Abstraktheit zu Fehlurteilen beim Rezipienten führen, was sich u. a. durch graphische Darstellungen beheben ließe (zum Beispiel Garcia-Retamero und Galesic 2009; Keller 2011). Jedoch bedarf es nicht immer visueller Hilfsmittel, um eine Risikodarstellung verständlicher zu machen. Oft lassen sich beispielsweise Fehlinterpretationen *bedingter Wahrscheinlichkeiten* (Gigerenzer 2003) sowohl bei ausgebildeten Experten als auch bei Laien durch die Verwendung von Häufigkeitsdarstellungen beheben (Gigerenzer 2011; Hoffrage und Gigerenzer 1998).

4 Empfehlungen für die Kommunikation gesundheitsbezogener Risiken mit Hilfe statistischer Wahrscheinlichkeiten

Für einen handlungsweisenden Überblick über die Befunde zur Wahrnehmung statistischer Risikoinformationen haben Visschers et al. (2009) systematisch Befunde aus diversen wissenschaftlichen Disziplinen zusammengeführt (für einen Überblick zur methodischen Vorgehensweise siehe Visschers et al. 2009, S. 268). Ausgangspunkt ist die allen untersuchten Studien gemeinsame Beobachtung, dass statistische Wahrscheinlichkeiten in unterschiedlichen Formaten präsentiert werden können (z. B. in Form von Prozentwerten, Verhältnisausdrücken oder auch der Anzahl möglicher Betroffener), dass jedoch – trotz mathematischer Äquivalenz – nicht alle Formate gleichermaßen einfach für Laien wie für Experten verstehbar sind. Auf der Basis dieser Studien stellen die Autoren unter anderem Folgendes fest:

- *Darstellung von Risikowahrscheinlichkeiten mit Hilfe von Prozentwerten, Verhältniszahlen und bedingten Wahrscheinlichkeiten:* Im Vergleich zu komplexeren Prozentzahlen oder bedingten Wahrscheinlichkeiten erscheinen „natürliche Häufigkeiten" (Gigerenzer 2011; Hoffrage und Gigerenzer 1998) sowohl für Laien als auch für Expertinnen und Experten verständlicher zu sein. Die „[...] bedingte Wahrscheinlichkeit gibt die Wahrscheinlichkeit eines Ergebnisses A an, gegeben ein Ereignis B" (Gigerenzer 2003, S. 2), was Gigerenzer (2003) anhand eines Mammografie-Beispiels für die medizinische Praxis folgendermaßen illustriert: Die Wahrscheinlichkeit, dass eine Frau in einem gewissen Alter an Brustkrebs erkrankt, ist aufgrund statistischer Daten über den Anteil von Brustkrebserkrankten insgesamt (= *Prävalenz*) bekannt. Mit Hilfe einer Mammografie lässt sich ein großer Teil der erkrankten Personen korrekt identifizieren (dies wird auch als *Sensitivität* eines Verfahrens bezeichnet). Obwohl sie gesund sind, indiziert die Mammografie aber auch bei einem geringen Prozentsatz der (gesunden) Untersuchten fälschlicherweise eine Krebserkrankung (üblicherweise bezeichnet man dies als *Falsch-Positiv-Rate* eines Testverfahrens). Um die Wahrscheinlichkeit zu berechnen, dass eine Frau mit einem positiven Testergebnis also tatsächlich an Brustkrebs erkrankt ist, müssen all diese Informationen berücksichtigt werden; die Wahrscheinlichkeit für eine Krebserkrankung bei einem positiven Testergebnis ist somit abhängig von diversen Bedingungen. Beträgt die Prävalenz einer Brustkrebserkrankung ein Prozent, die Sensitivität des Messverfahrens 90 Prozent und die Falsch-Positiv-Rate neun Prozent, so beträgt die Wahrscheinlichkeit für eine tatsächliche Brustkrebserkrankung bei einer Frau mit einem positiven Mammografieergebnis ca. zehn Prozent (Gigerenzer und Wegwarth 2008, S. 516). Abgesehen davon, dass die korrekte Berechnung von bedingten Wahrscheinlichkeiten selbst medizinischen Experten häufig schwerfällt (Gigerenzer und Wegwarth 2008), verbleibt selbst das korrekt berechnete Ergebnis auf einem sehr abstrakten Niveau. Als eine Alternative hierzu wird häufig die Verwendung „natürlicher Häufigkeiten" vorgeschlagen (Gigerenzer 2011; Hoffrage und Gigerenzer 1998). Sie geben an, wie oft ein spezifisches Ereignis oder Merkmal in einer Gruppe (= Referenzgröße) vorkommt (Reimer et al. 2015, S. 168). Die – mathematisch betrachtet – äquivalente Übersetzung des Mammografiebeispiels in natürliche Häufigkeiten stellt sich folgendermaßen dar (Gigerenzer und Wegwarth 2008): Aufgrund statistischer Daten ist bekannt, dass bei zehn von 1000 Frauen tatsächlich eine Brustkrebserkrankung vorliegt *(Prävalenz)*. Bei neun dieser zehn Frauen ist das Ergebnis einer Mammografie positiv *(Sensitivität)*, während bei einer Frau trotz Erkrankung kein positives Testergebnis vorliegt, gleichzeitig zeigt die Mammografie fälschlicherweise bei 89 der eigentlich 990 gesunden Frauen ebenfalls ein positives Testergebnis an *(Falsch-Positiv-Rate)*. Berücksichtigt man all diese Informationen, so ist das (positive) Testergebnis bei einer von zehn Frauen korrekt (Gigerenzer und Wegwarth 2008, S. 516). Obwohl beide Formen der Darstellung von Wahrscheinlichkeiten mathematisch betrachtet korrekt sind, unterscheiden sich beide Varianten hinsichtlich ihrer Verständlichkeit (zusammenfassend Reimer et al. 2015), weshalb häufig die „Übersetzung" bedingter Wahrscheinlichkeiten in natürliche Häufigkeiten empfohlen wird. Ist eine Übertragung in natürliche Häufigkeiten nicht möglich, schlagen Visschers et al. (2009, S. 272) vor, die Risikoberechnungen etwa in Form bedingter Wahrscheinlichkeiten Schritt für Schritt nachvollziehbar zu beschreiben, um klarer herauszustellen, auf welche Bezugsgruppe sich ein spezifischer Prozentwert bezieht. Somit ließen sich Verzerrungen wie die *Base-Rate-Fallacy* (Bar-Hillel 1980) vermeiden (Gigerenzer und Hoffrage 1995). Hinsichtlich der Darstellung von Verhältniswerten plädieren Visschers et al. (2009, S. 270) dafür, stets die Bezugsgröße, d. h. diejenige Gruppe, auf die sich ein Wahrscheinlichkeitswert bezieht, präzise zu beschreiben (vgl. hierzu auch Reimer et al. 2015).

- *Darstellung von Risikowahrscheinlichkeiten durch Reduktionen von Risiken:* Gerade in der Gesundheitskommunikation werden Prognosen gelegentlich mit Hilfe von absoluten oder relativen Risikoreduktionen illustriert, um beispielsweise den (zu erwartenden) Effekt einer Präventionshandlung oder einer Behandlungsmethode klarer hervorzuheben. Während die absolute Risikoreduktion

(ARR), die sich auf die Grundgesamtheit bezieht, relativ leicht verständlich ist, führen Darstellungen mit Hilfe der relativen Risikoreduktion (RRR), die sich nur auf die bereits Betroffenen bezieht, häufig zu Verständnisproblemen. Um Missverständnissen vorzubeugen empfehlen Visschers et al. (2009, S. 272), auf die Verwendung relativer Risikoreduktionen zu verzichten; Ähnliches gilt auch für die Darstellung von Potenzialen einer Behandlungsmethode anhand der „number needed to treat" (NNT). Gemäß den Empfehlungen von Visschers et al. (2009, S. 273) sollten RRR und NNT vermieden oder in die leichter verständliche AAR „übersetzt" werden.

- *Darstellung von Risikowahrscheinlichkeiten in Form von verbalen Ausdrücken*: Um Probleme der Verarbeitung numerischer Informationen zu vermeiden oder auch um die Hürden, sich hiermit zu beschäftigen, abzubauen, werden gelegentlich auch verbale Ausdrücke verwendet, d. h. es wird von „vielen Betroffenen" anstelle einer konkreten Anzahl Betroffener gesprochen. Trotz der Vorteile einer Übersetzung numerischer Informationen in verbale Ausdrücke handelt es sich hierbei um eine im Vergleich zu Präsentationsformen mit Hilfe von Zahlen deutlich unpräzisere Darstellungsweise (Dahlstrom et al. 2012). Visschers et al. (2009) empfehlen daher auf Basis ihrer Literatursynopse, den Kontext, in den die verbalen Risikobeschreibungen eingebettet sind, besonders hervorzuheben, da der Informationsgehalt verbaler Umschreibungen erhöht werde. Dieser sollte so gestaltet sein, dass er weder ein Über- noch ein Unterschätzen der Risikoinformationen nahelegt (Visschers et al. 2009, S. 275). Aufgrund der Schwierigkeiten, die bei einer rein verbalen Präsentation von Risikoinformationen entstehen können, wird häufig eine Mischform der Präsentation von numerischen Informationen mit Hilfe von Zahlen und verbaler Umschreibungen gewählt; die Zahlen sollen einer gewissen Genauigkeit, die verbalen Ausdrücke der Einordnung dienen. Dies berücksichtigt auch Befunde zum sog. *Communication Mode Preference Paradox* (Erev und Cohen 1990), wonach es manche Menschen zwar bevorzugen, mit Hilfe von numerischen Zahlenwerten über Wahrscheinlichkeiten informiert zu werden, sie allerdings gleichzeitig dazu neigen, diese Informationen verbalisiert wiederzugeben, anstatt die Zahlenwerte zu reproduzieren. Entgegen der Vermutung, dass Rezipientinnen und Rezipienten bei derartig präsentierten Risikoinformationen stärkeres Gewicht auf die verbalen Informationen legen, finden Visschers et al. (2009, S. 279) in den von ihnen betrachteten Studien Hinweise darauf, dass Rezipienten die numerischen Informationen in Form von Zahlenwerten präferieren, da ihnen diese im Vergleich zu verbalen Umschreibungen glaubwürdiger, informativer und eindeutiger erscheinen. Dennoch erwiesen sich in verschiedenen empirischen Studien die verbalen Beschreibungen als einflussreicher für die Risikowahrnehmung. Somit empfehlen Visschers et al. (2009, S. 277), verbale (leicht verständliche) Risikobeschreibungen mit (akkuraten) numerischen Informationen zu ergänzen.
- *Darstellung von Risikowahrscheinlichkeiten bzw. Risikoreduktionen mit Hilfe von Visualisierungen*: Eine weitere Möglichkeit, zwar akkurate, aber dennoch abstrakte numerische Risikoinformationen zu veranschaulichen, sind graphische Hilfsmittel, zum Beispiel „risk ladders" (Lipkus 2007). Mit Hilfe von

Abbildungen lassen sich sowohl einfachere (zum Beispiel Häufigkeiten von Risiken; Vergleich der Eintrittswahrscheinlichkeiten verschiedener Risiken) als auch komplexere Risikoinformationen (z. B. Mortalitätsraten und Überlebenskurven eines Risikos oder mehrerer Risiken im Vergleich) darstellen (Spiegelhalter et al. 2011). Visschers et al. (2009, S. 279) finden auf Basis der von ihnen untersuchten Studien, dass Abbildungen (mit Ausnahme von Kuchendiagrammen) die Aufmerksamkeit der Rezipientinnen und Rezipienten auf Risiken, insbesondere auf damit einhergehende mögliche Schäden lenken und damit gut geeignet zu sein scheinen, über Risiken zu informieren (Visschers et al. 2009, S. 279).

Insgesamt betrachtet erscheint die Kommunikation von Risiken mit Hilfe statistischer Wahrscheinlichkeiten für eine dialogorientierte Risikokommunikation, die es dem Adressaten einer derartigen Botschaft erleichtert, rationale (informierte) Entscheidungen zu treffen, von besonderer Bedeutung zu sein. Wie in diesem Beitrag überblicksartig dargestellt, ist dies eine besondere Herausforderung für die Gesundheitskommunikation, da aus individuellen, aber auch aus botschaftsspezifischen Gründen das Verständnis derartiger Informationen sowohl Laien als auch Expertinnen und Experten nicht immer leichtfällt. Insbesondere bei den Botschaftsmerkmalen gibt es etliche Möglichkeiten, wie eine Risikoinformation verständlich verfasst werden kann, ohne auf numerische Informationen wie statistische Wahrscheinlichkeiten im Sinne präziserer wissenschaftlicher Informationen zu verzichten, was auch aus einer kommunikationswissenschaftlichen Perspektive nicht nur bedeutsam, sondern auch für empirische Studien fruchtbar erscheint. Vor einem warnen beispielsweise Visschers et al. (2009, S. 267) und andere Autorinnen und Autoren jedoch ausdrücklich: Es gibt keine Patentrezepte für die optimale Präsentation statistischer Wahrscheinlichkeiten. Selbst die vielversprechende Umwandlung abstrakter, *bedingter Wahrscheinlichkeiten* in eingängigere *natürliche Häufigkeiten* ist nicht pauschal die optimale Lösung zur Präsentation von Risiken. Reimer, Jones und Skubisz (2015) verweisen auf Befunde von Peters, Hart und Fraenkel (2010), wonach Risiken, die mit Hilfe von Häufigkeiten statt Prozentwerten dargestellt werden, von Personen mit geringeren Rechenfähigkeiten häufig überschätzt würden. Vielmehr betonen alle Forscherinnen und Forscher die große Rolle des Kontextes für die Einordung der Risikoinformationen. Je nach zu vermittelnder Information und dem jeweiligen Kontext ist die Risikobotschaft stets neu anzupassen, was wiederum etliche Anknüpfungspunkte zu anderen etablierten Forschungsfeldern der Kommunikationswissenschaft eröffnet.

Literatur

Bar-Hillel, M. (1980). The base-rate fallacy in probability judgments. *Acta Psychologica, 44*(3), 211–233. https://doi.org/10.1016/0001-6918(80)90046-3.

Baumann, E., & Hurrelmann, K. (2014). Gesundheitskommunikation: Eine Einführung. In K. Hurrelmann & E. Baumann (Hrsg.), *Handbuch Gesundheitskommunikation* (S. 8–17). Bern: Hans Huber.

Beck, U. (2007). *Weltrisikogesellschaft. Auf der Suche nach der verlorenen Sicherheit*. Frankfurt a. M.: Suhrkamp.
Berry, D. (2004). *Risk, communication and health psychology*. Glasgow: Open University Press.
Bodemer, N., & Gaissmaier, W. (2015). Risk perception. In H. Cho, T. Reimer & K. A. McComas (Hrsg.), *The SAGE handbook of risk communication* (S. 10–23). Thousand Oaks: Sage.
Bonß, W. (2011). (Un-)Sicherheit in der Moderne. In P. Zoche, S. Kaufmann & R. Haverkamp (Hrsg.), *Zivile Sicherheit. Gesellschaftliche Dimensionen gegenwärtiger Sicherheitspolitiken* (S. 43–69). Bielefeld: transcript.
Dahlstrom, M. F., Dudo, A., & Brossard, D. (2012). Precision of information, sensational information, and self-efficacy information as message-level variables affecting risk perceptions. *Risk Analysis, 32*(1), 155–166. https://doi.org/10.1111/j.1539-6924.2011.01641.x.
Erev, I., & Cohen, B. L. (1990). Verbal versus numerical probabilities: Efficiency, biases, and the preference paradox. *Organizational Behavior and Human Decision Processes, 45*(1), 1–18. https://doi.org/10.1016/0749-5978(90)90002-Q.
Fagerlin, A., Zikmund–Fisher, B. J., Ubel, P. A., Jankovic, A., Derry, H. A., & Smith, D. M. (2007). Measuring numeracy without a math test: Development of the subjective numeracy scale. *Medical Decision Making, 27*(5), 672–680. https://doi.org/10.1177/0272989X07304449.
Fischhoff, B. (1995). Risk perception and communication unplugged – 20 years of process. *Risk Analysis, 15*(2), 137–145. https://doi.org/10.1111/j.1539-6924.1995.tb00308.x.
Fischhoff, B. (2012). Duty to inform. In B. Fischhoff, N. T. Brewer & J. S. Downs (Hrsg.), *Communicatng risks and benefits: An evidence-based user's guide* (S. 19–29). Silver Spring: US Department of Health and Human Services, Food and Drug Administration.
Fromm, B., Baumann, E., & Lampert, C. (2011). *Gesundheitskommunikation und Medien. Ein Lehrbuch*. Stuttgart: Kohlhammer.
Gaissmaier, W., & Gigerenzer, G. (2009). Risk communication. In M. W. Kattan (Hrsg.), *Encyclopedia of medical decision making* (S. 1006–1008). London: Sage.
Garcia-Retamero, R., & Galesic, M. (2009). Communicating treatment risk reduction to people with low numeracy skills: A cross-cultural comparison. *American Journal of Public Health, 99*(12), 2196–2202. https://doi.org/10.2105/ajph.2009.160234.
Gigerenzer, G. (1991). How to make cognitive illusions disappear: Beyond „Heuristics and Biases". *European Review of Social Psychology, 2*(1), 83–115. https://doi.org/10.1080/14792779143000033.
Gigerenzer, G. (2003). Wie kommuniziert man Risiken? *Gen-ethischer Informationsdienst, 161*, 1–6.
Gigerenzer, G. (2011). What are natural frequencies? *British Mediacl Journal, 343*, d6386–d6387. https://doi.org/10.1136/bmj.d6386.
Gigerenzer, G., & Hoffrage, U. (1995). How to improve bayesian reasoning without instruction: Frequency formats. *Psychological Review, 102*(4), 684–704. https://doi.org/10.1037/0033-295X.102.4.684.
Gigerenzer, G., & Wegwarth, O. (2008). Risikoabschätzung in der Medizin am Beispiel der Krebsfrüherkennung. *Zeitschrift für Evidenz, Fortbildung und Qualität im Gesundheitswesen, 102*, 513–519.
Griffin, R. J., Dunwoody, S., & Neuwirth, K. (1999). Proposed model of the relationship of risk information seeking and processing to the development of preventive behaviors. *Environmental Research, 80*(2), S230–S245. https://doi.org/10.1006/enrs.1998.3940.
Hastall, M. (2014). Persuasions- und Botschaftsstrategien. In K. Hurrelmann & E. Baumann (Hrsg.), *Handbuch Gesundheitskommunikation* (S. 399–412). Bern: Verlag Hans Huber.
Hertwig, R., & Frey, R. (2015). The challenge of the description-experience gap to the communication of risks. In H. Cho, T. Reimer & K. A. McComas (Hrsg.), *The SAGE handbook of risk communication* (S. 24–39). Thousand Oaks: Sage.
Hoffrage, U., & Gigerenzer, G. (1998). Using natural frequencies to improve diagnostic inferences. *Academic Medicine, 73*(5), 538–540. https://doi.org/10.1097/00001888-199805000-00024.
Kahlor, L., Dunwoody, S., Griffin, R. J., & Neuwirth, K. (2006). Seeking and processing information about impersonal risk. *Science Communication, 28*(2), 163–194. https://doi.org/10.1177/1075547006293916.

Keller, C. (2011). Using a familiar risk comparison within a risk ladder to improve risk understanding by low numerates: A study of visual attention. *Risk Analysis, 31*(7), 1043–1054. https://doi.org/10.1111/j.1539-6924.2010.01577.x.

Keller, C., & Siegrist, M. (2009). Effect of risk communication formats on risk perception depending on numeracy. *Medical Decision Making, 29*(4), 483–490. https://doi.org/10.1177/0272989x09333122.

Knight, F. H. (1921/2002). *Risk, uncertainty and profit.* Washington, DC: BeardBooks.

Lipkus, I. M. (2007). Numeric, verbal, and visual formats of conveying health risks: Suggested best practices and future recommendations. *Medical Decision Making, 27*(5), 696–713. https://doi.org/10.1177/0272989X07307271.

Lipkus, I. M., & Peters, E. (2009). Understanding the role of numeracy in health: Proposed theoretical framework and practical insights. *Health Education & Behavior, 36*(6), 1065–1081. https://doi.org/10.1177/1090198109341533.

O'Connor, A. M., Legare, F., & Stacey, D. (2003). Risk communication in practice: The contribution of decision aids. *British Medical Journal, 327*(7417), 736–740. https://doi.org/10.1136/bmj.327.7417.736.

Peters, E., Västfjäll, D., Slovic, P., Mertz, C. K., Mazzocco, K., & Dickert, S. (2006). Numeracy and decision making. *Psychological Science, 17*(5), 407–413. https://doi.org/10.1111/j.1467-9280.2006.01720.x.

Peters, E., Hart, P. S., & Fraenkel, L. (2010). Informing patients: The influence of numeracy, framing, and format of side effect information on risk perceptions. *Medical Decision Making, 31*(3), 432–436. https://doi.org/10.1177/0272989x10391672.

Rakow, T. (2010). Risk, uncertainty and prophet: The psychological insights of Frank H. Knight. *Judgment and Decision Making, 5*(6), 458–466.

Reimer, T., Jones, C., & Skubisz, C. (2015). Numeric communication of risk. In H. Cho, T. Reimer & K. A. McComas (Hrsg.), *The SAGE handbook of risk communication* (S. 167–179). Thousand Oaks: Sage.

Renn, O. (1992). Concepts of risk: A classification. In S. Krimsky & G. Golding (Hrsg.), *Social theories of risk* (S. 53–79). Westport: Praeger.

Renner, B., & Gamp, M. (2014). Psychologische Grundlagen der Gesundheitskommunikation. In K. Hurrelmann & E. Baumann (Hrsg.), *Handbuch Gesundheitskommunikation* (S. 64–80). Bern: Verlag Hans Huber.

Reyna, V. F., & Brainerd, C. J. (2008). Numeracy, ratio bias, and denominator neglect in judgments of risk and probability. *Learning and Individual Differences, 18*(1), 89–107. https://doi.org/10.1016/j.lindif.2007.03.011.

Riesch, H. (2012). Levels of uncertainty. In S. Roeser, R. Hillerbrand, P. Sandin & M. Peterson (Hrsg.), *Handbook of risk theory* (S. 87–110). Dordrecht: Springer.

Rossmann, C., & Ziegler, L. (2013). Gesundheitskommunikation: Medienwirkungen im Gesundheitsbereich. In W. Schweiger & A. Fahr (Hrsg.), *Handbuch Medienwirkungsforschung* (S. 385–400). Wiesbaden: VS Verlag für Sozialwissenschaften.

Ruhrmann, G. (2008). Risk communication. In W. Donsbach (Hrsg.), *The international encyclopedia of communication* (Bd. 10, S. 4415–4419). New York: Wiley.

Schapira, M. M., Nattinger, A. B., & McHorney, C. A. (2001). Frequency or probability? A qualitative study of risk communication formats used in health care. *Medical Decision Making, 21*(6), 459–467. https://doi.org/10.1177/0272989X0102100604.

Schildmann, J., Hirschberg, I., & Vollmann, J. (2014). Ethische Aspekte der Gesundheitskommunikation. In K. Hurrelmann & E. Baumann (Hrsg.), *Handbuch Gesundheitskommunikation* (S. 493–502). Bern: Verlag Hans Huber.

Schulz, P. J., & Hartung, U. (2014). Trends und Perspektiven der Gesundheitskommunikation. In K. Hurrelmann & E. Baumann (Hrsg.), *Handbuch Gesundheitskommunikation* (S. 20–33). Bern: Hans Huber.

Sjöberg, L. (2003). Distal factors in risk perception. *Journal of Risk Research, 6*(3), 187–211. https://doi.org/10.1080/1366987032000088847.
Slovic, P. (2010). The more who die the less we care. In P. Slovic (Hrsg.), *The feeling of risk* (S. 69–77). London: earthscan.
Spiegelhalter, D., Pearson, M., & Short, I. (2011). Visualizing uncertainty about the future. *Science, 333*(6048), 1393–1400. https://doi.org/10.1126/science.1191181.
Taylor, P. R. (2012). The mismeasure of risk. In S. Roeser, R. Hillerbrand, P. Sandin & M. Peterson (Hrsg.), *Handbook of risk theory* (S. 441–475). Dordrecht: Springer.
Turner, M. M., Skubisz, C., & Rimal, R. N. (2011). Theory and practice in risk communication. A review of the literature and visions for the future. In T. L. Thompson, R. Parrott & J. F. Nussbaum (Hrsg.), *Handbook of health communication* (2. Aufl., S. 146–164). Mahwah: Routledge.
Tversky, A., & Kahneman, D. (1974). Judgment under uncertainty: Heuristics and biases. *Science, 185*(4157), 1124–1131. https://doi.org/10.1126/Science.185.4157.1124.
van de Poel, I., & Fahlquist, J. N. (2012). Risk and responsibility. In S. Roeser, R. Hillerbrand & P. Sandin (Hrsg.), *Handbook of risk theory* (S. 877–907). Dordrecht: Springer.
Visschers, V. H. M., Meertens, R. M., Passchier, W. W. F., & de Vries, N. N. K. (2009). Probability information in risk communication: A review of the research literature. *Risk Analysis, 29*(2), 267–287. https://doi.org/10.1111/j.1539-6924.2008.01137.x.
Witte, K., & Allen, M. (2000). A meta-analysis of fear appeals: Implications for effective public health campaigns. *Health Education & Behavior, 27*(5), 591–615. https://doi.org/10.1177/109019810002700506.
Wolff, J. (2006). Risk, fear, blame, shame and the regulation of public safety. *Economics and Philosophy, 22*(3), 409–427. https://doi.org/10.1017/S0266267106001040.
Zillmann, D. (1999). Exemplification theory: Judging the whole by some of its parts. *Media Psychology, 1*(1), 69–94. https://doi.org/10.1207/s1532785xmep0101_5.

Teil VIII
Ausgewählte Themenfelder

Prosoziales Handeln und Gesundheit aus Sicht der Kommunikationswissenschaft

Paula Stehr

Zusammenfassung
Prosoziales Handeln steht in engem Zusammenhang mit Kommunikation, auch und vor allem im Gesundheitsbereich. Zum einen kann prosoziales Handeln, wie beispielsweise das Spenden von Blut oder Organen, als das Ziel persuasiver Kommunikation beschrieben werden. Zum anderen ist soziale Unterstützung bei gesundheitlichen Problemen ein Akt prosozialen Handelns, bei dem die medienvermittelte Kommunikation spezifische Vorteile bietet. Prosoziale Handlungen können darüber hinaus sowohl für Benefizianten derselben als auch für die handelnden Akteure gesundheitliche Konsequenzen haben.

Schlüsselwörter
Prosoziales Handeln · Soziale Unterstützung · Social support · Prosoziale Kommunikation · Supportive communication

1 Einleitung

Prosoziales Handeln ist der Überbegriff für all jene freiwilligen Handlungen, welche absichtsvoll anderen nutzen (Lindenberg 2006, S. 24). Bezahlte Aktivitäten und Dienstleistungen sind von dieser Definition ausgeschlossen (Bierhoff 2010, S. 15). Als Beispiele für prosoziale Handlungen nennt Bilsky (1989, S. 14) Helfen, Schenken, Teilen und Spenden. Prosoziale Handlungen können dabei sowohl altruistisch als auch egoistisch motiviert sein (Dovidio et al. 2006, S. 142–143).

Prosoziale Kommunikation kann allgemein beschrieben werden als der strategische Einsatz von Kommunikation, um positive Wirkungen in der Bevölkerung

P. Stehr (✉)
Seminar für Medien- und Kommunikationswissenschaft, Universität Erfurt, Erfurt, Deutschland
E-Mail: paula.stehr@uni-erfurt.de

© Springer Fachmedien Wiesbaden GmbH, ein Teil von Springer Nature 2019
C. Rossmann, M. R. Hastall (Hrsg.), *Handbuch der Gesundheitskommunikation*,
https://doi.org/10.1007/978-3-658-10727-7_43

beispielsweise im Zusammenhang mit Gesundheit und Bildung zu erreichen. Im engeren Sinne kann diese aber auch als persuasive Kommunikation verstanden werden, die auf prosoziales Handeln abzielt. Kommunikation ist somit auf der einen Seite die Voraussetzung für prosoziales Handeln. Prosoziale Medien wie fiktionale Serien, Videospiele und Musik, in denen prosoziale Inhalte präsentiert werden, können durch soziale Lernprozesse entsprechende Normen etablieren und prosoziales Handeln fördern (Greitemeyer 2011). Massenmedien fungieren jedoch nicht nur als Sozialisationsinstanz und zeigen Verhaltensmodelle auf, sondern machen auch auf Menschen aufmerksam, die auf Unterstützung angewiesen sind (Bierhoff und Küpper 1998, S. 276). Prosoziales Handeln ist also an „gelungene Prozesse persuasiver Kommunikation gebunden" (Baringhorst 1998, S. 10). Auf der anderen Seite ist Kommunikation ein Mittel für prosoziales Handeln. Sowohl informationelle als auch emotionale Unterstützung und selbst die Ankündigung von tatkräftiger Hilfe sind auf kommunikative Vermittlung angewiesen (für eine Klassifikation der Unterstützungsarten siehe Cutrona und Suhr 1994). Diese kommunikativen Handlungen, die darauf abzielen, anderen zu helfen, konzeptualisieren Burleson und MacGeorge (2002) als „supportive communication". Da es sich also um Kommunikation handelt, die absichtsvoll anderen nutzt, könnte man auch diese als prosoziale Kommunikation bezeichnen. In diesem Sinne bieten Medien einerseits die Plattform für Aushandlungsprozesse und sind andererseits Werkzeug für prosoziales Handeln (Wagner und Brüggen 2012, S. 24).

Dieser zweiteiligen Sicht folgend, wird im folgenden Abschnitt prosoziales Handeln zunächst als das Ziel persuasiver Kommunikation im Gesundheitsbereich dargestellt. Dem gegenüber wird im dritten Abschnitt prosoziales Handeln als kommunikative Unterstützung bei gesundheitlichen Problemen beschrieben und auf die besondere Rolle der Medienvermittlung eingegangen. Abschließend wird betrachtet, welchen Einfluss prosoziale Handlungen auf den Gesundheitszustand sowohl der Benefizianten als auch der handelnden Akteure haben, um im Fazit theoretische und praktische Implikationen daraus abzuleiten.

2 Prosoziales Handeln als Ziel persuasiver Kommunikation im Gesundheitsbereich

Das klassische Mittel, um bestimmte Zielgruppen im gesellschaftlich erwünschten Sinne in ihren Einstellungen und Verhaltensweisen zu beeinflussen, sind die in Kampagnen zusammengefassten Kommunikationsaktivitäten (Bonfadelli und Friemel 2006, vgl. hierzu auch den Beitrag von Friemel und Frey, Kap. ▶ „Kommunikationskampagnen zur Gesundheitsförderung und Prävention" in diesem Band). Kommunikationskampagnen im Gesundheitsbereich, welche explizit auf prosoziales Handeln abzielen, gibt es beispielsweise im Bereich Blut- oder auch Organspende (zu Organspende vgl. auch den Beitrag von Meyer, Kap. ▶ „Kommunikation über Organspende" in diesem Band). Die Kommunikationsmaßnahmen spielen dabei häufig ganz konkret auf altruistische Neigungen des Teilens und Schenkens an (Shaw und Webb 2015, S. 600). Ein Sonderfall ist das Thema Impfen. Neben dem individuellen Schutz kann die sogenannte Herdenimmunität auch Nicht-

Geimpfte schützen, sodass auch ein sozialer Nutzen geschaffen wird, gleichzeitig aber die Gefahr besteht, dass Menschen auf diesen indirekten Schutz vertrauen und selbst nicht impfen. Um dieser sogenannten Free-Rider-Problematik vorzubeugen, kann es hilfreich sein, an das prosoziale Handeln der Menschen zu appellieren und den sozialen Nutzen ausdrücklich zu kommunizieren (Betsch et al. 2013).

Botschaften, die prosoziales Handeln fördern sollen, werden dabei nicht nur in den klassischen Formaten sondern auch über neue Kommunikationsstrategien wie Entertainment-Education (Singhal und Rogers 2004, vgl. auch den Beitrag von Lubjuhn und Bouman, Kap. ▶ „Die Entertainment-Education-Strategie zur Gesundheitsförderung in Forschung und Praxis" in diesem Band) vermittelt. Ein auf diesem Konzept basierendes koreanisches Fernsehprogramm konnte etwa die Organspendebereitschaft der Zuschauerinnen und Zuschauer steigern (Byoung Kwan Lee et al. 2010). Auch YouTube wird von Institutionen genutzt, um auf das Thema Organspende aufmerksam zu machen und die Zahl der Organspenderinnen und -spender zu erhöhen, obgleich die Reichweite und Effektivität dieser Videos noch als eher gering einzuschätzen ist (VanderKnyff et al. 2015). Non-Profit-Organisationen haben außerdem Twitter als Kommunikationsmöglichkeit entdeckt, welche sie nicht nur nutzen, um Informationen zu verbreiten sowie Beziehungen zu ihren Unterstützern aufzubauen und zu festigen, sondern auch um zu konkreten Handlungen aufzurufen (Lovejoy und Saxton 2012; Svensson et al. 2014). Soziale Netzwerke wie Twitter und Facebook sind wichtige Quellen für die Neugewinnung vor allem jüngerer Spenderinnen und Spender. Die Vorteile des Online-Spendensammelns sind das Erreichen von Menschen an unterschiedlichen Orten der Welt, die hohe Glaubwürdigkeit von Peer-to-Peer-Fundraising und der soziale Druck durch die öffentliche Sichtbarkeit der Spenden (Saxton und Wang 2014, S. 853). Dabei sind Spendenaufrufe zum Thema Gesundheit erfolgreicher als andere Themen (Saxton und Wang 2014, S. 863).

3 Prosoziales Handeln als soziale Unterstützung bei gesundheitlichen Problemen

3.1 Unterstützende Kommunikation bei gesundheitlichen Problemen

Hilfe, welche das Umfeld in kritischen Lebenssituationen leistet, wird häufig unter dem Begriff der sozialen Unterstützung (engl.: social support) diskutiert. Jedoch verbergen sich hinter diesem Begriff verschiedene Konstrukte, nämlich die soziale Integration oder Eingebundenheit eines Individuums, die wahrgenommene Verfügbarkeit sozialer Unterstützung sowie tatsächliche Unterstützungsleistungen. Für den vorliegenden Beitrag ist vor allem Letzteres, also das tatsächliche, unterstützende, d. h. prosoziale Handeln von Bedeutung, welches auch als „enacted support" (Barrera 1986) oder „behavioral social support" (Schwarzer und Leppin 1991) bezeichnet wird. Die Hilfeleistung kann dabei durch die Kommunikation von emotionaler Unterstützung, von Informationen oder Ratschlägen, der Bereitschaft zur tatkräftigen Hilfe sowie von Wertschätzung und der Zugehörigkeit zu einer Gemeinschaft erfolgen (Cutrona und Suhr 1994). Soziale Beziehungen haben einen positiven Einfluss auf die Gesundheit, wobei man diesen Zusammenhang entweder als direkten Effekt oder als eine Pufferwirkung in Bezug auf Stress betrachten kann (Cohen et al. 2000). Ausdifferenziert bedeutet das: Soziale Unterstützung kann zur Vermeidung von Krankheiten beitragen (Präventionshypothese), die negativen gesundheitlichen Folgen von Belastungen auffangen (Neutralisationshypothese) und die Bewältigung von Krankheiten fördern (Bewältigungshypothese) (Badura 1981).

Mit einer auftretenden Krankheit gehen eine Reihe von Bedrohungen einher; dabei geht es nicht nur um extreme Fälle, in denen die Angst vor dem Sterben eine Rolle spielt. Auch weniger ernsthafte Krankheiten beeinträchtigen die körperliche Unversehrtheit und das Selbstkonzept, verhindern unter Umständen die Erfüllung bisheriger sozialer Rollen, führen zu einem Kontrollverlust und stören das emotionale Gleichgewicht (Eder-Debye 1988). Deshalb können Erkrankte zum einen auf praktische Hilfe angewiesen sein, benötigen zum anderen aber auch Unterstützung bei der emotionalen Bewältigung dieser Einschränkungen und haben ein gesteigertes Informationsbedürfnis. Es geht also darum, den Hilfebedürftigen Informationen zu vermitteln, die dazu führen, dass sie sich umsorgt, wertgeschätzt und zugehörig fühlen (Cobb 1976). Als Unterstützungsleistender spielt dabei nicht nur die aktive Kommunikation von Informationen, Ratschlägen sowie emotionaler Unterstützung und Hilfsangeboten eine Rolle; das Zuhören ist eine der hilfreichsten Handlungen in sorgenvollen Zeiten (Bodie 2012).

Am Beispiel von Brustkrebs zeigt Leszcz (2004) auf, dass soziale Unterstützung zur Bewältigung der durch die Krankheit und ihre Therapie ausgelösten Belastungen beiträgt. Neben der Förderung des allgemeinen Wohlbefindens wirkt sich dies auch positiv auf die Reduktion von Stresshormonen und schlussendlich auf die Überlebensdauer der Patientinnen aus. Von besonderer Wichtigkeit ist dabei, die eigenen Emotionen zum Ausdruck bringen zu können. Da dies im engen Umfeld aufgrund gegenseitiger Rücksichtnahme oftmals nicht in dem Maße möglich ist, spielt der Austausch in Gruppen von Betroffenen eine große Rolle. In Selbsthilfegruppen treffen sich Menschen, die mit der gleichen Krankheit oder anderen Lebenskrisen konfrontiert sind; in institutionalisierten Unterstützergruppen erhalten sie außerdem Informationen und/oder Trainings durch Experten (Helgeson und Gottlieb 2000). In vielen dieser Gruppen tauschen sich Menschen aus, die aufgrund ihrer Krankheit stigmatisiert werden. Für sie ist es von besonderer Wichtigkeit durch den Austausch mit gleichsam Betroffenen, ein Gefühl von Normalität zurückzuerlangen und sich weniger isoliert zu fühlen (Helgeson und Gottlieb 2000). Große räumliche Distanzen sowie eingeschränkte Mobilität können jedoch die Teilnahme an Selbsthilfegruppen behindern; eine Alternative kann der medienvermittelte Austausch in Online-Gruppen bieten (Helgeson und Gottlieb 2000), da diese auch außerhalb von urbanen Zentren den Zugang und darüber hinaus flexible Nutzungszeiten ermöglichen (Leszcz 2004, S. 318, vgl. hierzu auch den Beitrag von Link, Kap. ▶ „Gesundheitskommunikation mittels Gesundheitsportalen und Online-Communitys" in diesem Band).

3.2 Spezifische Vorteile der Online-Kommunikation für soziale Unterstützung bei gesundheitlichen Problemen

Es gibt verschiedene Gründe, welche die Mobilität der Menschen einschränken und dadurch eine Teilnahme an örtlich gebundenen Selbsthilfegruppen erschweren. Dies trifft insbesondere auf Menschen zu, die selbst von chronischen Krankheiten oder Behinderungen betroffen sind (Stewart Loane et al. 2015) oder beispielsweise mit der belastenden und zeitaufwändigen Betreuung pflegebedürftiger Angehöriger betraut sind (Colvin et al. 2004). Darüber hinaus fürchten Menschen in besonderen Lebenssituationen oder mit bestimmten Krankheiten eine Stigmatisierung durch ihre Mitmenschen, weshalb sie davor zurückschrecken, sich zu offenbaren (Dunham et al. 1998). Dies ist einer der Gründe, warum das nahe soziale Umfeld oftmals keine geeignete Quelle für soziale Unterstützung darstellt. Hinzu kommt, dass nahestehende Personen dazu neigen, das Verhalten der erkrankten Person zu be- oder sogar zu verurteilen, ungewollte Ratschläge zu geben und sozialen Druck auszuüben (Wright und Bell 2003; Wright und Muhtaseb 2011).

Der medienvermittelte Austausch (online social support; LaCoursiere 2001; computer-mediated social support; Wright und Muhtaseb 2011) bietet dem gegenüber eine Reihe von Vorteilen. Aufgrund der Asynchronität der Kommunikation in Bezug auf Zeit, Ort und Geschwindigkeit spielen beschränkte zeitliche Ressourcen und Mobilitätsbarrieren eine untergeordnete Rolle (Eysenbach 2005). Medienvermittelt können Kontakte zu „similar others" aufgebaut werden, auch wenn es sich um sehr spezielle Krankheiten handelt. Der Austausch mit gleichsam Betroffenen dient dabei ebenso wie in herkömmlichen Selbsthilfegruppen der Normalisierung und Rückversicherung; das Internet bietet hier eine sichere Plattform für den ehrlichen Austausch über Erfahrungen mit speziellen Erkrankungen (Reinke und Solheim 2015). Die Möglichkeit der anonymen Kommunikation reduziert in diesem Zusammenhang Stigmatisierung und begünstigt den Aufbau unterstützender Beziehungen (Wright und Bell 2003). Dadurch können mitunter auch Personengruppen erreicht werden, für die es kulturell und/oder sozial verpönt ist, Hilfe zu suchen (Eysenbach 2005). Für den Bereich Gesundheit spielt außerdem der Zugang zu ganz unterschiedlichen Perspektiven und Informationen eine Rolle, die unter Umständen im eigenen Netzwerk nicht verfügbar sind (Aufbau von weak ties; Wright und Bell 2003; Wright und Muhtaseb 2011). Vorteilhaft ist darüber hinaus die Möglichkeit der personalisierten Nutzung, angepasst an die jeweiligen Bedürfnisse der Hilfesuchenden (Colvin et al. 2004; Dunham et al. 1998). Eine Besonderheit ist dabei die Möglichkeit der passiven Nutzung. Diese sogenannten Lurker, die nicht selbst kommunizieren sondern nur die Posts der anderen lesen, können sich gleichermaßen unterstützt fühlen (Dunham et al. 1998; Reinke und Solheim 2015) und werden von den aktiven Nutzerinnen und Nutzern als Teil der Gemeinschaft gesehen (Preiss 2010). Jene Menschen, die aktiv partizipieren, haben häufig das Gefühl, sich medienvermittelt besser ausdrücken zu können und eine größere Kontrolle über ihre Selbstdarstellung zu haben (hyperpersonal interaction; Walther 1996); dies trifft vor allem auf Menschen mit Sprachbehinderung zu (Wright und Bell 2003). Dem

Aufschreiben der eigenen Gefühle und Gedanken wird außerdem ein therapeutischer Wert zugeschrieben (Wright und Bell 2003; Wright und Muhtaseb 2011).

Insgesamt scheint es in textbasierten Umgebungen trotz oder gerade wegen der Reduktion von Kanälen und Signalen zu einer beschleunigten Entwicklung von Emotionen und Beziehungen kommen zu können (Dunham et al. 1998, S. 301). Dies trifft jedoch nicht nur auf positive, sondern unter Umständen auch auf negative Reaktionen zu. Deshalb soll an dieser Stelle nicht verschwiegen werden, dass die medienvermittelte Kommunikation auch negative Konsequenzen wie Missverständnisse, Fehlinformationen und negative Interaktionen nach sich ziehen kann (Eysenbach 2005; Hünniger et al. 2011; Wright und Muhtaseb 2011). Außerdem kann die fehlende Möglichkeit zu körperlichem Kontakt und handfester Unterstützung als Mangel wahrgenommen werden (Colvin et al. 2004). Welche Arten prosozialen Handelns ermöglicht und wie unterstützend diese wahrgenommen werden, kann sich je nach medialem Kontext (z. B. geschlossenes Selbsthilfe-Forum, öffentliches Diskussions-Forum, Chatroom, Instant Messaging) aufgrund der variierenden Eigenschaften in Bezug auf beispielsweise Synchronität, Anonymität, Interaktivität, Präsenzerleben und Anzahl der Nutzer unterscheiden (High und Solomon 2011).

Dass auch medienvermittelt eine Art Gemeinschaftsgefühl (Dunham et al. 1998; Stewart Loane et al. 2015, S. 361) entstehen und die wahrgenommene Unterstützung gesteigert werden kann, zeigen verschiedene Studien. In einer Interventionsstudie mit Diabetes-Patientinnen und -Patienten von Barrera et al. (2002) verzeichnete jene Gruppe, die Zugang zu einem Peer-Support-Angebot erhielt, den größten Anstieg der wahrgenommen Unterstützung. Eine andere Studie von Murray et al. (2011) verglich die Unterstützung durch Familie sowie Freundinnen und Freunde mit jener durch Online-Foren für unterschiedliche Gruppen mit spezifischen Gesundheitsproblemen. Vor allem Menschen mit „extremen" Verhaltenstendenzen (Selbstverletzung, Essstörungen) fühlten sich online stärker unterstützt als durch Familie und Freunde. Auch Menschen mit chronischen Krankheiten erhielten nach eigenen Angaben mehr emotionale Unterstützung und Ratschläge durch das Forum als durch Familie und Freunde. In den beiden zuletzt genannten Studien wurden vorhandene Skalen zur Messung von sozialer Unterstützung so angepasst, dass für die abgefragten Unterstützungsleistungen nicht zwingend ein face-to-face Kontakt notwendig ist.

4 Auswirkungen des prosozialen Handelns

4.1 Auswirkungen auf die Benefizianten

Stehen einer Person nicht genügend Unterstützungsquellen zur Verfügung, so kann dies sowohl zu psychischen als auch physischen Gesundheitsproblemen führen (Ostberg und Lennartsson 2007). Die wahrgenommene Verfügbarkeit von Unterstützung hingegen trägt zum psychologischen Wohlbefinden (engl: well-being) bei und kann die Symptome physischer Krankheiten lindern (Schwarzer und Leppin 1991). Vor allem bei chronischen Krankheiten spielt diese wahrgenommene Verfügbarkeit von Unterstützung eine positive Rolle (Uchino 2009). Davon unterschieden werden muss das Konstrukt der empfangenen Unterstützung; hierbei können sich in der Empirie positive Korrelationen mit Krankheitssymptomen zeigen, was auf einen Mobilisationseffekt der Unterstützung im Krankheitsfall zurückgeführt werden kann (Schwarzer und Leppin 1991).

Darüber hinaus kann das Empfangen von Unterstützung tatsächlich auch negative Effekte auf die Gesundheit haben, beispielsweise wenn die soziale Unterstützung den Fokus auf den Stressor noch verstärkt oder dem Hilfeempfänger ein Gefühl der Unzulänglichkeit vermittelt (Beehr et al. 2010). Problematisch ist, dass Notleidende ihre eigene Schwäche und Unterlegenheit eingestehen müssen, wenn sie um Hilfe bitten, was eine Reduktion des Selbstbewusstseins zur Folge haben kann (Nadler und Fisher 1986). Dies trifft insbesondere bei Hilfe aus dem nahen Umfeld zu; leichter kann hingegen die Hilfe durch ebenfalls Betroffene angenommen werden (Bierhoff 1990, S. 155), wie das in Selbsthilfegruppen der Fall ist.

Durch den kommunikativen Austausch über ähnliche Erfahrungen wird in Selbsthilfegruppen Gemeinschaft konstituiert (Welch Cline 1999). Affektive und kognitive Folgen können ein stärkeres Gefühl der Kontrolle, mehr Optimismus und eine größere Lebenszufriedenheit sein. In Bezug auf die Krankheit werden gesundheitsfördernde Verhaltensweisen und die Genesung verbessert (Welch Cline 1999). Darüber hinaus kann die Möglichkeit, anderen in der Gruppe zu helfen, auch das eigene Selbstwertgefühl steigern (siehe Abschn. 4.2).

Dass sich auch bei medienvermittelten Unterstützungsgruppen positive Effekte auf die Gesundheit feststellen lassen, konnte in Interventionsstudien bereits exemplarisch gezeigt werden. In einer Studie von Dunham et al. (1998) wiesen jene jungen Mütter, die sechs Monate lang kontinuierlich an einer computervermittelten Supportgruppe teilgenommen hatten, deutlich geringere Stresswerte auf als jene Mütter, die weniger häufig partizipierten. Ähnliches fanden Winzelberg et al. (2003) heraus, in deren Studie Brustkrebspatientinnen, die an einem zwölfwöchigen, web-basierten Programm einer Unterstützungsgruppe teilnahmen, geringere Depressions- und Stresswerte als die Probandinnen der Kontrollgruppe zeigten.

Darüber hinaus gibt es jedoch nur wenige Studien, die tatsächlich die Effektivität von medienvermittelter Unterstützung prüfen. Es gibt eine Reihe von Inhaltsanalysen dazu, welche Arten von Unterstützungsleistungen online ausgetauscht werden. Welchen Einfluss die mediatisierte, unterstützende Kommunikation auf tatsächliche psychologische und physische Gesundheitsfolgen hat und ob es auch negative Effekte geben kann, bleibt jedoch meist unklar (Wright und Bell 2003, S. 51). Zur Wirksamkeit medienvermittelter Unterstützung gibt es nur wenig Evidenz, obgleich es sich dabei um jene Internetaktivitäten handeln könnte, die womöglich den größten Einfluss auf die Gesundheit haben (Eysenbach 2005, S. 102).

4.2 Auswirkungen auf den Akteur

Prosoziale Handlungen haben nicht nur für die Benefizianten Folgen, sondern auch für die handelnde Person. Studien zeigen, dass prosoziales Handeln depressive

Symptome reduzieren (Krause et al. 1992; Liang et al. 2001; Morrow-Howell et al. 2003) und positive Affektzustände begünstigen kann (Kahana et al. 2013). Zurückgeführt werden kann dies auf ein gesteigertes Gefühl der Kontrolle über das eigene Leben (Krause et al. 1992) und die Erfüllung psychologischer Bedürfnisse wie Kompetenzgefühl, soziale Eingebundenheit und Selbstbestimmung (Weinstein und Ryan 2010). Voraussetzung dafür ist aber, dass die prosoziale Handlung autonom motiviert ist (Weinstein und Ryan 2010). Außerdem ist dieser Zusammenhang nicht linear. Investiert eine Person zu viel Zeit in freiwillige Hilfeleistungen, nimmt der positive Effekt wieder ab (Windsor et al. 2008). Es besteht dabei auch die Gefahr der Überinvolviertheit: Wenn durch eine übertriebene Form der Hilfsbereitschaft die eigenen Bedürfnisse ignoriert werden, schadet dies der Gesundheit (Bierhoff 2010, S. 19).

Die genannten Studien betrachten die Auswirkungen prosozialer Handlungen in Face-to-Face-Kontexten wie Nachbarschaftshilfe, Unterstützung von Familie und Freunden, freiwillige Arbeit in Vereinen und Organisationen. Es stellt sich die Frage, ob medienvermittelte Handlungen die gleichen Auswirkungen auf die handelnden Personen haben oder sogar besonders förderliche, weil autonom motivierte Handlungen begünstigt werden.

5 Fazit

Aus Sicht der Kommunikationswissenschaft leistet (medienvermittelte) Kommunikation einen Beitrag zu gesundheitsfördernden prosozialen Handlungen. Massenmedien weisen auf Menschen und Institutionen hin, die auf Unterstützung angewiesen sind und können Rezipientinnen und Rezipienten dazu bewegen, durch ihr prosoziales Handeln die Gesundheit anderer zu schützen oder zu fördern. Ist jemand selbst von gesundheitlichen Problemen betroffen, so ist die kommunikative Unterstützung durch andere ein integraler Bestandteil des Bewältigungsprozesses. Die Medienvermittlung ermöglicht dabei die Erschließung von vorhandenen Unterstützungspotenzialen außerhalb des eigenen nahen Umfelds, wovon sowohl Benefizianten als auch Akteure der prosozialen Handlung gesundheitlich profitieren können.

Literatur

Badura, B. (1981). *Soziale Unterstützung und chronische Krankheit. Zum Stand sozialepidemiologischer Forschung*. Frankfurt a. M.: Suhrkamp.
Baringhorst, S. (1998). *Politik als Kampagne. Zur medialen Erzeugung von Solidarität*. Wiesbaden: VS Verlag für Sozialwissenschaften.
Barrera, M. (1986). Distinctions between social support concepts, measures, and models. *American Journal of Community Psychology, 14*(4), 413–445.
Barrera, M., Glasgow, R. E., McKay, H. G., Boles, S. M., & Feil, E. G. (2002). Do Internet-based support interventions change perceptions of social support?: An experimental trial of approaches for supporting diabetes self-management. *American Journal of Community Psychology, 30*(5), 637–654.
Beehr, T. A., Bowling, N. A., & Bennett, M. M. (2010). Occupational stress and failures of social support: When helping hurts. *Journal of Occupational Health Psychology, 15*(1), 45–59.

Betsch, C., Böhm, R., & Korn, L. (2013). Inviting free-riders or appealing to prosocial behavior? game-theoretical reflections on communicating herd immunity in vaccine advocacy. *Health Psychology, 32*(9), 978–985.
Bierhoff, H. W. (1990). *Psychologie hilfreichen Verhaltens.* Stuttgart: Kohlhammer.
Bierhoff, H.-W. (2010). *Psychologie prosozialen Verhaltens. Warum wir anderen helfen.* Stuttgart: Kohlhammer.
Bierhoff, H. W., & Küpper, B. (1998). Sozialpsychologie der Solidarität. In K. Bayertz (Hrsg.), *Solidarität. Begriff und Problem* (Suhrkamp Taschenbuch Wissenschaft Bd. 1364, 2. Aufl., S. 263–296). Frankfurt a. M.: Suhrkamp.
Bilsky, W. (1989). *Angewandte Altruismusforschung. Analyse und Rezeption von Texten über Hilfeleistung.* Bern: Huber.
Bodie, G. D. (2012). Listening as positive communication. In T. J. Socha & M. J. Pitts (Hrsg.), *The positive side of interpersonal communication* (Language as social action, Bd. 14, S. 109–125). New York: Lang.
Bonfadelli, H., & Friemel, T. (2006). *Kommunikationskampagnen im Gesundheitsbereich. Grundlagen und Anwendungen* (Kommunikationswissenschaft). Konstanz: UVK Verl.-Ges.
Burleson, B. R., & MacGeorge, E. L. (2002). Supportive communication. In M. L. Knapp (Hrsg.), *Handbook of interpersonal communication* (3. Aufl., S. 374–424). Thousand Oaks: Sage.
Cobb, S. (1976). Presidential Address-1976. Social support as a moderator of life stress. *Psychosomatic Medicine, 38*(5), 300–314.
Cohen, S., Gottlieb, B. H., & Underwood, L. G. (2000). Social relationships and health. In S. Cohen, L. Brittney & B. H. Gottlieb (Hrsg.), *Social support measurement and intervention. A guide for health and social scientists* (S. 3–25). Oxford/New York: Oxford University Press.
Colvin, J., Chenoweth, L., Bold, M., & Harding, C. (2004). Caregivers of older adults: Advantages and disadvantages of internet-based social support. *Family Relations, 53*(1), 49–57.
Cutrona, C. E., & Suhr, J. A. (1994). Social support communication in the context of marriage: An analysis of couples' supportive interactions. In B. R. Burleson, T. L. Albrecht & I. G. Sarason (Hrsg.), *Communication of social support. Messages, interactions, relationships, and community* (S. 113–135). Thousand Oaks: Sage Publications.
Dovidio, J. F., Piliavin, J. A., Schroeder, D. A., & Penner, L. A. (2006). *The social psychology of prosocial behavior.* Mahwah: Lawrence Erlbaum Associates.
Dunham, P. J., Hurshman, A., Litwin, E., Gusella, J., Ellsworth, C., & Dodd, P. W. D. (1998). Computer-mediated social support: Single young mothers as a model system. *American Journal of Community Psychology, 26*(2), 281–306.
Eder-Debye, R. (1988). *Social support und medizinische Versorgung. Der Einfluß von social support auf Inanspruchnahme medizinischer Dienste und Krankheitsverlauf aus sozialpsychologischer und gesundheitsökonomischer Sicht* (Theorie und Forschung Psychologische Medizin, Bd. 5). Dissertation, U. München, 1987. Regensburg: Roderer.
Eysenbach, G. (2005). Patient-to-patient communication: Support groups and virtual communities. In D. Lewis, H. B. Jimison, R. Kukafka & P. Z. Stavr (Hrsg.), *Consumer health informatics. Informing consumers and improving health care* (Health informatics, S. 97–106). New York: Springer Science+Business Media Inc.
Greitemeyer, T. (2011). Effects of prosocial media on social behavior. When and why does media exposure affect helping and aggression? *Current Directions in Psychological Science, 20*(4), 251–255.
Helgeson, V. S., & Gottlieb, B. H. (2000). Support groups. In S. Cohen, L. Brittney & B. H. Gottlieb (Hrsg.), *Social support measurement and intervention. A guide for health and social scientists* (S. 221–245). Oxford/New York: Oxford University Press.
High, A. C., & Solomon, D. H. (2011). Locating computer-mediated social support within online communication environments. In K. B. Wright & L. M. Webb (Hrsg.), *Computer-mediated communication in personal relationships* (S. 119–136). New York: Lang.
Hünniger, J., Metzinger, N., Storch, S. D., & Bredl, K. (2011). Liebeskummer im Netz. Mental Health Support in virtuellen Selbsthilfeforen. In B. Schorb (Hrsg.), *Medien und Gesundheitsförderung* (Medien + Erziehung, Bd. 55.2011, 6, S. 97–112). München: Kopaed.

Kahana, E., Bhatta, T., Lovegreen, L. D., Kahana, B., & Midlarsky, E. (2013). Altruism, helping, and volunteering: Pathways to well-being in late life. *Journal of Aging and Health, 25*(1), 159–187.

Krause, N., Herzog, A. R., & Baker, E. (1992). Providing support to others and well-being in later life. *Journal of Gerontology, 47*(5), 300–311.

LaCoursiere, S. P. (2001). A theory of online social support. *ANS. Advances in Nursing Science, 24*(1), 60–77.

Lee, B. K., Park, H. S., Choi, M.-I., & Kim, C. S. (2010). Promoting organ donation through an entertainment-education TV program in Korea: Open Your Eyes. *Asia-Pacific Journal of Public Health/Asia-Pacific Academic Consortium for Public Health, 22*(1), 89–97.

Leszcz, M. (2004). Gruppenpsychotherapie für Brustkrebspatientinnen. *Psychotherapeut, 49*(5).

Liang, J., Krause, N. M., & Bennett, J. M. (2001). Social exchange and well-being: Is giving better than receiving? *Psychology and Aging, 16*(3), 511–523.

Lindenberg, S. (2006). Prosocial behavior, solidarity, and framing processes. In D. Fetchenhauer, A. Flache, B. Buunk & S. M. Lindenberg (Hrsg.), *Solidarity and prosocial behavior. An integration of sociological and psychological perspectives* (Social sciences critical issues in social justice, S. 23–44). New York: Springer.

Lovejoy, K., & Saxton, G. D. (2012). Information, community, and action. How nonprofit organizations use social media. *Journal of Computer-Mediated Communication, 17*(3), 337–353.

Morrow-Howell, N., Hinterlong, J., Rozario, P. A., & Tang, F. (2003). Effects of volunteering on the well-being of older adults. *The Journals of Gerontology Series B: Psychological Sciences and Social Sciences, 58*(3), 137–145.

Murray, C. D., van Schaick, R., & Fox, J. (2011). Health-related internet discussion groups as a source of social support. *International Journal of Psychology Research, 6*(4), 387–413.

Nadler, A., & Fisher, J. D. (1986). The role of threat to self-esteem and perceived control in recipient reaction to help. Theory development and empirical validation. In L. Berkowitz (Hrsg.), *Advances in experimental social psychology* (S. 81–122). Orland: Academic Press.

Ostberg, V., & Lennartsson, C. (2007). Getting by with a little help: The importance of various types of social support for health problems. *Scandinavian Journal of Public Health, 35*(2), 197–204.

Preiss, H. (2010). *Gesundheitsbezogene virtuelle Selbsthilfe – soziale Selbsthilfe über das Internet. Einflussfaktoren auf die Nutzung durch kranke Menschen und ihre Angehörigen und auf deren wahrgenommene virtuelle soziale Unterstützung* (Schriften aus dem Institut für Rehabilitationswissenschaften der Humboldt-Universität zu Berlin, Bd. 2010, 1). Aachen: Shaker.

Reinke, J. S., & Solheim, C. A. (2015). Online social support experiences of mothers of children with autism spectrum disorder. *Journal of Child and Family Studies, 24*(8), 2364–2373.

Saxton, G. D., & Wang, L. (2014). The social network effect. The determinants of giving through social media. *Nonprofit and Voluntary Sector Quarterly, 43*(5), 850–868.

Schwarzer, R., & Leppin, A. (1991). Social support and health. A theoretical and empirical overview. *Journal of Social and Personal Relationships, 8*(1), 99–127.

Shaw, R. M., & Webb, R. (2015). Multiple meanings of „gift" and its value for organ donation. *Qualitative Health Research, 25*(5), 600–611.

Singhal, A., & Rogers, E. M. (2004). The status of entertainment-education worldwide. In A. Singhal (Hrsg.), *Entertainment-education and social change. History, research, and practice* (LEA's communication series, S. 3–20). Mahwah: Erlbaum.

Stewart Loane, S., Webster, C. M., & D'Alessandro, S. (2015). Identifying consumer value co-created through social support within online health communities. *Journal of Macromarketing, 35*(3), 353–367.

Svensson, P. G., Mahoney, T. Q., & Hambrick, M. E. (2014). Twitter as a communication tool for nonprofits. A study of sport-for-development organizations. *Nonprofit and Voluntary Sector Quarterly, 44*, 1086.

Uchino, B. N. (2009). What a lifespan approach might tell us about why distinct measures of social support have differential links to physical health. *Journal of Social and Personal Relationships, 26*(1), 53–62.

VanderKnyff, J., Friedman, D. B., & Tanner, A. (2015). Framing life and death on YouTube: The strategic communication of organ donation messages by organ procurement organizations. *Journal of Health Communication, 20*(2), 211–219.

Wagner, U., & Brüggen, N. (2012). Von Alibi-Veranstaltungen und „Everyday Makers". Ansätze von Partizipation im Netz. In K. Lutz (Hrsg.), *Partizipation und Engagement im Netz. Neue Chancen für Demokratie und Medienpädagogik* (Schriften zur Medienpädagogik, Bd. 47, S. 21–42). München: Kopaed.

Walther, J. B. (1996). Computer-mediated communication. Impersonal, interpersonal, and hyperpersonal interaction. *Communication Research, 23*(1), 3–43.

Weinstein, N., & Ryan, R. M. (2010). When helping helps: Autonomous motivation for prosocial behavior and its influence on well-being for the helper and recipient. *Journal of Personality and Social Psychology, 98*(2), 222–244.

Welch Cline, R. J. (1999). Communication in social support groups. In D. S. Gouran, L. R. Frey & M. S. Poole (Hrsg.), *The handbook of group communication theory & research* (S. 516–538). Thousand Oaks: Sage Publications.

Windsor, T. D., Anstey, K. J., & Rodgers, B. (2008). Volunteering and psychological well-being among young-old adults: How much is too much? *The Gerontologist, 48*(1), 59–70.

Winzelberg, A. J., Classen, C., Alpers, G. W., Roberts, H., Koopman, C., Adams, R. E. et al. (2003). Evaluation of an internet support group for women with primary breast cancer. *Cancer, 97*(5), 1164–1173.

Wright, K. B., & Bell, S. B. (2003). Health-related support groups on the Internet: Linking empirical findings to social support and computer-mediated communication theory. *Journal of Health Psychology, 8*(1), 39–54.

Wright, K. B., & Muhtaseb, A. (2011). Personal relationships and computer-mediated support groups. In K. B. Wright & L. M. Webb (Hrsg.), *Computer-mediated communication in personal relationships* (S. 137–155). New York: Lang.

Mediale Kommunikation im Kontext von Krebserkrankungen

Michael Grimm und Eva Baumann

Zusammenfassung

Medialer Kommunikation kommt in verschiedenen Phasen einer Krebserkrankung (Cancer Care Continuum) eine bedeutende Rolle zu. Aus kommunikationswissenschaftlicher Sicht bietet sich eine Systematisierung an, die zwischen 1) medialen Darstellungen von Krebs und deren Wirkungspotenzialen, 2) krebsbezogenem Informationsverhalten sowie 3) krebsbezogenen kommunikativen Interventionen unterscheidet. Der Beitrag gibt einen Überblick zu diesen Punkten und zeigt Kommunikationsherausforderungen auf.

Schlüsselwörter

Krebs · Medienberichterstattung · Medienwirkung · Informationsverhalten · Interventionen

1 Einleitung

Krebserkrankungen sind – nach Herz- und Kreislaufversagen – die zweithäufigste Todesursache in Deutschland (Statistisches Bundesamt 2017). Ihre Bekämpfung ist damit nicht nur eine medizinische und gesundheitswissenschaftliche, sondern auch eine gesellschaftliche und gesundheitspolitische Herausforderung. Der Gesundheitskommunikation wird ein großes Potenzial für die Reduktion von Krebsrisiken und

---

M. Grimm (✉)
Stiftung Gesundheitswissen, Berlin, Deutschland
E-Mail: michael.grimm@stiftung-gesundheitswissen.de

E. Baumann
Institut für Journalistik und Kommunikationsforschung, Hochschule für Musik, Theater und Medien Hannover, Hannover, Deutschland
E-Mail: Eva.Baumann@ijk.hmtm-hannover.de

damit der Prävalenz auf der einen Seite und für die Unterstützung informierter Entscheidungsfindungen und die Steigerung der Lebensqualität auf der anderen Seite attestiert (Kreps 2003).

Die *Kommunikationsprozesse und -kontexte* gestalten sich im Verlauf einer Krebserkrankung („cancer journey"; Mistry et al. 2010) von ihrem Entstehungshintergrund über die Früherkennung und Diagnose, die Behandlung bis zur Rehabilitation oder Palliativversorgung stets neu. Entlang dieses „cancer care continuums" (Squiers et al. 2005) bzw. „cancer control continuums" (National Cancer Institute 2017) verändern sich die Informationsbedarfe, die Relevanz unterschiedlicher krebsbezogener Informationen und Quellen, die Kommunikationsformen und ihre Wirkungspotenziale (Kreps 2003) und damit auch die Kommunikationsherausforderungen. Daraus resultieren für mediale Gesundheitskommunikation unterschiedliche Ansatzpunkte (Tab. 1).

Diese *Ansatzpunkte* beziehen sich primär auf drei Felder, über die dieses Kapitel einen Überblick gibt: 1) *Mediale Darstellungen von Krebs* sind eine wichtige Quelle bei der Entstehung krebsbezogener Vorstellungen, Einstellungen und Verhaltensdispositionen. 2) *Krebsbezogenes Informationsverhalten* prägt die Einstellungs- und Wissensgrundlage für Präventionsverhalten, Inanspruchnahme von Früherkennungsmöglichkeiten und Therapieentscheidungen im Krankheitsfall. 3) *Kommunikative Interventionen* dienen der gezielten Information über Krebsrisiken und der Förderung des Gesundheitsverhaltens.

2 Mediale Darstellungen von Krebs und deren Wirkung

Nachdem Krebs lange ein gesellschaftliches Tabuthema war, wird die Krankheit mittlerweile in einem breiten Spektrum von Medienangeboten aufgegriffen und ist eines der am häufigsten analysierten Themen der Gesundheitskommunikation (Fromm et al. 2011). Wie Krebs medial thematisiert und dargestellt wird, kann die gesellschaftliche Aufmerksamkeit für das Thema beeinflussen und Auswirkungen auf das soziale Bild und die Wahrnehmung der Krankheit und Betroffenen haben sowie Wissen, Einstellungen und Verhalten hinsichtlich der Prävention, Diagnose und Behandlung der Krankheit formen (Clarke und Everest 2006; Niederdeppe et al. 2008).

2.1 Mediale Darstellungen von Krebs

Fundierte Daten zur Berichterstattung über Krebs und deren Qualität liegen für Deutschland bislang nur in Ansätzen vor. Inhaltsanalysen zur medialen Darstellung von Krebs stammen hauptsächlich aus dem angloamerikanischen Raum (für einen Überblick: Grimm und Wahl 2014) und zeigen mehrere übergreifende Trends auf: In der Berichterstattung dominieren drei *Perspektiven* auf Krebserkrankungen (Clarke und Everest 2006): Der „medical frame" macht vor allem Dysfunktionen des menschlichen Körpers für die Entstehung von Krebs verantwortlich und tritt am häufigsten auf. Der „lifestyle frame" stellt Krebserkrankungen als Ergebnis eines

Tab. 1 Ansatzpunkte für mediale Gesundheitskommunikation auf dem Cancer Care Continuum (adaptierte und modifizierte Darstellung in Anlehnung an National Cancer Institute 2017)

Phasen des Cancer Care Continuums	Ansatzpunkte für mediale Gesundheitskommunikation
Prävention	• Thematisierungsfunktion der Massenmedien • Aufklärung über Krebserkrankungen, Sensibilisierung für Risikofaktoren und Motivation gesundheitsfördernden Verhaltens durch kommunikative Interventionen
(Früh-)Erkennung	• Informations-, Kritik- und Kontrollfunktion (z. B. Schaden-Nutzen-Abwägung) der Massenmedien • Sensibilisierung für Relevanz von Früherkennung und Information über Möglichkeiten der Früherkennung durch kommunikative Interventionen • Unterstützung der partizipativen und informierten Entscheidung über Inanspruchnahme von Früherkennungsuntersuchungen und Screenings
Diagnose und Therapieentscheidung	• Bereitstellung evidenzbasierter, verständlicher Informationen über Krebserkrankungen und -therapien • Informationen über interpersonale und mediengestützte Interaktions- und Beratungsangebote zur Förderung von Bewältigungsstrategien • Unterstützung der partizipativen und informierten Therapieentscheidung und der Suche nach Leistungsanbietern
Behandlung(sverlauf)	• Bereitstellung evidenzbasierter, verständlicher Informationen über Therapie- und Rehabilitationsmöglichkeiten sowie potenzielle Outcomes • Kritik- und Kontrollfunktion (z. B. über Versorgungsmissstände) der Massenmedien • Informationen über interpersonale und mediengestützte Interaktions- und Beratungsangebote zur Förderung von Bewältigungsstrategien
Survivorship (Nachsorge und Rezidivprophylaxe)	• Sensibilisierung für Risiken und Motivation zum Schutzverhalten durch kommunikative Interventionen • Informationen über interpersonale und mediengestützte Interaktions- und Beratungsangebote • Informationen über Unterstützungsangebote zur Förderung von Bewältigungsstrategien
Palliativversorgung	• Informationen über und Zugang zu mediengestützten Interaktions- und Beratungsangeboten • Informationen über Unterstützungsangebote zur Förderung von Bewältigungsstrategien

ungesunden individuellen Verhaltens dar. Der „political-economy frame" hebt gesellschaftliche Umstände als verantwortlich heraus (vgl. auch den Beitrag von von Sikorski und Matthes, Kap. ▶ „Framing-Effekte im Gesundheitsbereich").

Bestimmte *Phasen des Cancer Care Continuums* stehen im Vordergrund der Berichterstattung. In US-Zeitungen sowie in Onlinenachrichten wird am häufigsten über Behandlungen berichtet, während andere Phasen, wie die Prävention, in den Hintergrund treten (Hurley et al. 2014; Jensen et al. 2010).

Vergleiche zwischen den Anteilen einzelner *Krebsarten* an der Berichterstattung und den tatsächlichen Prävalenzraten deuten auf Verzerrungen hin. So sind beispielsweise in US-Zeitungen Brust-, Blut-, Bauchspeicheldrüsen- und Knochen-/Muskelkrebserkrankungen überrepräsentiert, dagegen Krebserkrankungen der männlichen Geschlechtsorgane, der Lymphgefäße und der Schilddrüse unterrepräsentiert (Jensen et al. 2010).

Als *Risikofaktoren* für Krebserkrankungen stehen in der Berichterstattung Entscheidungen im Rahmen des individuellen Lebensstils im Vordergrund, gefolgt von soziodemografischen und genetischen Ursachen (Jensen et al. 2010). Umweltbezogene Risiken und Ursachenzuschreibungen hingegen werden tendenziell vernachlässigt, wodurch die Krankheit primär als ein individuelles Problem dargestellt wird.

Krebs wird in der Berichterstattung häufig mit *Unsicherheit* und *Furcht* assoziiert (u. a. durch Darstellungen als fast unausweichlich, verursacht von allgegenwärtigen Krebsgefahren oder in Verbindung mit Früherkennung; Clarke und Everest 2006; Hurley et al. 2014). Hinsichtlich der *Fatalität* von Krebserkrankungen werden jedoch kaum statistische Daten zur Erkrankungshäufigkeit oder Sterberate berichtet (Jensen et al. 2010).

Der Berichterstattungsstil ist durch den Einsatz von *kriegs- und kampfbezogenen Metaphern* (Clarke und Everest 2006) und *Personalisierung* (etwa in Form von Berichten über erkrankte Prominente; Hurley et al. 2014; Jensen et al. 2010) geprägt. Außerdem werden häufig *Fallbeispiele* genutzt, um die Anschaulichkeit zu steigern und Komplexität zu reduzieren (Atkin et al. 2008; vgl. auch den Beitrag von Peter, Kap. ▶ „Fallbeispiele in der Gesundheitskommunikation" im vorliegenden Band).

Die *Darstellung von Patientinnen und Patienten* ist durch einen Fokus auf deren individuelle Verantwortlichkeit („victim-blaming"; Lupton 1994), aber auch durch eine Heroisierung von Betroffenen (Dubriwny 2008) geprägt. Abgebildete (potenzielle) Betroffene in US-Krebsmagazinen sind deutlich jünger sowie häufiger weiblich und weiß als in Risikostatistiken, was auf eine weitere Verzerrung der Berichterstattung hindeutet. Patientinnen und Patienten werden selten anhand äußerlich sichtbarer Anzeichen von Krebsbehandlungen (z. B. ohne Haare) und meist bei aktiven Tätigkeiten gezeigt (Phillips et al. 2011).

Ein Großteil der vorliegenden Studien befasst sich mit der *Qualität* der Krebsberichterstattung. Dabei werden neben klassischen journalistischen Qualitätskriterien (u. a. Genauigkeit und Richtigkeit, Aktualität und Transparenz) auch zusätzliche Kriterien angelegt, die spezifisch für den Medizinjournalismus sind (u. a. Komplementarität, Evidenz und Ungefährlichkeit). Insbesondere die Qualität von Berichten im Internet wird häufig kritisch eingestuft (zum Überblick: Grimm und Wahl 2014). Eine hochqualitative Berichterstattung ist jedoch gerade im Hinblick auf potenzielle Wirkungen medialer Darstellungen virulent.

2.2 Wirkungen medialer Darstellungen von Krebs

Potenzielle Wirkungen der medialen Darstellungen von Krebs werden vor dem Hintergrund unterschiedlicher Konzepte reflektiert (Hesse 2009): Mit Blick auf den *Agenda-Setting-Ansatz* (vgl. hierzu auch den Beitrag von Rössler, Kap.

▶ „Agenda-Setting-Effekte im Gesundheitsbereich" in diesem Band) wird insbesondere das Potenzial der Berichterstattung diskutiert, zur Themensensibilisierung beizutragen. So zeigt sich etwa, dass eine erhöhte Berichterstattung über Krebs mit einer verstärkten Suche nach krebsbezogenen Informationen korrespondiert (Niederdeppe et al. 2008).

Vergleichsweise häufig werden *Framing-Effekte* (vgl. hierzu auch die Beiträge von Wagner, Kap. ▶ „Gewinn- und Verlustframing in der Gesundheitskommunikation" sowie von Sikorski und Matthes, Kap. ▶ „Framing-Effekte im Gesundheitsbereich" in diesem Band) untersucht. Dabei wird meist analysiert, wie sich verschiedene Formen von Appellen und Arten der Formulierung medialer Botschaften auf krebsbezogene Einstellungen und Verhalten auswirken (zu „gain" und „loss framing" siehe z. B. Williams et al. 2001).

Aus einer Langzeitperspektive werden der Berichterstattung zudem *Kultivierungseffekte* auf die Vorstellungen von Krankheit und Betroffenen zugeschrieben, etwa hinsichtlich fatalistischer Vorstellungen von Krebsprävention, die u. a. vom sozioökonomischen Status der Rezipierenden beeinflusst werden (Lee und Niederdeppe 2011; Lee et al. 2012; vgl. hierzu auch den Beitrag von Nitsch, Kap. ▶ „Kultivierungseffekte im Gesundheitsbereich" in diesem Band).

Celebrity Endorsements, bei denen an Krebs erkrankte Prominente sich für Früherkennung oder bestimmte Therapien aussprechen, können zu einer gesteigerten Problemsensibilisierung in der breiten Öffentlichkeit führen und Impulse für das Präventionsverhalten liefern (Ayers et al. 2014). Solche Wirkungen sind jedoch auch kritisch zu sehen, wenn sie auf einseitigen, zu sehr vereinfachenden und stark emotionalisierenden Aussagen der Prominenten basieren (Larson et al. 2005).

Studien weisen zudem auf Wirkungen der Berichterstattung auf der *Verhaltensebene* (z. B. auf die Inanspruchnahme einer Mammografie) hin. Das gilt insbesondere für Personen, die seltener Kontakt zu Ärztinnen und Ärzten haben (Yanovitzky und Blitz 2000).

3 Krebsbezogenes Informationsverhalten

Das Thema Krebs ist mit einer hohen Verunsicherung verbunden, zumal die meisten Menschen nur über wenige medizinische Vorkenntnisse verfügen (Hesse 2009). Sich zu informieren, kann helfen, Unsicherheiten und Unklarheiten zu überwinden, das Präventionsverhalten positiv zu beeinflussen und Entscheidungen über Früherkennungs- und Therapieoptionen zu erleichtern (zum „uncertainty management": Brashers 2001). Umfassende Daten zum krebsbezogenen Informationsverhalten liegen bislang hauptsächlich für den angloamerikanischen Sprachraum vor (z. B. Health Information National Trends Survey (HINTS); Hesse et al. 2006). Eine solche Datengrundlage ermöglicht es, den Zusammenhang des Informationsverhaltens mit gesundheitsrelevanten Vorstellungen, Einstellungen, Kenntnissen und Verhaltensweisen zu ergründen, damit assoziierte soziale Ungleichheiten zu identifizieren und Interventionen zur Prävention und Gesundheitsförderung besser auf die Bedarfe einzelner Gruppen abzustimmen.

3.1 Formen des Informationsverhaltens

Die meisten Studien fokussieren auf *aktive Informationssuche*, bei der Personen ausgehend von bestimmten Bedürfnissen gezielt nach Informationen suchen („information seeking"; Finney Rutten et al. 2016). Wesentliche Einflüsse haben dabei die eigene Betroffenheit und Familiengeschichte (Finney Rutten et al. 2006). Eine aktive Informationssuche ist verbreiteter bei Frauen, bei Jüngeren sowie bei Personen mit einem höheren sozioökonomischen Status (Finney Rutten et al. 2016). Daneben gibt es Formen von *passivem Informationsverhalten*, bei denen Personen nicht gezielt nach krebsbezogenen Informationen suchen („information nonseekers"; Finney Rutten et al. 2006), diese aber wahrnehmen, wenn sie mit ihnen im Rahmen ihrer alltäglichen Mediennutzung in Kontakt kommen („information scanning"; Niederdeppe et al. 2007). Schließlich gibt es auch das Phänomen der *Informationsvermeidung*, d. h. dass krebsbezogene Informationen bewusst nicht genutzt oder sogar aktiv vermieden werden („information avoidance"; Emanuel et al. 2015). Welche Form des Informationsverhaltens dominiert, verändert sich in Verbindung mit den Informationsbedarfen der Betroffenen und ihrer Angehörigen im Verlauf des Cancer Care Continuums (siehe Tab. 1).

3.2 Informationsverhalten verschiedener Bevölkerungsgruppen

In der *breiten Bevölkerung* dominiert ein passives Informationsverhalten. Nur ein kleiner Teil der Bevölkerung sucht aktiv und gezielt nach krebsbezogenen Informationen. Als Quellen dient ein breites Spektrum von Massenmedien, Internetquellen, Gesprächen mit Freunden und Angehörigen sowie Ärztinnen und Ärzten und anderen Gesundheitsexperten (Kelly et al. 2010). Risikoinformationen werden häufig gemieden (v. a. von älteren, weiblichen und niedriger gebildeten Personen; Emanuel et al. 2015). Dabei spielen neben einer niedrigen Gesundheitskompetenz auch fatalistische Vorstellungen zu Krebs eine Rolle (Kobayashi und Smith 2016).

Krebspatientinnen und -patienten dient das Informationsverhalten als Bewältigungsstrategie (Johnson et al. 1992), um der durch die Krankheit verursachten Unsicherheit zu begegnen (Brashers 2001). Die Aneignung medizinischer Informationen hilft ihnen, informierte Entscheidungen zu treffen und ihre Behandlung bedarfsgerechter und effektiver zu gestalten (Rimer et al. 2004). Ein Großteil der Betroffenen (insbesondere jüngere mit höherer Bildung und höherem Einkommen) sucht aktiv nach krebsbezogenen Informationen (Finney Rutten et al. 2016). Dieses Informationshandeln richtet sich außer auf Überblickswissen auf Informationen zu Krebsarten, Behandlungen, Prognose und Rehabilitation sowie die Unterstützung im Bewältigungsprozess. Darüber hinaus haben Betroffene Bedarfe nach Informationen zur Bedeutung der Erkrankung für ihr soziales Umfeld, zu finanziellen und rechtlichen Fragen der Gesundheitsversorgung sowie zu Körperbild und Sexualität (Finney Rutten et al. 2005). Besonders gefragt sind Informationen zur Prognose, Diagnose und Behandlung (Tariman et al. 2014). Als Informationsquellen bevorzugen Betroffene ihre Gesundheitsdienstleister, gefolgt von Internetangeboten und anderen medialen und interpersonalen Quellen (Finney Rutten et al. 2016). Dabei sind die Menge und Tiefe der gewünschten Informationen und die Fähigkeit, diese zu verstehen und ihre Qualität zu beurteilen, individuell unterschiedlich (Maddock et al. 2011). Viele Betroffene sind unzufrieden mit der Masse und unklaren Verlässlichkeit von Informationen (Verhoef et al. 2007).

Angehörige, Freunde und Bekannte von Krebserkrankten suchen einerseits Informationen zu Themen, die sie selbst betreffen („self information seeking"; z. B. zum Umgang mit Betroffenen, zum eigenen Erkrankungsrisiko oder zur Unterstützung in Selbsthilfegruppen). Andererseits ist das Informationsverhalten der Angehörigen auf die Unterstützung der Betroffenen gerichtet („surrogate information seeking"; Oh 2015). Zwar nutzen sie für die Informationssuche bei konkreten Problemen vor allem Internetangebote, stufen aber dennoch Ärztinnen und Ärzte als ihre bevorzugte Informationsquelle ein (Kinnane und Milne 2010). Bei „surrogate seekers" handelt es sich – krankheitsübergreifend – meist um Personen, die mit Betroffenen in einem Haushalt leben (Cutrona et al. 2015).

4 Krebsbezogene kommunikative Interventionen

Kommunikative Interventionen zielen entlang der unterschiedlichen Phasen des Cancer Care Continuums auf die Verbesserung des Präventionsverhaltens, der Früherkennung und Therapie und damit auch auf die Steigerung von Überlebensraten sowie Lebensqualität (Kreps 2003). Wirkungsvolle Interventionen zeichnen sich durch den Zuschnitt auf spezifische Zielgruppen und Settings („targeting") sowie eine individualisierte Ansprache („tailoring") aus. Die Wirksamkeit kann gesteigert werden, indem die jeweilige Zielgruppe auf mehreren Kommunikationswegen wiederholt, interaktiv und multimedial angesprochen wird. Zudem sollte die Kommunikation nicht nur direkt, sondern auch über Peers und Multiplikatoren erfolgen (Anders et al. 2014). Insgesamt wird community- und settingbezogenen Programmen ein höheres Wirkungspotenzial als individuumzentrierten Ansätzen zugeschrieben (Austoker et al. 2009). Für jede Intervention gilt, dass diese auf einer theoretischen Grundlage entwickelt und formativ, prozessbegleitend und summativ evaluiert werden sollte (Valente 2001).

In den beiden ersten Phasen des Cancer Care Continuums zielen v. a. *Kommunikationskampagnen* darauf, die Aufmerksamkeit der breiten Bevölkerung auf das Thema Krebs, Risikofaktoren und Präventionsmöglichkeiten zu lenken, über Möglichkeiten der Früherkennung zu informieren und zur (informierten Entscheidung über die) Teilnahme an Screenings zu motivieren (Baumann et al. 2016). Zwar sind Kampagnen geeignet, um kurzfristig die Themen- und Problemwahrnehmung von Individuen zu erhöhen. Jedoch liegt keine hinreichende Evidenz dafür vor, dass sie auch das Präventionsverhalten und die Inanspruchnahme von Früherkennung nachhaltig verändern (Austoker et al. 2009). Eine weitere präventive und an die Allgemeinbevölkerung gerichtete Kommunikationsstrategie ist z. B. *Entertainment Education* (Hether et al. 2008; vgl. hierzu auch den Beitrag von Lubjuhn und Bouman,

Kap. ▶ „Die Entertainment-Education-Strategie zur Gesundheitsförderung in Forschung und Praxis" in diesem Band).

In einer späteren Phase des Cancer Care Continuums gelten *Entscheidungshilfen* („decision aids") als geeignete Instrumente, insbesondere bei ambivalenten Nutzen-Schaden-Relationen. Sie werden medial unterschiedlich umgesetzt (z. B. als Broschüre, Video, Website, App) und sollten die Kriterien evidenzbasierter Gesundheitsinformationen erfüllen (Lenz et al. 2012). Insgesamt zeichnet sich für krebsbezogene Entscheidungshilfen ein positives Wirkungspotenzial auf Wissenszuwachs und die Reduktion von Entscheidungskonflikten ab (O'Brien et al. 2009). Hinweise auf unerwünschte Effekte wie Angststeigerung liegen nicht vor.

In der Phase des Behandlungsverlaufes bzw. des Disease Managements gelten beispielsweise *Serious Games* (Kato et al. 2008) als hilfreiche kommunikative Interventionen (vgl. hierzu auch den Beitrag von Breuer und Schmitt, Kap. ▶ „Serious Games in der Gesundheitskommunikation" in diesem Band).

5   Fazit

Der krebsbezogenen Gesundheitskommunikation kommt angesichts ihrer Potenziale zur Prävention und Gesundheitsförderung eine Schlüsselrolle zu. Kommunikationsforschung kann dazu beitragen, die Qualität der massenmedialen Berichterstattung über Krebs zu verbessern, unterschiedliche Formen des Informationsverhaltens zu antizipieren, die öffentliche Aufmerksamkeit für Prävention und Früherkennung zu steigern sowie effektive Interventionen zu Verhaltensänderungen auf Individual- und Community-Ebene zu entwickeln (Hesse 2009). Die *kommunikative Begleitung* durch die unterschiedlichen Phasen des Cancer Care Continuums geht jedoch mit übergreifenden *kommunikativen Herausforderungen* einher:

Erstens steht krebsbezogene Gesundheitskommunikation vor der Aufgabe, die *Ansprüche unterschiedlicher Akteure* aufzugreifen: Für Kommunikatoren (Medizin-, Gesundheits- und Kommunikationsexpertinnen und -experten) gilt es, ein breites Spektrum verschiedener Zielgruppen zu erreichen, die unterschiedliche informationale, soziale und emotionale Unterstützungsbedarfe haben. Bei der Aufbereitung von Informationen spielt neben der Zielgruppenorientierung auch der medizinische Anspruch eine Rolle, evidenzbasierte und qualitätsgesicherte Informationen bereitzustellen. Zugleich sollte Krebskommunikation in einem breiteren gesundheitspolitischen Kontext zur Stärkung der Patientenrolle in Richtung einer höheren Eigenverantwortung und Partizipation an gesundheitsrelevanten Entscheidungen beitragen. Hieraus ergibt sich die Herausforderung, adäquate Informationen zur Verfügung zu stellen, die unterschiedlichen Zielgruppen bedarfsgerecht Orientierung und Unterstützung, Transparenz und damit eine angemessene und verlässliche Informations- und Entscheidungsgrundlage bieten. Zudem ist eine Stärkung der Informations- und Kommunikationskompetenz von Betroffenen, aber auch des medizinischen Fachpersonals erforderlich.

Zweitens muss Krebskommunikation flexibel auf verschiedene *Dynamiken* ausgerichtet werden: Dazu gehört die Anpassung an die verschiedenen Phasen des Cancer Care Continuums, in denen das individuelle Informationsverhalten in unterschiedlichen Kontexten variiert. Medizin(technolog)ische Innovationen wie die Entwicklung neuer Therapieformen können Fragen aufwerfen, die mit Unsicherheiten verbunden sind. Daneben ergeben sich im Zuge des Medienwandels durch kommunikationstechnologische Innovationen Veränderungen, die etwa die Rolle von Social-Media-Angeboten bei der Kommunikation über Krebs, dem Informationsaustausch und der Verarbeitung der Erkrankung betreffen. Damit zusammenhängend findet auf sozialer Ebene ein Wandel des Informationsverhaltens statt. Um diesen beobachten und antizipieren zu können, ist neben dem kontinuierlichen Monitoring von Gesundheitsdaten und -verhalten eine prozessorientierte Beobachtung des krebsbezogenen Informationsverhaltens zielführend.

Drittens ergeben sich für die krebsbezogene Kommunikation Herausforderungen aus ihrem *Schnittstellencharakter*: Effektive Gesundheitskommunikation ist auf die Vernetzung und Zusammenarbeit aller relevanter Akteure angewiesen, um medizinisches Wissen fachlich korrekt, qualitätsgesichert und zielgruppenorientiert zu vermitteln. Dafür sind vor allem funktionierende Kommunikations- und Informationsprozesse zwischen den beteiligten Akteursgruppen nötig. Dazu gehören die interprofessionelle Zusammenarbeit der verschiedenen Leistungserbringer, die persönliche und mediengestützte Information und Beratung von Risikogruppen und Betroffenen sowie der Dialog unter Betroffenen und mit Angehörigen.

Die krebsbezogene Prävention und Gesundheitsförderung ist damit in vielerlei Hinsicht auch eine Kommunikationsherausforderung und Forschungsaufgabe für alle Wissenschaftsdisziplinen, die sich mit medialer und interpersonaler Gesundheitskommunikation befassen. Eine inter- und transdisziplinäre Zusammenarbeit ist im Rahmen der Krebskommunikation entsprechend nicht nur hilfreich, sondern unbedingt notwendig.

Literatur

Anders, M. P., Baumann, E., & Breitbart, E. W. (2014). Prävention von Hautkrebs: Kommunikationsstrategische Überlegungen. *Bundesgesundheitsblatt – Gesundheitsforschung – Gesundheitsschutz, 57*(3), 343–350. https://doi.org/10.1007/s00103-014-1936-1.

Atkin, C. K., Smith, S. W., McFeters, C., & Ferguson, V. (2008). A comprehensive analysis of breast cancer news coverage in leading media outlets focusing on environmental risks and prevention. *Journal of Health Communication, 13*(1), 3–19. https://doi.org/10.1080/10810730701806912.

Austoker, J., Bankhead, C., Forbes, L. J. L., Atkins, L., Martin, F., Robb, K., & Ramirez, A. J. (2009). Interventions to promote cancer awareness and early presentation: systematic review. *British Journal of Cancer, 101*(S2), S31–S39. https://doi.org/10.1038/sj.bjc.6605388.

Ayers, J. W., Althouse, B. M., Noar, S. M., & Cohen, J. E. (2014). Do celebrity cancer diagnoses promote primary cancer prevention? *Preventive Medicine, 58*, 81–84. https://doi.org/10.1016/j.ypmed.2013.11.007.

Baumann, E., Koller, M., Wiltfang, J., Wenz, H.-J., Möller, B., & Hertrampf, K. (2016). Challenges of early detection of oral cancer: Raising awareness as a first step to successful campaigning. *Health Education Research, 31*(2), 136–145. https://doi.org/10.1093/her/cyv099.

Brashers, D. E. (2001). Communication and uncertainty management. *Journal of Communication, 51*(3), 477–497. https://doi.org/10.1111/j.1460-2466.2001.tb02892.x.

Clarke, J. N., & Everest, M. M. (2006). Cancer in the mass print media: Fear, uncertainty and the medical model. *Social Science & Medicine, 62*(10), 2591–2600. https://doi.org/10.1016/j.socscimed.2005.11.021.

Cutrona, S. L., Mazor, K. M., Vieux, S. N., Luger, T. M., Volkman, J. E., & Finney Rutten, L. J. (2015). Health information-seeking on behalf of others: Characteristics of „surrogate seekers". *Journal of Cancer Education, 30*(1), 12–19. https://doi.org/10.1007/s13187-014-0701-3.

Dubriwny, T. N. (2008). Constructing breast cancer in the news: Betty Ford and the evolution of the breast cancer patient. *Journal of Communication Inquiry, 33*(2), 104–125. https://doi.org/10.1177/0196859908329090.

Emanuel, A. S., Kiviniemi, M. T., Howell, J. L., Hay, J. L., Waters, E. A., Orom, H., & Shepperd, J. A. (2015). Avoiding cancer risk information. *Social Science & Medicine, 147*, 113–120. https://doi.org/10.1016/j.socscimed.2015.10.058.

Finney Rutten, L. J., Arora, N. K., Bakos, A. D., Aziz, N., & Rowland, J. (2005). Information needs and sources of information among cancer patients: A systematic review of research (1980–2003). *Patient Education and Counseling, 57*(3), 250–261. https://doi.org/10.1016/j.pec.2004.06.006.

Finney Rutten, L. J., Squiers, L., & Hesse, B. (2006). Cancer-related information seeking: Hints from the 2003 Health Information National Trends Survey (HINTS). *Journal of Health Communication, 11*(sup001), 147–156. https://doi.org/10.1080/10810730600637574.

Finney Rutten, L. J., Agunwamba, A. A., Wilson, P., Chawla, N., Vieux, S., Blanch-Hartigan, D., & Hesse, B. W. (2016). Cancer-related information seeking among cancer survivors: Trends over a decade (2003–2013). *Journal of Cancer Education, 31*(2), 348–357. https://doi.org/10.1007/s13187-015-0802-7.

Fromm, B., Baumann, E., & Lampert, C. (2011). *Gesundheitskommunikation und Medien: Ein Lehrbuch*. Stuttgart: Kohlhammer.

Grimm, M., & Wahl, S. (2014). Transparent und evident? Qualitätskriterien in der Gesundheitsberichterstattung und die Problematik ihrer Anwendung am Beispiel von Krebs. In V. Lilienthal, D. Reineck & T. Schnedler (Hrsg.), *Qualität im Gesundheitsjournalismus: Perspektiven aus Wissenschaft und Praxis* (S. 61–81). Wiesbaden: VS Verlag für Sozialwissenschaften. https://doi.org/10.1007/978-3-658-02427-7_4.

Hesse, B. W. (2009). Cancer communication: Status and future directions. *Journal of Health Communication, 14*(S1), 109–127. https://doi.org/10.1080/10810730902806851.

Hesse, B. W., Moser, R. P., Finney Rutten, L. J., & Kreps, G. L. (2006). The health information national trends survey: Research from the baseline. *Journal of Health Communication, 11* (sup001), vii–xvi. https://doi.org/10.1080/10810730600692553.

Hether, H. J., Huang, G. C., Beck, V., Murphy, S. T., & Valente, T. W. (2008). Entertainment-education in a media-saturated environment: Examining the impact of single and multiple exposures to breast cancer storylines on two popular medical dramas. *Journal of Health Communication, 13*(8), 808–823. https://doi.org/10.1080/10810730802487471.

Hurley, R. J., Riles, J. M., & Sangalang, A. (2014). Online cancer news: Trends regarding article types, specific cancers, and the cancer continuum. *Health Communication, 29*(1), 41–50. https://doi.org/10.1080/10410236.2012.715538.

Jensen, J. D., Moriarty, C. M., Hurley, R. J., & Stryker, J. E. (2010). Making sense of cancer news coverage trends: A comparison of three comprehensive content analyses. *Journal of Health Communication, 15*(2), 136–151. https://doi.org/10.1080/10810730903528025.

Johnson, J. D., Meischke, H., Grau, J., & Johnson, S. (1992). Cancer-related channel selection. *Health Communication, 4*(3), 183–196. https://doi.org/10.1207/s15327027hc0403_2.

Kato, P. M., Cole, S. W., Bradlyn, A. S., & Pollock, B. H. (2008). A video game improves behavioral outcomes in adolescents and young adults with cancer: A randomized trial. *Pediatrics, 122*(2), e305–e317. https://doi.org/10.1542/peds.2007-3134.

Kelly, B., Hornik, R., Romantan, A., Schwartz, J. S., Armstrong, K., DeMichele, A., & Wong, N. (2010). Cancer information scanning and seeking in the general population. *Journal of Health Communication, 15*(7), 734–753. https://doi.org/10.1080/10810730.2010.514029.

Kinnane, N. A., & Milne, D. J. (2010). The role of the Internet in supporting and informing carers of people with cancer: A literature review. *Supportive Care in Cancer, 18*(9), 1123–1136. https://doi.org/10.1007/s00520-010-0863-4.

Kobayashi, L. C., & Smith, S. G. (2016). Cancer fatalism, literacy, and cancer information seeking in the American public. *Health Education & Behavior, 43*(4), 461–470. https://doi.org/10.1177/1090198115604616.

Kreps, G. L. (2003). The impact of communication on cancer risk, incidence, morbidity, mortality, and quality of life. *Health Communication, 15*(2), 161–169. https://doi.org/10.1207/S15327027HC1502_4.

Larson, R. J., Woloshin, S., Schwartz, L. M., & Welch, H. G. (2005). Celebrity endorsements of cancer screening. *JNCI Journal of the National Cancer Institute, 97*(9), 693–695. https://doi.org/10.1093/jnci/dji117.

Lee, C., & Niederdeppe, J. (2011). Genre-specific cultivation effects: Lagged associations between overall TV viewing, local TV news viewing, and fatalistic beliefs about cancer prevention. *Communication Research, 38*(6), 731–753. https://doi.org/10.1177/0093650210384990.

Lee, C., Niederdeppe, J., & Freres, D. (2012). Socioeconomic disparities in fatalistic beliefs about cancer prevention and the Internet: Cancer fatalism and Internet use. *Journal of Communication, 62*(6), 972–990. https://doi.org/10.1111/j.1460-2466.2012.01683.x.

Lenz, M., Buhse, S., Kasper, J., Kupfer, R., Richter, T., & Mühlhauser, I. (2012). Entscheidungshilfen für Patienten. *Deutsches Ärzteblatt, 109*(22–23), 401–408. https://doi.org/10.3238/arztebl.2012.0401.

Lupton, D. (1994). Femininity, responsibility, and the technological imperative: Discourses on breast cancer in the Australian Press. *International Journal of Health Services, 24*(1), 73–89. https://doi.org/10.2190/1B6J-1P5R-AXCR-MRNY.

Maddock, C., Lewis, I., Ahmad, K., & Sullivan, R. (2011). Online information needs of cancer patients and their organizations. *ecancer, 5*, 235. https://doi.org/10.3332/ecancer.2011.235.

Mistry, A., Wilson, S., Priestman, T., Damery, S., & Haque, M. (2010). How do the information needs of cancer patients differ at different stages of the cancer journey? A cross-sectional survey. *JRSM open, 1*(4), 1–10. https://doi.org/10.1258/shorts.2010.010032.

National Cancer Institute. (2017). Cancer control continuum. https://cancercontrol.cancer.gov/od/continuum.html. Zugegriffen am 28.07.2017.

Niederdeppe, J., Hornik, R. C., Kelly, B. J., Frosch, D. L., Romantan, A., Stevens, R. S., & Schwartz, J. S. (2007). Examining the dimensions of cancer-related information seeking and scanning behavior. *Health Communication, 22*(2), 153–167. https://doi.org/10.1080/10410230701454189.

Niederdeppe, J., Frosch, D. L., & Hornik, R. C. (2008). Cancer news coverage and information seeking. *Journal of Health Communication, 13*(2), 181–199. https://doi.org/10.1080/10810730701854110.

O'Brien, M. A., Whelan, T. J., Villasis-Keever, M., Gafni, A., Charles, C., Roberts, R., & Cai, W. (2009). Are cancer-related decision aids effective? A systematic review and meta-analysis. *Journal of Clinical Oncology, 27*(6), 974–985. https://doi.org/10.1200/JCO.2007.16.0101.

Oh, Y. S. (2015). Predictors of self and surrogate online health information seeking in family caregivers to cancer survivors. *Social Work in Health Care, 54*(10), 939–953. https://doi.org/10.1080/00981389.2015.1070780.

Phillips, D. S. G., Sohn, L. J., & Sohn, S. H. (2011). What does cancer treatment look like in consumer cancer magazines? An exploratory analysis of photographic content in consumer cancer magazines. *Journal of Health Communication, 16*(4), 416–430. https://doi.org/10.1080/10810730.2010.546484.

Rimer, B. K., Briss, P. A., Zeller, P. K., Chan, E. C. Y., & Woolf, S. H. (2004). Informed decision making: What is its role in cancer screening? *Cancer, 101*(S5), 1214–1228. https://doi.org/10.1002/cncr.20512.

Squiers, L., Finney Rutten, L. J., Treiman, K., Bright, M. A., & Hesse, B. (2005). Cancer patients' information needs across the cancer care continuum: Evidence from the cancer information service. *Journal of Health Communication, 10*(sup1), 15–34. https://doi.org/10.1080/10810730500263620.

Statistisches Bundesamt. (2017). Gesundheit: Todesursachen in Deutschland 2015. https://www.destatis.de/DE/Publikationen/Thematisch/Gesundheit/Todesursachen/Todesursachen2120400157004.pdf?__blob=publicationFile. Zugegriffen am 28.07.2017.

Tariman, J. D., Doorenbos, A., Schepp, K. G., Singhal, S., & Berry, D. L. (2014). Information needs priorities in patients diagnosed with cancer: A systematic review. *Journal of the Advanced Practitioner in Oncology, 5*(2), 115–122. https://doi.org/10.6004/jadpro.2014.5.2.10.

Valente, T. W. (2001). Evaluating communication campaigns. In R. E. Rice & C. K. Atkin (Hrsg.), *Public communication campaigns* (S. 105–124). Thousand Oaks/London/New Delhi: SAGE.

Verhoef, M. J., Mulkins, A., Carlson, L. E., Hilsden, R. J., & Kania, A. (2007). Assessing the role of evidence in patients' evaluation of complementary therapies: A quality study. *Integrative Cancer Therapies, 6*(4), 345–353. https://doi.org/10.1177/1534735407309482.

Williams, T., Clarke, V., & Borland, R. (2001). Effects of message framing on breast-cancer-related beliefs and behaviors: The role of mediating factors. *Journal of Applied Social Psychology, 31*(5), 925–950. https://doi.org/10.1111/j.1559-1816.2001.tb02656.x.

Yanovitzky, I., & Blitz, C. L. (2000). Effect of media coverage and physician advice on utilization of breast cancer screening by women 40 years and older. *Journal of Health Communication, 5*(2), 117–134. https://doi.org/10.1080/108107300406857.

Kommunikation über Ernährung, Essstörungen und Adipositas

Linda Mummer

> **Zusammenfassung**
>
> Im Alltag werden wir ständig – mal mehr, mal weniger bewusst – mit ernährungsbezogenen Informationen konfrontiert. Eine wichtige Bezugsquelle dieser Informationen sind dabei die Medien. Die Angebotspalette, wie ernährungsbezogene Inhalte medial verpackt werden, reicht dabei von Ratgeberformaten über gezielte Kampagnen bis hin zur beiläufigen Einbettung von Ernährung in Unterhaltungsprogramme. Nicht selten wird den Medien dabei ein negativer Einfluss auf die Gesundheit unterstellt. Einige dieser Vorwürfe konnten empirisch nachgewiesen werden, andere wurden entkräftet. Dabei sollte der Einfluss der Medien nicht nur auf seine negativen Folgen für die Rezipienten reduziert werden. Vielmehr sollte in Zukunft versucht werden, sich den Einfluss der Medien auf die Rezipientinnen und Rezipienten zunutze zu machen, um gezielt zur Aufklärung und Gesundheitsförderung beizutragen.

> **Schlüsselwörter**
>
> Ernährungsbedingte Krankheiten · Medienkanäle · Medienwirkungen · Gesundheitsfördernde Maßnahmen · Ernährung in den Medien

1 Ernährungsbedingte Krankheiten in Deutschland

75 Milliarden Euro. So viel Geld – etwa ein Drittel aller Kosten im Gesundheitswesen – entfällt jährlich auf ernährungsbedingte Krankheiten (BMBF 2015; BMEL 2010). Zu den häufigsten Vertretern unter ihnen zählen Diabetes mellitus, Fettsucht (Adipositas), Essstörungen und Herz-Kreislauf-Erkrankungen. „Aber auch einige Formen

---

L. Mummer (✉)
Seminar für Medien- und Kommunikationswissenschaften, Universität Erfurt, Erfurt, Deutschland
E-Mail: linda.mummer@uni-erfurt.de

von Krebs sowie chronische Entzündungsprozesse werden durch bestimmte Nährstoffe beeinflusst" (BMBF 2015; s. a. IARC 2015). Wie groß der Anteil der Menschen ist, die an ernährungsbedingten Krankheiten leiden, kann nicht genau beziffert werden, da einige dieser Krankheiten multiple Ursachen und Einflussfaktoren haben können (Deutscher Bundestag 2010). Angesichts der Tatsache, dass zwei Drittel der Männer und die Hälfte der Frauen in Deutschland übergewichtig sind, 15 % der Bundesbürgerinnen und -bürger gar an der schwerwiegenderen Form Adipositas leiden (Statistisches Bundesamt 2015) und zudem bereits etwa zwei Millionen Kinder etliche Pfunde mehr auf die Waage bringen als eigentlich gut für sie wäre (BMBF o. J.), dürfte die Zahl jedoch sehr hoch sein. Entsprechend zählt Deutschland mit 7,6 Millionen Betroffenen weltweit zu den zehn Ländern mit der höchsten Diabetiker-Zahl, die meisten davon Typ-2-Diabetiker (Tamayo und Rathmann 2016, S. 9). Dabei ist insbesondere Übergewicht nicht nur ein nationales Problem. Die Weltgesundheitsorganisation (WHO) bezeichnet Übergewicht als eines der größten Public-Health-Probleme des 21. Jahrhunderts und spricht in Anbetracht der Vielzahl an Erkrankten bereits von einer „globalen Adipositasepidemie" (WHO 2015, 2014).

Die dargestellte Brisanz und Relevanz verdeutlicht den Handlungsbedarf. Um dem Problem nachzugehen, ist es jedoch zunächst notwendig, die Ursachen ausfindig zu machen. Sehr schnell wird dabei neben der ständigen Verfügbarkeit von Lebensmitteln in den Industriestaaten und der vermeintlichen Übermacht der Nahrungsmittelhersteller auch der Einfluss der Medien auf das Ernährungsverhalten diskutiert (BMG 2015). Dabei stehen nicht mehr nur Fernseh- und Computernutzung in der Diskussion. Erst kürzlich musste sich bspw. auch der Foto-Online-Dienst *Instagram* dem Vorwurf des Dickmachens seiner Nutzerinnen und Nutzer stellen (Spence et al. 2015). Doch werden die Medien womöglich zu voreilig als Sündenbock für ein gesellschaftliches Gesundheitsproblem beschuldigt? Oder werden ihre Einflüsse bislang gar noch zu wenig diskutiert?

Der vorliegende Beitrag liefert einen Abriss über die Darstellung von Ernährung, Essstörungen und Adipositas in verschiedenen medialen Kommunikationskanälen. Anschließend werden potenzielle Medienwirkungen diskutiert. Dabei werden auch mediale Maßnahmen zur Gesundheitsförderung mit Fokus auf Entertainment-Education beleuchtet, bevor abschließend ein Ausblick auf künftige Fragestellungen in diesem Forschungsfeld folgt.

2 Darstellung von Ernährung in den Medien

Ernährungsbezogene Inhalte finden sich in den Medien nahezu überall. Im Fernsehen gibt es unzählige Formate an Kochshows und kulinarischen Ratgebersendungen, in Daily Soaps wird zusammen gekocht und getrunken, in Talkshows kommen Moderatorinnen und Moderatoren mit ihren Gästen bei einem Glas Wein oder Wasser zusammen ins Gespräch. Doch nicht nur das Fernsehen ist gespickt mit direkten oder subtilen Hinweisen auf Essen und Trinken. Wohl kaum ein Frauenmagazin kommt mehr ohne Rezeptvorschläge und Hinweise zu aktuellen Kochtrends aus und auch Internet und App-Markt stehen den klassischen Medien im

Hinblick auf das Angebot an ernährungsbezogenen Inhalten in nichts nach –
kurzum: Ernährung scheint in den Medien omnipräsent und ist ein „gesellschaftliches Megathema" (Lebensmittel Zeitung 2012).

2.1 Informationsangebote in den Printmedien

In den deutschen Tageszeitungen wird etwa alle vier Tage ein Artikel mit ernährungsbezogenen Inhalten publiziert (Benterbusch 1997). Dabei geht die Berichterstattung auf saisonale wie auch aktuelle Geschehnisse in der Ernährungsbranche ein, wobei letztere in der Berichterstattung dominieren. So ist in den vergangen Jahren die wachsende Thematisierung von Ernährung in den Medien mitunter auf die zunehmende Aufdeckung von Missständen in der Lebensmittelindustrie zurückzuführen (Liebrich 2013). Grundlegend kann davon ausgegangen werden, dass die Printberichterstattung über Ernährung durch eine große inhaltliche Breite und die Darstellung informativer Aspekte gekennzeichnet ist (Benterbusch 1997). Auch weist sie bezogen auf die erwähnten Lebensmittel eine recht große Vielfalt auf: So werden sowohl gesunde als auch ungesunde Lebensmittel angesprochen, wobei positiv anzumerken ist, dass Gemüse am häufigsten thematisiert wird (Schulz und Hartung 2011). Teilweise finden sich in den Printmedien jedoch auch sehr widersprüchliche Angaben und Verzehrempfehlungen bzw. -warnungen, was dazu führt, dass die Konsumentinnen und Konsumenten verunsichert sind (Nagler 2014). Neben der Aufklärung und Bereitstellung nützlicher Informationen versuchen insbesondere die Printmedien mit entsprechenden Tipps, ihre Leserinnen und Leser zur Gewichtsabnahme zu motivieren. Allen voran seien hier die Frauenmagazine genannt (Harrison und Cantor 1997). Letztlich sind sie daher Förderer des Leitbildes immer makelloserer Schönheit, was womöglich erklärt, dass selbst die Models auf ihren Titelseiten in den letzten Jahren einer deutlichen Verdünnungskur unterzogen wurden (Fay und Price 1994). Aber auch gesundheitliche Folgen von Fehlernährung, wie bspw. Essstörungen, werden relativ häufig in der deutschen Presse thematisiert, wobei sich hier ein sehr differenzierter Umgang mit der Krankheit zeigt (Baumann et al. 2003).

2.2 Unterhaltungs- und Werbeangebote im Fernsehen

Aktuelle Untersuchungen zur Darstellung von Ernährung im deutschen Fernsehen sind rar gesät (Arendt 2013). Die Studie von Lücke (2007) stellt heraus, dass dem Zuschauer etwa neunmal pro Stunde Inhalte mit Ernährungsbezug begegnen. Zudem ist generell festzustellen, dass die Zahl an Koch- und Ratgebersendungen in den letzten Jahren merklich gestiegen ist (Rössler et al. 2006). Ernährung spielt im Fernsehen jedoch nicht nur als Sendungsfokus eine Rolle, sondern wird insbesondere in fiktionalen Unterhaltungsformaten häufig auch als „Nebenbei"-Beschäftigung gezeigt (u. a. Kaufman 1980). Dabei wird allerdings ein ungesunder Ernährungsstil suggeriert: Nahezu 60 % der konsumierten Lebensmittel sollten eher nicht auf dem Esstisch landen. Interessanterweise steht dieses Ernährungsverhalten jedoch genau im Gegensatz zur Figur der Schauspielerinnen und Schauspieler: Diese sind meist sportlich und schlank oder zumindest durchschnittlich gebaut (ebd.). Übergewichtige oder gar adipöse Charaktere sind hingegen deutlich unterrepräsentiert (Arendt 2013).

Auch wenn aktuelle Studien aus Deutschland rar sind, kann die Forschung zumindest auf zwei Studien aus dem deutschsprachigen Raum verweisen, die insbesondere Kinderprogramme analysierten (Schulz et al. 2010; Arendt 2013). Eine Inhaltsanalyse von Werbespots im schweizerischen Kinderfernsehen zeigte, dass vorwiegend ungesunde Kost beworben wird: 31 % der untersuchten Spots warben für Süßigkeiten, 24 % der Spots für Fastfood und 14 % für Süßgetränke wie Limonaden und Fruchtsäfte (Schulz et al. 2010). Die Ergebnisse einer deutschen Studie bestätigen diese Ergebnisse. Beworben werden vorrangig Produkte, die für eine ungesunde Ernährung stehen. Dabei werden die Produkte häufig mit positiven Aspekten wie Geschmack, Humor, Abenteuer und Glück in Verbindung gebracht. Werbung für gesunde Lebensmittel gibt es hingegen nur selten (Arendt 2013).

2.3 Weißer Fleck in der Forschung: Ernährungsbezogene Inhalte im Internet

Recht wenig bekannt ist bislang über die Darstellung von Ernährung im Internet und dessen Potenziale für die Vermittlung ernährungsbezogener Informationen (Arendt 2013). Dies mag verschiedene Ursachen haben. Erschwerend für eine Analyse der im Internet präsentierten Inhalte sind dessen unübersichtliche Struktur und Vielfältigkeit der Kommunikations- und Informationsmöglichkeiten. Neben den klassischen Medien, auf die die Nutzerinnen und Nutzer größtenteils auch online zugreifen können, spielen für die Vermittlung von Ernährungsinformationen auch Blogs, Foren, Soziale Medien, Ratgeber-Chats und viele weitere Austausch- und Informationsformen auf diversen Websites eine Rolle. Für die große Nachfrage nach ernährungsrelevanten Inhalten auch im Internet spricht bspw. die Positionierung der Rezeptdatenbank *chefkoch.de* auf Platz 69 der populärsten Websites in Deutschland im Jahr 2014 (Meedia 2014), was in Anbetracht der Konkurrenz (etwa Google, YouTube, diverse Nachrichtenportale) eine respektable Platzierung ist.

Insbesondere die bereits angesprochene Blogosphäre bietet ein Mekka für die verschiedensten Interessen und Anliegen der Nutzerinnen und Nutzer. Food-Blogs sprießen nur so aus dem Boden, sodass für jeden Geschmack etwas dabei ist. Durch die Interaktivität und den engen Austausch nehmen insbesondere Food-Blogger eine sehr einflussreiche Position für ihre Follower ein. Auf der re:publica 2015 wurden sie als „Aktivisten, Meinungsmacher, Entrepreneure" angekündigt, „die mehr posten als bloß hübsche Fotos und pfiffige Rezepte. Sie erzählen die Geschichten zu Produkten, treffen Landwirte und Lobbyisten, regen Diskussionen an und nehmen so Einfluss auf Industrie und Politik" (re:publica 2015).

Neben unzähligen Websites und Blogs bieten allein Soziale Medien nahezu unbegrenzt Raum für Analysen der Darstellung von Ernährung und Gesundheit. Interessante Ergebnisse zum Umgang mit Ernährung auf *Facebook* brachten Lindacher et al.

(2014) ans Licht. Die Forscherinnen analysierten, wie die Nutzerinnen und Nutzer ihr Ernährungsverhalten auf Facebook kommunizierten (siehe hierzu auch den Beitrag von Lindacher & Loss, Kap. ▶ „Die Bedeutung sozialer Vergleichsprozesse für die Gesundheitskommunikation" in diesem Band). Etwa 70 % der Beiträge berichten über gesundheitliches Risikoverhalten, wie bspw. ungesunde Ernährung. Gesundes Ernährungsverhalten wurde hingegen deutlich seltener mit der Öffentlichkeit geteilt. Auffällig war zudem die Tendenz zu einer sehr verzerrten Darstellung des Lebensmittelkonsums: Postwürdige Beiträge scheinen nicht jene, welche das alltägliche Essen abbilden, sondern besondere kulinarische Erlebnisse.

3 Unterstellte Medienwirkungen

Soweit zusammengefasst lässt sich also ein sehr ambivalentes Medienbild von Ernährung feststellen: Ungesundes Essverhalten der Protagonisten geht mit Diät-Tipps, Verzehrempfehlungen und makellosen Körpern einher. Es ist davon auszugehen, dass dies auch einen Einfluss auf die Rezipientinnen und Rezipienten hat. Wie stark dieser ist, kann jedoch nicht genau gesagt werden, da Wirkungsstudien bislang noch selten sind (Rössler et al. 2006.).

3.1 Kultivierung

Trotz unklarem Erkenntnisstand werden die Medien von verschiedenen Stellen, bspw. dem Bundesministerium für Gesundheit (BMG), als potenzielle Auslöser von Essstörungen verdächtigt, da das propagierte Schönheitsideal und das über die Medien verbreitete Negativbild von Menschen mit Übergewicht Essstörungen fördern könne (BMG 2015). Diese Annahme wird durch Studien zum *Kultivierungsansatz* (siehe hierzu den Beitrag von Nitsch, Kap. ▶ „Kultivierungseffekte im Gesundheitsbereich" in diesem Band) gestützt, die eine direkte Beziehung zwischen Mediennutzung und Essstörungstendenzen nachweisen konnten (Stice et al. 1994). Diese Erkenntnisse legen einen recht eindeutig kausalen Zusammenhang nahe: Wird das durch die Medien, Werbung und der Modebranche vermittelte Bild attraktiver und zugleich erfolgreicher Personen kumulativ über einen längeren Zeitraum als soziale Wirklichkeit angenommen, steigt insbesondere unter Frauen der Druck, diesem extremen Schönheitsideal entsprechen zu müssen (Baumann et al. 2003; Rössler et al. 2006). Dies kann in Verbindung mit bestimmten Rezipientenmerkmalen Auslöser für Essstörungen wie Bulimie oder Magersucht sein (Baumann 2009), die für zunehmend viele, insbesondere junge Frauen, mitunter tödlich enden (BZgA o. J.). Die kultivierende Wirkung der Medien kann sich jedoch auch in genau gegensätzlicher Wirkung zeigen, indem die Rezipientinnen und Rezipienten durch häufige Fastfood-Werbung für die Produkte sensibilisiert werden und das Gesundheitsrisiko unterschätzen (Russell und Buhrau 2015).

Bislang hat sich die Kultivierungsforschung im Ernährungskontext häufig auf die Untersuchung von Kindern und Jugendlichen konzentriert, da diese in ihren Realitätsvorstellungen im besonderen Maße durch die Medien beeinflussbar sein sollen (Rössler et al. 2006; Rössler und Brosius 2001). Zudem stützt sich ein Gros der Untersuchungen konkret auf den Einfluss des Fernsehens auf das Ernährungsverhalten der Rezipientinnen und Rezipienten, was mitunter dadurch begründet sein mag, dass dem Medium aufgrund seiner hohen Reichweite, zeitlichen Inanspruchnahme, der Gleichförmigkeit seiner Botschaften und der starken Realitätsnähe eine besonders stark kultivierende Wirkung zugeschrieben wird (Rossmann 2013). Bei ihrer umfassenden Überprüfung der kultivierenden Wirkung des Fernsehens im Hinblick auf die Realitäts- und Normvorstellungen der Rezipientinnen und Rezipienten zum Thema Ernährung konnte Lücke (2007) allerdings keine eindeutigen Belege für den Ansatz finden und spricht daher vielmehr von einem Kultivierungs*potenzial*.

3.2 Abschauen und Nachmachen: Das Potenzial der Lerntheorie

Dass Menschen dazu neigen, sich an Lebensweisen anderer zu orientieren und diese mitunter nachzuahmen, hat Bandura bereits in der *sozial-kognitiven Lerntheorie* beschrieben (Bandura 1977; siehe auch den Beitrag von Schemer und Schäfer, Kap. ▶ „Die Bedeutung der sozial-kognitiven Theorie für die Gesundheitskommunikation" in diesem Band). Als Modelle können Personen des täglichen Lebens dienen, aber auch Medienfiguren (Bandura 1977). Insbesondere das Fernsehen bietet sich als Quelle für soziales Lernen an (Kaufman 1980).

Aufbauend auf der Theorie des sozialen Lernens führten Harrison und Cantor mehrere Studien zum Zusammenhang von Medienkonsum und Essstörungen durch (Harrison und Cantor 1997; Harrison 2001). Die beiden Forscherinnen gehen davon aus, dass die Medien als Übermittler kultureller Ideale wirken und somit durch die vorwiegend schlanken und sportlichen Darsteller (siehe Abschn. 2.3 in diesem Beitrag) auch das Ideal eines schmalen Körperbaus insbesondere auf Frauen übertragen (Harrison und Cantor 1997; Harrison 2001). Durch die Annahme dieses medial vermittelten Ideals wächst der Wunsch, ebenso dünn zu werden wie ihre medialen Vorbilder, was mitunter dazu führt, dass sich die Rezipienten ein ungesundes Essverhalten aneignen, um ihr Ziel zu erreichen (Harrison und Cantor 1997). Wie stark der Medieneinfluss auf das Körperbild der Rezipientinnen und Rezipienten ist, hängt dabei entscheidend von der allgemeinen Häufigkeit der Medienzuwendung (*prevalence*) und der Größe des Anreizes (*incentives*) ab (ebd.). Solche externen Anreize können antizipierte Belohnungen und soziale Akzeptanz durch ein bestimmtes Verhalten sein (ebd.). In ihren Untersuchungen stellten Harrison und Cantor allerdings fest, dass nicht das Fernsehen die Essgewohnheiten von Frauen beeinflusste, sondern Essstörungen insbesondere mit dem Konsum von Zeitschriften in Verbindung stehen (Harrison und Cantor 1997; Harrison 2001).

3.3 Wirkung von Ernährungskommunikation in Abhängigkeit des Kontexts: Framing

Ernährung und Essstörungen werden in verschiedenen Facetten in den Medien beleuchtet und auf unterschiedliche Weise thematisiert. In welchem Kontext Ernährung eingebettet ist, kann dabei maßgeblich für das Bild sein, das die Rezipientinnen und Rezipienten auf Grundlage des Medienbildes von der Realität formen (Scheufele 1999, 2004). Die Rede ist hierbei von *Frames*, die die Darstellung von Medieninhalten bestimmen (siehe hierzu auch den Beitrag von von Sikorski und Matthes, Kap. ▶ „Framing-Effekte im Gesundheitsbereich" in diesem Band). Gerade beim Thema Ernährung kann der Kontext über das Ansehen von Produkten entscheiden. Nehmen wir das Beispiel Fast Food. Fast Food wird prinzipiell eher als ungesunde Kalorienbombe für Menschen mit wenig Zeit angesehen. Setzt man das Produkt jedoch in einen positiven Bezugsrahmen, bspw. als schnelle und günstige Alternative, wenn der Hunger mal wieder groß ist, rückt Fast Food in ein ganz anderes Licht (Rössler et al. 2006). Neben der Positiv- versus Negativdarstellung sind viele weitere Frames von Ernährung denkbar. Besonders im Fall von Vorfällen in der Lebensmittelbranche stößt man in der Berichterstattung häufiger auf den Risiko-Frame, in dem die Berichterstattung verstärkt die Gefahr des Konsums der betroffenen Lebensmittel für den Einzelnen wie auch die Gesellschaft herausstellt. Sehr populär, besonders in Frauenmagazinen, sind auch Frames, die Ernährung im Kontext von Human Interest bzw. als Teil von Lifestyle präsentieren. Hierzu zählen neue Koch- und Esstrends, „In-Restaurants" oder Empfehlungen von Stars (ebd.). In welchem Kontext Ernährungsinhalte dargestellt werden, ist mitunter auch entscheidend für das Erinnerungsvermögen der Rezipientinnen und Rezipienten, wobei insbesondere die mit einem Risiko-Frame präsentierten Botschaften gute Erinnerungswerte erzielten (ebd.).

3.4 Medienrezeption + Snacks auf der Couch = Fettleibigkeit? Die Displacement- These

Neben negativen Wirkungen auf Realitätswahrnehmung, Selbstbild und Ideale hat besonders ein Medium aufgrund des damit einhergehen Verhaltens noch mit einem weiteren Vorwurf zu kämpfen: Fernsehen macht dick. Die Hypothese stützt sich auf die Tatsache, das Fernsehen per se eine recht passive Beschäftigung ist, die die Rezipientinnen und Rezipienten von sportlichen Aktivitäten abhält. Dieser Grundgedanke des wechselseitig-kausalen Zusammenspiels von Mediennutzung und Essverhalten wird als *Displacement-These* formuliert (Dietz und Gortmaker 1985; s. a. Jordan und Robinson 2008; im Überblick Anderson und Kirkorian 2015).

Tatsächlich lassen sich für diese Annahme empirische Belege finden: Jeweils separat für Frauen und Männer sowie Kinder und Jugendliche konnte ein Zusammenhang zwischen Fernsehkonsum und Übergewicht nachgewiesen werden (Janssen et al. 2005; Tucker und Friedmann 1989; Tucker und Bagwell 1991). Einen umfassenden Forschungsüberblick liefert die Meta-Analyse von Foster et al. (2006). Alle von ihnen untersuchten Querschnittstudien konnten einen positiven Zusammenhang zwischen Fernsehnutzung und BMI feststellen, unabhängig vom Geschlecht der Studienteilnehmerinnen und -teilnehmer und vom Untersuchungsland. Die Ergebnisse der von ihnen analysierten Längsschnittuntersuchungen waren hingegen nicht ganz so eindeutig, ließen aber ebenfalls einen Zusammenhang zwischen Fernsehnutzung und Adipositas vermuten (ebd.). Zudem scheint bei der

Fernsehnutzung das Risiko für Übergewicht generell höher zu sein als bei anderen Medien (Arendt 2013). Beispielsweise konnte die *Displacement-These* für die Computernutzung nicht bestätigt werden (Janssen et al. 2005, S. 126 f.). Von einer Generalisierung des Zusammenhangs sollte daher Abstand genommen werden, nicht zuletzt auch weil die Kausalität der Beziehung von BMI und Mediennutzung bislang noch nicht geklärt werden konnte (Rössler et al. 2006). Aktuelle Studienergebnisse plädieren daher eher für die Annahme, dass eher die Fernsehinhalte als die verminderte körperliche Aktivität während des Fernsehens dem Übergewicht der Rezipienten Vorschub leisten (Zimmermann und Bell 2010).

4 Mediale Maßnahmen zur Gesundheitsförderung: Verbindung von Spaß und Wissen in Form von Entertainment-Education

Bislang wurden die Medien in diesem Artikel ausschließlich im Hinblick auf ihre nicht-intendierten Wirkungen auf das Ernährungsverhalten diskutiert. Auf Basis wissenschaftlicher Erkenntnisse wie Banduras *sozial-kognitiver Lerntheorie* ist es jedoch ebenso möglich, sich die Medienwirkungen gezielt für Gesundheitskampagnen zu Nutze zu machen. Ein Beispiel für dieses Umdenken stellt die Verknüpfung von Bildungsinhalten mit unterhaltenden Elementen dar, der sogenannte *Entertainment-Education-Ansatz* (Fromm et al. 2011; Lampert 2007; Singhal und Rogers 2004; siehe auch den Beitrag von Lubjuhn & Bouman, Kap. ▶ „Die Entertainment-Education-Strategie zur Gesundheitsförderung in Forschung und Praxis" in diesem Band). Dabei wird davon ausgegangen, dass über die angenehme Vermittlung von Informationen das Wissen der Rezipientinnen und Rezipienten zu einem bestimmten Thema wächst, beabsichtigte Einstellungen geformt werden können, soziale Normen verändert und gar Verhaltensänderungen hervorgerufen werden können (Singhal und Rogers 2004; Lampert 2007). Hierfür werden Medienbotschaften gezielt mit pädagogischen bzw. prosozialen Botschaften in Unterhaltungsangeboten gespickt (Lampert 2007). Dieses Prinzip kann daher auch effektiv für die Verbreitung gesundheitsfördernder Botschaften im Ernährungsbereich genutzt werden (ebd.), indem über Ernährung aufgeklärt wird und die Folgen von Fehlernährungen unterhaltsam-informativ den Rezipienten näher gebracht werden, ohne sie zu ermüden oder mit Informationen zu überschütten. Zudem bringt die Verbreitung gesundheitsfördernder Informationen über Entertainment-Education (*EE*) auch den Vorteil mit sich, dass die Botschaft über fiktionale Unterhaltungsformate per se an ein großes Publikum gerichtet ist, womit zudem eine ohnehin nur sehr schwer erreichbare Zielgruppe angesprochen werden kann (Fromm et al. 2011). Kampagnen zur Steigerung körperlicher Aktivität und Ernährungsaufklärung scheinen daher prädestiniert für *EE* zu sein (Maddock et al. 2008). Entsprechend konnte Arendt (2013) in ihren Studien positive Effekte einer Fernsehserie auf Kinder nachweisen: Durch die Anwendung der *EE*-Strategie zeigte sich in einer experimentalen Untersuchung zwar keine Verbesserungen des allgemeinen Ernährungswissens, allerdings trat ein nachweisbarer kurzzeitiger Effekt auf die Dimensionen Wissen, Einstellungen und Verhalten auf (ebd.). Bisher liegt das Fernsehen im Fokus der *EE*-Forschung (Lampert 2007). Studienergebnisse legen jedoch nahe, dass die Wirkung von *EE* prinzipiell medien-, format- und genreunabhängig ist (Fromm et al. 2011).

5 Fazit

Zusammenfassend lässt sich festhalten, dass das Bild, welches die Medien von Ernährung vermitteln, äußerst mannigfaltig ist. Einerseits liefern sie relevante Gesundheits- und Ernährungsinformationen, andererseits ist das Bild, das insbesondere Unterhaltungsformate zeichnen, stark verzerrt. Hier korrespondieren die empfohlenen Gesundheitstipps nur selten mit dem betont genuss- und spaßorientiert arrangierten TV-Leben. So ist es nicht gänzlich von der Hand zu weisen, dass die Medien sicher einen Beitrag dazu leisten, dass die Nutzerinnen und Nutzer ein überzogenes Schönheitsideal haben und die Unzufriedenheit mit dem eigenen Körper wächst. Dennoch sollte sehr vorsichtig mit der Unterstellung direkter Medieneinflüsse umgegangen werden, da entsprechend des transaktional-dynamischen Wirkungskonzepts (Rössler et al. 2006; Früh 1994) die Wahrnehmung stets auch mit situativen sowie persönlich-individuellen Konditionen einhergeht, sodass auch die psychologische Verfassung eines jeden und das Umfeld eine bedeutende Rolle bei der Rezeption ernährungsbezogener Inhalte spielen (Kaufman 1980).

Für die Zukunft ist davon auszugehen, dass die Darstellung von Akteuren und Ernährung im Fernsehen, aber auch die vermeintlichen Ideale auf Titelseiten weiterhin nur wenig mit Gesundheitsempfehlungen konform gehen werden. Zudem ist nicht auszuschließen, dass die Verunsicherung seitens der Rezipientinnen und Rezipienten aufgrund der wachsenden Zahl an widersprüchlichen Informationen im Internet (Nagler 2014) steigt. Allerdings bieten Online-Medien auch Potenziale, gesundheitsfördernde Maßnahmen einzuleiten. Dank des Internets und seiner vielfältigen Funktionen sind individuelle Ratgeber und Hilfsmöglichkeiten denkbar. Zudem bieten die Medien auch verschiedensten Raum für aufklärende Kampagnen, sei es in Form klassischer *Ernährungskampagnen* (bspw. IN FORM 2008) oder durch *Entertainment-Education*. Die medialen Möglichkeiten sind da, sie müssen nur rezipientenorientiert und gesundheitsfördernd genutzt werden.

Literatur

Anderson, D. R., & Kirkorian, H. L. (2015). Media and cognitive development. In R. M. Lerner (Hrsg.), *Handbook of child psychology and development* (Bd. 2, 7. Aufl.). New Jersey: Wiley.
Arendt, K. (2013). *Entertainment-Education für Kinder. Potenziale medialer Gesundheitsförderung im Bereich Ernährung* (1. Aufl.). Baden-Baden: Nomos.
Bandura, A. (1977). *Social Learning Theory*. Englewood Cliffs, NJ: Prentice-Hall.
Baumann, E. (2009). *Die Symptomatik des Medienhandelns. Zur Rolle der Medien im Kontext der Entstehung, des Verlaufs und der Bewältigung eines gestörten Essverhaltens* (1. Aufl.). Köln: Halem.

Baumann, E., Harden, L., & Scherer, H. (2003). Zwischen Promi-Tick und Gen-Defekt: Darstellung von Essstörungen in der Presse. *M&K, 3–4*, 431–454.
Benterbusch, R. (1997). Inhaltsanalyse zum Thema Ernährung in den deutschen Zeitungen (1994/1995). Berichte der Bundesforschungsanstalt für Ernährung (BFE-R-97-2). Karlsruhe.
Bundesministerium für Bildung und Forschung (BMBF). (o. J.). Ernährungsforschung. https://www.bmbf.de/de/ernaehrungsforschung-390.html. Zugegriffen am 02.11.2015.
Bundesministerium für Bildung und Forschung (BMBF). (2015). Ernährung. http://www.gesundheitsforschung-bmbf.de/de/ernaehrung.php. Zugegriffen am 02.11.2015.
Bundesministerium für Ernährung und Landwirtschaft (BMEL). (2010). Köstliches Deutschland: Ilse Aigner kocht mit Johann Lafer. Pressemitteilung Nr. 19 vom 22.01.10. http://www.bmel.de/SharedDocs/Pressemitteilungen/2010/019-AI-KochaktionAignerLafer-KoestlichesDeutschland.html. Zugegriffen am 02.11.2015.
Bundesministerium für Gesundheit (BMG). (2015). Essstörungen. http://www.bmg.bund.de/themen/praevention/gesundheitsgefahren/essstoerung/wenn-essen-das-leben-bestimmt.html. Zugegriffen am 02.11.2015.
Bundeszentrale für gesundheitliche Aufklärung (BZgA). (o. J.). Essstörungen. http://www.bzga-essstoerungen.de/index.php?id=44. Zugegriffen am 02.11.2015.
Deutscher Bundestag. (2010). *Maßnahmen zur Reduzierung und Prävention von Übergewicht und Fehlernährung*. Antwort der Bundesregierung auf die Kleine Anfrage der Abgeordneten Ulrike Höfken, Maria Klein-Schmeink, Cornelia Behm, weiterer Abgeordneter und der Fraktion BÜNDNIS 90/DIE GRÜNEN – Drucksache 17/3596 – Drucksache 17/3808 vom 18.11.2010.
Dietz, W. H., & Gortmaker, S. L. (1985). Do we fatten our children at the television set? Obesity and television viewing in children and adolescents. *Pediatrics, 75*(5), 807–811.
Fay, M., & Price, C. (1994). Female body-shape in print advertisements and the increase in anorexia nervosa. *European Journal of Marketing, 12*, 5–18.
Foster, J. A., Gore, S. A., & West, D. S. (2006). Altering TV viewing habits: An unexplored strategy for adult obesity intervention? *American Journal of Health Behavior, 30*(1), 3–14. https://doi.org/10.5555/ajhb.2006.30.1.3.
Fromm, B., Baumann, E., & Lampert, C. (2011). *Gesundheitskommunikation und Meiden. Ein Lehrbuch* (1. Aufl.). Stuttgart: W. Kohlhammer.
Früh, W. (1994). *Realitätsvermittlung durch Massenmedien. Die permanente Transformation der Wirklichkeit*. Opladen: Westdeutscher Verlag.
Harrison, K. (2001). Ourselves, our bodies: Thin-ideal media, self-discrepancies, and eating disorder symptomatology in adolescents. *Journal of Social and Clinical Psychology, 20*(3), 289–323.
Harrison, K., & Cantor, J. (1997). The relationship between media consumption and eating disorders. *Journal of Communication, 1*, 40–67.
IN FORM. (2008). Deutschlands Initiative für gesunde Ernährung und mehr Bewegung. In Bundesministerium für Ernährung, Landwirtschaft und Verbraucherschutz (BMELV) & Bundesministerium für Gesundheit (BMG) (Hrsg.). *Förderung von gesunder Ernährung und mehr Bewegung Projekte von Bund, Ländern und Kommunen.*
International Agency for Research on Cancer (IARC) (WHO). (2015). IARC Monographs evaluate consumption of red meat and processed meat. Press Release, Nr. 240, 26. Oktober 2015. http://www.iarc.fr/en/media-centre/pr/2015/pdfs/pr240_E.pdf. Zugegriffen am 29.10.2015.
Janssen, I., Katzmarzyk, P. T., Boyce, W. F., Vereecken, C., Mulvihill, C., Roberts, C., Currie, C., Pickett, W., & Health Behaviour in School-Aged Children Obesity Working Group. (2005). Comparison of overweight and obesity prevalence in school-aged youth from 34 countries and their relationships with physical activity and dietary patterns. *Obesity Reviews, 6*(2), 123–132.
Jordan, A. B., & Robinson, T. N. (2008). Children, television viewing, and weight status: Summary and recommendations from an expert panel meeting. *The ANNALS of the American Academy of Political and Social Science, 615*(1), 119–132. https://doi.org/10.1177/0002716207308681.
Kaufman, L. (1980). Prime-time nutrition. *Journal of Communication, 3*, 37–46.
Lampert, C. (2007). *Gesundheitsförderung im Unterhaltungsformat. Wie Jugendliche gesundheitsbezogene Botschaften in fiktionalen Fernsehangeboten wahrnehmen und bewerten* (1. Aufl.). Baden-Baden: Nomos.

Lebensmittel Zeitung. (2012). Vernunft und Versuchung – Ernährungstypen und -trends in Deutschland. http://www.lebensmittelzeitung.net/business/daten-fakten/studien/Vernunft-und-Versuchung—Erna ehrungstypen-und–trends-in-Deutschland_432.html. Zugegriffen am 02.11.2015.

Liebrich, S. (2013). „Skandale sind kein Zufall". http://www.sueddeutsche.de/wirtschaft/lebensmit telskandale-skandale-sind-kein-zufall-1.1631814. Zugegriffen am 02.11.2015.

Lindacher, V., Curbach, J., & Loss, J. (2014). Gesundheitsbezogene Themen im sozialen Online-Netzwerk Facebook: Eine Inhaltsanalyse der Kommunikation auf Facebook. In E. Baumann, M. R. Hastall, C. Rossmann & A. Sowka (Hrsg.), *Gesundheitskommunikation als Forschungsfeld der Kommunikations- und Medienwissenschaft* (S. 225–238). Baden-Baden: Nomos.

Lücke, S. (2007). *Ernährung im Fernsehen. Eine Kultivierungsstudie zur Darstellung und Wirkung* (1. Aufl.). Wiesbaden: VS Verlag.

Maddock, J. E., Silbanuz, A., & Reger-Nash, B. (2008). Formative research to develop a mass media campaign to increase physical activity and nutrition in a multiethnic state. *Journal of Health Communication, 13*, 208–215. https://doi.org/10.1080/10810730701807225.

Meedia. (2014). Top 100: die populärsten Websites in Deutschland. http://meedia.de/2014/12/10/top-100-die-populaersten-websites-in-deutschland/. Zugegriffen am 02.11.2015.

Nagler, R. H. (2014). Adverse outcomes associated with media exposure to contradictory nutrition messages. *Journal of Health Communication, 19*, 24–40. https://doi.org/10.1080/10810730.20 13.798384.

re:publica. (2015). Foodblogs 2.0 – Blick über den Tellerrand. https://re-publica.de/session/blick-ueber-den-tellerrand-food-blogging-20. Zugegriffen am 02.11.2015.

Rössler, P., & Brosius, H.-B. (2001). Prägen Daily Talks die Vorstellungen Jugendlicher von der Wirklichkeit? Ein Intensiv-Experiment zur Kultivierungshypothese. In C. Schneiderbauer (Hrsg.), *Daily Talkshows unter der Lupe. Wissenschaftliche Beiträge aus Forschung und Praxis* (S. 119–152). München: Reinhard Fischer.

Rössler, P., Lücke, S., Linzmaier, V., Steinhilper, L., & Willhöft, C. (2006). *Ernährung im Fernsehen: Darstellung und Wirkung: eine empirische Studie*. München: Fischer.

Rossmann, C. (2013). Kultivierungsforschung: Idee, Entwicklung und Integration. In W. Schweiger & A. Fahr (Hrsg.), *Handbuch Medienwirkungsforschung* (S. 207–226). Wiesbaden: Springer.

Russell, C. A., & Buhrau, D. (2015). The role of television viewing and direct experience in predicting adolescents' beliefs about the health risks of fast-food consumption. *Appetite, 92*, 200–206.

Scheufele, D. A. (1999). Framing as a theory of mass media effects. *Journal of Communication, 49*(1), 103–122. https://doi.org/10.1111/j.1460-2466.1999.tb02784.x.

Scheufele, B. (2004). Framing-Effekte auf dem Prüfstand. Eine theoretische, methodische und empirische Auseinandersetzung mit der Wirkungsperspektive des Framing-Ansatzes. *M&K, 52*(1), 30–55.

Schulz, P. J., & Hartung, U. (2011). What to eat in the land of cheese and chocolate: A content analysis of Swiss print media messages on a healthy diet. *Communication & Medicine, 8*(1), 99–110.

Schulz, P. J., Keller, S., & Hartung, U. (2010). Versteckte Botschaften: Lebensmittelwerbung im Kinderfernsehen. *Schweizer Zeitung für Ernährungsmedizin, 2*(10), 20–25.

Singhal, A., & Rogers, E. M. (2004). The status of entertainment-education worldwide. In A. Singhal, M. J. Cody, E. M. Rogers & M. Sabido (Hrsg.), *Entertainment-education and social change: History, research, and practice* (S. 3–20). Mahwah: Lawrence Erlbaum.

Spence, C., Okajima, K., Cheok, A. D., Petit, O., & Michel, C. (2015). Eating with our eyes: From visual hunger to digital satiation. *Brain and Cognition*.(im Druck). https://doi.org/10.1016/j.bandc.2015.08.006.

Statistisches Bundesamt. (2015). 2013: Jeder zweite Erwachsene in Deutschland hat Übergewicht. https://www.destatis.de/DE/ZahlenFakten/GesellschaftStaat/Gesundheit/GesundheitszustandRe levantesVerhalten/Aktuell.html. Zugegriffen am 02.11.2015.

Stice, E., Schupak-Neuberg, E., Shaw, H. E., & Stein, R. I. (1994). Relation of media exposure to eating disorder symptomatology: An examination to mediating mechanisms. *Journal of Abnormal Psychology, 4*, 836–840.

Tamayo, T., & Rathmann, W. (2016). Epidemiologie des Diabetes in Deutschland. In diabetesDE – Deutsche Diabetes-Hilfe und Deutsche Diabetes Gesellschaft (DDG) (Hrsg.), *Deutscher Gesundheitsbericht Diabetes 2016. Die Bestandsaufnahme* (S. 9–17). Mainz: Kirchheim Verlag.

Tucker, L. A., & Bagwell, M. (1991). Television viewing and obesity in adult females. *American Journal of Public Health, 7*, 908–911.

Tucker, L. A., & Friedmann, G. M. (1989). Television viewing and obesity in adult males. *American Journal of Public Health, 4*, 516–518.

World Health Organization (WHO). (2014). 10 facts on obesity. http://www.who.int/features/factfiles/obesity/en/. Zugegriffen am 02.11.2015.

World Health Organization (WHO). (2015). Controlling the global obesity epidemic. http://www.who.int/nutrition/topics/obesity/en/. Zugegriffen am 02.11.2015.

Zimmermann, F. J., & Bell, J. F. (2010). Associations of television content type and obesity in children. *American Journal of Public Health, 100*(2), 334–340.

Psychische Krankheiten in der Gesellschaft und in den Medien

Sebastian Scherr

Zusammenfassung

Dieser Beitrag liefert einen Überblick über die Bedeutung von psychischen Erkrankungen in der Gesellschaft, den Medien, und innerhalb der Gesundheitskommunikation. Der Beitrag spricht dabei an, wie psychische Krankheiten in den Medien dargestellt werden und diskutiert die individuellen und gesellschaftlichen Folgen medialer Darstellungen von psychischen Erkrankungen. Der Beitrag beinhaltet dabei auch konkrete Empfehlungen für die Praxis.

Schlüsselwörter

Depression · Destigmatisierung · Strukturelle Stigmatisierung · Selbststigmatisierung · Öffentliche Stigmatisierung

1 Einleitung

Die Zahl psychischer Erkrankungen stieg über die letzten Jahre hinweg kontinuierlich an (Wittchen et al. 2010) und man geht heute davon aus, dass in etwa ein Drittel der deutschen Bevölkerung im Laufe eines Jahres an einer psychischen Erkrankung leidet (Wittchen und Jacobi 2012). Aus kommunikationswissenschaftlicher Sicht sind psychische Erkrankungen (wie z. B. Depressionen) relevant, da sie neben dem allgemeinen Aktivitätsniveau auch das individuelle Mediennutzungsverhalten beeinflussen können (vgl. Brunet und Scherr 2016; Scherr 2016).

Der Beitrag liefert eine Zusammenstellung des Forschungsstandes zum Zusammenhang von Medien und psychischen Erkrankungen. Der erste Abschnitt erläutert zunächst die gesellschaftliche Relevanz psychischer Erkrankungen. Daraus wird

S. Scherr (✉)
School for Mass Communication Research, Universität Leuven, Leuven, Belgien
E-Mail: sebastian.scherr@kuleuven.be

abgeleitet, wie sich die Medien mit der Thematik auseinandersetzen. Der zweite Abschnitt widmet sich inhaltsanalytischen Forschungsbefunden zu psychischen Krankheiten in den Medien. Hierbei wird der Stellenwert psychischer Erkrankungen innerhalb der Gesundheitskommunikation bestimmt. Der dritte Abschnitt geht darauf ein, wie psychische Erkrankungen in den Medien dargestellt werden, bevor im vierten Abschnitt verschiedene Auswirkungen dieser Darstellungen auf gesellschaftliche Gruppen diskutiert werden. Der Beitrag endet mit praxisrelevanten Implikationen, die sich aus dem Status Quo des Forschungsfeldes zu psychischen Erkrankungen und Medien ergeben. Durchgehend werden dabei Studienbefunde aus verschiedenen Disziplinen zusammengetragen und im Licht der Gesundheitskommunikation betrachtet.

Die wichtigsten Aspekte des Beitrags lassen sich mit den folgenden vier Kernthesen zusammenfassen:

- Psychische Krankheiten zählen heute weltweit zu den größten gesundheitlichen Herausforderungen. Obwohl die Medien eine der wichtigsten öffentlichen Informationsquellen speziell über psychische Krankheiten sind, sind psychische Störungen nur selten Gegenstand medialer Darstellungen.
- Negative und inakkurate Darstellungen psychischer Krankheiten in den Medien können die öffentliche Wahrnehmung psychischer Krankheiten negativ beeinflussen.
- Mediendarstellungen von psychischen Krankheiten können einen negativen Einfluss auf die Betroffenen selbst und deren Behandlungsbereitschaft ausüben und zu deren Stigmatisierung beitragen.
- Mediendarstellungen psychischer Krankheiten beeinflussen den politischen Umgang mit psychischen Erkrankungen (Stichworte: Fähigkeit zur Berufsausübung, Inklusion von Menschen mit psychischer Erkrankung).

2 Stellenwert psychischer Krankheiten in der Gesellschaft und in den Medien

Psychische Erkrankungen zählen weltweit zu den häufigsten Krankheiten. Die Lebenszeitprävalenz von Depressionen wird bei Männern auf 5–12 % geschätzt, für Frauen wird sie etwa doppelt so hoch beziffert und zwar auf 12–20 % (Möller-Leimkühler 2009). Dementsprechend schätzen Wittchen et al. (2011) Depressionen als die Erkrankung in Europa ein, die am meisten zur europäischen Krankheitslast („Burden of Disease") beiträgt. Davon betroffen waren in der EU im Jahr 2011 über 30 Millionen Menschen (Wittchen et al. 2011, S. 669). Da depressive Erkrankungen darüber hinaus besonders von psychosozialen Beeinträchtigungen und Suizidgedanken geprägt sind, haben sie eine besondere gesundheitspolitische Bedeutung (Berger et al. 2009, S. 497): Die Krankheit ist zwar grundsätzlich gut behandelbar, allerdings besteht auch ein hohes Risiko für Rückfallerkrankungen und eine Chronifizierung. Psychische Krankheiten mindern die Lebensqualität in erheblichem Umfang und können im schlimmsten Fall sogar bis zum Suizid führen (Vandivort und Locke

1979). Sie werden weltweit immer häufiger beobachtet. Ihre Verbreitung hängt mit einer Vielzahl an Einflussfaktoren zusammen, auch mit der wirtschaftlichen Situation eines Landes (Economou et al. 2013; Gili et al. 2013). Das Ausmaß der psychischen Folgen, die etwa durch die Europäische Finanz- und Schuldenkrise hervorgerufen worden sind, ist demnach im Moment noch gar nicht abschätzbar. Erschwerend kommt hinzu, dass psychische Krankheiten nur in geringem Maße im Rahmen allgemeinmedizinischer Untersuchungen diagnostiziert werden (Cepoiu et al. 2008, S. 29), wodurch nicht allen die Hilfe zukommt, die sie benötigen würden. Der Anteil Kranker, die sich tatsächlich in eine psychiatrische Behandlung begeben, liegt bei gerade einmal 20–35 % (Klin und Lemish 2008, S. 435).

Obwohl die Medien eine wichtige Quelle für Informationen speziell über psychische Krankheiten (Klin und Lemish 2008; Scheff 1963; Wahl 2003b) sind, spielen gesundheitsbezogene Inhalte in tagesaktuellen Medien insgesamt nur eine untergeordnete Rolle (Schwitzer 2009). Schwitzer (2009, S. 2) schätzt den Anteil von Gesundheitsthemen in Fernsehnachrichten über die Jahre hinweg höher ein als in den anderen Medien und beziffert den Umfang auf 7 bis 11 % der Sendezeit. Dieser Befund dürfte wohl auch für psychische Erkrankungen zutreffen. Edney (2004, S. 2) geht beispielsweise davon aus, dass in den meisten Fällen (70 %) das Fernsehen die wichtigste Quelle speziell für Informationen über psychische Erkrankungen in der Bevölkerung darstellt. Die Medien können dazu beitragen, dass psychisch kranke Menschen sich bei Ärzten oder Therapeuten Hilfe suchen und können damit einen wichtigen Beitrag dazu leisten, dass Menschen mit psychischen Krankheiten sich nicht das Leben nehmen (vgl. Niederkrotenthaler et al. 2014).

3 Stellenwert psychischer Krankheiten in der Gesundheitskommunikation

Trotz der Häufigkeit, mit der etwa Depressionen in der Bevölkerung vorkommen, spielen psychische Erkrankungen in der Gesundheitskommunikationsforschung bislang nur eine untergeordnete Rolle. In einer Inhaltsanalyse von 776 publizierten Forschungsbeiträgen, die in den beiden renommierten englischsprachigen Fachzeitschriften *Health Communication* und *Journal of Health Communication* zwischen den Jahren 2000 und 2009 publiziert worden sind, zeigte sich, dass sich gerade einmal 3 % ($n = 13$) der Artikel mit dem Thema psychische Erkrankungen befassen (Nazione et al. 2013, S. 232). Der Umfang der Forschungsbemühungen reflektiert demnach nicht den gesellschaftlichen Stellenwert psychischer Erkrankungen. Und obwohl das Fernsehen auf die öffentliche Wahrnehmung psychischer Erkrankungen nach wie vor den größten Einfluss ausübt, beschäftigen sich inhaltsanalytische Untersuchungen im Bereich der Gesundheitskommunikation (vermutlich auch aufgrund forschungsökonomischer Überlegungen) vor allem mit Printmedien (37 %, Nazione et al. 2013, S. 231).

Die kommunikationswissenschaftliche Relevanz von Mediendarstellungen über psychische Krankheiten besteht in ihrem Potential, die Wahrnehmungen der öffentlichen Meinung dazu auf verschiedene Weise zu beeinflussen (vgl. allgemein dazu

Eveland 2002, S. 697, 711). So kann die Stigmatisierung (Corrigan et al. 2005b; Smith 2007) psychisch kranker Menschen gefördert werden (einschließlich struktureller Stigmatisierung, die sich etwa auf Bereitstellung finanzieller Ressourcen für die Behandlung psychischer Erkrankungen bezieht). Auch können dadurch Ängste gegenüber Personen mit psychischen Erkrankungen geschürt (Angermeyer und Matschinger 2004; Thornton und Wahl 1996) oder Vorstellungen von (wünschenswerten) Behandlungsmethoden für psychische Erkrankungen in der Gesellschaft geprägt werden (Pescosolido et al. 1999; Schomerus et al. 2008). Darüber hinaus kann der Wunsch nach sozialer Distanz zu psychisch kranken Menschen (z. B. individuelle Diskriminierung) wachsen (Angermeyer und Matschinger 2004). Verzerrungen bei der medialen Repräsentanz psychischer Krankheiten sind theoretisch bedeutsam, weil sich diese im Zeitverlauf etwa auf die subjektiven Normvorstellungen von psychisch kranken Menschen bzw. gegenüber der Behandlung psychischer Krankheiten niederschlagen können. Diese Normvorstellungen können handlungstheoretischen Modellen der Gesundheitskommunikation zufolge (vgl. Rossmann 2011) wiederum gesundheitsrelevantes Handeln beeinflussen. Vor dem Hintergrund der Diskussion über die Inklusion psychisch kranker Menschen in die Gesellschaft erscheinen aus Sicht von deren Befürworterinnen und Befürwortern ausgewogene Mediendarstellungen von psychischen Störungen sicherlich wünschenswert.

4 Darstellung psychischer Krankheiten in den Medien

In ihrem umfangreichen Literaturreview über die Darstellung und Auswirkungen psychischer Störungen in den Medien präsentieren Klin und Lemish (2008) zahlreiche interessante Studienbefunde zum Stigmatisierungspotenzial medialer Darstellungen von psychischen Krankheiten (siehe hierzu auch den Beitrag von Röhm, Hastall und Ritterfeld, Kap. ▶ „Stigmatisierende und destigmatisierende Prozesse in der Gesundheitskommunikation" in diesem Band). Dazu zählt etwa, dass psychische Störungen in den meisten Studien als Behinderung aufgefasst werden und dass aber gleichzeitig der Umfang der Darstellungen von psychischen Störungen weitaus geringer ist als der Umfang von Darstellungen über physische Behinderungen (Klin und Lemish 2008). Diese sind sensationsorientiert (Klin und Lemish 2008) und oft negativ dargestellt und zwar dergestalt, dass psychisch kranke Menschen überdurchschnittlich oft als gefährlich (Aragonès et al. 2014), unberechenbar (Day und Page 1986) oder gewalttätig (Philo et al. 1994) beschrieben werden. Als Ursache für psychische Störungen wird in den Medien häufig über Umweltstressoren und vor allem über genetische Prädispositionen gesprochen (Corrigan et al. 2005b). Dem steht grundsätzlich eine erheblich geringere Anzahl an Medienbeiträgen gegenüber, die etwa die Bewältigung psychischer Erkrankungen thematisieren (Corrigan et al. 2005b; Wahl et al. 2002). In Bezug auf Depressionen zeigen etwa Rowe et al. (2003), dass der Medientenor darin besteht, den an Depressionen erkrankten Menschen helfen zu müssen, damit sich diese nicht selbst verletzen. Im Falle von Schizophrenie finden sich dagegen häufiger Medienberichte, in denen die Gewaltbereitschaft und Unberechenbarkeit erkrankter Personen aufgegriffen wird und die Gefahr für andere Menschen in den Vordergrund rückt (Angermeyer und

Matschinger 1996; Philo 1997). Es gibt ferner Studien, die zeigen, dass stereotype Darstellungen psychischer Erkrankungen keineswegs nur auf non-fiktionale Medieninhalte beschränkt sind, sondern sich auch im fiktionalen (Kinder-)Programm finden (Diefenbach 1997; Wahl 2003a). Psychisch kranke Menschen werden darin vornehmlich als gewalttätig, als Opfer oder als berufsunfähig dargestellt. Ähnliche stereotype Befunde existieren für Psychiater oder Therapeuten, die häufig als verrückt, komisch, böse oder rachsüchtig dargestellt werden. Eine Studie belegte gar, dass in Fernsehnachrichten ausschließlich über therapeutische oder ärztliche Behandlungsfehler berichtet wird (Berlin und Malin 1991). Hinsichtlich der Ursachen für psychische Erkrankungen dominieren in den Mediendarstellungen vor allem deren genetische Ursachen (Conrad 2001) sowie die Vorstellung von guten Behandlungsmöglichkeiten für psychische Störungen mithilfe von Medikamenten (Montagne 2001).

5 Auswirkungen von Darstellungen psychischer Krankheiten in den Medien

Die Darstellungen psychischer Krankheiten in den Medien können sich auf mindestens drei Ebenen auswirken, die verschiedene Arten von Stigmatisierung betreffen. Im weiteren Verlauf dieses Beitrags liegt der Hauptfokus auf den ersten beiden Arten. Diese resultieren primär aus der medialen Darstellung von psychischen Erkrankungen in den Medien und können selbst wiederum individuelle oder strukturelle Folgen etwa auf Handlungsebene haben. Die verschiedenen Auswirkungen sind:

1) Medienwirkungen auf die öffentliche Wahrnehmung von psychischen Krankheiten, psychisch kranken Menschen, behandelnden Ärzten oder Therapeuten (*öffentliche Stigmatisierung*)
2) Medienwirkungen auf die Betroffenen selbst (*Selbststigmatisierung*)
3) Medienwirkungen auf den gesellschaftlichen Umgang mit Betroffenen, den politischen Umgang mit psychischen Krankheiten (*strukturelle Stigmatisierung*)

Öffentliche Stigmatisierung Die Gefahr einer öffentlichen Stigmatisierung wird durch stereotype Mediendarstellungen psychischer Erkrankungen in den Medien gefördert. In der Folge bilden sich in der Bevölkerung Einstellungen gegenüber psychisch Kranken, aber auch gegenüber angemessenen Früherkennungs- und Behandlungsmethoden psychischer Krankheiten heraus, durch die sich die wahrgenommene soziale Distanz zu diesen Menschen vergrößert. Als Folgen einer solchen Distanzierung gegenüber stigmatisierten Personen werden in der Regel berufliche (z. B. Berufsausübungsverbot) oder soziale (z. B. Schwierigkeiten bei der Wohnungssuche) Benachteiligungen sowie (datenschutz-) rechtliche Sonderregelungen (z. B. Ausnahmen von der ärztlichen Schweigepflicht) sichtbar. Die Diskussion über die Berufsfähigkeit des wohl psychisch kranken Germanwings-Piloten im Jahr 2015 führte dies zuletzt deutlich vor Augen.

In einer experimentellen Untersuchung zeigten Link et al. (1999) Versuchspersonen beispielsweise Kurzbeschreibungen von Personen, die entweder substanzabhängig waren (Alkohol, Kokain), an psychischen Krankheiten litten (Depression, Schizophrenie) oder subklinische depressive Symptome, Probleme und Sorgen aufwiesen. Nachdem die Teilnehmerinnen und Teilnehmer die Kurzbeschreibungen angesehen hatten, sollten sie angeben, ob es sich bei der dargestellten Situation um die Beschreibung einer psychischen Störung handelt. Die Probanden identifizierten in 88 % (Schizophrenie) bzw. in 68 % (Depression) der Fälle die dargestellten psychischen Störungen. Die vermutete Gewaltbereitschaft der in den Vignetten beschriebenen Personen war für die als substanzabhängig dargestellten Personen höher als für die psychisch kranken Personen. Die Befunde lassen sich als ein Gegenbeispiel für die pessimistische Sichtweise anführen, dass psychische Störungen nur schwer erkennbar sind und dass bestimmte Vorurteile über psychische Krankheiten in der Gesellschaft vorherrschen. Gleichzeitig zeigt die Studie, dass der Wunsch nach sozialer Distanz zu psychisch Kranken gleichzeitig durchaus vorhanden sein kann (u. a. operationalisiert als Zustimmung zu den Items „Ich würde gerne in die Nachbarschaft der beschriebenen Person ziehen", „Ich wäre gerne mit der Person befreundet", „Ich würde gerne eng mit der Person zusammenarbeiten"). Interessanterweise ist der Wunsch nach Abstand zu den als depressiv beschriebenen Personen am größten, obwohl diese Personenbeschreibungen gleichzeitig etwa die zweitniedrigsten Zuschreibungen von Gewaltbereitschaft erfuhren. Die Studie verdeutlicht also die Diskrepanz zwischen Einstellungen und Verhalten im Kontext der Stigmatisierung psychischer Erkrankungen. Dies lässt sich unter anderem auf methodische Störfaktoren (z. B. sozial erwünschtes Antwortverhalten) oder auf unberücksichtigte Drittvariablen (z. B. subjektive Normvorstellungen) zurückführen. Für letztere liefern die weiter oben angesprochenen handlungstheoretischen Modelle zahlreiche Anhaltspunkte (vgl. Rossmann 2011). Penn et al. (2003) zeigen in ihrer Studie ferner, dass selbst Medienwirkungen auf stereotype Einstellungen nicht immer gleichförmig sind: In der Studie führt ein Dokumentarfilm über Schizophrenie zwar dazu, dass bestimmte stereotype Einstellungen gegenüber der psychischen Krankheit verringert werden (z. B. die Selbstverantwortlichkeit der Betroffenen für die Erkrankung), gleichzeitig bleiben andere stereotype Einstellungen (z. B. die Gefahr von psychisch kranken Menschen für die Bevölkerung) davon unberührt. Vaughan und Hansen (2004) zeigen, dass längerfristige Destigmatisierungskampagnen mit Prominenten, die selbst psychisch erkrankt waren, dazu führen können, dass das Interesse am Thema steigt und sich auch Einstellungen gegenüber psychisch kranken Menschen verändern können (z. B. die Ansicht, dass psychisch kranke Menschen dennoch ein ganz normales Leben führen können oder dass die Befragten sich weniger dafür schämen würden, wenn sie selbst an einer psychischen Krankheit leiden würden). Andere Studien zeigen, dass Aufklärungskampagnen dazu beitragen können, dass Menschen verstärkt nach ärztlicher Beratung suchen (Battaglia et al. 1990; Esters et al. 1998).

Selbststigmatisierung Die kolportierten Medienstereotype können sich wiederum auf die psychisch Kranken selbst auswirken sowie auf deren Bereitschaft an einem Früherkennungsscreening teilzunehmen bzw. sich in Behandlung zu begeben oder sogar die Präferenz für bestimmte Behandlungsmethoden beeinflussen (Corrigan 1998). Graham et al. (2015) zeigten, dass stereotype Mediendarstellungen von psychischen Krankheiten zunächst einmal in großem Umfang wahrgenommen werden, was für ein grundsätzliches Wirkungspotenzial von Medienbotschaften spricht. Über die Hälfte der Befragten (55 %) gab an, sich an Informationen über psychische Erkrankungen erinnern zu können – am häufigsten stammten diese aus Informationsbroschüren (viele Studienteilnehmerinnen und -teilnehmer waren zum Zeitpunkt der Befragung in psychischer Behandlung), dem Fernsehen oder dem Internet, genannt wurden aber auch fiktionale Bücher. Des Weiteren spricht für potenzielle Medieneinflüsse auf psychisch kranke Menschen nach Griffiths und Crisp (2013), dass in der Bevölkerung durchaus ein Informationsbedürfnis nach Aufklärung über psychische Störungen existiert. Das Informationsbedürfnis war bei Personen mit einer aktuellen depressiven Episode und Personen mit vergleichsweise niedriger formaler Bildung besonders groß. Gleichsam besteht für diese Gruppen auch die erhöhte Gefahr, mit stereotypen Medienbotschaften in Kontakt zu kommen. Nach dem „Situational Model of the Personal Response to Stigma" (Corrigan 1998; Corrigan und Watson 2002) gibt es grundsätzlich drei Reaktionen von psychisch Kranken auf öffentliche Stigmatisierung: 1) Indifferenz als Reaktion bei geringer Identifikation mit dem Dargestellten, 2) Empörung über das Dargestellte, sofern die Darstellung als legitim wahrgenommen wird, oder 3) ein verminderter Selbstwert bzw. eine verminderte Selbstwirksamkeit, sofern eine hohe Identifikation und eine hohe zugeschriebene Legitimität gegenüber der medialen Darstellung besteht. Problematisch ist diese Erklärung allerdings etwa im Kontext von Depressionen, zu deren wesentlichen Symptomen eine negativ verzerrte Weltsicht (*Negativity Bias*) und Selbstwertprobleme zählen. In diesem Fall lassen sich Ursache und Wirkung nicht mehr ohne Weiteres voneinander trennen.

6 Fazit: Empfehlungen für die Praxis

Welche Schlussfolgerungen lassen sich aus der Art wie psychische Erkrankungen in den Medien dargestellt werden und aus den sich daraus ergebenden Auswirkungen auf die Öffentlichkeit und auf Betroffene ziehen? Zunächst ist es wichtig, den damit verbundenen Erwartungen einen Rahmen zu verleihen: Da die Aufhebung öffentlicher Stigmatisierung psychischer Krankheiten eine öffentliche Aufgabe ist, vollziehen sich Veränderungen in diesem Bereich nur langsam (Corrigan et al. 2005a, S. 186). Corrigan und Watson (2002) bringen die Möglichkeiten, gegen Stigmatisierung vorzugehen, auf eine einfache Formel: 1) Protest, 2) Aufklärung und 3) Kontakt. Gemeint sind damit der Protest gegen die öffentliche Stigmatisierung, die Aufklärung der Öffentlichkeit und der Kontakt mit Betroffenen. Zum *Protest gegen öffentliche Stigmatisierung* zählen etwa Aktionsbündnisse gegen die Stigmatisierung psychischer Erkrankungen wie z. B. das Münchener Bündnis „BASTA" der „Bavarian Anti Stigma Action", welches sich aus einem weltweiten Programm der World Psychiatric Association (WPA) gebildet hat. Es hat sich gezeigt, dass sich der Protest solcher Bündnisse gegen Stigmatisierung (etwa durch das öffentliche Anprangern stigmatisierender Darstellungen auf Medien- bzw. Unternehmenswebseiten) vor allem dazu eignet, Einfluss auf das Bild psychischer Erkrankungen in der Öffentlichkeit zu nehmen. Um die *Aufklärung der Öffentlichkeit* voranzutreiben und positive Einstellungen gegenüber psychischen Erkrankungen zu schaffen, eignen sich dagegen Aufklärungskampagnen besser. Deren Grundprinzip ist die öffentliche Bereitstellung von Informationen, die einer stigmatisierten Darstellung entgegenwirken. Dafür sind grundsätzlich alle denkbaren Medienkanäle geeignet, aber auch gezielte Schulungen relevanter Multiplikatoren (Regierungsangestellte, Polizistinnen und Polizisten, Lehrerinnen und Lehrer). Allerdings werden solche Programme nur selten evaluiert, zeigen insgesamt eher geringe Effekte und dann vor allem auf Personen, die bereits vor Beginn der Maßnahme ein höheres Wissen über psychische Krankheiten hatten (Rüsch et al. 2005). Da stigmatisierte Vorstellungen von psychischen Erkrankungen auch unter Psychiaterinnen und Psychiatern und Psychotherapeutinnen und -therapeuten ein Problem darstellen, bieten sich solche Schulungsprogramme auch in diesem Bereich an. Ein Ziel muss dabei auch darin bestehen, die biologischen bzw. genetischen Ursachen für psychische Erkrankungen in Relation zu anderen Ursachen zu sehen und nicht etwa zu stark zu gewichten. Des Weiteren können alternative Begriffe verwendet werden. Dies würde der Strategie einer „Umetikettierung" (in Bezug auf das sogenannte „Labelling" im Entstehungsprozess von Stigmata; Link und Phelan 2001) entsprechen, um vorhandene Stigmata aufzubrechen. So finden sich Belege für einen solchen mentalen Umetikettierungsprozess auf gesellschaftlicher Ebene (Bahlmann et al. 2013, S. 80): Vielen fällt es demnach heute leichter, öffentlich von einem „Burnout" zu sprechen anstatt von einer Depression. Doch dieselbe Untersuchung zeigt auch, dass eine solche Umetikettierung gleichsam zu einer Marginalisierung der Krankheit und zu geringeren Behandlungsempfehlungen beitragen kann. Schließlich hat sich gezeigt, dass der *Kontakt mit Menschen mit psychischen Erkrankungen* die positiven Effekte durch Aufklärungskampagnen unterstützen kann. In Folge eines solchen Kontakts zeigten sich positivere Einstellungen gegenüber psychisch erkrankten Menschen. Ein wichtiger Punkt ist dabei der Kontakt zu psychisch Kranken, die der stereotypen Vorstellung widersprechen. Durch den direkten Kontakt mit der Person der stigmatisierten Gruppe werden bestimmte stereotype Gruppeneigenschaften konterkariert, was zum Aufweichen stigmatisierter Vorstellungen beiträgt.

Um psychisch Kranken selbst zu helfen, gegen Selbststigmatisierung vorzugehen, wird häufig das sogenannte „Empowerment" von Patientinnen und Patienten angeführt. Damit ist gemeint, dass diese dazu ermächtigt werden sollen, ihren Therapieverlauf bzw. ihre Anbindung an das gesellschaftliche Leben (Wohnsituation, Beruf) aktiv mitzubestimmen. Dies kann etwa in Form von Entscheidungen über Therapieablaufpläne gemeinsam mit dem Therapeuten oder der Therapeutin geschehen oder durch den Rückgriff auf (ergänzende) Online-Therapieformen, die dies erleichtern (vgl. Bauer und Kordy 2008). Die Medien sind ein wichtiges Werkzeug im Kampf gegen die Stigmatisierung psychischer Erkrankungen (siehe hierzu auch den Beitrag von Röhm, Hastall und Ritterfeld, Kap. ▶ „Stigmatisierende und destigmatisierende Prozesse in der Gesundheitskommunikation" in diesem Band) und leisten damit einen wichtigen Beitrag zur öffentlichen Aufklärung über psychische Erkrankungen. Dadurch können Medien für Patientinnen und Patienten nicht nur den Weg hinein in die Behandlung psychischer Erkrankungen ebnen, sondern können auch auf den Therapieverlauf maßgeblichen Einfluss haben (Scherr 2015).

Literatur

Angermeyer, M. C., & Matschinger, H. (1996). The effect of violent attacks by schizophrenic persons on the attitude of the public towards the mentally ill. *Social Science & Medicine, 43*(12), 1721–1728. https://doi.org/10.1016/S0277-9536(96)00065-2.
Angermeyer, M. C., & Matschinger, H. (2004). Public attitudes to people with depression: Have there been any changes over the last decade? *Journal of Affective Disorders, 83*(2–3), 177–182. https://doi.org/10.1016/j.jad.2004.08.001.
Aragonès, E., López-Muntaner, J., Ceruelo, S., & Basora, J. (2014). Reinforcing stigmatization: Coverage of mental illness in spanish newspapers. *Journal of Health Communication, 19*(11), 1248–1258. https://doi.org/10.1080/10810730.2013.872726.
Bahlmann, J., Angermeyer, M. C., & Schomerus, G. (2013). Burnout statt „Depression" – eine Strategie zur Vermeidung von Stigma? *Psychiatrische Praxis, 40*(2), 78–82. https://doi.org/10.1055/s-0032-1332891.
Battaglia, J., Coverdale, J. H., & Bushong, C. P. (1990). Evaluation of a mental illness awareness week program in public schools. *American Journal of Psychiatry, 147*(3), 324–329.
Bauer, S., & Kordy, H. (Hrsg.). (2008). *E-Mental-Health: Neue Medien in der psychosozialen Versorgung*. Heidelberg: Springer Medizin.
Berger, M., van Calker, D., Brakemeier, E.-L., & Schramm, E. (2009). Affektive Störungen. In M. Berger (Hrsg.), *Psychische Erkrankungen* (S. 491–592). München: Elsevier.
Berlin, F. S., & Malin, M. (1991). Media distortion of the public's perception of recidivism and psychiatric rehabilitation. *American Journal of Psychiatry, 148*(11), 1572–1576. https://doi.org/10.1176/ajp.148.11.1572.
Brunet, A., & Scherr, S. (2016). Facebook-Nutzung in Abhängigkeit depressiver Tendenzen. *SCM – Studies in Communication and Media, 5*(1), 74–104. https://doi.org/10.5771/2192-4007-2016-1-74.
Cepoiu, M., McCusker, J., Cole, M., Sewitch, M., Belzile, E., & Ciampi, A. (2008). Recognition of depression by non-psychiatric physicians – A systematic literature review and meta-analysis. *Journal of General Internal Medicine, 23*(1), 25–36. https://doi.org/10.1007/s11606-007-0428-5.
Conrad, P. (2001). Genetic optimism: Framing genes and mental illness in the news. *Culture, Medicine and Psychiatry, 25*(2), 225–247. https://doi.org/10.1023/A:1010690427114.
Corrigan, P. W. (1998). The impact of stigma on severe mental illness. *Cognitive and Behavioral Practice, 5*(2), 201–222. https://doi.org/10.1016/S1077-7229(98)80006-0.
Corrigan, P. W., & Watson, A. C. (2002). The paradox of self-stigma and mental illness. *Clinical Psychology: Science and Practice, 9*(1), 35–53. https://doi.org/10.1093/clipsy.9.1.35.
Corrigan, P. W., Kerr, A., & Knudsen, L. (2005a). The stigma of mental illness: Explanatory models and methods for change. *Applied and Preventive Psychology, 11*(3), 179–190. https://doi.org/10.1016/j.appsy.2005.07.001.
Corrigan, P. W., Watson, A. C., Gracia, G., Slopen, N., Rasinski, K., & Hall, L. L. (2005b). Newspaper stories as measures of structural stigma. *Psychiatric Services, 56*(5), 551–556. https://doi.org/10.1176/appi.ps.56.5.551.
Day, D. M., & Page, S. (1986). Portrayal of mental illness in Canadian newspapers. *The Canadian Journal of Psychiatry/La Revue Canadienne de Psychiatrie, 31*(9), 813–817.
Diefenbach, D. L. (1997). The portrayal of mental illness on prime-time television. *Journal of Community Psychology, 25*(3), 289–302. https://doi.org/10.1002/(SICI)1520-6629(199705)25:3<289::AID-JCOP5>3.0.CO;2-R.

Economou, M., Madianos, M., Peppou, L. E., Theleritis, C., Patelakis, A., & Stefanis, C. (2013). Suicidal ideation and reported suicide attempts in Greece during the economic crisis. *World Psychiatry, 12*(1), 53–59. https://doi.org/10.1002/wps.20016.

Edney, D. R. (2004). Mass media and mental illness: A literature review. http://ontario.cmha.ca/files/2012/07/mass_media.pdf. Zugegriffen am 22.01.2014.

Esters, I. G., Cooker, P. G., & Ittenbach, R. F. (1998). Effects of a unit of instruction in mental health on rural adolescents' conceptions of mental illness and attitudes about seeking help. *Adolescence, 33*(130), 469–476.

Eveland, W. P. (2002). The impact of news and entertainment media on perceptions of social reality. In J. P. Dillard & M. Pfau (Hrsg.), *The persuasion handbook: Developments in theory and practice* (S. 691–727). Thousand Oaks: Sage.

Gili, M., Roca, M., Basu, S., McKee, M., & Stuckler, D. (2013). The mental health risks of economic crisis in Spain: Evidence from primary care centres, 2006 and 2010. *European Journal of Public Health, 23*(1), 103–108. https://doi.org/10.1093/eurpub/cks035.

Graham, A., Hasking, P., Clarke, D., & Meadows, G. (2015). How people with depression receive and perceive mental illness information: Findings from the Australian national survey of mental health and wellbeing. *Community Mental Health Journal, 51*, 1–8. https://doi.org/10.1007/s10597-015-9900-6.

Griffiths, K. M., & Crisp, D. A. (2013). Unmet depression information needs in the community. *Journal of Affective Disorders, 146*(3), 348–354. https://doi.org/10.1016/j.jad.2012.09.018.

Klin, A., & Lemish, D. (2008). Mental disorders stigma in the media: Review of studies on production, content, and influences. *Journal of Health Communication, 13*(5), 434–449. https://doi.org/10.1080/10810730802198813.

Link, B. G., & Phelan, J. C. (2001). Conceptualizing stigma. *Annual Review of Sociology, 27*(1), 363–385. https://doi.org/10.1146/annurev.soc.27.1.363.

Link, B. G., Phelan, J. C., Bresnahan, M., Stueve, A., & Pescosolido, B. A. (1999). Public conceptions of mental illness: Labels, causes, dangerousness, and social distance. *American Journal of Public Health, 89*(9), 1328–1333.

Möller-Leimkühler, A. (2009). Männer, Depression und „männliche Depression". *Fortschritte der Neurologie. Psychiatrie, 77*(7), 412–422. https://doi.org/10.1055/s-2008-1038257.

Montagne, M. (2001). Mass media representations as drug information for patients: The prozac phenomenon. *Substance Use & Misuse, 36*(9–10), 1261.

Nazione, S., Pace, K., Russell, J., & Silk, K. (2013). A 10-year content analysis of original research articles published in Health Communication and Journal of Health Communication (2000–2009). *Journal of Health Communication, 18*(2), 223–240. https://doi.org/10.1080/10810730.2012.688253.

Niederkrotenthaler, T., Reidenberg, D. J., Till, B., & Gould, M. S. (2014). Increasing help-seeking and referrals for individuals at risk for suicide by decreasing stigma: The role of mass media. *American Journal of Preventive Medicine, 47*(3, Supplement 2), S235–S243. https://doi.org/10.1016/j.amepre.2014.06.010.

Penn, D. L., Chamberlin, C., & Mueser, K. T. (2003). The effects of a documentary film about schizophrenia on psychiatric stigma. *Schizophrenia Bulletin, 29*(2), 383–391.

Pescosolido, B. A., Monahan, J., Link, B. G., Stueve, A., & Kikuzawa, S. (1999). The public's view of the competence, dangerousness, and need for legal coercion of persons with mental health problems. *American Journal of Public Health, 89*(9), 1339–1345.

Philo, G. (1997). Changing media representations of mental health. *Psychiatric Bulletin, 21*(3), 171–172. https://doi.org/10.1192/pb.21.3.171.

Philo, G., Secker, J., Platt, S., Henderson, L., McLaughlin, G., & Burnside, J. (1994). The impact of the mass media on public images of mental illness: Media content and audience belief. *Health Education Journal, 53*(3), 271–281. https://doi.org/10.1177/001789699405300305.

Rossmann, C. (2011). *Theory of reasoned action – Theory of planned behavior*. Baden-Baden: Nomos.

Rowe, R., Tilbury, F., Rapley, M., & O'Ferrall, I. (2003). ‚About a year before the breakdown i was having symptoms': Sadness, pathology and the australian newspaper media. *Sociology of Health & Illness, 25*(6), 680–696. https://doi.org/10.1111/1467-9566.00365.

Rüsch, N., Angermeyer, M. C., & Corrigan, P. W. (2005). Mental illness stigma: Concepts, consequences, and initiatives to reduce stigma. *European Psychiatry, 20*(8), 529–539. https://doi.org/10.1016/j.eurpsy.2005.04.004.

Scheff, T. J. (1963). The role of the mentally ill and the dynamics of mental disorder: A research framework. *Sociometry, 26*(4), 436–453. https://doi.org/10.2307/2786147.

Scherr, S. (2015). Depression and the media: A change in media perception can change minds [eLetter]. *The British Journal of Psychiatry.* https://doi.org/10.1192/bjp.190.1.81a.

Scherr, S. (2016). *Depression – Medien – Suizid: Zur empirischen Relevanz von Depressionen und Medien für die Suizidalität.* Wiesbaden: Springer VS.

Schomerus, G., Angermeyer, M. C., Matschinger, H., & Riedel-Heller, S. G. (2008). Public attitudes towards prevention of depression. *Journal of Affective Disorders, 106*(3), 257–263. https://doi.org/10.1016/j.jad.2007.06.013.

Schwitzer, G. (2009). The state of health journalism in the U.S.: A report to the Kaiser Family Foundation. http://kaiserfamilyfoundation.files.wordpress.com/2013/01/7858.pdf. Zugegriffen am 22.01.2014.

Smith, R. A. (2007). Language of the lost: An explication of stigma communication. *Communication Theory, 17*(4), 462–485. https://doi.org/10.1111/j.1468-2885.2007.00307.x.

Thornton, J. A., & Wahl, O. F. (1996). Impact of a newspaper article on attitudes toward mental illness. *Journal of Community Psychology, 24*(1), 17–25. https://doi.org/10.1002/(SICI)1520-6629(199601)24:1<17::AID-JCOP2>3.0.CO;2-0.

Vandivort, D. S., & Locke, B. Z. (1979). Suicide ideation: Its relation to depression, suicide and suicide attempt. *Suicide and Life-Threatening Behavior, 9*(4), 205–218.

Vaughan, G., & Hansen, C. (2004). ‚Like minds, like mine': A New Zealand project to counter the stigma and discrimination associated with mental illness. *Australasian Psychiatry, 12*(2), 113–117. https://doi.org/10.1111/j.1039-8562.2004.02083.x.

Wahl, O. F. (2003a). Depictions of mental illnesses in children's media. *Journal of Mental Health, 12*(3), 249–258. https://doi.org/10.1080/0963823031000118230.

Wahl, O. F. (2003b). News media portrayal of mental illness: Implications for public policy. *American Behavioral Scientist, 46*(12), 1594–1600. https://doi.org/10.1177/0002764203254615.

Wahl, O. F., Wood, A., & Richards, R. (2002). Newspaper coverage of mental illness: Is it changing? *Psychiatric Rehabilitation Skills, 6*(1), 9–31. https://doi.org/10.1080/10973430208408417.

Wittchen, H.-U., & Jacobi, F. (2012). DEGS-Symposium – Psychische Störungen in Deutschland. https://www.rki.de/DE/Content/Gesundheitsmonitoring/Studien/Degs/degs_w1/Symposium/degs_psychische_stoerungen.pdf?__blob=publicationFile. Zugegriffen am 21.01.2014.

Wittchen, H.-U., Jacobi, F., Klose, M., & Ryl, L. (2010). *Depressive Erkrankungen.* Berlin: Robert Koch-Institut.

Wittchen, H.-U., Jacobi, F., Rehm, J., Gustavsson, A., Svensson, M., Jönsson, B., Steinhausen, H. C., et al. (2011). The size and burden of mental disorders and other disorders of the brain in Europe 2010. *European Neuropsychopharmacology, 21*(9), 655–679. https://doi.org/10.1016/j.euroneuro.2011.07.018.

Kommunikation über Suizide

Markus Schäfer

Zusammenfassung
Angesichts von jährlich mehr als 800.000 Todesfällen weltweit, davon mehr als 10.000 in Deutschland, kommt wirkungsvollen Maßnahmen zur Suizidprävention auf nationaler wie internationaler Ebene entscheidende Bedeutung zu. Die Kommunikation über Suizide gilt dabei zum einen als Risikofaktor, zum anderen als Möglichkeit, Suizide zu verhindern. Der Beitrag nähert sich diesem Spannungsfeld zwischen „Werther-" und „Papageno-Effekt", beschreibt theoretische Hintergründe, Forschungsstand und Implikationen und leitet Empfehlungen für die Kommunikations- und Medienpraxis ab.

Schlüsselwörter
Kommunikation · Suizide · Medien · Werther-Effekt · Papageno-Effekt

1 Einleitung

Jedes Jahr sterben weltweit mehr als 800.000 Menschen durch Suizid (WHO 2015a). In Deutschland verzeichnet das Statistische Bundesamt jährlich 10.000 Todesfälle durch Selbsttötungen – mehr als durch Verkehrsunfälle, HIV und Drogen zusammen (Statistisches Bundesamt 2014). Zu den Risikofaktoren für Suizide zählt die Weltgesundheitsorganisation WHO (2015b) psychische Störungen wie Depressionen, Persönlichkeitsstörungen und Alkoholabhängigkeit, aber auch schwere physische Erkrankungen wie Krebs. Hinzu kommen weitere personale, soziale, kulturelle und situative Faktoren (Scherr 2016). Keiner der Risikofaktoren ist spezifisch für Suizidalität, in den meisten Fällen ist von einer Kombination mehrerer Faktoren auszugehen (Goldney 2008). Die Kommunikation über Suizide spielt inzwischen in den

M. Schäfer (✉)
Institut für Publizistik, Johannes Gutenberg Universität Mainz, Mainz, Deutschland
E-Mail: markus.schaefer@uni-mainz.de

meisten Präventionskonzepten eine zentrale Rolle (u. a. WHO 2014). Dies ist vor allem auf die Forschung zu „Werther-" (Phillips 1974) und „Papageno-Effekt" (Niederkrotenthaler et al. 2010) zurückzuführen. Der vorliegende Beitrag gibt einen kurzen Überblick über die Begriffe und die theoretischen Hintergründe, beleuchtet den aktuellen Forschungsstand und diskutiert Implikationen für die Medien- und Kommunikationspraxis.

2 „Werther-" und „Papageno"-Effekt

2.1 Begriffe

Kommunikation über Suizide und Suizidprävention stehen in einem spannungsbeladenen Verhältnis. Auf der einen Seite ist Kommunikation eines der wesentlichen Mittel der Prävention und kann unter bestimmten Bedingungen dazu beitragen, Suizide zu verhindern. Auf der anderen Seite kann Kommunikation über Suizide weitere Suizide zur Folge haben. Der „Werther-Effekt" besagt, dass die Zahl der Suizide nach Medienberichten über Suizide ansteigt, wobei Medienwirkungen als Ursache dieser Veränderungen angenommen werden (Phillips 1974). Der Begriff selbst geht auf Goethes Brief-Roman „Die Leiden des jungen Werther" zurück, in dem Goethe zwei Selbsttötungen beschreibt. Das Buch soll nach seiner Veröffentlichung zu Nachahmungssuiziden geführt haben (Wilkes 1998). Der „Papageno-Effekt" geht von positiven Medieneinflüssen aus, die sich in einer Abnahme der Suizidzahlen niederschlagen. Gelegentlich ist im selben Zusammenhang auch von einem „umgekehrten Werther-Effekt" (Ruddigkeit 2010) bzw. einem „Second Werther-Effekt" (Etzersdorfer et al. 2004) die Rede. Namensgeber ist der Hauptcharakter Papageno aus Mozarts Oper „Die Zauberflöte". In der Oper befindet sich Papageno in einer suizidalen Krise. Dank externer Hilfe, die seine Aufmerksamkeit auf Alternativen zum Suizid lenkt, gelingt es ihm, diese Krise zu überwinden, weshalb Niederkrotenthaler et al. (2010) den Begriff als Analogie zum Werther-Effekt wählten.

2.2 Theoretische Hintergründe und Mechanismen

Der Zusammenhang von Kommunikation und Suiziden wird meist mit der sozialkognitiven Lerntheorie erklärt (Bandura 2001; Blood und Pirkis 2001, vgl. hierzu auch den Beitrag von Schemer und Schäfer, Kap. ▶ „Die Bedeutung der sozialkognitiven Theorie für die Gesundheitskommunikation" in diesem Band). Danach kann menschliches Lernen auf zwei Wegen stattfinden: durch direkte Erfahrungen oder indirekt durch die Erfahrung Anderer. Der zweite Weg, das sogenannte Modelloder Beobachtungslernen, kann zum einen durch die Beobachtung lebender Modelle erfolgen, zum anderen über Modelle, die symbolisch mit verbalen Mitteln, Schriftzeichen oder Bildern dargestellt werden – z. B. in der medialen Kommunikation von Internet, TV, Radio oder Presse (Bandura 2001).

Nach der sozial-kognitiven Lerntheorie sind im Wesentlichen drei Szenarien denkbar, wie sich symbolische Suizidmodelle auf die Vorstellung und das Verhalten der Rezipientinnen und Rezipienten auswirken können. *Erstens* können neue Verhaltens- und Bewertungsmuster (z. B. bestimmte Suizidmethoden bzw. Einstellungen gegenüber dem Suizid) durch die Darstellung bislang unbekannter Modelle erworben werden. *Zweitens* kann die Kommunikation über Suizide hemmende oder enthemmende Wirkung haben und so die Unterdrückung von Verhalten, das bereits zuvor erlernt wurde, verstärken oder schwächen. Und *drittens* können symbolische Modelle im Sinne eines sozialen Promptings als eine Art Auslöser oder Anreiz für ein bereits gelerntes und nicht unterdrücktes Verhalten fungieren (Bandura 2001). Die Wirkweisen funktionieren theoretisch getrennt voneinander, treten allerdings häufig gleichzeitig auf. Ein Suizidbericht könnte Betroffenen so z. B. als Vorlage für eine bestimmte Suizidmethode dienen bzw. eine alternative Lösungsstrategie aufzeigen, als Enthemmer bzw. Hemmer für suizidales Verhalten wirken und gleichzeitig ein bestimmtes Verhalten auslösen (Schäfer und Quiring 2013a).

Nicht jede Form von Suiziddarstellung muss zwangsläufig eine präventive Wirkung haben oder einen Werther-Effekt nach sich ziehen. Allerdings neigen Menschen in akuten Lebenskrisen aufgrund einer eingeengten Sichtweise zur Suche nach schnellen Lösungen und Orientierungen (Etzersdorfer und Sonneck 1998). Suizidentinnen und Suizidenten stehen oftmals zwischen dem Wunsch zu leben und dem Wunsch zu sterben (Goldney 2008). Gerade in solchen Krisen kommt Botschaften, Angeboten und Hinweisen aus der Umwelt besondere Bedeutung zu (Etzersdorfer und Sonneck 1998). Inwieweit Modellverhalten a) gelernt und b) umgesetzt wird, hängt neben situativen Faktoren sowohl von Eigenschaften des Modells als auch von Eigenschaften des Rezipienten oder der Rezipientin ab. Auf kommunikativer Seite sollte es dabei vor allem darauf ankommen, welche Modelle wie dargestellt und welche Konsequenzen aufgezeigt werden (Fu et al. 2009). So werden beispielsweise saliente Modelle eher wahrgenommen, weshalb u. a. Prominenten, die als attraktiv, erfolgreich oder beliebt wahrgenommen werden, größeres Wirkungspotential zugeschrieben wird (Schäfer und Quiring 2013b). Gleichzeitig spielen Personenmerkmale wie der psychische Zustand bei der Rezeption eine entscheidende Rolle (Scherr 2016).

2.3 Anfänge der Forschung

Die wissenschaftliche Beschäftigung mit der Kommunikation über Suizide reicht bis ans Ende des neunzehnten Jahrhunderts zurück. In seinem Buch „Der Selbstmord" widmete der Soziologe Émile Durkheim 1897 der Nachahmung von Suiziden ein eigenes Kapitel und räumte auch der Rolle von Suiziddarstellungen in Zeitungen Platz ein (Durkheim 1973). Durkheim machte allerdings vor allem soziale Faktoren verantwortlich für hohe Suizidraten, Medieneffekten maß er nur geringe Bedeutung bei. Dabei stellte er nicht die Möglichkeit an sich in Frage, sondern deren soziale Relevanz. Zeitungen seien sicher „ein ganz mächtiges Instrument der Propaganda" (Durkheim 1973, S. 145). Die Nachahmung spiele jedoch nur in Einzelfällen eine Rolle: „Zusammenfassend können wir sagen, wenn es sicher ist, dass der Selbstmord übertragbar ist, so doch niemals so, dass die Nachahmung auf die Selbstmordrate einwirkte" (Durkheim 1973, S. 146). Hinterfragt wurde diese Sichtweise von Jerome Motto (1967, 1970). Motto vermutete, dass das Ausbleiben von Zeitungsberichten über Suizide in einem bestimmten Verbreitungsgebiet zu einem Rückgang der Suizide führen würde (Motto 1967). Zur Überprüfung seiner Hypothese untersuchte er die Entwicklung der Suizidraten während kürzerer Zeitungsstreikperioden in sieben amerikanischen Städten. Einen signifikanten Rückgang fand Motto jedoch nicht. Im Gegenteil: In zwei Städten stiegen die Suizidraten während des Streiks sogar an (Motto 1967). Ein Zeitungstreik in Detroit bot Motto kurze Zeit später Gelegenheit für eine weitere Studie. Die Rate während des Streiks lag 20 Prozent unter dem Wert des Vergleichszeitraums (Motto 1970). Motto hatte Durkheims Thesen zur Wirkungslosigkeit ins Wanken gebracht.

Ein wirklicher Durchbruch gelang schließlich mit den Arbeiten von David P. Phillips (1974). Phillips verglich die Publikation von Suizidberichten auf der Titelseite der „New York Times" zwischen 1947 und 1967 mit US-Suizid-Statistiken. Er stellte fest, dass die Zahl der Suizide unmittelbar nach der Veröffentlichung der Artikel zunahm. Da der Anstieg stets auf den jeweiligen Suizidbericht folgte, stärkere Anstiege nach umfangreicherer Berichterstattung zu verzeichnen waren und die größten Anstiege überwiegend im Hauptverbreitungsgebiet der Suizidberichte gefunden wurden, schloss Phillips, dass es sich um den von ihm so benannten „Werther-Effekt" handeln müsse (Phillips 1974).

3   Forschungsstand

Die meisten Forscher stimmen inzwischen darin überein, dass Veränderungen der Suizidzahlen unter bestimmten Bedingungen sowohl auf non-fiktionale als auch auf fiktionale Inhalte folgen können und diese Veränderungen auf die Kommunikation über Suizide zurückführbar sind (Ang et al. 2008; Pirkis und Blood 2010; Scherr 2013; Sisask und Värnik 2012). Hinweise finden sich sowohl auf negative als auch auf positive Effekte.

3.1   Werther-Effekt

Belege für einen Werther-Effekt finden sich sowohl nach non-fiktionalen Suizidberichten (Kunrath et al. 2011; Pirkis und Blood 2001a) als auch in Folge der Darstellung fiktionaler Selbsttötungen (Pirkis und Blood 2001b; Schmidtke und Häfner 1986). Die Wahrscheinlichkeit für einen Werther-Effekt bei non-fiktionalen Inhalten ist jedoch mehr als viermal so hoch (Stack 2003). Der Effekt scheint zudem nach Medienberichten über prominente Suizidentinnen und Suizidenten wahrscheinlicher (Niederkrotenthaler et al. 2012; Stack 2000, 2005).

Werther-Effekte wurden neben den USA u. a. für so unterschiedliche Staaten wie Deutschland (Jonas 1992; Schäfer und Quiring 2013a, 2015), Frankreich (Queinec et al. 2011), Japan (Stack 1996), China (Chen et al. 2013; Cheng et al. 2007) und Australien (Hassan 1995; Pirkis et al. 2006) berichtet. Am besten bestätigt ist der

Effekt für die Presseberichterstattung (Pirkis und Blood 2010). Gould (2001) fand in 23 von 29 analysierten Untersuchungen, die sich mit der Wirkung der Presse beschäftigen, mehr oder weniger deutliche Belege für den Werther-Effekt. Dies könnte daran liegen, dass Zeitungs- und Zeitschriftenartikel potentiellen Suizidentinnen und Suizidenten ein vertieftes und wiederholtes Rezipieren der Modelle ermöglichen (Stack 2003).

Im Vergleich mit Studien zur Wirkung von Presseberichten scheint die Wahrscheinlichkeit für einen Werther-Effekt nach Fernsehsendungen zunächst geringer (Stack 2003). Dies liegt u. a. daran, dass sich diese Untersuchungen auch mit der Wirkung fiktiver Suizidinhalte beschäftigen. Gleichwohl gibt es auch für das Fernsehen deutliche Hinweise auf einen Zusammenhang von Kommunikation und Suiziden (Pirkis und Blood 2010). Der bislang wohl eindrucksvollste Beleg zur Wirkung fiktiver Suizide in Fernsehsendungen gelang Schmidtke und Häfner (1986). 1981 sendete das ZDF die sechsteilige Fernsehserie „Tod eines Schülers", die den fiktiven Eisenbahnsuizid eines Jugendlichen behandelte. Eineinhalb Jahre nach der Erstausstrahlung wurde die Serie wiederholt. Die Autoren stellten zu beiden Ausstrahlungszeitpunkten einen deutlichen Anstieg der Eisenbahnsuizide fest, vor allem in Gruppen, die dem Suizidenten in Alter und Geschlecht ähnelten (Schmidtke und Häfner 1986). Für die USA wurden ähnliche Ergebnisse u. a. mit Blick auf Seifenopern berichtet (Phillips 1982).

Suiziddarstellungen in Hörfunksendungen spielen bislang bis auf wenige Ausnahmen (Pirkis et al. 2002) in der Forschung so gut wie keine Rolle. Überlegungen zur Wirkung des Internets wurden insbesondere mit Blick auf Suizidforen angestellt (Dunlop et al. 2011; Fiedler 2003; Scherr 2015; Schmidtke et al. 2003, 2008). Die meisten Arbeiten zum Internet konzentrieren sich auf die Beschreibung einzelner Inhalte sowie deren Potenziale und Risiken mit Blick auf bestimmte Zielgruppen. Neuere Studien deuten darauf hin, dass die Nutzung von Online-Inhalten bei der Entstehung und Verhinderung von Suiziden eine Rolle spielt (Dunlop et al. 2011; Pirkis und Blood 2010; Scherr 2015).

3.2 Papageno-Effekt

Auch für positive Effekte finden sich inzwischen stichhaltige Hinweise. Ruddigkeit (2010) stellte nach Zeitungsberichten über Suizidentinnen und Suizidenten, die als unattraktiv und unsympathisch dargestellt wurden, einen signifikanten Rückgang der Suizidzahlen fest. Nach dem Suizid von Kurt Cobain, in dessen Folge gezielt Hilfsangebote zur Suizidprävention beworben wurden, stieg in Cobains Heimatstadt Seattle die Zahl der Anrufe bei einer Telefonseelsorge stark an, während die Suizidrate unverändert blieb (Jobes et al. 1996). In Australien stellten Martin und Koo (1997) nach dem Suizid des Musikers einen Rückgang der Suizidzahlen in der Altersgruppe zwischen 15 und 24 Jahren fest. Für Deutschland konnten vergleichbare Effekte nicht nachgewiesen werden (Schäfer und Quiring 2013b).

Etzersdorfer und Sonneck (1998) fanden einen Rückgang der U-Bahn-Suizide in Wien nach Änderungen in der lokalen Medienberichterstattung. Hinweise für einen

Einfluss auf individueller Ebene liefert eine Arbeit von Hawton et al. (1999). Unmittelbar nach Ausstrahlung einer britischen Fernsehserie, die einen Suizid mit Hilfe des Schmerzmittels Paracetamol thematisierte, befragten die Autoren Patientinnen und Patienten eines Krankenhauses, die einen Suizidversuch mit demselben Schmerzmittel hinter sich hatten. Immerhin zehn Prozent der Befragten, die die Folge gesehen hatten, gaben an, dass die im Film dargestellten negativen Konsequenzen der Paracetamol-Einnahme sie dazu bewogen hätten, nach dem Suizidversuch um Hilfe zu rufen (Hawton et al. 1999). Ein Artikel über Hilfsangebote in einer Wiener Tageszeitung zog eine Verdreifachung der Patientenzahl eines Wiener Präventionszentrums am ersten Tag und eine Verdoppelung der Zahl innerhalb der ersten Woche nach der Publikation nach sich (Kapitany et al. 1997). Die Einblendung der Telefonnummer des Zentrums im österreichischen Fernsehen hatte die zwanzigfache Zahl an Erstanruferinnen und -anrufern zur Folge (Kapitany et al. 1997). Eine neuere Studie untersuchte die Wirkung einzelner Textkomponenten in der Suizidberichterstattung von Tageszeitungen. Die Autoren fanden zwar einen Rückgang der Suizide nach Berichten, in denen Suizidgedanken und nicht Suizide oder Suizidversuche im Fokus standen. Andere vermeintlich positiv wirkende Texteinflüsse wie etwa die Nennung von Telefonnummern oder Adressen von Hilfseinrichtungen zeigten jedoch keinen Effekt (Niederkrotenthaler et al. 2010).

4 Empfehlungen für die Kommunikationspraxis

Insgesamt kann festgehalten werden, dass es zum einen Hinweise für die Existenz eines Werther-Effekts gibt, zum anderen darauf, dass die Kommunikation über Suizide unter bestimmten Bedingungen zu dessen Abmilderung bzw. zur Verhinderung weiterer Suizide beitragen kann. Für die Wirkrichtung scheint nicht vornehmlich entscheidend, ob, sondern vor allem wie über Suizide kommuniziert wird (Niederkrotenthaler et al. 2010; Schäfer und Quiring 2015).

Aus den theoretischen und empirischen Erkenntnissen lassen sich verschiedene praktische Hinweise ableiten, wie die Kommunikation über Suizide aussehen sollte, um das Risiko von Folgesuiziden möglichst gering zu halten. Vermieden werden sollte demnach alles, was die Aufmerksamkeit für den Suizid erhöht. Medienberichte über Suizide sollten beispielsweise möglichst wenig prominent platziert werden. Auf überdimensionierte oder reißerische Überschriften oder Teaser sollte verzichtet werden, gleiches gilt für Fotos, Videomaterial oder Grafiken. Positive Darstellungen des Suizids, der Suizidentinnen und Suizidenten und der Konsequenzen des Suizids sollten nach der sozial-kognitiven Lerntheorie die Entstehung zusätzlicher Suizide tendenziell begünstigen. Folgerichtig sollte Kommunikation über Suizide unterbleiben, die den Suizid positiv darstellt oder gar romantisiert. Beiträge, die den Suizidenten oder die Suizidentin als Opfer präsentieren, sind ebenso wenig ratsam wie Beschreibungen, die Suizide als nachvollziehbar oder alternativlos oder den Suizidenten als Vorbild oder Helden darstellen. Grundsätzlich gilt: Je präziser Modelle beschrieben werden, desto effektiver ist das Modelllernen. Daher empfiehlt es sich in der Kommunikation auf Details zu Methode oder Ort zu verzichten und auch solche Informationen zurückzuhalten, die Rezipientinnen und Rezipienten eine Identifikation mit dem Suizidenten erleichtern, also z. B. Hinweise zu Aussehen, Charakter, Lebenssituation, aber auch vereinfachte Gründe für den Suizid („aus Liebeskummer", „aufgrund von Schulden"). Der Fokus sollte stattdessen auf positiven Modellen liegen, z. B. Menschen, die suizidale Krisen durchlebt, jedoch alternative Bewältigungsstrategien gefunden haben. Informationen zu konkreten Hilfsangeboten und Anlaufstellen scheinen ebenfalls sinnvoll, um gefährdeten Personen Anregungen und Hilfestellungen für positive Verhaltensoptionen zu liefern.

In den vergangenen Jahren hat die WHO neben speziellen Leitfäden für Ärztinnen und Ärzte, Ersthelfer sowie Lehrerinnen und Lehrer zum Umgang mit Suizidfällen (WHO 2015b) auch einen Leitfaden für die mediale Berichterstattung herausgegeben, der sich gezielt an Journalistinnen und Journalisten und Medienschaffende wendet und die Erkenntnisse der Forschung zu Werther- und Papageno-Effekt berücksichtigt (WHO 2008). Darüber hinaus existieren national wie international zahlreiche Richtlinien von diversen Präventionseinrichtungen (u. a. IASP 2015), deren Inhalte weitgehend identisch sind (Pirkis et al. 2006; Schäfer und Quiring 2013a).

5   Der Umgang der Medien mit dem Thema Suizid

Die Tatsache, dass Leitfäden zur Berichterstattung über Suizide vorliegen, bedeutet nicht, dass diese auch berücksichtigt werden. Erkenntnisse von Pirkis et al. (2008) für Australien sowie von Tatum et al. (2010) für die USA zeigen, dass dort zentrale Punkte der publizierten Richtlinien nicht beachtet werden. Allerdings legen die Ergebnisse auch nahe, dass sich die Berichterstattung nach der Publikation qualitativ leicht verbessert (Pirkis et al. 2008). Zu einem ähnlichen Schluss kommen Etzersdorfer und Sonneck (1998) für Österreich und Reisch et al. (2010) für die Schweiz. Neue Untersuchungen deuten zudem darauf hin, dass eine Bereitstellung der Leitfäden in Form audiovisueller Botschaften mit Blick auf die spezielle Zielgruppe der Journalistinnen und Journalisten erfolgsversprechender sein könnte als die Verwendung rein textbasierter Hinweise (Scherr et al. 2016).

Dass die Umsetzung solcher Konzepte im Hinblick auf eine verantwortungsvolle Medienberichterstattung auch in Deutschland dringend notwendig wäre, belegen Studien zur Darstellung von Suiziden in der Presse (Schäfer und Quiring 2013a, 2015; Teismann et al. 2013). Zu den internen Regelungen zum Umgang mit Suiziden innerhalb einzelner Medienorganisationen in Deutschland ist kaum etwas bekannt. Der deutsche Pressekodex enthält trotz umfangreicher Änderungen in den vergangenen Monaten (Deutscher Deutscher Presserat 2013) im Gegensatz z. B. zu den offiziellen Richtlinien des Schweizer Presserat (2012) nach wie vor keine expliziten Hinweise auf mögliche Wirkungen der Kommunikation über Suizide. Und auch in der Spruchpraxis des Deutschen Presserats finden Aspekte der Suizidprävention bislang kaum Beachtung (Schäfer 2014).

6 Fazit

Kommunikation über Suizide gilt als ein wichtiger Schlüssel der Suizidprävention. Die Gesundheitskommunikation kann mit ihrer Forschung zu den Ursachen, Eigenschaften und Folgen der Kommunikation über Suizide einen wichtigen Beitrag leisten. Neben den Einflussfaktoren bei der Rezeption von Suizidinhalten erscheint es für die Forschung auch sinnvoll, Beweggründe für journalistische Entscheidungen im Zuge der Suizidberichterstattung noch stärker in den Blick zu nehmen, um geeignete Konzepte zur Ansprache und Aufklärung zu entwickeln. Zwar besteht kein Zweifel daran, dass es sich bei Suiziden um gesellschaftlich relevante Phänomene handelt und eine Tabuisierung von Suizidalität keinesfalls im Sinne der Suizidprävention sein kann. Die Forschungsergebnisse zu Werther- und Papageno-Effekt machen jedoch auch deutlich, dass es Grenzen in der Suizidberichterstattung geben muss. Ein kontinuierlicher Dialog, der zwischen den wichtigen Zielen der Suizidprävention und den legitimen Interessen journalistischer Berichterstattung vermittelt, scheint hier sinnvoll, um bestehende Vorbehalte abzubauen.

Literatur

Ang, Y. G., Ng, B. Y., & Tor, P. C. (2008). The media and suicide. *Annals Academy of Medicine, 37*, 797–799.
Bandura, A. (2001). Social cognitive theory of mass communication. *Media Psychology, 3*, 265–299.
Blood, R. W., & Pirkis, J. (2001). Suicide and the media. Part III. Theoretical issues. *Crisis, 22*, 163–169.
Chen, Y.-Y., Chen, F., Gunnell, D., & Yip, P. S. F. (2013). The impact of media reporting on the emergence of charcoal burning suicide in Taiwan. *PloS one, 8*, e55000.
Cheng, A. T. A., Hawton, K., Lee, C. T. C., & Chen, T. H. H. (2007). The influence of media reporting of the suicide of a celebrity on suicide rates: A population-based study. *International Journal of Epidemiology, 36*, 1229–1234.
Deutscher Presserat. (2013). *Publizistische Grundsätze. Pressekodex. Richtlinien für die publizistische Arbeit nach den Empfehlungen des Deutschen Presserats. Beschwerdeordnung.* Berlin: Druckerei Carthaus.
Dunlop, S. M., More, E., & Romer, D. (2011). Where do youth learn about suicides on the Internet, and what influence does this have on suicidal ideation? *Journal of Child Psychology and Psychiatry, 52*(10), 1073–1080.
Durkheim, E. (1973). *Der Selbstmord.* Berlin: Hermann Luchterhand Verlag (Nachdruck der Ausgabe von 1897).
Etzersdorfer, E., & Sonneck, G. (1998). Preventing suicide by influencing mass-media reporting. The Viennes experience 1980–1996. *Archives of Suicide Resarch, 4*, 67–74.
Etzersdorfer, E., Sonneck, G., & Voracek, M. (2004). A dose-response relationship between imitational suicides and newspaper distribution. *Archives of Suicide Research, 8*, 137–145.
Fiedler, G. (2003). Suizidalität und neue Medien. Gefahren und Möglichkeiten. In E. Etzersdorfer, G. Fiedler & M. Witte (Hrsg.), *Neue Medien und Suizidalität. Gefahren und Interventionsmöglichkeiten* (S. 19–55). Göttingen: Vandenhoeck & Ruprecht.
Fu, K.-W., Chan, Y.-Y., & Yip, P. S. F. (2009). Testing a theoretical model based on social cognitive theory for media influences on suicide ideation: results from a panel study. *Media Psychology, 12*, 26–49.
Goldney, R. D. (2008). *Suicide prevention.* Oxford: Oxford University Press.

Gould, M. S. (2001). Suicide and the media. *Annals of the New York Academy of Sciences, 932*, 200–224.

Hassan, R. (1995). Effects of newspaper stories on the incidence of suicide in Australia. A research note. *Australian and New Zealand Journal of Psychiatry, 29*, 480–483.

Hawton, K., Simkin, S., Deeks, J. J., O'Connor, S., Keen, A., Altman, D. G., Philo, G., & Bulstrode, C. (1999). Effects of a drug overdose in a television drama on presentations to hospital for self poisoning. Time series and questionnaire study. *British Medical Journal, 318*, 972–977.

IASP – International Association for Suicide Prevention. (2015). IASP guidelines for suicide prevention. http://www.iasp.info/suicide_guidelines.php. Zugegriffen am 19.08.2015.

Jobes, D. A., Berman, A. L., Eastgard, S., Knickmeyer, S., & O'Carroll, P. W. (1996). The Kurt Cobain suicide crisis. Perspectives from research, public health, and the news media. *Suicide & Life-Threatening Behavior, 26*, 260–264.

Jonas, K. (1992). Modelling and suicide. A test of the Werther effect. *British Journal of Social Psychology, 31*, 295–306.

Kapitany, T., Heinzl, H., & Sonneck, G. (1997). Effekte gezielter und ungezielter Medienaktionen auf die Inanspruchnahme des Kriseninterventionszentrums. In G. Sonneck (Hrsg.), *Krisenintervention und Suizidverhütung. Ein Leitfaden für den Umgang mit Menschen in Krisen* (S. 244–246). Wien: Facultas Universitätsverlag.

Kunrath, S., Baumert, J., & Ladwig, K.-H. (2011). Increasing railway suicide acts after media coverage of a fatal railway accident? An ecological study of 747 suicidal acts. *Journal of Epidemiology and Community Health, 65*, 825–828.

Martin, G., & Koo, L. (1997). Celebrity suicide. Did the death of Kurt Cobain affect suicides in Australia? *Archives of Sucide Research, 3*, 187–198.

Motto, J. A. (1967). Suicide and suggestibility. The role of the press. *American Journal of Psychiatry, 124*, 252–256.

Motto, J. A. (1970). Newspaper influence on suicide. A controlled study. *Archives of General Psychiatry, 23*, 143–148.

Niederkrotenthaler, T., Voracek, M., Herberth, A., Till, B., Strauss, M., Etzersdorfer, E., & Eisenwort, B. (2010). Role of media reports in completed and prevented suicide. Werther vs. Papageno effects. *The British Journal of Psychiatry, 197*, 234–243.

Niederkrotenthaler, T., Fu, K.-W., Yip, P. S. F., Fong, D. Y. T., Stack, S., Cheng, Q., et al. (2012). Changes in suicide rates following media reports on celebrity suicide. A meta-analysis. *Journal of Epidemiology and Community Health, 66*(11), 1037–1042.

Phillips, D. P. (1974). The influence of suggestion on suicide. Substantive and theoretical implications of the Werther effect. *American Sociological Review, 39*, 340–354.

Phillips, D. P. (1982). The impact of fictional television stories on U.S. adult fatalities. New Evidence on the effect of the mass media on violence. *The American Journal of Sociology, 87*, 1340–1359.

Pirkis, J., & Blood, R. W. (2001a). Suicide and the media. Part I. Reportage in non-fictional media. *Crisis, 22*, 146–154.

Pirkis, J., & Blood, R. W. (2001b). Suicide and the media. Part II. Portrayal in fictional media. *Crisis, 22*, 155–162.

Pirkis, J., & Blood, R. W. (2010). *Suicide and the news and information media. A critical review.* Canberra: Commonwealth of Australia.

Pirkis, J., Francis, C., Blood, R. W., Burgess, P., Morley, B., Stewart, A., & Putnis, P. (2002). Reporting of suicide in the Australian media. *Australian and New Zealand Journal of Psychiatry, 36*, 190–197.

Pirkis, J., Beautrais, A., Blood, R. W., Burgess, P., & Skehan, J. (2006). Media guidelines on the reporting of suicide. *Crisis, 27*, 82–87.

Pirkis, J., Blood, R. W., Dare, A., & Holland, K. (2008). *The media monitoring project. Changes in media reporting of suicide and mental health and illness in Australia. 2000–2006.* Cranberra: Commonwealth Department of Health and Aged Care.

Queinec, R., Beitz, C., Contrand, B., Jougla, E., Lagarde, K., Leffondre, E., & Encrenaz, G. (2011). Copycat effect after celebrity suicides: Results from the French national death register. *Psychological Medicine, 41*, 668–671.

Reisch, T., Steffen, T., Maillart, A., & Michel, K. (2010). *Monitoring des suizidalen Verhaltens in der Agglomeration Bern im Rahmen der WHO/MONSUE Multicenter Study on Suicidal Behaviour und des Berner Bündnisses gegen Depressionen.* Bern: Bundesamt für Gesundheit.

Ruddigkeit, A. (2010). Der umgekehrte Werther-Effekt. Eine quasi-experimentelle Untersuchung von Suizidberichterstattung und deutscher Suizidrate. *Publizistik, 55*, 253–273.

Schäfer, M. (2014). Persönlichkeitsschutz vor Suizidprävention: Die Spruchpraxis des Deutschen Presserats zu Beschwerden zur Suizidberichterstattung. In E. Baumann, M. Hastall, C. Rossmann & A. Sowka (Hrsg.), *Gesundheitskommunikation als Forschungsfeld der Kommunikations- und Medienwissenschaft* (S. 163–175). Baden-Baden: Nomos.

Schäfer, M., & Quiring, O. (2013a). Gibt es Hinweise auf einen „Enke-Effekt"? – Die Presseberichterstattung über den Suizid von Robert Enke und die Entwicklung der Suizidzahlen in Deutschland. *Publizistik, 58*(2), 141–160.

Schäfer, M., & Quiring, O. (2013b). Vorbild auch im Tod? – Neue Hinweise auf einen Werther-Effekt nach Prominentensuiziden. *Suizidprophylaxe, 40*(153), 66–74.

Schäfer, M., & Quiring, O. (2015). The press coverage of celebrity suicide and the development of suicide frequencies in Germany. *Health Communication, 30*(11), 1149–1158.

Scherr, S. (2013). Medien und Suizide: Überblick über die kommunikationswissenschaftliche Forschung zum Werther-Effekt. *Suizidprophylaxe, 40*(3), 96–107.

Scherr, S. (2015). Zum Zusammenhand von Gesundheitsforen im Internet und der Suizidalität der Nutzer. In M. Schäfer, O. Quiring, C. Rossmann, M. R. Hastall & E. Baumann (Hrsg.), *Gesundheitskommunikation im gesellschaftlichen Wandel* (S. 129–138). Baden-Baden: Nomos.

Scherr, S. (2016). *Depression. Medien. Suizid, Zur empirischen Relevanz von Depressionen und Medien für die Suizidalität.* Wiesbaden: Springer VS.

Scherr, S., Arendt, F., & Schäfer, M. (2016). Supporting reporting: On the positive effects of text- and video-based awareness material on responsible journalistic suicide news writing. *Archives of Suicide Research (Online first).* https://doi.org/10.1080/13811118.2016.1222975.

Schmidtke, A., & Häfner, H. (1986). Die Vermittlung von Selbstmordmotivation und Selbstmordhandlung durch fiktive Modelle. Die Folgen der Fernsehserie „Tod eines Schülers". *Der Nervenarzt, 57*, 502–510.

Schmidtke, A., Schaller, S., & Kruse, A. (2003). Ansteckungsphänomene bei den neuen Medien. In E. Etzersdorfer, G. Fiedler & M. Witte (Hrsg.), *Neue Medien und Suizidalität. Gefahren und Interventionsmöglichkeiten* (S. 150–166). Göttingen: Vandenhoeck & Ruprecht.

Schmidtke, A., Schaller, S., Takahashi, Y., & Gajewska, A. (2008). Modellverhalten im Internet: Fördert das Internet Doppelsuizide und Suizidcluster? In A. Herberth, T. Niederkrotenthaler & B. Till (Hrsg.), *Suizidalität in den Medien. Interdisziplinäre Betrachtungen* (S. 275–285). Wien: LIT Verlag.

Schweizer Presserat. (2012). *Richtlinien zur Erklärung der Pflichten und Rechte der Journalistinnen und Journalisten.* Interlaken: Schweizer Presserat.

Sisask, M., & Värnik, A. (2012). Media roles in suicide prevention: A systematic review. *International Journal of Environmental Research and Public Health, 9*, 123–138.

Stack, S. (1996). The effect of the media on suicide. Evidence from Japan, 1955–1985. *Suicide and Life-Threatening Behavior, 26*, 132–142.

Stack, S. (2000). Media impacts on suicide. A quantitative review of 293 findings. *Social Science Quarterly, 81*, 957–971.

Stack, S. (2003). Media coverage as a risk factor in suicide. *Journal of Epidemiology and Community Health, 57*, 238–240.

Stack, S. (2005). Suicide in the media: A quantitative review of studies based on non-fictional stories. *Suicide and Life-Threatening Behavior, 35*(2), 121–133.

Statistisches Bundesamt. (2014). *Gesundheit. Todesursachen in Deutschland. 2013.* Wiesbaden: Statistisches Bundesamt.

Tatum, P. T., Canetto, S. S., & Slater, M. D. (2010). Suicide coverage in U.S. newspapers following the publication of the media guidelines. *Suicide and Life-Threatening Behavior, 40*(5), 524–534.

Teismann, T., Schwidder, J., & Willutzki, U. (2013). Mediale Berichterstattung über den Suizid von Robert Enke. *Zeitschrift für Gesundheitspsychologie, 21*, 113–121.

WHO – World Health Organization. (2008). *Preventing suicide. A resource for media professionals.* Genf: WHO Document Production Services.

WHO – World Health Organization. (2014). Suicide. Fact sheet N°398. September 2014. http://www.who.int/mediacentre/factsheets/fs398/en. Zugegriffen am 31.08.2015.

WHO – World Health Organization. (2015a). Global Health Observatory (GHO) data. Age-standardized suicide rates. http://www.who.int/gho/mental_health/suicide_rates/en/. Zugegriffen am 31.08.2015.

WHO – World Health Organization. (2015b). Health topics. Suicide. http://www.who.int/topics/suicide/en. Zugegriffen am 19.08.2015.

Wilkes, J. (1998). Mitschuldig am Suizid? Bewältigung von Trauer und Schuld durch Johann Wolfgang von Goethe. *Psychotherapie, Psychosomatik, Medizinische Psychologie, 48*, 139–141.

Kommunikation über Organspende

Lisa Meyer

Zusammenfassung

Der vorherrschende Mangel an Spenderorganen ist ein gesellschaftliches Problem, das ethisch sensible Fragen und tiefgreifende Ängste berührt. Da die Mehrheit der Bevölkerung dem Thema Organspende grundsätzlich positiv gegenübersteht, diese Einstellung aber nicht in entsprechendes Verhalten münden lässt, wird versucht, diesem Problem kommunikativ zu begegnen. Von besonderer Bedeutung sind dabei Gesundheitskampagnen sowie massenmediale und interpersonale Kommunikationsformen. Sie spielen aufgrund mangelnder persönlicher Erfahrungen vieler Menschen eine entscheidende Rolle für die Auseinandersetzung mit Organspende, die Einstellung zu Organspende sowie das Organspendeverhalten.

Schlüsselwörter

Massenmedien · Interpersonale Kommunikation · Gesundheitskampagnen · Organspende · Berichterstattung

1 Einleitung

Organtransplantationen sind bei vielen Krankheiten die einzige Möglichkeit, Leben zu retten und Lebensqualität wesentlich zu verbessern (Gold et al. 2001). Obwohl sie sich vom experimentellen Verfahren zu einer medizinischen Routinemethode entwickelt haben, sind sie auch heute noch seltene Krankenhausleistungen, die weniger als ein Promille aller Krankenhausfälle ausmachen (Leber und Reinermann 2012). Denn das Haupthindernis für Transplantationen besteht meist nicht in ihrer medizi-

L. Meyer (✉)
Institut für Kommunikationswissenschaft und Medienforschung, Ludwig-Maximilians-Universität München, München, Deutschland
E-Mail: lisa.meyer@online.de

nischen Realisierbarkeit, der chirurgischen Mortalität oder der Abstoßungsproblematik, sondern in der begrenzten Anzahl von Spenderorganen im Verhältnis zur Anzahl an Patientinnen und Patienten, denen durch eine Transplantation geholfen werden könnte (Gold et al. 2001). Trotz starker Bestrebungen, die Organspendenbereitschaft in Deutschland zu erhöhen, sind deshalb lange Wartezeiten für Transplantationen und hohe Todesraten auf den Wartelisten traurige Realität (Ahlert und Schwettmann 2012).

Wie in vielen anderen Ländern, u. a. den USA, zeigt sich auch in Deutschland eine große Diskrepanz zwischen Einstellung und Verhalten bezüglich Organspende (Lange und von der Lippe 2011; Marshall und Feeley 2008). Obwohl die Mehrheit der Bevölkerung eine positive Einstellung bekundet, halten nur wenige Menschen ihre Entscheidung schriftlich fest oder teilen diese ihren Angehörigen mit (Gold et al. 2001; Keller et al. 2004). Diese Beobachtung wird häufig mit der Tatsache erklärt, dass das Thema Organspende für viele Menschen mit starken Ängsten und Tabus besetzt ist, die die für eine Verhaltensänderung nötige Auseinandersetzung behindern (Lange und von der Lippe 2011). Angestoßen werden kann eine solche Auseinandersetzung und abgemildert werden können solche Ängste durch interpersonale Kommunikation, Medienberichterstattung oder Gesundheitskampagnen. Da die wenigsten Menschen über direkte Erfahrungswerte verfügen, werden meist Medieninformationen, Gespräche mit Familienmitgliedern und Freunden oder Informationen im Rahmen von Aufklärungsmaßnahmen als Quellen zur Meinungsbildung herangezogen (Morgan et al. 2007a).

2 Kommunikation über Organspende

2.1 Interpersonale Kommunikation über Organspende

Familienangehörige und Freunde sind die wichtigsten Gesprächspartner, wenn es um den Austausch über Organspende geht (Barmer GEK 2013; BZgA 2014). Die interpersonale Kommunikation mit diesen Bezugspersonen ist dabei in zweierlei Hinsicht relevant. Zum einen, weil das Wissen über die Wünsche des Verstorbenen die Entscheidung der Angehörigen für oder gegen eine Organspende nach dem Tod maßgeblich beeinflusst (Schulz et al. 2012). Zum anderen, weil das Gespräch mit nahestehenden Personen die Wahrnehmung von Organspende und die Einstellung gegenüber postmortalen Spenden prägt (Morgan und Miller 2002a; Rubens und Oleckno 1998). Denn sowohl die empfundenen sozialen Normen als auch die soziale Unterstützung sind entscheidend für die Organspendebereitschaft des Einzelnen (Morgan 2004; Morgan und Miller 2002b).

Verschiedene Studien belegen den Einfluss interpersonaler Kommunikation in diesem Kontext (u. a. Morgan und Miller 2002b; Schutte und Kappel 1997). So steht die Diskussion mit der eigenen Familie in starkem Zusammenhang mit der Bereitschaft zu Organspende (TNS Opinion und Social 2010): Die Intention, sich als Organspender registrieren zu lassen, wächst mit der Überzeugung, dass Freunde, Partner, Eltern oder andere wichtige Bezugspersonen Organspende befürworten

(Reubsaet et al. 2001). Genauso hat die Wahrnehmung einer ablehnenden Haltung des Umfeldes einen negativen Einfluss (Afifi et al 2006; Rubens und Oleckno 1998). Morgan und Miller (2002a) stellen fest, dass die Bereitschaft, mit der eigenen Familie über das Thema zu diskutieren, vom Vorwissen, von Einstellung und altruistischen Wertvorstellungen abhängt. Die Autoren gehen davon aus, dass sich Menschen mit größerem Wissen über und einer positiven Einstellung zu Organspende leichter vor ihrer Familie behaupten und eventuelle Fehlannahmen und Mythen entkräften können. Was viele Menschen indes von Gesprächen abhält, ist die Angst, die Familie zu verärgern oder nicht überzeugen zu können (Morgan und Miller 2002b; Waldrop et al. 2004).

Begründet werden die Schwierigkeiten interpersonaler Kommunikation über Organspende außerdem damit, dass Organspende und Tod in vielen Gesellschaften tabuisiert werden (Sanner 1994; Schulz et al. 2012). Organspende berührt eine Reihe von heiklen Aspekten und ist mit teils irrationalen Vorstellungen besetzt (Morgan 2004; Morgan und Miller 2002a). Aus diesem Grund ist es laut Morgan (2004) entscheidend, das Wissen über Organspende zu verbessern und Mythen zu bekämpfen, um die Bereitschaft zur interpersonalen Kommunikation über Organspende zu erhöhen.

2.2 Medienberichterstattung über Organspende

Medien gelten als wichtiger Faktor bei der Verbreitung derartiger Mythen und Ängste bzw. der Aufklärung der Öffentlichkeit (Morgan et al. 2005). Ihnen wird das Potential zugeschrieben, die Sicht auf Organspende nachhaltig zu verändern (Gassmann et al. 2003; Weber et al. 1999). Dabei ist Organspende für Journalistinnen und Journalisten ein schwieriges Thema mit großer ethischer Relevanz, das einen besonders sensiblen Umgang erfordert (Birnbacher 2014; Blome 2013). Denn Medienberichte über Organspende bewegen sich zwischen Aufklärung (z. B. über das Konzept des Hirntods, medizinische Fortschritte, die Prozesse der Organallokation) und Emotion (wie Hoffnung, Trauer, Verzweiflung, Angst oder Freude) und behandeln in diesem Spannungsfeld moralisch besetzte Aspekte wie die Verteilungsgerechtigkeit und begrenzte Ressourcen. Anthropologische und ethische Fragen vermischen sich mit medizinischen Fakten (Birnbacher 2014; Hoisl et al. 2015). Hinzu kommt das generelle Unbehagen von Journalistinnen und Journalisten sowie Rezipientinnen und Rezipienten gegenüber Themen wie Krankheit und Tod, die unausweichlich mit Organspende verknüpft sind (Bosticco und Thompson 2008; Seale 2002).

Mediale Darstellung von Organspende: Medien – vor allem das Internet sowie Zeitungen und Zeitschriften – Fernseh- und Radiobeiträge (Lange und von der Lippe 2011) – zählen zu den vorrangigen Informationsquellen zum Thema Organspende (Moloney und Walker 2000). Weil ihre Berichterstattung weitreichende Folgen haben kann, ist ihr Umgang mit diesem Thema von großer Bedeutung (Feeley und Vincent 2007; Morgan et al. 2005; Quick et al. 2007). So sehen Transplantationsspezialisten in negativen Schlagzeilen und ihrem Einfluss auf die Öffentlichkeit die Ursache für das schlechte Image von Organspenden und den Mangel an Organspendern (Matesanz 2003). Auch Garcia et al. (1997) stellen fest, dass unangemessene Berichte großen Schaden anrichten und die Zahl der Organspenden langfristig verringern können. Baldwin (1994, S. 40) spricht bei redaktionellen Entscheidungen zu Organspendeberichten sogar von Entscheidungen „über Leben und Tod".

Nach Garcia et al. (1997) hat sich das mediale Interesse längerfristig verlagert: weg vom medizinischen Prozess der Organtransplantation, hin zu ungewöhnlichen, überraschenden und emotionalen Aspekten der Organspende. Oft werden Einzelfälle als repräsentativ für das ganze System gewertet. Themen wie der Verkauf von Organen, heimliche Organspenden ohne die Zustimmung der Angehörigen, die Organverteilung nach politischen oder ökonomischen Interessen und die Vergabe von Organen exekutierter Gefangener sind für Journalistinnen und Journalisten attraktiv, weil sie mehr Aufmerksamkeit und größere öffentliche Empörung versprechen. Entsprechend werden diese Fälle in den Medien überrepräsentiert, wodurch schließlich das Vertrauen in das medizinische System stetig sinkt (Garcia et al. 1997; Grünberg 2013).

Bei ihrer Analyse von unterhaltenden US-Fernsehsendungen stellten Morgan et al. (2007a) fest, dass Organspende häufig im Zusammenhang mit Korruption im Gesundheitssystem, unwürdigen oder undankbaren Empfängern, allmächtigen Reichen und dem Bild von Spendern als Ersatzteillager dargestellt wurde. Ein ebenso schlechtes Zeugnis stellen Harrison et al. (2008) den Medien aus: Organspende wird ihren Ergebnissen zufolge vor allem im Rahmen von eindimensionalen und sensationalisierenden Geschichten präsentiert. Schulz et al. (2005) kritisieren zudem, dass in der Berichterstattung über Organspende kaum prozedurales Wissen vermittelt werde, die Rezipientinnen und Rezipienten also nicht aufgeklärt würden, wie sie Spender werden und woher sie einen Ausweis beziehen könnten.

Zu einem positiveren Resultat kamen hingegen Quick et al. (2009). Ihre Inhaltsanalyse von US-amerikanischen TV-Nachrichten ergab, dass Organspende mehrheitlich positiv gerahmt wird. Es überwiegen Berichte über Erfolgsgeschichten, während der Organmangel und Wege zur Spende wenig thematisiert werden. Dass auch die Berichterstattung amerikanischer Zeitungen eine positive Haltung gegenüber Organspende einnimmt, zeigt eine Studie von Feeley und Vincent (2007). Nur 14 Prozent der untersuchten Berichte waren demnach negativ konnotiert und behandelten Fehler während des Transplantationsprozesses. Für Deutschland zeichneten Meyer und Rossmann (2015) ein ambivalenteres Bild: In der Berichterstattung einer Qualitäts- und einer Boulevardzeitung fanden die Autorinnen positiv wie negativ konnotierte Deutungsmuster. Allerdings ließen sich auch hier sensationalisierende und skandalisierende Tendenzen nachweisen.

Wirkung medialer Berichterstattung: Inhaltsanalytischen Betrachtungen von Medienberichten über Organspende liegt fast immer die Annahme zugrunde, dass Einstellung oder Verhalten der Rezipientinnen und Rezipienten durch die Art der Berichterstattung beeinflusst werden. Und tatsächlich ist von einer derartigen Wirkung auszugehen, auch wenn in vielen Studien nur geringe Effektstärken festgestellt werden konnten (Morgan und Harrison 2010; Nolan und McGrath 1990). So konnten Morgan et al. (2009) einen Einfluss amerikanischer Fernsehserien auf die Einstellung, das Wissen und das Verhalten der Zuschauer belegen. Für deutsche Medien wiesen diesen Effekt Gassmann et al. (2003) nach. Ihr Experiment zur Wirkung fiktionaler Medieninhalte ergab, dass die Rezeption eines positiv gerahmten Serien-Ausschnitts die Einstellung zur Organspende positiv verändert.

Morgan et al. (2005) zeigten außerdem, dass viele Menschen glauben, durch Medien wichtige Informationen über Organspende zu erhalten. Die Informationen mit dem größten Einfluss auf Rezipienten stammen den Wissenschaftlerinnen und Wissenschaftlern zufolge allerdings aus sensationalisierenden, negativen Mediendarstellungen. Sie verbreiteten Mythen über Schwarzmärkte für Organe, die verfrühte Erklärung des Todes, die Übertragung von Persönlichkeitsmerkmalen von Spender auf Empfänger, Korruption im medizinischen System und bei der Organvergabe (Morgan et al. 2005). Dass Unterhaltungsmedien unwahrscheinliche oder sogar unmögliche Horrorszenarien plausibel erscheinen lassen sowie bestärken, stellten auch Morgan et al. (2010b) fest. Unterhaltsame Fernsehepisoden mit negativ konnotiertem Organspende-Inhalt beeinflussten die Einstellungen von Rezipienten ohne Organspendeausweis signifikant negativ und bewirkten, dass den Mythen über Organspende mehr Glauben geschenkt wurde. Derartige Überzeugungen erwiesen sich wiederum als wichtiger Einflussfaktor auf die Spendenbereitschaft (Quick 2009).

Während sich die zuvor dargestellten Studien mit Auswirkungen der Inhalte auf die Rezipientinnen und Rezipienten beschäftigten, betrachteten Quick et al. (2007) den Zusammenhang zwischen Fernsehnachrichten und durchgeführten Organspenden im gleichen Zeitraum. Ihren Ergebnissen zufolge scheinen die TV-Berichterstattung und die Zahl der transplantierten Organe in positivem Zusammenhang zu stehen. Die Autoren sehen diesen Einfluss der Medien auf nicht-individueller Ebene als empirisches Indiz für die Wirkungsmechanismen des Agenda-Settings (Quick et al. 2007; vgl. hierzu auch den Beitrag von Rössler, Kap. ▶ „Agenda-Setting-Effekte im Gesundheitsbereich" in diesem Band). Für Deutschland konnten Weber et al. (1999) diesen Zusammenhang nicht messen: Sie fanden keine Parallele zwischen deutscher TV-Berichterstattung und dem Rückgang bzw. der Stagnation der Organspendezahlen.

2.3 Organspendekampagnen

Zu Kampagnen gebündelte, massenkommunikative Maßnahmen sind im Bereich der Organspende ein wesentliches Mittel, einer breiten Öffentlichkeit Informationen zu vermitteln, über Organtransplantationen aufzuklären und für die Problematik des Organspendermangels zu sensibilisieren (Gold et al. 2001; Kaiser et al. 2011). Im Vergleich zu anderen Gesundheitskampagnen wird dem Thema Organspende eine besondere Bedeutung zugesprochen, denn: „There are few areas in the public health arena where health communication researchers and practitioners are able to make such a dramatic difference in the number of lives saved as in the area of organ donation" (Morgan et al. 2002, S. 253).

Obwohl konzeptuell ähnlich im Vergleich zu traditionellen Gesundheitskampagnen, unterscheiden sich Organspende-Kampagnen dennoch in mancherlei Hinsicht. Denn im Fall der postmortalen Organspende ist der direkte Nutznießer nicht der Spender selbst oder die Familie, die die Spende ermöglicht (Perkins 1990). Während andere Verhaltensweisen außerdem auch nach langer Zeit noch modifiziert oder rückgängig gemacht werden können, ist die Entscheidung für oder gegen die Organspende eines Angehörigen unwiderruflich und innerhalb kürzester Zeit zu treffen (Perkins 1990). Einen Organspendeausweis auszufüllen, ist hingegen wenig dringlich, die Entscheidung dazu kann ohne Konsequenzen auch nach Jahren noch getroffen werden, entsprechend gering ist die Motivation zur unmittelbaren Verhaltensänderung (Morgan et al. 2007b).

Angesprochene Zielgruppen werden außerdem nicht nur aufgefordert, Geld, Zeit oder Energie zu investieren, sondern einen Teil von sich selbst zu geben und sich der Frage nach der eigenen Sterblichkeit auszusetzen (Merkel 2012; Morgan et al. 2010a). Dabei berührt die individuelle Entscheidung darüber, was mit dem eigenen Körper nach dem Tod passiert, eine Reihe von nicht-kognitiven Überzeugungen und Ängsten, die die Kampagnenplanung und -umsetzung erschweren (Morgan et al. 2008).

Neben diesen Herausforderungen bringt das Thema Organspende aber auch einige Vorteile in Bezug auf die potenzielle Wirksamkeit von Interventionen mit sich (Perkins 1990). So ist das Ausfüllen eines Organspendeausweises oder die Zustimmung zur Organentnahme nach dem Tod eines Verwandten eine einzelne, unmittelbare Handlung während für andere Verhaltensweisen häufig langjährige Gewohnheiten umfassend verändert werden müssen (Perkins 1990). Die Entscheidung, einen Organspendeausweis auszufüllen, kann einmalig getroffen und jederzeit rückgängig gemacht werden (Morgan et al. 2010a). Aus Sicht der Kampagnenplaner kommt erleichternd hinzu, dass Organspende – im Vergleich zu Bereichen wie Übergewicht, Tabak- oder Alkoholkonsum – wenige oder gar keine direkten Gegner hat (Perkins 1990).

Ziele, Inhalte & Kanäle: Kampagnen zum Thema Organspende verfolgen grundsätzlich das Ziel, die Auseinandersetzung anzuregen, das Wissen zu steigern, das Thema zu enttabuisieren sowie das Problem der fehlenden Spenderorgane publik zu machen. Sie richten sich primär an die Allgemeinbevölkerung, darüber hinaus werden aber auch spezifische Zielgruppen angesprochen, etwa Jugendliche, niedergelassene Ärztinnen und Ärzte sowie ethnische oder kulturelle Gruppen mit geringen Organspenderaten (Merkel 2012; Perkins 1990). Maßnahmen wie die aktuelle Organspendekampagne „Ich entscheide. Informiert und aus Verantwortung" der Bundeszentrale für gesundheitliche Aufklärung (BZgA) sollen dazu motivieren, sich über das Thema Organspende zu informieren und die persönliche Entscheidung in einem Organspendeausweis zu dokumentieren bzw. der Familie mitzuteilen (Merkel 2012).

Andere Kampagnen, etwa in den USA oder China, versuchen hingegen auch konkret, Einstellung und Verhalten so zu beeinflussen, dass Bürgerinnen und Bürger nicht nur eine generelle Entscheidung treffen, sondern die spezifische Entscheidung, Organspender zu werden (Morgan et al. 2002): „People need to be persuaded to donate, and this motivation may be accomplished if they are strongly convinced that the behavior change poses benefits" (Chien 2014, S. 124). Dafür wird auf den Organmangel hingewiesen, an altruistische oder egoistische Motive appelliert und der positive Effekt sowohl für den Organempfänger als auch die Familie des Spenders betont (Chien 2014; Feeley und Moon 2009; Reinhart et al. 2007). Gewinnframes können dabei ebenso zum Einsatz kommen wie Verlustframes (Chien 2014; Reinhart et al. 2007), Narrative ebenso wie statistische Informationen (Feeley et al. 2006; Weber et al. 2006).

Verbreitet werden derlei Inhalte über eine Vielzahl von Kanälen. Die BZgA etwa setzt sowohl auf massenmediale als auch personalkommunikative Maßnahmen. Zum Einsatz kommen Anzeigen, Plakate, Unterrichtseinheiten, TV-, Radio- und Kinospots, Broschüren, Veranstaltungen, ein Infotelefon sowie eine Informationstour (Merkel 2012). Daneben werden Organspendeausweise und Infomaterialien an niedergelassene Ärztinnen und Ärzte, Apothekerinnen und Apotheker gesendet, zudem kooperierte die BZgA in der Vergangenheit mit Streetworkern und anderen Multiplikatoren. Verstärkt werden auch soziale Medien und Webseiten in die Kampagne eingebunden (Merkel 2012).

Wirkung von Kampagnen im Bereich der Organspende: Organspendekampagnen wird häufig vorgeworfen, die Aufmerksamkeit kaum zu erhöhen sowie mit nur sehr geringem Erfolg die Haltung zu Organspenden zu beeinflussen (Feeley et al. 2006; Morgan et al. 2002). Feeley und Moon (2009) haben diesen Vorwurf empirisch überprüft und in einer Meta-Analyse 23 Studien untersucht, die die Wirkung von Aufklärungskampagnen im Bereich der Organspende testeten. Insgesamt zeigte sich ein signifikanter Effekt der Kampagnen im Vergleich zu den Kontrollgruppen, mit einer durchschnittlichen Zuwachsrate in den Outcome-Variablen von rund fünf Prozent. Die Kampagneneffekte waren dabei umso größer, je stärker interpersonale Kommunikationsformen eingesetzt wurden (die Unterschiede waren allerdings nicht signifikant). Outcomes für die sich prinzipiell Effekte nachweisen ließen, waren die Registrierung als Spender sowie die Diskussion mit der Familie über Organspende. Die Einstellung bezüglich Organspende konnte durch Kampagnen nicht signifikant verändert werden.

Zu diesem Ergebnis kam auch eine umfassende Studie von Sanner et al. (1995). Die Autoren stellten fest, dass mit öffentlichen Kampagnen lediglich der Anteil der Gesamtbevölkerung, der ohnehin schon eine positive Einstellung hat, aktiviert und motiviert werden kann. Bei Personen mit einer negativen Grundhaltung wäre eine Einstellungsänderung nötig, die nur mittel- bis langfristig zu erzielen ist und eine persönlichere Ansprache der Personen voraussetzt. Angesichts des hiermit verbundenen Aufwands scheint es aus Sicht einiger Wissenschaftler effektiver, sich auf die große Zahl der bereits positiv eingestellten Menschen zu konzentrieren (Sanner et al. 1995; van Netten 1999) und auf eine Verhaltensänderung abzuzielen (z. B. die Registrierung als Spender; Harrison et al. 2010; King et al. 2012). Andere Autoren plädieren dafür, verstärkt auf interpersonale Kommunikation zu setzen und Subgruppen gezielt persönlich anzusprechen (Meier et al. 2000; Thomson et al. 1997).

3 Fazit

Bei dem Thema Organspende handelt es sich um einen ethisch relevanten Bereich, der auf allen Ebenen der Kommunikation Fingerspitzengefühl verlangt. Da die Forderung nach mehr Organspenden gesellschaftlich verankert ist und deshalb eine wertneutrale Gesundheitskommunikation nicht möglich ist, erfordert das Themenfeld in besonderem Maße eine umfassende, nicht einseitige und nicht tendenziöse Information (Vollmann 2012). Die Darstellung von Pro- und Contra-Argumenten sowie eine angemessene Aufklärung über unterschiedliche Positionen sollten eine selbstbestimmte Entscheidung ermöglichen (Vollmann 2012). Vorurteilsfreie, sachliche und sensible Kommunikation kann dafür einen wichtigen Beitrag leisten.

Denn sie spielt eine entscheidende Rolle in Bezug auf die Auseinandersetzung mit Organspende, die Einstellung zu Organspende und das Organspendeverhalten. Insbesondere Medieninhalte und Gesundheitskampagnen besitzen das Potential, Mythen und Ängste zu entkräften, das Wissen zu verbessern und somit die Grundlage dafür zu schaffen, dass Organspende mit weniger Tabus behaftet ist und auch in der interpersonalen Kommunikation offen thematisiert werden kann. Verbesserungspotential besteht allerdings insofern, als dass eine sensationalisierende Berichterstattung gegenteilige Effekte auslösen und eine konstruktive Auseinandersetzung verhindern kann, Kampagnen nur selten mit aussagekräftigen Evaluationsverfahren gekoppelt werden und oft nicht ausreichend theoretisch fundiert sind (Morgan et al. 2002, 2007b).

Literatur

Afifi, W. A., Morgan, S. E., Stephenson, M. T., Morse, C., Harrison, T., Reichert, T., et al. (2006). Examining the decision to talk with family about organ donation: Applying the theory of motivated information management. *Communication Monographs, 73*, 188–215.

Ahlert, M., & Schwettmann L. (2012). Einstellung der Bevölkerung zur Organspende. In J. Böcken, B. Braun & U. Repschläger (Hrsg.), *Gesundheitsmonitor 2011. Bürgerorientierung im Gesundheitswesen* (S. 193–213). Gütersloh: Verlag Bertelsmann Stiftung.

Baldwin, D. (1994). A matter of life and death. *American Journalism Review, 16*, 40–45.

Barmer GEK. (2013). *Im Fokus: Organspende. Ergebnisse einer repräsentativen Bevölkerungsbefragung*. http://presse.barmer-gek.de/barmer/web/Portale/Presseportal/Subportal/Presseinformationen/Aktuelle-Pressemitteilungen/130225-Organspende/PDF-Umfrage-Organspende-2013.pdf. Zugegriffen am 22.05.2014.

Birnbacher, D. (2014). Organtransplantation. Fragen im Schnittbereich von Anthropologie und Ethik. *Herz, 39*, 576–580.

Blome, B. (2013). *Die Empörungskrise: Der „Organspende"-Skandal der gar keiner war*. Vortrag präsentiert auf der Tagung „Krisenkommunikationsgipfel 2013", Tübingen.

Bosticco, C., & Thompson, T. L. (2008). Death, dying, and communication. In W. Donsbach (Hrsg.), *The international encyclopedia of communication*. Oxford: Blackwell Publishing. http://www.communicationencyclopedia.com. Zugegriffen am 21.01.2015.

BZgA. (2014). *Wissen, Einstellung und Verhalten der Allgemeinbevölkerung zur Organ- und Gewebespende. Zusammenfassung der wichtigsten Ergebnisse der Repräsentativbefragung 2013*. http://www.organspende-info.de/sites/all/files/files/RepBefragung_Bericht_final.pdf. Zugegriffen am 07.03.2015.

Chien, Y.-H. (2014). Organ donation posters: Developing persuasive messages. *Online Journal of Communication and Media Technologies, 4*, 119–135.

Feeley, T. H., & Moon, S.-I. (2009). A meta-analytic review of communication campaigns to promote organ donation. *Communication Reports, 22*, 63–73.

Feeley, T. H., & Vincent, D. (2007). How organ donation is represented in newspaper articles in the United States. *Health Communication, 21*, 125–131.

Feeley, T. H., Marshall, H. M., & Reinhart, A. M. (2006). Reactions to narrative and statistical written messages promoting organ donation. *Communication Reports, 19*, 89–100.

Garcia, V. D., Goldani, J. C., & Neumann, J. (1997). Mass media and organ donation. *Transplantation Proceedings, 29*, 1618–1621.

Gassmann, C., Vorderer, P., & Wirth, W. (2003). Ein Herz für die Schwarzwaldklinik? Zur Persuasionswirkung fiktionaler Fernsehunterhaltung am Beispiel der Organspende-Bereitschaft. *Medien & Kommunikationswissenschaft, 51*, 478–496.

Gold, S. M., Schulz, K.-H., & Koch, U. (2001). *Der Organspendeprozess: Ursachen des Organmangels und mögliche Lösungsansätze. Inhaltliche und methodenkritische Analyse vorliegender Studien*. Köln: Bundeszentrale für gesundheitliche Aufklärung.

Grünberg, P. (2013). Die Rolle der Medienberichterstattung für das Vertrauen in das Gesundheitssystem. In C. Rossmann & M. R. Hastall (Hrsg.), *Medien und Gesundheitskommunikation. Befunde, Entwicklungen, Herausforderungen* (S. 33–47). Baden-Baden: Nomos.

Harrison, T. R., Morgan, S. E., & Chewning, L. V. (2008). The challenges of social marketing of organ donation: News and entertainment coverage of donation and transplantation. *Health Marketing Quarterly, 25*, 33–65.

Harrison, T. R., Morgan, S. E., King, A. J., Di Corcia, M. J., Williams, E. A., Ivic, R. K., et al. (2010). Promoting the Michigan organ donor registry: Evaluating the impact of a multifaceted intervention utilizing media priming and communication design. *Health Communication, 25*, 700–708.

Hoisl, A., Barbey, R., Graf, B. M., Briegel, J., & Bein, T. (2015). Wertungen des „Transplantationsskandals" durch die Medien. *Der Anaesthesist, 64*, 16–25.

Kaiser, G. M., Heuer, M., & Paul, A. (2011). Tief verwurzelte Ängste. Über die Notwendigkeit von Kampagnen zur Förderung der Organspendebereitschaft in Deutschland. *Deutsches Ärzteblatt, 109*, 444.

Keller, S., Bölting, K., Kaluza, G., Schulz, K.-H., Ewers, H., Robbins, M. L., et al. (2004). Bedingungen für die Bereitschaft zur Organspende. *Zeitschrift für Gesundheitspsychologie, 12*, 75–84.

King, A. J., Williams, E. A., Harrison, T. R., Morgan, S. E., & Havermahl, T. (2012). The „tell us now" campaign for organ donation: Using message immediacy to increase donor registration rates. *Journal of Applied Communication Research, 40*, 229–246.

Lange, C., & von der Lippe, E. (2011). Organspendebereitschaft in der Bevölkerung. In Robert Koch-Institut (Hrsg.), *Beiträge zur Gesundheitsberichterstattung des Bundes. Daten und Fakten: Ergebnisse der Studie „Gesundheit in Deutschland aktuell 2009"* (S. 35–48). Berlin: Robert Koch-Institut.

Leber, W.-D., & Reinermann, F. (2012). Finanzierung von Organspende und Organtransplantation. In U. Repschläger, C. Schulte & N. Osterkamp (Hrsg.), *Gesundheitswesen aktuell 2012. Beiträge und Analysen* (S. 158–183). Wuppertal: Barmer GEK.

Marshall, H., & Feeley, T. H. (2008). *A multidimensional approach to the assessment of attitudes toward organ donation*. Vortrag präsentiert auf der Jahrestagung der NCA 94th Annual Convention, San Diego.

Matesanz, R. (2003). Organ donation, transplantation, and mass media. *Transplantation Proceedings, 35*, 987–989.

Meier, D., Schulz, K.-H., Kuhlencordt, R., Clausen, C., & Rogiers, X. (2000). Effects of an educational segment concerning organ donation and transplantation. *Transplantation Proceedings, 32*, 62–63.

Merkel, J. (2012). Kommunikation der Bundeszentrale für gesundheitliche Aufklärung (BZgA) zur Organ- und Gewebespende. In BZgA (Hrsg.), *Aufklärung zur Organ- und Gewebespende in*

Deutschland: Neue Wege in der Gesundheitskommunikation (S. 68–77). Köln: Bundeszentrale für gesundheitliche Aufklärung.
Meyer, L., & Rossmann, C. (2015). Organspende und Organspendeskandal in den Medien-Frames in der Berichterstattung von Süddeutscher Zeitung und Bild. In M. Schäfer, O. Quiring, C. Rossmann, M. R. Hastall & E. Baumann (Hrsg.), *Gesundheitskommunikation im gesellschaftlichen Wandel* (S. 49–62). Baden-Baden: Nomos.
Moloney, G., & Walker, I. (2000). Messiahs, pariahs, and donors: The development of social representations of organ transplants. *Journal for the Theory of Social Behaviour, 30,* 203–227.
Morgan, S. E. (2004). The power of talk: African Americans' communication with family members about organ donation and its impact on the willingness to donate organs. *Journal of Social & Personal Relationships, 21,* 112–124.
Morgan, S. E., & Harrison, T. R. (2010). The impact of health communication research on organ donation outcomes in the United States. *Health Communication, 25,* 589–592.
Morgan, S. E., & Miller, J. K. (2002a). Beyond the organ donor card: The effect of knowledge, attitudes, and values on willingness to communicate about organ donation to family members. *Health Communication, 14,* 121–134.
Morgan, S. E., & Miller, J. K. (2002b). Communicating about gifts of life: The effect of knowledge attitudes, and altruism on behavior and behavioral intentions regarding organ donation. *Journal of Applied Communication Research, 30,* 163–178.
Morgan, S. E., Miller, J., & Arasaratman, L. A. (2002). Signing cards, saving lives: An evaluation of the worksite organ donation promotion project. *Communication Monographs, 69,* 253–273.
Morgan, S. E., Harrison, T. R., Long, S. D., Afifi, W. A., Stephenson, M. S., & Reichert, T. (2005). Family discussions about organ donation: How the media influences opinions about donation decisions. *Clinical Transplantation, 19,* 674–682.
Morgan, S. E., Harrison, T. R., Chewning, L., Davis, L., & DiCorcia, M. (2007a). Entertainment (Mis)education: The framing of organ donation in entertainment television. *Health Communication, 22,* 143–151.
Morgan, S. E., Stephenson, M., Harrison, T. R., Afifi, W. A., Long, S. D., Chewning, L., et al. (2007b). *The University Worksite organ donation campaign: An evaluation of the impact of communication modalities on the willingness to donate.* Vortrag präsentiert auf der Jahrestagung der International Communication Association, San Francisco.
Morgan, S. E., Stephenson, M. T., Harrison, T. R., Afifi, W. A., & Long, S. D. (2008). Facts versus feelings. How rational is the decision to become an organ donor? *Journal of Health Psychology, 13,* 644–658.
Morgan, S. E., Movius, L., & Cody, M. J. (2009). The power of narratives: The effect of entertainment television organ donation storylines on the attitudes, knowledge, and behaviors of donors and nondonors. *Journal of Communication, 59,* 135–151.
Morgan, S. E., Harrison, T. R., Chewning, L. V., DiCorcia, M. J., & Davis, L. A. (2010a). The effectiveness of high- and low-intensity worksite campaigns to promote organ donation: The workplace partnership for life. *Communication Monographs, 77,* 341–356.
Morgan, S. E., King, A. J., Smith, J. R., & Ivic, R. (2010b). A Kernel of truth? The impact of television storylines exploiting myths about organ donation on the public's willingness to donate S. E. Morgan et al. *Journal of Communication, 60,* 778–796.
Nolan, B. E., & McGrath, P. J. (1990). Social – cognitive influences on the willingness to donate organs. In J. Shanteau & R. J. Harris (Hrsg.), *Organ donation and transplantation: Psychological and behavioral factors.* Washington, DC: American Psychological Association.
Perkins, K. A. (1990). Applicability of health promotion strategies to increasing organ donation. In J. Shanteau & R. J. Harris (Hrsg.), *Organ donation and transplantation: Psychological and behavioral factors* (S. 179–188). Washington, DC: American Psychological Association.
Quick, B. L. (2009). Coverage of the organ donation process on Grey's Anatomy: The story of Denny Duquette. *Clinical Transplantation, 23,* 788–793.
Quick, B. L., Meyer, K. R., Kim, D. K., Taylor, D., Kline, J., Apple, T., et al. (2007). Examining the association between media coverage of organ donation and organ transplantation rates. *Clinical Transplantation, 21,* 219–223.

Quick, B. L., Kim, D. K., & Meyer, K. (2009). A 15-year review of ABC, CBS, and NBC news coverage of organ donation: Implications for organ donation campaigns. *Health Communication, 24*, 137–145.

Reinhart, A. M., Marshall, H. M., Feeley, T. H., & Tutzauer, F. (2007). The persuasive effects of message framing in organ donation: The mediating role of psychological reactance. *Communication Monographs, 74*, 229–255.

Reubsaet, A., van den Borne, B., Brug, J., Pruyn, J., & van Hooff, H. (2001). Determinants of the intention of Dutch adolescents to register as organ donors. *Social Science & Medicine, 53*, 383–392.

Rubens, A., & Oleckno, W. A. (1998). Knowledge, attitudes, and behaviors of college students regarding organ/tissue donation and implications for increasing organ/tissue donors. *College Student Journal, 32*, 167–178.

Sanner, M. (1994). Attitudes toward organ donation and transplantation: A model for understanding reactions to medical procedures after death. *Social Science & Medicine, 38*, 1141–1152.

Sanner, M., Hedman, H., & Tufveson, G. (1995). Evaluation of an organ-donor-card campaign in sweden. *Clinical Transplantation, 9*, 326–333.

Schulz, P. J., Haes, J., Vergoni, L., & Tomada, A. (2005). Organspende im Spiegel der Schweizer Medien. *Medienwissenschaft Schweiz, 14*, 57–62.

Schulz, P. J., van Ackere, A., Hartung, U., & Dunkel, A. (2012). Prior family communication and consent to organ donation: Using intensive care physicians' perception to model decision processes. *Journal of Public Health Research, 1*, 130–136.

Schutte, L., & Kappel, D. (1997). Barriers to donation in minority, low-income, and rural populations. *Transplantation Proceedings, 29*, 3746–3747.

Seale, C. (2002). *Media & health*. Thousand Oaks: Sage.

Thomson, N. M., Knudson, R., & Scully, G. (1997). Education in schools. In J. R. Chapman, M. Deierhoi & C. Wigh (Hrsg.), *Organ and tissue donation for transplantation* (S. 400–411). New York: Oxford University Press.

TNS Opinion & Social. (2010). *Organ donation and transplantation*. Special Eurobarometer im Auftrag der Europäischen Kommission. http://ec.europa.eu/public_opinion/archives/ebs/ebs_333a_en.pdf. Zugegriffen am 13.01.2014.

van Netten, A. R. (1999). Donor registration campaign Ministry of Public Health the Netherlands, Spring 1998. Personal request to 12.2 million Dutch inhabitants 18 years and older. *Organs and Tissues, 3*, 163–166.

Vollmann, J. (2012). Ethische Aspekte der Gesundheitskommunikation über die postmortale Organspende. In BZgA (Hrsg.), *Aufklärung zur Organ- und Gewebespende in Deutschland: Neue Wege in der Gesundheitskommunikation* (S. 108–113). Köln: Bundeszentrale für gesundheitliche Aufklärung.

Waldrop, D., Tamburlin, J. A., Thompson, S. J., & Simon, M. (2004). Life and death decisions: Using school-based health education to facilitate family discussion about organ and tissue donation. *Death Studies, 28*, 643–657.

Weber, F., Philipp, T., Broelsch, C. E., & Lange, R. (1999). The impact of television on attitudes towards organ donation – A survey in a German urban population sample. *Nephrology, Dialysis, Transplantation, 14*, 2315–2318.

Weber, K., Martin, M. M., Members of COMM 401, & Corrigan, M. (2006). Creating persuasive messages advocating organ donation. *Communication Quarterly, 54*, 67–87.

Stigmatisierende und destigmatisierende Prozesse in der Gesundheitskommunikation

Alexander Röhm, Matthias R. Hastall und Ute Ritterfeld

Zusammenfassung

Menschen mit gesundheitlichen Beeinträchtigungen sind in besonderem Maße von Stigmatisierungen betroffen. Die negativen Effekte individueller und institutioneller Stigmatisierungen umfassen nicht nur Verschlechterungen des körperlichen und psychischen Wohlbefindens oder einen verschlechterten Zugang zur medizinischen Versorgung, sondern gehen weit darüber hinaus. Ziel dieses Beitrags ist es, einen Überblick über Verständnisse und Formen von Stigmatisierungsprozessen zu geben und Möglichkeiten ihres Abbaus durch strategische Kommunikation zu diskutieren. Der Beitrag möchte darüber hinaus für prototypische Konstellationen sensibilisieren, in denen Akteurinnen und Akteure der Gesundheitskommunikation durch ihr Handeln problematische Stigmatisierungsprozesse versehentlich selbst auslösen können.

Schlüsselwörter

Stigmatisierung · Destigmatisierung · Diskriminierung · Intervention · Gesundheitskommunikation

---

A. Röhm (✉) · M. R. Hastall
Fakultät Rehabilitationswissenschaften, Qualitative Forschungsmethoden und strategische Kommunikation für Gesundheit, Inklusion und Teilhabe, Technische Universität Dortmund, Dortmund, Deutschland
E-Mail: alexander.roehm@tu-dortmund.de; matthias.hastall@tu-dortmund.de

U. Ritterfeld
Fakultät Rehabilitationswissenschaften, Sprache und Kommunikation, Technische Universität Dortmund, Dortmund, Deutschland
E-Mail: ute.ritterfeld@tu-dortmund.de

1 Einleitung

„Stigma and discrimination are the enemies of public health" (Herek 2002, S. 604).

Stigmata gelten als bedeutendste und gleichzeitig am wenigsten verstandene Barrieren für die Gesundheitsförderung (Smith et al. 2016). Die Beziehungen zwischen Stigmatisierung und Gesundheitskommunikation sind vielfältig: Personen mit gesundheitlichen Beeinträchtigungen oder Behinderungen sind in besonderem Maße von Stigmatisierungen betroffen. Zu den negativen Effekten der Stigmatisierung zählen Verschlechterungen des Gesundheitszustands, erhöhte Wahrscheinlichkeiten für problematisches Gesundheitsverhalten (z. B. verstärkter Alkohol- und Drogenkonsum, erhöhte Suizidalität) sowie verzögerte oder erschwerte Zugänge zu medizinischen Behandlungen (z. B. Clement et al. 2015). Insbesondere mediale Darstellungen tragen zu verzerrten öffentlichen Bildern über betroffene Personengruppen bei (Sieff 2003). Stigmatisierung und Risikowahrnehmung hängen ebenso eng zusammen: Die Existenz stigmatisierender Sichtweisen auf Krankheiten reduziert die wahrgenommene Vulnerabilität und kann einen unrealistischen Optimismus bzgl. der eigenen Betroffenheit fördern (Smith und Morrison 2006). Strategische Anti-Stigma-Kommunikation kann einerseits helfen, Stigmatisierungen und Diskriminierungen abzubauen. Andererseits ist es keine Seltenheit, dass Aktivitäten der Gesundheitskommunikation ungewollt Stigmatisierungen verstärken. Das führt neben den negativen Effekten für die stigmatisierten Personen auch regelmäßig zu öffentlicher Kritik, Gegenaktionen, Entschuldigungen und Modifikationen von Kampagnen (Puhl et al. 2013; Young et al. 2016). Dieser Beitrag bietet zunächst einen Überblick über Verständnisse, Formen und Folgen von Stigmatisierungen. Im Anschluss diskutieren wir Möglichkeiten zur Reduktion durch strategische Anti-Stigma-Interventionen und eine stigmatisierungssensible Gesundheitskommunikation.

2 Stigmatisierung: Begriff, Arten und Folgen

Erving Goffman schuf mit seiner 1963 erschienenen Monografie „Stigma: Notes on the Management of Spoiled Identity" einen viel beachteten Startpunkt sowie die begriffliche Grundlage für die sozialwissenschaftliche Betrachtung von Stigmatisierungsprozessen. Eine konzeptionelle Herausforderung besteht darin, dass das Phänomen multidimensional ist und umfangreiche Schnittpunkte mit anderen Konzepten wie Vorurteilen oder Stereotypen aufweist. Stigmatisierungen können sich weiterhin auf sehr unterschiedliche Weise und vielen Ebenen parallel materialisieren. Startpunkt ist in der Regel ein Merkmal einer Person (z. B. eine Erkrankung oder Behinderung), das von einer gesellschaftlichen Norm oder Erwartung abweicht und mehrheitlich negativ konnotiert ist. Eine oft referenzierte multidimensionale Stigma-Konzeption stammt von Link und Phelan (2001). Stigma tritt danach auf, wenn Aspekte von *Benennung* (Labeling), *Vorverurteilung* (Stereotyping), *Abgrenzung* (Seperation), *Statusverlust* (Status Loss) und *Diskriminierung* (Discrimination) zusammen in einer Machtkonstellation auftreten, die es erlaubt, dass sich diese problematischen Prozesse entfalten können.

2.1 Arten von Stigmatisierung

Stigmatisierung bezeichnet den Prozess von der Zuschreibung eines Stigmas bis zur damit einhergehenden Diskriminierung. Vier Hauptarten lassen sich unterscheiden (vgl. für einen Überblick: Bos et al. 2013). *Öffentliche Stigmatisierung* beschreibt die gesellschaftliche Zustimmung zu Vorurteilen und Diskriminierungen gegenüber bestimmten Personen oder Gruppen (Michaels und Corrigan 2013). Hierunter fallen beispielsweise die Ablehnung einer gemeindenahen Versorgung stigmatisierter Personen, die soziale Distanzierung, eine erhöhte Schuldzuweisung und eine verringerte Unterstützungsbereitschaft (z. B. Angermeyer et al. 2014; Cataldo und Brodsky 2013; Parker und Aggleton 2003). *Selbststigmatisierung* bedeutet die Übernahme und Internalisierung öffentlicher Stigmatisierungen und Vorurteile durch stigmatisierte Personen (Ali et al. 2012). Die akzeptierende Integration der Diskreditierung in die eigene Identität wirkt selbstabwertend und reduziert dementsprechend den Selbstwert und Selbstrespekt (Bos et al. 2013). Als *strukturelle Stigmatisierung* wird die Aufrechterhaltung und Reproduktion von Diskriminierung und Benachteiligung bestimmter Gruppen durch gesellschaftliche Institutionen mittels sozialer, ökonomischer und politischer Machtausübung verstanden (Link und Phelan 2014). Dies geschieht beispielsweise durch legislative oder institutionell-organisatorische Aktivitäten, beispielsweise diskriminierende Gesetze, Klassifikationssysteme oder Abrechnungsvorschriften, welche die Inanspruchnahme oder Finanzierung von Gesundheitsleistungen erschweren. *Stigmatisierung durch Verbindung* beschreibt die Übertragung stigmatisierender Einstellungen auf die Angehörigen gesellschaftlich stigmatisierter Personen (Pryor et al. 2012). Dabei kann es sowohl zu einer Abwertung durch andere Personen als auch einer Verringerung des eigenen Selbstwertes kommen. Zu den Betroffenen gehören neben Familienangehörigen (Ali et al. 2012) auch professionell Helfende (Dwyer et al. 2013) sowie Personen, die zufällig mit stigmatisierten Personen in Verbindung gebracht werden (Pryor et al. 2012). Dem Modell von Pryor und Reeder (2011) zufolge bildet die öffentliche Stigmatisierung die zentrale Komponente, welche mit den anderen Arten, die ebenso miteinander in Beziehung stehen, dynamisch verbunden ist (siehe Abb. 1).

Stigmatisierung umfasst damit sowohl gruppenspezifische Prozesse der Ab- und Ausgrenzung als auch die Bildung stereotyper Einstellungsmuster und vielfältige Konsequenzen hiervon (Angermeyer et al. 2014; Bos et al. 2013). Auch in der Gesundheitskommunikation finden stigmatisierende und destigmatisierende Prozesse zunehmend Beachtung (z. B. Michaels et al. 2015; vgl. hierzu auch den Beitrag von Scherr, Kap. ▶ „Psychische Krankheiten in der Gesellschaft und in den Medien" in diesem Band).

2.2 Folgen von Stigmatisierung und Diskriminierung

Stigmatisierungen haben umfangreiche Konsequenzen auf inter- wie intrapersoneller Ebene, die sich in der sozialen, emotionalen, strukturellen und gesundheitlichen Dimension manifestieren. Als *soziale* Folge von insbesondere öffentlicher Stigmatisierung sind betroffene Personen und Gruppen oftmals Exklusion, Isolation und Diskri-

Abb. 1 Arten von Stigmatisierung und ihre Verknüpfungen nach Pryor und Reeder (2011) (S. 791; eigene Übersetzung)

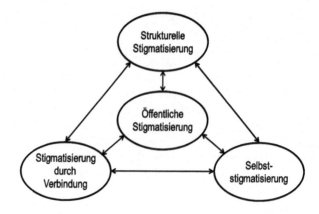

minierung, aber auch einer erhöhten Abweisung bei der Suche nach einer Wohnung oder einem Arbeitsplatz ausgesetzt (Angermeyer et al. 2014). Zudem belastet diese Situation persönliche Beziehungen und das soziale Umfeld (Ali et al. 2012; Hebl und Kleck 2000). Die *emotionalen* Auswirkungen von Fremd- und Selbststigmatisierung umfassen Gefühle von Scham (Rüsch et al. 2014) und Angst (Cataldo und Brodsky 2013) sowie einen verringerten Selbstwert und Selbstrespekt und eingeschränkte Lebensqualität (Corrigan et al. 2015a). Politische oder juristische Entscheidungen können zu *strukturellen* Ungleichheiten und Benachteiligungen beitragen, die sich beispielsweise in Armut, Arbeitslosigkeit oder Obdachlosigkeit materialisieren (Hansen et al. 2014). Diese strukturelle Stigmatisierung steht wiederum in enger Verbindung mit Auswirkungen auf die *Gesundheit und gesundheitliche Versorgung* (Hatzenbuehler und Link 2014). Gesundheitliche Folgen öffentlicher Stigmatisierung und internalisierter Selbststigmatisierungen sind insbesondere für psychische Erkrankungen (Clement et al. 2014; Henderson et al. 2014), HIV (Parker und Aggleton 2003), Krebs (Scott et al. 2015) und Übergewicht (Puhl und Heuer 2010) gut dokumentiert. Stigmatisierte Personen haben es einerseits schwerer, Zugang zur medizinischen Versorgung zu erhalten, und nehmen aufgrund der antizipierten oder tatsächlichen Ausgrenzung Behandlungen weniger stark oder erst verzögert in Anspruch. Das führt letztlich auch zu deutlich erhöhten Kosten sowohl für die betroffenen Personen als auch das öffentliche Gesundheitssystem. Evans-Lacko et al. (2014) stellten beispielsweise fest, dass die Ausgaben für die gesundheitliche Versorgung von Personen, die infolge einer psychischen Erkrankung Diskriminierung erfahren hatten, innerhalb eines Jahres nahezu doppelt so hoch ausfallen können wie bei Personen mit der gleichen psychischen Erkrankung, die nicht diesbezüglich diskriminiert wurden.

3 Stigmatisierung durch Aktivitäten der Gesundheitskommunikation

Bislang kaum aufgearbeitet sind Stigmatisierungseffekte durch Aktivitäten der Gesundheitskommunikation, die ebenso viele Formen annehmen können. Problematisch sind zunächst Kampagnenstrategien und Motive, die – versehentlich oder intentional – soziale Ausgrenzungsprozesse salient machen oder verstärken. Humorappelle, die betroffene Personen als lächerlich portraitieren (vgl. hierzu den Beitrag von Schwarz und Reifegerste, Kap. ▶ „Humorappelle in der Gesundheitskommunikation" in diesem Band), können genauso in diese Kategorie fallen wie Scham-Appelle (vgl. hierzu den Beitrag von Ort, Kap. ▶ „Ekel, Wut sowie Verlegenheit, Scham und Schuld in der Gesundheitskommunikation" in diesem Band) oder soziale Appelle, die eine Ausgrenzung für ein bestimmtes Gesundheitsverhalten oder bestimmte Gesundheitszustände suggerieren (vgl. hierzu den Beitrag von Reifegerste, Kap. ▶ „Soziale Appelle in der Gesundheitskommunikation" in diesem Band). Solche Darstellungen können idealerweise zwar (noch) nicht betroffene Personen dazu motivieren, ihr Gesundheitsverhalten zu überdenken, aber auch gleichzeitig Stigmata ins Bewusstsein rücken und die Ausgrenzung betroffener Personen verstärken. Eine zunehmende Sensibilisierung ist allerdings zu beobachten und vermutlich auch darauf zurückzuführen, dass stigmatisierende Motive in sozialen Netzwerken schnell Proteste und Gegenaktionen betroffener Personen und ihrer Interessenverbände hervorrufen, was oft bewirkt, dass Materialien zurückgezogen oder überarbeitet werden. In Deutschland beispielsweise sorgten Kampagnen der Michael-Stich-Stiftung oder des Vereins „Vergiss AIDS nicht" für Proteste, da in ihnen u. a. AIDS-Infektionen mit Gesichtern von Massenmördern assoziiert wurden (Seithe 2017). Gegenreaktionen sind ebenso zu erwarten, wenn Menschen mit Übergewicht auf negative oder lächerliche Weise portraitiert werden (Stichwort: Fat Acceptance Movement). Problematisieren lässt sich weiterhin, wenn Aktivitäten der Gesundheitskommunikation durch das Betonen existierender Stigmata oder ausgrenzender Normen diese reproduzieren und dadurch verstärken (social reproduction effect) oder wenn die spezifischen Darstellungen suggerieren, dass primär die betroffenen Personen und nicht etwa gesellschaftliche Institutionen oder soziale Systeme die Hauptschuld für Gesundheitsprobleme tragen (culpability effect; Cho und Salmon 2007). Schlussendlich ist auch bei Anti-Stigma-Kampagnen – analog zu allen anderen Kampagnen – mit *Bumerangeffekten* zu rechnen (Byrne und Hart 2009).

4 Allgemeine Interventionsansätze

In der Literatur zur Destigmatisierung von Menschen mit psychischen Erkrankungen (z. B. Corrigan und Fong 2014) werden zumeist drei (nicht notwendigerweise medienbasierte) Interventionsansätze differenziert: Protest, Aufklärung und Kontakt. *Protest* umfasst öffentliche Forderungen, Bekanntmachung und die Verteidigung von Rechten betroffener Personen (Corrigan et al. 2012); beispielhaft genannt seien die Veröffentlichung einer Schattenübersetzung der UN-Behindertenrechtskonvention durch Netzwerk Artikel 3 e.V. (2009) oder das öffentliche Eintreten für weniger stigmatisierende Bezeichnungen (z. B. *Behinderter → Mensch mit Behinderung*). Für die von Stigmatisierung betroffenen Personen und Gruppen bietet dies die Möglichkeit, direkt und selbstbestimmt aktiv zu werden (Röhm 2016). Dabei kann mediale Kommunikation sowohl als Form des Protests (z. B. Plakate oder Youtube-Videos), aber auch als Mittel zur massenhaften Verbreitung zum Einsatz kommen. Nach Rains (2014) haben besonders soziale Medien aufgrund ihrer Reichweite ein großes Potenzial zur

Destigmatisierung (vgl. auch die Beiträge von Lindacher und Loss, Kap. ▶ „Die Bedeutung sozialer Online-Netzwerke für die Gesundheitskommunikation" sowie Döring, Kap. ▶ „Die Bedeutung von Videoplattformen für die Gesundheitskommunikation" in diesem Band). In Interventionsstudien findet Protest allerdings noch relativ wenig Beachtung, was in der möglichen Unkontrollierbarkeit der stattfindenden Prozesse und Effekte begründet sein kann. *Aufklärung* beschreibt die Schaffung von Faktenwissen, um Mythen und Vorurteile mittels wissenschaftlicher Evidenz zu widerlegen (Corrigan und Fong 2014). Im Kontext der Persuasionsforschung konnten durch kontrolliertes Mythen-/Fakten-Framing positive Einstellungen gegenüber Menschen mit psychischen Erkrankungen evoziert werden (Yeh und Jewell 2015). Meta-Analysen (Corrigan et al. 2012, 2015b) belegen entsprechende Effekte von Aufklärung hinsichtlich stigmatisierender Einstellungen und Verhaltensintentionen, allerdings konnten bislang keine längerfristigen Effekte durch Aufklärung nachgewiesen werden (Corrigan et al. 2015b). Die im Vergleich stärksten Effekte werden von *Kontakt*-Interventionen hervorgerufen, die typischerweise darin bestehen, dass Menschen in einen direkten oder medial vermittelten Kontakt mit stigmatisierten Personen gebracht werden. Im Kontext psychischer Erkrankungen hat sich vor allem der Kontakt mit betroffenen Personen gemäß Allports Kontakthypothese (1954) als vielversprechende Intervention zur Destigmatisierung erwiesen: Corrigan und Kollegen (2014) validierten beispielsweise vor diesem Hintergrund einen evidenzbasierten Best-Practice-Leitfaden zur Ausgestaltung von Kontakt-Interventionen mit Menschen mit psychischen Erkrankungen, die vor einem Publikum über ihre Stigmatisierungserfahrungen sowie den alltäglich Umgang damit berichten. Dabei lassen sich verschiedene Merkmale wie beispielsweise eine bestimmte Zielgruppenorientierung, eine aufwärtsgerichtete Perspektive der Geschichte (d. h. die Vermittlung der Aussicht auf gesundheitliche Besserung und/oder Bewältigung der mit einer Erkrankung oder Behinderung verbundenen Belastungen) oder die Förderung einer positiven (auch medialen) Darstellung als wichtige Kriterien identifizieren (Corrigan et al. 2014). Trotz der bislang vorliegenden Befunde lässt sich jedoch eine gewisse Unklarheit hinsichtlich eindeutig geeigneter und erfolgreicher Strategien für Anti-Stigma Kampagnen attestieren (Corrigan und Fong 2014), was auch an einer unzureichenden Evidenzbasierung liegt (Corrigan et al. 2014). Diese drei Globalstrategien für Interventionsansätze basieren nicht notwendigerweise auf Medien und wurden auch außerhalb medialer Kontexte eingesetzt und getestet, dennoch liegt eine Nutzung medialer Kanäle und eine mediale Aufbereitung nahe. Im folgenden Abschnitt wird der entsprechende Forschungsstand kurz systematisiert.

5 Stigmatisierung und Destigmatisierung durch mediale Darstellungen

„Mass media has the potential to de-stigmatise as well as to stigmatise" (Clement et al. 2013, S. 7).

Gut dokumentiert ist Stigmatisierung von Menschen mit gesundheitlichen Beeinträchtigungen oder Behinderung infolge negativ verzerrender Mediendarstellungen (im Überblick: Sieff 2003). Vor allem Menschen mit psychischen Erkrankungen werden häufig als Gefahr für sich und andere dargestellt (siehe auch den Beitrag von Scherr, Kap. ▶ „Psychische Krankheiten in der Gesellschaft und in den Medien" in diesem Band), was sich z. B. in Hollywoodfilmen gut beobachten lässt (Wahl 2003). Menschen mit körperlicher oder intellektueller Beeinträchtigung werden hingegen häufig als wenig selbständig, mitleiderregend und stark auf fremde Hilfe angewiesen portraitiert (Hebl und Kleck 2000). Dabei tragen vor allem mediale Porträts, z. B. in Filmen und Fernsehprogrammen, zu Wissen und Einstellungen der Rezipierenden gegenüber den gezeigten Personen oder Gruppen bei (Kimmerle und Cress 2013). Der Kultivierungshypothese von Gerbner und Gross (1976) zufolge können massenmediale Darstellungen von Krankheiten und Behinderungen damit „in nahezu jeder Altersgruppe für eine regelmäßige Aktualisierung und Aktivierung stigmatisierender Einstellungen über die gesamte Lebensspanne" sorgen (Röhm 2016, S. 18; vgl. auch den Beitrag von Nitsch, Kap. ▶ „Kultivierungseffekte im Gesundheitsbereich" in diesem Band).

Massenmedien haben aber ebenso das Potenzial, destigmatisierend zu wirken und diskriminierende Einstellungen auf Seiten des Publikums abzubauen. Allerdings stellen Clement et al. (2013) in einer Meta-Analyse von 22 Interventionsstudien mit medialen Treatments zur Destigmatisierung von Menschen mit psychischen Erkrankungen nur geringe Effekte sowie eine hohe Inkonsistenz der Befunde fest. Selbst klassische aufklärende Zugänge, etwa akkurate Darstellungen der betroffenen Personen, können statt der erhofften destigmatisierenden Wirkung beim Publikum Irritationen und eine erhöhte soziale Distanzierung bewirken (Baumann et al. 2003; Ritterfeld und Jin 2006). Es herrscht bislang weitgehend Unklarheit darüber, welche Merkmale der Darstellung zu einer Destigmatisierung beitragen und inwiefern diese Prozesse durch Dispositionen der Rezipierenden beeinflusst sind. Eigene Studien zeigen, dass sowohl narrative als auch informierende Formate einen Einfluss auf die Einstellungen der Rezipierenden haben, wobei Einzelfalldarstellungen (z. B. von einer Person mit einer Behinderung oder einer psychischen Erkrankung) die generalisierten Einstellungen gegenüber allen Personen einer sozialen Gruppe (z. B. allen Menschen mit einer Behinderung oder einer psychischen Erkrankung) beeinflussen können (z. B. Hastall et al. 2016; Röhm et al. 2017). Allerdings scheinen viele Merkmale – sowohl der Portraits als auch der Rezipierenden – dabei gleichzeitig eine Rolle zu spielen und zu interagieren. Das ist angesichts der Komplexität des untersuchten Phänomens nicht überraschend, erschwert aber die Interpretation der Befunde sowie die Ableitung evidenzbasierter Empfehlungen für die Medienpraxis. Zudem stellt sich die Frage nach der adäquaten Interpretation: Wenn beispielsweise bestimmte Darstellungen (z. B. Männer mit einer psychischen Erkrankung) stigmatisierende Einstellungen gegenüber allen Menschen mit entsprechenden Erkrankungen auslösen, sollten Medien dann weniger darüber berichten (um die unintentionale Stigmatisierung zu vermeiden) oder besser intensiver, um – entsprechend der Kontakt-Hypothese (Allport 1954) oder des Mere-Exposure-Effekts (Zajonc 1968) – eine positivere Wahrnehmung zu erreichen? Festhalten lässt sich jedenfalls, dass insbesondere im deutschen Sprachraum mehr Studien benötigt werden, um (weitere) relevante Faktoren sowie moderierende Prozesse für mediale Stigmatisierungen und Destigmatisierungen zu identifizieren und zu validieren. Dieses Wissen kann dazu genutzt werden, sowohl Praktikerinnen und Praktiker als auch Journalistinnen und

Journalisten – und letztlich die Gesamtbevölkerung – evidenzbasiert zu einer stigmatisierungssensibleren Kommunikation zu motivieren.

6 Fazit

Menschen mit gesundheitlichen Beeinträchtigungen oder Behinderungen sind durch Fremd- und Selbststigmatisierung bei der Teilhabe am gesellschaftlichen Leben, aber auch bei der Inanspruchnahme gesundheitlicher Versorgung und Hilfen mit vielfältigen Barrieren konfrontiert. Die Gesundheitskommunikation kann hier einen wichtigen Beitrag leisten, um diese Situation zu ändern und eine diskriminierungsfreie Teilhabe am gesellschaftlichen Leben bei höchstmöglicher Gesundheit zu fördern und (versehentliche) Stigmatisierungen durch mediale oder Kampagnendarstellungen zu beenden. Noch sind allerdings viele Fragen unbeantwortet: Welche Strategien zur Destigmatisierung sind im deutschen Sprachraum geeignet? Wie sollten mediale Porträts oder Gesundheitskampagnen gestaltet sein, damit sie keine Vorurteile stärken? Welche Aspekte von Darstellungen können Abwehr und Bumerangeffekte auslösen?

Eine weitere Frage wäre, wie sich die Gesundheitskommunikation bezüglich einer strategischen Anti-Stigma-Kommunikation positionieren sollte. Dieser Beitrag plädiert dafür, Anti-Stigma-Kommunikation als wichtigen Teilbereich der Gesundheitskommunikation aufzufassen. Von der individuellen Inanspruchnahme von Gesundheitsleistungen über dabei ablaufende Kommunikationsprozesse (Henderson et al. 2014; Kölfen 2013) bis hin zur Konzeption massenmedialer Präventions- und Aufklärungskampagnen (Sartorius 2010; vgl. auch den Beitrag von Friemel und Frey, Kap. ▶ „Kommunikationskampagnen zur Gesundheitsförderung und Prävention" in diesem Band) sollten Ursachen, Manifestationen und lang- wie kurzfristige Folgen von Stigmatisierungen mitbedacht werden. Insbesondere die negativen Effekte auf die psychische wie körperliche Gesundheit von stigmatisierten Personen sollten reflektiert werden. Die Heterogenität der von Stigmatisierung betroffenen Personengruppen, die vielfältigen Formen und Folgen von Stigmatisierung sowie die Vielzahl gesundheitlicher Kontexte (z. B. HIV, Übergewicht, Krebs, psychische Erkrankungen) stellen sowohl Forschende als auch Praktizierende derzeit noch vor vielschichtige Herausforderungen, weshalb eine in theoretischer wie empirischer Hinsicht intensivierte Beschäftigung mit Stigmatisierungsprozessen sinnvoll und geboten erscheint.

Literatur

Ali, A., Hassiotis, A., Strydom, A., & King, M. (2012). Self stigma in people with intellectual disabilities and courtesy stigma in family careers: A systematic review. *Research in Developmental Disabilities, 33*, 2122–2140. https://doi.org/10.1016/j.ridd.2012.06.013.

Allport, G. W. (1954). *The nature of prejudice*. Cambridge, MA: Addison-Wesley.

Angermeyer, M. C., Matschinger, H., Link, B. G., & Schomerus, G. (2014). Public attitudes regarding individual and structural discrimination: Two sides of the same coin? *Social Science & Medicine, 103*, 60–66. https://doi.org/10.1016/j.socscimed.2013.11.014.

Baumann, A. E., Zaeske, H., & Gaebel, W. (2003). Das Bild psychisch Kranker im Spielfilm: Auswirkungen auf Wissen, Einstellungen und soziale Distanz am Beispiel des Films ‚Das weisse Rauschen'. *Psychiatrische Praxis, 30*, 372–378.

Bos, A. E. R., Pryor, J. B., Reeder, G. D., & Stutterheim, S. E. (2013). Stigma: Advances in theory and research. *Basic and Applied Social Psychology, 35*, 1–9. https://doi.org/10.1080/01973533.2012.746147.

Byrne, S., & Hart, P. S. (2009). The ‚boomerang' effect: A synthesis of findings and a preliminary theoretical framework. In C. S. Beck (Hrsg.), *Communication yearbook 33* (S. 3–38). Mahwah: Lawrence Erlbaum.

Cataldo, J. K., & Brodsky, J. L. (2013). Lung cancer stigma, anxiety, depression and symptom severity. *Oncology, 85*, 33–40. https://doi.org/10.1159/000350834.

Cho, H., & Salmon, C. T. (2007). Unintended effects of health communication campaigns. *Journal of Communication, 57*, 293–317. https://doi.org/10.1111/j.1460-2466.2007.00344.x.

Clement, S., Lassman, F., Barley, E., Evans-Lacko, S., Williams, P., Yamaguchi, S., et al. (2013). Mass media interventions for reducing mental health-related stigma. *Cochrane Database of Systematic Reviews*. https://doi.org/10.1002/14651858.CD009453.pub2.

Clement, S., Schauman, O., Graham, T., Maggioni, F., Evans-Lacko, S., Bezborodovs, N., et al. (2014). What is the impact of mental health-related stigma on help-seeking? A systematic review of quantitative and qualitative studies. *Psychological Medicine*, 1–17. https://doi.org/10.1017/S0033291714000129.

Clement, S., Hatch, S., Williams, P., Farrelly, S., Schauman, O., Jeffery, D., Thornicroft, G. et al. (2015). Mental health-related discrimination as a predictor of low engagement with mental health services. *Psychiatric Services, 66*, 171–176. https://doi.org/10.1176/appi.ps.201300448.

Corrigan, P. W., & Fong, M. W. (2014). Competing perspectives on erasing the stigma of illness: What says the dodo bird? *Social Science & Medicine, 103*, 110–117. https://doi.org/10.1016/j.socscimed.2013.05.027.

Corrigan, P. W., Morris, S. B., Michaels, P. J., Rafacz, J. D., & Rüsch, N. (2012). Challenging the public stigma of mental illness: A meta-analysis of outcome studies. *Psychiatric Services, 63*, 963. https://doi.org/10.1176/appi.ps.201100529.

Corrigan, P. W., Michaels, P. J., Vega, E., Gause, M., Larson, J., Krzyzanowski, R., & Botcheva, L. (2014). Key ingredients to contact-based stigma change: A cross-validation. *Psychiatric Rehabilitation Journal, 37*, 62–64. https://doi.org/10.1037/prj0000038.

Corrigan, P. W., Bink, A. B., Schmidt, A., Jones, N., & Rüsch, N. (2015a). What is the impact of self-stigma? Loss of self-respect and the „why try" effect. *Journal of Mental Health*, 1–6. https://doi.org/10.3109/09638237.2015.1021902.

Corrigan, P. W., Michaels, P. J., & Morris, S. (2015b). Do the effects of antistigma programs persist over time? Findings from a meta-analysis. *Psychiatric Services*. https://doi.org/10.1176/appi.ps.201400291.

Dwyer, P. C., Snyder, M., & Omoto, A. M. (2013). When stigma-by-association threatens, self-esteem helps: Self-esteem protects volunteers in stigmatizing contexts. *Basic and Applied Social Psychology, 35*, 88–97. https://doi.org/10.1080/01973533.2012.746605.

Evans-Lacko, S., Clement, S., Corker, E., Brohan, E., Dockery, L., Farrelly, S., et al. (2014). How much does mental health discrimination cost: Valuing experienced discrimination in relation to healthcare care costs and community participation. *Epidemiology and Psychiatric Sciences*, 1–12. https://doi.org/10.1017/S2045796014000377.

Gerbner, G., & Gross, L. (1976). Living with television: The violence profile. *Journal of Communication, 26*, 172–194. https://doi.org/10.1111/j.1460-2466.1976.tb01397.x.

Goffman, E. (1963). *Stigma: Notes on the management of spoiled identity*. Englewood Cliffs: Prentice-Hall.

Hansen, H., Bourgois, P., & Drucker, E. (2014). Pathologizing poverty: New forms of diagnosis, disability, and structural stigma under welfare reform. *Social Science & Medicine, 103*, 76–83. https://doi.org/10.1016/j.socscimed.2013.06.033.

Hastall, M. R., Ritterfeld, U., Finzi, J. A., & Röhm, A. (2016). Stigmatisierungen und Destigmatisierungen von Personen mit gesundheitlichen Einschränkungen oder Behinderungen: Ein weiterer Fallbeispieleffekt? In A.-L. Camerini, R. Ludolph & F. Rothenfluh (Hrsg.), *Gesundheitskommunikation im Spannungsfeld zwischen Theorie und Praxis*, Bd. 13, (S. 169–182). Baden-Baden: Nomos. https://doi.org/10.5771/9783845274256-170.

Hatzenbuehler, M. L., & Link, B. G. (2014). Introduction to the special issue on structural stigma and health. *Social Science & Medicine, 103*, 1–6. https://doi.org/10.1016/j.socscimed.2013.12.017.

Hebl, M. R., & Kleck, R. E. (2000). The social consequences of physical disability. In T. F. Heatherton, R. E. Kleck, M. R. Hebl & J. G. Hull (Hrsg.), *The social psychology of stigma* (S. 419–439). New York: Guilford Press.

Henderson, R. C., Noblett, J., Parke, H., Clement, S., Caffrey, A., Gale-Grant, O., et al. (2014). Mental health-related stigma in health care and mental health-care settings. *The Lancet Psychiatry, 1*, 467–482. https://doi.org/10.1016/S2215-0366(14)00023-6.

Herek, G. M. (2002). Thinking about AIDS and stigma: A psychologist's perspective. *The Journal of Law, Medicine & Ethics, 30*, 594–607. https://doi.org/10.1111/j.1748-720X.2002.tb00428.x.

Kimmerle, J., & Cress, U. (2013). The effects of TV and film exposure on knowledge about and attitudes toward mental disorders. *Journal of Community Psychology, 41*, 931–943.

Kölfen, W. (2013). *Ärztliche Gespräche, die wirken: Erfolgreiche Kommunikation in der Kinder- und Jugendmedizin*. Berlin: Springer.

Link, B. G., & Phelan, J. C. (2001). Conceptualizing stigma. *Annual Review of Sociology, 27*, 363–385. https://doi.org/10.1146/annurev.soc.27.1.363.

Link, B. G., & Phelan, J. C. (2014). Stigma power. *Social Science & Medicine, 103*, 24–32. https://doi.org/10.1016/j.socscimed.2013.07.035.

Michaels, P. J., & Corrigan, P. W. (2013). Measuring mental illness stigma with diminished social desirability effects. *Journal of Mental Health, 22*, 218–226. https://doi.org/10.3109/09638237.2012.734652.

Michaels, P. J., Kosyluk, K., & Butler, E. (2015). Applying health communications to mental illness stigma change. *Journal of Public Mental Health, 14*, 69–78. https://doi.org/10.1108/JPMH-05-2014-0025.

Netzwerk Artikel 3 e.V. (2009). *Übereinkommen über die Rechte von Menschen mit Behinderungen. Korrigierte Fassung der zwischen Deutschland, Liechtenstein, Österreich und der Schweiz abgestimmten Übersetzung*. http://www.nw3.de/attachments/article/93/093_schattenueberset zung-endgs.pdf. Zugegriffen am 29.09.2016.

Parker, R., & Aggleton, P. (2003). HIV and AIDS-related stigma and discrimination: A conceptual framework and implications for action. *Social Science & Medicine, 57*, 13–24. https://doi.org/10.1016/S0277-9536(02)00304-0.

Pryor, J. B., & Reeder, G. D. (2011). HIV-related stigma. In J. C. Hall, B. J. Hall & C. J. Cockerell (Hrsg.), *HIV/AIDS in the post-Haart era. Manifestations, treatment, and epidemiology* (S. 790–803). Shelton: PMPH-USA.

Pryor, J. B., Reeder, G. D., & Monroe, A. E. (2012). The infection of bad company: Stigma by association. *Journal of Personality and Social Psychology, 102*, 224–241. https://doi.org/10.1037/a0026270.

Puhl, R. M., & Heuer, C. A. (2010). Obesity stigma: Important considerations for public health. *American Journal of Public Health, 100*, 1019–1028. https://doi.org/10.2105/AJPH.2009.159491.

Puhl, R. M., Luedicke, J., & Lee Peterson, J. (2013). Public reactions to obesity-related health campaigns: A randomized controlled trial. *American Journal of Preventive Medicine, 45*(1), 36–48. https://doi.org/10.1016/j.amepre.2013.02.010.

Rains, S. A. (2014). The implications of stigma and anonymity for self-disclosure in health blogs. *Health Communication, 29*, 23–31. https://doi.org/10.1080/10410236.2012.714861.

Ritterfeld, U., & Jin, S.-A. (2006). Addressing media stigma for people experiencing mental illness using an entertainment-education strategy. *Journal of Health Psychology, 11*, 247–267. https://doi.org/10.1177/1359105306061185.

Röhm, A. (2016). Destigmatisierung und soziale Medien: Selbstbestimmung, Empowerment und Inklusion? *merz – Medien und Erziehung, 60*, 17–23.

Röhm, A., Hastall, M. R., & Ritterfeld, U. (2017). How movies shape students' attitudes toward individuals with schizophrenia: An exploration of the relationships between entertainment experience and stigmatization. *Issues in Mental Health Nursing, 38*, 193–201. https://doi.org/10.1080/01612840.2016.1257672.

Rüsch, N., Müller, M., Ajdacic-Gross, V., Rodgers, S., Corrigan, P. W., & Rössler, W. (2014). Shame, perceived knowledge and satisfaction associated with mental health as predictors of attitude patterns towards help-seeking. *Epidemiology and Psychiatric Sciences, 23*, 177–187. https://doi.org/10.1017/S204579601300036X.

Sartorius, N. (2010). Short-lived campaigns are not enough. *Nature, 468*, 163–165. https://doi.org/10.1038/468163a.

Scott, N., Crane, M., Lafontaine, M., Seale, H., & Currow, D. (2015). Stigma as a barrier to diagnosis of lung cancer: patient and general practitioner perspectives. *Primary Health Care Research & Development*, 1–5. https://doi.org/10.1017/S1463423615000043.

Seithe, M. (2017). *Rezeption und Wirkung massenmedialer Informationen zu HIV und Aids: Eine Analyse auf Grundlage des dynamisch-transaktionalen Ansatzes*. Wiesbaden: Springer VS.

Sieff, E. M. (2003). Media frames of mental illnesses: The potential impact of negative frames. *Journal of Mental Health, 12*, 259–269. https://doi.org/10.1080/0963823031000118249.

Smith, R. A., & Morrison, D. (2006). The impact of stigma, experience, and group referent on HIV risk assessments and HIV testing intentions in Namibia. *Social Science & Medicine, 63*, 2649–2660. https://doi.org/10.1016/j.socscimed.2006.07.006.

Smith, R. A., Zhu, X., & Quesnell, M. N. (2016). Stigma and health/risk communication. In J. F. Nussbaum (Hrsg.), *Oxford research encyclopedia of communication*. New York: Oxford University Press. https://doi.org/10.1093/acrefore/9780190228613.013.96.

Wahl, O. F. (2003). *Media madness: Public images of mental illness* (2. Aufl.). New Brunswick: Rutgers University Press.

Yeh, M. A., & Jewell, R. D. (2015). The myth/fact message frame and persuasion in advertising: Enhancing attitudes toward the mentally ill. *Journal of Advertising, 44*, 161–172. https://doi.org/10.1080/00913367.2015.1018466.

Young, R., Subramanian, R., & Hinnant, A. (2016). Stigmatizing images in obesity health campaign messages and healthy behavioral intentions. *Health Education & Behavior, 43*(4), 412–419. https://doi.org/10.1177/1090198115604624.

Zajonc, R. B. (1968). Attitudinal effects of mere exposure. *Journal of Personality and Social Psychology, 9*, 1–27.

Verkehrssicherheitskommunikation

Marcus Maurer und Michael Sülflow

Zusammenfassung

Verkehrssicherheitskommunikation kann bislang kaum als eigenständiges Forschungsfeld betrachtet werden. Die meisten Befunde zu den Inhalten und Wirkungen von Verkehrssicherheitskampagnen resultieren vielmehr aus kampagnenbegleitenden Evaluationsstudien. In diesem Kapitel werden zunächst unterschiedliche Strategien in Verkehrssicherheitskampagnen diskutiert. Anschließend werden Einflüsse der Kampagnen auf die Rezipientinnen und Rezipienten sowie die Medienberichterstattung dargestellt. Dabei zeigen sich in der Regel eher schwache Kampagneneffekte. Deshalb werden im letzten Abschnitt Empfehlungen für die zukünftige Kampagnenplanung entwickelt.

Schlüsselwörter

Kampagnenwirkung · Persuasionsstrategien · Furchtappelle · Theory of Planned Behavior · Medienresonanz · Zielgruppe

1 Einleitung

Die Anzahl der im deutschen Straßenverkehr tödlich verunglückten Personen ist seit den 1950er-Jahren stark rückläufig. Dennoch starben auch 2016 noch 3.214 Menschen auf deutschen Straßen, fast 400.000 weitere wurden verletzt. Hinzu kamen mehr als zwei Millionen Unfälle mit zum Teil erheblichen Sachschäden (Statistisches Bundesamt 2017). Ein Großteil der Verkehrsunfälle ist dabei auf vermeidbare Risikofaktoren wie zu schnelles Fahren, riskantes Überholen und Fahren ohne Sicherheitsgurt zurückzuführen. Aufgrund der offensichtlichen Relevanz von Maß-

M. Maurer (✉) · M. Sülflow
Institut für Publizistik, Johannes Gutenberg Universität Mainz, Mainz, Deutschland
E-Mail: mmaurer@uni-mainz.de; michael.suelflow@uni-mainz.de

© Springer Fachmedien Wiesbaden GmbH, ein Teil von Springer Nature 2019
C. Rossmann, M. R. Hastall (Hrsg.), *Handbuch der Gesundheitskommunikation*,
https://doi.org/10.1007/978-3-658-10727-7_50

nahmen zur Erhöhung der Verkehrssicherheit beschäftigt sich die Verkehrspsychologie seit geraumer Zeit damit, Risikogruppen zu identifizieren und Maßnahmen wie Tempolimits und Verkehrskontrollen zu evaluieren. Dagegen spielt die Verkehrssicherheitskommunikation in der Kommunikationswissenschaft bislang kaum eine Rolle. Weil Verkehrssicherheitskampagnen von der Politik allerdings mit zum Teil erheblichen finanziellen Mitteln lanciert werden, werden viele von ihnen zumindest wissenschaftlich begleitet und im Hinblick auf ihre Wirksamkeit evaluiert. Die Forschung zur Wirkung von Verkehrssicherheitskampagnen ist bislang fast ausnahmslos in diesem Kontext entstanden. Unter Verkehrssicherheitskommunikation versteht man:

> „[...] zum einen alle *Strategien, Formen und Prozesse der Informationsvermittlung*, die darauf abzielen, in einer konkreten Verkehrssituation oder situationsübergreifend Verkehrsteilnehmer über wichtige Veränderungen der Verkehrsumwelt und potenzielle Gefährdungen aufzuklären sowie verkehrssicherheitsrelevante Einstellungen und Verhaltensweisen zu verändern. Zum anderen fallen hierunter alle *Prozesse der Informationsvermittlung*, die verkehrssicherheitsrelevante Einstellungen und Verhaltensweisen beeinflussen können und vom Kommunikator nicht intendiert sind." (Klimmt et al. 2015a, S. 3–4)

Für die Kommunikationswissenschaft von größerer Bedeutung ist dabei die Ansprache von Verkehrsteilnehmern über Verkehrssicherheitskampagnen. Solche Kampagnen können unterschiedliche Ziele haben: Sie können zum einen direkt auf Einstellungs- und Verhaltensänderungen der Verkehrsteilnehmer abzielen. Zum anderen können sie versuchen, Einfluss auf die Medienberichterstattung über Verkehrssicherheit zu nehmen, um auch die Verkehrsteilnehmer zu erreichen, die die Kampagnenmittel nicht direkt wahrnehmen. Wir wollen in diesem Kapitel deshalb zunächst kurz einige strategische Entscheidungen diskutieren, die im Zusammenhang mit Verkehrssicherheitskampagnen getroffen werden müssen. Danach beschäftigen wir uns mit den Befunden von Studien zur Wirkung von Verkehrssicherheitskampagnen auf die Bevölkerung und auf die Berichterstattung der Massenmedien. Abschließend formulieren wir auf der Basis der diskutierten Befunde einige Empfehlungen für eine effektive Kommunikation zentraler Anliegen der Verkehrssicherheit.

2 Strategien in Verkehrssicherheitskampagnen

Die Wahl der Strategie einer Verkehrssicherheitskampagne ist grob mit drei Entscheidungen verbunden: Die erste Entscheidung betrifft die Festlegung der Kampagnenziele im Detail. Sie ergeben sich oft aus aktuellen Statistiken zu Unfallursachen, z. B. einer Zunahme von Unfällen auf Landstraßen, die von den Kampagnenplanern als aktuell besonders dringliches Problem wahrgenommen wird (Holte und Pfafferott 2015). Dabei konzentrieren sich die meisten Kampagnen auf die Ansprache einzelner Maßnahmen wie z. B. dem Anschnallen (z. B. Brijs et al. 2011; Williams et al. 2000), warnen vor überhöhter Geschwindigkeit (z. B. Stead et al. 2005; Friemel und Bonfadelli 2015), aggressivem Fahren (z. B. Lee et al. 2010) oder Fahren unter Alkoholeinfluss (z. B. Perkins et al. 2010; Elder et al. 2004). Darüber hinaus sprechen einige Kampagnen auch mehrere sicherheitsrelevante Verhaltensweisen an (z. B. Klimmt und Maurer 2015; Tay 2005).

Die zweite Entscheidung betrifft das Festlegen der Zielgruppe und – damit eng verbunden – der Werbestrategie. Die kommunikativen Maßnahmen können sich, je nach Thema und Zielstellung der Kampagne, entweder an alle Verkehrsteilnehmer und/oder an bestimmte Zielgruppen richten (Holte und Pfafferott 2015). Diese Entscheidung ist in der Verkehrssicherheitskommunikation weniger trivial als z. B. bei Kampagnen gegen das Rauchen, weil zwar einzelne Gruppen als besonders gefährdet gelten können, prinzipiell aber vermutlich die meisten Verkehrsteilnehmer gelegentlich zu riskantem Verhalten neigen, wenn die Situation es nahelegt. Besondere Risikogruppen werden durch ihr Unfallrisiko definiert, das vor allem aus soziodemografischen Faktoren, Persönlichkeitsmerkmalen und Lebensstilen der Personen resultiert (Baumann und Geber 2015). Als besonders gefährdet gelten dabei junge Fahrerinnen und Fahrer, Seniorinnen und Senioren sowie Motorradfahrerinnen und -fahrer (Klimmt et al. 2015b). Vor allem junge männliche Fahrer neigen zu einem riskanten Fahrstil (Nell 2002; Baumann et al. 2015). Während diese Zielgruppe am ehesten durch interpersonale Kommunikation und über soziale Netzwerke erreicht werden kann (Baumann und Geber 2015), setzen Kampagnen, die die Gesamtbevölkerung erreichen wollen, in der Regel auf eine gleichzeitige Ansprache über eine Vielzahl verschiedener Medien wie Anzeigen, Broschüren und Fernsehspots (Holte und Pfafferott 2015; Friemel und Bonfadelli 2015). Das mit Abstand größte Werbebudget wird in der Verkehrssicherheitskommunikation allerdings für Großflächenplakate verwendet, die insbesondere an Autobahnen und Landstraßen so platziert werden, dass sie im Vorbeifahren mehr oder weniger gut erkennbar sind. Zudem ist es sinnvoll, auf eine Kombination medialer Kampagnenmittel mit staatlichen Durchsetzungsstrategien (z. B. Polizeikontrollen) und Bildungsprogrammen (z. B. Workshops an Schulen) zu setzen (Elvik et al. 2009).

Die dritte Entscheidung betrifft die Wahl der Persuasionsstrategie. Kampagnen, die wissenschaftlich fundiert sind, basieren in der Regel auf der Theory of Planned Behavior, die sich mit unterschiedlichen Einflussfaktoren auf Verhaltensintentionen beschäftigt. Diese sind demnach die Einstellung gegenüber einem Verhalten, soziale Normen und die wahrgenommene Verhaltenskontrolle. Über soziale Normen soll dann bspw. die Motivation gesteuert werden, die darüber entscheidet, wie sehr Menschen bereit sind ihr Verhalten zu ändern und wieviel sie bereit sind dafür zu investieren (Klimmt et al. 2014; Stead et al. 2005; Ajzen 1991). Im Detail können solche Kampagnen auf unterschiedliche Persuasionsstrategien setzen. In Deutschland verließen sich die Kampagnenplaner lange vor allem auf positive Botschaften, in denen z. B. mit Hilfe von Kindern, Comicfiguren oder Prominenten für eine angepasste Geschwindigkeit geworben wurde. Dies änderte sich mit der ersten Motivlinie der Kampagne *Runter vom Gas!*, die 2008 erstmals auf Furchtappelle setzte. Furchtappelle haben das Ziel, Personen durch drastische und oft schockierende Darstellungen auf die physischen oder sozialen Folgen gesundheitsgefährdenden Verhaltens aufmerksam zu machen und so zu Einstellungs- und Verhaltensänderungen zu bewegen (z. B. Hale und Dillard 1995; vgl. hierzu auch den Beitrag von Ort, Kap. ▶ „Furchtappelle in der Gesundheitskommunikation" in diesem Band). Allerdings scheinen Furchtappelle in der Verkehrssicherheitskommunikation wenig effektiv zu sein, weil sie in der Risikogruppe der jungen männlichen Fahrer weniger stark wahrgenommen werden als z. B. von Frauen (z. B. Glendon et al. 2014) oder sogar auf Reaktanz stoßen (Baumann et al. 2015; Lewis et al. 2007; Goldenbeld et al. 2008). Dabei kann man vermuten, dass Furchtappelle zu unspezifisch sind. Stattdessen sollten entlang der Theory of Planned Behavior konkrete Handlungsempfehlungen ausgesprochen werden, die von der Zielgruppe als glaubwürdige und relevante Präventionsmaßnahme verstanden werden (Hoekstra und Wegman 2011).

3 Direkte Einflüsse von Verkehrssicherheitskampagnen auf die Verkehrsteilnehmer

Verkehrssicherheitskampagnen zielen grundsätzlich darauf ab, das Verhalten der Verkehrsteilnehmer zu beeinflussen: Sie sollen mit angepasster Geschwindigkeit fahren, einen angemessenen Abstand zu anderen Fahrzeugen einhalten, den Sicherheitsgurt verwenden usw. Solche Verhaltensänderungen zu messen und zuverlässig auf die jeweilige Kampagne zurückzuführen, ist allerdings mit erheblichen methodischen Schwierigkeiten verbunden. Zunächst einmal lässt sich das tatsächliche Verhalten der Verkehrsteilnehmer nur im Straßenverkehr messen, z. B. mit Hilfe von Geschwindigkeits- oder Abstandsmessungen. Solche Messungen stehen in kommunikationswissenschaftlichen Studien in der Regel aber nicht zur Verfügung und werden in kampagnenbegleitenden Evaluationsstudien auch nur selten eingefordert. Zudem können auch Geschwindigkeitsmessungen kaum valide Auskünfte über die Wirkungen von Verkehrssicherheitskampagnen geben, weil es nicht darum geht, ob ein Verkehrsteilnehmer aufgrund eines Plakats am Straßenrand kurzfristig bremst, sondern darum, ob eine Kampagne sein grundsätzliches Fahrverhalten verändert. Die meisten Studien zur Wirkung von Verkehrssicherheitskampagnen konzentrieren sich deshalb auf andere, dem Fahrverhalten vorgelagerte Variablen wie z. B. die Selbstauskünfte der Befragten über ihre Verhaltensabsichten, die Einstellungen gegenüber riskanten Fahrweisen oder die Bekanntheit der Kampagne und die Erinnerung an die zentrale Kampagnenbotschaft. Dabei wird angenommen, dass diese Variablen in einem starken Zusammenhang mit dem tatsächlichen Verhalten im Straßenverkehr stehen.

Mit besonders großem Aufwand wurden in den letzten Jahren verschiedene Kampagnen gegen unangepasste Geschwindigkeit evaluiert. In Deutschland galt das vor allem für die vom Bundesverkehrsministerium 2008 initiierte Kampagne *Runter vom Gas!* Da die verschiedenen Kampagnenwellen auf unterschiedliche Persuasionsstrategien setzten, lassen sich dabei auch vorsichtige Wirkungsvergleiche anstellen. Während die ersten Motivlinien auf drastische Furchtappelle setzten, wurden diese in folgenden Wellen durch Darstellungen positiver Appelle aus dem sozialen Umfeld und Appelle von Lebensrettern, die zu vorsichtigem Fahren aufriefen, ersetzt. Die Bekanntheit der Kampagne stieg zwischen 2008 und 2010 (rund 70 %) zunächst an, ging dann in den letzten Befragungswellen bis 2014 aber wieder etwas zurück (60 %). Die Plakatmotive der unterschiedlichen Wellen wurden insgesamt gut erinnert. Dies galt insbesondere für die Auftaktmotivlinie, bei der fiktive Todesanzeigen eingesetzt wurden (41 %; Klimmt et al. 2017). Obwohl die Furchtappelle von vielen Befragten als geschmacklos beurteilt wurden, regten sie die meisten zum Nachdenken an und erfüllten damit das Kampagnenziel, Aufmerksamkeit zu erzeugen (Klimmt und Maurer 2015). Dagegen hatte die Kampagne einen vergleichsweise geringen Einfluss auf das Problembewusstsein und die Einstellungen der Befragten zu riskantem Verhalten im Straßenverkehr. Dies galt vor allem für die Risikogruppe der jungen Fahrer: Obwohl diese die Kampagnenmotive zum Teil am besten erinnerten, bewerteten sie sie zugleich am negativsten und schätzten ihren Einfluss auf sich selbst am geringsten ein (Klimmt et al. 2017; Baumann et al. 2015).

In einer ähnlich angelegten Studie untersuchten Friemel und Bonfadelli (2015) die Wirkung der Schweizer Verkehrssicherheitskampagne *Slow Down. Take it Easy*. Hier wurde mit einem Schutzengel eine positive Botschaft gewählt. Zwar erzielte die Kampagne mit 83 % der Gesamtbevölkerung und 93 % der Zielgruppe junge Männer eine bemerkenswert hohe Reichweite. Zudem erinnerten sich zum Kampagnenende immerhin 74 % der Befragten an die Kampagne. Das Wissen über den Zusammenhang von überhöhter Geschwindigkeit, eigenen Sicherheitsvorkehrungen und Unfällen bzw. Unfallfolgen entwickelte sich im Verlauf der Kampagne mit Ausnahme eines Items nicht in die erwünschte Richtung, sondern blieb konstant oder nahm sogar leicht ab. Die Auskünfte der Befragten über ihr eigenes Verhalten im Straßenverkehr ließen zudem nicht auf positive Verhaltensänderungen schließen.

Stead et al. (2005) untersuchten in einer Längsschnittstudie die Wirkung der schottischen Kampagne *Foolspeed*. Diese wurde bewusst auf Grundlage der Theory of Planned Behaviour konzipiert. Im Rahmen der dreijährigen Kampagne wurde jedes Jahr ein Werbespot geschaltet, der sich inhaltlich jeweils an einem der drei Kernfaktoren der Theorie (Einstellung zum Thema, subjektive Norm und wahrgenommene Verhaltenskontrolle) orientierte. Die Evaluation zeigte, dass die drei Faktoren rund 50 % der Varianz der Bereitschaft zum Fahren mit unangepasster Geschwindigkeit erklärt. Die Spots wurden von den Befragten relativ gut erinnert, wobei das Video mit Bezug zur Einstellungskomponente die höchsten Erinnerungswerte aufwies (86 %). Zudem war es das einzige Video, das die Einstellungen der Befragten zu den Konsequenzen überhöhter Geschwindigkeit beeinflusste.

Im Rahmen von Verkehrssicherheitskampagnen, die auf interpersonale Ansprache z. B. an Schulen setzen, berichten z. B. Unfallüberlebende oder Schüler nehmen an Workshops teil, in denen über Folgen von riskantem Fahren gesprochen wird. In der Evaluation der Aktion *Crash Kurs NRW* (Hackenfort et al. 2015) zeigte sich, dass diese Veranstaltungen auch noch Monate später auf eine hohe Akzeptanz bei den Schülern stießen. Die Schüler lernten im Zeitverlauf tendenziell zwar, ihr eigenes Unfallrisiko realistischer einzuschätzen, änderten ihre Einstellungen zu riskanten Verhaltensweisen aber dennoch kaum. Darüber hinaus zeigen andere Studien, dass Schüler, die an solchen Veranstaltungen teilgenommen hatten, im Gegensatz zu einer Kontrollgruppe sogar zu riskanteren Einstellungen neigten (Glendon et al. 2014). In einem Vergleich unterschiedlicher Verkehrsbildungsprogramme für Jugendliche stellten Twiska et al. (2014) fest, dass immerhin drei der fünf Programme zu geringen Verbesserungen des selbstberichteten Sicherheitsverhaltens der Schüler führten. Programme, die Furchtappelle verwendeten, waren dabei nicht effektiver als andere Programme.

Während es sich bei den bislang diskutierten Studien mehrheitlich um Evaluationen von realen Kampagnen unter natürlichen Bedingungen handelte, haben Santoso et al. (2011) die Wirksamkeit unterschiedlicher Kampagnenbotschaften auf die Reduktion der Aggressivität im Straßenverkehr experimentell untersucht. Dabei wurde den Probanden entweder interpersonal unter anderem Informationen darüber vermittelt, welche Faktoren den Fahrstil beeinflussen und wie man negative in positive Gedanken umwandeln kann. Oder die Probanden sahen Anzeigen, die entweder mit Furchtappellen (schockierende Fotos) oder mit Humor (amüsierende Fotos) vor den Folgen der Aggressivität im Straßenverkehr warnten. Anschließend wurde den Teilnehmern ein Film gezeigt, in dem aggressive Fahrsituationen zu sehen waren. Die Reaktionen wurden über Selbstauskünfte, u. a. zum empfundenen Ärger bzw. Frustrationslevel oder der Einschätzung des eigenen Fahrverhaltens sowie über eine Messung der Herzfrequenz erhoben. Dabei zeigten sich insgesamt nur geringe Effekte. Tendenziell reduzierten vor allem die interpersonal vermittelten Informationen die negativen Emotionen der Probanden. Ob die Anzeige mit Furchtappellen oder Humor gestaltet war, spielte für ihre Wirkungen keine Rolle. In einem neueren Experiment untersuchen Oschatz und Klimmt (2016) die Wirkung narrativer Persuasionsstrategien auf sicherheitsbewusste Fahreinstellungen. Dazu wurden im Rahmen der Fahrausbildung Fahrschülerinnen und -schülern kurze Filme gezeigt, in denen entweder Betroffene von den Folgen ihrer Unfälle berichten oder nicht-narrative Informationen (Verkehrsstatistiken) über das Risiko überhöhter Geschwindigkeit präsentiert wurden. Insgesamt zeigten sich kaum Einflüsse der narrativen Kommunikationsstrategie. Lediglich bei den weiblichen Befragten zeigten sich geringe Unterschiede, die auf einen stärkeren Einfluss der narrativen Kommunikation im Vergleich zu der nicht-narrativen hindeuten.

Während Studien zu den individuellen Effekten verschiedener Kampagnenmittel auf einzelne Rezipienten folglich eher auf geringe Kampagnenwirkungen hindeuten, zeigen Studien, die den Einfluss von Verkehrssicherheitskampagnen auf die Unfallhäufigkeit im Aggregat untersucht haben, etwas stärkere Effekte. Die Befunde von 67 größtenteils unveröffentlicher Evaluationsstudien, die zwischen 1975 und 2010 weltweit durchgeführt wurden, wurden zuletzt in einer aufwändigen Meta-Analyse zusammengetragen (Phillips et al. 2011). Sie kommt zu dem Befund, dass Verkehrssicherheitskampagnen die Häufigkeit von Verkehrsunfällen um durchschnittlich neun Prozent senken. Demnach führen vor allem solche Kampagnen zu (kurzfristigem) Erfolg, die die Botschaft über interpersonale Kommunikation an eine bestimmte Zielgruppe richten, Plakate am Straßenrand platzieren, begleitende polizeiliche Maßnahmen ergreifen und/oder kürzer als einen Monat dauern. Thematisch erweisen sich Kampagnen mit dem Themenschwerpunkt „Fahren ohne Alkohol" als besonders geeignet, um Unfallzahlen zu reduzieren. Allerdings sind hier kausale Zusammenhänge schwer herzustellen, weil die Rückgänge der Unfallzahlen jeweils auch andere Ursachen gehabt haben können, die in den Studien nicht untersucht wurden.

4 Einflüsse von Verkehrssicherheitskampagnen auf die Medienberichterstattung

Eine Ursache für die eher geringen direkten Kampagneneffekte ist vermutlich, dass Kampagnen, die offensichtlich darauf abzielen, das Verhalten von Menschen zu verändern, bei diesen häufig Reaktanz auslösen. Dies gilt, wie bereits dargestellt, vor allem für die Gruppe derjenigen, die zu besonders riskantem Fahrverhalten neigen. Eine wichtige Frage ist deshalb, ob es Verkehrssicherheitskampagnen gelingt, Medienberichterstattung zu generieren. Massenmedien sind zweifellos wichtige Multiplikatoren für jede Kampagne, weil Medieninformationen auch diejenigen erreichen, die eine Kampagne nicht direkt wahrnehmen. Darüber hinaus kann man vermuten, dass Medieninformationen für glaubwürdiger gehalten werden als Kampagnen, deren persuasive Intention leicht zu identifizieren ist. Der Erfolg von Verkehrssicherheitskampagnen lässt sich folglich auch daran messen, wie gut es ihnen gelingt, die Medienberichterstattung zu beeinflussen. Dabei kann man zwei unterschiedliche Einflüsse unterscheiden: Zum einen geht es um die Medienresonanz einer Verkehrssicherheitskampagne, also darum, wie häufig und auf welche Weise die Massenmedien über die Kampagne selbst berichten. Zum anderen geht es um die Frage, ob eine Verkehrssicherheitskampagne dazu führt, dass das Thema Verkehrssicherheit auch außerhalb der Berichterstattung über die Kampagne selbst auf die Medienagenda gelangt („Agenda Setting"; siehe hierzu den Beitrag von Rössler, Kap. ▶ „Agenda-Setting-Effekte im Gesundheitsbereich" in diesem Band).

Detaillierte Medienresonanzanalysen, die über das reine Auszählen der Medienbeiträge über eine Kampagne hinausgehen, liegen für die Kampagne *Runter vom Gas!* vor (z. B. Klimmt et al. 2017; Maurer und Lemke 2015). Die Analysen zeigen zunächst, dass die Medienberichterstattung über Verkehrssicherheitskampagnen ausgesprochen ereignisabhängig ist. Berichtet wird in der Regel vor allem über den Kampagnenstart sowie allenfalls über weitere inszenierte Ereignisse, die mit einer Kampagne im Zusammenhang stehen. Im Zentrum der Medienberichte stehen dabei jeweils die Großflächenplakate, die am Rand von Autobahnen und Landstraßen platziert wurden, während andere Kampagnenmittel wie Anzeigen oder Fernsehspots kaum thematisiert werden. Besonders hoch war die Medienresonanz auf die Motivlinien, die Furchtappelle verwendeten. Auch die Verwendung von prominenten Testimonials ließ die Medienberichterstattung ansteigen (siehe hierzu auch den Beitrag von Kalch und Meitz, Kap. ▶ „Testimonials in der Gesundheitskommunikation" in diesem Band). Dagegen erzielte die Motivlinie, die auf positive emotionale Appelle von Angehörigen („Fahr nicht so schnell") setzte, eine vergleichsweise geringe Medienresonanz. Auch wenn die erste Motivlinie (Todesanzeigen) in den Medien zum Teil kontrovers diskutiert wurde, wurden alle Motivlinien überwiegend positiv bewertet.

Medienberichte über eine Kampagne erhöhen deren Sichtbarkeit und sind wichtige Multiplikatoren für die Kampagnenbotschaft. Einen noch größeren Nutzen könnte eine Kampagne allerdings dann haben, wenn es ihr gelingt, als eine Art inszeniertes Schlüsselereignis zu fungieren. Darunter kann man Ereignisse verstehen, die Journalistinnen und Journalisten so sehr für ein Thema sensibilisieren, dass nicht nur die Berichterstattung über das Ereignis selbst, sondern auch die Berichterstattung über ähnliche Ereignisse und Themen ansteigt. Zumindest der ersten Motivlinie der Kampagne *Runter vom Gas!* ist dies gelungen: In den vier Wochen nach dem Kampagnenstart berichteten die meisten Medien häufiger über verkehrssicherheitsrelevante Themen als in den vier Wochen vor dem Kampagnenstart. Dies galt auch dann, wenn man die Berichte über die Kampagne herausrechnet. Es galt zudem nicht für die Berichte über Verkehrsunfälle, die im Untersuchungszeitraum tatsächlich zugenommen hatten, sondern z. B. auch für Berichte über Maßnahmen zur Verkehrssicherheit, die nicht Teil der Kampagne *Runter vom Gas!* waren (Maurer und Lemke 2015). Verkehrssicherheitskampagnen können folglich Einfluss auf die Medienberichterstattung über Verkehrssicherheit nehmen. Dieser Einfluss wird allerdings vor allem dann bedeutsam, wenn die Berichterstattung wiederum die Problemwahrnehmung, Einstellungen und Verhaltensweisen der Bevölkerung beeinflusst.

5 Fazit: Empfehlungen für zukünftige Verkehrssicherheitskampagnen

Verkehrssicherheitskommunikation ist als eigenes Teilgebiet der Gesundheits- oder Risikokommunikation bislang im Grunde nicht existent. Die meisten Studien in diesem Gebiet sind keine wissenschaftlich motivierten Untersuchungen, sondern Teil von kampagnenbegleitenden Evaluationsstudien, die von staatlichen Auftraggebern vorgegebenen Regeln folgen, deshalb selten mit idealen Untersuchungsdesigns durchgeführt werden können und folglich meist unveröffentlicht bleiben. Dabei kann man zwar annehmen, dass sich viele Befunde aus anderen Bereichen der Gesundheitskommunikation mehr oder weniger gut auf die Verkehrssicherheitskommunikation übertragen lassen. Andererseits folgt diese zum Teil auch einer eigenen Logik, z. B. wenn es um die Definition von Zielgruppen oder die Bedeutung von Großflächenplakaten als Werbeträger geht. Alles in allem zeigen die hier diskutierten Studien zwar, dass Verkehrssicherheitskampagnen einen Einfluss auf die Bevölkerung und die Medienberichterstattung haben können. Dieser Einfluss ist jedoch in der Regel nicht besonders groß. Zudem werden die eigentlichen Risikogruppen durch die Kampagnen nur selten erreicht. Wir wollen deshalb abschließend vier Empfehlungen für zukünftige Verkehrssicherheitskampagnen formulieren.

Verkehrssicherheitskampagnen sollten erstens auf verschiedene Kommunikationswege setzen. Die Kommunikationsmittel sollten entsprechend der Zielgruppe gewählt werden. So lassen sich beispielsweise junge Fahrer gut über soziale Netzwerke erreichen, während Fahrer bestimmter Fahrzeuge, wie z. B. Motorradfahrer, effektiv über Anzeigen und Artikel in entsprechenden Fachzeitschriften adressiert werden können. Vor allem Großflächenplakate sind gut geeignet, die Gesamtheit der Verkehrsteilnehmer anzusprechen, da sie am Straßenrand eine hohe Kontakthäufigkeit garantieren.

Verkehrssicherheitskampagnen sollten zweitens mit wechselnden Persuasionsstrategien arbeiten. Kampagnenmittel mit Furchtappellen generieren zwar zunächst eine höhere Medienaufmerksamkeit, nutzen sich im Zeitverlauf aber auch ab und führen vor allem in der Risikogruppe der jungen Fahrer eher zu Reaktanz. Hier sind vermutlich Kampagnen wirksamer, die konkrete Handlungsanweisungen geben oder mit in der Zielgruppe beliebten Prominenten arbeiten.

Verkehrssicherheitskampagnen sollten drittens auf inszenierte Ereignisse setzen, um im Gespräch zu bleiben. Da die Massenmedien sehr ereigniszentriert über die Kampagnen berichten, lohnt es sich, regelmäßig Berichterstattungsanlässe zu schaffen. Schließlich sollten Kampagnen theoriegeleitet durchgeführt und wissenschaftlich begleitet werden. Kampagnenevaluationen sollten nicht als schmückendes Beiwerk betrachtet werden, sondern als Grundlage für die zukünftige Kampagnenplanung. Dabei sollten auch elaboriertere Methoden zur Analyse von Kampagnenwirkungen wie Panelbefragungen oder direkte Verhaltensmessungen im Straßenverkehr ermöglicht werden.

Literatur

Ajzen, I. (1991). The theory of planned behavior. *Organizational Behavior and Human Decision Processes, 50*, 179–211.

Baumann, E., & Geber, S. (2015). Targetingstrategien in der Verkehrssicherheitskommunikation zur Erreichbarkeit junger Risikogruppen. In C. Klimmt, M. Maurer, H. Holte & E. Baumann (Hrsg.), *Verkehrssicherheitskommunikation* (S. 287–308). Wiesbaden: Springer VS.

Baumann, E., Geber, S., Klimmt, C., Maurer, M., Oschatz, C., & Sülflow, M. (2015). Grenzen der Wirksamkeit präventiver Botschaften am Beispiel von Verkehrssicherheitskampagnen. In M. Schäfer, O. Quiring, C. Rossmann, M. H. Hastall & E. Baumann (Hrsg.), *Gesundheitskommunikation im gesellschaftlichen Wandel* (S. 213–222). Baden-Baden: Nomos.

Brijs, K., Daniels, S., Brijs, T., & Wets, G. (2011). An experimental approach towards the evaluation of a seat belt campaign with an inside view on the psychology behind sea belt use. *Transportation Research Part F: Traffic Psychology and Behaviour, 14*(6), 600–613.

Elder, R. W., Shults, R. A., Sleet, D. A., Nichols, J. L., Thompson, R. S., & Rajab, W. (2004). Effectiveness of mass media campaigns for reducing drinking and driving and alcohol-involved crashes: A systematic review. *American Journal of Preventive Medicine, 27*(1), 57–65.

Elvik, R., Vaa, T., Hoye, A., Erke, A., & Sorensen, M. (Hrsg.). (2009). *The handbook of road safety measures* (2., überarb. Aufl.). Amsterdam: Elsevier.

Friemel, T., & Bonfadelli, H. (2015). Rezeption und Wirkung der Kampagne *Slow Down. Take it Easy* von 2009 bis 2012. In C. Klimmt, M. Maurer, H. Holte & E. Baumann (Hrsg.), *Verkehrssicherheitskommunikation. Beiträge der empirischen Forschung zur strategischen Unfallprävention* (S. 135–158). Wiesbaden: Springer VS.

Glendon, I., McNally, B., Jarvis, A., Chalmers, S. L., & Salisbury, R. L. (2014). Evaluating a novice driver and pre-driver road safety intervention. *Accident Analysis and Prevention, 64*, 100–110.

Goldenbeld, C., Twisk, D., & Houwing, S. (2008). Effects of persuasive communication and group discussions on acceptability of anti-speeding policies for male and female drivers. *Transportation Research Part F: Traffic Psychology and Behaviour, 11*(3), 207–220.

Hackenfort, M., Bresges, A., Weber, J., & Hofmann, U. (2015). Rezeption und Wirkung der Kampagne *Crash Kurs NRW*. In C. Klimmt, M. Maurer, H. Holte & E. Baumann (Hrsg.), *Verkehrssicherheitskommunikation. Beiträge der empirischen Forschung zur strategischen Unfallprävention* (S. 175–200). Wiesbaden: Springer VS.

Hale, J. L., & Dillard, J. P. (1995). Fear appeals in health promotion campaigns: Too much, too little, or just right? In E. Maibach & R. L. Parrott (Hrsg.), *Designing health messages: Approaches from communication theory and public health practice* (S. 65–80). Thousand Oaks: Sage.

Hoekstra, T., & Wegman, F. (2011). Improving the effectiveness of road safety campaigns: Current and new practices. *IATSS Research, 34*, 80–86.

Holte, H., & Pfafferott, I. (2015). Wirkungsmechanismen und Erfolgsfaktoren von Verkehrssicherheitskampagnen. In C. Klimmt, M. Maurer, H. Holte & E. Baumann (Hrsg.), *Verkehrssicherheitskommunikation. Beiträge der empirischen Forschung zur strategischen Unfallprävention (S. 99–116). Wiesbaden: Springer VS.

Klimmt, C., & Maurer, M. (2015). Rezeption und Wirkung einer längerfristigen Kampagne: „Runter vom Gas!", 2008–2010. In C. Klimmt, M. Maurer, H. Holte & E. Baumann (Hrsg.), Verkehrssicherheitskommunikation. Beiträge der empirischen Forschung zur strategischen Unfallprävention (S. 117–134). Wiesbaden: Springer VS.

Klimmt, C., Maurer, M., & Baumann, E. (2014). Prozessevaluation der Kampagnenfortsetzung 2011–2012 „Runter vom Gas!". Berichte der Bundesanstalt für Straßenwesen, Mensch und Sicherheit, M 246. Bremen: Fachverlag NW.

Klimmt, C., Maurer, M., Holte, H., & Baumann, E. (2015a). Verkehrssicherheitskommunikation: Definition und Herangehensweise. In C. Klimmt, M. Maurer, H. Holte & E. Baumann (Hrsg.), Verkehrssicherheitskommunikation. Beiträge der empirischen Forschung zur strategischen Unfallprävention (S. 1–10). Wiesbaden: Springer VS.

Klimmt, C., Maurer, M., Holte, H., & Baumann, E. (2015b). Verkehrssicherheitskommunikation. Beiträge der empirischen Forschung zur strategischen Unfallprävention. Wiesbaden: Springer VS.

Klimmt, C., Geber, S., Maurer, M., Oschatz, C., & Sülflow, M. (2017). Evaluation der Kampagnenfortsetzung 2013/2014 „Runter vom Gas!". Berichte der Bundesanstalt für Straßenwesen, Mensch und Sicherheit, M 271. Bremen: Fachverlag NW.

Lee, C., Saxena, M., Lin, P.-S., Gonzalez-Velez, E., & Rouse, J. (2010). Aggressive driving and safety campaigns. Lessons learned from better driver campaign in Florida. Transportation Research Record: Journal of the Transportation Research Board, 2182, 79–87.

Lewis, I., Watson, B., & Tay, R. (2007). Examining the effectiveness of physical threats in road safety advertising: The role of the third-person effect, gender, and age. Transportation Research Part F: Traffic Psychology and Behaviour, 10(1), 48–60.

Maurer, M., & Lemke, R. (2015). Inszenierte Schlüsselereignisse: Die Medienresonanz der Verkehrssicherheitskampagne Runter vom Gas! In C. Klimmt, M. Maurer, H. Holte & E. Baumann (Hrsg.), Verkehrssicherheitskommunikation. Beiträge der empirischen Forschung zur strategischen Unfallprävention (S. 159–174). Wiesbaden: Springer VS.

Nell, V. (2002). Why young men drive dangerously: Implications for injury prevention. Current Directions in Psychological Science, 11, 75–79.

Oschatz, C., & Klimmt, C. (2016). The effectiveness of narrative communication in road safety education: A moderated mediation model. Communications – The European Journal of Communication Research, 41(2), 145–165.

Perkins, H. W., Linkenbach, J. W., Lewis, M. A., & Neighbors, C. (2010). Effectiveness of social norms media marketing in reducing drinking and driving: A statewide campaign. Addictive Behaviors, 35(10), 866–874.

Phillips, R. O., Ulleberg, P., & Vaa, T. (2011). Meta-analysis of the effect of road safety campaigns on accidents. Accident Analysis & Prevention, 43(3), 1204–128.

Santoso, G. A., Maulina, D., Indirasari, D. T., & Saraswati, I. (2011). Cognitive behavior therapy compare to campaign advertisement programs in reducing aggressive driving behavior. Makara, Sosial Humaniora, 15(2), 77–85.

Statistisches Bundesamt. (2017). 7,1 % weniger Verkehrstote im Jahr 2016. https://www.destatis.de/DE/PresseService/Presse/Pressemitteilungen/2017/02/PD17_065_46241.html. Zugegriffen am 28.04.2017.

Stead, M., Tagg, S., MacKintosh, A. M., & Eadie, D. (2005). Development and evaluation of a mass media theory of planned behaviour intervention to reduce speeding. Health Education Research, 20(1), 36–50.

Tay, R. (2005). The effectiveness of enforcement and publicity campaigns on serious crashes involving young male drivers: Are drink driving and speeding similar? Accident Analysis and Prevention, 37(5), 922–929.

Twiska, D. A. M., Vlakvelda, W. P., Commandeura, J. J. F., Shopeb, J. T., & Kok, G. (2014). Five road safety education programmes for young adolescentpedestrians and cyclists: A multiprogramme evaluation in a field setting. Accident Analysis and Prevention, 66, 55–61.

Williams, A. F., Wells, J. K., McCartt, A. T., & Preusser, D. F. (2000). „Buckle Up NOW!" An enforcement program to achieve high belt use. Journal of Safety Research, 31(4), 195–201.

Kurzvitae der Autorinnen und Autoren

Florian Arendt, Ass.-Prof. Dr., hat die Tenure-Track-Professur Gesundheitskommunikation am Institut für Publizistik- und Kommunikationswissenschaft der Universität Wien inne. Forschungsschwerpunkte: Optimierung von Botschaften in Gesundheitskampagnen, Globale Ungleichheit im Gesundheitsbereich und „Digital Health Divide", Qualität von medial vermittelter Gesundheitsinformation, Stereotype und Mythen im Gesundheitsbereich, gesundheitsbezogene Konsequenzen von neuen digitalen Medientechnologien und historische Perspektive in der Gesundheitskommunikation. E-Mail: florian.arendt@univie.ac.at

Anne Bartsch, Prof. Dr. habil., ist Professorin für Empirische Kommunikations- und Medienforschung am Institut für Kommunikations- und Medienwissenschaft der Universität Leipzig. Sie promovierte 2004 an der MLU Halle und war u.a. an der Universität Augsburg und der LMU München tätig. Sie ist Mitherausgeberin der Zeitschrift Studies in Communication and Media. Ihre Forschungsschwerpunkte liegen im Bereich der Mediennutzung und Medienwirkung. Sie beschäftigen sich u. a. mit Politikvermittlung durch Unterhaltungsmedien, dem Abbau von Vorurteilen gegenüber Menschen mit körperlichen sowie psychischen Krankheiten und Behinderungen. E-Mail: anne.bartsch@uni-leipzig.de

Eva Baumann, Prof. Dr., ist Professorin für Kommunikationswissenschaft am Institut für Journalistik und Kommunikationsforschung der Hochschule für Musik, Theater und Medien Hannover und leitet dort das Hanover Center for Health Communication. Sie hatte Vertretungsprofessuren in Erfurt und München inne, ist Mitbegründerin der DGPuK-Fachgruppe Gesundheitskommunikation und seit 2016 Mitglied des DGPuK-Vorstands. Sie ist in verschiedene transdisziplinäre Kooperationen involviert und wiss. Beiratsmitglied u. a. der BZgA. Forschungsschwerpunkte: strategische Gesundheits- und Risikokommunikation, Gesundheitsinformationsverhalten. E-Mail: eva.baumann@ijk.hmtm-hannover.de

Heinz Bonfadelli, Prof. Dr., Studium der Sozialpsychologie, Soziologie und Publizistikwissenschaft an der Universität Zürich; Promotion 1980 zur Sozialisationsperspektive in der Massenkommunikationsforschung. 1981/82 Forschungsaufenthalt am Dep. of Communication der Stanford University in Kalifornien USA. Nachher wissenschaftlicher Mitarbeiter am Seminar für Publizistikwissenschaft der Universität Zürich. 1992 Habilitation in Publizistikwissenschaft mit einer Studie zur Wissenskluft-Forschung. Seit Winter 1994 Extraordinarius und seit Winter 2000 Ordinarius für Publizistikwissenschaft an der Universität Zürich. Seit Herbst 2015 emeritiert.

Martine Bouman, Dr., ist wissenschaftliche Direktorin am Center for Media & Health (http://www.media-health.nl/about-us/martine-bouman) und Professorin für Entertainment Media und Social Change an der Erasmus Universität Rotterdam, Fakultät History, Culture und Communication. Seit 1985 gilt sie als Pionierin im Feld Entertainment-Education und hat seitdem verschiedene Auszeichnungen für ihre Arbeit als Wissenschaftlerin und Beraterin im Bereich Communication for Social Change erhalten.

Johannes Breuer, Dr., ist Senior Researcher im Team Data Linking and Data Security bei GESIS – Leibniz-Institut für Sozialwissenschaften. Er promovierte an der Universität zu Köln zum Themenbereich Computer- und Videospiele. Vor seiner Tätigkeit bei GESIS arbeitete er in verschiedenen Projekten zur Nutzung und Wirkung digitaler Medien an den Universitäten Köln, Hohenheim und Münster sowie dem Leibniz-Institut für Wissensmedien. Zu seinen weiteren Forschungsschwerpunkten gehören die Methoden der Medienwirkungsforschung, Open Science und Datenmanagement. E-Mail: johannes.breuer@gesis.org

Nicola Brew-Sam, studierte/arbeitete an der LMU in München, der UZH in Zürich und der Universität Mannheim und absolvierte Auslandsaufenthalte an der USI Lugano und der NTU Singapur. Nach ihrem Studium der Kommunikationswissenschaft (Schwerpunkt Gesundheitskommunikation) spezialisierte sie sich auf das Thema mHealth für das Management von chronischen Erkrankungen und arbeitete zunächst in einem Kooperationsprojekt mit ROCHE Diagnostics (Diabetes). 2019 schloss sie ihre Promotion zum Thema „Empowerment as an antecedent of app use for diabetes self-management" ab (Universität Erfurt/NTU Singapur).

Hans-Bernd Brosius, Prof. Dr., hat Psychologie und Medizin an der Universität Münster studiert. Nach der Promotion 1983 war er Projektmitarbeiter und später Hochschulassistent an der Universität Mainz. Dort hat er 1994 mit einer Arbeit über Nachrichtenrezeption habilitiert. Seit 1996 ist er Professor am Institut für Kommunikationswissenschaft der Universität München. Von 1998 bis 2002 war er Vorsitzender der Deutschen Gesellschaft für Publizistik- und Kommunikationswissenschaft (DGPuK). Nebenamtlich leitete er von 1995 bis 2004 das Medien Institut Ludwigshafen. Seit 1. Oktober 2001 ist er Dekan der Sozialwissenschaftlichen Fakultät der Universität München.

Viorela Dan, Dr. phil., ist Akademische Rätin auf Zeit am Institut für Kommunikationswissenschaft und Medienforschung der Ludwig-Maximilians-Universität München. Sie promovierte an der Freien Universität Berlin mit einer Arbeit zum Thema „Integrative Framing Analysis: Framing Health through Words and Visuals". Sie interessiert sich besonders für Framing, insb. für das Zusammenspiel verbaler und visueller Frames in den Nachrichten. 2012 mit dem Highly Commended Award

(Emerald Literati Network) ausgezeichnet, 2013 mit dem Promising Professor Award (AEJMC). E-Mail: viorela.dan@ifkw.lmu.de

Nicola Döring, Prof. Dr. habil., ist Professorin für Medienpsychologie und Medienkonzeption am Institut für Medien und Kommunikationswissenschaft (IfMK) der Technischen Universität Ilmenau. Studium der Psychologie, Promotion und Habilitation in Berlin. Zu ihren Arbeitsschwerpunkten gehören psychologische, soziale und gesundheitliche Aspekte der Online-, Mobil- und Mensch-Roboter-Kommunikation, Lernen und Lehren mit neuen Medien, Gender- und Sexualforschung sowie Forschungsmethoden und Evaluation. E-Mail: nicola.doering@tu-ilmenau.de

Andreas Fahr, Prof. Dr. rer. pol. habil., ist Professor für Empirische Kommunikationsforschung am Departement für Kommunikationswissenschaft und Medienforschung der Université de Fribourg (CH). Promotion und Habilitation an der LMU München. Forschungsschwerpunkte: Mediennutzung, -rezeption und -wirkung; insbesondere Gesundheitskommunikation, Persuasion, emotionale Medienwirkungen, exzessive Mediennutzung und Medienabhängigkeit, Beziehungen von MediennutzerInnen zu Medienpersonen, Narrative Formate, psychophysiologische und apparative Datenerhebungsverfahren zur Untersuchung von Medienrezeptionsprozessen. E-Mail: andreas.fahr@unifr.ch

Emily Finne, Dr. PH, Dipl.-Psych., ist wissenschaftliche Mitarbeiterin in der Arbeitsgruppe Prävention und Gesundheitsförderung an der Fakultät für Gesundheitswissenschaften der Universität Bielefeld. Sie promovierte 2014 zum Thema ‚Bewegung, Körpergewicht und Aspekte des Wohlbefindens im Jugendalter'. Ihre Forschungs- und Interessenschwerpunkte liegen in den Bereichen Erklärung und Veränderung von Gesundheitsverhalten, Kinder- und Jugendgesundheit sowie quantitativen Methoden der Datenerhebung und -auswertung. E-Mail: emily.finne@uni-bielefeld.de

Tobias Frey, M.A., ist Assistent am Institut für Kommunikationswissenschaft und Medienforschung (IKMZ) der Universität Zürich in der Abteilung Mediennutzung und Medienwirkung. Seine Forschungsschwerpunkte sind: Sozialer Einfluss und soziale Normen, Gesundheitsverhalten im sozialen Kontext, Präventionsstrategien und Kommunikationskampagnen. E-Mail: t.frey@ikmz.uzh.ch

Thomas N. Friemel, Prof. Dr., ist Professor für Kommunikationswissenschaft und Medienforschung an der Universität Zürich. Er promovierte 2008 an der Universität Zürich, vertrat eine Professur an der Universität Augsburg und war Professor an der Universität Bremen. Zu seinen Forschungsschwerpunkten zählen Kommunikationskampagnen im Gesundheitsbereich, Dynamiken des Gesundheitsverhaltens in sozialen Netzwerken (on- und offline) und Digital Health Communication. Er ist Mitinitiator und Co-Chair der Temporary Working Group on Health Communication der ECREA. E-Mail: th.friemel@ikmz.uzh.ch

Hannah Früh, Dr. habil., ist Oberassistentin am Departement für Kommunikationswissenschaft und Medienforschung der Universität Fribourg/Freiburg (Schweiz). Zuvor war sie Akademische Rätin a. Z. am Seminar für Medien- und Kommunikationswissenschaft der Universität Erfurt und wissenschaftliche Mitarbeiterin am Institut für Kommunikationswissenschaft und Medienforschung der LMU München; Promotion an der LMU München, Habilitation an der Universität Erfurt. Forschungsschwerpunkte: Risikokommunikation und Medienwirkungsforschung. E-Mail: hannah.frueh@unifr.ch

Michael Grimm, M.A., ist Projektmanager für Gesundheitsinformationen bei der Stiftung Gesundheitswissen. Zuvor arbeitete er mehrere Jahre als wissenschaftlicher Mitarbeiter am Hans-Bredow-Institut für Medienforschung in Hamburg und betreute Forschungs- und Anwendungsprojekte im Bereich der Gesundheitskommunikation. Seine Forschungsschwerpunkte liegen in den Gebieten Gesundheitsinformationsverhalten, mediale gesundheitsbezogene Darstellungen und deren Rezeption sowie visuelle Gesundheitskommunikation. E-Mail: michael.grimm@stiftung-gesundheitswissen.de

Lars Guenther, Dr., ist wissenschaftlicher Mitarbeiter im Exzellenzcluster „Climate, Climatic Change, and Society" (CliCCS) der Deutschen Forschungsgemeinschaft an der Universität Hamburg und Extraordinary Senior Lecturer am Centre for Research on Evaluation, Science and Technology (CREST) der Stellenbosch University in Südafrika. Promoviert hat er kumulativ zum Thema „The coverage of (un)certainty: Science journalists' perceptions and reporting on scientific evidence" an der Friedrich-Schiller-Universität Jena. Von 2016 bis 2019 war er Nachwuchssprecher der DGPuK-Fachgruppe Wissenschaftskommunikation. E-Mail: lars.guenther@uni-hamburg.de

Matthias R. Hastall, Prof. Dr., ist Professor für Qualitative Forschungsmethoden und Strategische Kommunikation für Gesundheit, Inklusion und Teilhabe an der Technischen Universität Dortmund. Er promovierte an der Universität Erfurt zum Themenbereich der Gesundheitskommunikation und war Mitinitiator sowie 2012 bis 2018 Co-Sprecher der DGPuK-Fachgruppe Gesundheitskommunikation. Zu seinen Forschungsschwerpunkten zählen Fragen der Selektion und Vermeidung von Gesundheitsbotschaften, Botschaftsfaktoren, Abwehrreaktionen und die Anti-Stigma-Kommunikation. E-Mail: matthias.hastall@tu-dortmund.de

Anja Kalch, Dr., ist wissenschaftliche Mitarbeiterin am Institut für Medien, Wissen und Kommunikation an der Universität Augsburg. Sie promovierte an der Universität Augsburg zur Wirkung von narrativen Erfahrungen in Gesundheitsinformationen. Ihre Forschungsschwerpunkte liegen im Bereich Gesundheitskommunikation, Narrative Persuasion und prosoziales Verhalten. E-Mail: anja.kalch@phil.uni-augsburg.de

Veronika Karnowski, PD Dr., ist Akademische Rätin am Institut für Kommunikationswissenschaft und Medienforschung der LMU München. Promotion an der Universität Zürich und Habilitation an der LMU München. Sie war Gründungs-Chair der ICA-Interest Group Mobile Communication und ist seit 2013 Mitherausgeberin von mobile media & communication. Forschungsschwerpunkte: Nutzung und Alltagsintegration mobiler Medien, situative Einflüsse auf die mobile Mediennutzung, mHealth, Nachrichtenverbreitung und -rezeption in sozialen Medien, Mobile Experience Sampling Method. E-Mail: veronika.karnowski@ifkw.lmu.de

Christoph Klimmt, Prof. Dr., ist Professor für Kommunikationswissenschaft am Institut für Journalistik und Kommunikationsforschung der Hochschule für Musik, Theater und Medien Hannover. Zuvor war er Juniorprofessor für Online-Kommunikation an der Johannes Gutenberg-Universität Mainz. Er ist Editor in Chief des Journal of Media Psychology. Forschungsschwerpunkte: Medienrezeption und Medienwirkungen, unterhaltsamer Mediengebrauch, neue Medien- und Kommunikationstechnologien, Wissenschaft und Öffentlichkeit. E-Mail: christoph.klimmt@ijk.hmtm-hannover.de

Andrea Kloß, M.A., ist wissenschaftliche Mitarbeiterin am Lehrstuhl für Empirische Kommunikations- und Medienforschung (Prof. Dr. Anne Bartsch) am Institut für Kommunikations- und Medienwissenschaft Leipzig. Zu ihren Forschungsschwerpunkten zählen Emotionen und Unterhaltungserleben, insbesondere im Kontext politischer Kommunikation, und die Rolle von Empathie in Deliberationsprozessen. E-Mail: andrea.kloss@uni-leipzig.de

Klaus Koch, Dr. rer. medic., ist Leiter des Ressorts Gesundheitsinformation im Institut für Qualität und Wirtschaftlichkeit im Gesundheitswesen (IQWiG). Er studierte Biologie in Bonn und Köln, Abschluss 1989 als Diplom-Biologe. Bis Ende 2005 war er freier Medizin- und Wissenschaftsjournalist (u. a. für Süddeutsche Zeitung, Deutsches Ärzteblatt) und Buchautor; 2006 Wechsel ins IQWiG, 2007 Promotion an der Universität zu Köln; von 2011 bis 2015 stellvertretender Sprecher, von 2015 bis 2017 Sprecher im Fachbereich Patienteninformation und -beteiligung des Deutschen Netzwerks evidenzbasierte Medizin. Seit Mai 2011 Leiter des Ressorts Gesundheitsinformation. E-Mail: klaus.koch@iqwig.de

Claudia Lampert, Dr., ist Senior Researcherin am Leibniz-Institut für Medienforschung | Hans-Bredow-Institut (HBI) in Hamburg mit den Schwerpunkten Gesundheitskommunikation und Mediensozialisation. Sie ist Mitgründerin des Netzwerkes Medien und Gesundheitskommunikation. Forschungsinteressen: Gesundheitsinformationsverhalten, Digitalisierung und Datafizierung in der Gesundheitskommunikation, Digital Health Literacy sowie die strategische Nutzung unterhaltsamer Medienangebote für die Prävention und Gesundheitsförderung. E-Mail: c.lampert@leibniz-hbi.de

Britta Lang, Dr. phil., MSC (Open), war nach Promotion in den klassischen Altertumswissenschaften (1997) fast zwanzig Jahre wissenschaftliche Mitarbeiterin bei Cochrane Deutschland, zuletzt geschäftsführender Vorstand der Cochrane Deutschland Stiftung. Seit Mai 2018 leitet sie das Zentrum für Klinische Studien des Universitätsklinikums Freiburg. Ihre Forschungsschwerpunkte sind Wissenstransfer in der Medizin, ‚Science Communication' (MSc, Open University 2006) und evidenzbasierte Patienteninformation und -kommunikation sowie die Einbindung von Patienten in die klinische Forschung. E-Mail: britta.lang@uniklinik-freiburg.de

Jürgen Leu, Diplom Geograf, studierte an der Friedrich-Schiller-Universität Jena. Von 2005 bis 2016 arbeitete er beim Institut für angewandte Marketing- und Kommunikationsforschung GmbH in Erfurt. Während dieser Zeit untersuchte er im Rahmen von Auftragsstudien die Wirkung von Kommunikationsmaßnahmen gesetzlicher Krankenkassen. Darüber hinaus waren Verbraucherschutzanalysen im GKV-Umfeld Bestandteil seiner Tätigkeit. Seit 2016 arbeitete er als Projektleiter in der IT-Branche und berät Fertigungsunternehmen im medizinischen Umfeld bei der Einführung von ERP-Software.

Verena Lindacher, Dr., ist Mitarbeiterin im Bereich stadtteilorientierte Gesundheitsförderung am Referat für Gesundheit und Umwelt, Landeshauptstadt München. Sie promovierte an der Universität Regensburg im Bereich der methodischen Erfassung von Empowerment in gesundheitsförderlichen Maßnahmen. Neben partizipativen Ansätzen in Interventionen und multi-methodischer Evaluation von Gesundheitsförderung, zählen soziale Online-Netzwerke und deren Bedeutung als Setting für Gesundheitsförderung zu ihren Schwerpunkten. E-Mail: verena.lindacher@muenchen.de

Elena Link, Dr., ist wissenschaftliche Mitarbeiterin am Institut für Journalistik und Kommunikationsforschung der Hochschule für Musik, Theater und Medien Hannover (HMTMH). Sie promovierte an der HMTMH zur Rolle des Vertrauens für die Suche nach Gesundheitsinformationen. Ihr Forschungsschwerpunkt liegt auf dem Bereich der Gesundheitskommunikation. Speziell interessiert sie sich für die Potenziale der Online-Kommunikation und die Einflussfaktoren, Arten und Wirkungen der Suche nach sowie Vermeidung von Gesundheitsinformationen. E-Mail: elena.link@ijk.hmtm-hannover.de

Julika Loss, Prof. Dr., ist Professorin für Medizinische Soziologie an der Universität Regensburg. Sie habilitierte zum Qualitätsmanagement in der Prävention und hat einen Forschungsschwerpunkt zum Thema präventive Kampagnen, ärztliche präventive Beratung sowie Nutzung von sozialen Online-Medien für Gesundheitsförderung.

Sarah Lubjuhn, Dr. phil., ist angewandte Forscherin am Center for Media & Health in den Niederlanden. Sie entwickelt und implementiert Entertainment-Education Formate und forscht zu den Themenfeldern Entertainment-Education, Communication for Social Change, Gesundheits- und Nachhaltigkeitskommunikation für Auftraggeber wie The Netherlands Organization for Health Research and Development, UNEP und UNICEF. Sie publiziert in verschiedenen internationalen und nationalen Zeitschriften und gibt Gastvorträge. E-Mail: lubjuhn@media-health.nl

Jörg Matthes, Prof. Dr., studierte Psychologie an der FSU Jena. Von 2003 bis 2009 war er Assistent im Team von Werner Wirth an der Universität Zürich, hat im Jahr 2007 mit einer Arbeit zu Framing-Effekten promoviert und arbeitete von 2009–2011 als Assistenzprofessor im nationalen Forschungsschwerpunkt „NCCR Democracy" an der Universität Zürich. Seit 2011 ist er Professor für Werbeforschung an der Universität Wien und leitet seit 2014 das dortige Institut für Publizistik- und Kommunikationswissenschaft. Seine Forschungsschwerpunkte liegen in den Bereichen Werbeforschung, politische Persuasion sowie soziale Medien und Methoden.

Marcus Maurer, Prof. Dr. habil., ist Professor für Politische Kommunikation am Institut für Publizistik der Johannes Gutenberg-Universität Mainz. Zuvor war er Professor für Empirische Methoden der Kommunikationswissenschaft an der FSU Jena sowie Vertretungs- und Gastprofessor an der FU Berlin, der LMU München und der Universität Zürich. Forschungsschwerpunkte: Politische Kommunikation, Empirische Methoden, Medienwirkungsforschung. E-Mail: mmaurer@uni-mainz.de

Tino Meitz, PD Dr. habil., Promotionsstudium der Kommunikationswissenschaft, Psychologie, Wirtschaftspolitik und Politikwissenschaft, Universität Münster. Ab 2006 Post-Doc an der University of Surrey. 2009–2013 Wiss. Ass., Empirische Medienforschung, Universität Tübingen. 2013–2014 Vertretungsprofessur an der Universität Augsburg. 2015 Habilitation an der Universität Münster. 2014–2016 Senior Researcher am Leibniz WissenschaftsCampus Tübingen. 2016 Gressly-Fleck Stipendiat, Université de Fribourg. 2017–2018 Vertretungsprofessur, Universität Jena. 2018 Gastwissenschaftler, USA.

Lisa Meyer, Dr. phil., arbeitet als Medizin- und Wissenschaftsjournalistin in München. Zuvor hat sie am Institut für Kommunikationswissenschaft und Medienforschung der LMU München geforscht und an der Universität Erfurt im Fachbereich Gesundheitskommunikation promoviert. E-Mail: lisa.meyer@wort-wg.de

Linda Mummer, M.A. Kommunikationswissenschaft. Sie studierte an der TU Dresden Medienforschung und Medienpraxis (B.A.) und Kommunikationswissenschaft (M.A.). Bereits in ihrer Bachelorarbeit fokussierte sie sich auf die Gesundheitskommunikation, indem sie die Wirkung von Lebensmittelskandalen auf die Rezipientinnen und Rezipienten untersuchte. An der Universität Erfurt arbeitete sie als studentische Mitarbeiterin u.a. für ein Projekt im Auftrag der WHO zum Thema „Impfprävention". Forschungsschwerpunkte im Bereich der Gesundheitskommunikation: Ernährungskommunikation, Rezeptions- und Wirkungsforschung, Krisenkommunikation. E-Mail: linda.mummer@gmail.com

Cordula Nitsch, Dr. phil., ist akademische Rätin a. Z. am Institut für Sozialwissenschaften (Abt. Kommunikations- und Medienwissenschaft III) der Heinrich-Heine Universität Düsseldorf. Sie promovierte an der Universität Augsburg mit einer Arbeit zur Darstellung des Journalismus in der Fiktion. Im Herbstsemester 2018 hatte sie eine Vertretungsprofessur an der Zeppelin-Universität Friedrichshafen inne. Forschungsschwerpunkte: Medieninhalts- und Medienwirkungsforschung mit Schwerpunkt politischer Kommunikation (insb. Politik in Unterhaltungsformaten). E-Mail: cordula.nitsch@phil.uni-duesseldorf.de

Alexander Ort, M.Sc., ist Diplomassistent am Lehrstuhl für Empirische Kommunikationsforschung des Departements für Kommunikationswissenschaft und Medienforschung (DCM) der Universität Fribourg. Dort promoviert er zu Einsatz und Wirkung von Emotionen im Bereich persuasiver Gesundheitskommunikation. Forschungsschwerpunkte: kommunikationswissenschaftliche, empirische Medienrezeptions- und Medienwirkungsforschung mit inhaltlichem Fokus auf gesundheitskommunikativen sowie medienpsychologischen Fragestellungen. E-Mail: alexander.ort@unifr.ch

Christina Peter, Dr., ist akademische Rätin a. Z. am Institut für Kommunikationswissenschaft und Medienforschung der Ludwig-Maximilians-Universität München. Sie hatte Vertretungs- bzw. Gastprofessuren an der HMTM Hannover sowie der Universität Wien inne. Sie war von 2016 bis 2018 stellvertretende Sprecherin und ist seit 2018 erste Sprecherin der DGPuK-Fachgruppe Methoden. Ihre Forschungsinteressen liegen im Bereich der Rezeptions- und Wirkungsforschung sowie der politischen und persuasiven Kommunikation. Email: peter@ifkw.lmu.de

Doreen Reifegerste, Dr., ist wissenschaftliche Mitarbeiterin am Seminar für Medien- und Kommunikationswissenschaft der Universität Erfurt. Sie hatte Mitarbeiterstellen in Dresden, Hannover und Jena. Promoviert hat sie an der Universität Erfurt. Sie ist Sprecherin der DGPuK-Fachgruppe Gesundheitskommunikation und Chair der Temporary Working Group Health Communication der ECREA. Forschungsschwerpunkte: Gesundheitskommunikation (Framing, soziale Unterstützung, Informationsverhalten), Strategische Kommunikation, Netzwerkforschung. E-Mail: doreen.reifegerste@uni-erfurt.de

Anne Reinhardt, M.A., ist wissenschaftliche Mitarbeiterin am Seminar für Medien- und Kommunikationswissenschaft der Universität Erfurt im BMBF-geförderten Projekt „impfen60+". In Ihrer Promotion beschäftigt sie sich mit der Verarbeitung und Wirkung unterschiedlich aufbereiteter Impfbotschaften bei Erwachsenen und Senioren. Zu ihren Forschungsschwerpunkten zählen Fragen der Wirkung von Gesundheitsbotschaften (Message Framing, Fallbeispielforschung) sowie zum Einfluss des Alters auf Prozesse der Informationsverarbeitung. E-Mail: anne.reinhardt@uni-erfurt.de

Ute Ritterfeld, Prof. Dr., ist Logopädin (Stiftung Rehabilitation Heidelberg 1983) und Psychologin (Dipl. Psych. Heidelberg 1989, Dr. phil. TU Berlin 1995, Dr. phil. habil. Universität Magdeburg 2004) und war als Professorin an der University of Southern California in Los Angeles (2002–2007) und an der Freien Universität Amsterdam (2007–2010) tätig. Seit 2010 leitet sie das Fachgebiet Sprache & Kommunikation an der TU Dortmund mit Forschungsschwerpunkten im Schnittbereich von Gesundheit, Bildung und Technologie und seit 2017 auch das assoziierte Zentrum für Beratung und Therapie. E-Mail: ute.ritterfeld@tu-dortmund.de

Alexander Röhm, Dr., ist Akademischer Rat (a. Z.) am Fachgebiet Qualitative Forschungsmethoden und Strategische Kommunikation für Gesundheit, Inklusion und Teilhabe an der Fakultät Rehabilitationswissenschaften der Technischen Universität Dortmund. Er promovierte zum Thema Stigmatisierung und Entstigmatisierung von Menschen mit Behinderung durch mediale Darstellungen. Seine Forschungsschwerpunkte sind die Anti-Stigma-Kommunikation sowie die Zusammenhänge zwischen sprachlichen und mathematischen Kompetenzen von Kindern im Vorschulalter. E-Mail: alexander.roehm@tu-dortmund.de

Leonie Rösner, Dr., ist wissenschaftliche Mitarbeiterin am Lehrstuhl Sozialpsychologie: Medien und Kommunikation an der Universität Duisburg-Essen und hat dort im April 2018 ihre Promotion zum Thema Wahrnehmung und Wirkung sozialer Normen auf sozialen Netzwerkseiten abgeschlossen. Sie forscht zu Effekten von sozialen Technologien auf das Denken und Handeln von Nutzenden. Zu ihren Schwerpunkten zählen: soziale Einflussprozesse, Einstellungsbildung und Glaubwürdigkeitseinschätzungen in Online-Kontexten und die Nutzung von Technologien in der Krisenkommunikation. E-Mail: leonie.roesner@uni-due.de

Patrick Rössler, Prof. Dr. phil., Studium der Publizistik, Rechts- und Politikwissenschaft in Mainz. Seit 2000 Professor an der Universität Erfurt, zunächst für Kommunikationssoziologie und -psychologie, seit 2004 für Kommunikationswissenschaft mit dem Schwerpunkt Empirische Kommunikationsforschung/Methoden, 2011–2014 Vizepräsident für Forschung und wissenschaftlichen Nachwuchs der Universität Erfurt. Herausgeber der „International Encyclopedia of Media Effects" (Wiley-Blackwell, 2017) sowie der Buchreihen „Konzepte" und „Internet Research" (Nomos Verlag), außerdem Ausstellungskurator zu medien- und kunsthistorischen Themen.

Constanze Rossmann, Prof. Dr. habil., ist Professorin für Kommunikationswissenschaft am Seminar für Medien- und Kommunikationswissenschaft der Universität Erfurt. Sie hatte Vertretungs- bzw. Gastprofessuren in Hannover, Mainz und Zürich inne, Promotion und Habilitation an der LMU München. Sie ist Mitinitiatorin des Erfurter Masterstudiengangs Gesundheitskommunikation und der DGPuK-Fachgruppe Gesundheitskommunikation und war 2012 bis 2018 Co-Sprecherin derselben. Forschungsschwerpunkte: Gesundheitskommunikation (Kampagnenforschung, Mobile Health, Krisenkommunikation), Rezeptions- und Wirkungsforschung. E-Mail: constanze.rossmann@uni-erfurt.de

Fabia B. Rothenfluh, Dr. phil., promovierte im Juli 2017 zum Thema Online-Ärztebewertungsportale am Institute of Communication and Health der Università della Svizzera italiana. Im Anschluss wechselte sie zu comparis.ch, dem meistbesuchten Online-Vergleichsdienst der Schweiz, wo sie eine Gesundheitsplattform aufbaut und ihr im Doktorat gewonnenes Fachwissen in der Praxis anwendet. Als Head of Health leitet sie ein Team, das unter anderem einen Spital-, Spitex-, Medikamentenpreis- und Ärztevergleich betreibt. E-Mail: frothenfluh@gmail.com

Georg Ruhrmann, Prof. Dr., Lehrstuhl Grundlagen der medialen Kommunikation und der Medienwirkung am Institut für Kommunikationswissenschaft (IfKW) der Friedrich-Schiller-Universität Jena. Projektleitungen in einer DFG-Forschergruppe, im DFG SPP 1409, in DSF-, EU-, BMBF-, LfM-Projekten und aktuell für die Ernst-Abbe Stiftung (2018–2019). Berufung in die Kommission für Risikoforschung und -wahrnehmung beim Bundesinstitut für Risikobewertung (BfR) (2018). Arbeitsschwerpunkte sind Gesundheits- und Wissenschaftskommunikation sowie (Des)Integration und Medien. E-Mail: georg.ruhrmann@uni-jena.de

Markus Schäfer, Dr., ist wissenschaftlicher Mitarbeiter am Institut für Publizistik der Johannes Gutenberg-Universität Mainz, wo er zur Rolle von Journalistinnen und Journalisten in der gesellschaftlichen Debatte zum pharmakologischen Neuroenhancement promovierte. Seit 2018 ist er Co-Sprecher der DGPuK-Fachgruppe Gesundheitskommunikation. Zu seinen Forschungsschwerpunkten zählen der Zusammenhang von Medieninhalten und Suiziden, die Rolle journalistischer Akteure in der Gesundheitskommunikation und die gesundheitsbezogene und gesundheitsrelevante Mediennutzung von Studierenden. E-Mail: markus.schaefer@uni-mainz.de

Svenja Schäfer, M.A., ist wissenschaftliche Mitarbeiterin am Institut für Publizistik an der Johannes Gutenberg-Universität Mainz. Ihre Forschungsschwerpunkte sind Informationszuwendung und -auswahl im Internet, wahrgenommener und faktischer Wissenserwerb sowie Darstellungen und Wirkung von Geschlechterstereotypen in den Medien. E-Mail: svenja.schaefer@uni-mainz.de

Christian Schemer, Prof. Dr., ist Professor für Allgemeine Kommunikationsforschung am Institut für Publizistik an der Johannes Gutenberg-Universität Mainz. Seine Forschungsschwerpunkte sind Medienwirkungen im Bereich der politischen Kommunikation, Werbung und Gesundheitskommunikation. E-Mail: schemer@uni-mainz.de

Helmut Scherer, Prof. Dr., ist Professor für Kommunikations- und Medienwissenschaft am Institut für Journalistik und Kommunikationsforschung der Hochschule für Musik, Theater und Medien Hannover. Er hat an der Johannes Gutenberg-Universität in Mainz und an der Universität Erlangen-Nürnberg promoviert und habilitiert. Von 1996–1999 war er Professor für Kommunikationswissenschaft an der Universität Augsburg. Zu seinen Forschungsschwerpunkten zählen Rezeptionsforschung, Medienwirkungsforschung, Politische Kommunikation, Öffentlichkeit und öffentliche Meinung.

Sebastian Scherr, Prof. Dr., ist Tenure-Track Assistant Professor für Medienwirkungsforschung an der School for Mass Communication Research der Universität Leuven, Belgien. Er promovierte an der LMU München zum Themenbereich Depression – Medien – Suizid. Forschungsschwerpunkte: Gesundheitskommunikation, politische Kommunikation, Suizidprävention sowie qualitative, quantitative, und digitale Methoden der Kommunikationsforschung. E-Mail: sebastian.scherr@kuleuven.be

Sören Schiller ist Geschäftsführer des IMK Institut für angewandte Marketing- und Kommunikationsforschung GmbH und leitet dort das Forschungsfeld Gesundheit. Thematischer Schwerpunkt seiner Arbeit ist die Kundenbeziehungsforschung im Gesundheitssystem im Allgemeinen und die gesetzliche Krankenversicherung im Besonderen. Konzeption, Design und Analyse quantitativer und qualitativer Forschungsstudien zählen zu seinen Hauptaufgaben. Nach einem wirtschaftswissenschaftlichen Studium war er als Strategischer Berater für Marketing und Vertrieb mit Schwerpunkt Versicherungswirtschaft tätig. E-Mail: soeren.schiller@i-m-k.de

Josephine B. Schmitt, Dr., arbeitet am Institut für Kommunikationswissenschaft und Medienforschung der LMU München. Sie forscht u.a. zu Inhalt, Verbreitung und Wirkung von Hate Speech, extremistischer Propaganda und (politischen) Bildungsangeboten im Internet. Darüber hinaus entwickelt sie didaktische Konzepte für die Radikalisierungsprävention u.a. im Auftrag der Bundeszentrale für politische Bildung (bpb) und des Innenministeriums NRW. Mehr Informationen unter: https://medienundlernen.wordpress.com

Peter J. Schulz, Prof. Dr., ist Professor für Kommunikationswissenschaft an der Fakultät für Kommunikationswissenschaften der Universität Lugano sowie Direktor des Instituts für Kommunikation und Gesundheit. Seit 2017 ist er Honorarprofessor an der Australian National University (ANU). Gemeinsam mit Paul Cobley, London, gibt er die Reihe Handbücher der Kommunikationswissenschaft (35 Bände, DeGruyter & Mouton) heraus. Zu seinen Forschungsschwerpunkten zählen Gesundheitskompetenz und Patienten-Empowerment, Arzt-Patient-Kommunikation und der Einfluss digitaler Medien auf Heranwachsende.

Uta Schwarz, Dr., studierte an der TU Dresden Betriebswirtschaftslehre. 2012 promovierte sie ebenfalls an der TU Dresden zum Dr. rer. pol. Während ihrer langjährigen Tätigkeit als wissenschaftliche Mitarbeiterin an der Professur für Marketing widmete sie sich der Analyse eines gesundheitsbewussten Konsumentenverhaltens sowie der Wirkung kommunikativer Maßnahmen. Seit 2013 ist sie im Dekanat der Fakultät Wirtschaftswissenschaften an der TU Dresden für Kommunikation und Qualitätsmanagement verantwortlich.

Markus Seifert, Dr., ist wissenschaftlicher Mitarbeiter am Seminar für Medien- und Kommunikationswissenschaft der Universität Erfurt und Fachplaner u.a. für den dort angebotenen Master-Studiengang Gesundheitskommunikation. Er forscht insbesondere zu Fragen der Mediennutzung im Kontext von Krankenhausaufenthalten sowie zur Bedeutung von Medien in Stress-Situationen (z. B. Trauerphasen). E-Mail: markus.seifert@uni-erfurt.de

Julia Serong, Dr., ist wissenschaftliche Mitarbeiterin am Institut für Kommunikationswissenschaft und Medienforschung der LMU München. Sie ist Koordinatorin der Ad-hoc-Arbeitsgruppe „Faktizität der Welt" an der Bayerischen Akademie der Wissenschaften. Seit 2013 ist sie außerdem wissenschaftliche Mitarbeiterin (Projektleitung) am Institut für Journalistik der TU Dortmund. Von 2009 bis 2014 war sie wissenschaftliche Mitarbeiterin am Institut für Publizistik- und Kommunikationswissenschaft der FU Berlin. 2014 promovierte sie an der FU Berlin zum Thema „Medienqualität und Publikum".

Paula Stehr, M.A., ist wissenschaftliche Mitarbeiterin am Seminar für Medien- und Kommunikationswissenschaft der Universität Erfurt. Sie forscht zum Zusammenhang von Online-Kommunikation, sozialer Unterstützung und Wohlbefinden. Weitere Forschungsschwerpunkte aus dem Bereich Gesundheitskommunikation sind evidenzbasierte Kampagnenplanung, Gesundheitsinformationsverhalten und Mobile Health. E-Mail: paula.stehr@uni-erfurt.de

Michael Sülflow, Dr., ist wissenschaftlicher Mitarbeiter am Lehrbereich für Politische Kommunikation an der Johannes Gutenberg-Universität Mainz. Zu seinen Forschungsschwerpunkten zählen die visuelle Darstellung politischer Akteure und deren Wirkung, Informationsselektion in digitalen Umgebungen sowie die Anwendung rezeptionsbegleitender Messverfahren (insbesondere Eye-Tracking und Real-Time Response Messung). E-Mail: michael.suelflow@uni-mainz.de

Christian von Sikorski, Dr., ist Jun.-Prof. für Politische Psychologie (mit Tenure-Track) am Department für Psychologie (Institut für Kommunikationspsychologie und Medienpädagogik) der Universität Koblenz-Landau. Zuvor war er Post-Doc am Institut für Publizistik- und Kommunikationswissenschaft der Universität Wien (Arbeitsgruppe von Prof. Jörg Matthes). Seine Forschungsschwerpunkte liegen im Bereich der politischen Psychologie sowie der politischen Kommunikation mit einem besonderen Fokus auf politischen Skandalen und Terrorismusforschung. Seine wissenschaftlichen Arbeiten wurden national (DGPuK) sowie international (AEJMC, ICA) mit Best Paper Awards ausgezeichnet.

Anna J. M. Wagner, M.A., ist wissenschaftliche Mitarbeiterin am Institut für Medien, Wissen und Kommunikation der Universität Augsburg. Seit 2017 ist sie Nachwuchssprecherin der DGPuK-Fachgruppe Gesundheitskommunikation. Zu ihren Forschungsschwerpunkten gehören: Gesundheitskommunikation (Humor und Unterhaltung, Kommunikation zu sensiblen Themen, digitale Kommunikation), politische Kommunikation (politische Satire) und (medienvermittelte) interpersonale Kommunikation. E-Mail: anna.wagner@phil.uni-augsburg.de

Beate Wiegard, M.A., ist Redakteurin im Ressort Gesundheitsinformation am Institut für Qualität und Wirtschaftlichkeit im Gesundheitswesen (IQWiG). Sie hat in Aachen und Cardiff (GB) Anglistische Linguistik, Literaturwissenschaften und Volkswirtschaftslehre studiert und seitdem in der Gesundheitskommunikation gearbeitet – in der PR-Beratung, im Verlagswesen und in einer Pressestelle. Seit 2009 beschäftigt sie sich mit evidenzbasierten Gesundheitsinformationen. Die Themen Sprache und Macht, einfache Sprache und schwer erreichbare Zielgruppen sind ihr besonders wichtig. E-Mail: beate.wiegard@iqwig.de

Stephan Winter, Prof. Dr., ist Professor für Medienpsychologie an der Universität Koblenz-Landau. Seine Forschung beschäftigt sich mit Informationsauswahl sowie Prozessen der Meinungsbildung und -äußerung in digitalen Formaten, insbesondere in sozialen Medien. Er wurde im Jahr 2012 an der Universität Duisburg-Essen promoviert und war anschließend dort als wissenschaftlicher Mitarbeiter, als Post-Doc-Stipendiat an der University of California, Santa Barbara, sowie als Assistant Professor für Persuasive Communication an der Universität Amsterdam tätig. E-Mail: stephan.winter@uni-landau.de

Silke Wolf, B.Sc. Physiotherapie, M.Sc. Health Sciences, ist wissenschaftliche Mitarbeiterin und Doktorandin im Labor für experimentelle Elektrophysiologie und Neuroimaging – xENi – des UKE Hamburg Eppendorf. Zu ihren Forschungsschwerpunkten zählen innovative Methoden der Schlaganfalltherapie sowie die

Versorgungsstruktur nach Schlaganfall im deutschen Gesundheitswesen. E-Mail: si.wolf@uke.de

Holger Wormer, Prof., hat seit 2004 an der Technischen Universität Dortmund den deutschlandweit einzigen Universitätslehrstuhl für Wissenschaftsjournalismus aufgebaut. Seine Forschungsschwerpunkte sind Qualität, Ethik und Funktion der Kommunikation in Wissenschaft und Medien. Nach dem Studium der Chemie und Philosophie war er von 1996 bis 2004 Wissenschaftsredakteur der Süddeutschen Zeitung. Für seine Arbeit wurde er mehrfach ausgezeichnet, u.a. „Wissenschaftsbuch des Jahres" 2012 sowie Top 3 der „Journalisten des Jahres" 2011 mit medien-doktor.de. E-Mail: holger.wormer@tu-dortmund.de

Beate Zschorlich, ist wissenschaftliche Mitarbeiterin im Ressort Gesundheitsinformation am Institut für Qualität und Wirtschaftlichkeit im Gesundheitswesen (IQWiG). Sie ist Dipl. Sozialarbeiterin/Sozialpädagogin, Sozialtherapeutin (VT) und Gesundheitswissenschaftlerin (MPH). Schwerpunkte ihrer Arbeit sind die Einbindung der Patientenperspektive, die Ermittlung von Informationsbedürfnissen und die Stärkung von Gesundheitskompetenz sowie die qualitative Gesundheitsforschung. Bevor sie zum IQWiG wechselte, arbeitete sie in der Krankenhaussozialarbeit und Suchtkrankenhilfe. E-Mail: beate.zschorlich@iqwig.de

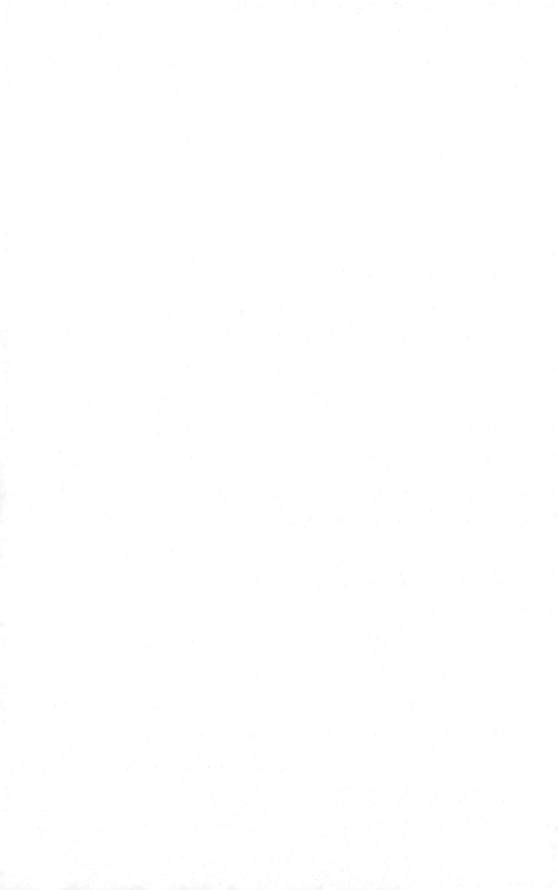

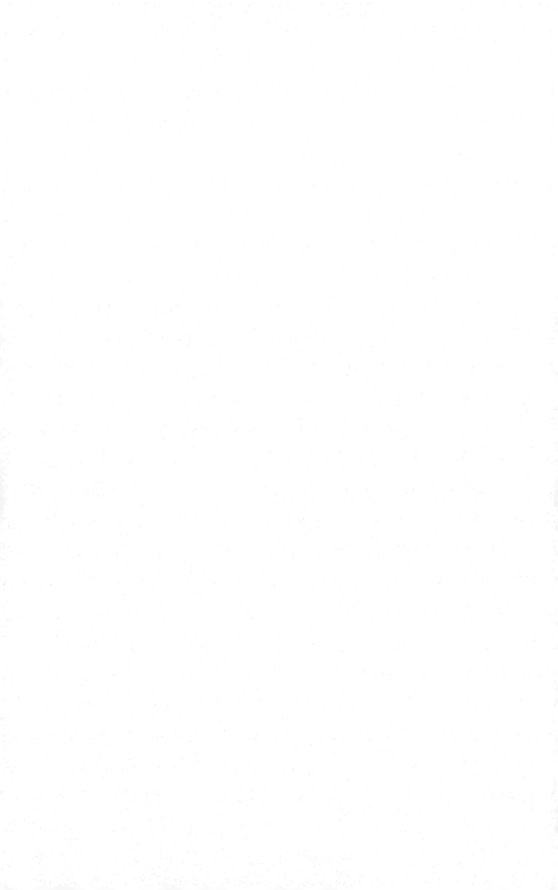

Printed by Printforce, the Netherlands